# 방사선영상학 12판

Merrill's Atlas *of*

# Radiographic Positioning & Procedures

This edition of ***Merrill's atlas of radiographic positioning & procedures, 12th ed***
by ***Eugene D. Frank, Bruce W. Long, Barbara J. Smith*** is published by arrangement with Elsevier Inc.


Original Edition ISBN : 978-0-323-07334-9
Translated Version ISBN : 978-89-6069-361-6(Vol. 2)
978-89-6069-359-3(set)
Publication Date in Korea : 2015. 03. 05


Translated by Jungdam Media Publishing Co. as part of Hakjisa Publisher, Inc
Printed in Korea



# 방사선영상학 II

2015년 2월 25일 1판 1쇄 인쇄
2015년 3월 5일 1판 1쇄 발행

**지은이** | Eugene D. Frank, Bruce W. Long, Barbara J. Smith
**옮긴이** | 의료방사선영상기술연구회
**펴낸이** | 김진환
**펴낸곳** | **정담미디어·(주)학지사**
121-837 서울특별시 마포구 양화로 15길 20 마인드월드빌딩
대표전화_ 02-330-5188 팩스_ 02-326-0338
**등 록** | 2010년 2월 8일 제313-2010-36호
**메 일** | jdmpub@jdmpub.com
**홈페이지** | http://www.jdmpub.com

ISBN 978-89-6069-359-3 94510(세트)
978-89-6069-360-9 94510(1권)
978-89-6069-361-6 94510(2권)

**가 격** | 80,000원(세트)/40,000원(1권)/40,000원(2권)

· 역자와의 협약으로 인지는 생략합니다.

※ 정담미디어는 학지사의 자매회사입니다.

Twelfth edition
Volume Two

# 방사선영상학 12판

Merrill's Atlas *of*

## Radiographic Positioning & Procedures

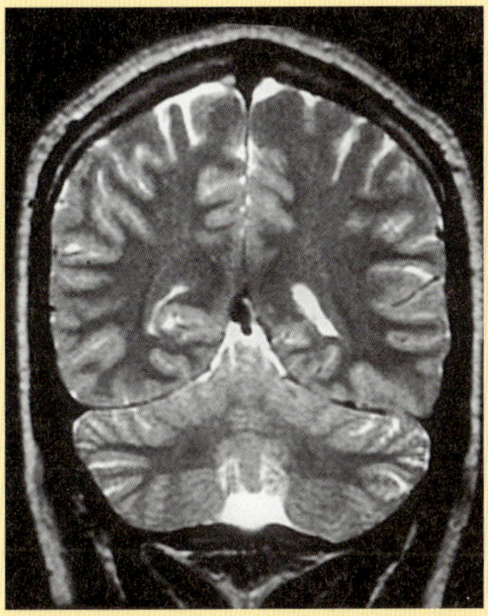
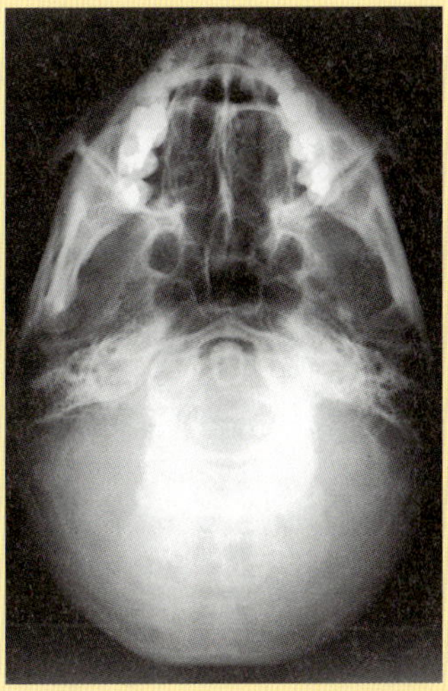
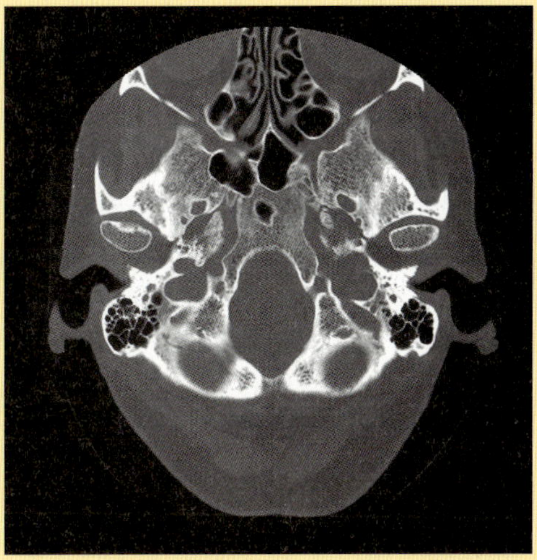

Eugene D. Frank Bruce W. Long Barbara J. Smith 공저 의료방사선영상기술연구회 역

정담미디어

# 역자소개

| | |
|---|---|
| 강지형 | 명지병원 |
| 김성윤 | 명지병원 |
| 김승철 | 송호대학교 |
| 김윤재 | 서울대학교병원 |
| 박상옥 | 안산21세기병원 |
| 박종배 | 충북보건과학대학교 |
| 박훈희 | 신구대학교 |
| 신운재 | 동의과학대학교 |
| 오태원 | 시립보라매병원 |
| 이기성 | 고려대학교 |
| 임인철 | 동의대학교 |
| 임재동 | 대원대학교 |
| 조태흠 | 삼성의료원 |
| 조효성 | 연세대학교 원주캠퍼스 |
| 최준구 | 극동대학교 |
| 최지원 | 전주대학교 |
| 황정훈 | 삼성의료원 |

# PREVIOUS AUTHORS

## Vinita Merrill (1905–1977)

Vinita Merrill은 1905년 Oklahoma에서 태어나 1977년 New York에서 72세에 사망하였다. New York Hospital 영상의학과에서 최고관리자로 활동하였고, 임상교수로 활동하면서 1936년 방사선영상학 자료를 정리하기 시작하였다. 1949년 ㈜피커의 교육부서 책임자로 근무하면서 Atlas of Roentgenographic Positions 제1판을 저술하였으며, 이어 1959년부터 1975년까지 제2~4판을 완성하였다. 60여 년이 지난 현재 Atlas of Radiographic Positioning & Procedures 제12판이 방사선영상학의 표준이 되어 사용되고 있다.

## Philip W. Ballinger, PhD, RT(R), FAEIRS, FASRT

1982년 발표한 Atlas 제5판의 저술자로 참가하게 되었으며, 제10판의 저술을 통하여 수많은 학생들이 방사선영상학을 성공적으로 공부할 수 있도록 하였다. 1995년부터 방사선영상학 프로그램 관리자로서 25년 동안 근무한 후 은퇴하였다. Atlas 제6판을 저술하였고, 현재 Ohio State Univesity 방사선학과의 명예교수로 재직 중이며, 국내 및 국제회의 등에서 전문가로서 활동하고 있다.

# THE MERRILL'S TEAM

### Eugene D. Frank, MA, RT(R), FASRT, FAEIRS

2001년부터 Minnesota주 Rochester에 있는 Mayo Clinic/Foundation에서 31년간 근무하였으며, 방사선과 조교수와 방사선 교육 프로그램의 관리를 맡았다. 2007년 은퇴하기 전 6년 동안 Minnesota에 있는 Riverland Community College에서 방사선 교육 프로그램의 관리자를 역임하였다. 그는 AEIRS 회원이며, Merrill과 방사선영상학 교재의 공동저자로 2권의 방사선 학습서와 2개의 장을 저술하였다. 열두 번째 개정판에서 메릴의 네 번째 팀으로 활동하였다.

### Barbara J. Smith, MS, RT(R)(QM), FASRT, FAEIRS

Portland Community College에서 방사선 기술학 프로그램의 강사로 활동하였으며 2003년에 The Oregon Society of Radiologic Technologists의 평생회원으로 영입되었다. 그녀는 국가, 지역사회에 전문가로서 전문적인 활동에 참여하고 있으며, 저술활동은 리뷰 및 공동저술활동에 참여하고 있다. 공동 저자로, 메릴 팀에서 Volume 3의 편집자 역할을 하였으며 열두 번째 개정판에서 메릴의 두 번째 팀으로 활동하였다.

### Bruce W. Long, MS, RT(R)(CV), FASRT

Indiana University 방사선학과 교수로 25년 동안 재직하였다. Indiana Society of Radiologic Technologists의 평생회원이며 국가, 지역사회에 전문가로서 전문적인 활동에 기여하고 있다. 그는 전문학회지에 28편의 논문과 정형외과 방사선학, 방사선영상학실습 등을 포함한 저술활동을 하였다. 열두 번째 개정판에서 메릴의 두 번째 팀으로 활동하였다.

### Jeannean Hall Rollins, MRC, BSRT(R)(CV)

Arkansas State University의 방사선학과에서 18년 동안 재직하였다. 영상전문가로서 활동하고 있으며, 논문과 리뷰 각 장의 저술에 기여하였다. 열 번째 개정판에서 외상 시 영상촬영의 공동저자로 활동하였다. 주요 역할은 학습지도방법에 관한 저술이었으며 열두 번째 개정판에서 두 번째 팀으로 활동하였다.

# 추도문

## Sharon A. Coffee, MS, RT(R)

Texas Houston의 공동 저자 Sharon Coffee는 2007년 3월 신장 질환으로 67세에 사망하였다. Houston Community College의 방사선 영상 프로그램의 강사였으며, 2003년에 Jeannean Hall Rollins와 외상시 영상촬영 챕터를 공동 집필하였고, Atlas의 제2판의 공동 저자였다. Sharon은 미국 전역에서 인정받은 외상 전문 방사선사로 가장 광범위한 외상 방사선 영상자료들을 보유한 방사선사였다. 자료의 대부분은 Merrill에서 소장하고 있다.

## Joel A. Permar, RT(R)

Alabama Birmingham 출신의 공동 저자 Joel Permar는 2008년 4월에 대장암으로 40세의 나이에 사망하였다. Joel은 Birmingham에 있는 University of Alabama Hospital의 수술 전문 방사선사였다. 2003년에 Joel은 Kari Wetterlin과 수술실 영상촬영 챕터를 공동 집필했고, Atlas 제2판의 공동 저자였다.

# 저자 서문

Merrill의 Radiographic Positioning and Procedures의 열두 번째 개정판은 지금은 고전이 된 1949년에 시작된 Vinita Merrill의 첫 번째 판의 우수성을 계승하고 있다. 지난 62년 동안 Merrill의 Atlas는 성공적인 방사선영상 전문가로 진출을 준비하는 전 세계 수천 명의 학생들에게 해부학적 지식과 촬영자세의 기초를 정확하고 효과적으로 제공하고 있다. 또한 Merrill의 Atlas는 전 세계 영상의학과의 주된 참고서이기도 하다. 열두 번째 개정판의 공동저자로서 우리는 Vinita Merrill의 발자취를 따르게 된 것을 영광으로 생각한다.

## 학습 및 촬영자세 기술 완성

Merrill의 Atlas는 학생들의 학습과 촬영자세 기술을 완성하는 데 정평이 나 있는 교재이다. 학생들은 Atlas의 도입부에서 방사선 차폐 및 전문용어와 같은 방사선학의 예비 단계를 학습한 후, 각 장에서 뼈와 기관계에 대한 해부학과 촬영자세를 학습하게 된다. 이로써 학생들은 적절한 촬영자세를 학습한 뒤 환자의 문제를 정확하게 진단하는데 필요한 방사선학적 정보를 의사들에게 제공할 수 있다.

Atlas는 일반적으로 처방되는 촬영법에 대한 정보를 제공할 뿐만 아니라 일반적이지 않은 처방에 대한 정보도 제공한다. Atlas의 후반부에서는 이동촬영, 수술실촬영, 노인촬영과 같은 특수촬영 기법들의 다양성에 관한 기본적인 정보를 제공한다. Atlas는 학생들의 학습을 위한 포괄적인 정보를 제공할 뿐만 아니라 병원 안에서의 업무변화 및 방사선영상 전문가로서 그들의 업무수행에 필수적인 참고서이다.

## 이번 개정판에서 추가 사항

1949년 Atlas의 첫 번째 판 이후 많은 변화가 생겼다. 이번 열두 번째 개정판에서는 기술의 진보와 직업의 발전을 반영하였을 뿐만 아니라 오늘날의 방사선학과 학생들의 요구를 충족할 수 있도록 많은 중요한 변화들을 포함하고 있다. 이번 개정판에서 주된 변화들은 다음과 같다.

### 디지털방사선 조사야

디지털방사선 이용의 증대와 Bucky 구조에서 필름카세트와 IP 이용의 퇴보는 다양한 촬영법에 대한 조사야 사이즈에 관한 관심이 증가하였다. 조사야의 이용은 특히 CR과 DR에서 최적의 영상을 얻는 중요한 측면 중 하나로 간주되며, 이번 개정판에서는 학생들과 방사선사들이 DR 촬영실과 DR 이동촬영에서 조사야를 사용할 때 특정 조사야 사이즈에 대한 내용을 포함하고 있다. 촬영법에 대한 올바른 조사야 사이즈는 이제 별도의 항목으로 포함하였다.

### 영어/미터법 영상수용체 사이즈

영상수용체에 대한 영어 표기와 사이즈 단위는 표준화된 표기 시스템이 없는 관계로 방사선사들과 저자들이 권장하는 표기 방법을 유지하고 있다. 필름/스크린 기술은 대부분 카세트 사이즈로 표기하는 경향이 있는 반면 CR과 DR은 미터법 사이즈로 표기하는 경향이 있다. DR 시스템의 대부분이 조사야 설정을 위하여 영어를 사용하는 추세로 모든 촬영법에서 영상수용체 사이즈와 조사야 설정은 가로 안에 미터법을 표시하고 영어로 시작하게 하였다.

### 새로운 일러스트

교육과 학습에 이 교재를 사용하는 대부분의 사람들은 새로운 촬영법을 학습할 때 일러스트가 가장 유용한 도구 중 하나라고 언급하였다. 이번 개정판에서 새롭게 추가된 일러스트들은 뼈대 자세, 중심선(CR), 몸의 각도를 설명할 때 사용자가 쉽게 이해할 수 있도록 모든 장에 추가되었다.

### 개정된 척추 파트

CT와 MRI 영상들에서 보이는 것처럼 횡단면 해부학을 배우는 것은 방사선학 교실에서는 이제는 일상이 되었다. 학생들은 영상의학과에서 보는 것처럼 해부학을 배울 수 있도록 6장에서 매우 구체적인 방식으로 표시하였다. Atlas의 모든 해부학적 자료들은 CT와 MRI영상에 표준화되어 있다.

### 간소화된 팔이음뼈 파트

이 부분 촬영법들은 사용자들이 익숙하도록 재배열하였다. 모든 촬영법들이 이제는 몸의 기관에 따라 배열되었다.

### 보정 필터

이 개정판에 새로운 보정 필터 부분을 포함하였다. 우리는 발 촬영을 위해 주로 사용되는 필터와, 촬영자세에서 필터의 중요성을 학생들이 이해하기 쉽게 추가하였다.

### 새로운 환자 자세 사진

새로운 환자 자세 사진들을 8장과 13장에 추가하였다. 이처럼 더 크고 새로운 사진들은 촬영자세를 자세하게 보여준다. 또한 이 사진들에 있는 장비들은 가장 최신의 장비이며, CR 영상판(IP)을 사용하였다. 환자에 입사되는 중심선의 각도들을 좀 더 쉽게 이해할 수 있도록 하였다. Missouri의 Cape Girardeau에 있는 Southeast Missouri의 간호보건과학 대학병원의 Scott Slinkard가 사진들을 제공하였다.

### 컴퓨터 방사선 촬영 업데이트

CR과 DR의 급속한 사용과 확장 때문에 수정된 촬영자세 또는 촬영 시 특별한 기구들을 필요로 할 경우 표시하였다. 특별한 아이콘으로 독자들에게 알려줄 것이다.

### 오래된 촬영법 삭제

저자 또는 자문위원회에서 확실히 더 이상 사용하지 않는다고 확인된 촬영법들을 계속해서 삭제하게 될 것이다. 따라서 독자들은 이전 개정판에서 참고하여야 한다. CT와 MRI, 초음파의 지속적인 발전으로 이러한 촬영법의 삭제가 점차 늘어날 것이다.

### 새로운 방사선 영상들

거의 모든 장에 새롭고 추가적인 최적의 방사선 영상들을 수록하였으며, 많은 병리학적 소견들을 포함하였다. 새로운 방사선 영상들의 추가로 열두 번째 개정판은 학생들과 실무자들에게 유용한 고품질 방사선학습의 가장 포괄적인 교재가 될 것이다.

### 새로운 사진들

다양하고 새로운 컬러 해부학, 환자 자세, 검사방법과 관련된 사진들이 추가되었다. 이러한 추가되거나 교체된 사진들이 방사선학을 배우는 학생들에게 도움이 될 것이다.

# 역자 서문

방사선영상학은 1895년 독일의 물리학자 뢴트겐이 X선을 발견한 이래 많은 발전을 이루었고 방사선을 이용한 진료가 도입되면서 질병의 검출능력이 나날이 향상되고 있다. 이제 아날로그환경에서 디지털환경으로 변화되면서 국내 의료환경 또한 급속한 변화가 나타나고 있다. 특히 방사선 영상의학 분야 전반에 큰 변화가 나타나고 있으며 그중에서도 장비들이 디지털화되면서 새로운 진단법과 영상관리시스템이 발전하고 있어 새로운 지식을 습득해야 할 필요성이 절실히 요구되고 있다.

이번에 번역되어 출간되는 Merrill's Atlas of Radiographic Positioning and Procedures 열두 번째 개정판은 방사선영상학의 역사를 간직하고 있는 교재로 1949년 시작된 Vinita Merrill의 첫 번째 판의 우수성을 계승하고 있으며, 전 세계 수많은 학생들에게 해부학적 지식과 검사법에 대한 기초를 제공하고 있다.

이 역서에서는 일반해부학, 영상해부학, 디지털방사선 검사법과 CT, MRI 등의 단면검사영상, 모식도 등을 삽입하여 검사법의 이해를 돕고 부수기자재의 적절한 사용법을 기술하였다. 특히 특정한 검사법에 대한 기술은 물론 일반촬영과 특수촬영에 관한 부분도 첨부하여 기본을 숙지하는 데 큰 도움이 되도록 하였고, 촬영법에 따른 증례를 소개하여 쉽게 이해하고 접근할 수 있게 하였다.

또한 검사법에 따른 영상평가 기준을 제시하여 숙지하고 활용하도록 하였으며, 단원별 학습목표를 설정하여 학생들의 학습과 교육이 완성되도록 하였다. 의학용어는 국가시험과 임상적응에 대응할 수 있도록 검사명에는 구용어 표기와 영문 표기를 병행하였으며 본문에서는 신용어를 기준으로 사용하였다. 원서인 Merrill's Atlas of Radiographic Positioning and Procedures가 세계적으로 영상의학과의 주된 참고서이고, 방사선학을 전공하는 학생들을 비롯하여 영상의학에 관계되는 의료관계자들에게 훌륭한 참고서이기 때문에 이 역서는 원저자의 내용을 최대한 지키면서 좀 더 쉽게 접근할 수 있도록 하였으며 국내 의료현장과 국가시험 체계에 대응할 수 있도록 하였다. 그러나 부족한 부분이 많으리라 사료되며 이후 여러 선생님들의 많은 지도편달을 통하여 자료를 수정, 보완하여 더욱 좋은 역서가 될 수 있도록 계속적인 노력을 아끼지 않을 것이다.

끝으로 방사선영상학의 발전을 위해 기꺼이 시간을 내 번역작업에 동참하여 노력과 열정을 보여준 여러 교수님들께 감사드리며 이 책의 출간을 위해 애써주신 정담미디어 김진환 사장님께 감사드린다. 특히 편집부를 비롯한 모든 임직원분들께 감사드리고 더욱 발전된 방사선영상학의 역서가 되길 기원한다.

2015. 3

**역자 일동**

# 차례

## VOLUME ONE

CHAPTER 1 방사선영상학 개요
INTRODUCTION



CHAPTER 2 팔
UPPER LIMB

CHAPTER 4

## 다리
## LOWER LIMB

## CHAPTER 5 골반과 몸쪽 넙다리뼈
## PELVIS AND UPPER FEMORA

CHAPTER 6

# 척주
VERTEBRAL COLUMN



CHAPTER 7

# 가슴우리
BONY THORAX

# VOLUME TWO

CHAPTER 10

## 목의 앞부분
## ANTERIOR PART OF NECK



CHAPTER 11

## 머리뼈
## SKULL

CHAPTER 12

# 얼굴뼈
FACIAL BONES



CHAPTER 13

# 코곁굴
PARANASAL SINUSES



CHAPTER 14

# 유방촬영술
MAMMOGRAPHY

## CHAPTER 15 골밀도 측정
## BONE DENSITOMETRY

CHAPTER 16

## 외상시 영상촬영
TRAUMA RADIOGRAPHY



CHAPTER 17

## 소아 영상촬영
PEDIATRIC IMAGING

CHAPTER 18
## 노인 영상촬영
GERIATRIC RADIOGRAPHY



CHAPTER 19
## 이동식 영상촬영
MOBILE RADIOGRAPHY

CHAPTER 20

# 수술실 영상촬영
SURGICAL RADIOGRAPHY

# 10

# 목의 앞부분

## ANTERIOR PART OF NECK

### 학습목적

목의 앞부분을 구성하고 있는 해부학적 구조와 각종 질환의 진단을 위한 각종 검사법을 숙지하며, 검사법에 따른 영상해부 · 병리학적 특징을 숙지하여 진단가치가 높은 영상을 획득하기 위한 검사자세와 부속기자재를 효율적으로 사용할 수 있도록 학습한다.

### 학습목표

1. 목의 해부학적 구조와 특징을 설명할 수 있다.
2. 목을 구성하는 뼈와 주위조직의 생리적 기능과 해부학적 구조를 설명할 수 있다.
3. 목의 앞부분을 구성하고 있는 기관의 검사법을 설명할 수 있다.
4. 목 앞부분의 방사선학적 영상을 평가하고 설명할 수 있다.
5. 목 앞부분의 병리학적 병변을 묘출할 수 있다.

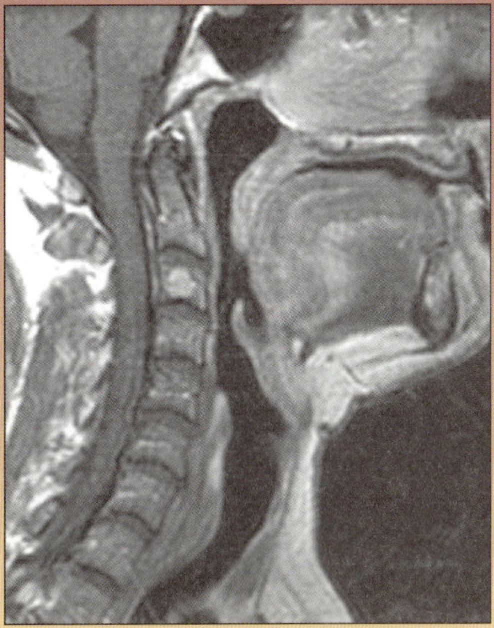

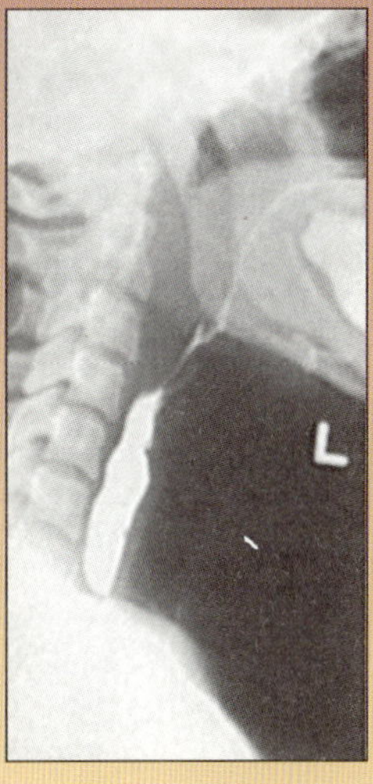

## 촬영방향, 환자 자세, 촬영법

| 중요도 | 촬영부위 | 촬영방향 | 환자 자세 | 촬영법 |
|---|---|---|---|---|
| | 인두, 후두 | 전 · 후방향 | | |
| | 연구개, 인두, 후두 | 측방향 | | |

## 목

목(neck)은 머리뼈와 가슴우리 사이에 위치한다(그림 10-1, 10-2). 방사선 촬영기법에 따르면 목은 구조물의 조직 구성과 기능에 따라 앞부위와 뒤부위로 나눈다. 목의 뒤쪽을 차지하는 뼈 구조물을 촬영하는 방법은 6장을 참조한다.

목뼈(vertebrae) 앞에 위치한 목부위는 대부분 연부조직으로 구성되어 있으며 주요한 구조물로는 위쪽의 호흡기계와 소화기계가 있다. 갑상샘, 부갑상샘, 많은 부위의 턱밑샘들(submandibular glands)도 목 앞에 위치한다.

## 갑상샘

갑상샘(thyroid gland)은 2개의 엽과 이 둘을 하부 ⅓에서 연결하는 중앙부의 좁은 부위인 잘룩(협부, isthmus)으로 구성된다(그림 10-3). 엽의 길이는 약 2inch(5cm), 폭은 1¼inch(3.2cm), 두께는 ¾inch(1.9cm) 정도이다. 잘룩은 기관의 위앞쪽에 위치하고 엽은 그 옆에 위치한다. 엽은 방패연골의 아래 ⅓에서부터 첫째등뼈 높이에 이른다. 갑상샘은 정상적으로 복장뼈 위방향에 위치하지만 종종 가슴우리의 위쪽구멍을 통해 그 아래까지 내려가기도 한다.

## 부갑상샘

부갑상샘(parathyroid gland)은 작은 타원형 모양으로, 한쪽에 각각 2개씩(위와 아래) 있다. 부갑상샘은 양쪽 갑상샘의 뒷면 위쪽 아래쪽에 위치한다.

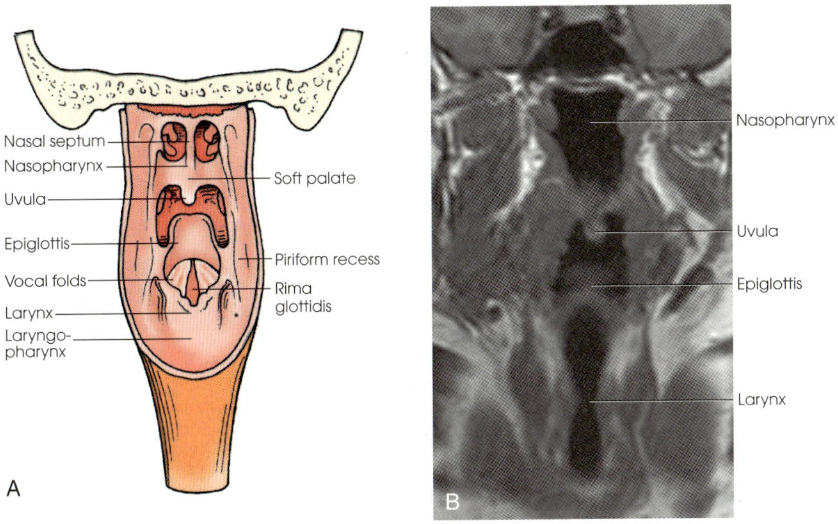


**그림 10-1 A,** 목을 안쪽 뒤에서 바라 본 모습. **B,** 목의 관상면 MRI.

(**B,** Courtesy Louis Rankin, BS, RT[R][MR])

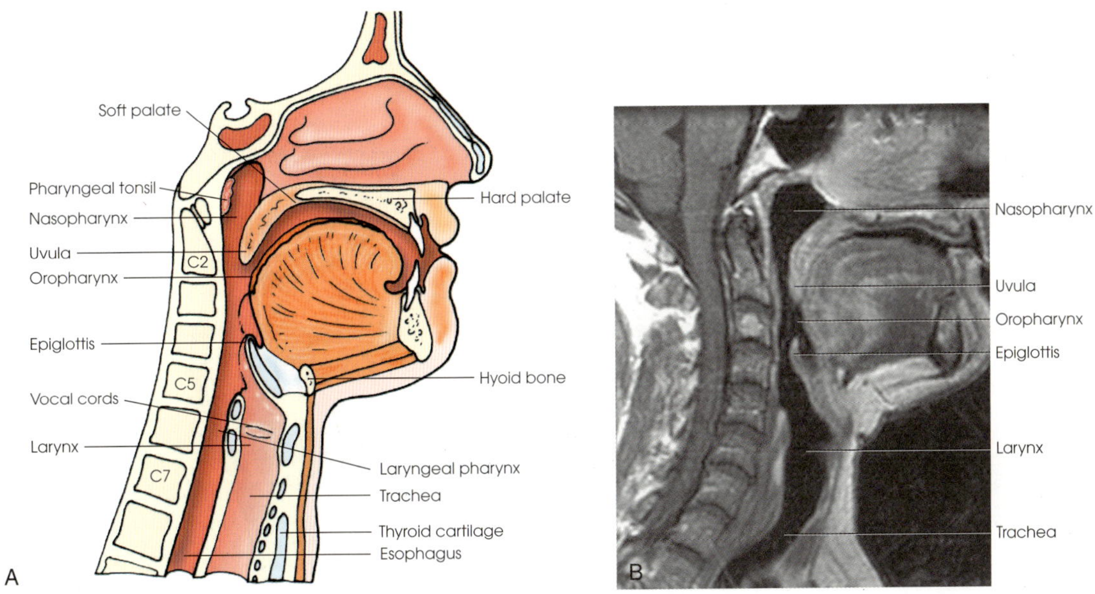


**그림 10-2 A,** 얼굴과 목의 시상면, **B,** 목의 시상면 MRI.

(**B,** Courtesy Louis Rankin, BS, RT[R][MR])

## 인두

인두(pharynx)는 공기와 음식물의 통로 역할을 하고 호흡기와 소화기가 모두 통과하는 부위이다(그림 10-2). 인두는 척추 앞면과 코, 입, 후두의 뒷면에 위치한 근막으로 이루어진 관 모양의 구조물이다. 길이는 대략 5inch(13cm)이고, 나비뼈(sphenoid bone) 몸통의 밑면과 뒤통수뼈(occipital bone)의 기저부에서부터 아래로 여섯째에서 일곱째목뼈 디스크 레벨에 이르고 여기서부터는 식도로 연결된다. 인두공간(pharyngeal cavity)은 코안부위, 입안부위, 후두부위로 나뉜다.

코인두(nasopharynx)는 물렁입천장(연구개)와 단단입천장(경구개)의 위쪽 뒤편에 위치한다(단단입천장의 위쪽이 코인두의 기저부를 형성한다). 앞면의 코인두는 코의 뒤쪽과 통한다. 물렁입천장 뒤에는 목젖(uvula)이라는 작은 원뿔모양의 돌기가 매달려 있다. 바깥귀길(외이도) 입구 사이 코인두의 천장과 뒤벽에는 인두편도(pharyngeal tonsil)(비후된 경우 adenoids)라 알려진 림프조직 덩어리로 구성된 점막이 있다. 이 조직이 비후되면 코로 호흡하는 것을 방해하며 주로 아이들에게 자주 일어난다. 이러한 상태는 비인두 측방향 영상에서 잘 보인다.

입인두(oropharynx)는 물렁입천장에서 목뿔뼈(hyoid bone)까지의 부분이다. 혀의 기저부 또는 뿌리가 입인두의 앞쪽 벽을 형성한다. 후두인두(laryngeal pharynx)는 후두의 뒷면에 위치하며 후두의 뒷면이 후두인두의 앞쪽 벽을 형성하고 후두인두는 식도와 연결된다.

공기가 채워진 코인두와 입인두는 발성하는 동안 물렁입천장이 수축하여 코인두를 가리는 것을 제외하고는 측방향 영상에서 잘 보인다. 비록 발살바 호흡법(Valsalva maneuver, 성문이 닫힌 상태에서 숨을 강하게 내뱉으려는 노력을 통하여 가슴우리 내부압력을 증가시키는 방법)을 하는 동안 공기에 의해 후두인두가 잘 펴질 수 있기는 하지만 후두인두의 안공간을 잘 보기 위해서는 불투명한 조영제가 필요하다.

## 후두

후두(larynx)는 발성기관이다(그림 10-4~10-5, 그림 10-1~10-3 참조). 또한 인두와 기도 사이의 공기 통로 역할을 하는 호흡기관 중 하나이다.

후두는 유동적인 관형의 구조물로, 아래보다 위가 더 넓으며, 길이는 대략 1.5inch(3.8cm)이다. 혀의 뿌리 아래와 후두인두 앞에 위치하고, 목뿔뼈(hyoid bone)에 매달려 있으며 넷째목뼈 윗면 부위에서부터 기도와의 연결부위인 여섯째목뼈 아랫면까지 이른다. 얇은 나뭇잎 모양의 후두덮개(후두개, epiglottis)가 혀의 뿌리와 목뿔뼈 뒤에 위치하고 후두 입구 위쪽에 위치한다. 후두덮개는 삼키는 동안 후두로 흘러 들어가는 것을 방지하는 역할을 한다. 방패연골(갑상연골, thyroid cartilage)은 후두융기 또는 아담의 사과(Adam's apple)를 형성한다.

후두의 입구는 비스듬하며, 내려갈수록 뒤로 기울어져 있다. 조롱박오목(piriform recess)이라 하는 주머니 같이 오목한 부위는 후두의 양 옆, 후두 입구의 바깥쪽에 위치한다. 조롱박오목은 발살바 호흡법을 통해 공기로 부풀리거나 불투명 물질로 채웠을 때 전면 영상에서 삼각형 모양으로 잘 보인다.

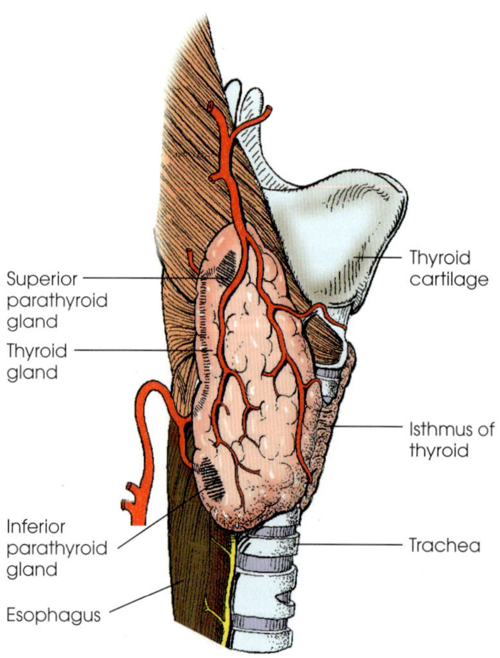


**그림 10-3** 후두부위의 측면 모습으로 갑상샘과 양쪽 엽을 연결하는 잘록(협부)이 보인다.

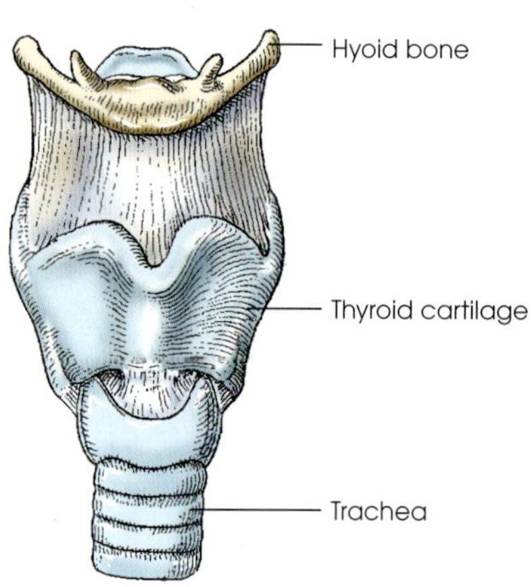


**그림 10-4** 앞쪽에서 본 후두.

후두 입구는 앞쪽과 위쪽은 후두덮개, 옆면과 뒷면은 점막의 주름에 의해 보호된다. 이러한 주름들은 후두덮개와의 접합지점부터 후두의 입구부위까지 연결되어 있고, 삼킬 때 괄약근 역할을 한다. 후두공간(laryngeal cavity)은 후두 측벽에서 앞뒤로 연결되어 있는 두 쌍의 점막주름에 의해 세 부분으로 나뉜다. 위쪽에 있는 주름 쌍은 안뜰주름(vestibular folds), 또는 거짓성대(false vocal cords)이다. 이 주름 위의 공간이 후두안뜰(laryngeal vestibule)이다. 아래쪽에 있는 두 개의 점막 주름은 성문열(rima glottidis)이라 불리는 정중틈새에 의해 나뉘어 있다. 이는 성대주름(vocal folds) 또는 참성대주름(true vocal folds)이라 부른다(그림 10-5). 성대주름에 덮힌 성대인대(vocal ligaments)를 성대(vocal cords)라고 한다. 이 인대와 성문열은 후두의 성문기관을 구성하며 이를 합쳐서 성문(glottis)이라 부른다.

## 해부학 용어 요약

| 갑상샘 | 인두 | 후두 |
|---|---|---|
| 잘룩(협부) | 코인두 | 후두덮개(epiglottis) |
| | 물렁입천장(연구개) | 방패연골(thyroid cartilage) |
| **부갑상샘** | 단단입천장(경구개) | 조롱박오목(piriform recess) |
| 위쪽 | 목젖 | 후두공간(laryngeal cavity) |
| 아래쪽 | 인두편도 | 안뜰주름(거짓성대) |
| | 입인두 | 후두안뜰 |
| | 목뿔뼈 | 성문열 |
| | 후두인두 | 성대주름(참성대) |
| | | 성문 |

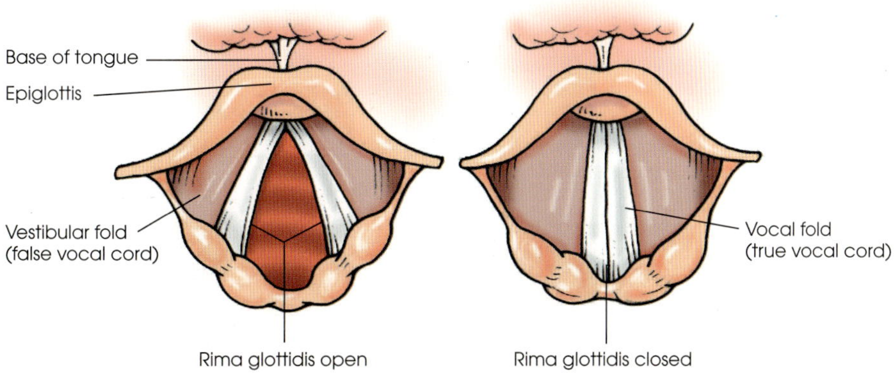


**그림 10-5** 위쪽에서 바라본 후두(성대가 열린 상태와 닫힌 상태).

## 연구개, 인두, 후두: 촬영방법들

인후(throat) 검사는 조영제를 사용할 수도 있고 사용하지 않을 수도 있으며 이상 소견에 따라 검사방법이 달라진다. 컴퓨터 단층촬영(CT)은 환자의 불편감이 없거나 적게 하면서 구개(palate), 인두, 후두를 영상으로 보기 위해 종종 시행한다. 자기공명영상(MRI)도 후두를 검사하는 데 이용된다. 영상 검사법은 병원이나 의사의 결정에 따라 선택된다. 앞 목의 구조물을 보기 위해 현재 이용하는 유일한 방사선 기법은 양성 조영제를 이용한 인두촬영술(phraryngography)이다.

### 양성 조영제를 이용한 인두촬영술

인두의 조영검사는 물과 황산바륨을 혼합한 끈적한 조영제를 삼키면서 한다. 이 검사는 종종 형광투시장비를 이용하여 순간영상(spot film images)만 촬영한다. 이러한 영상들은 삼키는 동안에 촬영한다.

#### 삼키기

삼키기(연하, deglutition)는 많은 근육들의 빠르고 고도로 조화로운 운동에 의해 일어난다. 다음 항목들은 인두와 위쪽 식도의 방사선 촬영에서 중요한 요소들이다.

1. 혀의 가운데부위는 함몰되어 삼킬 음식물이 이곳으로 모이도록 한다.
2. 혀의 기저부는 가운데 홈을 형성하여 음식물을 여기로 모은 후 입의 천장을 따라 아래 위로 움직여 인두로 내려보낸다.
3. 혀가 뒤로 밀어내는 동시에 후두는 혀 기저부 아래에서 앞위쪽으로 움직여서 괄약 주름이 후두 입구를 거의 폐쇄시킨다.
4. 음식물이 후두 입구 아래로 내려갈 때 후두개는 지나가는 음식물을 둘로 나누어 양 옆의 조롱박오목(piriform recesses)으로 흘러가도록 한다.

후두의 앞쪽 운동의 정점에서 인두로 음식물이 흘러간다(그림 10-6~10-8). 따라서 이러한 운동의 정점에서 빠른 촬영이 요구된다.

연하하는 동안 검사를 하기 위해 가능한 짧은 시간내 촬영해야 한다. 그러기 위해서는 다음과 같은 과정을 따른다.

- 환자에게 조영제를 입에 머금고 있다가 신호를 하면 한 번에 삼키도록 교육한다.
- 만약 점막을 검사하려고 한다면 환자에게 조영제를 삼킨 후 재차 삼키지 않도록 한다.
- 이중 조영술을 위해 변형된 발살바 호흡법을 하는 도중에 점막 검사를 시행한다.

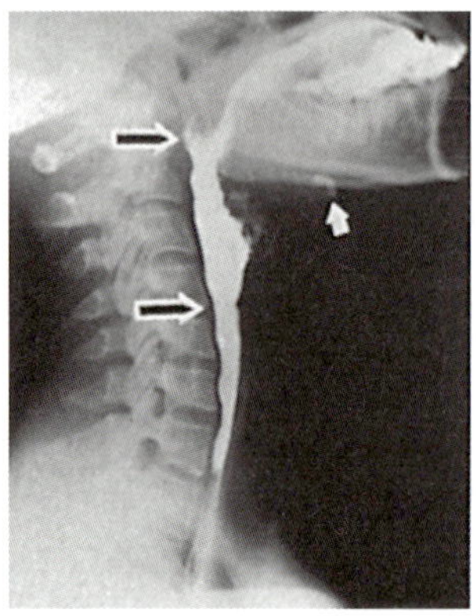

그림 10-6 후두가 최고로 올라간 시점에 촬영한 측방향 영상. 목뿔뼈(흰 화살표)가 거의 아래턱뼈 높이에서 보인다. 인두(큰 화살표 사이)에 조영제가 차서 확장되어 있다.

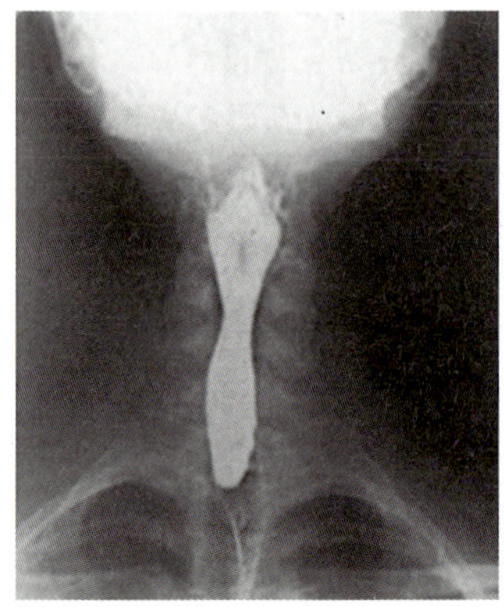

그림 10-7 그림 10-6과 동일한 환자의 전 · 후방향 영상. 후두개가 조영제를 두 줄기로 나누어 아래쪽의 조롱박오목을 채우고 있다. 또한 위쪽 식도로 들어가는 조영제가 보인다.

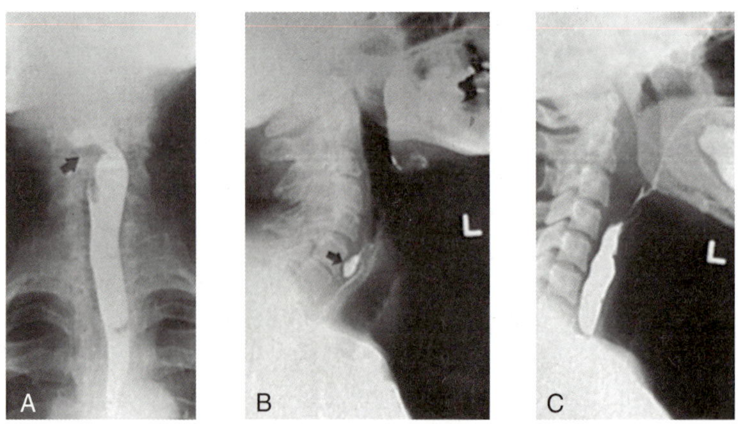


**그림 10-8 조영제로 채워진 인두와 위쪽 식도의 전 · 후방향 영상.** **A,** 머리가 오른쪽으로 돌아가 인두에 조영제가 비대칭적으로 채워졌다. 조영제가 왼쪽 조롱박오목으로 통과하는 바람에 오른쪽이 채워지지 않았다(화살표). **B,** 조영제를 삼킨 뒤에 촬영한 측방향 영상으로 게실(diverticulum)이 보인다(화살표). **C,** 약간 뒤에 촬영한 측방향 영상으로 위쪽 식도에만 조영제가 채워져 있다.

많은 기관에는 운동을 하는 동안 연속적으로 빠르게 순간 촬영을 한다. 다른 방법으로는 비디오 테이프나 영화필름을 이용하여 투시영상을 저장하는 것이 있다. 저장된 영상을 살펴서 삼키기의 이상소견을 파악할 수 있다.

### Gunson method

Gunson[1]은 인두와 위쪽 식도의 연하검사에서 삼키는 동작의 정점에서 촬영이 될 수 있도록 실제적인 제안을 했다. Gunson method는 다음과 같다. 어두운 색의 (끝에 있는 철조각을 제거한) 구두끈을 방패연골 위 인후 주위에 느슨하게 감는다(그림 10-9). 후두의 앞위운동은 방패연골이 앞으로 움직일 때 구두끈이 위로 올라간 직후 방패연골이 위쪽으로 지나갈 때 구두끈의 위치가 바뀌는 것을 통하여 알 수 있다.

후두의 앞쪽 운동의 정점(인두로 조영제가 넘어가는 순간)에 사진을 촬영하는 게 좋다. Templton과 Kredel[2]의 주장에 따르면, 이 움직임이 너무 빨라 만족할 만한 조영제의 충만 영상을 얻기 위해서는 후두의 앞쪽 움직임이 보이자마자 촬영을 해야 한다.

[1]Gunson EF: Radiography of the pharynx and upper esophagus: shoestring method, Xray Tech 33:1, 1961.

[2]Templeton FE, Kredel RA: The cricopharyngeal sphincter, Laryngoscope 53:1, 1943.



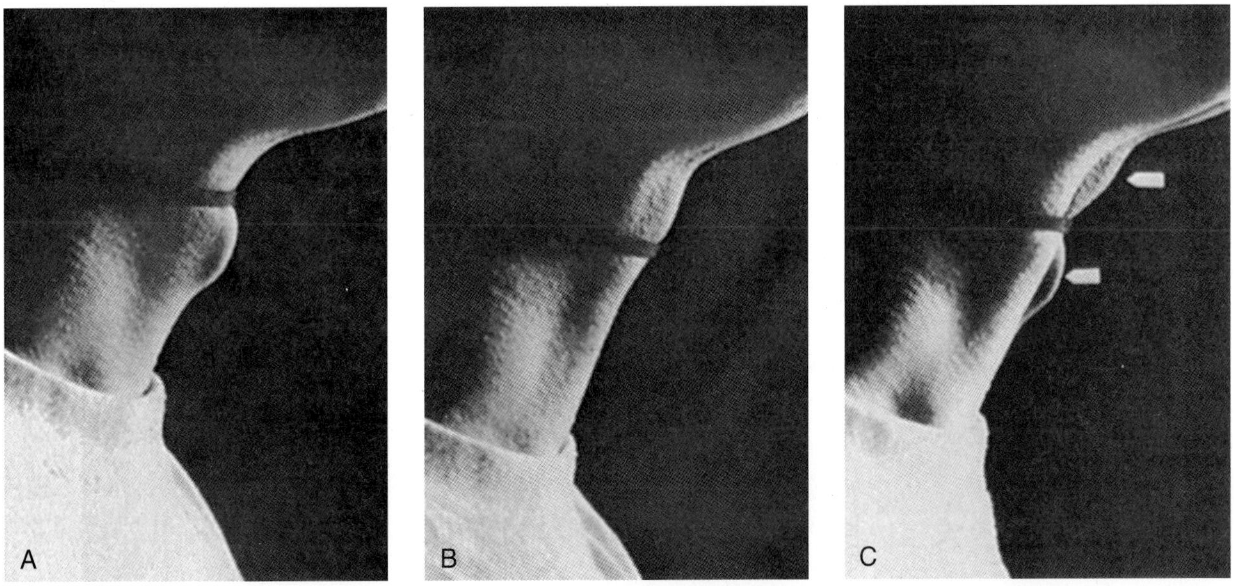


**그림 10-9 A,** 어두운 색깔의 구두끈을 아담의 사과(후두융기) 위의 목 주위에 느슨하게 감는다. **B,** 삼키기동작 중 후두가 앞위쪽 움직임의 정점에 있을 때 사진을 촬영한다. 이때 인두가 조영제로 완전히 채워지고 가장 이상적인 촬영 시점이다. **C,** 삼키기 도중 시행한 이중노출 사진으로 아담의 사과(후두융기) 움직임이 잘 보인다. 앞쪽과 위쪽으로의 운동(화살표들) 범위에 주목한다.

## 인후두 전 · 후방향 촬영
Pharyngolaryngeal AP projection

인후두 촬영은 흡기(breathing), 발성(phonation), 발살바 또는 변형된 발살바 호흡법(modified Valsava stress maneuvers), 연하운동 동안에 한다. 움직임 영향을 최소화하기 위해, 촬영하는 동안 방사선 노출시간을 가능한 짧게 한다. 전 · 후방향 영상의 대조도를 높이기 위해 상수용체를 이용할 것을 권고한다.

### 환자 자세

- 그림 10-10과 같은 누운 자세의 단층 촬영을 제외하고는 가능하면 똑바로 앉거나 선 자세에서 촬영한다.

### 검사 자세

- 몸통의 정중시상면이 수직 상수용체의 정중선에 오게 한다.
- 환자에게 앉을 건지 서 있을 것인지 묻는다. 만약 선 자세에서 한다면 양쪽 발에 체중이 동등하게 분산되게 한다.
- 환자의 머리와 목이 회전하여 인후가 기울어지는 것을 방지하기 위해 환자의 어깨가 같은 수평면상에 위치하게 한다.
- 영상수용체의 중앙이 후두융기(laryngeal prominence) 높이나 바로 아래에 오도록 한다.
- 아래턱 음영이 후두부위를 가리지 않을 정도만 환자의 머리를 굽힌다.
- 생식샘을 차폐한다.
- 호흡: 코로 조용히 호흡하면서 흡기 때 예비 사진(전 · 후방향과 측방향)을 찍어 인후가 공기로 채워지는 것을 확인한다. 최적의 촬영시간을 결정하기 위해 호흡에 따른 가슴의 움직임을 관찰한다. 흡기에 의한 가슴의 팽창 말기, 가슴우리가 정지상태에 들어가기 바로 직전에 영상을 얻는다(그림 10-11).

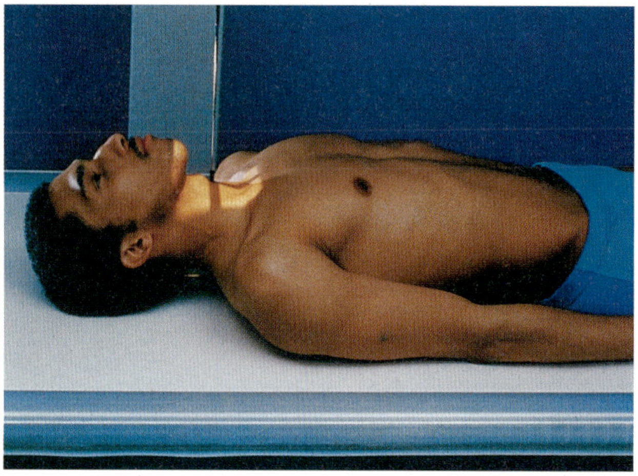

**그림 10-10** 단층촬영을 위해 누운 자세에서의 인후두 전 · 후방향 영상.

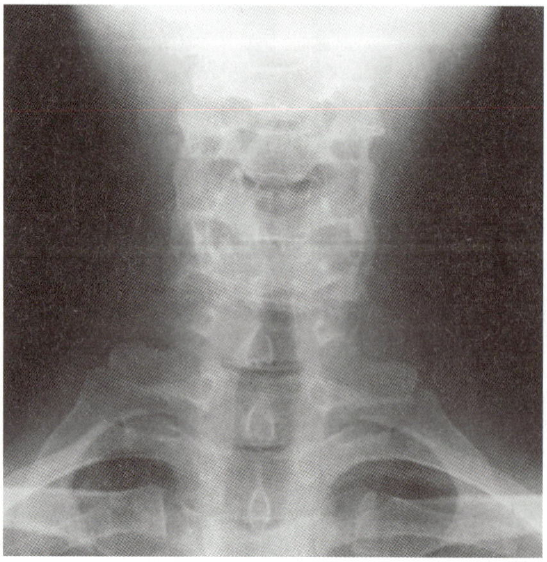

**그림 10-11** 조용한 호흡 도중 촬영한 인후두 전 · 후방향 영상.

### 중심선

- 후두융기(laryngeal prominence)에 수직으로 입사한다.

### 조사야

- 바깥귀길에서 목정맥패임(jugular notch)까지, 양옆으로는 피부 1inch (2.5cm) 바깥부위까지 포함한다.

### 추가 검사

후두와 인두 촬영에서 추가적으로 필요한 검사는 주로 형광투시하에 결정된다. 이러한 검사는 다음과 같을 때 시행할 수 있다.

1. 발살바 호흡법(Valsalva maneuver)이나 변형된 발살바 호흡법(modified Valsalva stress maneuver) 시 또는 둘 모두* 시행된 경우 추가 검사를 시행한다(그림 10-12).
2. 한 스푼 정도의 $BaSo_4$ 용액을 삼키는 시점에 추가 검사를 시행한다. 환자는 $BaSo_4$ 용액을 입에 머금고 있다가 신호를 받으면 한 번에 삼킨다. 만약 이중조영 검사를 한다면 환자에게 더 이상 삼키지 않도록 해야 한다.
3. 변형된 발살바 호흡법 시 조롱박오목(piriform recesses)의 이중조영 윤곽을 보기 위해 조영제를 삼킨 직후 추가 검사를 시행한다.
4. 발성할 때와 요오드 조영제에 의해 후두가 보인 후 후두가 휴식기일 때 추가 검사를 시행한다.

후두의 단층촬영은 높은 톤으로 "이-이-이"를 발성하는 동안에 시행한다. 이 검사가 끝나면 선택한 위치나 휴식기 후두 위치에서 한 단면 이상의 단층촬영을 시행한다(그림 10-13).

*발살바 호흡법은 기도를 닫고 강하게 숨을 내쉬는 것으로 주로 입을 다물고 손가락으로 코를 붙잡고 막는다. 변형된 발살바 호흡법은 성문을 닫고 강하게 숨을 내쉰다.

### 평가기준

- 적절한 조사야가 이루어져야 한다.
- 겹쳐진 아래턱과 머리뼈 기저부에서부터 허파끝부위와 위가슴세로칸까지 포함하여 관찰되어야 한다.
- 아래턱이 후두부위를 가리지 않아야 한다.
- 목이 회전되지 않아야 한다.
- 예비검사에서 인후가 공기로 차 있어야 한다.
- 영상의 농도는 인후두 구조물이 관찰될 정도여야 한다.

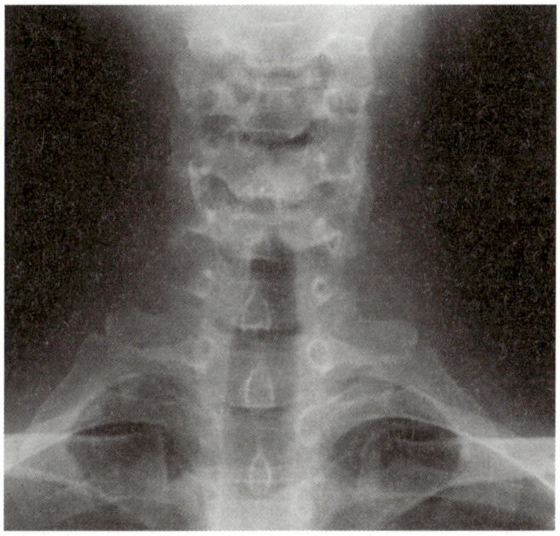

**그림 10-12** 발살바 방식을 보여주는 인후두 전 · 후방향 영상.

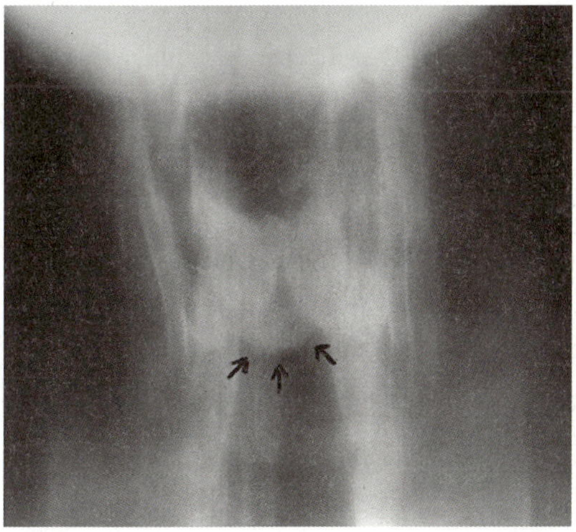

**그림 10-13** 인후두 전 · 후방향 단층촬영으로 폴립모양의 후두 종괴가 보인다(화살표들).

## 인후두 측방향 촬영
Pharyngolaryngeal lateral projection

### 환자 자세
- 환자를 수직 상수용체 앞에 똑바로 앉거나 측면으로 서게 한다.
- 턱관절을 통과하거나 턱관절 바로 앞의 관상면이 영상수용체의 정중선을 지나도록 환자의 위치를 조정한다.

### 검사 자세
- 환자를 똑바로 앉거나 서게 하고, 어깨를 stand에 기대어 지탱한다.
- 환자 몸의 정중시상면이 영상수용체면에 평행하도록 조정한다.
- 최대한 어깨를 내리고 같은 수평면에 있도록 한다. 만약 필요하면 어깨를 뒤쪽으로 돌리기 위해 등 뒤에서 손을 마주 잡도록 한다.
- 환자의 머리를 약간 편다.
- 한쪽 방향을 바라보게 하여 머리를 고정시킨다.

### 중심선
- 영상수용체에 수직, 영상수용체의 중심은 (1) 인후두가 잘 보이고 구개열 검사를 위하여 EAM에서 1inch(2.5cm) 하방 (2) 입인두를 잘 보기 위해서는 하악각 높이 또는 (3) 후두, 후두인두, 위쪽 식도 끝부위를 잘 보기 위해 후두융기 높이에 맞춘다(그림 10-14).

### 조사야
- EAM에서 목정맥패임(jugular notch)까지 앞쪽의 구강인두 구조물이 모두 관찰되어야 한다.

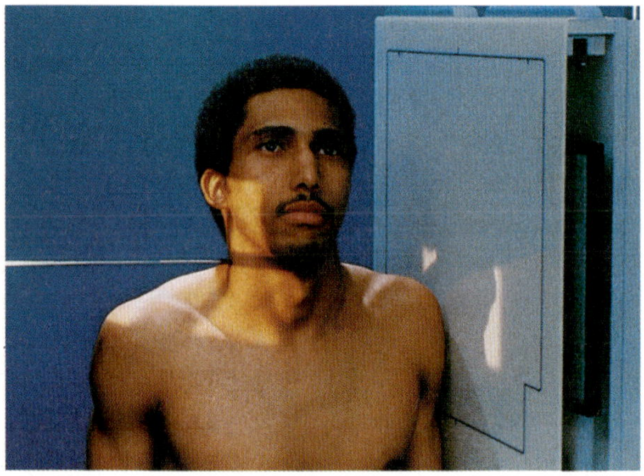

**그림 10-14** 인후두 측방향 촬영.

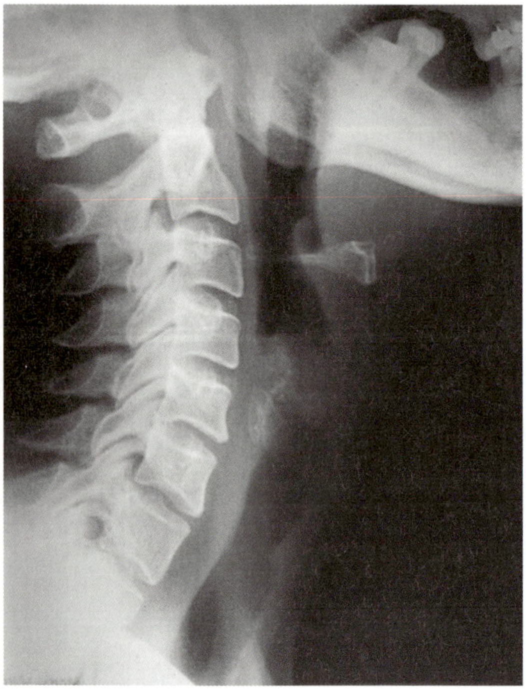

**그림 10-15** 정상 호흡 도중 촬영한 인후두 측방향 영상.

### 검사절차

인후두 예비검사는 통로가 공기로 채워지는 것을 확인하기 위해 조용히 코로 호흡하면서 흡기 중에 시행한다(그림 10-15). 위치와 이상소견에 따라 추가 검사를 시행할 수 있다. 각각의 선택된 조작법은 실제 검사 전에 환자에게 설명하여 연습을 할 수도 있다. 검사들은 다음의 조작방법 중 하나 이상을 사용하여 시행한다.

1. 성대(vocal cord)를 보거나 구개열 검사를 하기 위해 특정 모음소리를 발성하는 동안 검사를 시행한다(그림 10-16).
2. 성대문밑후두(성문하후두, subglottic larynx)와 기도를 공기로 팽창시키기 위한 발살바 호흡법 도중 검사를 시행한다(그림 10-17).
3. 성문상 후두(supraglottic larynx)와 후두인두를 공기로 팽창시키기 위한 변형된 발살바 호흡법 도중 검사를 시행한다.
4. 인두 구조물을 보기 위해 바륨현탁액 한 스푼을 삼키는 동작의 정점상태에서 검사를 시행한다.
5. 조영제에 의해 후두가 보인 뒤에 발성하는 도중이나 후두가 쉬는 동안 검사를 시행한다.
6. 인두나 위쪽식도에 위치한 방사선 투과성 이물질을 보기 위해 황산바륨 현탁액이 묻은 털 뭉치나 거즈(또는 음식)를 삼키는 도중 검사를 시행한다.

#### 평가기준

- 적절한 조사야가 이루어져야 한다.
- 인후두 구조물에 의한 연부조직 음영이 관찰되어야 한다.
- 예비검사에서 코인두부터 폐의 가장 위쪽부위 영역까지 포함되어 관찰되어야 한다.
- 세부검사에서 관심영역이 중앙에 놓여야 한다.
- 어깨가 기도 음영에 겹치지 않아야 한다.
- 아래턱뼈 음영은 최대한 겹쳐진 상태로 관찰되어야 한다.
- 예비검사에서 인후에 공기가 차 있어야 한다.



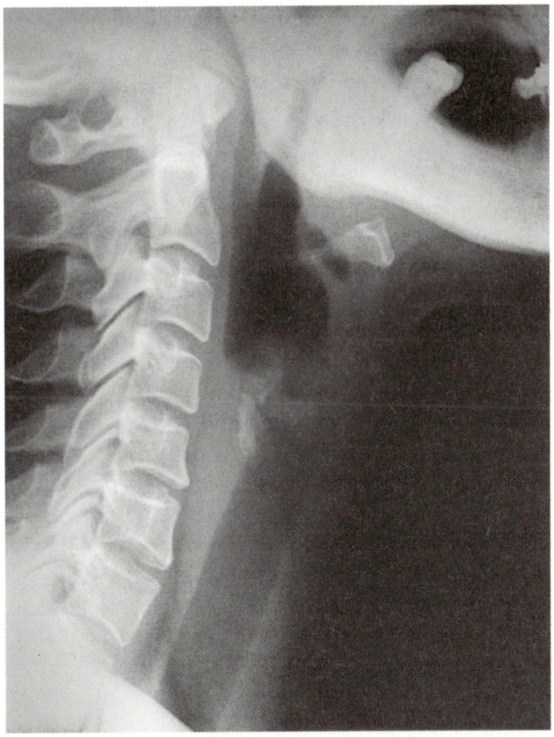

**그림 10-16** "이-이-이"를 발성하는 도중 촬영한 인후두 측방향 영상.

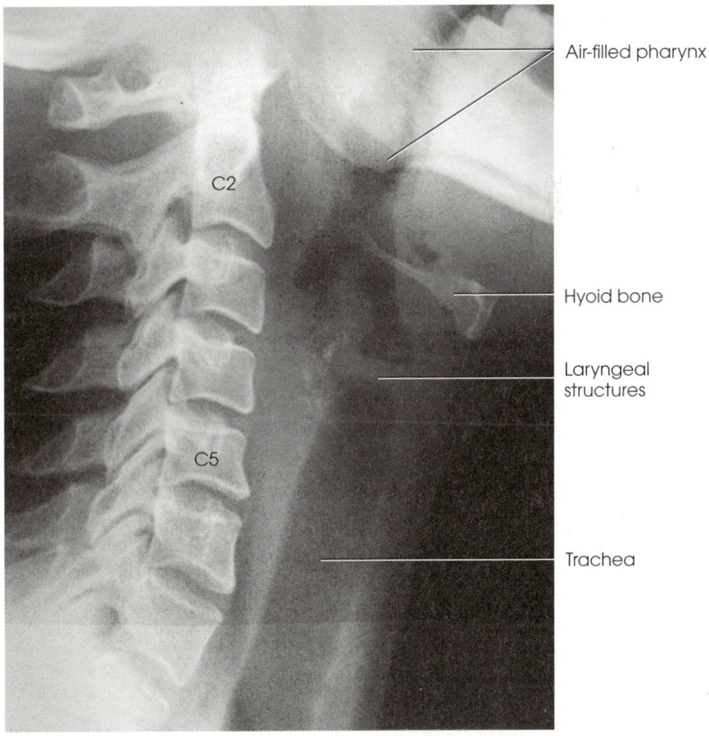


**그림 10-17** 발살바 호흡법 도중 촬영한 인후두 측방향 영상.

# 11
# 머리뼈
## SKULL

### 학습목적

머리뼈 검사 시 해부학적 내용을 이해하고 촬영에 임하며 머리뼈 검사에서 기준선(점)을 숙지한다. 머리뼈 검사 시 자세 유지, 고정기구를 익히고, 기구들을 효율적으로 활용하여 검사시간을 단축하고 검사의 정확도를 높이며 환자의 피폭선량을 경감시키는 방법 등을 학습한다.

### 학습목표

1. 얼굴의 표면에 나타나는 기준선 및 기준점을 구분할 수 있다.
2. 머리뼈의 다양한 형태에 따라 중심선의 각도와 머리뼈의 위치를 설정할 수 있다.
3. 머리뼈 검사에서 기본적인 촬영법과 변형법에 대한 내용을 숙지할 수 있다.
4. 전 · 후방향, 후 · 전방향 등 환자의 자세 및 방향에 따른 영상을 설명할 수 있다.
5. 머리뼈의 관절봉합을 통하여 성인과 영아를 구분할 수 있다.
6. 머리뼈 검사 시 검사 자세를 설정할 수 있어야 하며, 실수의 요인을 분석할 수 있다.
7. 각 검사에 따른 기준선, 기준점, 각도 및 자세를 검사목적에 맞게 설정할 수 있다.
8. 머리뼈의 골절 및 병리학적 병변 등을 관찰할 수 있다.
9. 머리뼈의 방사선학적 검사방법을 열거할 수 있다.

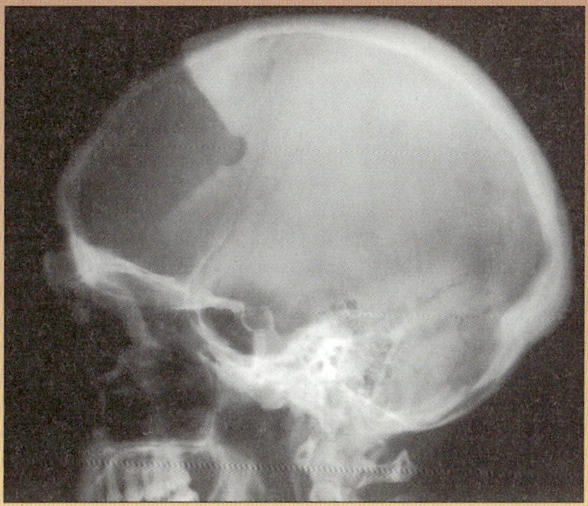

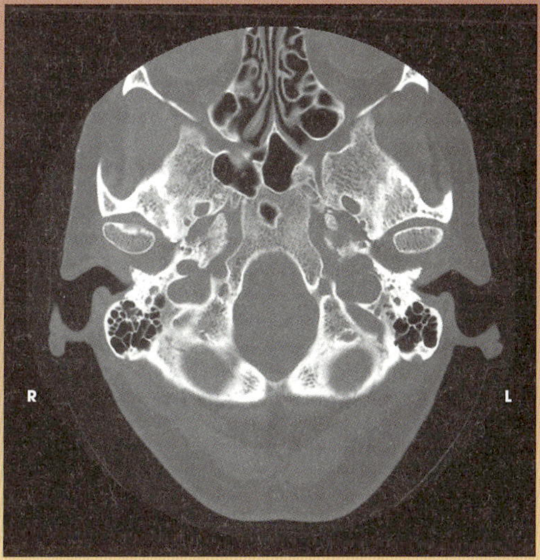

## 촬영방향, 환자 자세, 촬영법

| 중요도 | 촬영부위 | 촬영방향 | 환자 자세 | 촬영법 |
|---|---|---|---|---|
| | 머리뼈 | 측방향 | | |
| | 머리뼈 | 측방향 | 바로 누운 자세 | |
| | 머리뼈 | 측방향 | 바로 누운 측방향 자세 | |
| | 머리뼈 | 후 · 전방향 | | |
| | 머리뼈 | 후 · 전축방향 | | Caldwell method |
| | 머리뼈 | 전 · 후방향 | | |
| | 머리뼈 | 전 · 후축방향 | | |
| | 머리뼈 | 전 · 후축방향 | | Towne method |
| | 머리뼈 | 후 · 전축방향 | | Haas method |
| | 머리뼈 | 하악두정방향(SMV) | | Schüller method |
| | 머리뼈 | 두정안와 사방향 | | Rhese method |
| | 꼭지돌기 | 축측사방향 | | Law method |
| | 꼭지돌기 | 축측사방향 | | Stenvers method |
| | 꼭지돌기 | 축측사방향 | | Arcelin method<br>(reverse Stenvers method) |
| | 꼭지돌기 | 축측사방향 | | Henschen method<br>Schüller method<br>Lysholm method |
| | 꼭지돌기 | 축측사방향 | | Mayer method |
| | 꼭지돌기 | 축측사방향 | | Modified Hickey method |
| | 바위꼭지 | 후 · 전방향 | | 눈확을 통한 촬영법 |

## 머리뼈

머리뼈(두개골, skull)는 척주의 윗면에 놓이는 뼈이다. 머리뼈는 2개의 구분된 그룹(8개의 머리뼈와 14개의 얼굴뼈)으로 나뉘어진 22개의 분리된 뼈들로 구성된다. 머리뼈는 머리덮개뼈와 바닥으로 세분된다(Box 11-1). 머리뼈는 뇌를 보호하는 덮개를 형성하고 얼굴뼈는 얼굴을 위한 구조, 모양, 지지를 제공한다. 또한 이들은 여러 머리뼈와 함께 기도와 소화관의 상연을 보호하는 덮개와 시력기관을 보호하는 눈확을 형성한다. 대개 목뿔뼈(설골, hyoid bone)가 이 뼈 집단과 함께 언급된다.

머리뼈는 그림 11-1~11-3에서 확인할 수 있다. 더 자세히 공부하기 전에, 머리뼈 22개의 기본적인 뼈들의 정확한 위치를 알고, 다른 각도에서 위치를 인식하고 있어야 한다.

**Box 11-1**

**머리뼈(두개골)**

| **머리뼈(두개골) (8)** | | **얼굴뼈(안면골) (14)** | |
|---|---|---|---|
| **머리덮개뼈** | | 코뼈(비골) | 2 |
| 이마뼈(전두골) | 1 | 눈물뼈(누골) | 2 |
| 뒤통수뼈(후두골) | 1 | 위턱뼈(상악골) | 2 |
| 오른마루뼈(두정골) | 1 | 광대뼈(관골) | 2 |
| 왼마루뼈(두정골) | 1 | 입천장뼈(구개골) | 2 |
| | | 아래코선반(하비갑개) | 2 |
| **바닥** | | 보습뼈(서골) | 1 |
| 벌집뼈(사골) | 1 | 아래턱뼈(하악골) | 1 |
| 나비뼈(접형골) | 1 | | |
| 오른관자뼈(측두골) | 1 | | |
| 왼관자뼈(측두골) | 1 | | |

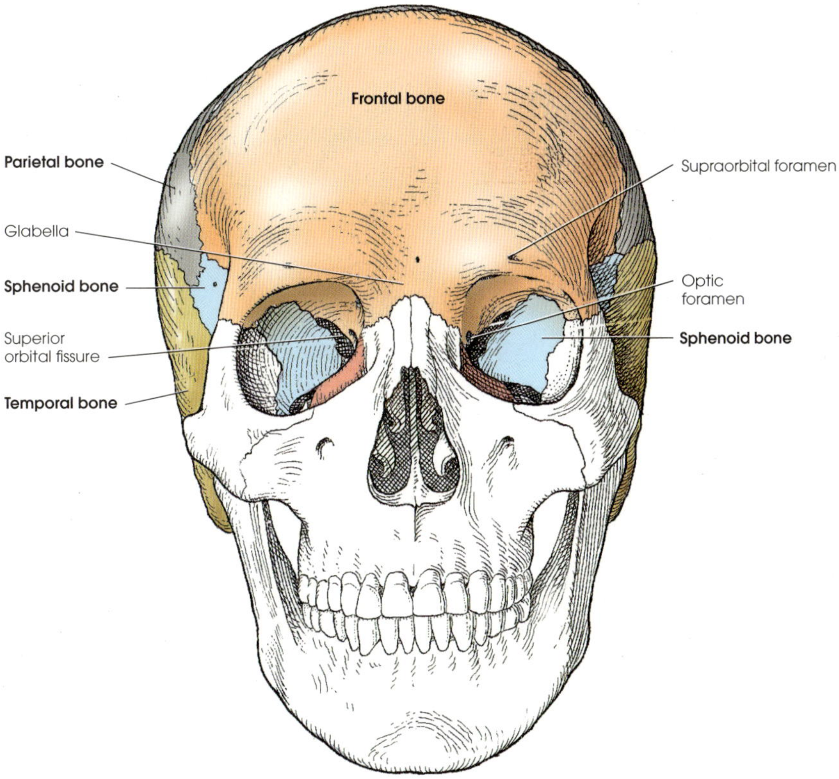


**그림 11-1** 머리뼈의 앞면.

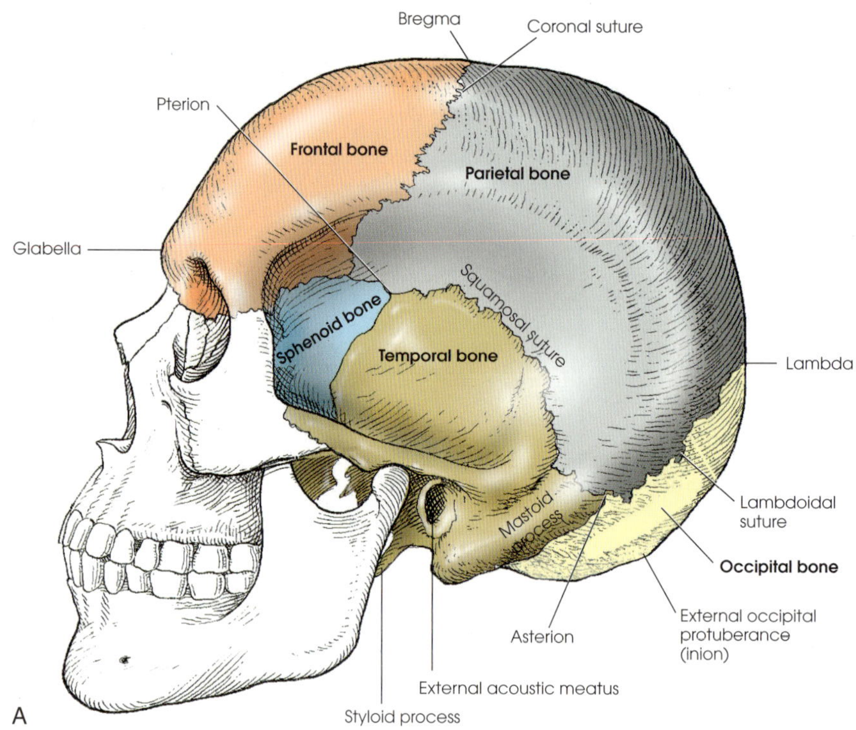


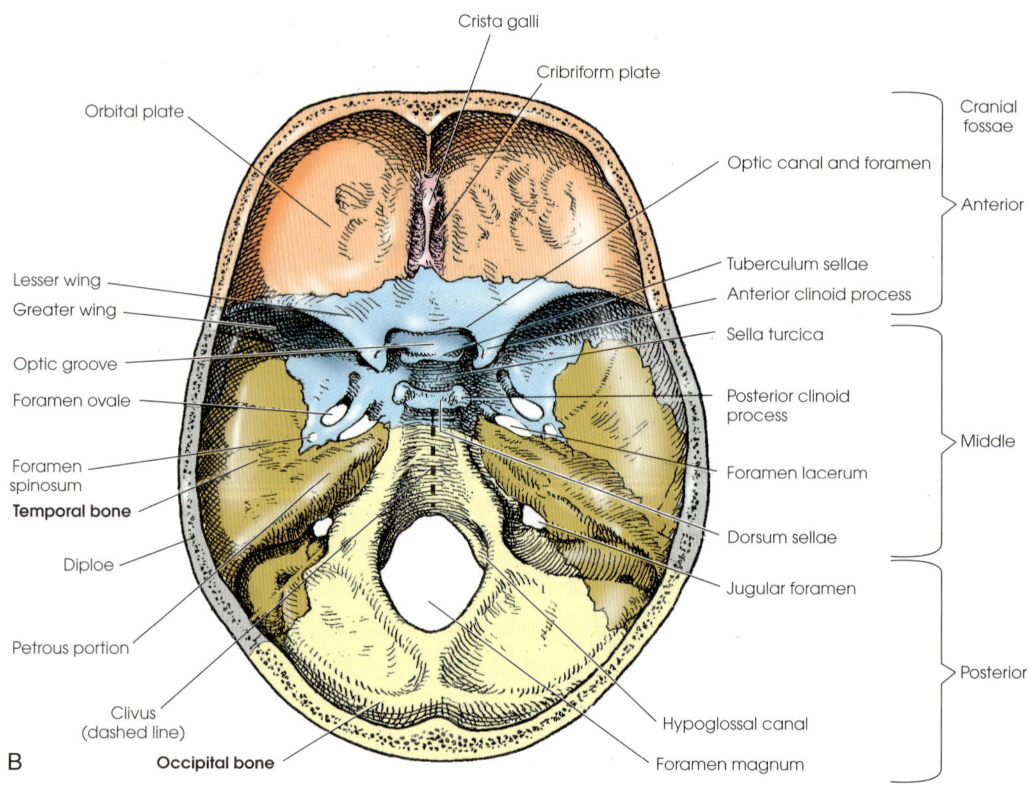


**그림 11-2** A, 머리뼈의 가쪽면. B, 머리뼈 바닥 윗면.

머리덮개뼈(두개원개, cranial vault)의 뼈들은 머리의 치밀조직 판으로 구성되어 있고, 이는 판사이층(diploë)이라는 해면조직 안에 있는 층에 의해 분리된다. 바깥판이 대부분의 둥근천장에서 안쪽 판보다 더 두껍고, 해면조직 층의 두께는 매우 다양하다.

아래턱뼈(하악골, mandible)를 제외하고 머리뼈와 얼굴뼈들은 봉합이라 불리는 섬유관절에 의해 연결되는데, 관상(coronal), 시상(sagittal), 측두(squamosal), 시옷(람다, lambdoidal) 봉합이 있다(그림 11-1, 11-2). 관상봉합은 이마뼈(전두골, frontal bone)와 마루뼈(두정골, parietal bone) 사이에 있다. 시상봉합은 관상봉합 바로 뒤, 두 개의 마루뼈 사이에 있는 머리의 꼭대기에 위치한다(그림 11-1과 그림 11-2에서는 보이지 않는다). 관상봉합과 시상봉합 사이의 이음부가 정수리점(bregma)이다. 관자뼈(측두골, temporal bone)와 마루뼈 사이를 측두봉합, 뒤통수뼈(후두골, occipital)와 마루뼈 사이를 시옷봉합이라고 한다. 시옷점은 람다봉합과 시상봉합의 이음부를 의미하며, 머리뼈의 측면에서 마루뼈, 측두봉합과 나비뼈큰날개(접형골대익, greater wing of sphenoid)의 이음부가 중간뇌막동맥이 가로 놓이는 관자놀이점이다. 뒤통수뼈, 마루뼈, 관자뼈의 꼭지돌기부분의 이음부

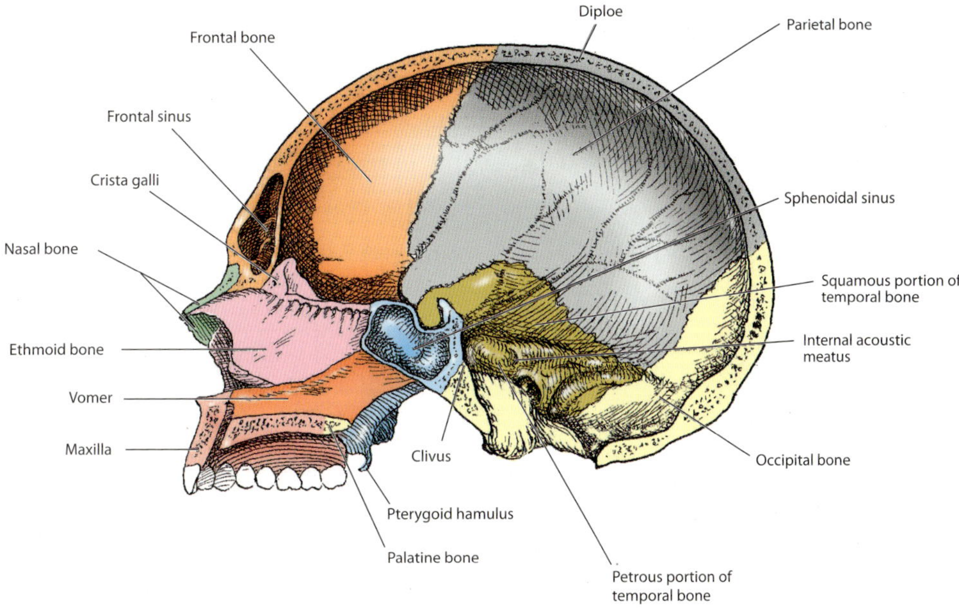


A

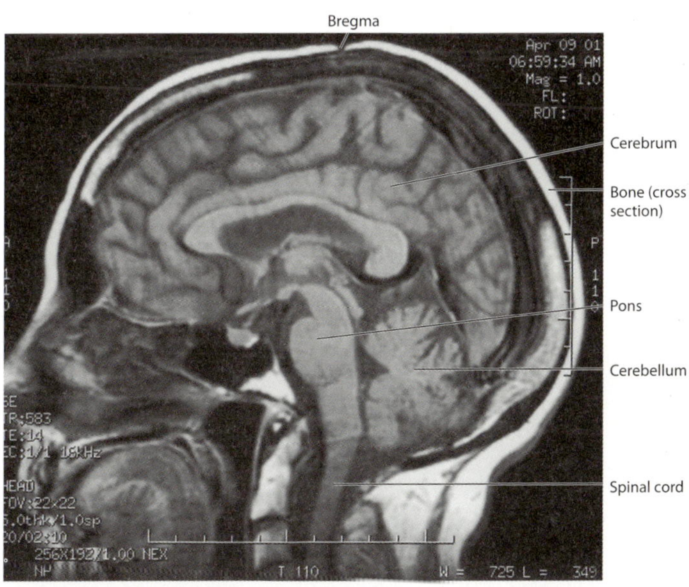


B

**그림 11-3** **A**, 머리뼈 내부의 가쪽면 **B**, 머리의 명칭과 위치를 보여주는 시상면 MRI. 머리를 보호하는 덮개뼈임을 주목한다.

가 별모양점(asteria)이다.

신생아의 머리뼈는 얇고 완전히 발달되어 있지 않다. 적은 양의 칼슘을 포함하는 머리뼈는 아주 희미하게 흔적을 갖고, 숫구멍(천문, fontanel)이라 불리는 6개 영역의 불완전한 뼈되기를 형성한다(그림 11-4). 2개의 숫구멍은 마루뼈의 위와 뒤쪽 각에 있는 중간시상면에 있다. 앞숫구멍(대천문, anterior fontanel)은 두 개의 마루뼈와 정수리점에서 하나의 이마뼈의 이음부에 위치한다. 뒤쪽으로 중간시상면에 있는 것이 그림 11-2에서 시옷점 레벨에 있는 지점에 위치한 뒤숫구멍(소천문, posterior fontanel)이다. 또한 두 개의 숫구멍들이 마루뼈의 양쪽 아래각에 있다. 각각의 앞가쪽숫구멍(전측두천문, sphenoidal fontanel)은 관자놀이점의 위치에 있다. 뒤가쪽숫구멍(후측두천문, mastoid fontanel)은 별모양점에서 발견되는데, 대개 뒤숫구멍과 앞가쪽숫구멍은 태어난 후 1~3개월 이내에 닫혀지고 앞숫구멍과 뒤가쪽숫구멍은 2세 동안에 닫혀진다.

머리뼈는 처음 5, 6세 동안에 크기와 밀도가 빠르게 발달한다. 후에 점진적인 증가가 일어나고 보통은 12세 정도에 성인 크기와 밀도가 된다. 정상적인 성인 머리뼈에서 석화(石化)작용의 두께와 정도는 방사선비투과성에 대하여 개인마다 상대적으로 약간 다르며 노화로 인한 위축은 인체의 다른 영역에서 보다 덜 뚜렷하다.

내부에서, 머리뼈바닥은 앞머리뼈우묵, 중간머리뼈우묵, 뒤머리뼈우묵의 세 영역으로 구분된다(그림 11-2 B). 앞머리뼈우묵은 앞이마뼈에서부터 나비뼈작은날개(접형골소익, lesser wing of sphenoid)에 걸쳐 있고, 주로 소뇌의 이마엽(전두엽, fontal lobe)과 관련되어 있다. 중간머리뼈우묵은 관자엽(측두엽)과 연관된 신경혈관구조를 수용하고 나비뼈작은날개에서부터 관자뼈 바위부분(추체, petrous portion)의 정점에 뻗어 있다. 바위부분(추체) 횡선에서 뒤쪽으로 깊은 우묵이 뒷머리뼈우묵이며 이것은 소뇌, 다리뇌(교뇌), 숨뇌(연수)를 보호한다(그림 11-3 B).

평균적이거나 정상적인 머리뼈는 다소 차이는 있지만 타원형 모양이고 앞쪽보다 뒤쪽이 더 넓다. 평균 머리뼈는 양쪽에서 가장 넓은 부분에서 대략 6inch(15cm), 앞쪽에서 뒤쪽으로 가장 긴 지점에서 7inch(17.8cm), 마루점(두정)에서 턱끝밑까지 가장 깊은 지점에서 9inch(22cm) 정도로 측정된다. 머리뼈는 내부 부분의 위치와 관계에 따른 결과적인 변화와 같이 크기와 모양이 달라진다.

표준으로부터의 내부 편차는 대개 외부 편차에 의해 나타나게 되고 적절한 정확도로 추정될 수 있다. 정상적인 모양의 머리의 길이와 넓이는 1inch(2.5cm)로 달라진다. 이 관계로부터 어떤 편차는 내부 구조의 위치와 관계에 비교할 만한 변화를 나타낸다. 만약에 편차의 변화가 5°보다 더 많이 포함한다면, 이것은 다른 회전 또는 중심선 각도에서 변화를 주어 보상해야 한다. 이 "규정"은 직접적인 측면 촬영법을 제외하고 모든 영상에 적용한다. 1inch(2.5cm) 넓이와 길이 측정에서 0.5inch(1.3cm) 변화는 중간시상면에 관련하여 내부 부분의 방향으로 대략 5° 정도 변화를 나타낸다.

추정치와 보상이 표준으로부터 편차가 될 수 있기 때문에 머리뼈의 구성성분의 크기, 모양, 위치, 관계의 관점으로부터 머리뼈 해부학을 이해하는 것이 방사선사에게 중요하다.

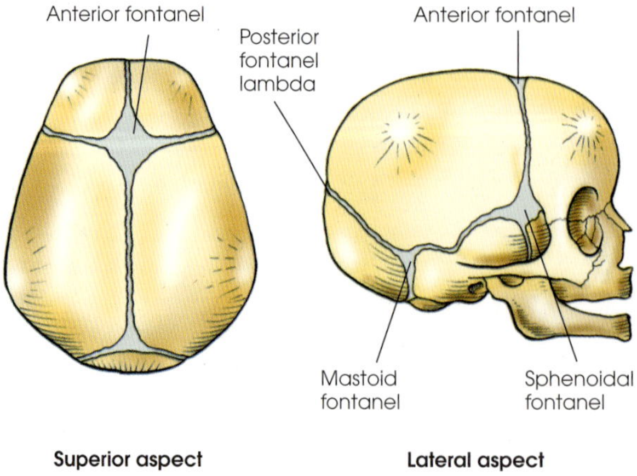


**그림 11-4** 신생아의 숫구멍들.

## 머리뼈

### 이마뼈

이마뼈(전두골, frontal bone)는 수직 부분과 수평 부분으로 구분된다. 이마뼈비늘(전두골비늘, frontal squama)이라 불리는 수직부분은 둥근천장의 이마와 앞쪽 부분을 형성한다. 수평부분은 눈확의 뿌리부분인 눈확판(안와판, orbital plate)과, 코안(비강, nasal cavity) 뿌리의 부분 및 앞머리뼈우묵의 큰 부분을 형성한다(그림 11-5~11-7).

이마뼈비늘의 위쪽 부분의 중간시상면의 각 양측에는 이마융기(전두융기, frontal eminence)라 불리는 둥근 융기가 있다. 이마융기 아래와 눈확위모서리(안와상연, supraorbital margins) 바로 위에 눈썹 위치에 상응하는 두 개의 아치형의 능선이 있다. 이 능선들은 눈썹활(supercillary arch)이라 불린다. 눈확위모서리의 중심에는 눈확위구멍이라 불리는 신경과 혈관을 위한 열림이 있다. 눈썹활 사이에 부드러운 융기가 미간이다.

이마굴(전두동, frontal sinus)은 중간시상면의 양쪽에 있는 2개의 비늘 사이에 위치한다(13장 참조). 이 불규칙하게 생긴 굴은 뼈의 벽에 의해 분리되고 이것은 불완전하고 대개 정중선으로부터 이탈되어 있다. 비늘은 관상봉합에서 마루뼈, 이마나비뼈(전두접형골 fronto sphenoidal) 봉합에서 나비뼈큰날개, 이마코뼈(전두비골, fronto nasal)봉합에서 코뼈(비골, nasal bone)로 관절이 연결된다. 이마코뼈봉합의 중간점이 코뿌리점(비근점, nasion)이다.

이마뼈는 머리뼈의 양쪽에 있는 마루뼈, 나비뼈와 벌집뼈(사골, ethmoid notch)와 관절로 이어진다.

이마뼈 수평 부분의 눈확판은 벌집패임(사골절흔, ethmoid notch)이라 불리는 패임(절흔, notch)에 의해 분리되어 있다. 이 패임은 벌집뼈의 체판을 받는다. 벌집패임의 앞쪽 가장자리가 뼈, 코가시(비극, nasal spine)라는 작은 아래돌기이고 이것은 코사이막(비중격, nasal septum) 가장 위쪽 구성성분이다. 눈확판의 뒤쪽 모서리는 나비뼈작은날개와 관절로 이어진다.

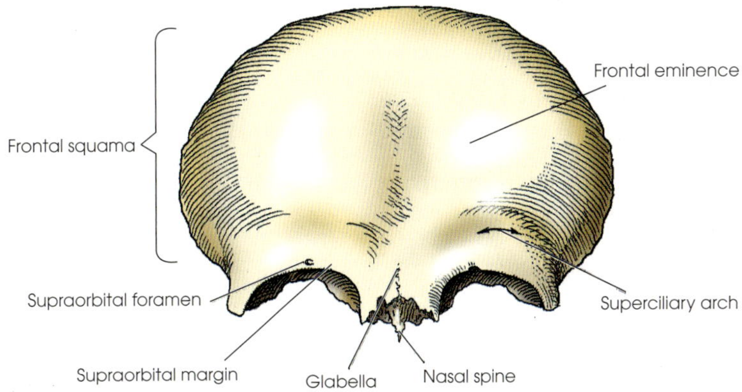


**그림 11-5** 이마뼈의 앞면.

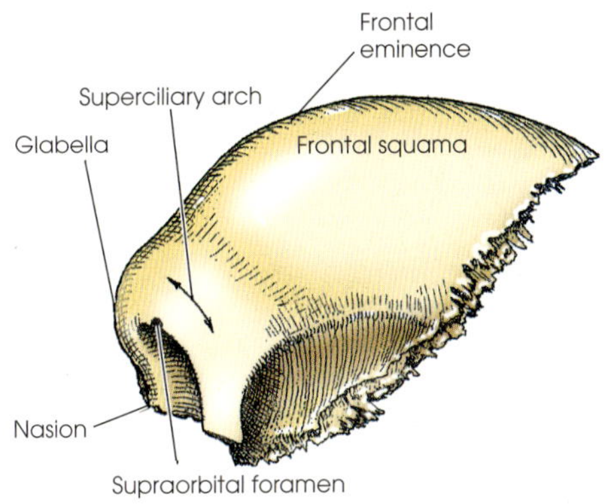


**그림 11-6** 이마뼈의 가쪽면.

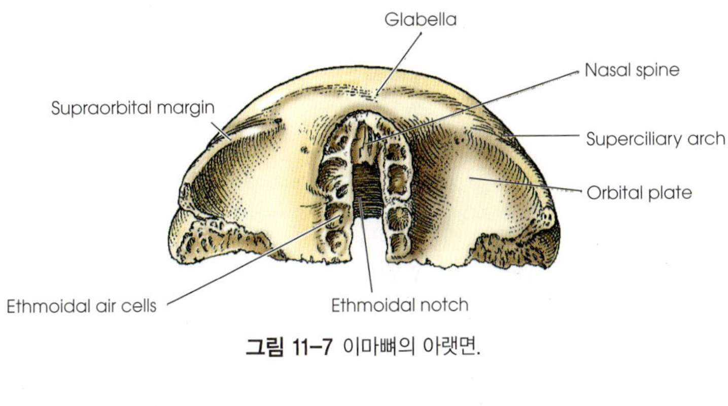


**그림 11-7** 이마뼈의 아랫면.

### 벌집뼈

벌집뼈(사골, ethmoid bone)는 정육면체 모양의 작은 뼈로 수평판과 수직판, 그리고 2개의 미로라 불리는 밝은 해면 가쪽 덩어리로 구성되어 있다(그림 11-8~11-11). 눈확(안와, orbit) 사이에 위치한 벌집뼈는 앞머리뼈우묵, 코안과 눈확벽, 코사이막의 부분을 형성한다.

벌집체판(cribriform plate)이라 불리는 벌집뼈의 수평 부분은 이마뼈의 벌집패임(사골절흔, ethmoidal notch)에서 받아지게 된다. 벌집체판은 후각시경의 통과를 위한 많은 구멍이 뚫려 있다. 또한 이 판은 두껍고, 원기둥 모양의 볏돌기(계관, cristagall)가 있고 이는 위쪽 중간 선으로부터 위쪽으로 돌출되어 있으며 대뇌낫(대뇌겸, falx cerebri)을 위한 앞쪽 부착으로써 관여한다.

벌집뼈의 수직 부분은 수직판이라 불리고 벌집체판의 아래 표면으로부터 아래쪽으로 보이는 얇고 평평한 뼈로 코가시와 같이 코중격뼈의 위쪽 부분을 형성한다.

미로(labyrinth)는 벌집굴(사골동, ethmoidal sinus) 또는 벌집(사골봉소)을 포함한다. 양쪽의 벌집은 임의로 세 부분(앞, 중간, 뒤벌집굴)으로 구분된다. 미로의 벽은 눈확의 안쪽벽 부분과 코안의 가쪽벽 부분을 형성한다. 미로의 가쪽벽으로부터 아래쪽으로 돌출하는 위코선반과 중간코선반이라 불리는 2개의 얇은 두루마리 모양의 돌기가 있다.

벌집뼈는 머리뼈의 이마뼈와 나비뼈와 같이 관절로 이어진다.

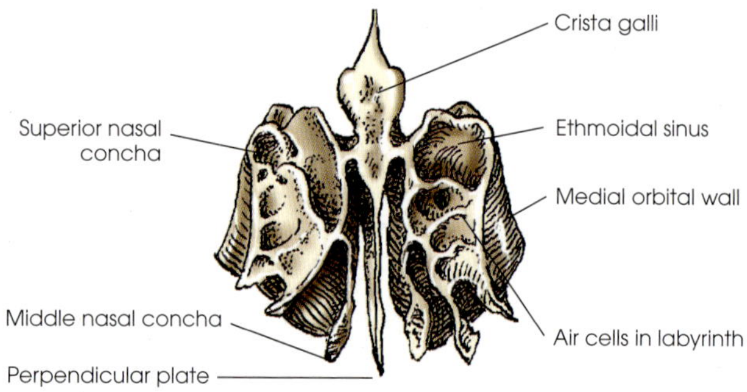


**그림 11-8** 벌집뼈의 앞면.

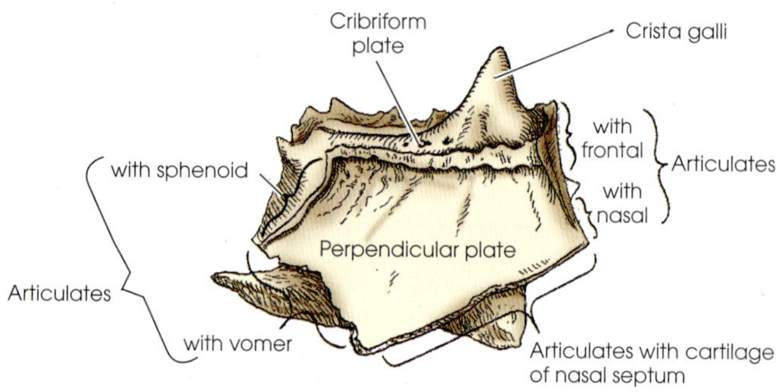


**그림 11-9** 미로가 제거된 벌집뼈의 가쪽면.

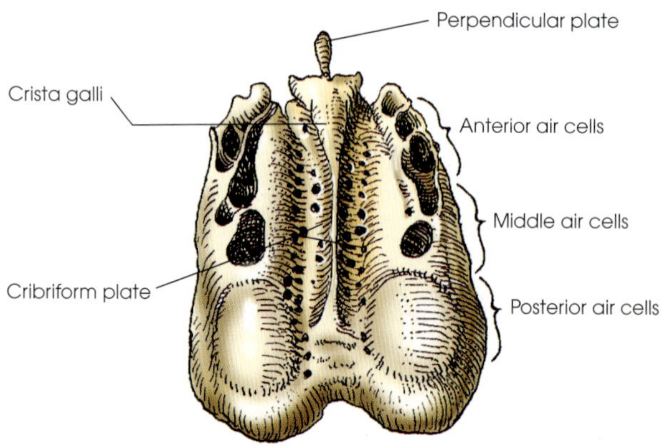


**그림 11-10** 벌집뼈의 윗면.

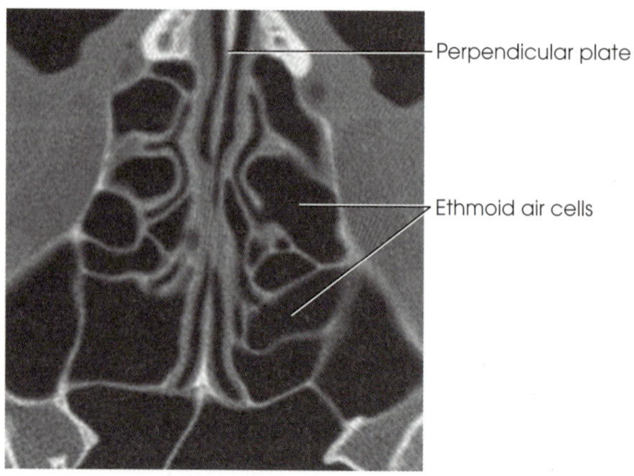


**그림 11-11** 벌집뼈굴과 수직판의 단층 CT 스캔.

### 마루뼈

2개의 마루뼈(두정골, parietal bone)는 사각형 모양이고 볼록한 바깥쪽 표면과 오목한 안쪽 표면을 가지고 있다(그림 11-12, 11-13). 마루뼈는 머리뼈(두개골, cranium)의 양쪽에 큰 부분을 형성한다. 또한 이들은 정중시상면의 시상봉합에서 서로 연계함으로써 머리뼈 기초의 뒤쪽 부분을 형성한다.

각 마루뼈 바깥쪽 표면의 가까운 중심 부분에 마루융기(두정융기, parietal eminence)라 불리는 돌출된 융기가 있다. 영상의학적으로, 이 부분이 머리의 가장 넓은 지점이기 때문에 여기에서 머리의 넓이를 측정한다.

각 마루뼈는 머리뼈의 이마뼈, 관자뼈, 뒤통수뼈, 나비뼈, 반대편 마루뼈와 관절로 연결된다.

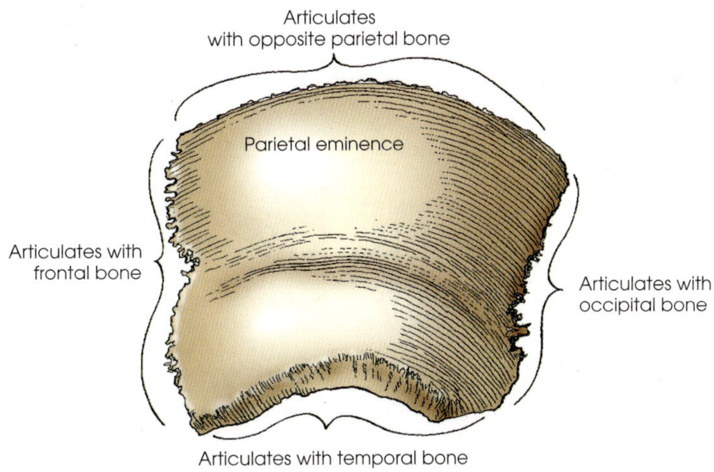


**그림 11-12** 마루뼈의 바깥쪽면.

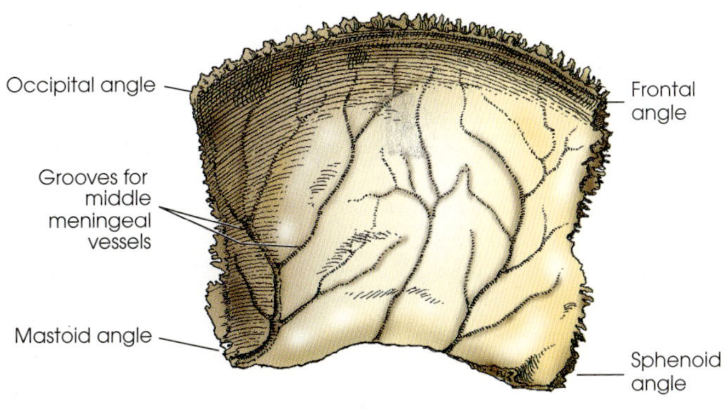


**그림 11-13** 마루뼈의 안쪽면.

## 나비뼈

나비뼈(접형골, sphenoid bone)는 날개를 펼친 박쥐와 닮은 쐐기 모양의 불규칙한 뼈이다. 관자뼈(측두골, temporal bone)에 앞쪽으로 머리뼈바닥과 뒤통수뼈(후두골, occipital)의 바닥에 위치한다(그림 11-14~11-16). 나비뼈는 하나의 몸통, 몸통의 양옆으로부터 측면으로 향하는 2개의 작은날개와 큰날개, 몸통의 아래표면 양쪽에서 아래로 돌출되는 2개의 날개돌기로 구성된다.

나비뼈의 몸통은 2개의 나비굴(접형동)을 포함하고 이것은 정중중격에 의해 불완전하게 분리되어 있다. 몸통의 앞 표면은 코안 뒤 뼈벽을 형성한다. 위 표면은 안장(터어키안)이라 불리는 깊은 오목이 있어 뇌하수체를 담는다. 안장(터어키안, sella turcica)은 바깥귀길(외이도)의 층에서 위쪽으로 ¾inch(1.9cm), 앞쪽으로 ¾inch(1.9cm) 지점에 머리뼈의 정중시상면에 놓여있다. 안장은 안장결절(tuberculum sellae)에 의해 앞쪽으로, 안장등(안배, dorsum sellae)에 의해 뒤쪽으로 구획되는데, 이것은 뒤침대돌기

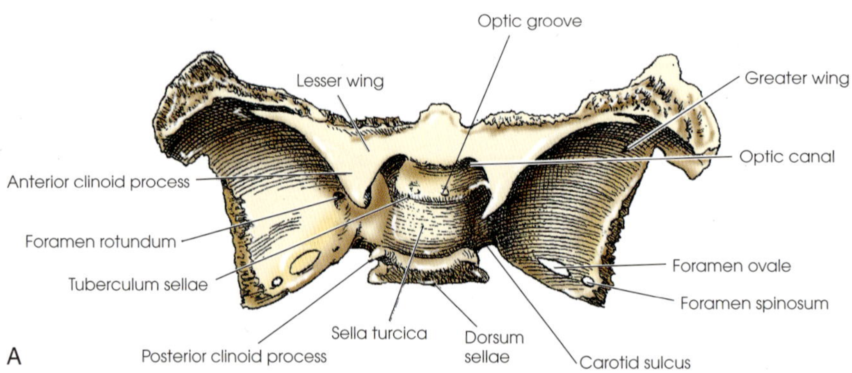


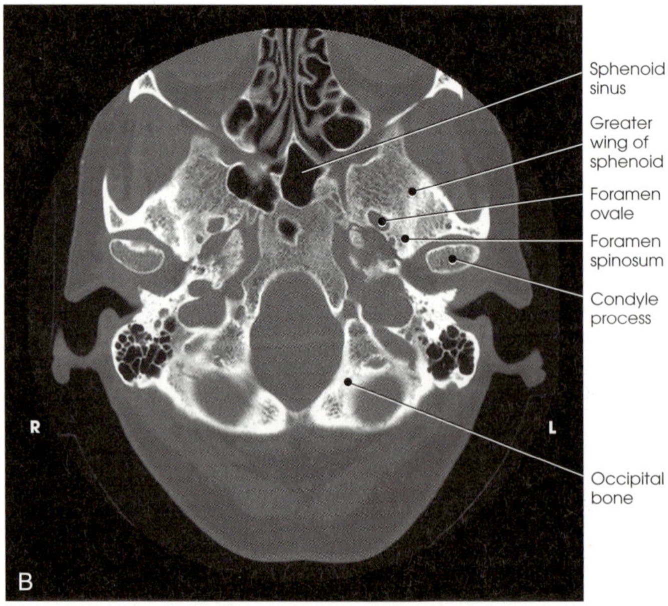


**그림 11-14 A,** 나비뼈의 윗면. **B,** 나비뼈의 단층 CT 스캔.

(**B,** From Kelley LL, Petersen CM: Sectional anatomy for imaging professionals, ed 2, St Louis, 07, Mosby.)

(후상돌기, posterior clinoid process)를 지탱한다. 안장등의 아래와 뒤의 뼈의 비스듬한 영역은 비스듬틀(경사대, clivus)이라 불리고 이것은 뒤통수뼈의 바닥 부분과 같이 연결된다. 비스듬틀은 다리뇌를 지지한다. 반대편의 안장은 목동맥고랑으로 안에 속목동맥과 해면정맥굴이 있다.

시각고랑(시신경구, optic groove)은 안장결절의 앞쪽 부분에 걸쳐 뻗어있다. 고랑은 시신경관에서 양쪽으로 끝난다. 시신경관은 시신경과 눈동맥(안동맥, ophthalmic artery)의 통과를 위한 눈확(안와, orbit) 정점으로 향하는 구멍이다. 실질적인 구멍은 시각신경구멍(시신경공, optic foramen)이라 불린다.

작은날개(소익, ophthalmic artery)는 삼각형의 모양이며 수평에 가깝게 위치 하는데, 나비뼈의 몸통의 앞, 위쪽으로부터 양쪽으로 기시하고 뾰족한 지점의 끝에서 측면으로 튀어나온다. 작은날개는 눈확 천장의 뒤 안쪽 부분, 앞머리뼈우묵의 뒤쪽 부분, 위눈확틈새(상안와열, superior orbital fissure)의 위 가장자리와 시신경관을 형성한다. 뒤쪽 경계의 안쪽 끝은 앞침대돌기(전상돌기, anterior clinoid process)를 형성한다. 각 돌기는 2개의 뿌리로부터 발생한다. 앞 또는 윗뿌리는 얇고 평평하며 나비뼈 지주(sphenoid strut)로 언급되는 뒷뿌리는 두껍고 둥글다. 두 뿌리 사이에 둥근 구멍이 시신경이다.

큰날개(대익, greater wing)는 나비뼈의 몸통의 양쪽으로부터 기시하고 측면, 뒤쪽, 앞쪽, 위쪽으로 휘어 있다. 큰날개는 중간머리뼈우묵, 눈확의 뒤쪽 측면벽, 위눈확고랑(안와구, superior orbital sulci)의 밑 가장자리, 아래눈확고랑의 뒤 가장자리의 큰 부분을 형성한다. 원형구멍(원형공, foramina rotundum), 타원구멍(난형공, foramina ovale), 가시구멍(spinosum)이 큰날개에 위치하고 쌍으로 되어 있다. 이 구멍들이 신경과 혈관을 통과하기 때문에, 이들은 신경 또는 혈관 기원의 부식적인 병변 감별을 위해 방사선 검사 대상이 된다.

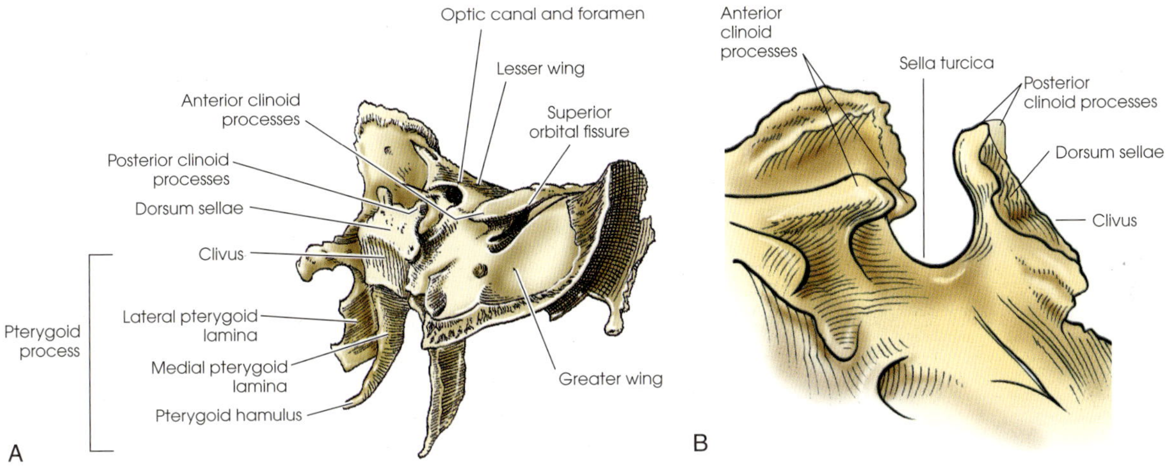


**그림 11-15 A,** 나비뼈의 가쪽 뒷면과 위 사방향면(제거된 오른 날개돌기 가쪽판). **B,** 나비뼈의 안장, 가쪽면.

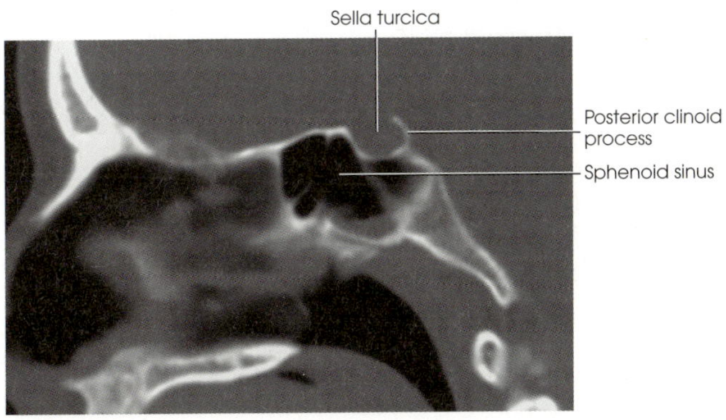


**그림 11-16** 안장과 나비굴의 시상 CT 스캔.

날개돌기(pterygoid process)는 큰날개의 아래 표면의 안쪽 부분과 나비뼈 몸통의 아래 표면의 가쪽 부분으로부터 기시한다. 이 돌기는 아래쪽으로 투영하고 측면으로 휘어졌다. 각 날개돌기는 안쪽과 가쪽 날개층에 있는 2개의 뼈로 된 판으로 구성되어 있고, 위쪽, 아래 부분에서 융합되어있다. 안쪽판의 아래쪽 끝은 가늘고 긴, 갈고리 모양의 돌기, 즉 날개갈고리(pterygoid hamulus) 돌기를 포함하는데 이것은 가쪽판보다 더 길고 좁게 만든다. 날개돌기는 앞쪽으로 입천장뼈(구개골, palatine bone)와 서로 관절로 이어지고, 코안의 형태로 들어가는 보습뼈(서골, vomer)의 날개와 관절로 연결된다.

나비뼈는 머리뼈의 다른 7개의 뼈와 각각 관절로 연결된다.

## 뒤통수뼈

뒤통수뼈(후두골, occipital bone)는 머리뼈의 뒤쪽 아래 부분에 위치하고, 머리뼈의 바닥 뒤쪽 절반과 뒤머리뼈우묵의 많은 부분을 형성한다(그림 11-17~11-19). 뒤통수뼈는 비늘(바깥쪽으로 볼록하게 되어 있는 접시모양), 두 개의 후두관절융기[큰구멍(대공) 양쪽으로 하나씩 앞쪽으로 뻗어 있음)], 기저 부분의 4개로 구분이 된다. 뒤통수뼈는 큰구멍(대공, foramen magnum)을 가지고 있으며, 큰구멍을 통해 숨뇌(연수, medulla oblongata)의 아랫부분이 머리안(두개강, cranial cavity)을 통과하여 척수와 합쳐진다.

비늘은 큰구멍으로부터 후상방으로 휘어지고 양쪽으로 휘어져 있다. 이것은 람다봉합에서 마루뼈와 뒤통수꼭지봉합(후두유돌봉합, accipitomastoid suture)의 관자뼈 꼭지돌기(유양돌기, mastoid portion) 부분과 연계된다. 비늘의 바깥 표면에서 정점과 큰구멍사이의 중간 길이 바깥뒤통수뼈융기 또는 뒤통수점(inion)이라 부르는 돌출한 융기이고 안쪽뒤통수뼈융기와 상응하는 위치에 있다.

뒤통수관절융기(occipital condyle) 목뼈(경추)의 고리뼈(환추, atlas)에 관절을 이루기 위해 비늘의 양측에서 각각 앞쪽으로 돌출된 구조물이다. 각 가쪽부 일부는 안쪽으로 휘어 바닥 부분과 관절을 이뤄 완전한 큰구멍을 형성하고, 일부는 가쪽으로 돌출되어 목정맥구멍돌기를 형성한다. 앞쪽 가장자리의 레벨에서 앞쪽으로 큰구멍의 중간 레벨로부터 펼쳐진 휘어진 부분의 아래 표면에서, 상반된 모양의 융기가 고리뼈의 위오목에 연결된다. 큰구멍의 중간부위에서 시작해

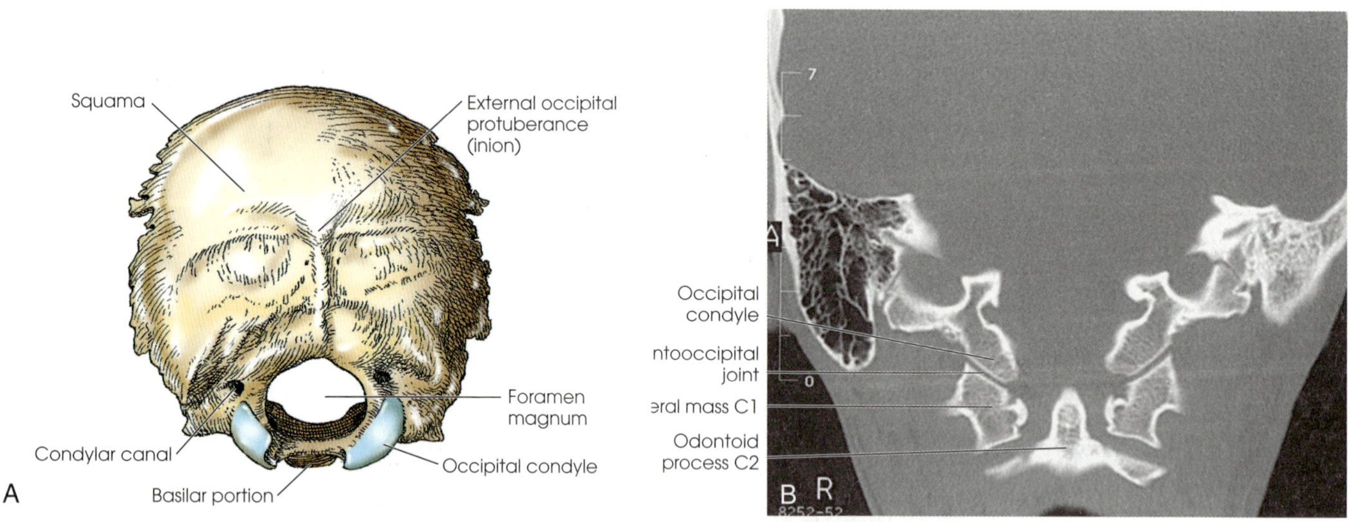


**그림 11-17** A, 뒤통수뼈의 바깥면. B, 고리뒤통수관절을 보여주는 MRI 관상면.

(B, Courtesy Siemens Medical Systems, Iselin, NJ.)

서 앞부위까지 휘어진 부분의 아래부위에서 고리뼈의 위오목과 관절을 이루는 융기를 서로 형성한다. 뒤통수고리관절(occipitoatlantal joint)로 알려진 이 관절은 머리와 목 사이의 유일한 뼈관절이다. 혀밑신경관(설하신경관, hypoglossal canal)은 융기의 앞 끝에 있고 혀밑신경(설하신경, hypoglossal nerve)이 통과한다. 융기의 뒤 끝에 이끌정맥(도출정맥, emissary vein)이 통과하는 관절융기관이 있다. 뒤통수뼈(후두골)의 앞부분에는 목정맥구멍의 부분을 형성하는 깊은 패임(절흔, notch)이 있다(그림 11-2 B). 목정맥구멍은 2가지 이유로 머리뼈에서 중요한 큰 구멍이다. 뇌로부터의 혈액이 속목정맥(내경정맥)을 통해 배출되게 하고, 3개의 뇌신경이 통과하게 한다.

뒤통수뼈의 바닥 부분은 나비뼈 몸통의 이음부에 앞쪽, 위쪽으로 휘어져 있다. 성인이 되면, 뒤통수뼈의 기저부는 나비뼈의 몸통 부분에 융합되어 연결된 뼈 형태로 만들어진다. 뒤통수뼈의 기저부와 나비뼈의 안장등 사이에 이 이음부의 기울어진 표면을 비스듬틀이라 한다.

뒤통수뼈는 머리뼈의 2개의 마루뼈, 2개의 관자뼈, 나비뼈, 첫째목뼈와 서로 관절을 이룬다.



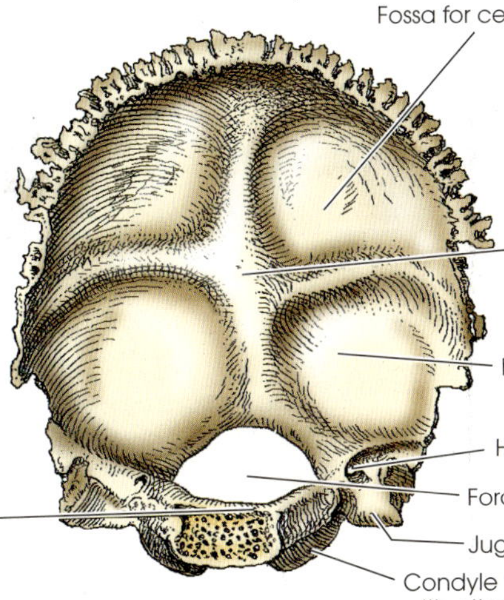


**그림 11-18** 뒤통수뼈의 안쪽면.

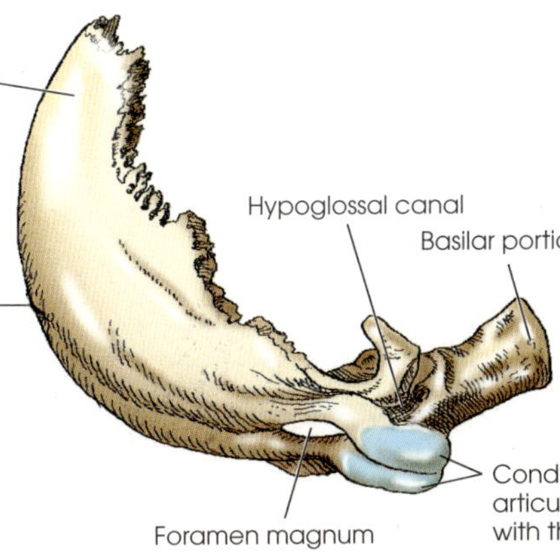


**그림 11-19** 뒤통수뼈의 가쪽 아랫면.

## 관자뼈

관자뼈(측두골, temporal bone)는 불규칙한 모양으로 나비뼈큰날개와 뒤통수뼈 사이의 머리뼈 바닥의 양쪽에 위치한다(그림 11-20~11-24). 관자뼈는 중간머리뼈우묵의 많은 부분과 뒷머리뼈우묵의 작은 부분을 형성한다. 각 관자뼈는 비늘부, 고실부, 붓돌기, 광대돌기와 청각과 균형의 기관을 포함하는 바위꼭지부(꼭지돌기와 바위부분)로 구성되어 있다.

비늘부는 관자뼈의 위쪽의 얇은 부분으로 머리뼈의 양쪽 벽의 부분을 형성하고 돌출된 아치형의 돌기, 즉 광대돌기를 지닌다. 광대돌기(zygomatic process)는 얼굴의 광대뼈와 연계하기 위해 앞쪽으로 튀어나오고 광대활을 만든다. 광대돌기의 아래 경계면은 둥근 융기, 관절결절인데 턱관절우묵의 앞쪽 경계를 형성한다. 턱관절우묵은 턱관절을 형성하기 위해 아래 턱뼈의 돌기를 받는다.

고실부는 관자뼈의 꼭지돌기와 바위부분의 앞쪽, 비늘(편평)부 아래에 위치한다. 이 부분은 앞쪽 벽, 아래쪽 벽, 바깥귀길(EAM)의 뒤쪽 벽의 부분을 형성한다. 바깥귀길의 길이는 대략 0.5inch(1.3cm)이고 안쪽, 앞쪽, 약간 위쪽으로 향한다.

가느다랗고 다양한 길이의 뾰족한 뼈인 붓돌기(경상돌기)는 앞쪽, 아래쪽 관자뼈 고실부의 아래 부분으로부터 약간 안쪽으로 돌출되어 있다.

## 바위꼭지부

바위꼭지부(추체부, petromastoid portion)는 바위(petrous)와 꼭지부분(mastoid portion)을 함께 부르는 용어이다. 관자뼈(측두골)의 아래쪽과 뒤쪽 부분을 형성하는 꼭지돌기 부분은 원뿔의 꼭지돌기(유양돌기)로 연장된다(그림 11-22~11-24 참조).

꼭지부분은 마루꼭지(두정유돌)봉합을 통해 위쪽 경계에서 마루뼈(두정골)와 연결되고 뒤통수꼭지봉합(후두유돌봉합, occipitomastoid suture)을 통해 뒤쪽 경계에서 뒤통수뼈와 연결된다. 뒤통수꼭지봉합은 람다봉합에 인접해 있다. 꼭지돌기(유양돌기, mastoid process)는 기포화에 따라 각각의 크기가 상당히 다르며 여성보다는 남성의 경우가 더 크다.

발달하기 시작하는 처음의 꼭지벌집(유돌벌집, mastoid cell)은 돌기의 위쪽 앞에 위치하며 꼭지방(유양돌기동, mastoid antrum)이라 한다.

이 벌집은 꽤 크고 고실(중이)에 연결된다. 출생 직후에 꼭지방 주위가 발달하기 시작하고 사춘기 무렵까지 수와 크기가 계속 증가한다. 벌집은 크기와 수가 상당히 다르다. 때로는 완전히 없기도 하는데, 이 경우에는 꼭지돌기가 고형 뼈로 되며, 대개 크기가 작다.

종종 추체첨이라 불리는 바위부분은 원뿔형 또는 피라미드형이고 머리뼈에서 가장 두껍고 밀도가 크다. 관자뼈의 이 부분은 청각과 균형과 관련된 기관을 포함한다. 비늘과 꼭지부의 바닥으로부터, 바위부분은 나비뼈의 몸통에서 뒤통수뼈와 나비뼈 큰날개 사이에서 안쪽, 앞쪽으로 돌출되고 바위부분의 첨부에서 관절로 연결된다. 목동맥관에서 속목동맥이 바위부분의 아래 가쪽면으로 유입하고 달팽이(와우, codlea)에 위쪽으로 통과하여 바위 첨부로 나가기 위해 안쪽으로 지난다. 바위첨부 가까이에는 파열구멍이라 불리는 불균일 구멍이 있다. 목동맥관은 이 구멍으로 열려 있고 속목동맥을 포함한다(그림 11-2 B). 바위부분의 뒤가쪽면의 중심이 속귀길이고 속귀신경과 얼굴신경이 통과한다. 바위부분의 위쪽 경계가 흔히 바위능선으로 언급된다. 능선의 꼭대기가 대략 귀 부착 꼭대기(TEA)라 불리는 외부 방사선학적 기준점에 놓여 있다.

관자뼈는 머리뼈의 마루뼈, 뒤머리뼈, 그리고 나비뼈와 서로 관절로 연결된다.

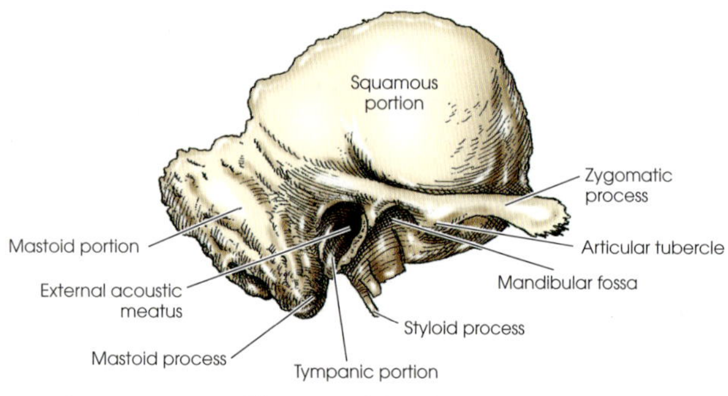


**그림 11-20** 관자뼈의 가쪽면.

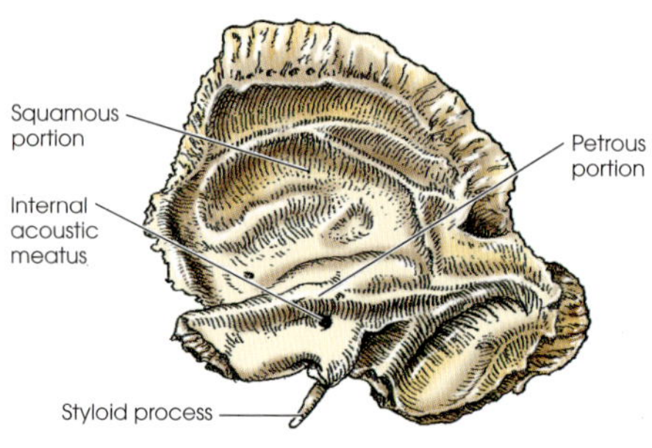


**그림 11-21** 관자뼈의 안쪽면.

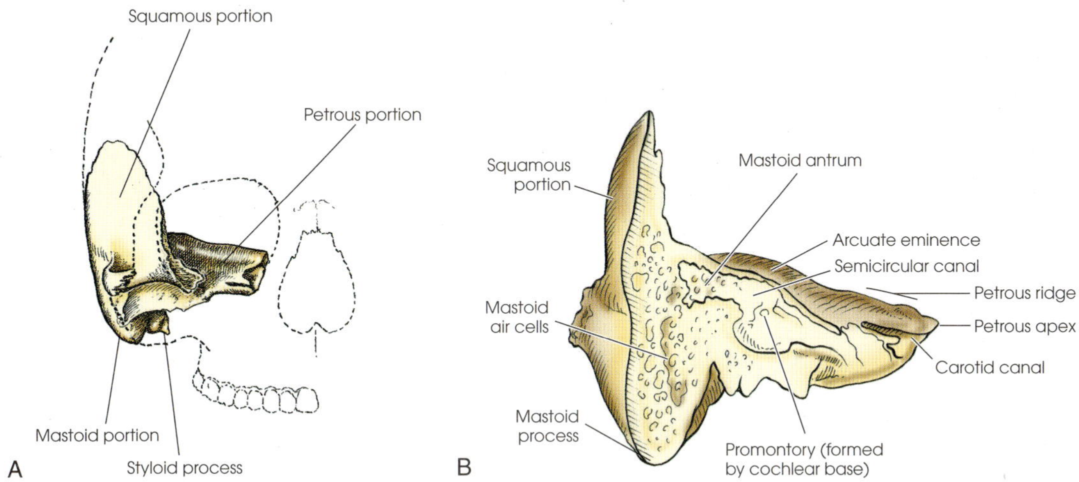


**그림 11-22 A,** 주변의 구조물에 관여하는 관자뼈의 앞면. **B,** 관자뼈의 꼭지와 바위부위를 통한 관상면.

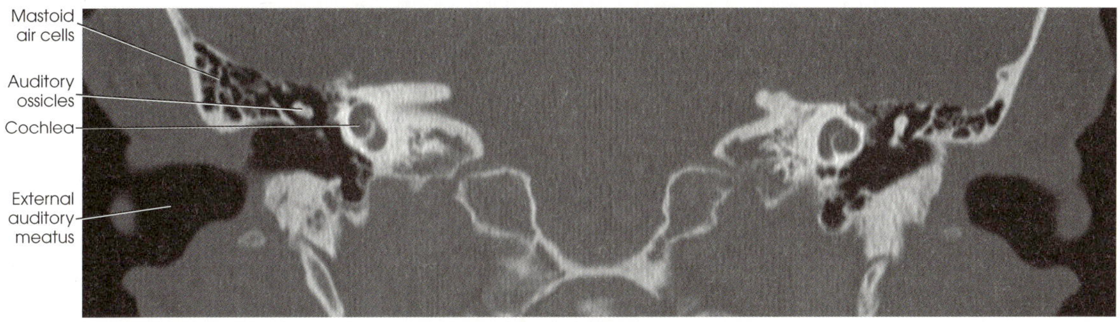


**그림 11-23** 관자뼈를 통한 관상 CT 스캔.

[Courtesy Karl Mockler, RT(R).]

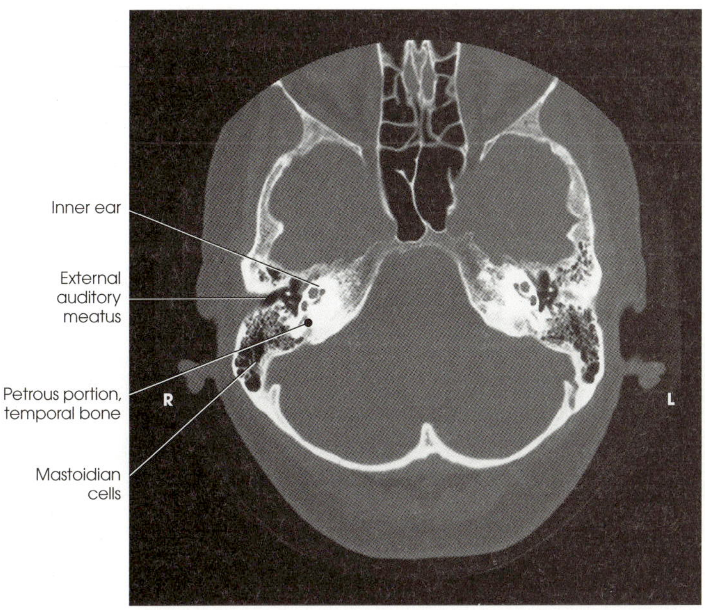


**그림 11-24** 바깥귀길의 레벨에 있는 바위부위의 단층 CT 스캔.

(From Kelley LL, Petersen CM: Sectional anatomy for imaging professionals, ed 2, St Louis, 07, Mosby.)

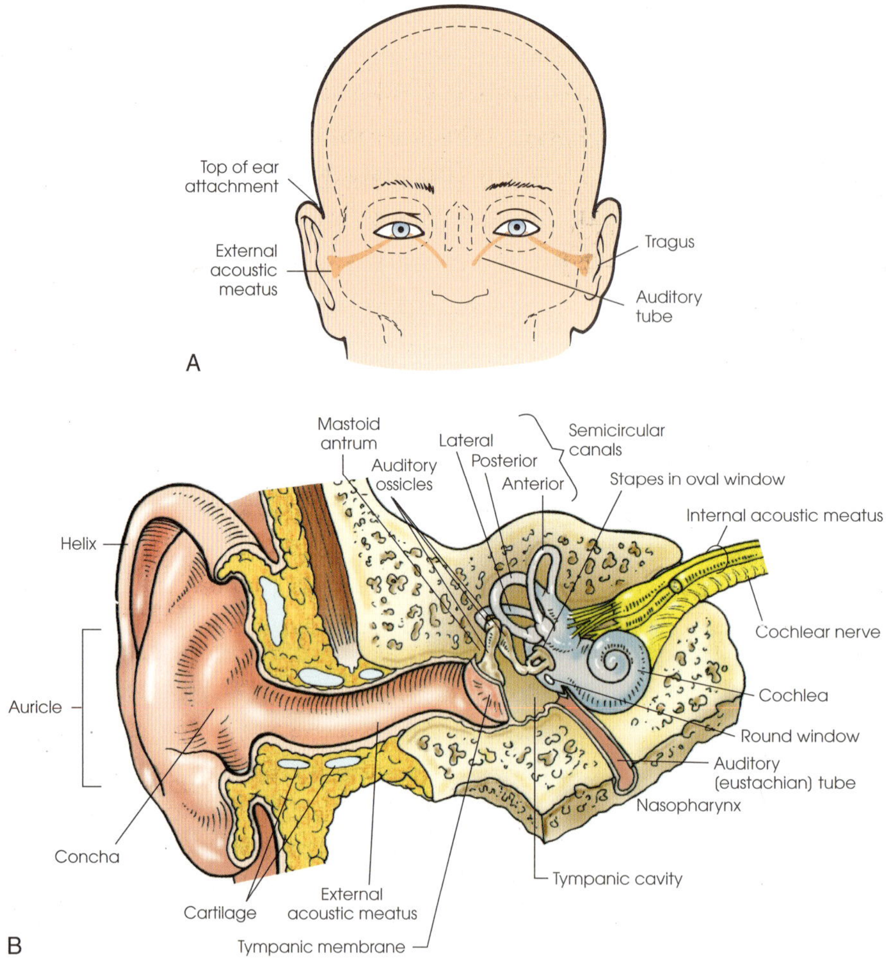


**그림 11-25 A,** 귀의 안쪽 구조물을 보여주는 얼굴의 앞면(그늘진 영역). **B,** 바깥귀, 가운데귀, 속귀.

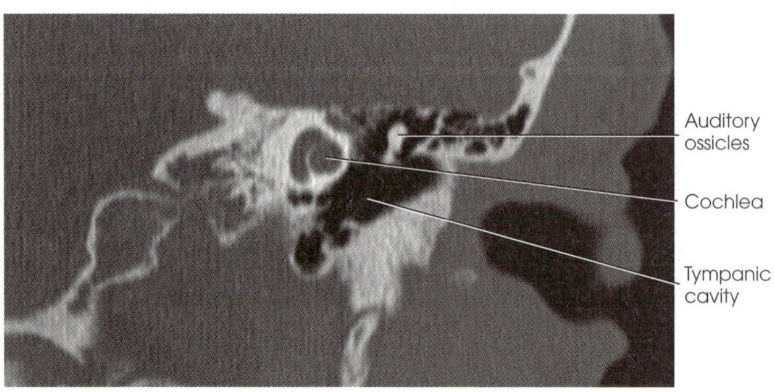


**그림 11-26** 가운데귀와 속귀를 보여주는 관자뼈의 바위부위를 통한 관상 CT 스캔.

(Courtesy Karl Mockler, RT[R].)

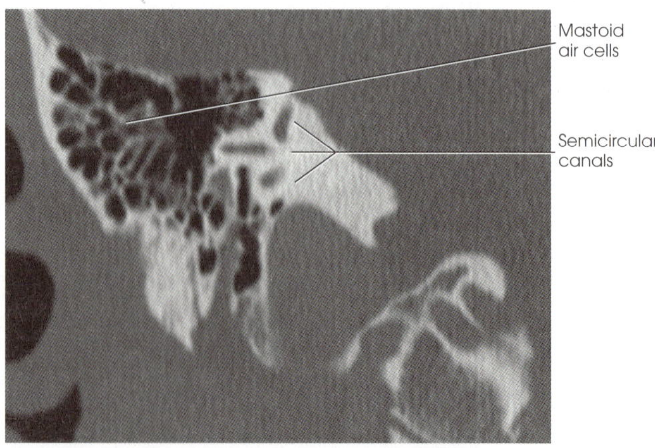


**그림 11-27** 반고리뼈관과 꼭지벌집을 보여주는 관자뼈의 바위모뿔꼭지부의 관상 CT 스캔.

(Courtesy Karl Mockler, RT[R].)

## 귀

귀는 청각과 균형을 담당하는 기관이다(그림 11-25). 귀의 필수적인 부분은 관자뼈(측두골) 바위부분에 덮여 있다. 청각과 평형의 기관은 바깥귀, 가운데귀, 속귀로 구성되어 있다.

### 바깥귀

바깥귀는 (1) 머리의 양쪽에 위치한 소리를 수집하는 기관이며 섬유연골의 타원모양을 지닌 귓바퀴와 (2) 소리를 전도하는 관인 바깥귀길(EAM) 두 부분으로 구성되어 있다. 귓바퀴의 위쪽 부착은 귀 부착 꼭대기(TEA)로 귀 부착 꼭대기는 측면 목뼈 촬영을 위한 기준점이 된다. 귓바퀴는 중심의 깊은 오목, 달팽이를 가지고 있고 이것의 아래 부분이 바깥귀길로 이어진다. 앞쪽 가장자리에서, 귓바퀴는 돌출한 연골성의 지질, 귀구슬(이주, tragus)을 가지고 있고 관의 출입에 걸쳐 뒤쪽으로 보여진다. 귀의 바깥테가 귀둘레이다. 바깥귀길의 길이는 약 1inch(2.5cm) 정도이다. 관 벽의 바깥 세 부분은 연골이고, 안쪽 2~3 부분은 뼈로 되어 있다. 귓구멍으로부터, 관은 약간의 곡선을 형성하고 속귀길(내이도, IAM)의 축과 같이 선상으로 안쪽, 앞쪽으로 통과한다. 바깥귀길은 가운데귀의 고막에서 끝난다.

### 가운데귀

가운데귀는 바깥귀와 속귀 사이에 위치한다. 고유 가운데귀는 (1) 고막 (2) 고실강이라 불리는 불규칙한 모양의 공기를 포함하는 구획 (3) 귀속뼈라 불리는 3개의 작은 뼈로 구성된다(그림 11-26). 가운데귀는 꼭지방(유양돌기동)과 귀인두관(유스타키오관)과 연결되어 있다.

고막은 타원모양을 가진 얇은 요철의 막원반이다. 볼록한 표면이 안쪽으로 향해 있는 원반은 바깥귀길의 안쪽 끝에 걸쳐 비스듬히 위치하고 바깥귀와 가운데귀 사이를 나누는 역할을 한다. 고막은 소리 진동을 전송하는 기능을 한다.

고실은 턱관절오목(하악와)에 바로 뒤쪽, 안쪽으로 놓여 있는 좁은 불규칙한 모양의 방이다. 이 공간은 고막에 의해 바깥귀로부터 분리되어 있고 뼈미로에 의해 속귀로부터 분리되어 있다. 고실강은 귀인두관을 통해 코인두와 연결된다. 귀인두관은 가운데귀 내에 있는 공기 압력이 바깥 공기 통로에 있는 압력과 동등한 통로이다. 귀인두관 길이는 약 1.25inch(3cm)이다. 입구에서 고막까지, 귀인두관은 내측 아래로 향하여 코인두의 가쪽벽에 있는 구멍으로 향한다.

꼭지방은 가운데귀의 뒤쪽벽의 뒤, 꼭지벌집 위에 관자뼈에 위치한 큰 공기 공간이다.

귀속뼈는 모양에 따라 이름을 따서 망치뼈(추골, malleus), 모루뼈(침골, incus), 등자뼈(등골, stapes)라 한다. 이 3개의 약한 뼈는 진동의 움직임을 가능하게 하는 관절로 구성되어 있다. 이 뼈들은 고막에서부터 속귀로 소리 진동의 전파를 위해 가운데귀 공간을 연결한다. 망치뼈(가장 바깥쪽 뼈)의 꼭지는 고막에 붙어 있고 망치뼈 머리는 모루뼈(중간 뼈)와 연결된다. 등자뼈(가장 안쪽 뼈)의 머리는 모루뼈과 연결되고 바닥은 속귀의 안뜰창(난원창)에 고정되어 있다.

### 속귀

속귀에는 청각과 평형의 필수적인 감각기관들이 들어 있는데, 속귀는 활꼴융기 바로 아래바위부분의 가장 밀도가 높은 부분 위에 놓여 있다. 뼈미로라 불리는 불규칙한 모양의 뼈공간으로 구성된 속귀는 뼈방으로 덮여 있고 막미로로 알려진 관과 주머니에 서로 연결된 장치가 있다. 뼈미로는 (1) 나선형으로 감겨 있고 관으로 되어 있는 달팽이[이것은 둥근창을 덮는 막을 통해 가운데귀를 연결한다(그림 11-16)] (2) 전정으로 알려진 달팽이(와우) 뒤에 있는 작은 타원형의 중간 구획(이는 난원창을 통해 가운데귀와 연결된다) (3) 3개의 다른 크기의 반고리뼈관까지 3개의 뚜렷한 모양의 부분으로 구성되어 있다. 이것은 이들의 위치에 따라서 앞, 뒤, 가쪽반고리관이라 불리며 서로에게 직각으로 되어 있다(그림 11-27). 머리뼈 구멍으로부터, 속귀길(IAM)이 약 0.5inch(1.3cm) 의 길이로 아래쪽과 가쪽으로 통과한다. 이 관을 통하여, 막미로에서 각각의 영역에 해당되는 신경섬유로부터 달팽이와 안뜰신경(전정신경)이 뇌로 지나간다. 달팽이는 청각을 위해 사용되고, 안뜰과 반고리관은 평형감각과 관련된다.

## 얼굴뼈

### 코뼈

2개의 작고 얇은 코뼈(비골, nasal bone)는 사람마다 크기와 모양이 다양하다(그림 11-28, 11-29). 코뼈(비골)는 코안(비강)의 위쪽 뼈벽(콧등뼈)을 형성한다. 코뼈는 정중시상면과 서로 연결되고, 또한 이들의 뒤위쪽 표면에서 벌집뼈의 수직판과 서로 연결된다. 이들은 위쪽에서 이마뼈와 양쪽에서 위턱뼈와 서로 연결된다.

### 눈물뼈

2개의 눈물뼈(누골, lacrimal bone)는 머리뼈(두개골)에서 가장 작고, 매우 얇으며, 벌집뼈의 미로와 위턱뼈 사이의 눈확 안쪽 벽의 앞부분에 위치한다(그림 11-28, 11-29). 위턱뼈와 함께, 눈물뼈는 눈물샘오목을 형성하고, 이것은 눈물주머니(누낭)를 담는다. 각각의 눈물뼈는 눈물뼈구멍(누공)을 포함하고 누관이 여기를 통과한다. 각각의 눈물뼈는 이마뼈, 사골, 위턱뼈, 아래코선반(하비갑개) 얼굴뼈와 서로 연결된다. 눈물뼈는 전·후방향 영상과 머리뼈의 측방향 영상에서 볼 수 있다.

### 위턱뼈

2개의 위턱뼈(상악골, maxillary bone)는 얼굴의 고정된 뼈 중에서 가장 큰 뼈이다(그림 11-28, 11-29). 각각은 아래턱뼈를 제외하면 다른 모든 얼굴뼈와 연결된다. 또한 각각은 머리뼈의 이마뼈(전두골)와 벌집뼈와 이어진다. 위턱뼈는 가쪽 벽의 부분과 코안 바닥의 대부분, 눈확 공간의 바닥 부분, 그리고 입천장의 ¾을 형성한다. 위턱뼈의 광대돌기는 광대뼈와 관절로 연결되고 뺨의 융기 형성을 도와준다. 각 위턱뼈의 몸통은 위턱굴이라 불리는 크고 피라미드형의 공간을 포함하고 이것은 코안으로 연결되어 있다. 눈확아래구멍이 각 눈확 아래에 위치하고 이는 눈확아래신경과 눈확아래동맥이 코에 이르는 통로로 이용된다.

이들의 아래 경계에서, 위턱뼈는 이틀돌기(치조돌기, alveolar process)라 불리는 두껍고, 해면조직의 능선을 갖는데, 이는 치아의 천정을 지지한다. 이들 서로의 이음부에 있는 전방 정중시상면에서, 위턱뼈는 앞코가시라 불리는 뾰족한, 앞쪽으로 튀어 있는 돌기를 형성한다. 이 융기의 중간점을 앞코가시점이라 한다.

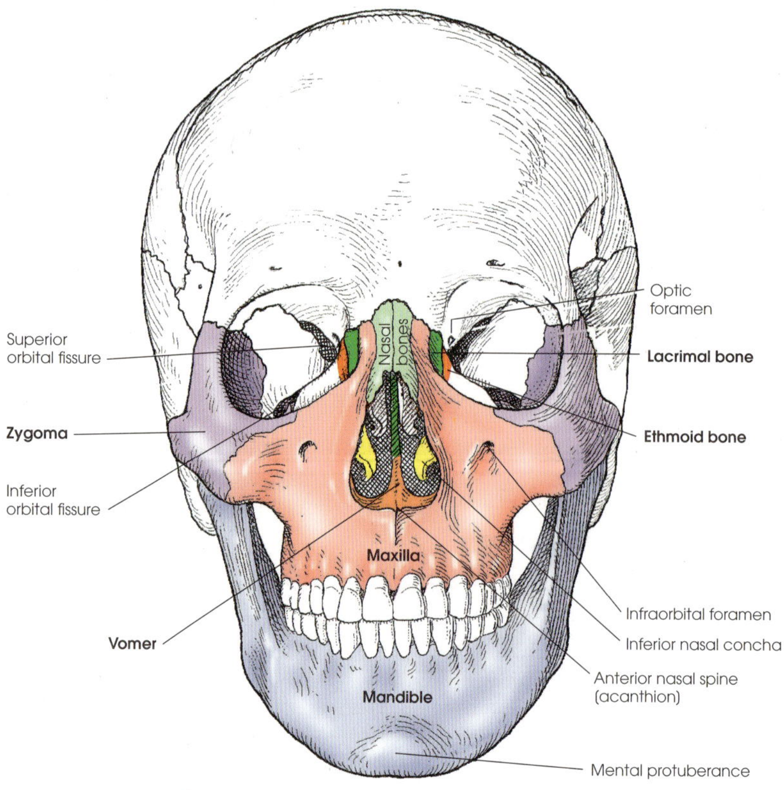


**그림 11-28** 얼굴뼈의 앞면.

## 광대뼈

광대뼈(zygomatic bone)는 뺨의 융기와 눈확 공간의 천장과 양측 벽의 일부분을 형성한다(그림 11-28, 11-29). 뒤로 뻗은 관자돌기(측두돌기)가 관자뼈의 광대돌기와 연결되어 광대활을 형성한다. 광대뼈는 앞쪽으로 이마뼈, 양쪽으로 관자뼈의 광대돌기, 앞쪽으로 위턱뼈와 뒤쪽으로 나비뼈와 서로 관절로 연결된다.

## 입천장뼈

2개의 입천장뼈(구개골, palatine bone)는 수직, 수평판으로 구성된 L자 모양의 뼈이다. 수평판은 뼈입천장의 뒤 ¼ 또는 입천장을 완성하기 위해 위턱뼈와 서로 관절로 연결된다(그림 11-3 참조). 입천장뼈의 수직 부분은 뒤쪽 코안에 있는 나비뼈의 날개돌기와 위턱뼈 사이에 위로 펼쳐 있다. 입천장뼈의 수직 부분의 위 끝은 뒤가쪽 눈확뼈를 형성하는 것을 지지한다.

## 아래코선반

아래코선반(하비갑개, inferior nasal conchae)의 아래 세 번째 부분은 코안의 가쪽 벽으로부터 대각선, 아래쪽으로 뻗어있다(그림 11-28). 이들은 길고, 좁고, 상당히 얇다. 이들은 가쪽으로 감겨져 있어 소용돌이 같은 모형을 갖게 한다.

위쪽 2개의 코선반은 벌집뼈의 돌기이다. 3개의 코선반은 코안의 각 부분의 가쪽 부분을 위, 중간, 아래관으로 나누고 튀어 나와 있다. 이들은 들이 마시는 공기를 깨끗하고 습기가 있으며, 따뜻하게 하기 위해 점막으로 덮여 있다.

## 보습뼈

보습뼈(서골, vomer)는 코안(비강)의 천장의 정중시상면에 위치한 뼈의 얇은 판으로 코사이막(비중격)의 아래 부분을 형성한다(그림 11-28). 보습뼈의 앞 가장자리는 앞코가시로부터 나비뼈의 몸통에 위쪽, 뒤쪽으로 기울어져 있고, 이것은 위쪽 가장자리와 서로 연결된다. 보습뼈의 앞 가장자리의 위 부분은 벌집뼈의 수직판에 관절로 이루어진다. 서골의 뒤쪽 가장자리는 관절을 이루지 않는다.

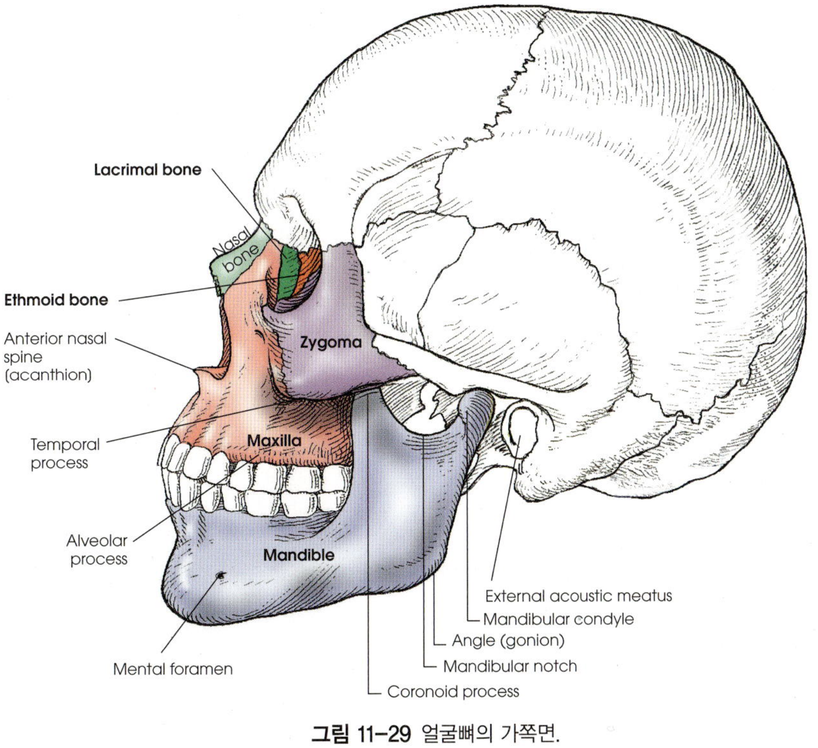


**그림 11-29** 얼굴뼈의 가쪽면.

## 아래턱뼈

아래턱뼈(하악골, mandible)는 얼굴뼈(안면골) 중에서 가장 크고 밀도가 높다. 이 뼈는 몸통으로 불리는 휘어진 수평의 부분, 가지로 불리는 2개의 수직 부분으로 구성되어 있고, 이것은 아래턱뼈의 각 또는 턱모서리점(악각점)에서 몸통과 서로 하나가 된다(그림 11-30). 출생시, 아래턱뼈는 섬유결합에 의해 서로 연결된 양측 부분으로 구성되고, 이 섬유결합은 생후 1세 동안에 골화된다. 골화의 부위는 삼각 융기, 즉 턱끝 융기 아래이다. 섬유연골결합은 아래턱뼈(하악골)의 가장 안쪽과 중간 부분이다. 이 결합으로 아래턱뼈(하악골)의 좌우의 반이 서로 융합된다.

아래턱뼈(하악골)의 위쪽 경계는 꽈리종말부위라 불리는 해면뼈로 구성되어 있고, 이것은 치아의 천장을 지지한다. 두 번째 작은어금니(소구치) 아래, 대략 뼈의 위와 아래 경계 사이에 절반 정도의 길이 신경과 혈관의 통과를 위해 양쪽으로 열려 있다. 이 두 개의 구멍을 턱끝구멍이라 한다.

가지는 아래턱뼈(하악골) 몸통에 둔각의 윗방향으로 튀어나오고, 이들의 넓은 표면은 대략 110~120°의 각도를 형성한다. 각 가지는 이들의 위쪽 끝에서 2가지 돌기가 존재하는데 하나는 갈고리(구상)이고 하나는 관절융기이다. 이것은 턱뼈패임이라 불리는 오목한 영역에 의해 분리된다. 앞돌기인 갈고리돌기(구상돌기, coronoid process)는 얇고 가느다랗고, 뒤돌기보다 더 높은 지점으로 도출되어 있다. 관절융기돌기는 잘록한 영역의 목으로 구성되어 있는데 위는 넓고, 두꺼우며, 관자뼈의 턱관절오목과 관절로 연결되어 있는 돌기에 거의 수평으로 놓여 있다(그림 11-31). 이 턱관절(TMJ)은 대략 15° 뒤쪽, 대략 15° 안쪽, 아래쪽으로 비스듬하게 있다. 반대쪽으로 촬영된 영상학적 영상은 이들 방향으로 뒤집어 주어야 한다. 다시 말해서, 중심선 각도는 관절의 긴축과 일치하기 위해 위안쪽으로 되어야 한다. 턱관절(TMJ)은 바깥귀길(EAM)의 바로 앞에 위치한다.

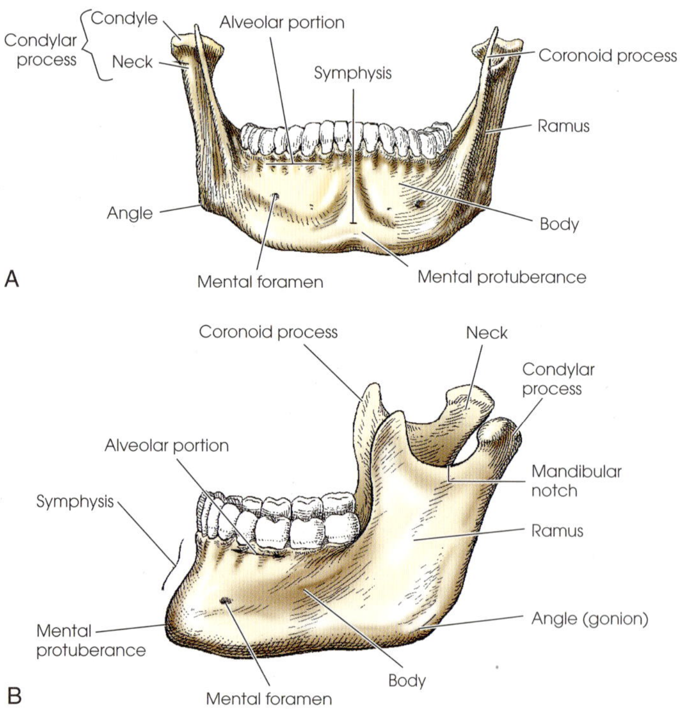


**그림 11-30 A,** 아래턱뼈의 앞면 **B,** 아래턱뼈의 가쪽면.

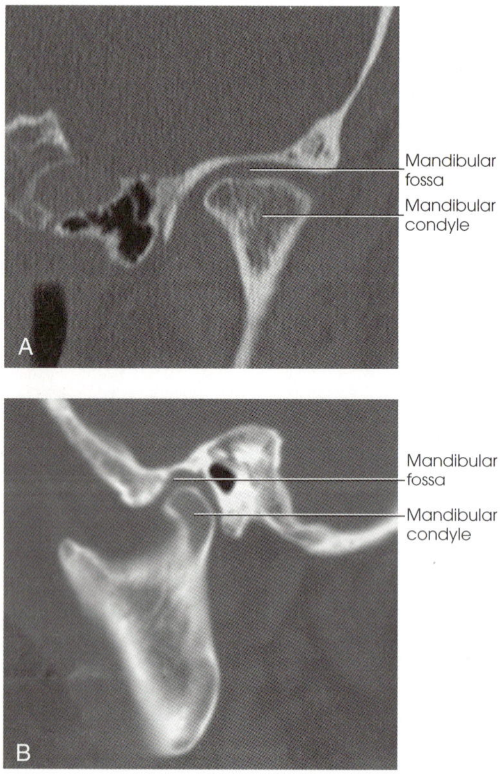


**그림 11-31** 턱관절오목에 위치한 좌측 턱관절융기의 CT 스캔 **A,** 관상면 **B,** 시상면.

(Courtesy Karl Mockler, RT[R].)

## 목뿔뼈

목뿔뼈(설골, hyoid bone)는 작은 U자형 모양의 구조로 혀의 바닥에 위치한다. 이것은 관자뼈의 붓돌기로부터 이어진 붓목뿔인대(경상설골인대, stylohyoid ligament)에 의해 어느 정도는 위치가 고정된다(그림 11-32). 목뿔뼈가 축을 이루는 머리뼈의 부속뼈이지만, 이 장에서는 관자뼈와 연결되기 때문에 설명하고 있다. 목뿔뼈는 다른 어떤 뼈와도 관절로 연결되지 않은 인체 내의 유일한 뼈이다.

목뿔뼈는 몸체, 2개의 큰뿔(대각, greater cornua)과 2개의 작은뿔(소각, lesser cornua)로 나누어진다. 이 뼈는 후두와 혀의 특정한 근육을 위한 부착물 역할을 하고, 인두 바로 아래에서 쉽게 촉진된다.

## 눈확

각각의 눈확(안와, orbit)은 7개의 다른 뼈로 이루어져 있다(그림 11-33). 이들 중 3개는 이마뼈, 나비뼈, 벌집뼈로 머리뼈에 속하고 다른 4개의 뼈는 위턱뼈, 광대뼈, 눈물뼈, 입천장뼈로 얼굴뼈에 속한다. 눈확(안와)의 둘레, 또는 바깥테는 7개 뼈 중 이마뼈, 광대뼈, 위턱뼈 3개로 구성되어 있다. 남은 4개의 뼈는 눈확의 뒷면 대부분을 이루고 있다.

## 머리뼈 관절

머리뼈의 봉합은 섬유조직의 얇은 층과 서로 맞물린 뼈의 치아와 같은 돌기에 의해 연결된다. 이 관절은 움직임이 없게 하고 봉합형의 섬유관절로 분류된다. 치아의 천장과 아래턱뼈 사이에 관절을 포함하는 얼굴뼈의 관절은 섬유 못박이관절(정식관절)이다. 예외가 아래턱뼈의 둥근 돌기가 턱관절을 형성하는 관자뼈의 턱관절오목 관절을 이루는 지점이다. 턱관절은 경첩과 활주형의 윤활관절이다. 고리뒤통수관절(환추후두관절, atlantooccipital joint)은 목뼈의 고리뼈와 머리뼈의 바닥을 연결하는 윤활타원관절이다. 머리뼈의 7개의 관절이 표 11-1에 요약되어 있다.

**표 11-1 머리뼈의 관절**

| 관절 | 구조적 분류 | | 움직임 |
|---|---|---|---|
| | 조직 | 형태 | |
| 관상봉합 | 섬유 | 봉합 | 움직이지 못함 |
| 시상봉합 | 섬유 | 봉합 | 움직이지 못함 |
| 시옷봉합(람다봉합) | 섬유 | 봉합 | 움직이지 못함 |
| 비늘봉합(인상봉합) | 섬유 | 봉합 | 움직이지 못함 |
| 턱관절 | 활액 | 경첩과 미끄럼 | 자유로운 움직임 |
| 이틀확 | 섬유 | 못박이 | 움직이지 못함 |
| 고리뒤통수 | 활액 | 타원 | 자유로운 움직임 |

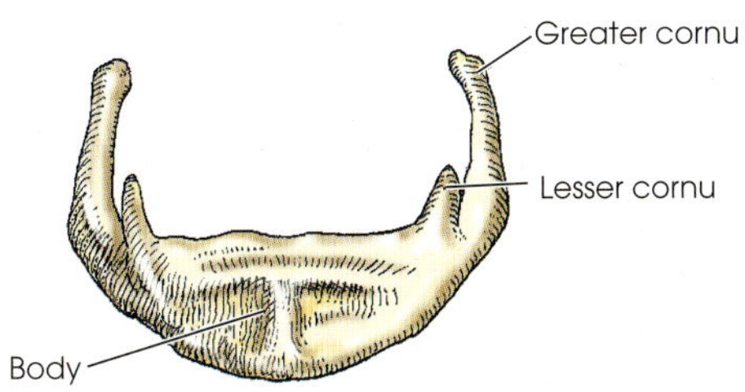


**그림 11-32** 목뿔뼈의 앞면.

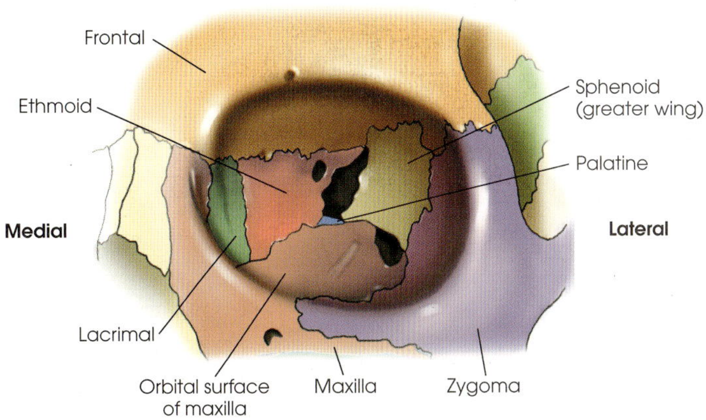


**그림 11-33** 눈확을 구성하는 7개의 뼈.

머리뼈 관절 Articulation s of the Skull

## 해부학 용어 요약

**머리뼈(두개골)**
머리뼈(두개골)(8)
얼굴뼈(안면골)(14)

**머리뼈(두개골)**
머리덮개뼈
- 이마뼈(전두골)
- 오른마루뼈(두정골)
- 왼마루뼈
- 뒤통수뼈(후두골)

바닥
- 오른관자뼈(측두골)
- 왼관자뼈
- 나비뼈
- 벌집뼈

판사이층

**봉합**
관상봉합
시상봉합
비늘봉합
시옷봉합(람다봉합)
정수리점(브레그마)
시옷점(람다)
관자놀이점
별모양점

**숫구멍**
앞숫구멍(대천문)
뒤숫구멍(소천문)
앞가쪽숫구멍(전측두천문)(2)
뒤가쪽숫구멍(후측두천문)(2)

**우묵**
앞머리뼈우묵
중간머리뼈우묵
뒤머리뼈우묵

**이마뼈(전두골)**
이마뼈비늘(전두골비늘)
이마뼈융기(전두골융기)
눈확위모서리(안와상연)
눈썹활
눈확위구멍(안와상공)
눈썹활사이(미간)
이마굴(전두동)
코뿌리점(비근점)
눈확판(안와판)
- 벌집패임(사골절흔)
- 코가시(비극)

**벌집뼈(사골)**
벌집체판(사골판)
- 볏돌기(계관)

수직판
미로
- 앞벌집
- 중간벌집
- 뒤벌집
- 사골벌집
- 위코선반(상비갑개)
- 중간코선반

**마루뼈(두정골)**
마루뼈융기

**나비뼈(접형골)**
몸통
- 나비굴(접형동)
- 안장(터어키안)
  - 안장결절
  - 안장등(안배)
  - 뒤침상돌기(후상돌기)
- 비스듬틀(경사대)

목동맥고랑
시각고랑(시신경구)
- 시각신경관
- 시각신경구멍

작은날개
- 위눈확틈새(상완와열)
- 앞침상돌기(전상돌기)
- 나비뼈지주(접형골지주)

큰날개
- 원형구멍(정원공)
- 타원구멍(난원공)
- 뇌막동맥구멍(극공)
- 날개돌기(익상돌기)
  - 날개돌기내측판
  - 날개갈고리
  - 날개돌기외측판

**뒤통수뼈(후두골)**
큰구멍(대공)
비늘(인상)
- 바깥뒤통수뼈융기(외후두융기)
  - (뒤통수점, inion)
- 속뒤통수뼈융기
  - (내후두융기)
- 뒤통수뼈관절융기(후두과)
  - 혀밑신경관(설하신경관)
  - 관절융기관(과관)
  - 목정맥구멍(경정맥공)
- 바닥부위
  - 비스듬틀(경사대)

**관자뼈(측두골)**
비늘부(인상부)
- 광대돌기
- 관절결절
- 턱관절오목(하악와)

고실부위
- 바깥귀길(외이도)
- 붓돌기(경상돌기)

바위모뿔꼭지부(추체유돌부)
- 꼭지부위
  - 꼭지돌기(유양돌기)
  - 꼭지방
  - 꼭지벌집

바위모뿔부(추체부)
- 목동맥관(경동맥관)
- 바위모뿔끝
- 파열구멍(파열공)
- 속귀길(내이도)
- 바위능선
- 귀 첨부 꼭대기

## 해부학 용어 요약 (계속)

**귀**
바깥귀
  귓바퀴
    선반(갑개)
    귀구슬
    나선
  바깥귀길(외이도)
가운데귀
  고막
  고실강
  귀인두관(유스타키오관)
귀속뼈
  망치뼈(추골)
  모루뼈(침골)
  등자뼈(등골)
속귀
  활꼴융기
  뼈미로
    달팽이(와우)
    달팽이창(둥근창)
    안뜰(전정)
    안뜰창(난원창)
    반고리뼈관
      앞
      뒤
      가쪽
막미로

**얼굴뼈(안면골)(14)**
코뼈(비골)(2)
눈물뼈(누골)(2)
위턱뼈(상악골)(2)
광대뼈(2)
입천장뼈(구개골)(2)
아래코선반(하비갑개)(2)
보습뼈(서골)(1)
아래턱뼈(하악골)(1)
목뿔뼈(설골)
판사이층

**눈물뼈(누골)(2)**
눈물구멍

**위턱뼈(상악골)(2)**
위턱굴(상악동)
아래눈확구멍(안와하구멍)
이틀돌기
앞코가시(전비극)
앞코가시점(전비융기점)

**광대뼈(2)**
관자뼈(측두골)
광대활(관골궁)

**입천장뼈(구개골)(2)**
수직판
수평판

**아래코선반(하비갑개)(2)**

**보습뼈(서골)(1)**
코사이막(비중격)

**아래턱뼈(하악골)(1)**
몸통
  꽈리종말부위
  턱끝구멍
각(악각점)
가시
  갈고리돌기(구상돌기)
  관절돌기
    돌기
    목
    턱관절
  턱관절오목(하악와)
턱끝융기(턱끝)
결합

**목뿔뼈(설골)**
몸통
큰뿔(대각)
작은뿔(소각)

**관절**
관상봉합
시상봉합
시옷봉합(람다봉합)
비늘봉합(인상봉합)
턱관절
이틀확
고리뒤통수(환추후두)관절

**형태학**
중간머리형
팔머리(완두)
긴머리형

**눈확**
바닥
꼭대기
눈확구멍(안와구)
위눈확틈새(상안와열)
아래눈확틈새(하안와열)

**눈**
눈알(안구)
결막
공막
각막
망막
  간체
  추체

머리뼈 Skull

## 병리학 용어 요약

| 상태 | 정의 |
|---|---|
| 골절 | 뼈의 연속성에 발생하는 파괴 및 붕괴 |
| 바닥골절 | 머리뼈의 바닥에 위치 한 골절 |
| 파열골절 | 눈확 바닥의 골절 |
| 반충골절 | 양쪽에 외상으로 인한 한쪽 구조물의 골절 |
| 함몰골절 | 머리뼈부위가 머리뼈 공간 내로 함몰이 되게 하는 골절 |
| Le Fort골절 | 위턱뼈(상악골)의 양쪽 수평 골절 |
| 선골절 | 불규칙하거나 톱니모양의 머리뼈 골절 |
| 삼각골절 | 광대활 또는 눈확 바닥의 골절과 이마광대봉합의 탈구 |
| 바위염(유양돌기염) | 꼭지방과 꼭지돌기(유양돌기)의 감염 |
| 전이 | 하나의 부위에서 다른 부위로 암 병소의 전이 |
| 골수염 | 고름형성감염(화농감염)으로 인한 뼈의 감염 |
| 골화석증 | 부드러운 뼈의 비정형으로 증가된 밀도 |
| 골다공증 | 골밀도의 소실 |
| 파제트병 | 휘고 골절에 의한 현저히 두껍고 부드러운 뼈 |
| 용종 | 점막으로부터 생긴 증식 또는 종괴 |
| 굴염(동염) | 코곁굴(부비동)의 심한 감염 |
| 턱관절증후군 | 턱관절의 장애 |
| 종양 | 세포 증식이 억제되지 않는 새로운 조직의 증식 |
| 속귀신경집종 | 8개 신경의 슈반세포로부터 발생한 양성 종양 |
| 다발골수종 | 골수를 수반하고 뼈의 파괴를 야기하는 형질세포의 악성 신생물 |
| 뼈종(골종) | 뼈 조직에 있는 종양 |
| 뇌하수체샘종 | 뇌하수체(대개 앞엽)로부터 발생한 종양 |

## 머리뼈 국소해부학

촬영 자세에서 사용된 머리뼈의 기본 기준점과 면은 그림 11-34와 그림 11-35에서 볼 수 있다.

머리뼈의 정확한 촬영 자세는 이 기준점을 완전히 숙지하는 것을 요구하며, 이것은 머리뼈의 촬영 자세를 배우기 전에 철저히 공부해야 한다. 면, 지점, 선과 약어는 머리뼈 촬영 자세에서 자주 사용된다.

- 정중시상면
- 동공사이선(동공간선)
- 코끝점(비극점)
- 가쪽눈구석(외안각)
- 눈확아래모서리(안와하연)
- 바깥귀길(외이도)
- 눈확귓구멍선(안와이공선)
- 눈확아래귓구멍선(안와하이공선)
- 코끝귓구멍선
- 아래턱귓구멍선

성인에서는, 눈확귓구멍선과 눈확아래귓구멍선 사이에 평균 7° 정도 차이가 나고, OML과 GML 사이에 평균 8° 정도 차이가 있다. 머리뼈 위치선 사이에 각도 차이는 반드시 알고 있어야 한다. 대개는 환자, 영상수용체(IR), 중심선의 관계는 같지만 위에 묘사된 각도는 머리뼈 기준선에 따라 달라진다.



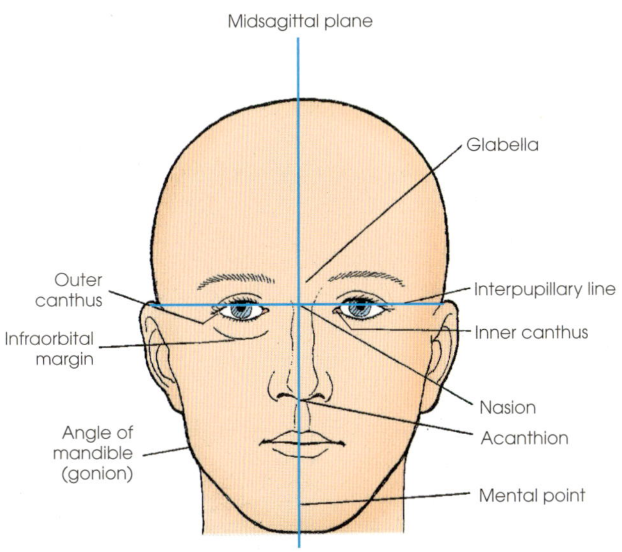


**그림 11-34** 앞 기준점.

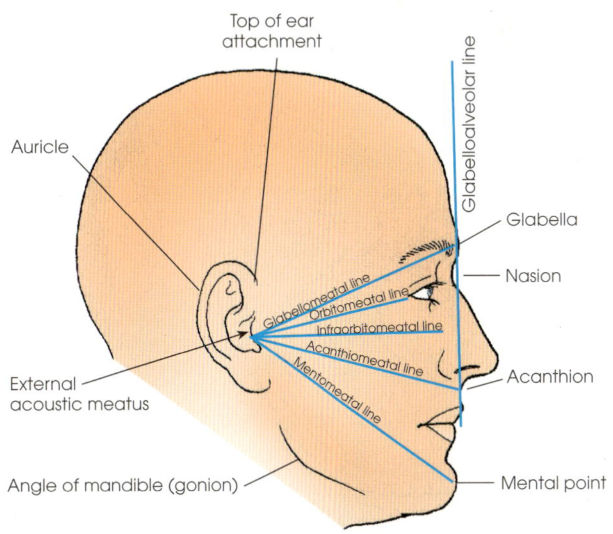


**그림 11-35** 가쪽 기준선.

## 머리뼈 형태학

머리뼈의 X선 촬영은 머리뼈의 정상적인 크기와 모양에 기초를 둔다. 기준점과 기준면의 적응과 중심선을 알고 각 촬영법에 있어 중심선의 정확한 각도를 위해 표준 촬영법이 나오게 되었다. 많은 환자들의 머리가 기준의 제한범위 내에 들어가고 표준된 위치를 사용함으로써 만족하게 촬영을 할 수 있지만, 표준화 촬영과정이 왜곡되지 않은 영상을 획득하기 위해 적용해야 할 필요가 있는 만큼 머리뼈 모양은 매우 다양하다.

일반적인 머리에서는(그림 11-36), 바위모뿔이 머리뼈의 정중시상면으로부터 47° 각도로 앞쪽, 안쪽으로 튀어나와 있다. 이 구조물의 위쪽 경계면은 머리뼈의 바닥에 위치한다.

머리뼈의 모양에 따라, 비정형 머리뼈는 머리에 많거나 적은 회전을 필요로 하며, 전형적인 혹은 중간머리형의 머리와 비교하여 중심선의 각도를 증가시키거나 감소시킨다(그림 11-36). 단두형의 머리에서는(그림 11-37), 앞에서부터 뒤로 짧아지고, 양쪽으로 넓어지며, 마루점(두정)에서부터 바닥으로 좁아진다. 내부의 구조는 눈확아래귓구멍선과 관련하여 더 높으며, 이들의 긴축은 제자리보다 더 앞에 위치한다(즉, 바위모뿔은 정중시상면과 함께 더 넓은 각도를 형성한다). 바위모뿔은 54°의 평균 각도로 놓여 있다. 장두형 머리뼈(그림 11-38)에서는, 앞에서부터 뒤로 길어지고, 양쪽으로 좁아지며, 마루점(두정)에서부터 바닥으로 깊어진다. 내부의 구조는 눈확아래귓구멍선과 관련하여 더 낮으며, 이들의 긴축은 제자리보다 조금 뒤에 위치한다(즉, 바위모뿔은 정중시상면과 함께 더 좁은 각도를 형성한다. 바위모뿔은 장두형의 머리뼈(두개골)에서 40°의 평균 각도를 형성한다.

비대칭은 반드시 고려되야만 한다. 눈확은 크기와 모양이 항상 대칭적이지 않고, 아래턱뼈는 자주 비대칭을 이룬다. 그리고 코뼈와 코연골은 자주 정중시상면으로부터 이탈한다. 많은 이탈들이 이것처럼 뚜렷하지는 않지만, 방사선사가 촬영자세의 필수적인 기준을 고수하게 되면 상대적으로 어려운 문제들이 줄어들게 된다. 기본적으로 신중하고 정확성이 있다면 구조적인 변수를 위한 보상으로 중심선 각도의 각 또는 부분의 위치를 다양하게 하는 것은 간단한 과정이 된다.

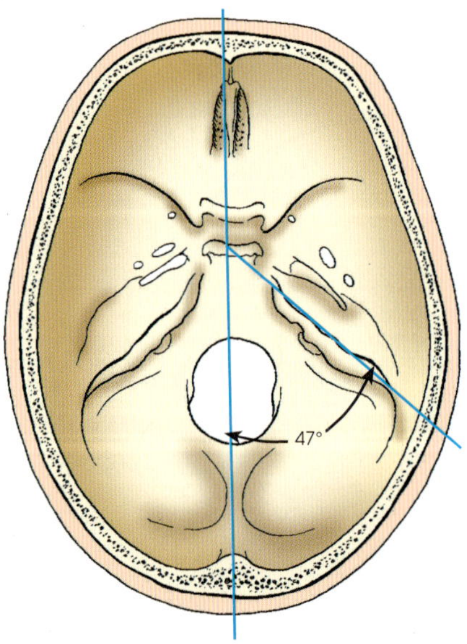


**그림 11-36** 중간머리형 머리뼈.

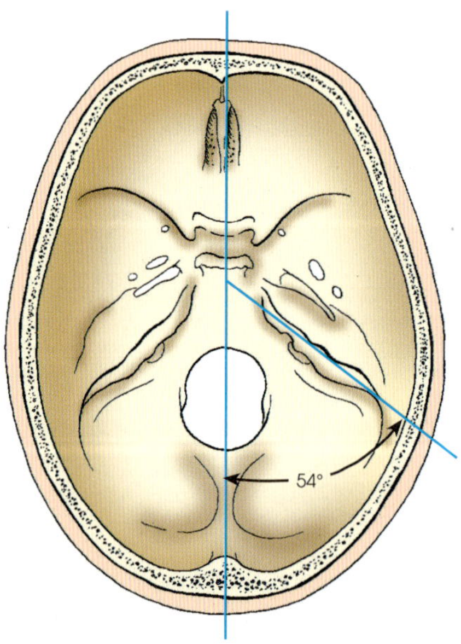


**그림 11-37** 단두형 머리뼈.

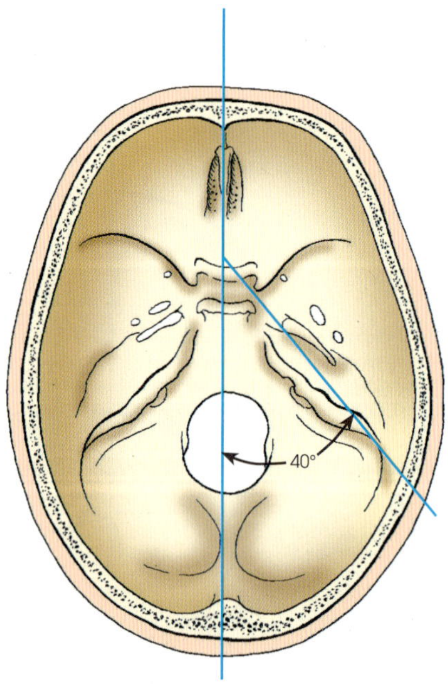


**그림 11-38** 장두형 머리뼈.

가능하다면, 방사선과 학생은 건조된 머리뼈 표본으로 표준 촬영자세를 취하며 촬영을 연습하여야 한다. 이것이 실제와 방사선학적 관점으로부터 머리뼈의 다른 부분에 있는 해부학을 공부하기 위한 최고의 방법이다. 실제의 구조물[머리에 있어서 구조물의 위치, 각 촬영 자세에 있어 근접한 구조물과의 관계, 영상수용체(IR)와 중심각도와 구조물과의 관계]을 영상에 있는 실제 영상과 비교하는 것은 매우 중요하다. 이 방법으로 방사선사는 마치 머리가 투명한 것처럼 보이는 능력과 머리뼈의 모양에 따른 안쪽 부분의 방향과 위치를 시각화하는 능력을 발전시킬 수 있게 된다. 근접한 구조물의 영상에 구조물과의 관계에 관련하여 영상화되는 부분을 미리 머리속으로 그려보는 것을 공부함으로써 방사선사는 영상에 있어 어떠한 실수와 조정을 필요로 하는 정상의 머리뼈로부터 이탈된 부분을 빠르고 정확하게 감별할 수 있게 된다.

또한 정상적으로 생긴 머리뼈의 완벽한 방사선 영상 세트를 유지하는 것이 필요하다. 이 영상은 변이를 결정하는 데 비정형의 머리뼈를 비교하고, 중심선 또는 부분 회전의 방향과 정도를 만드는 데 정확한 적응에 이용할 수 있다. 정확한 것과 옳지 못한 머리뼈 회전의 방사선 영상의 예가 그림 11-39와 그림 11-40에 있다.

11~13장에서 설명한 촬영 자세는 수평 상수용체에서 앉거나 또는 촬영 테이블에서 누운 환자를 보여준다. 방사선사가 환자를 촬영하기 위해 눕히거나 또는 바로 선 자세를 선택하는 것은 (1) 이용 가능한 장비, (2) 환자의 나이와 상태, (3) 방사선사 또는 영상의학과 의사의 선호도, (4) 코곁굴에서 공기-액체 경계를 보여 주는 것처럼 선 자세 영상이 진단적 가치를 향상시키는지에 따라 결정된다.

영상학적 서 있는 자세 촬영을 해야 하는 코곁굴의 예외를 제외하고, 다른 영상촬영 자세는 선 자세 또는 바로 누운 자세에서 시행한다. 비교하는 영상들은 선 자세 또는 바로 누운 자세로 대개는 촬영이 가능하다. 예를 들면, 바로 누운 자세 머리뼈 촬영은 OML과 중심선 각도가 일정하게 유지되는 한 촬영할 수 있다. 그러므로 특정하게 교과서에서 지적하지 않았다면, 영상사진은 선 자세에서 하거나 바로 누운 자세에서 환자를 촬영 시행 권유를 의미하지 않는다. 이 장에서는 대부분의 촬영 자세를 위해 앉거나 서 있는 촬영을 설명하기 위해 그려진 선들이 포함되어 있다.



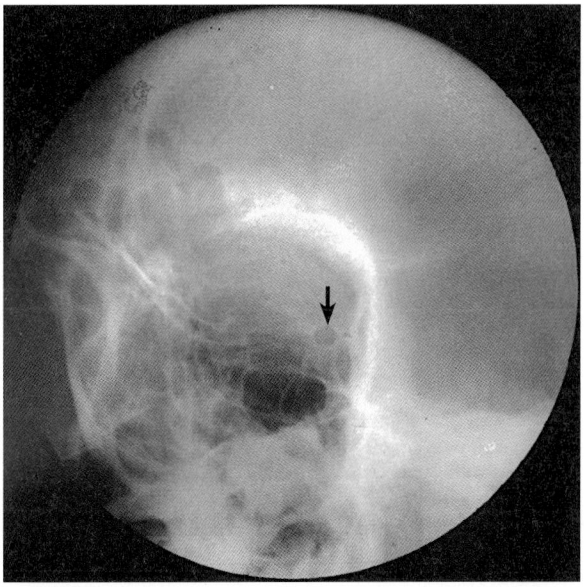

**그림 11-39** 시각신경관을 선명하게 보여주는 바른 회전(화살표).

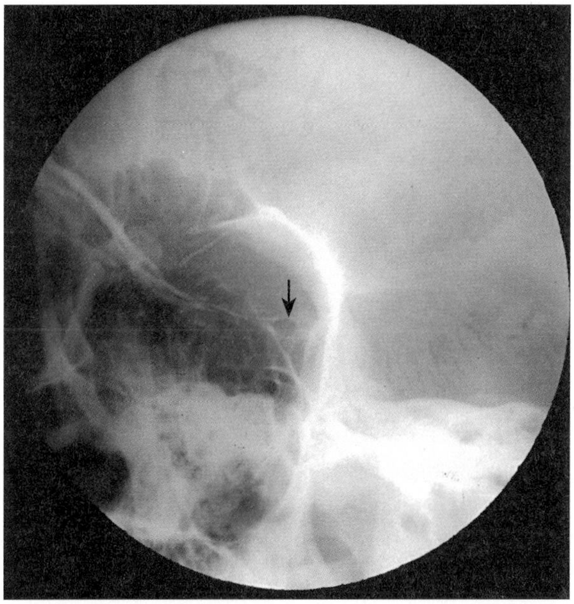

**그림 11-40** 시각신경관의 바르지 못한 회전(화살표).

## 기술적 고려사항

### 일반적인 자세

몸의 자세는 머리뼈의 영상에 있어 중요하다. 불편한 자세는 회전 또는 다른 움직임의 원인이 되고, 이는 재촬영의 주요한 원인이 된다. 환자의 머리 위치를 잡는 데 몰두한 방사선사는 머리가 인체에 붙어 있다는 사실을 잊을 수도 있다. 만약에 몸이 올바르게 고정되어 있지 않다면, 근육에 큰 부담이 되어 자세를 유지할 수 없게 된다. 이것은 특히 머리뼈 촬영을 위해 바로 누운 자세를 취할 때 그렇다. 압박을 경감시키고 정확한 촬영 자세를 취하는 방법은 다음과 같다.

- 머리의 가쪽 회전을 방지하기 위해, 환자의 큰구멍(대공)이 촬영테이블의 정중선에 평행하거나 일치하도록 환자의 몸을 조정한다. 머리가 올라가거나 내려가는 것을 방지하기 위해 세로 혹은 경사지게 할 수 있으나, 목뼈(경추)의 긴축방향으로 큰구멍(대공)이 테이블의 중심선과 일치하도록 환자의 몸을 조정한다.
- 압박을 경감시키기 위해 베개나 모래주머니 위에 환자의 어깨나 엉덩이(고관절)와 같은 높은 부분을 지지한다.
- 강직증 또는 무력증 환자를 검사할 때 환자가 바로 누워 있을 때, 측방향, 후 · 전방향, 사방향 촬영의 경우에는 올바른 높이로 목뼈를 올리기 위해서 작은 베개 위에 환자의 가슴을 올린다.
- 비만 또는 강직증 환자를 검사할 때는 필요하다면 올바른 부분과 영상수용체 사이의 관계를 획득하기 위해 방사선투과 패드 위에 환자의 머리를 올린다. 헤드 유닛은 이러한 환자를 다루는 데 단순화할 수 있다는 장점이 있다.
- 몸의 자세를 잡는 동안에, 대략적인 위치의 추정할 수 있는 서 있는 자세를 잡는다. 예를 들면, 촬영 테이블의 세로축이 인체의 정중시상면에 중심이 되어 보이도록 하기 위해서 선 자세를 취한다. 이는 머리뼈의 측방향 촬영을 위해 몸 회전의 정도를 바로잡는 동안에 이마의 앞면을 볼 수 있게 한다. 따라서 머리위치의 최종 조정이 방해받지 않는 방식으로 몸의 위치를 조절할 수 있고, 최종적인 몸의 자세가 환자에게 편안함을 제공할 수 있다.

  목뼈의 긴축이 큰구멍의 레벨에 지지되도록 몸이 올바르게 위치하고 조정될때, 환자 머리의 마지막 자세는 단지 작은 조절만 필요하게 된다. 비록 추후의 촬영기법이 도움이 되더라도, 보통의 환자는 정교한 고정장치의 도움 없이도 비교적 편안한 자세를 유지할 수 있다.
- 만약에 필요하다면, 머리의 양쪽에 동등한 압력으로 머리 클램프를 적용한다.
- 만약에 클램프를 이용할 수 없다면, 영상에 투영되지 않는 반창고를 사용한다. 반창고가 제거될 때, 머리가 당겨지지 않도록 하기 위해 들러붙지 않는 반쪽으로 머리에 붙여야 한다. 환자의 피부에 반창고를 직접적으로 놓지 않는다.
- 노출된 영역이 작을 때, 모서리쪽 또는 두정부에 모래 주머니를 놓아 머리를 고정한다.

  바로 누운 자세를 위한 올바른 기본 몸 자세와 보상의 자세잡기 방법은 그림 11-41~11-48을 참조한다.

### 청결

머리와 얼굴은 자연적으로 기름으로 덮여 있고 대부분의 위생적인 환자조차도 잔여물을 남긴다. 만약 환자가 아프다면, 나쁜 잔여물이 있게 된다. 머리뼈의 자세를 잡는 동안에, 환자의 머리, 코, 눈은 상수용체, 테이블 바닥, 영상수용체(IR)에 직접적으로 접촉하게 된다. 의학적인 무균법을 위해, 시트가 영상 표면과 환자 사이에 놓여져야만 한다. 표준화 과정의 일환으로, 접촉된 부분은 촬영을 한 후 또는 전에 소독약으로 같이 청소해야 한다.

## 방사선 차폐

방사선사는 책임감을 가지고 불필요한 방사선으로부터 환자를 보호해야 한다. 이 장에서는 환자의 방사선 차폐에 대해 구체적으로 언급하지 않았다. 왜냐하면 머리뼈 검사 시 골반 위에 납 차폐물을 놓는 것이 생식샘의 방사선 노출을 줄이는 데 별로 도움이 되지 않는다고 미 연방 정부에서 보고하였기 때문이다.[1] 그러나 환자를 안심시키기 위해서는 납 차폐물을 사용하는 것이 바람직하다.

신생아와 소아는 갑상샘, 가슴샘, 생식샘에 방사선 차폐를 해야 한다. 또한 갑상샘과 가슴샘 위에 놓인 납 차폐물은 소아 환자의 움직임을 줄이는 데 도움이 된다.

가장 효과적인 방사선 차폐는 적절한 조사야를 사용하는 것이다. 또한 환자에게 적절한 설명을 하여 움직이지 않도록 하면 재촬영의 가능성이 줄어들므로 결국 방사선 노출을 줄이는 데 도움이 된다.

[1] HEW 76-8013 Handbook of Selected Organ Doses.

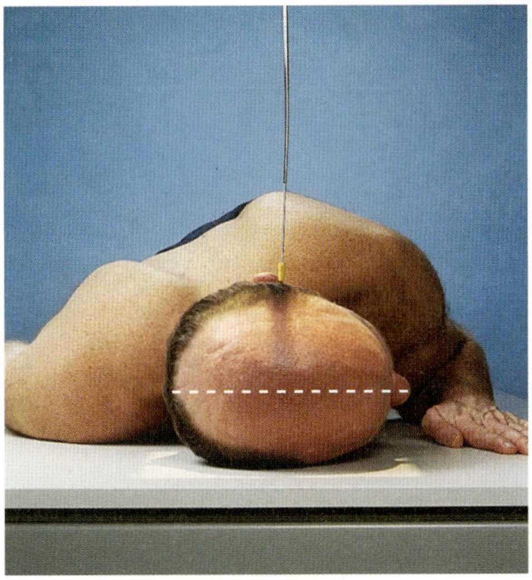

**그림 11-41** 수평의 시상면(점선).

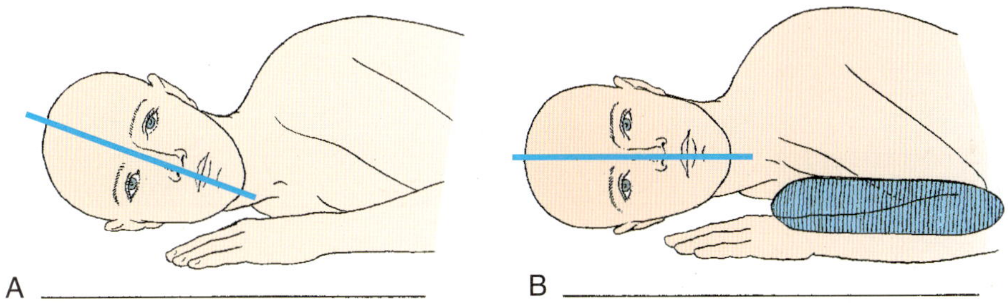

**그림 11-42 시상면을 수평 자세로 조절한다.** A, 무력증 또는 쇠약증 환자. B, 수정된 각도.

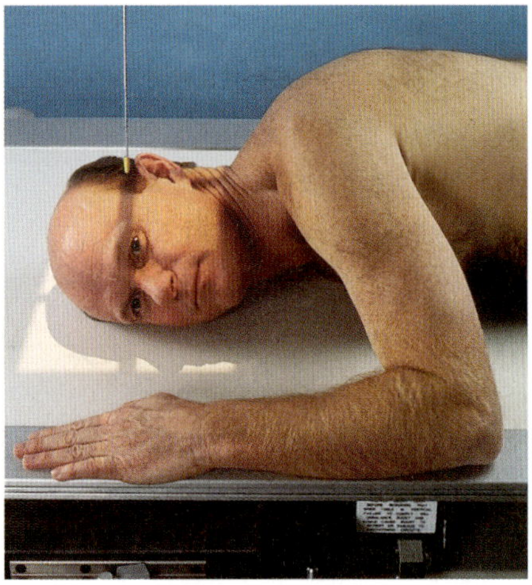

그림 11-43 수평의 시상면.

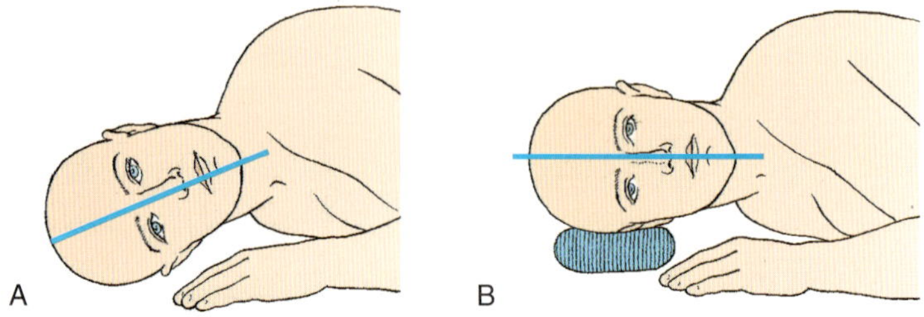


**그림 11-44 시상면을 수평 자세로 조절한다.** A, 강직증 환자. B, 수정된 각도.

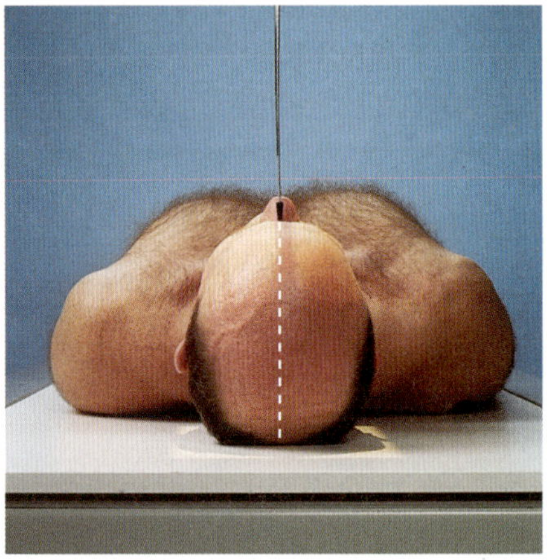

그림 11-45 수직의 시상면(점선).

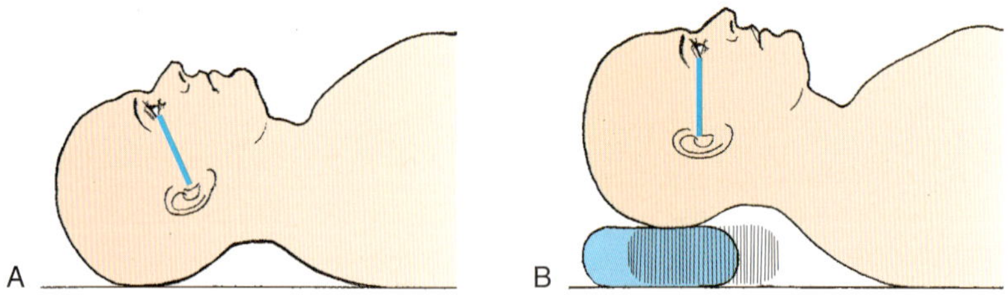


**그림 11-46 OML을 수직 자세로 조절한다.** A, 강직증 또는 등이 굽은 환자. B, 수정된 각도.

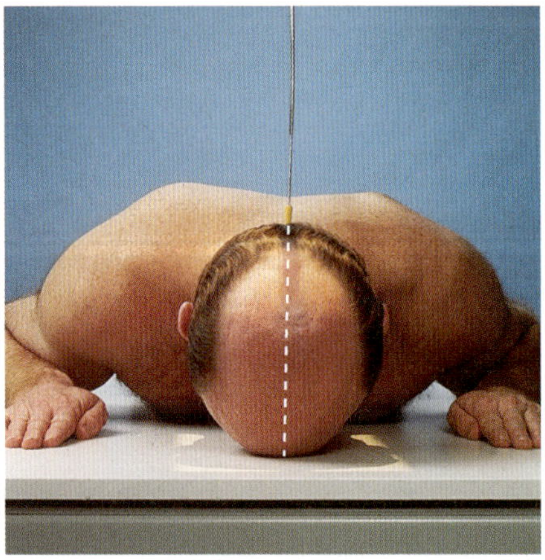

그림 11-47 수직의 시상면(점선).

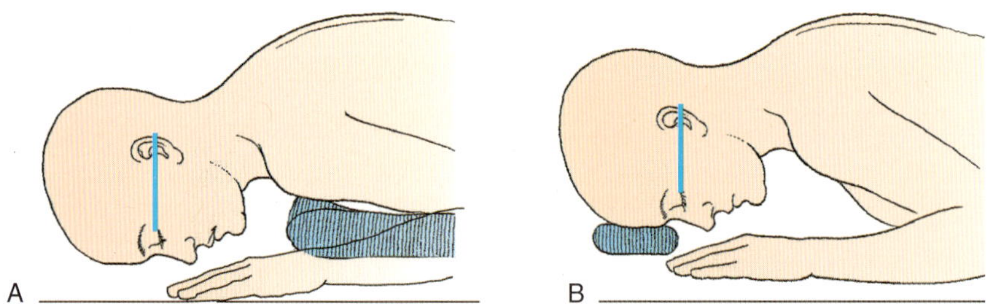


**그림 11-48 OML을 수직 자세로 조절한다.** A, 쇠약증 환자를 위한 교정. B, 강직증 환자를 위한 교정.

## 두개골 측방향 촬영
Cranium lateral projection

### 환자 자세
- 환자는 바로 서거나 엎드린 자세를 한다.
- 만약에 엎드린 자세로 촬영한다면, 환자의 올려진 쪽의 무릎을 구부리고 올려진 쪽의 아래팔로 지지한다.

### 검사 자세
- 영상수용체(IR)에 촬영부위를 영상수용체면에 밀착하고, 정측방향 위치로 하기 위해 한 손은 아래턱뼈부위 아래에 놓고 나머지 한 손은 환자의 머리의 위쪽 두정부영역에 놓는다.
- 정중시상면이 영상수용체면에 평행하도록 환자의 머리를 고정한다. 만약 필요하다면, 머리가 처지는 것을 막기 위해 아래턱뼈의 모서리 아래에 지지대를 놓는다.
- 눈확아래귓구멍선이 영상수용체의 앞끝에 직각이 되도록 환자의 목을 구부리게 한다. 눈확아래귓구멍선은 또한 영상수용체의 가로축에 평행 해야만 한다.
- 눈확사이선(IPL)이 영상수용체에 수직이 되도록 머리 자세를 조정한다(그림 11-49~11-52).
- 머리를 고정한다.
- 검사하는 동안 호흡은 중지한다.

### 중심선
- 중심선은 바깥귀길(외이도, EAM) 상방 2inch(5cm)에 수직 입사한다.

### 조사야
- 10×12inch(24×30cm)로 조절한다.

### 영상구조
머리뼈에서 겹쳐진 절반의 측방향 영상은 영상수용체에 밀착한 쪽의 영상을 나타낸다. 안장, 앞침대돌기, 안장등, 뒤침대돌기가 측방향 촬영에서 잘 관찰된다(그림 11-56 참조).

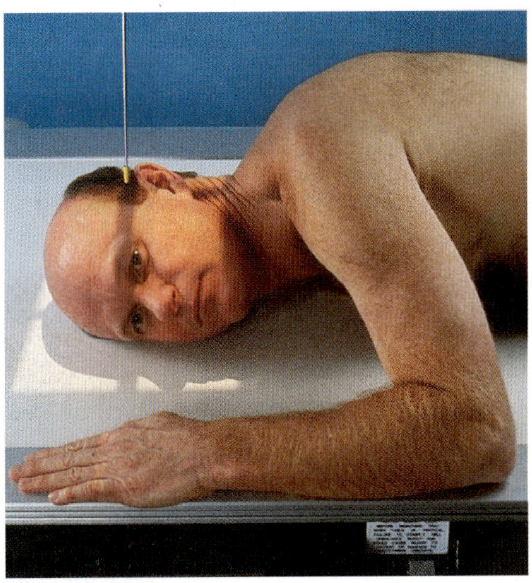

그림 11-49 머리뼈 측방향 촬영.

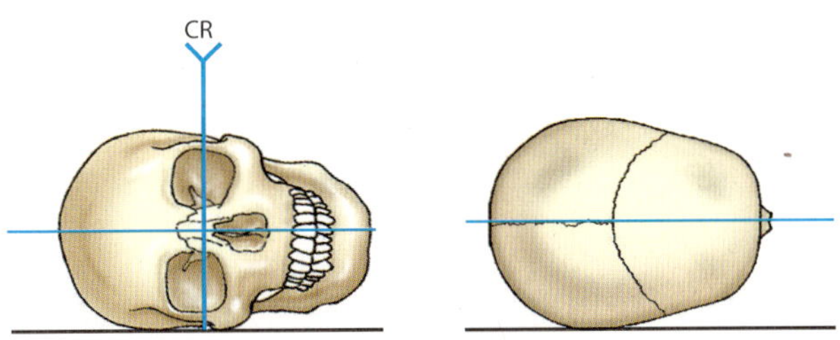


그림 11-50 테이블 촬영법.

## 평가기준

- 적절한 조사야가 이루어져야 한다.
- 회전 또는 기울어짐 없는 전체적인 머리뼈가 관찰되어야 한다.
- 겹쳐진 눈확 천장과 나비뼈큰날개가 관찰되어야 한다.
- 겹쳐진 꼭지돌기부와 바깥귀길이 관찰되어야 한다.
- 겹쳐진 턱관절이 관찰되어야 한다.
- 윤곽에서 보여지는 안장은 회전되지 말아야 하며, 회전 유무는 앞침대돌기와 뒤침대돌기가 겹쳐서 관찰되어야 한다.
- 아래턱뼈에 의한 목뼈의 겹침 없이 전체적인 머리뼈 측방향 영상이 관찰되어야 한다.

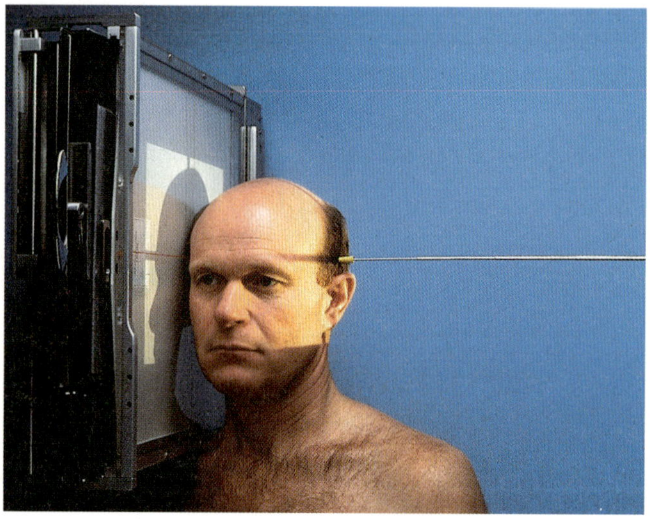

**그림 11-51** 안장에 중심선이 입사되는 측방향 머리뼈 촬영.

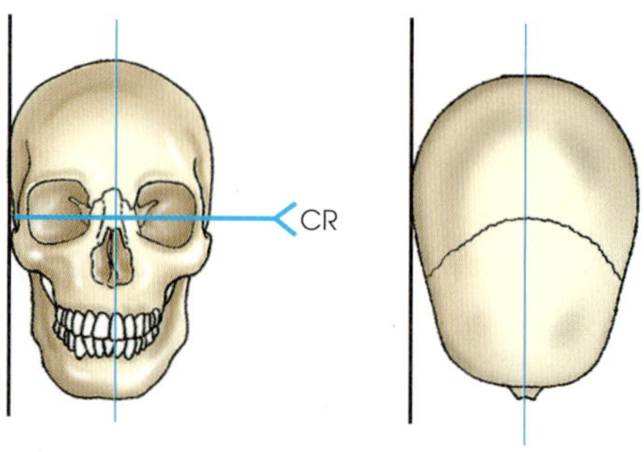


**그림 11-52** 선 자세 촬영법.

## 두개골 측방향 촬영
Cranium lateral projection
**바로 누운 자세 또는 바로 누운 측방향 자세**

### 바로 누운 자세
- 환자의 바로 누운 자세로, 환자의 어깨가 같은 수평면에 위치하도록 자세를 취한다.
- 목뼈의 손상이 의심되는 경우, 수직으로 세워진 격자 영상수용체에 촬영부위를 조정한다. 영상수용체 중심에 환자의 머리가 충분히 포함될 수 있도록 방사선 투과성의 스펀지로 머리를 지지한다.
- 영상수용체를 정중시상면에 일치시키고 눈확사이선(IPL)은 영상수용체에 수직이 되도록 환자의 머리를 고정한다(그림 11-53).
- 중심선은 바깥귀길의 상방 2inch(5cm)에 수평 입사한다.
- Robinson[1] 등은 외부 손상으로 나비뼈굴 삼출액을 보여주기 위해 바로 누운 자세의 측방향 촬영의 사용을 권고한다(그림 11-54). 이들은 이 소견을 나비뼈 바닥 골절의 존재를 확인하기 위한 단 하나의 방법으로 발표했다.

[1]Robinson AE et al: Traumatic sphenoid sinus effusion, AJR Am J Roentgenol 101:795, 1967.

### 바로 누운 측방향 자세
- 환자를 바로 누운 자세 또는 반 바로 누운 자세를 취하고 검사쪽으로 머리를 돌린다.
- 머리의 정중시상면이 영상수용체에 평행하고 눈확사이선(IPL)이 영상수용체에 수직이 되도록 반대쪽 어깨와 고관절을 지지하여 올려준다.
- 방사선 투과성 스펀지로 환자의 머리를 지지한다.
- 중심선은 영상수용체 중앙에 바깥귀길의 상방 2inch(5cm)에 위치시켜 수직 입사한다(그림 11-55).

### 영상구조
전체 머리뼈가 관찰되며, 측방향 영상은 영상수용체에 근접한 쪽의 구조가 관찰된다. 안장, 앞침대돌기, 안장등, 뒤침대돌기가 측방향 촬영에서 명확히 관찰된다(그림 11-56).

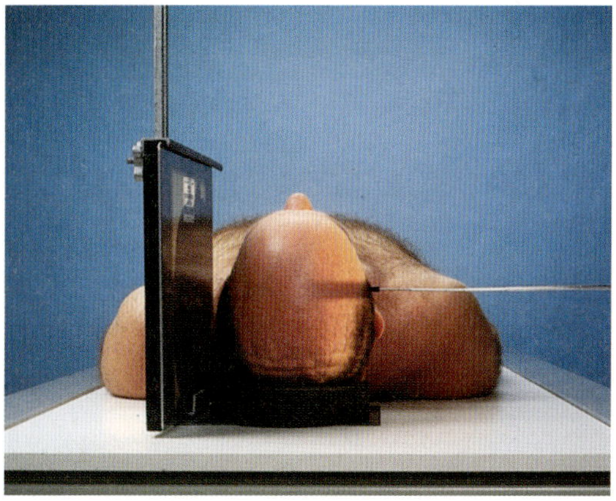

**그림 11-53** 바로 누운 자세 머리뼈 측방향 촬영.

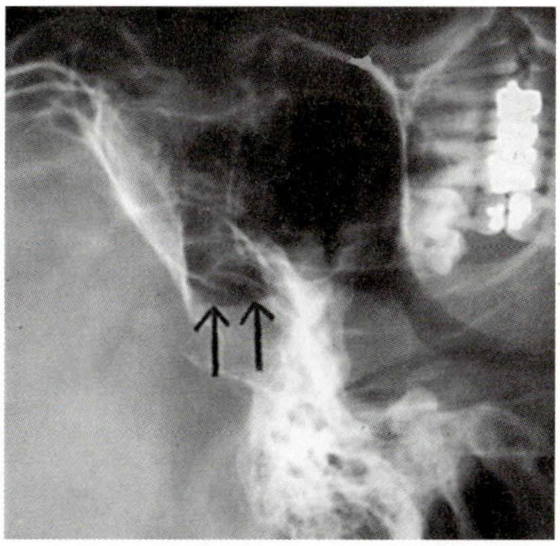

**그림 11-54** 나비굴 삼출액이 보이는 바로 누운 자세 머리뼈 측방향 영상(화살표).

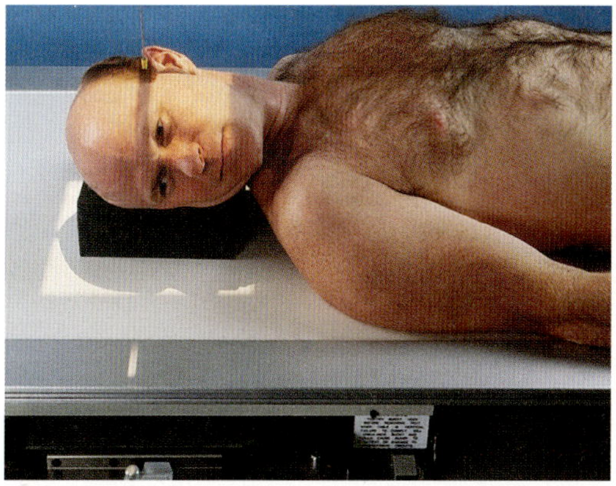

**그림 11-55** 바로 누운 자세 머리뼈 측방향 촬영.

## 평가기준

- 적절한 조사야가 이루어져야 한다.
- 회전 또는 기울어짐 없는 전체적인 머리뼈의 윤곽이 관찰되어야 한다.
- 겹쳐진 눈확 천장과 나비뼈 큰날개가 중복되어 관찰된다.
- 겹쳐진 꼭지돌기부와 바깥귀길이 중복되어 관찰된다.
- 겹쳐진 턱관절이 중복되어 관찰된다.
- 윤곽에서 보여지는 안장의 앞 · 뒤침대돌기가 중복되어 관찰되어야 한다.
- 머리마루부의 측면 영상이 적절한 농도로 관찰되어야 한다.
- 아래턱뼈에 의한 목뼈의 겹침이 없어야 한다.

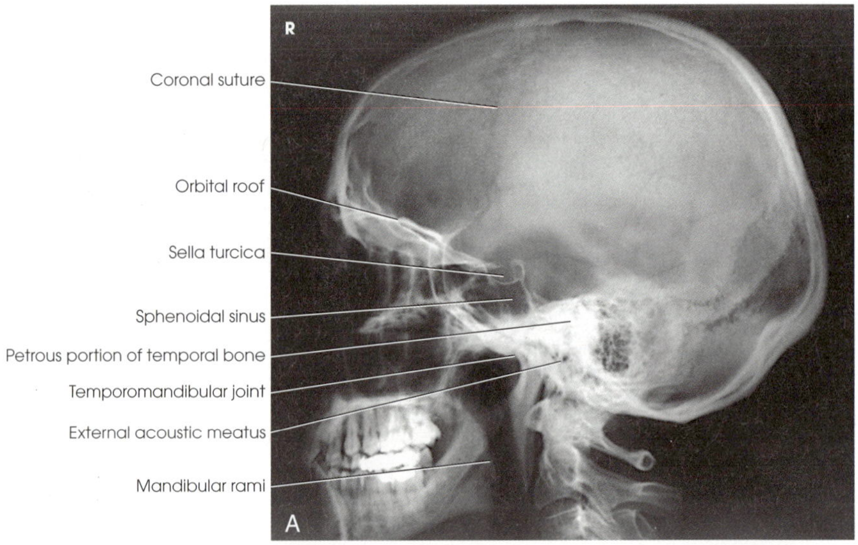


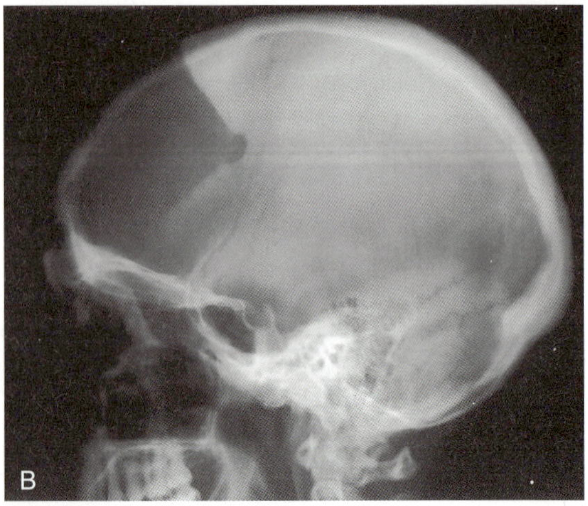


**그림 11-56** A, 머리뼈 측방향 촬영. **B,** 외과수술을 위해 제거된 이마뼈를 보여주는 머리뼈 측방향 촬영.

## 두개골 후 · 전방향 촬영
Cranium PA projection

## 두개골 후 · 전축방향 촬영
Cranium PA axial projection
Caldwell method

### 환자 자세

- 환자는 엎드린 자세나 앉는 자세를 취한다.
- 환자의 정중시상면을 상수용체의 중심에 오도록 조정한다.
- 환자의 이마와 코를 테이블이나 수직 상수용체에 밀착한다.
- 환자가 엎드린 경우 팔꿈치를 구부려 어깨의 양 옆으로 위치하도록 편안한 자세를 유지한다.

### 검사 자세

- 환자가 엎드린 경우 OML이 영상수용체(IR)면에 수직이 되도록 환자의 턱을 몸쪽으로 당기도록 한다.
- 환자가 바로 누운 자세를 취한다면, 필요하다면 방사선투과성 스펀지 위에 턱을 지지한다.
- 환자가 비만이거나 이상근력형 체형(hypersthenic)이라면, 방사선 투과성 스펀지를 이마 아래에 놓아 지지할 수도 있다.
- 정중시상면을 영상수용체에 수직이 되게 한다. 이는 테이블 윗면으로부터 같은 거리의 바깥귀길 또는 눈확의 가쪽 모서리 위치를 조절하면 된다.
- 환자의 머리를 고정하고, 영상수용체 중앙에 코뿌리점(nasion)이 오도록 한다(그림 11-57~11-60).
- 호흡: 촬영 시 호흡을 멈춘다.

### 중심선

- 후 · 전방향 촬영에서는, 턱을 당겨 OML이 상수용체면에 수직이 되게 조정하고 이마뼈를 보고자 할 경우 코뿌리점에 수직으로 입사한다.
- Caldwell method에서는, 다리쪽 15°로 코뿌리점에 입사한다.
- 위눈확틈새(superior orbital fissure)를 관찰하기 위해서는, 다리쪽으로 20~25°로 입사한다.
- 원형구멍(foramen rotundum)을 관찰하기 위해서는, 다리쪽으로 25~30°로 코뿌리점을 향해 입사한다(Waters method 또한 원형구멍을 보기 위해 사용된다. 13장 참조).

### 조사야

- 10×12inch(24×30cm)로 조절한다.

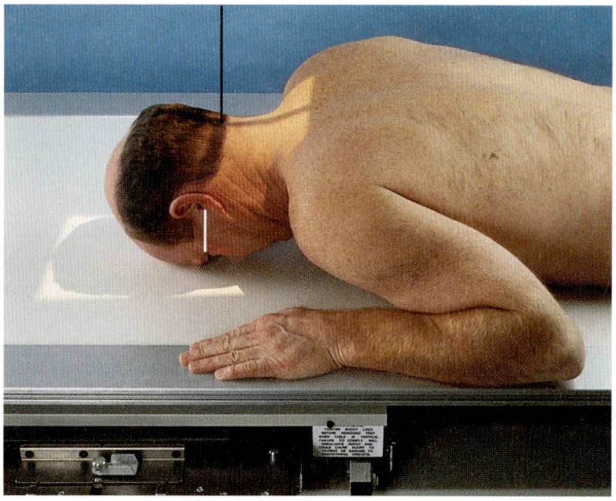

그림 11-57 머리뼈 후 · 전방향 촬영. 이마뼈를 관찰하기 위한 수직입사.

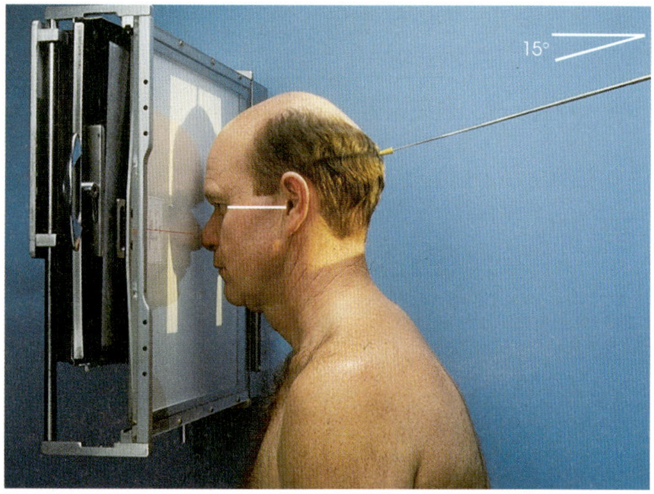


그림 11-58 머리뼈 후 · 전축방향 촬영. 15°의 각도로 입사한 Caldwell method.

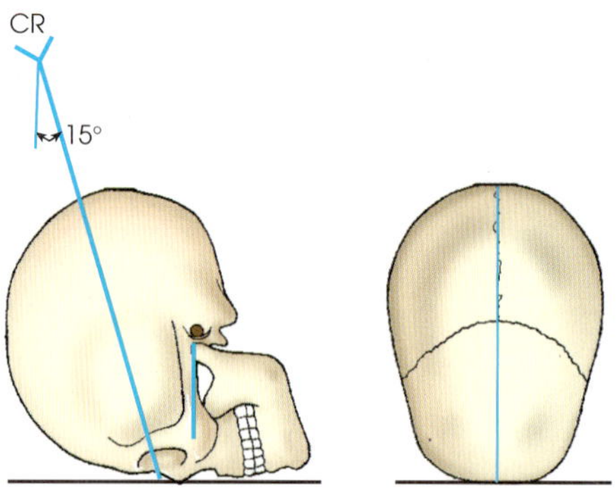


그림 11-59 테이블 촬영법: Caldwell method.

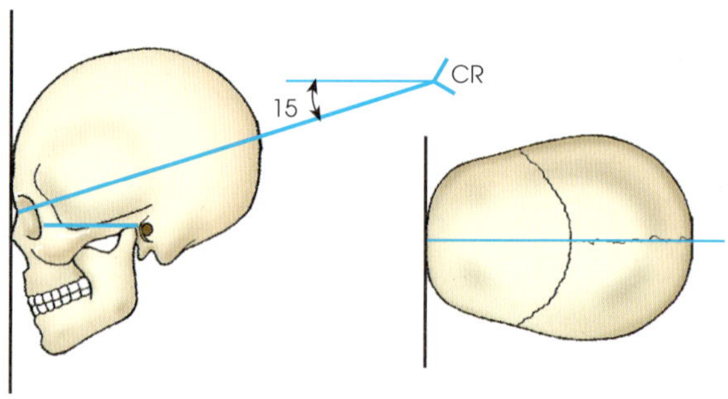


그림 11-60 선 자세 촬영법: Caldwell method.

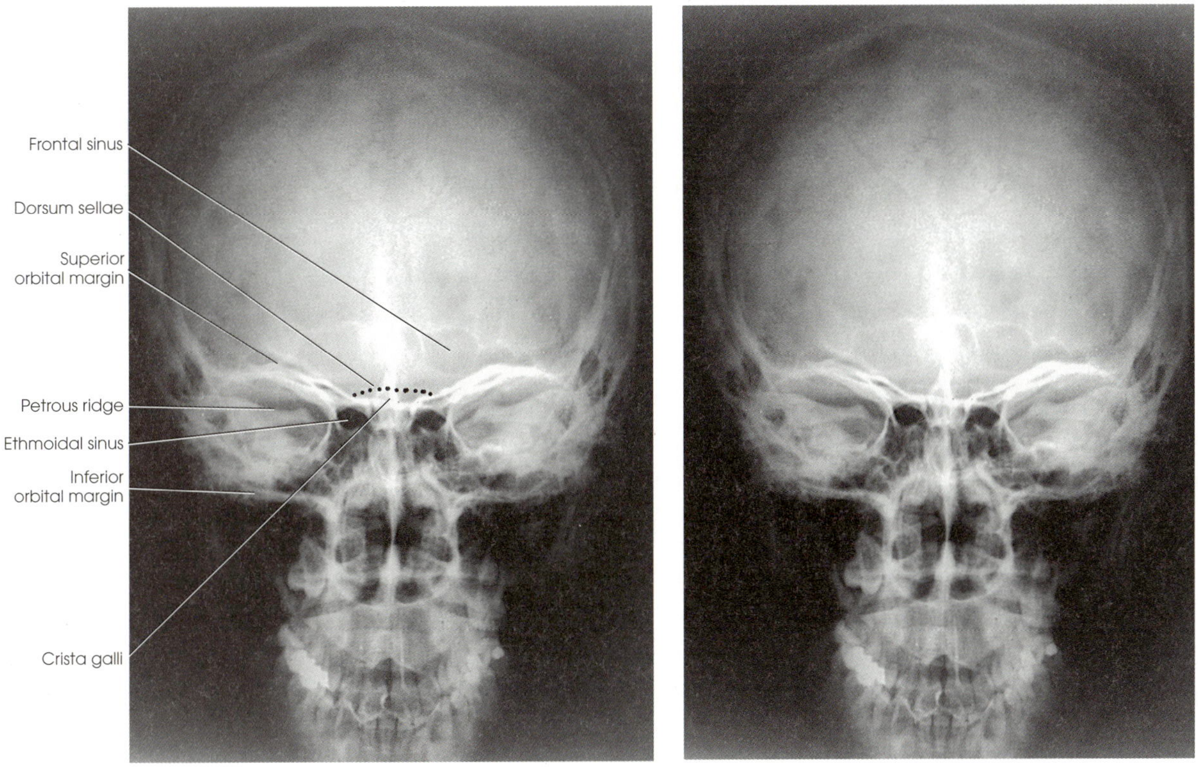


**그림 11-61** 수직입사 머리뼈 후 · 전방향 영상.

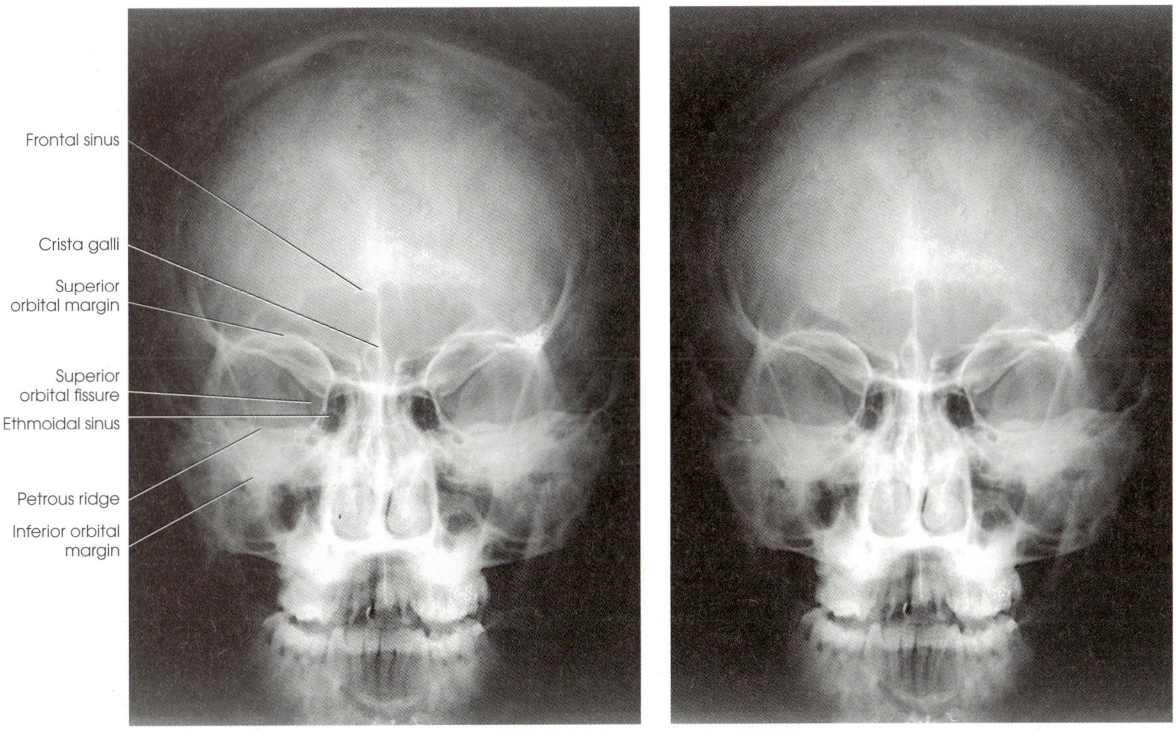


**그림 11-62** 머리뼈의 후 · 전축방향 영상: 다리쪽(하방)으로 15° 입사한 Caldwell method.

### 영상구조

수직 입사하는 후 · 전방향 촬영에서는(그림 11-61), 눈확위모서리(안와상연)와 바위능선은 눈확 안에 겹쳐서 관찰된다. 관찰할 수 있는 다른 구조물은 앞벌집굴, 볏돌기, 이마뼈, 이마굴 등이 있다. 안장등은 벌집굴 바로 앞, 눈확 사이에서 펼쳐진 곡선으로 관찰된다.

Caldwell method에서 중심선은 다리쪽으로 15° 코뿌리점에 입사 시, 수직후 · 전방향 촬영과 대부분 같은 구조물이 관찰된다(그림 11-62). 하지만 바위능선은 눈확아래부분 ⅓ 지점에 관찰된다. 또한 Caldwell method는 앞벌집이 관찰되며, 머리뼈에서 처음으로 이 촬영자세를 설명했던 Schüller[1]는 다리쪽으로 25°를 권고했다.

[1]Schüller A: Die Schädelbasis im Rontgenbild, Fortschr Roentgenstr 11:215, 1905

### 추가 검사

#### 측 수평방향 자세

- 환자가 후 · 전방향 Caldwell method 촬영을 위해 엎드린 자세를 시행할 수 없을 때, 또는 목뼈의 외상이 의심이 될 때, 정측방향 자세로 환자의 머리를 고정하기 위해 한쪽을 충분히 올려주고, 필요하다면 배개 또는 모래주머니로 어깨나 고관절을 지지해 준다. 단, 외상 환자의 경우 함부로 목을 돌리지 않는다.
- 환자의 머리를 적합한 지지대로 올려주고, 머리의 정중시상면을 위치된 상수용체에 수직으로 중심에 오게 한다.
- OML이 상수용체의 면에 수직이 되도록 환자의 머리를 조절한다(그림 11-63).
- 평행한 중심선을 수직 입사하거나 꼬리쪽(하방)으로 15°로 코뿌리뼈에 입사한다.

#### 평가기준

- 적절한 조사야가 이루어져야 한다.
- 머리뼈의 가쪽 경계로부터 눈확의 가쪽 경계까지의 거리가 모두 같아야 한다.
- 양쪽 바위능선은 대칭으로 관찰되어야 한다.
- 바위능선은 중심선의 각도가 다리쪽으로 15° 일 때 눈확아래부 ⅓ 지점에 관찰되고, 수직으로 입사한 경우에는 눈확에 겹쳐서 관찰된다.

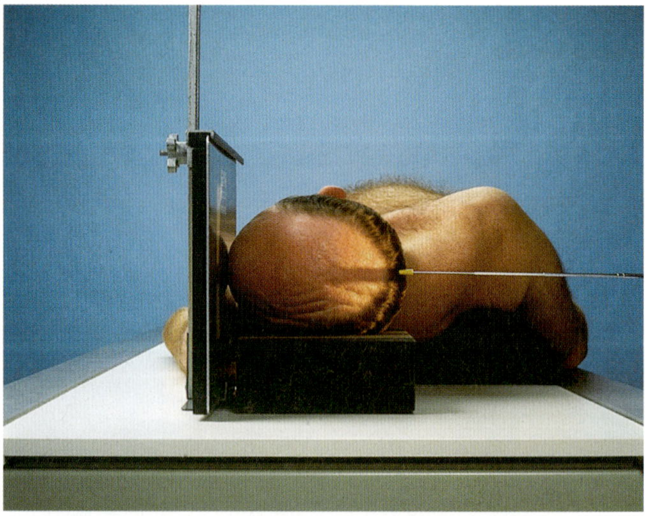

**그림 11-63** 누운 자세를 취한 환자의 머리뼈 후 · 전방향 촬영.

## 두개골 전 · 후방향 촬영
Cranium AP projection

## 두개골 전 · 후축방향 촬영
Cranium AP axial projection

환자가 후 · 전 또는 전 · 후축방향 촬영을 위한 자세를 할 수 없을 때, 서로 비슷하지만 전 · 후방향 촬영에서 확대된 영상이 얻어질 수 있다.

### 환자 자세

- 환자는 바로 누운 자세나 앉은 자세를 취한다.
- 바로 누운 환자의 경우 정중시상면이 영상수용체면 중심선에 일치시킨다.

### 검사 자세

- 양쪽 어깨는 동일한 수평면에 위치시킨 후 머리를 고정하여 영상수용체 중심에 눈썹활사이(giabella)가 오도록 조정한다.
- 정중시상면과 눈확귓구멍선(OML)이 영상수용체에 수직이 되게 턱을 몸쪽으로 당겨 조정한다.
- 호흡: 촬영 시 호흡을 멈춘다.

### 중심선

- 영상수용체의 중심에 수직으로 입사하거나 머리쪽 15°로 코뿌리점(nasion)에 입사한다(그림 11-64, 11-65).

### 조사야

- 10×12inch(24×30cm)로 조절한다.

### 영상구조

전 · 후방향 촬영에서 관찰될 수 있는 구조물은 후 · 전방향 촬영에서 관찰될 수 있는 구조물과 같다. 전 · 후방향 촬영에서는(그림 11-66), 증가된 피사체-영상수용체 거리(OID) 때문에 눈확이 상당히 확대되어 나타난다. 비슷한 확대로 인해서 눈확의 가쪽 모서리로부터 관자뼈의 가쪽 모서리까지의 거리는 후 · 전방향 촬영보다 전 · 후방향 촬영에서 더 낮게 측정 된다.

### 평가기준

- 적절한 조사야가 이루어져야 한다.
- 머리뼈의 가쪽 경계로부터 눈확의 가쪽 경계까지의 거리가 모두 같아야 한다.
- 양쪽 바위능선은 대칭으로 관찰되어야 한다.
- 바위능선은 중심선의 각도가 다리쪽으로 15° 일 때 눈확아래부 ⅓ 지점에 나타나고, 수직으로 입사한 경우에는 눈확에 겹쳐서 관찰되어야 한다.

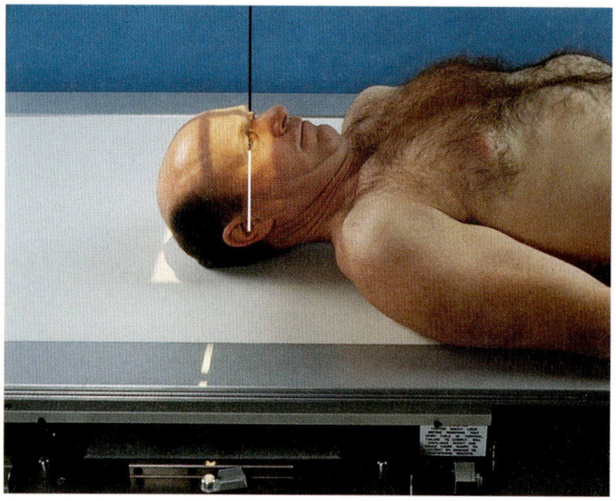

그림 11-64 머리뼈 전·후방향 촬영.

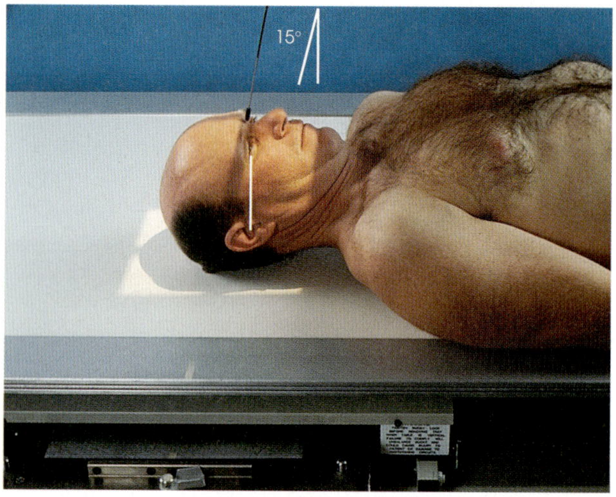


그림 11-65 머리쪽으로 15° 중심선을 가진 머리뼈 전·후축방향 촬영.

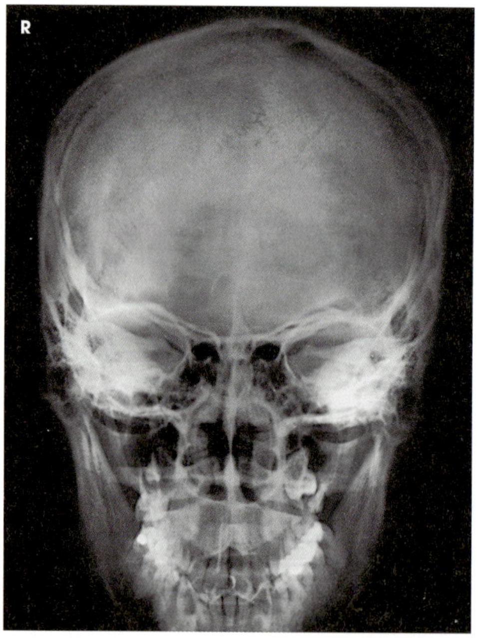


그림 11-66 수직 입사한 머리뼈 전·후방향 영상.

## 두개골 전 · 후축방향 촬영

Cranium AP axial projection
Towne method

### 환자 자세

- 환자는 바로 누운 자세, 바로 선 자세로, 환자 머리의 정중시상면(MSP)이 영상수용체면의 중심선과 일치하도록 한다.
- 환자의 팔을 편안한 자세로 놓고, 어깨를 같은 수평면으로 위치할 수 있도록 조정한다.
- 영상수용체 거리를 증가시키는 것 없이 환자를 편안하게 하고, 이상근력형 체형(hypersthenic) 환자나 비만 환자는 가능한 앉거나, 바로 선 자세로 하여 검사할 수도 있다.
- 머리뼈는 환자가 등을 앞으로 굽혀 기대면서 영상수용체에 가까이 가도록 하고 수직 상수용체에 어깨를 기대게 한다. 이것이 가능할 때, 뒤통수바닥부의 원하는 영상이 Hass에 의해 설명된 후 · 전축방향 촬영을 사용함으로써 얻어지게 된다. Hass method는 전 · 후축방향 촬영의 반대이며 필적할 만한 결과를 만든다.

### 검사 자세

- 정중시상면(MSP)이 영상수용체면의 중심선에 수직이 되도록 환자의 머리를 조절한다.
- 눈확귓구멍선(OML)이 영상수용체면에 수직이 되도록 환자의 턱을 몸쪽으로 당기도록 한다.
- 환자가 턱을 당길 수 없을 때, 눈확아래귓구멍선(IOML)을 영상수용체에 수직이 되게 조정하고, 중심선의 각도는 7° 증가시켜 37°가 되도록 조정한다(그림 11-67~11-70).
- 큰구멍(foramen magnum)을 관찰하고자 할 경우 영상수용체의 위끝과 머리뼈 머리마루점의 끝이 같은 지점에 오도록 조정한다.
- 안장등과 바위능선을 관찰하고자 할 경우 상수용체 중심에 씹는면(occlusal plane)이나, 약간 아래에 중심선이 통과하도록 한다.
- 위치를 다시 확인하고 머리를 고정한다.
- 호흡: 촬영 시 호흡을 멈춘다.

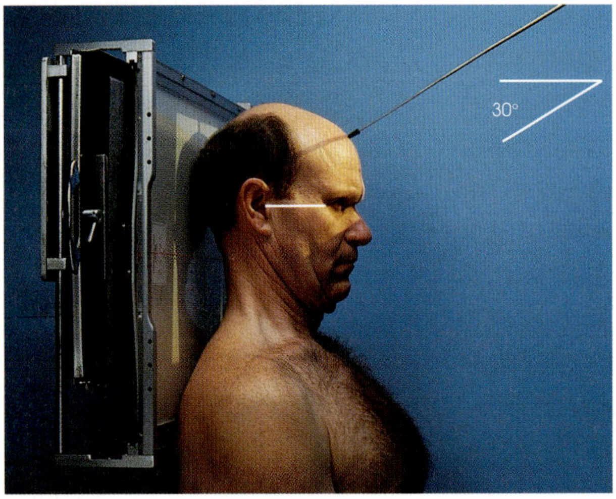


**그림 11-67** 머리뼈 전 · 후축방향 촬영: Towne method(선 자세).

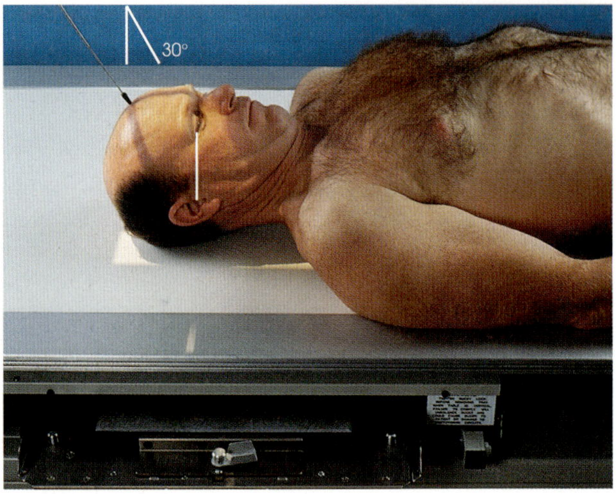


**그림 11-68** 머리뼈 전 · 후축방향 촬영: Towne method(누운 자세).

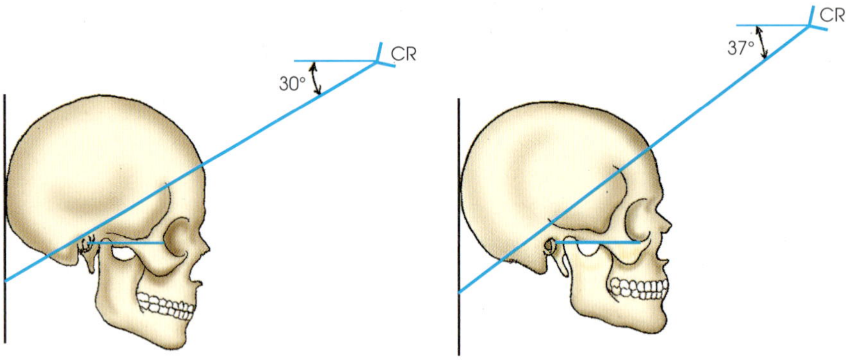


**그림 11-69** 선 자세 촬영법. OML 30° 또는 IOML 37° 입사되는 전 · 후축방향 촬영법.

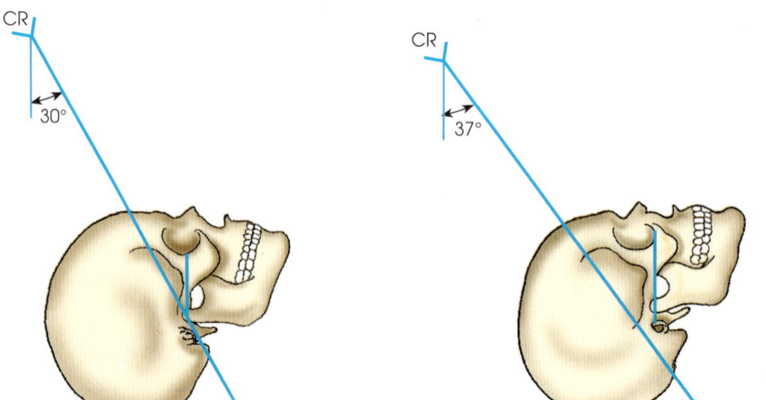


**그림 11-70** 누운 자세 촬영법.

### 중심선

- 중심선은 눈썹활 사이 위쪽으로 2.5inch (6.3cm)에 오도록 조정하고, 다리쪽으로 눈확귓구멍선(OML)에 30°, 눈확아래귓구멍선(IOML)에 37°로 큰구멍을 통해 입사할 경우 바깥귀길(EAM)을 통하게 된다.

### 조사야

- 10×12inch(24×30cm)로 조절한다.

### 영상구조

전 · 후축방향 촬영은 큰구멍 안에 투영된 안장등과 뒤침대돌기를 관찰할 수 있으며, 뒤통수뼈, 바위부의 대칭적 영상을 관찰할 수 있다(그림 11-71).

### 평가기준

- 적절한 조사야가 이루어져야 한다.
- 머리의 회전이 없이 머리뼈의 가쪽면과 큰구멍의 가쪽면까지의 거리가 양쪽에서 동일하여야 한다.
- 바위능선은 정중시상면을 중심으로 대칭으로 관찰되어야 한다.
- 안장등과 뒤침대돌기는 큰구멍 안에 투영되어 관찰되어야 한다.
- 뒤통수뼈의 투과를 위해 머리뼈의 가쪽 경계면에 과도한 농도가 형성되지 말아야 한다.

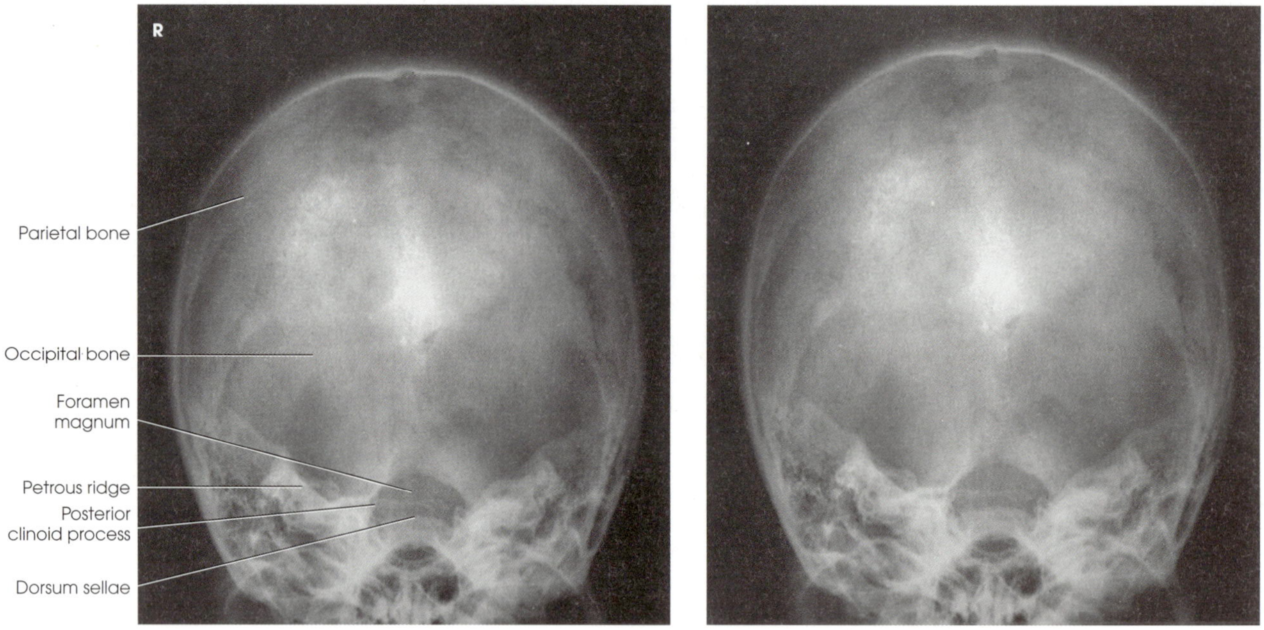


**그림 11-71** 머리뼈 전·후축방향 영상: OML에 30° 입사한 Towne method.

### 병리학적 요인과 외상 환자의 촬영법

큰구멍의 전체를 보기 위해서, 중심선의 각도를 다리쪽으로 OML에 40~60°로 증가시킨다(그림 11-72~11-76).

### 옆으로 누운 자세

병리학적인 조건, 외상, 심하게 불편한 등척주굽음증과 같은 환자의 경우, 환자가 바로 누운 자세나 엎드린 자세에서 검사 할 수 없을 경우 다음과 같이 할 수도 있다.

- 누운 자세로 환자를 받쳐 주고 자세를 조절하여 머리가 정측방향 자세로 놓여지게 해준다.
- 환자의 뒤통수 뒤에 세로의 위치로 영상수용체와 상수용체를 고정한다.
- 중심선이 다리쪽으로 OML에 30°로 입사한다(그림 11-77).



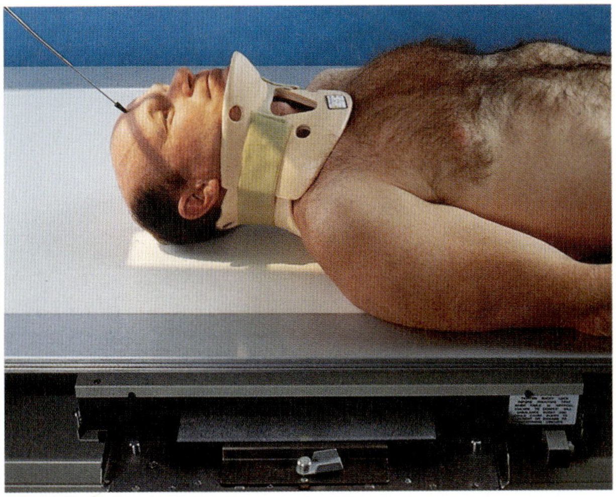

**그림 11-72** 외상 환자의 머리뼈 전·후축방향 촬영: Towne method. 눈확귓구멍선, 눈확아래귓구멍선에 수직이 안 될 경우 37°보다 큰 각도가 요구된다.

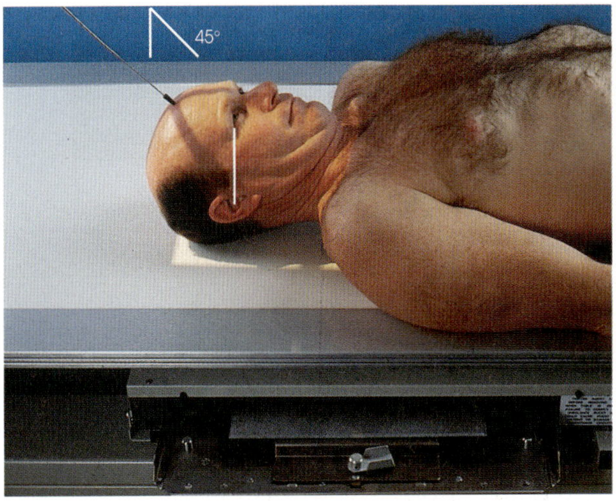


**그림 11-73** 40~45° 머리뼈 전·후축방향 촬영.

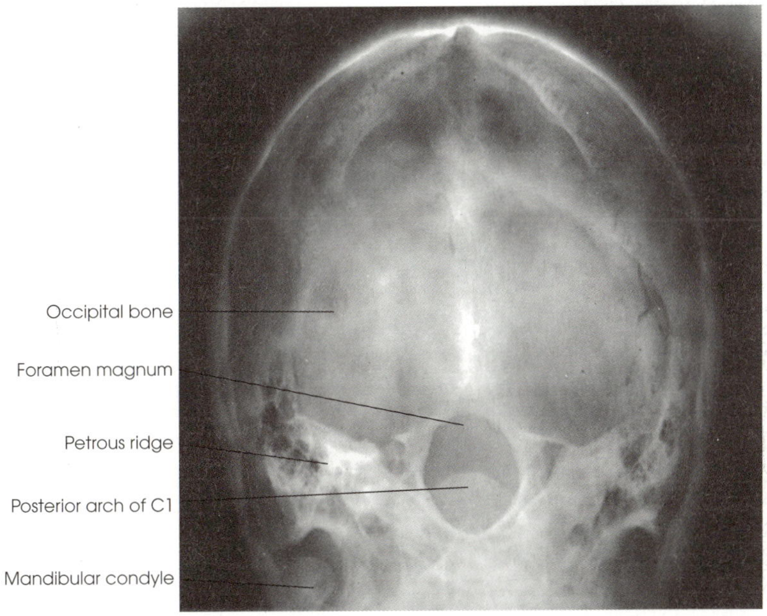


**그림 11-74** 45° 머리뼈 전·후축방향 영상.

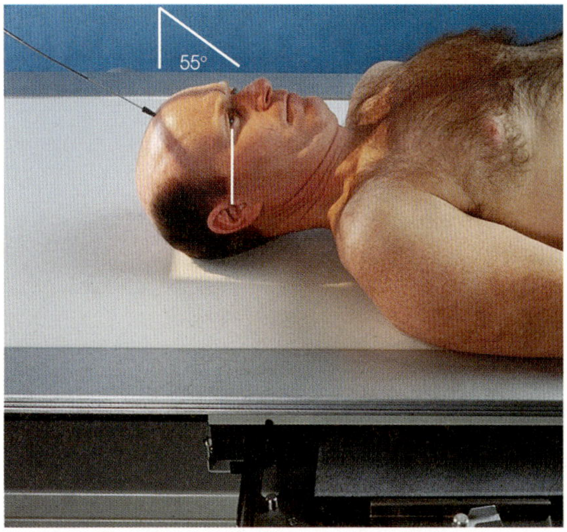


그림 11–75 큰구멍 전 · 후축방향 촬영.

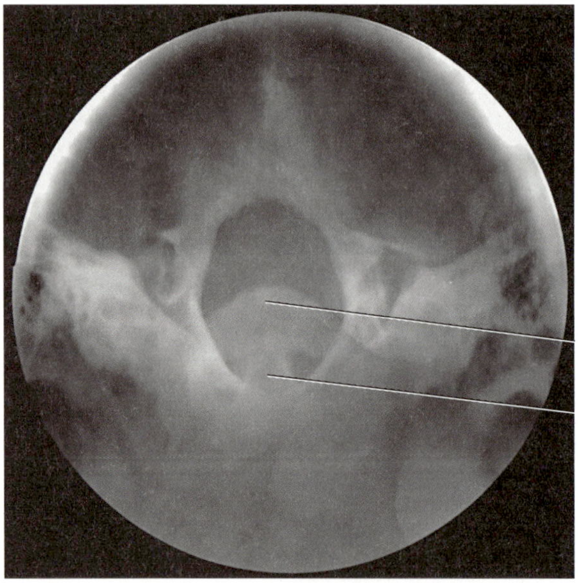


그림 11–76 55° 큰구멍 전 · 후축방향 영상.

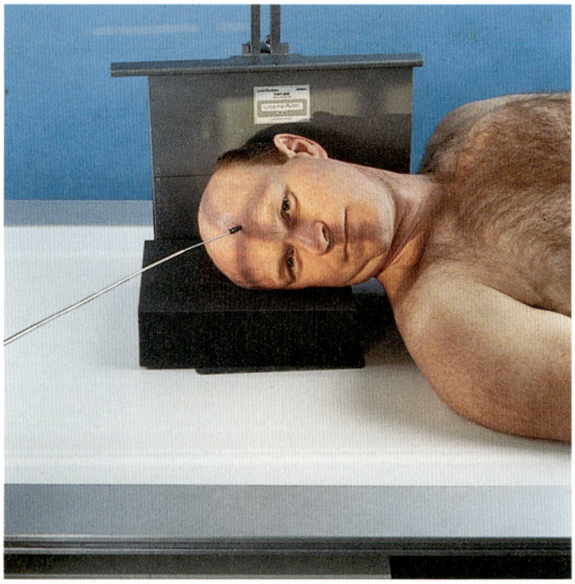

그림 11–77 옆으로 누운 자세 환자의 머리뼈 전 · 후축방향 촬영.

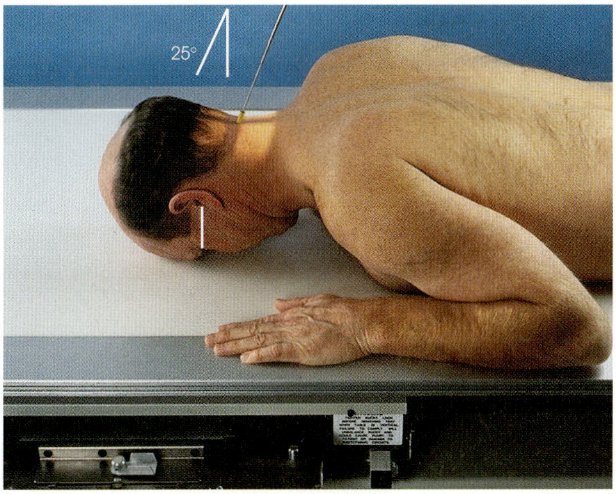


**그림 11-78** 머리뼈 후 · 전축방향 촬영: Haas method.

## 두개골 후 · 전축방향 촬영
### Cranium PA axial projection
### Hass method

Hass[1]는 이상근력형 체형(hypersthenic) 환자나 전 · 후축방향(Towne) 촬영을 할 수 없는 다른 환자들의 경우, 큰구멍 안에 투영되는 안장등과 뒤침대돌기의 영상을 관찰하기 위해 이 촬영법을 고안하였다.

**환자 자세**

- 환자를 엎드린 자세나 앉은 자세로 조절하고, 머리의 정중시상면이 영상수용체 중앙에 오도록 한다.
- 엎드린 경우 환자의 팔꿈치를 굽혀 어깨의 양 옆에 위치시키고, 양쪽 어깨를 같은 수평면에 오도록 한다.

**검사 자세**

- 정중시상면(MSP)을 영상수용체 중심선에 일치시키고, 환자의 이마와 코를 영상수용체면에 밀착한다.
- OML이 영상수용체면에 수직이 되도록 턱을 몸쪽으로 당긴다(그림 11-78~11-80).
- 머리를 고정하고 촬영하는 동안 호흡은 잠시 멈춘다.

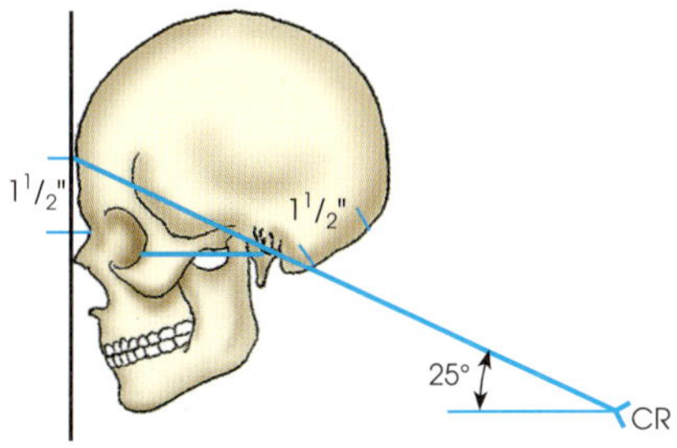


**그림 11-79** 선 자세 촬영법.

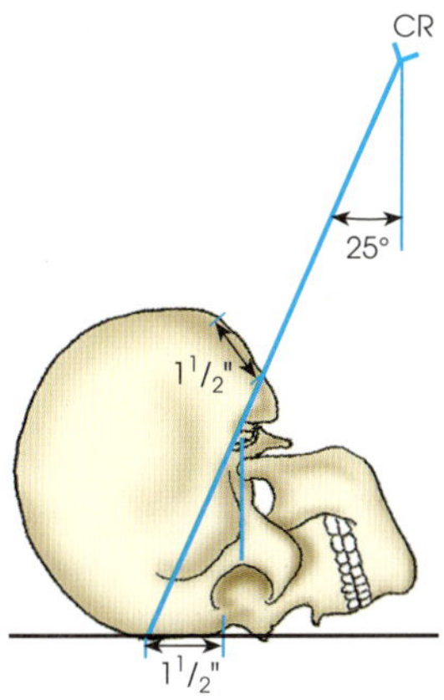


**그림 11-80** 엎드린 자세 촬영법.

[1]Haas L: Verfahren zur sagittalen Aufnahme der Sellagegend, Fortschr Roentgenstr 36:1198, 1927.

### 중심선

• 뒤통수점(바깥뒤통수뼈융기, external occipital protuberance) 1.5inch(3.8cm) 아래 점에서 입사하여 코뿌리점 1.5inch (3.8cm) 위쪽을 통해 OML에 머리쪽으로 25° 입사한다. 중심선은 다른 머리뼈 해부학을 보기 위해 다양하게 할 수 있다.

### 조사야

• 10×12inch(24×30cm)로 조절한다.

### 영상구조

후 · 전축방향 촬영은 뒤통수뼈와 바위모뿔이 대칭적인 영상으로 관찰되며, 큰구멍 안에 안장등과 뒤침대돌기가 관찰된다(그림 11-81, 11-82).

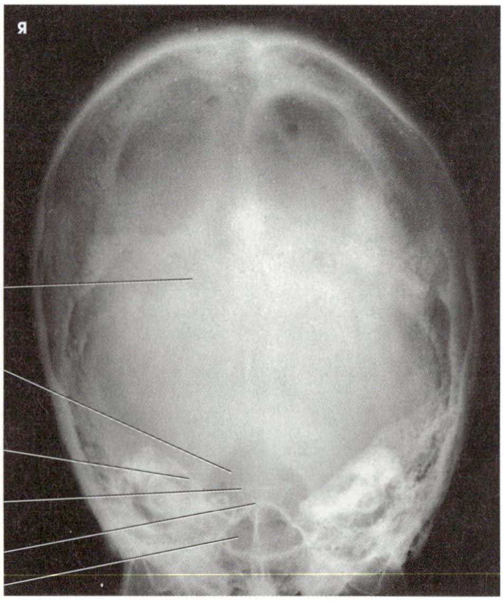


**그림 11-81** 머리뼈 후 · 전축방향 영상: 25° 입사한 Hass method.

### 평가기준

- 적절한 조사야가 이루어져야 한다.
- 안장등과 뒤침대돌기는 큰구멍 안에 투영되어 관찰되어야 한다.
- 머리의 회전 없이 머리뼈의 가쪽면과 큰구멍의 가쪽면까지의 거리가 양쪽이 동일하여야 한다.
- 바위능선은 정중시상면을 중심으로 대칭으로 관찰되어야 한다.

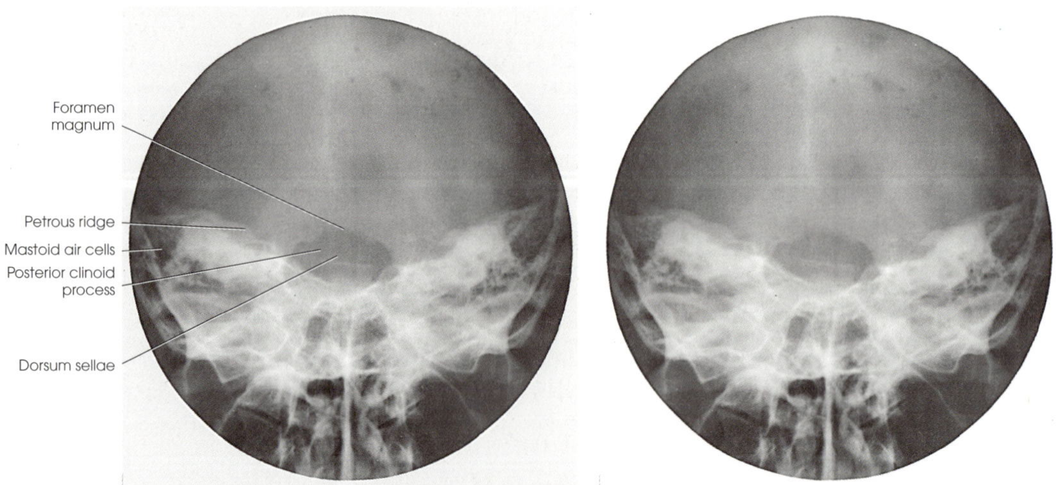


**그림 11-82** 안장 후 · 전축방향 촬영(Hass method). 조사야를 제한하기 위한 원통형 콘을 사용하였다. 오른쪽 영상은 조사야 제한으로 대조도가 향상되었다.

## 두개기저부 하악두정방향 촬영

Cranial base submentovertical projection

Schüller method

### 환자 자세

하악두정방향(SMV) 촬영은 영상수용체의 면에 머리마루부(vertex)를 밀착시켜 눈확아래귓구멍선에 평행하게 조정하고, 중심선이 눈확아래귓구멍선에 수직으로 입사하는 것에 따라 성공 여부가 달라진다.

- 환자를 바로 누운 자세 또는 앉은 자세를 취하게 한다. 등을 지지하는 의자를 사용할 경우 앉은 자세가 더 편안하다. 바로 선 자세의 경우 영상수용체로부터 멀리 떨어질 경우 눈확아래귓구멍선이 영상수용체 면에 평행하게 조정하기에 유리하다.
- 바로 누운 자세의 경우 목을 뒤로 젖혀 마루뼈가 밀착되도록 하기 위해 환자의 등 뒤에 단단한 배개나 패드를 받쳐준다.
- 복부근육을 편안하게 해주기 위해서 환자의 무릎을 굽혀준다.
- 환자의 팔은 몸 옆에 위치에 위치시키고, 어깨는 같은 수평면에 놓이도록 조정한다.
- 바로 누운 자세가 목에 상당한 무리를 줄 수 있기 때문에 가능한 빨리 촬영을 한다.

### 검사 자세

- 정중시상면이 영상수용체면에 수직이 되도록 머리를 조절한다.
- 눈확귓구멍선이 가능한 상수용체면에 평행하도록 한다(그림 11-83~11-86).

**참고:** 바로 누운 자세로 촬영한 환자의 경우 머리의 압력이 증가될 수 있어 이 자세를 취한 후에 환자들은 잠깐 동안 어지러움이나 불안정을 느낄 수 있다. 선 자세의 방법은 이와 같은 압력을 경감시켜 줄 수 있다.

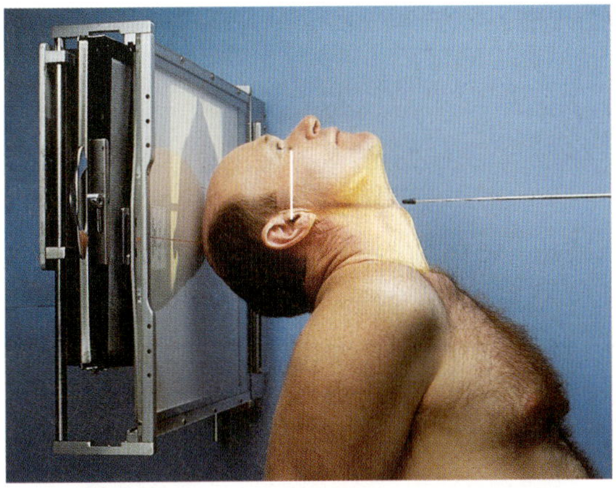

**그림 11-83** 선 자세 머리뼈바닥 하악두정방향 촬영.

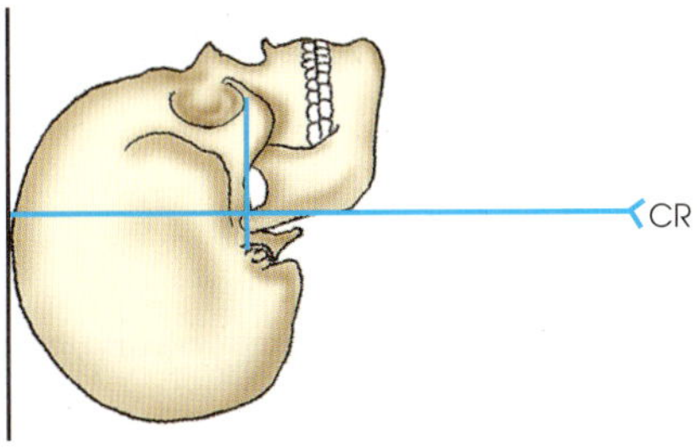


**그림 11-84** 선 자세 촬영법.

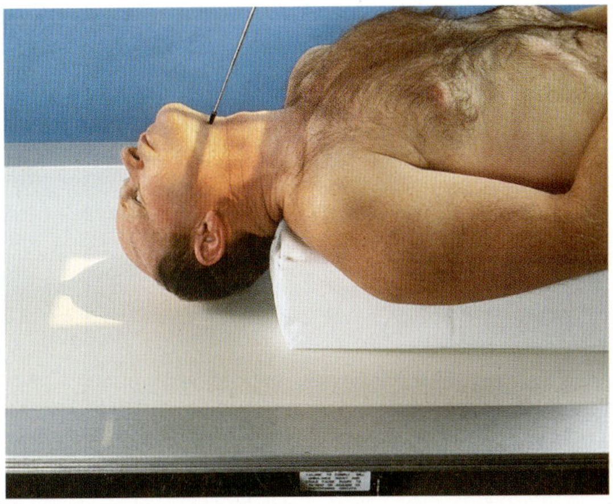

**그림 11-85** 바로 누운 자세 머리뼈바닥 하악두정방향 촬영.

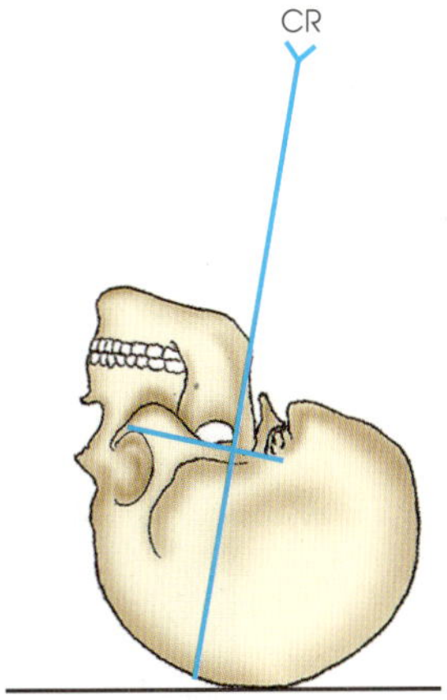


**그림 11-86** 바로 누운 자세 촬영법.

- 환자의 머리를 고정하기 위해 머리 클램프(고정장치)를 사용하면 좋다.
- 머리를 고정하고 촬영하는 동안 호흡은 잠시 멈춘다.

## 중심선

- 눈확아래귓구멍선(IOML)에 수직으로 안장을 통해 입사한다. 중심선은 턱뼈각 사이의 목의 정중시상면에 입사하여 바깥귀길(EAM) 앞쪽으로 ¾inch(1.9cm) 지점을 통해 통과하도록 한다.
- 눈확아래귓구멍선은 영상수용체면에 평행해야 한다.

## 조사야

- 10×12inch(24×30cm)로 조절한다.

## 영상구조

머리뼈바닥의 하악두정방향(SMV) 촬영은 바위능선, 꼭지돌기, 타원구멍과 가시구멍, 시각신경관, 나비굴, 벌집굴, 아래턱뼈, 중쇠뼈의 치아돌기, 큰구멍, 뒤통수뼈가 관찰되어야 한다(그림 11-87).

머리뼈바닥의 하악두정방향(SMV) 촬영은 또한 눈확, 시각신경관, 벌집뼈, 위턱굴, 꼭지돌기의 단층 촬영을 위해 사용된다. 방사선 노출을 감소하면 광대활이 이 자세에서 잘 관찰된다(13장 참조).

## 평가기준

- 적절한 조사야가 이루어져야 한다.
- 충분히 투과되어 머리뼈바닥의 구조물이 선명하게 관찰되어야 한다.
- 양쪽에 머리뼈의 가쪽면과 턱뼈관절돌기가 양쪽 거리가 동일하여야 한다.
- 목이 완전히 젖혀질 경우 이마뼈와 턱뼈결합은 겹쳐서 관찰되어야 한다.
- 턱관절돌기는 바위모뿔 앞에 관찰되어야 한다.
- 바위부는 대칭으로 관찰되어야 한다.

**주의:** Schüller[1]는 기저부 촬영법을 2가지로 설명하였다, 하악두정방향(SMV), 두정하악방향(VSM). 그러나 Pfeiffer[2]는 중심선 각도에 대한 특정방향을 지정하였다.

[1]Schüller A: Die Schädelbasis im Rontgenbild, Fortshr Reontgenstr 11:215, 1905.
[2]Pfeiffer W: Beitrag zum Wert des axialen Schüdelskiagrammes, Arch Laryngol Rhinol 30:1, 1916.

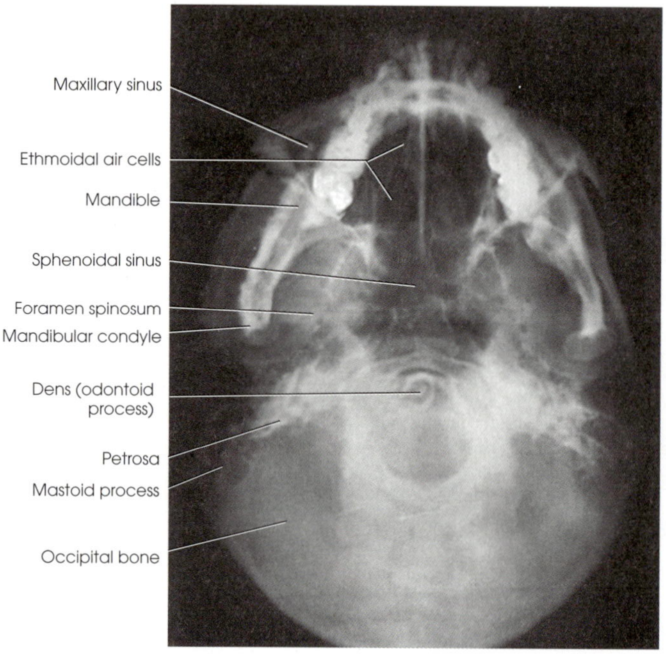


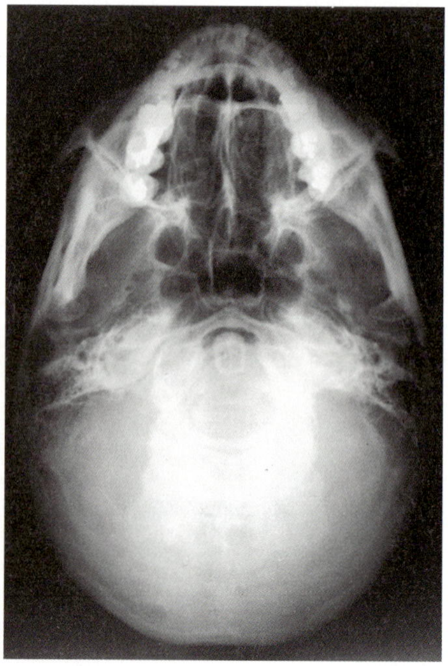

**그림 11-87** 머리뼈바닥 하악두정방향(SMV) 영상.

# 시각신경구멍

## 두정안와 사방향 촬영

Parietoorbital oblique projection
Rhese method

### 환자 자세

- 환자는 엎드린 자세를 취한다.
- 환자 머리의 정중면이 상수용체의 중심선에 일치되도록 조정한다.
- 환자가 엎드린 경우 팔꿈치를 굽혀 편안한 자세를 유지한다.

### 검사자세

- 엎드린 자세에서 머리를 회전시켜 정중면이 상수용체면과 53°가 되도록 조정한다(그림 11-88).
- 광대뼈, 코, 턱을 상수용체면에 붙여 코끝귓구멍선(AML 비극이공선)이 상수용체면과 수직이 되도록 조정한다.
- 눈확이 상수용체 중앙에 위치하도록 조정하고, 검사하는 동안 머리는 고정하고 호흡을 멈춘다.

### 중심선

- 상수용체의 중심(눈확)에 수직으로 입사한다.

### 영상구조

- 눈확 음영의 가쪽아래에 있는 시각신경구멍이 묘사되어 나타난다(그림 11-90).
- 엎드릴 수 없는 환자의 경우 안와두정 사방향 촬영(orbital parieto oblique projection)으로 시행하며, 환자가 바로 누운 자세를 취함으로써 눈확-상수용체간 거리가 증가하여 영상확대가 증가한다(그림 11-89).

### 평가기준

- 적절한 조사야가 이루어져야 한다.
- 시각신경구멍이 선명하게 관찰되어야 한다.
- 시각신경구멍이 눈확 아래가쪽 ¼ 지점에 관찰되어야 한다.
- 시각신경구멍의 위치가 측방변위, 종측변위 발생 시 머리회전의 잘못과 코끝귓구멍선(기준선)의 위치조정의 실패로 나타나게 된다.

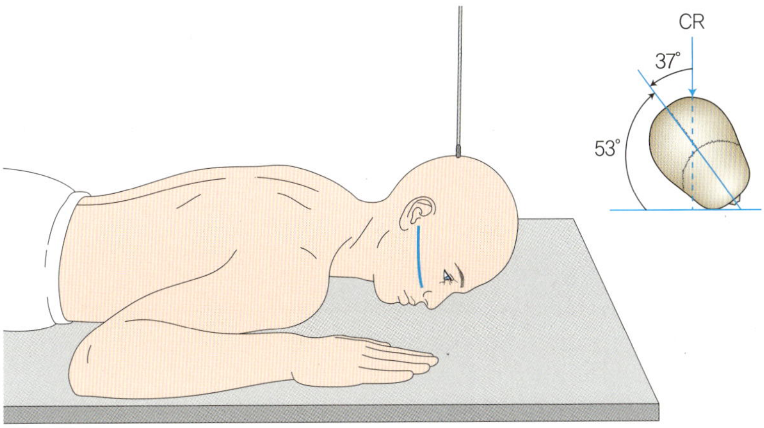


**그림 11-88** 두정안와 사방향 촬영.

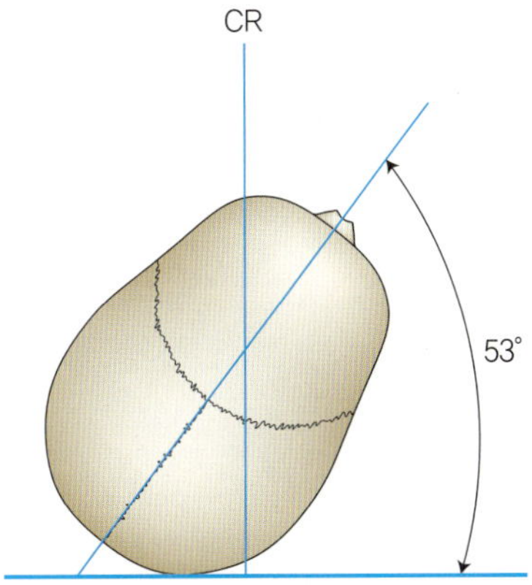


**그림 11-89** 안와두정 사방향 촬영 모식도.

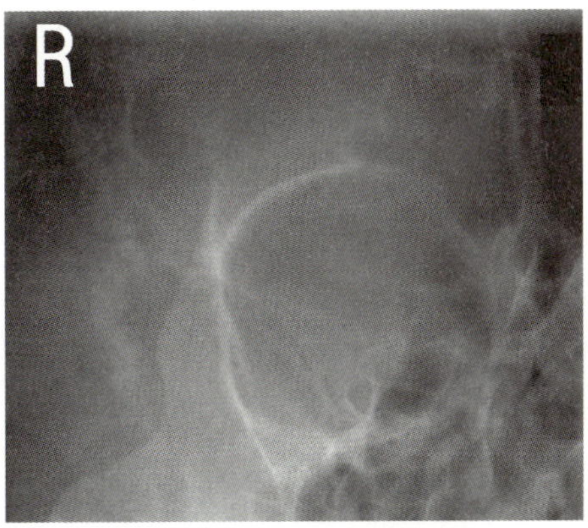


**그림 11-90** 두정안와 사방향 영상.

## 꼭지돌기

### 유양돌기 축측사방향 촬영

Mastoid process axiolateral oblique projection

Law method

**환자 자세**

- 환자는 엎드린 자세를 취한다.
- 귓바퀴가 꼭지돌기(유양돌기)와 겹치지 않도록 앞쪽으로 접어 테이프를 붙인다.
- 환자 머리를 정측면 자세로 조정한 후, 상수용체쪽으로 15° 회전시킨다.
- 환자가 엎드린 경우 팔꿈치를 굽혀 편안한 자세를 유지한다.

**검사자세**

- 엎드린 자세에서 머리를 상수용체 쪽으로 15° 회전시킨다(그림 11-91).
- 눈확사이선(동공간선, IPL)이 상수용체면과 수직이 되도록 조정하고, 눈확아래귓구멍선(안와하이공선, IOML)이 상수용체 가로축에 대하여 평행이 되도록 조정한다.
- 바깥귀길(외이도, EAM) 뒤쪽에 위치한 꼭지벌이 상수용체 중앙에 위치하도록 조정하고, 검사하는 하는 동안 머리는 고정하고 호흡을 멈춘다.

**중심선**

- 상수용체의 중심(꼭지돌기)을 향해 다리쪽으로 15° 입사한다.
- 상수용체의 반대쪽 바깥귀길 위쪽,뒤쪽 각각 5cm 지점을 다리쪽으로 15° 입사하며, 중심선속은 검사부위 바깥귀길 후방 2.5cm 지점으로 입사한다.

**영상구조**

- 귓바퀴와 겹치지지 않은 꼭지벌집이 관찰된다(그림 11-92).
- 작은 초점과 조사야의 제한으로 선명한 꼭지벌집이 관찰된다.

**평가기준**

- 적절한 조사야가 이루어져야 한다.
- 충분한 대조도를 가지고 검사쪽 꼭지벌집이 겹치지 않아야 한다.
- 턱관절(TM joint)은 꼭지벌집 앞쪽에 위치해야 한다.

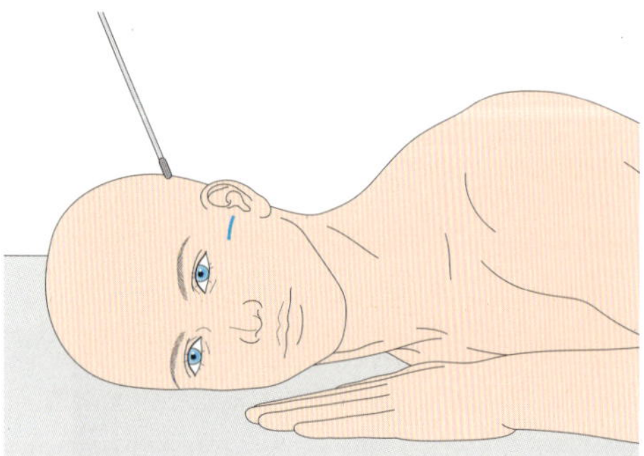

**그림 11-91** 꼭지돌기 축측사방향 촬영(Law method).

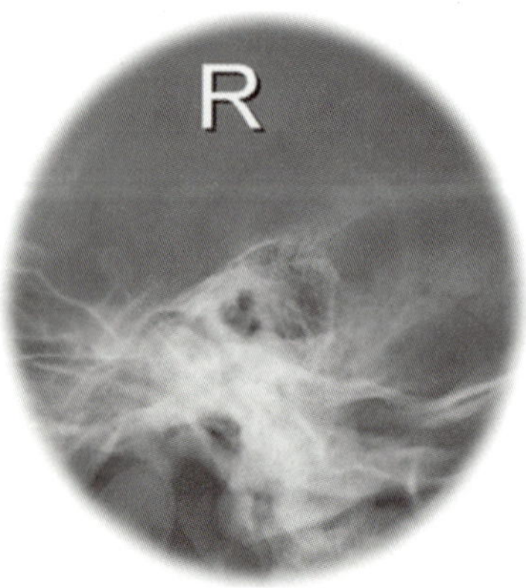


**그림 11-92** 꼭지돌기 축측사방향 영상(Law method).

## 유양돌기 축측사방향 촬영
Mastoid process axiolateral oblique projection
Stenvers method

### 환자 자세
- 환자는 엎드린 자세를 취한다.
- 엎드린 경우 팔꿈치를 굽혀 편안한 자세를 유지한다.
- 환자 머리 정중시상면을 검사부위로 45° 회전시킨다(그림 11-93).

### 검사자세
- 엎드린 자세에서 이마, 코, 광대뼈를 상수용체에 밀착하여 검사부위로 45° 회전시킨다(그림 11-94).
- 관찰하고자 하는 쪽의 머리를 상수용체에 밀착하고 눈확아래귓구멍선(IOML)이 상수용체면과 수직이 되도록 조정한다.
- 바깥귀길(EAM) 뒤쪽에 위치한 꼭지돌기가 상수용체 중앙에 위치하도록 조정하고, 검사하는 동안 머리는 고정하고 호흡을 멈춘다.

### 중심선
- 상수용체의 중심(꼭지돌기)을 향해 머리쪽으로 12° 입사한다.
- 검사측 바깥귀길 앞쪽으로 2.5cm 지점으로 입사한다.

### 영상구조
- 검사측 바위능선(추체)이 측면상으로 관찰된다(그림 11-95).
- 속귀길(내이도)과 꼭지벌집이 관찰된다.

### 평가기준
- 적절한 조사야가 이루어져야 한다.
- 충분한 대조도와 꼭지돌기는 겹쳐지지 않은 측면상이 관찰되어야 한다.
- 바위능선(추체)이 측면상으로 관찰되어야 한다.
- 턱뼈가지는 목뼈와 겹친 상태로 관찰되어야 한다.

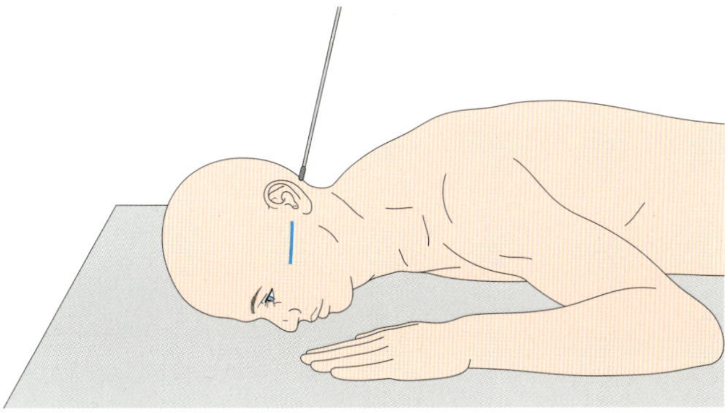

**그림 11-93** 꼭지돌기 축측사방향 촬영 Stenvers method.

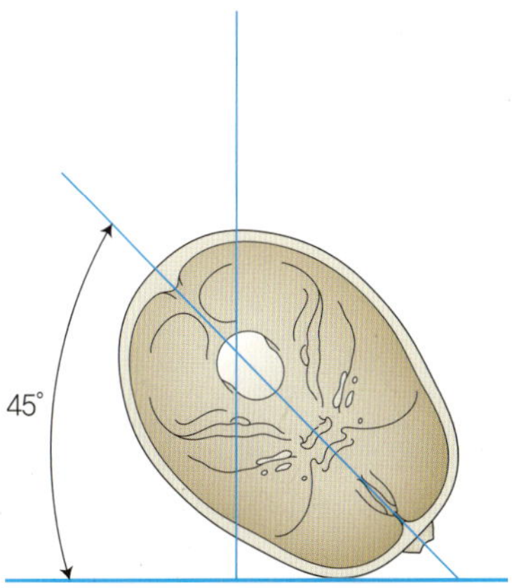


**그림 11-94** 꼭지돌기 축측사방향 촬영 모식도.

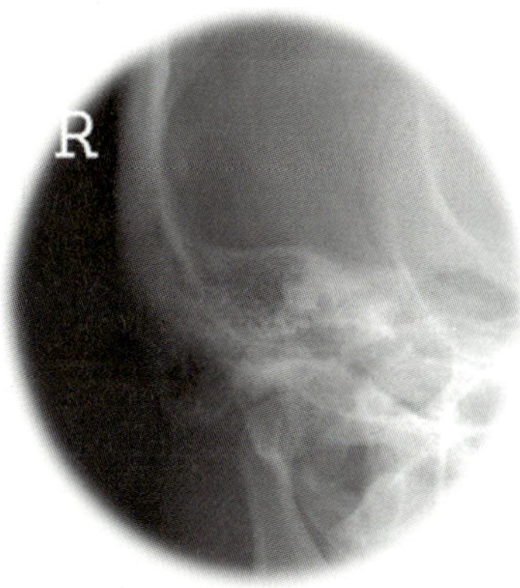


**그림 11-95** 꼭지돌기 축측사방향 영상.

꼭지돌기 Mastoid process

## 유양돌기 축측사방향 촬영

Mastoid process axiolateral oblique projection

Arcelin method (reverse Stenvers method)

### 환자 자세

- 환자는 바로 누운 자세를 취한다.
- 상수용체의 중심선과 환자의 정중면이 일치되도록 조정한다.
- 어깨가 같은 가로면에 위치할 수 있도록 자세를 조정하고 환자 머리 정중시상면을 검사부위 반대쪽으로 45° 회전시킨다(그림 11-96).

### 검사자세

- 바로 누운 자세에서 머리의 정중면을 검사부위 반대쪽으로 45° 회전시킨다.
- 눈확아래귓구멍선(IOML)이 상수용체면과 수직이 되도록 조정한다.
- 검사쪽 꼭지벌집이 상수용체 중앙에 오도록 검사쪽 바깥귀길 앞쪽으로 약 3cm 조정한다.
- 검사하는 동안 머리는 고정하고 호흡을 멈춘다.

### 중심선

- 검사쪽 바깥귀길 위쪽으로 3cm, 앞쪽으로 3cm 지점을 향하여 머리쪽으로 10° 입사한다.

### 영상구조

- 검사쪽 바위능선이 측면상으로 관찰된다(그림 11-97).
- 엎드릴 수 없는 환자, 어린아이 환자의 경우 시행하는 방법이다.

### 평가기준

- 적절한 조사야가 이루어져야 한다.
- 충분한 대조도와 꼭지벌집은 앞쪽과 겹쳐서 관찰되어야 한다.
- 바위능선(추체)이 반측면 영상으로 관찰되어야 한다.

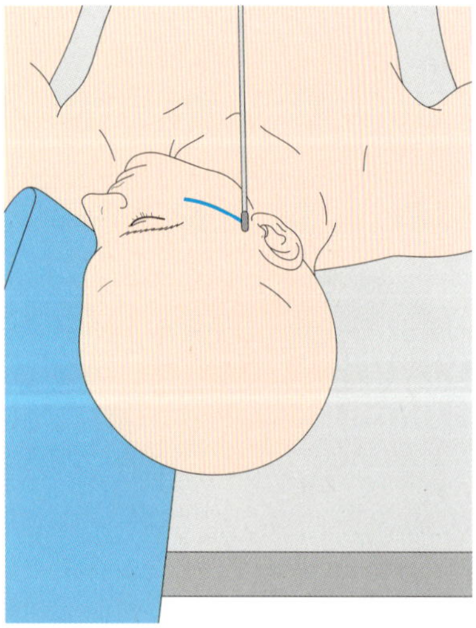

**그림 11-96** 꼭지돌기 축측사방향 촬영.

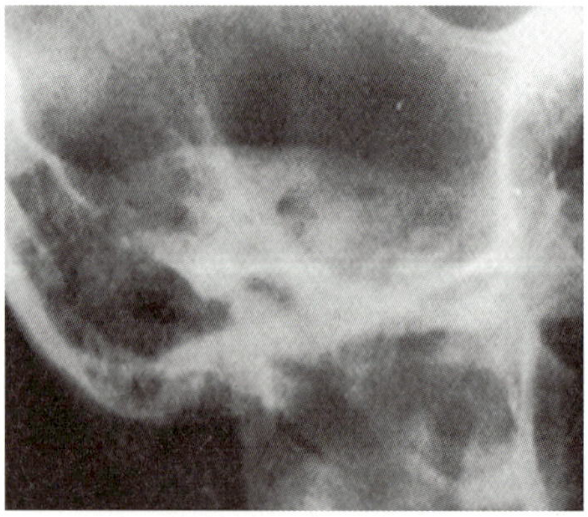

**그림 11-97** 꼭지돌기 축측사방향 영상.

## 유양돌기 축측방향 촬영

Mastoid process axiolateral projection
Henschen, Schüller, Lysholm method

### 환자 자세

- 환자는 엎드린 자세를 취한다.
- 귓바퀴가 꼭지돌기(유양돌기)와 겹치지 않도록 앞쪽으로 접어 테이프를 붙인다(그림 11-98).
- 상수용체의 중심선에 환자 머리를 정측면 자세로 조정한다.
- 환자의 정중면이 상수용체의 중심선과 평행하도록 조정한다.
- 환자가 엎드린 경우 팔꿈치를 굽혀 편안한 자세를 유지한다.

### 검사자세

- 엎드린 자세에서 검사쪽 머리를 상수용체면에 밀착하고 정측면 자세로 조정한다.
- 눈확사이선(동공간선, IPL)이 상수용체면과 수직이 되도록 조정하고, 눈확아래귓구멍선(안와하이공선, IOML)이 상수용체 가로축에 대하여 평행이 되도록 조정한다.
- 바깥귀길(EAM)이 상수용체 중앙에 위치하도록 조정하고, 검사하는 동안 머리는 고정하고 호흡을 멈춘다.

### 중심선

- 검사쪽 바깥귀길을 향해 다리쪽으로 15 ~ 35° 입사한다.
- Henschen method: 15°
- Schüller method: 25°
- Lysholm method: 35°

### 영상구조

- 귓바퀴와 겹쳐지지 않은 꼭지벌집이 관찰된다(그림 11-99).
- 턱관절이 꼭지벌집 앞쪽에 관찰된다.
- 작은 초점과 조사야의 제한으로 선명한 꼭지벌집이 관찰된다.

### 평가기준

- 적절한 조사야가 이루어져야 하며, 중앙에 꼭지벌집이 관찰되어야 한다.
- 충분한 대조도를 가지고 검사쪽 꼭지벌집이 겹침없이 관찰되어야 한다.
- 턱관절돌기와 턱관절은(TM joint)은 꼭지벌집 앞쪽에 위치해야 한다.

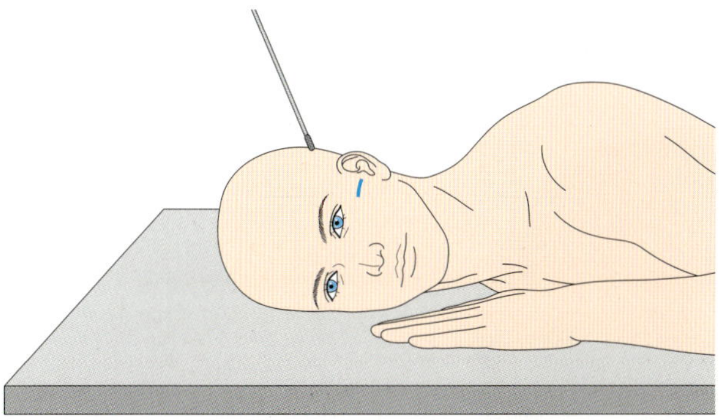

그림 11-98 꼭지돌기 축측방향 촬영: Schüller method.

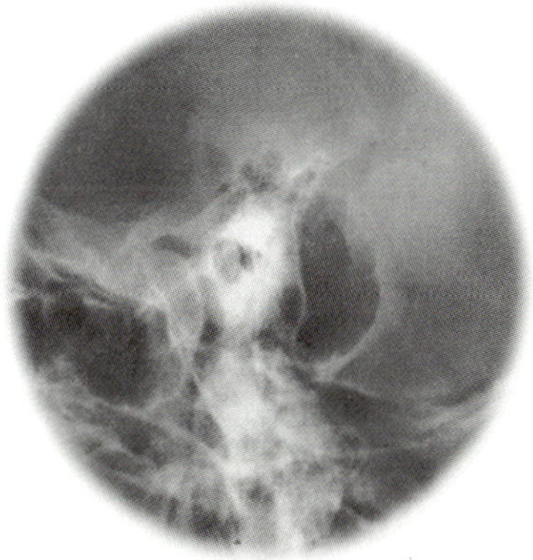

그림 11-99 꼭지돌기 축측방향 영상: Schüller method.

머리뼈 Skull

## 유양돌기 축측사방향 촬영

Mastoid process axiolateral oblique projection

Mayer method

### 환자 자세

- 환자는 바로 누운 자세를 취한다.
- 상수용체의 중심선과 환자의 정중면이 일치되도록 조정한다.
- 어깨는 같은 가로단면에 위치시키고, 머리를 검사쪽으로 45° 회전시킨다.

### 검사자세

- 누운 자세에서 머리의 정중면을 검사측으로 45° 회전시켜 상수용체에 놓이게 조정한다(그림 11-100).
- 턱을 조정하여 눈확아래귓구멍선(IOML)이 상수용체 가로면에 평행이 되도록 조정한다.
- 눈썹 위쪽으로 약 7.5cm 지점을 상수용체 중앙에 오도록 조정한다.
- 검사하는 동안 머리는 고정하고 호흡은 중지한다.

### 중심선

- 검사쪽 바깥귀길을 향하여 다리쪽으로 45° 입사한다.
- 검사쪽 바깥귀길 앞쪽으로 2.5cm 지점을 통하여 상수용체 중앙에 입사한다.

### 영상구조

- 바깥귀길, 꼭지돌기 등이 관찰되며 비교 관찰하기 위해 양쪽을 검사한다(그림 11-101).

### 평가기준

- 적절한 조사야가 이루어져야 한다.
- 꼭지벌집이 중앙에 관찰되어야 한다.
- 충분한 대조도와 함께 바위부는 꼭지벌집 아래쪽에 관찰되어야 한다.

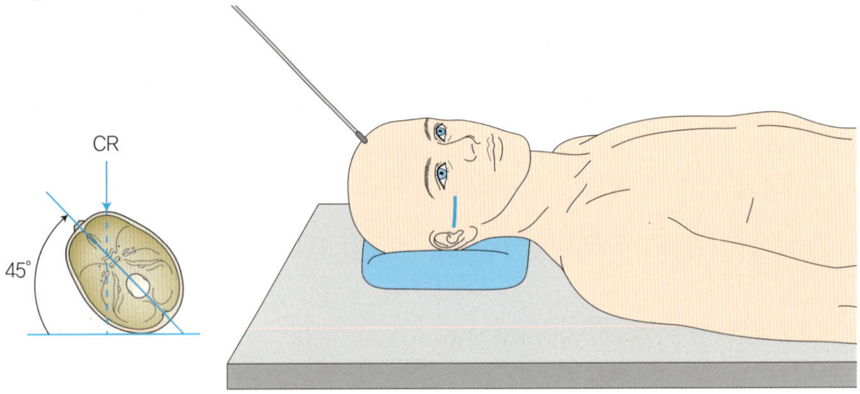


그림 11-100 꼭지돌기 축측사방향 촬영: Mayer method.

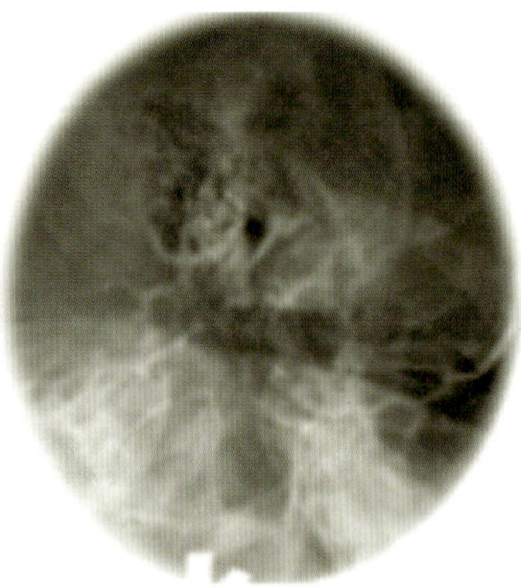

그림 11-101 꼭지돌기 축측사방향 영상: Mayer method.

## 유양돌기 축측사방향 촬영

Mastoid process axiolateral oblique projection

Modified Hickey method

### 환자 자세

- 환자는 바로 누운 자세를 취한다.
- 상수용체의 중심선과 환자의 정중면이 일치되도록 조정한다.
- 귓바퀴는 앞쪽으로 테이프를 이용하여 붙인다.

### 검사자세

- 누운 자세에서 머리의 정중면을 검사 반대쪽으로 55° 회전시킨다(그림 11-102).
- 눈확아래귓구멍선(IOML)이 상수용체에 수직이 되도록 조정한다.
- 꼭지돌기의 끝에서 위쪽으로 약 2.5cm 지점을 상수용체 중앙에 오도록 조정한다.
- 검사하는 동안 머리는 고정하고 호흡을 멈춘다.

### 중심선

- 검사쪽 바깥귀길을 향하여 다리쪽으로 15° 입사한다.

### 영상구조

- 꼭지돌기와 인접한 뼈와 겹쳐지지 않은 꼭지벌집이 관찰되며 비교 관찰하기 위해 양쪽을 검사한다(그림 11-103, 11-104).

### 평가기준

- 적절한 조사야가 이루어져야 한다.
- 꼭지돌기가 뒤통수뼈 아래에 관찰되어야 한다.
- 선명한 꼭지벌집이 겹치지 않은 영상이 관찰되어야 한다.

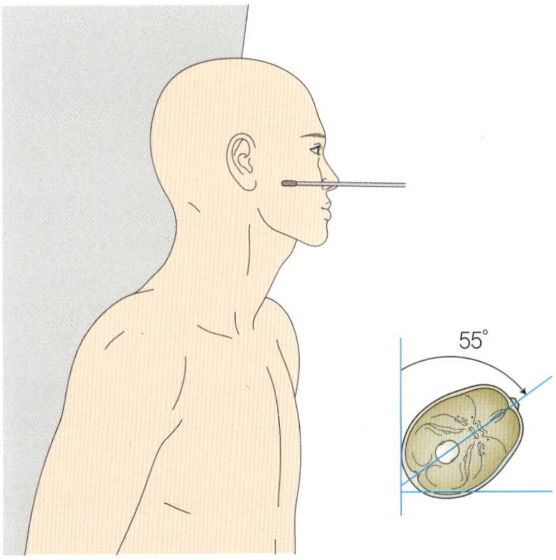


그림 11-102 꼭지돌기 축측사방향 촬영: modified Hickey method.

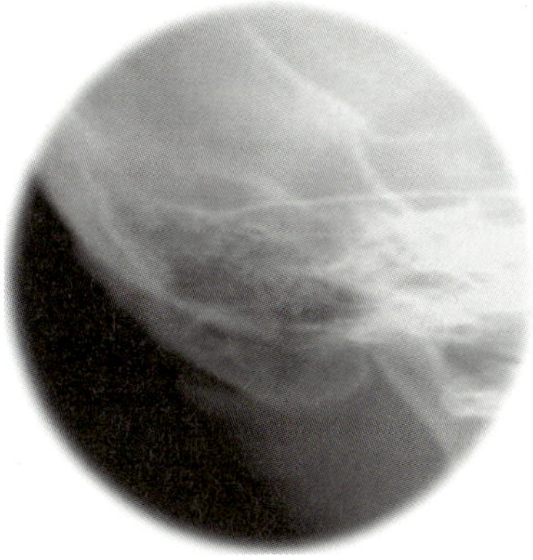

그림 11-103 왼쪽 꼭지돌기 축측사방향 영상: modified Hickey method.

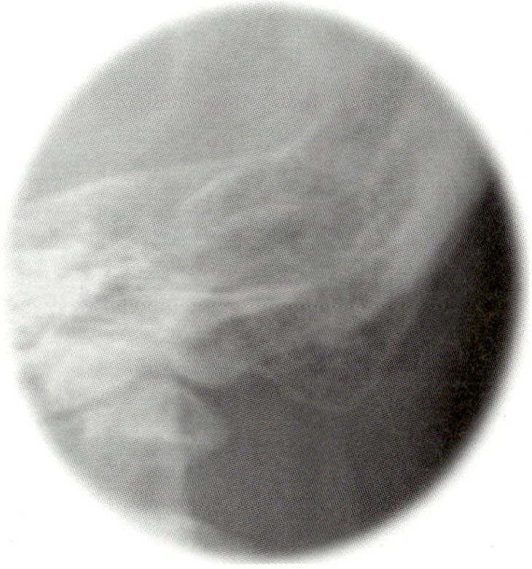

그림 11-104 오른쪽 꼭지돌기 축측사방향 영상: modified Hickey method.

## 바위꼭지

### 추체부 후 · 전방향 촬영

Petrous portions
PA projection

눈확을 통한 촬영법
Transorbital method

#### 환자 자세

- 환자는 엎드린 자세를 취한다.
- 상수용체의 중심선과 환자의 정중면이 일치되도록 조정한다.
- 환자가 엎드린 경우 팔꿈치를 굽혀 어깨의 양옆으로 위치하여 편안한 자세를 유지한다.

#### 검사 자세

- 엎드린 자세에서 환자의 머리와 코로 고정하고 정중면이 상수용체 중심선에 일치시킨다(그림 11-105).
- 상수용체 중앙에 코뿌리점(비근점)이 되도록 조정한다.
- 눈확귓구멍선(OML)이 상수용체에 수직이 되도록 조정한다.
- 검사하는 동안 머리는 고정하고 호흡을 멈춘다.

#### 중심선

- 코뿌리점을 향하여 상수용체 중심을 향해 수직 입사한다.
- 환자의 머리뼈 모양에 따라 중심선의 각도를 다리쪽 5° 또는 머리쪽 5° 입사한다.

#### 영상구조

- 눈확 음영을 통해 속귀길이 관찰된다(그림 11-106).
- 속귀길 위벽과 아래벽 사이의 간격이 2mm로 균등하여야 하며, 그 이상일 경우 청각신경종(acoustic neuroma)의 병변을 의심할 수 있다.

#### 평가기준

- 적절한 조사야가 이루어져야 한다.
- 정면촬영이 가능하나 되도록 후 · 전방향을 권고한다(수정체의 영향 방지).
- 눈확 음영이 대칭으로 관찰되어야 한다(회전이 없음을 확인).
- 속귀길을 잘 볼 수 있도록 조사야를 줄여야 한다.

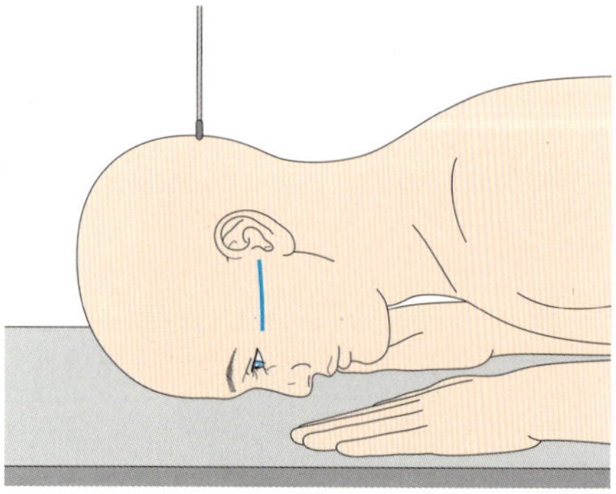

**그림 11-105** 바위꼭지 후 · 전방향 촬영.

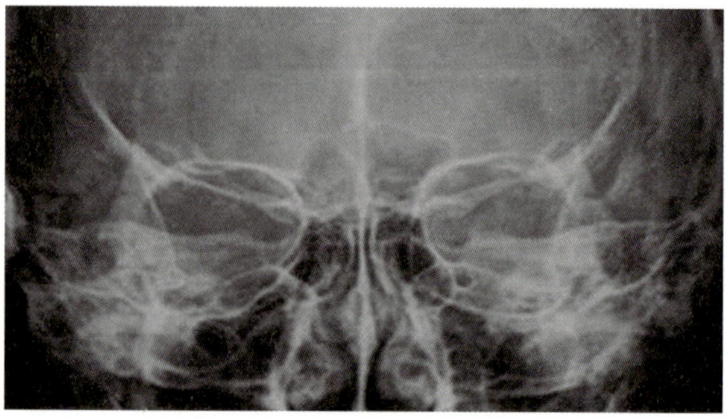

**그림 11-106** 바위꼭지 후 · 전방향 영상.

# 12
# 얼굴뼈
## FACIAL BONES

### 학습목적

얼굴뼈의 해부학적 내용을 숙지하고 촬영에 임하며 얼굴뼈 검사에서 기준선(점)을 숙지하여 검사의 정확성과 기구의 활용도를 높이고 환자의 피폭선량을 경감할 수 있는 노력을 기울이며, 진단가치가 높은 영상을 얻기 위한 방법을 학습한다.

### 학습목표

1. 얼굴뼈 검사 시 기준이 되는 기준선 및 기준점을 설명할 수 있다.
2. 각 검사에 따른 각도 및 자세를 검사목적에 맞게 설정할 수 있다.
3. 골절 환자의 자세 및 방향에 따른 영상을 설명할 수 있다.
4. 얼굴뼈, 턱관절, 턱뼈, 코뼈 등 검사목적이 나타나는 영상을 나타낼 수 있다.
5. 턱관절 검사 시 입을 벌린 상태와 다문 상태를 비교 관찰할 수 있다.
6. 얼굴뼈의 각 검사에 따른 기준선 및 기준점을 숙지하고 시행할 수 있다.
7. 아래턱뼈의 표면과 내면에서 보이는 구조들을 설명할 수 있다.

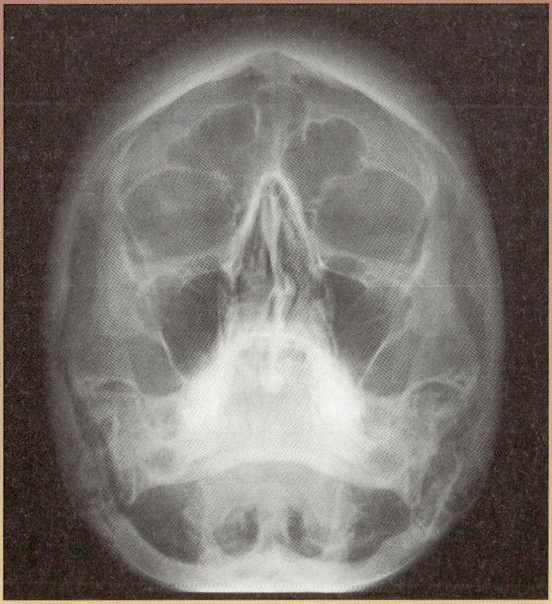

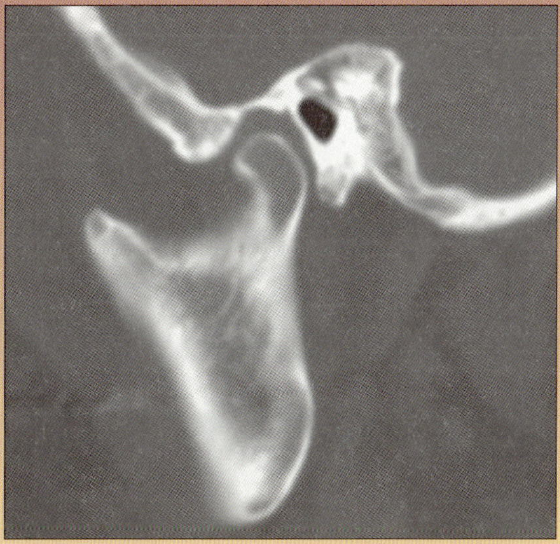

## 촬영방향, 환자 자세, 촬영법

| 중요도 | 촬영부위 | 촬영방향 | 환자 자세 | 촬영법 |
|---|---|---|---|---|
| ▲ | 얼굴뼈 | 측방향 | | |
| ▲ | 얼굴뼈 | 두정비극방향 | | Waters method |
| | 얼굴뼈 | 변형된 두정비극방향 | | modified Waters method |
| ▲ | 얼굴뼈 | 비극두정방향 | | reverse Waters method |
| ▲ | 얼굴뼈 | 후 · 전축방향 | | Caldwell method |
| ▲ | 얼굴뼈 | 측방향 | | |
| ▲ | 광대활 | 하악두정방향 | | |
| ▲ | 광대활 | 접선방향 | | |
| ▲ | 광대활 | 전 · 후축방향 | | modified Towne method |
| ▲ | 턱뼈가지 | 후 · 전방향 | | |
| ▲ | 턱뼈가지 | 후 · 전축방향 | | |
| | 턱뼈몸통 | 후 · 전방향 | | |
| | 턱뼈몸통 | 후 · 전축방향 | | |
| ▲ | 아래턱뼈 | 축측방향, 축측사방향 | | |
| | 아래턱뼈 | 하악두정방향 | | |
| ▲ | 턱관절 | 전 · 후축방향 | | |
| | 턱관절 | 축측방향 | | |
| ▲ | 턱관절 | 축측사방향 | | |
| | 아래턱뼈 | 파노라마 | | 단층촬영 |

## 방사선 차폐

방사선사는 책임감을 가지고 불필요한 방사선으로부터 환자를 보호해야 한다. 이 장에서는 (중심선의 각도로 인한 몇 가지 예외적인 상황을 제외하고) 환자의 방사선 차폐에 대해 구체적으로 언급하지 않는다. 왜냐하면 얼굴뼈 검사 시 골반 위에 납 차폐물을 놓는 것이 생식샘의 방사선 노출을 줄이는 데 별로 도움이 되지 않는다는 전문단체의 보고가 있기 때문이다. 그러나 임신 중인 여성의 경우는 복부에 방사선 차폐를 권장한다.

신생아와 소아는 갑상샘, 가슴샘, 생식샘에 방사선 차폐를 해야 한다. 또한 갑상샘과 가슴샘 위에 놓인 납 차폐물은 소아 환자의 움직임을 줄이는 데 도움이 된다. 가장 효과적인 방사선 차폐는 적절한 조사야를 사용하는 것이다. 또한 환자에게 적절한 설명을 하여 촬영 도중 움직이지 않도록 하면 재검사의 가능성이 줄어들어 그 결과 방사선 노출을 줄이는 데 도움이 된다.

## 안면골 측방향 촬영
Facial bone lateral projection

### 환자 자세
- 상수용체에 선 자세(erect position), 또는 엎드린 자세로 시행한다.

### 검사 자세
- 환자의 검사쪽 뺨을 영상수용체(IR)면에 밀착시킨다.
- 환자머리의 정중시상면이 영상수용체면에 평행하고, 눈확사이선(동공간선, interpupillary line)이 영상수용체면에 수직이 되도록 한다.
- 머리의 회전을 점검하여 눈확아래귓구멍선(infraorbitomeatal line, IOML)이 영상수용체면의 앞쪽 가장자리에 수직이 되도록 한다(그림 12-1~12-3).
- 머리를 고정한다.
- 호흡: 촬영하는 동안 호흡을 멈춘다.

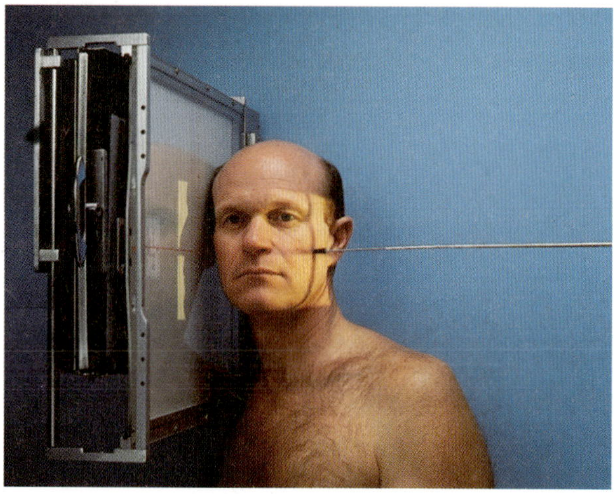
**그림 12–1** 얼굴뼈 측방향 촬영.

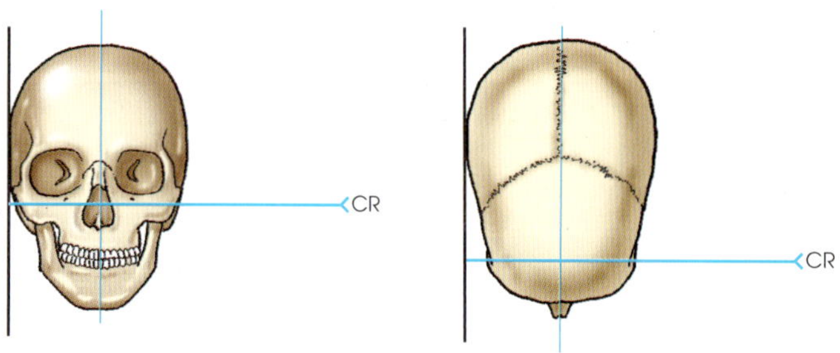

**그림 12–2** 선 자세 촬영 모식도.

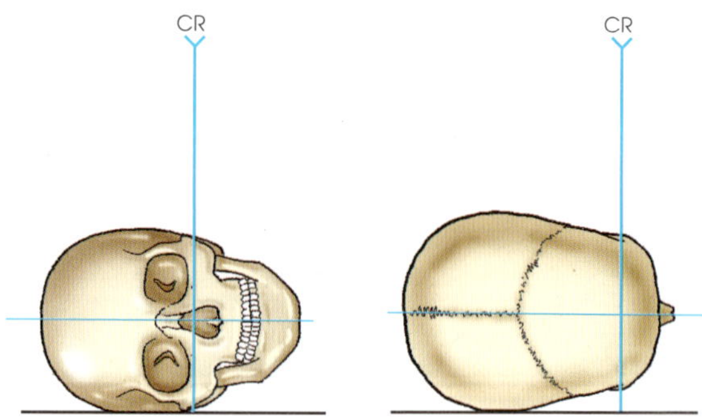

**그림 12–3** 누운 자세 촬영 모식도.

### 중심선

- 눈가쪽구석(outer canthus)과 바깥귀길(external acoustic meatus, EAM) 사이 중간에 있는 광대뼈(zygomatic bone) 가쪽면에 수직 입사한다.
- 중심선을 영상수용체의 중앙에 맞춘다.

### 조사야

- 6×10inch(15×25cm)로 조절한다.

### 영상구조

외상성 골절, 나비뼈날개, 광대뼈, 아래턱뼈의 구조물을 관찰할 수 있다.

얼굴뼈의 측방향 영상으로 오른쪽과 왼쪽이 겹쳐 보인다(그림 12-4).

### 평가기준

- 적절한 조사야가 이루어져야 한다.
- 모든 얼굴뼈가 관찰되어야 하고, 광대뼈가 중앙에 관찰되어야 한다.
- 턱뼈가지(하악분지, mandibular rami)가 겹쳐 보여야 한다.
- 양쪽의 눈확위벽(orbital roofs)이 겹쳐 보여야 한다.
- 안장(sella turcica)은 회전되지 않아야 한다.

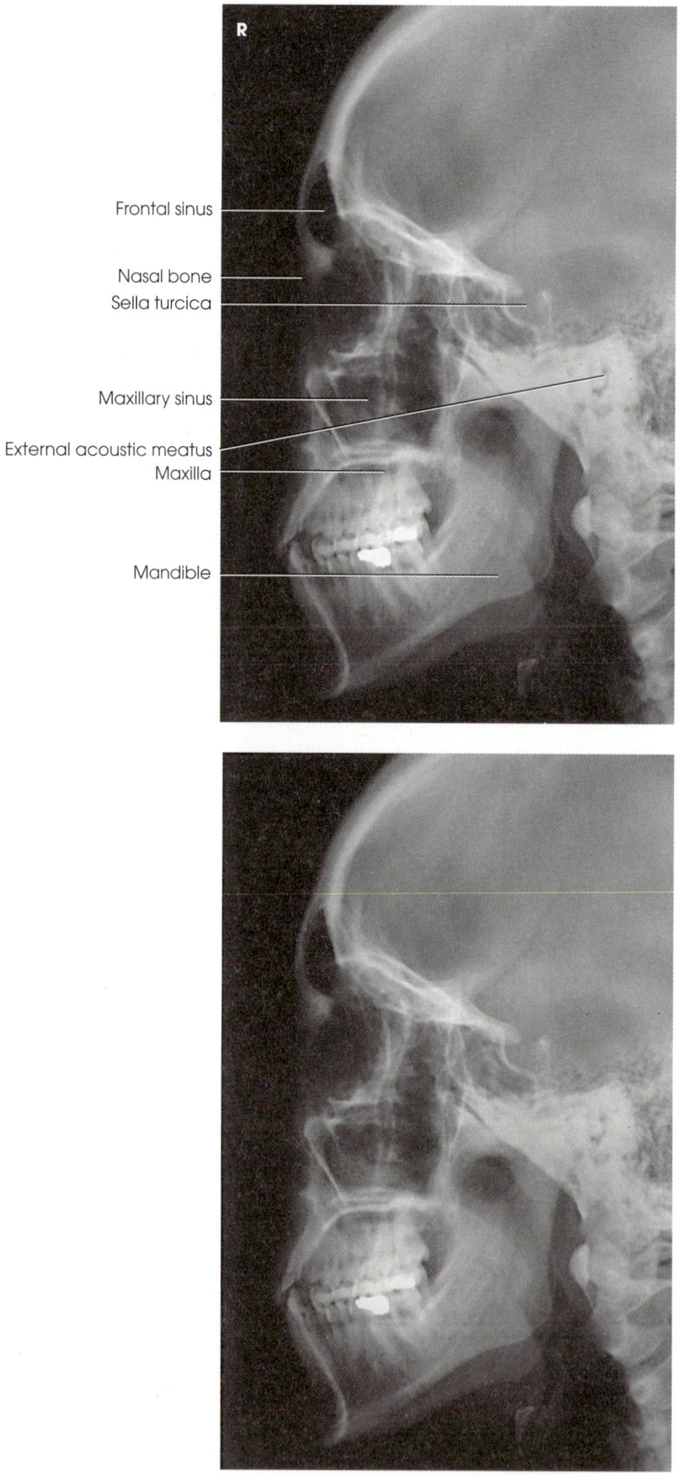


**그림 12-4** 얼굴뼈 측방향 영상.

## 안면골 두정비극방향 촬영

Facial bone parieto acanthial projection
Waters method[1]

### 환자 자세

- 엎드리거나 바로 선 자세를 취한다.
- 환자 신체의 정중시상면이 상수용체의 정중선에 일치되도록 한다.

[1]Waters CA: Modification of the occipito-frontal position in roentgenography of the accessory nasal sinuses, ArchRadiolElectrotherapy20:15,1915.

### 검사 자세

- 고개를 젖힌 후 턱으로 머리를 지지한다. 목을 젖힘(과신전, hyperextension)시켜 눈확귓구멍선(OML)이 영상수용체면과 37° 를 이루도록 한다.
- 아래턱뼈귓구멍선(mentomeatal line, MML)이 영상수용체면에 거의 수직이 되게 한다. 평균적으로 환자의 코는 상수용체에서 ¾inch(1.9cm) 정도 떨어지게 된다.
- 머리가 회전되지 않도록 고정하여 정중시상면이 영상수용체면에 수직이 되게 조정한다(그림 12-5~12-7).
- 영상수용체 중앙에 코가시점(acanthion)이 오도록 한다.
- 머리를 고정한다.
- 호흡: 촬영하는 동안 호흡을 멈춘다.

### 중심선

- 코가시점(acanthion)을 향해 수직입사한다.

### 조사야

- 8×10inch(18×24cm)로 조절한다.

### 영상구조

머리뼈의 구조가 대칭으로 관찰되며, 눈확(orbits), 위턱뼈(maxillae), 광대활(zygomatic arches)이 나타난다(그림 12-8).

### 평가기준

- 적절한 조사야가 이루어져야 한다.
- 머리뼈의 바깥 가장자리에서 눈확 외연 사이 거리가 양쪽 모두 동일해야 한다.
- 바위능선(petrous ridges)은 위턱굴(maxillary sinuses) 바로 아래에서 보여야 한다.

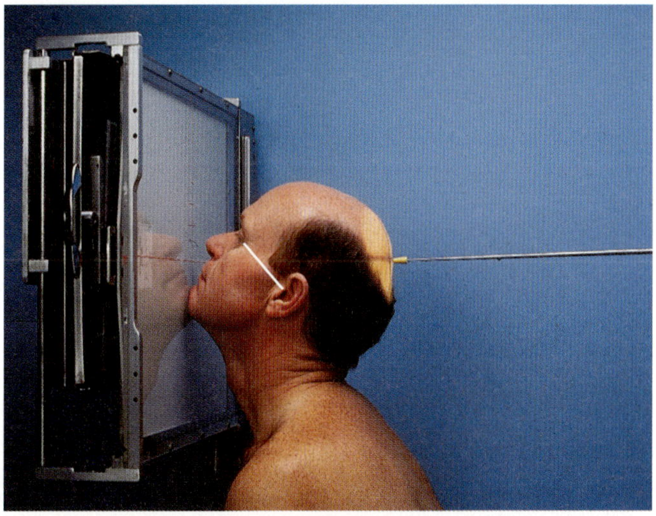

그림 12-5 얼굴뼈 두정비극방향 촬영: Waters method.

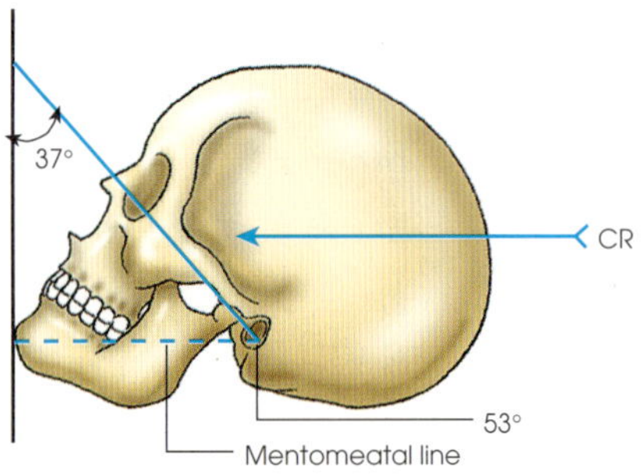


그림 12-6 선 자세 촬영 모식도.

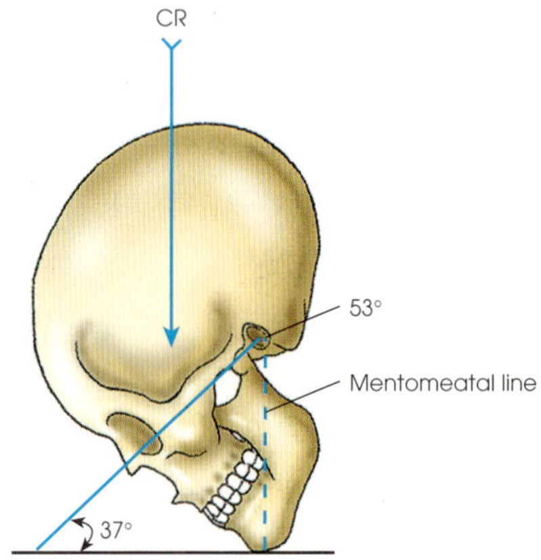


그림 12-7 누운 자세 촬영 모식도.

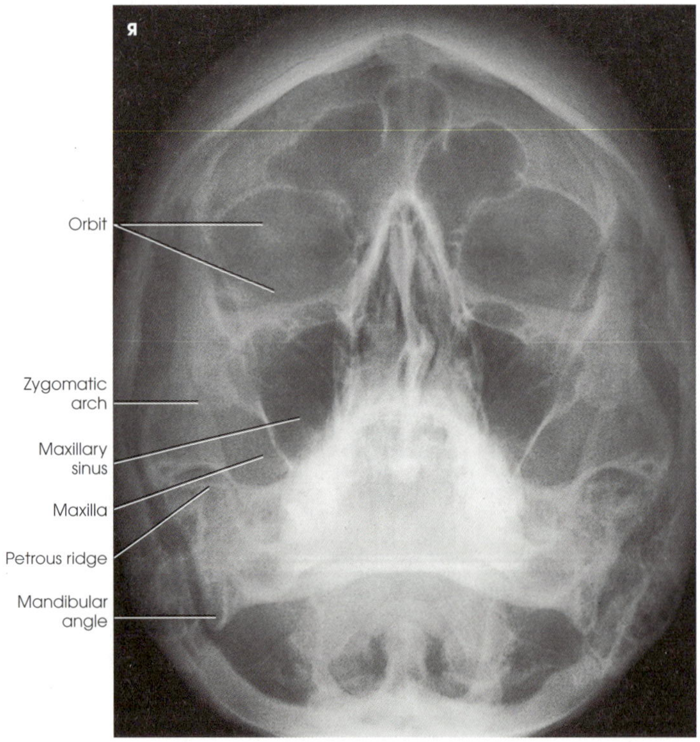


그림 12-8 얼굴뼈 두정비극방향 영상: Waters method.

## 변형된 안면골 두정비극 방향 촬영

### Modified facial bone parietoacanthial projection

### modified Waters method

두정비극방향 촬영(Waters method)이 널리 사용되고 있지만, 많은 병원에서는 약간 변형하여 환자의 목을 조금만 젖혀 촬영한다. "낮은" Waters("shallow" Waters) method라고도 불리는 이 방법은 눈확귓구멍선(OML)이 영상수용체면에 더 수직이 되도록 하여 사실은 눈확귓구멍선의 각도를 증가시킨다. 환자의 머리는 Waters method와 동일한 자세를 취하지만 목을 덜 젖힌다. 변형된 방법에서는 눈확귓구멍선이 영상수용체면에 대략 55° 정도가 되도록 한다(그림 12-9~12-11). 그 결과 촬영된 영상은 Waters method에 비해 축방향 각도를 적게 준 얼굴뼈를 볼 수 있다(그림 12-8 참조). 바위능선(petrous ridges)은 눈확 아래모서리의 바로 아래 위턱굴(maxillary sinuses) 중간지점에 투영되어 보인다(그림 12-12).

이 촬영법은 눈확파열골절(blowout fractures)을 관찰할 때 유용한 방법이다. 눈확 바닥(orbital floor)이 영상수용체면에 수직이고 중심선에 평행하여 골절에 의한 눈확 바닥의 아래쪽 이동과 흔히 동반되는 불투명한 위턱굴을 잘 관찰할 수 있기 때문이다.

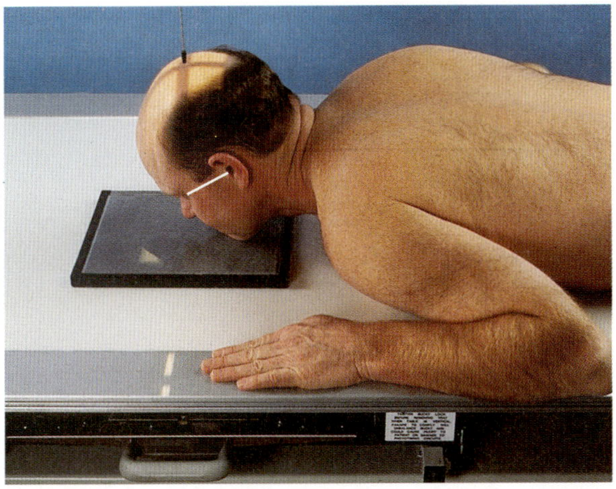

**그림 12-9** 변형된 얼굴뼈 두정비극방향 촬영: modified Waters method.

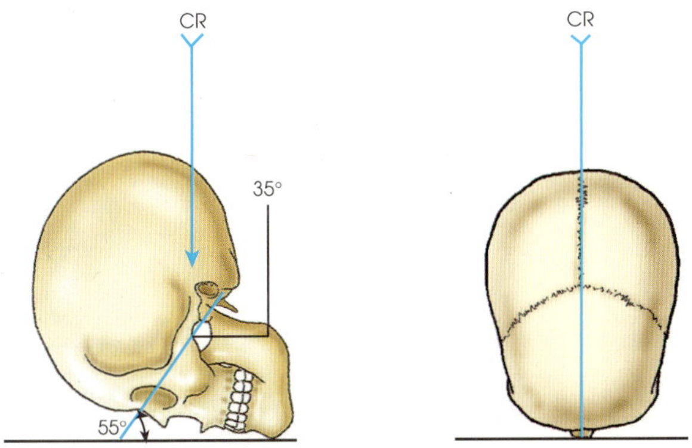


**그림 12-10** 누운 자세 촬영, 변형된 얼굴뼈 두정비극방향 촬영 모식도: OML을 55°로 조절한 modified Waters method.

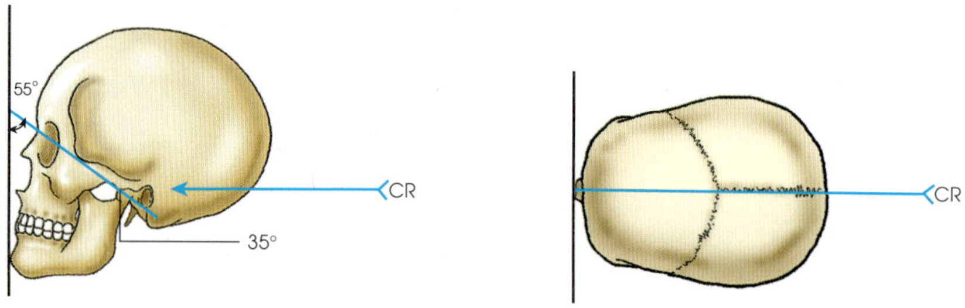


**그림 12-11** 선 자세의 변형된 얼굴뼈 두정비극방향 촬영 모식도: OML을 55°로 조절한 modified Waters method.

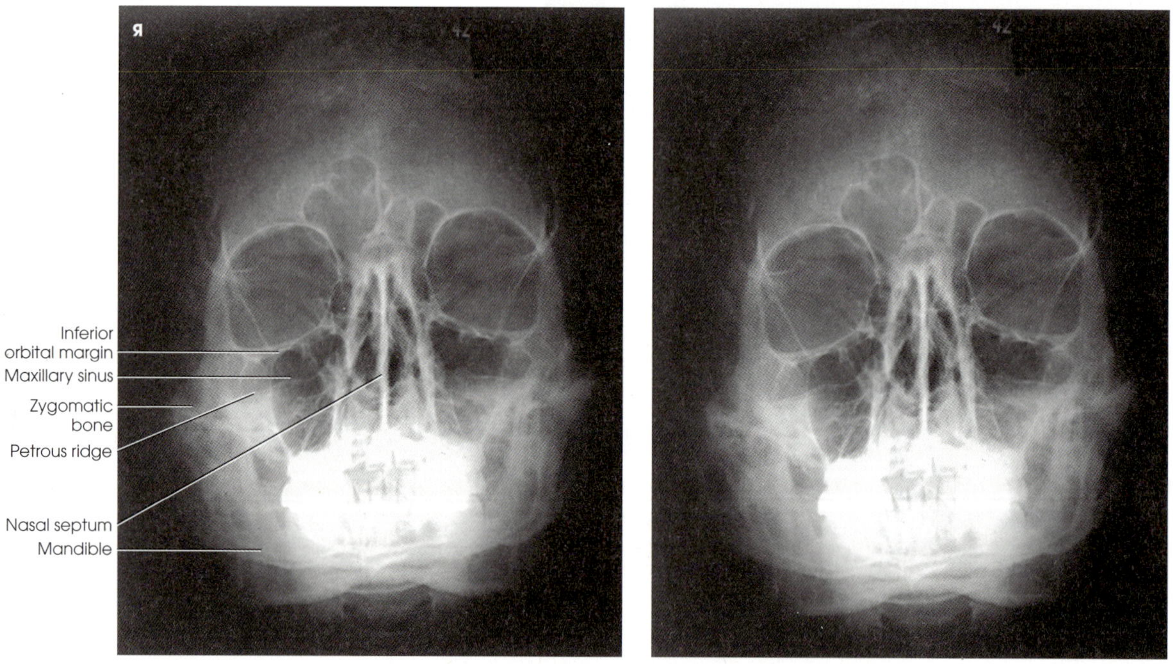


**그림 12-12** 얼굴뼈 두정비극방향 영상: modified waters method.

## 안면골 비극두정방향 촬영

Facial bone acanthio parietal projection

reverse Waters method

reverse Waters method는 환자가 엎드리지 못하는 경우에 얼굴뼈를 관찰하기 위해 사용한다.

### 환자 자세

- 환자는 똑바로 누운 후 정중시상면이 상수용체 정중선에 오게 한다.

### 검사 자세

- 환자의 턱을 들어 목을 뒤로 젖혀서(신전, extension)을 조절하여 OML이 영상수용체면과 37°가 되도록 한다(그림 12-13). 원활한 검사를 위하여 환자 어깨 아래에 지지대를 놓아 목을 젖히기 쉽도록 한다.
- 아래턱뼈귓구멍선(MML)이 영상수용체면에 거의 수직이 되도록 한다.
- 정중시상면이 영상수용체면에 수직이 되도록 머리를 조정한다.
- 머리를 고정한다.
- 호흡: 촬영하는 동안 호흡을 멈춘다.

### 중심선

- 코가시점(acanthion)을 향해 수직으로 영상수용체의 중심을 향해 입사한다.

### 조사야

- 10×12inch(24×30cm)로 조절한다.

### 영상구조

reverse Waters method는 위쪽 얼굴뼈가 관찰된다. 영상은 Waters method와 흡사하지만 안면 구조물들이 상당히 확대되어 촬영된다(그림 12-14).

### 평가기준

- 적절한 조사야가 이루어져야 한다.
- 머리뼈의 바깥 가장자리와 눈확 외연 사이 거리가 양쪽에서 동일해야 한다.
- 바위능선은 위턱굴 아래에서 보여야 한다.

## 외상 환자의 비극두정방향 촬영

목뼈 손상이 의심되는 환자는 머리를 조정하려 하지 말아야 한다. 종종 외상 환자들은 OML이 영상수용체면에 37°가 되도록 하고 아래턱뼈귓구멍선(MML)이 영상수용체면에 수직이 되도록 충분히 목을 뒤로 젖힐(과신전, hyperextension) 수 없다. 이런 환자들의 비극두정방향 촬영이나 reverse waters method 촬영은 중심선이 MML과 평행을 유지한 채로 코가시점으로 들어갈 수 있도록 조절을 해 주면 된다(그림 12-15).



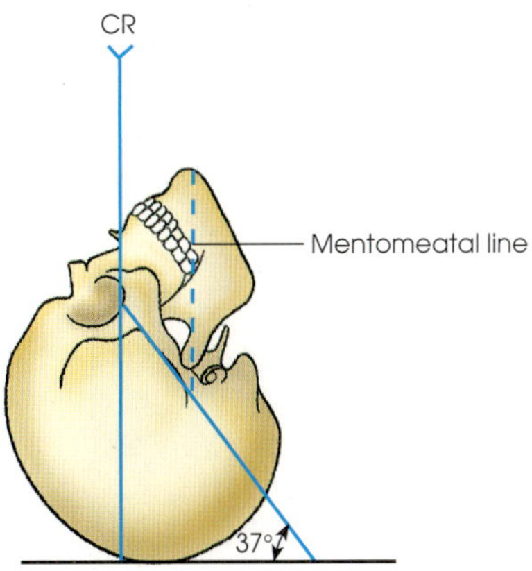


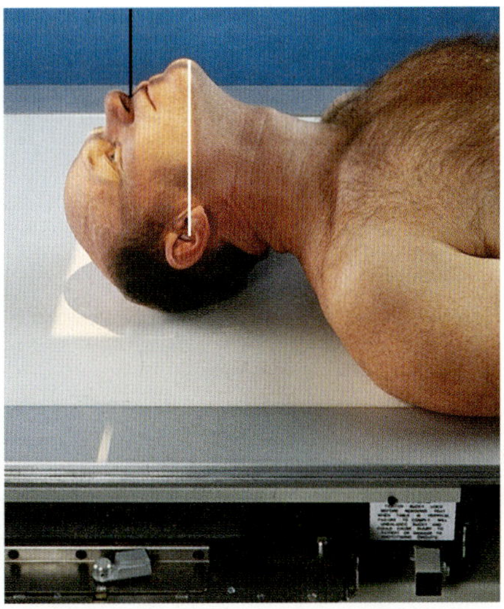

**그림 12-13** 누운 자세의 얼굴뼈 비극두정방향 촬영: 목을 편 reverse Waters method. MML이 영상수용체에 수직이다.

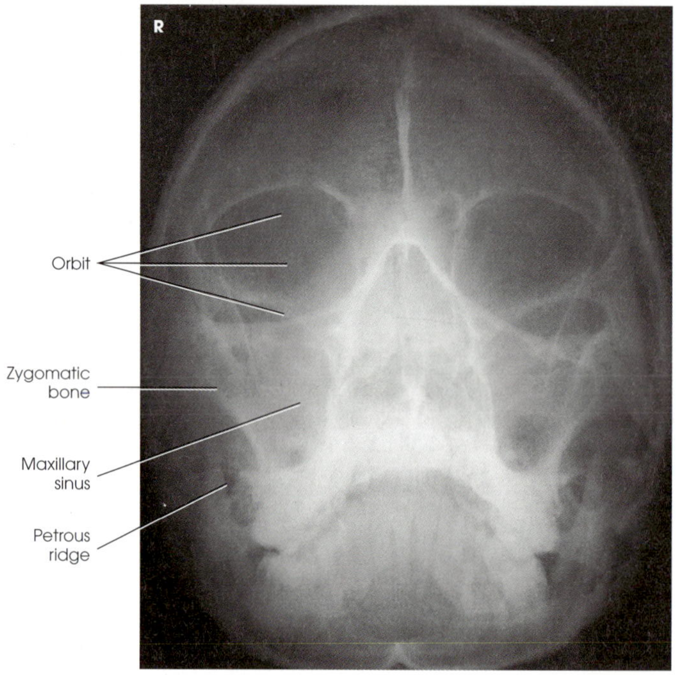


그림 12-14 얼굴뼈 비극두정방향 영상: reverse Waters method.

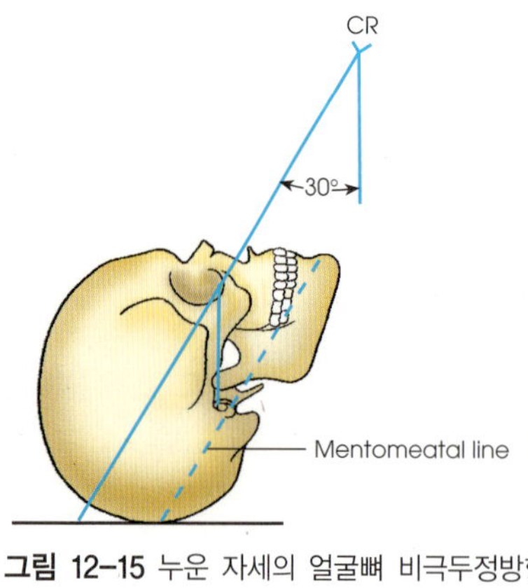


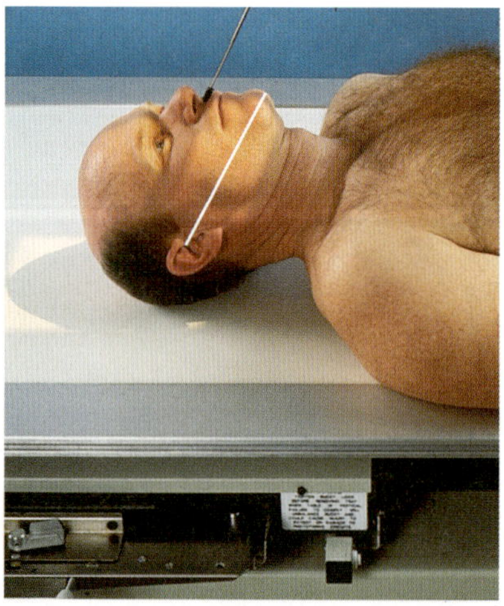

그림 12-15 누운 자세의 얼굴뼈 비극두정방향 촬영: 중심선을 MML에 평행하게 한 reverse Waters method.

## 안면골 후 · 전축방향 촬영

Facial bone PA oblique projection
Caldwell method

### 환자 자세

- 엎드리거나 앉은 자세를 취한다.
- 환자 몸의 정중시상면이 상수용체의 정중선에 일치하도록 한다.
- 테이블이나 똑바로 세워진 Bucky tray에 환자의 이마와 코를 밀착한다.
- 엎드려 촬영할 경우 환자의 양팔을 구부려 어깨의 양 옆에 놓는다.

### 검사 자세

- 눈확귓구멍선(OML)이 영상수용체면에 수직이 되도록 환자의 턱을 몸쪽으로 당겨 코와 머리를 촬영대에 밀착시킨다.
- 만약 환자가 비만 또는 이상근력형 체형(hyperstehnia) 상태면 작은 방사선 투과성 스펀지를 이마 앞에 놓는 것이 필요할 수도 있다.
- 양쪽 눈확의 가쪽 가장자리나 바깥귀길(EAM)이 촬영테이블에서 같은 거리가 되도록 조절하여 영상수용체면에 정중시상면이 수직이 되도록 한다.
- 머리를 고정하고 코뿌리점(nasion)이 영상수용체 중앙에 오도록 한다(그림 12-16).
- 호흡: 촬영하는 동안 호흡을 멈춘다.

### 중심선

- 코뿌리점을 향하여 발쪽으로 15° 향하게 조절하여 영상수용체 중앙에 입사한다.
- 눈확가장자리(orbital rims), 특히 눈확바닥(orbital floors)을 관찰하기 위해서는 발쪽으로 30°를 준다(과장된 Caldwell[exaggerated Caldwell]이라고 부른다).
- 중심선이 영상수용체의 중앙으로 입사한다.

### 조사야

- 10×12inch(24×30cm)로 조절한다.

### 영상구조

Caldwell method에서는 눈확가장자리(ortibal rims), 위턱뼈(maxillae), 코중격(nasal septum), 광대뼈(zygomatic bones), 앞코뼈가시(anterior nasal spine)가 관찰된다. 발쪽으로 15°로 입사할 경우에는 바위능선이 눈확의 아래쪽 1/3 정도에 겹쳐 보여야 하며, 이마굴이 이마코뼈봉합 위에 나타난다(그림 12-17). 발쪽으로 30°를 주면 눈확 아래쪽 가장자리의 밑에서 바위능선이 관찰된다.

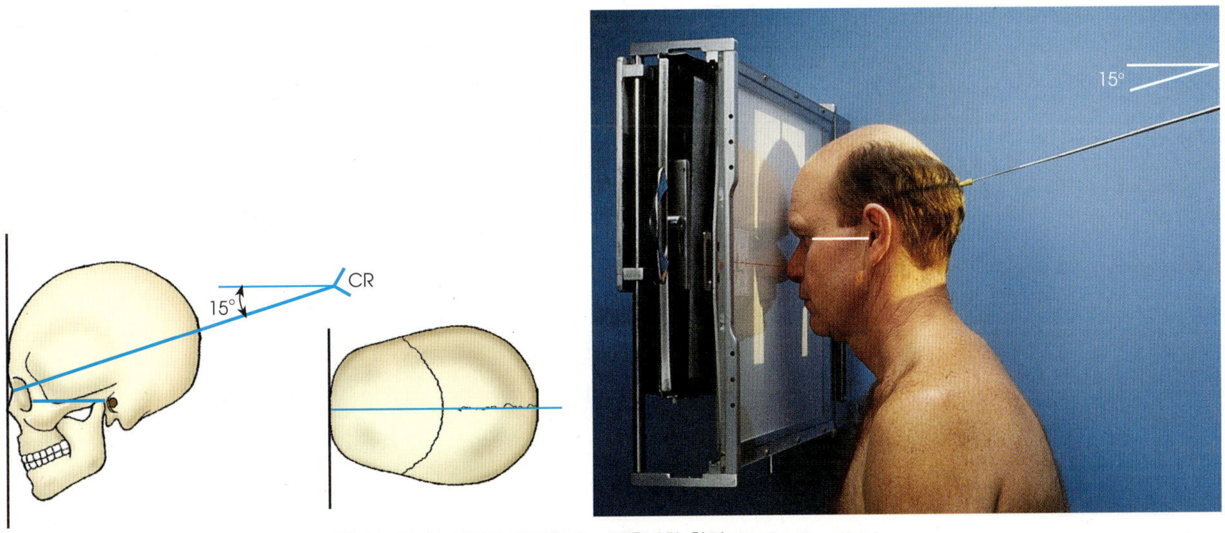


**그림 12-16** 선 자세의 얼굴뼈 후 · 전축방향 촬영: Caldwell method.

### 평가기준

- 적절한 조사야가 이루어져야 한다.
- 납작뼈(squamous bone)의 뚜렷한 3개 판들이 보이는 머리 주변 전체가 관찰되어야 한다.
- 머리뼈의 바깥 가장자리와 눈확 외연 사이 거리가 양쪽에서 동일하여야 한다.
- 바위능선은 눈확 아래쪽 ⅓ 지점에서 대칭적으로 관찰되어야 한다.
- 머리뼈의 가쪽 가장자리 음영이 과도하지 않게 이마뼈(frontal bone)가 보여야 하고, 그렇게 되면 얼굴뼈가 명확하게 관찰된다.

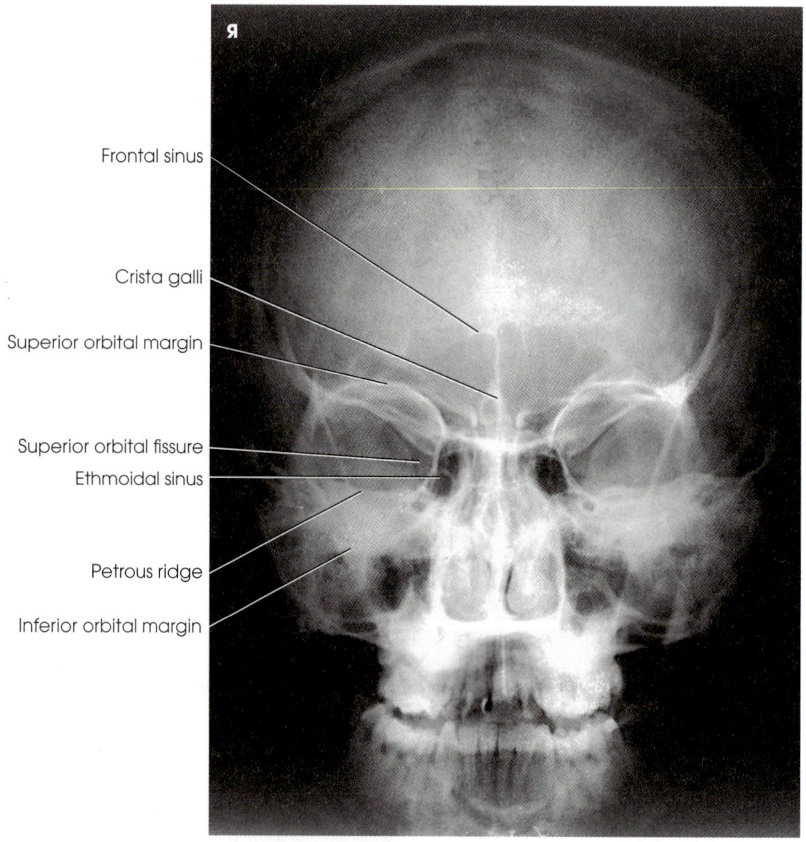


**그림 12-17** 얼굴뼈 후 · 전축방향 영상: Caldwell method.

## 비골 측방향 촬영
Nasal bone lateral projection

### 환자 자세

- 반쯤 엎드린 자세로 머리의 정중시상면이 테이블에 수평이 되도록 몸을 회전시킨다.

### 검사 자세

- 머리의 정중시상면이 테이블에 수평으로, 눈확사이선(동공간선, interpupillary line)은 테이블에 수직이 되도록 한다.
- 눈확아래귓구멍선(IOML)이 영상수용체의 가로축(횡측)에 평행이 되도록 환자의 몸을 조정하여 바른 측면 자세가 되도록 한다(그림 12-18, 12-19).
- 머리의 회전을 방지하기 위해 검사쪽 팔을 몸 옆으로 위치하여 편안한 자세가 되도록 조정한다.
- 상수용체 중앙에 코뿌리점(nasion) 중심을 맞춘다(그림 12-18).
- 머리를 고정한다.
- 호흡: 촬영하는 동안 호흡을 멈춘다.



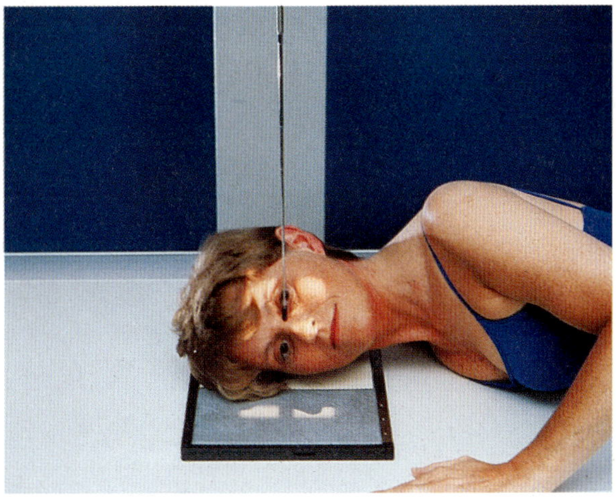

**그림 12-18** 코뼈 측방향 촬영.

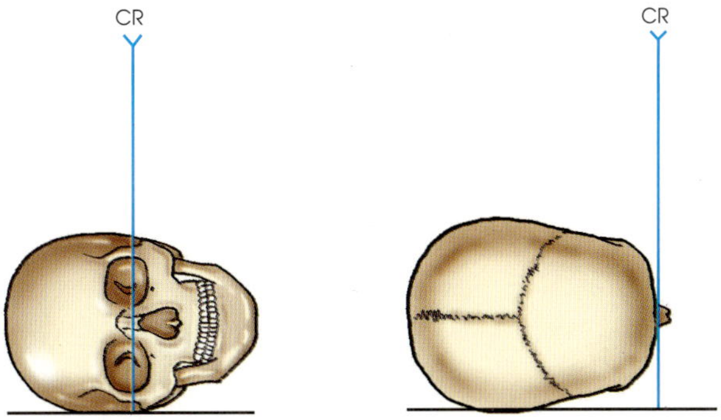


**그림 12-19** 누운 자세 촬영. 코뼈 측방향 촬영 모식도.

### 중심선

- 코뿌리점에서 0.5inch(1.25cm) 아래 지점의 콧날을 향해 수직으로 입사한다.

### 조사야

- 3×3inch(8×8cm)로 맞춘다. 눈썹활 사이(미간, glabella)에서부터 코가시점(acanthion)까지와 코끝 주변으로 0.5inch(1.25cm)를 포함시킨다.

### 영상구조

코뼈의 측방향 영상은 영상수용체에 가까운 쪽의 코뼈와 연부조직이 관찰된다(그림 12-20). 비교를 위해 양쪽을 모두 검사한다.

### 평가기준

- 적절한 조사야가 이루어져야 한다.
- 코뼈와 연부조직이 관찰되어야 하며 회전되지 않아야 한다.
- 앞코가시(anterior nasal spine)와 이마코뼈봉합(frontonasal suture)이 조사야에 포함되어야 하며 잘 관찰되어야 한다.

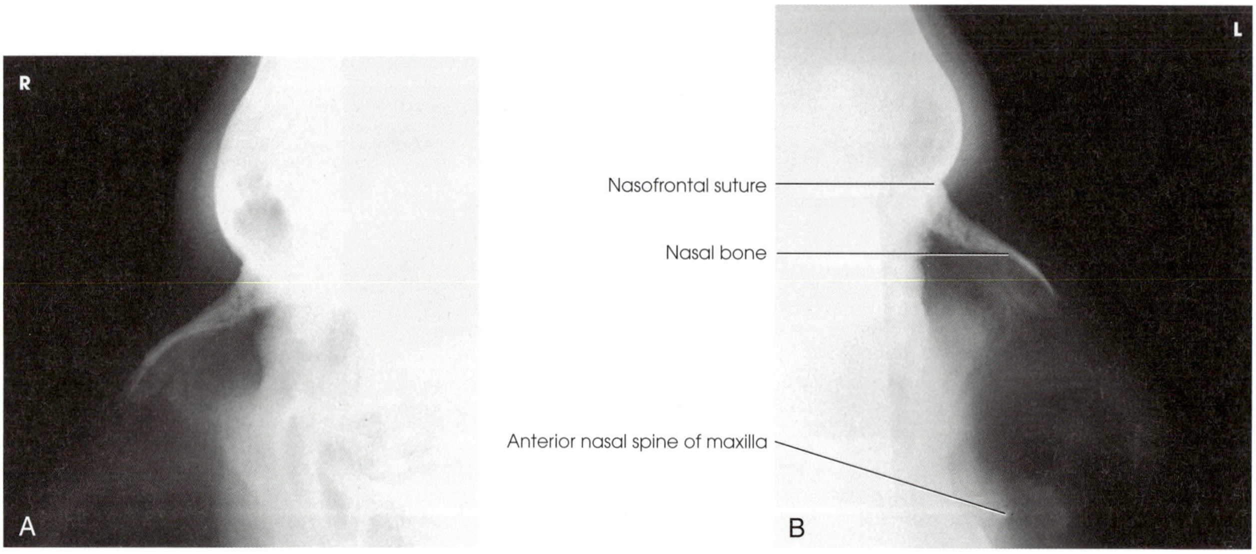


**그림 12-20 코뼈 영상.** **A,** 오른쪽 측방향. **B,** 왼쪽 측방향.

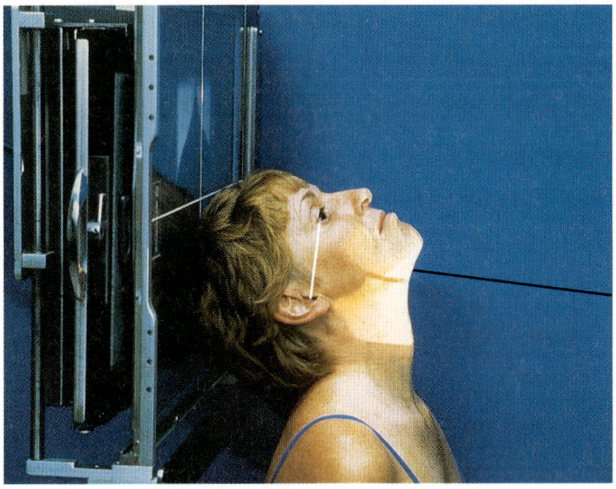

그림 12-21 광대활 하악두정방향 촬영.

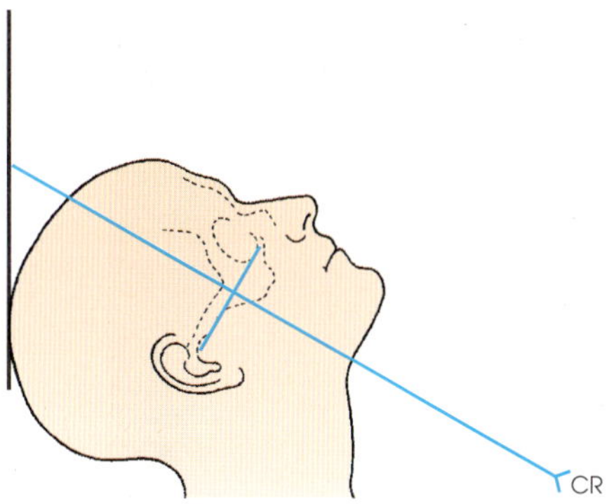


그림 12-22 선 자세 촬영 모식도.

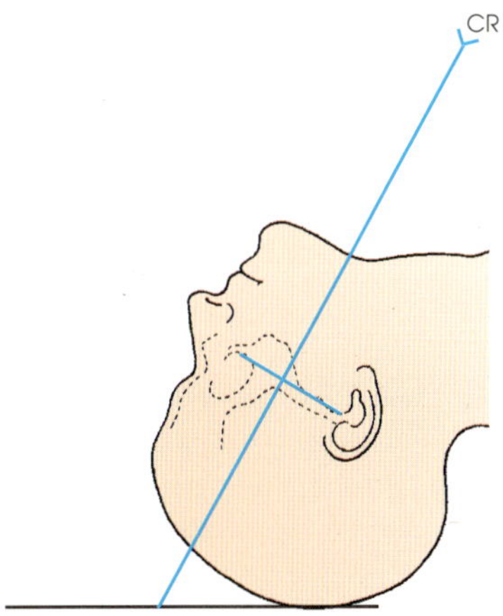


그림 12-23 누운 자세 촬영 모식도.

## 관골궁 하악두정방향 촬영

Zygomatic arch submentovertical projection

이 촬영은 11장에서 설명한 하악두정방향 촬영[submentovertical(SMV) projection]과 비슷하며, 외상성 질환에 의한 광대활(zygomatic arch) 골절의 유무를 파악한다.

### 환자 자세

- 환자는 앉은 자세나 누운 자세를 취한다. 목을 뒤로 젖혀야 하며 할 수 없는 환자는 머리지지대를 사용하면 도움이 된다.
- 누운 자세의 경우, 몇 개의 단단한 베개나 적절한 패드 위에 몸을 올려 목을 뒤로 젖히도록 한다. 복부근육을 이완시키기 위해 환자의 무릎은 구부린다.
- 몸의 정중시상면이 상수용체 정중선에 오도록 한다.

### 검사 자세

- 눈확아래귓구멍선(IOML)이 영상수용체면에 평행이 되도록 환자의 목을 최대한 뒤로 젖힌다.
- 턱을 들어 올려 마루부(두정부, vertex)를 영상수용체면에 대고 정중시상면이 영상수용체면에 수직이 되도록 머리를 조정한다(그림 12-21~12-23).
- 머리를 고정한다.
- 호흡: 촬영하는 동안 호흡을 멈춘다.

### 중심선

- IOML에 수직, 양쪽 광대활 사이 중앙을 향해 눈가쪽구석(outer canthi) 1inch(2.5cm) 뒤쪽 인후부의 정중시상면으로 입사한다.

### 조사야

- 8×10inch(18×24cm)로 조절한다.

### 영상구조

광대활이 좌우 대칭으로 관찰되어야 하며, 다른 구조물과 겹치지 않고 관찰된다(그림 12-24). 매우 편평하거나 외상에 의해 함몰되지 않은 광대활은 영상수용체에서 더 멀리 떨어져 있다. 따라서 광대활은 확산되는 X선에 의해 도드라져 보이는 마루융기(parietal eminenct) 바깥쪽에서 관찰된다.

### 평가기준

- 적절한 조사야가 이루어져야 한다.
- 광대활이 다른 구조물과 겹쳐서는 안 된다.
- 광대활이 좌우 대칭으로 관찰되어야 한다.
- 머리의 회전이 없어야 한다.

**참고:** 이 검사를 머리뼈바닥 촬영에서 사용할 때의 노출선량보다 줄여도 광대활이 잘 보인다.

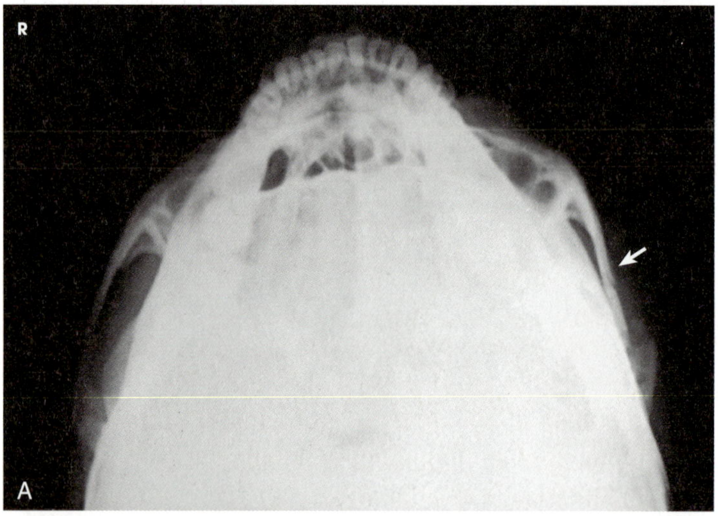


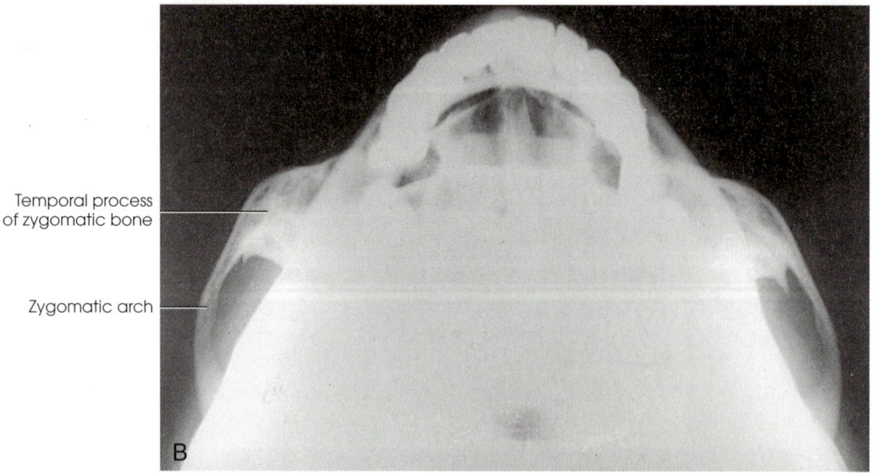


**그림 12-24 A,** 광대활 하악두정방향 영상으로 정상적인 광대활(오른쪽)과 주먹으로 맞아 함몰골절(화살표)이 생긴 왼쪽 광대활이 보인다. **B,** 광대활 접선방향 영상.

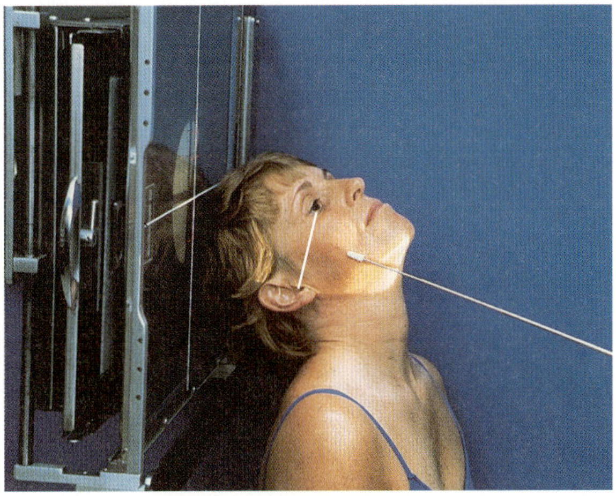

그림 12-25 광대활 접선방향 촬영.

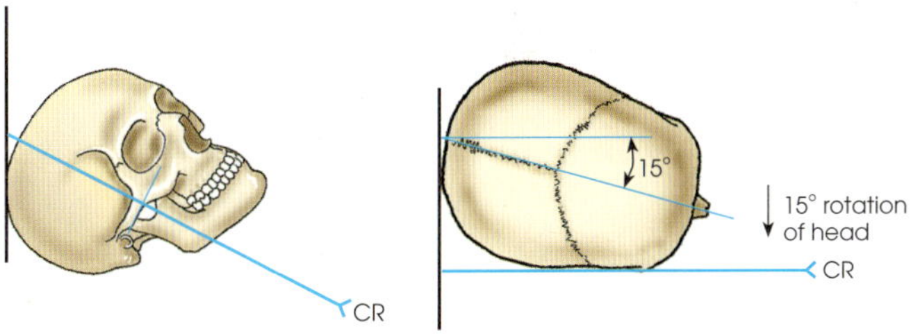


그림 12-26 선 자세 촬영 모식도.

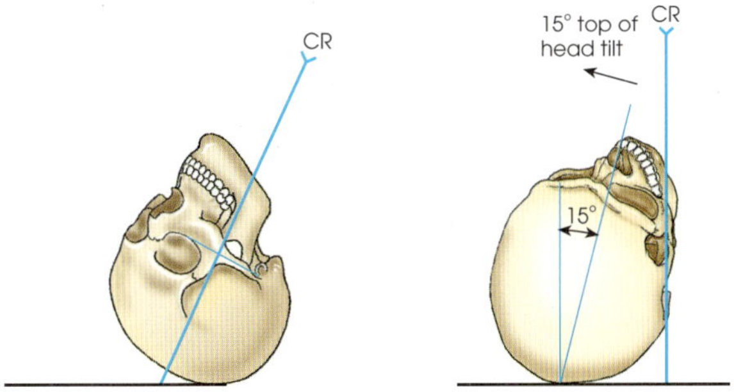


그림 12-27 누운 자세 촬영 모식도.

## 관골궁 접선방향 촬영

Zygomatic arch tangential projection

### 환자 자세

- 환자는 앉은 자세나 누운 자세를 취한 후 상수용체에 기대거나, 바로 누운 자세의 경우 목을 젖히기 위해 몇 개의 단단한 베개 위에 눕는다. 목을 완전히 젖힐 수 있도록 무릎은 구부린다.

### 검사 자세

#### 앉은 자세

- 환자의 목을 뒤로 젖혀(과신전, hyperextension) 머리마루부(두정부, vertex)를 영상수용체면에 밀착시킨다.
- 영상수용체면에 IOML이 가능한 한 평행하도록 환자 머리를 조정한다.
- 머리의 정중시상면을 검사하는 쪽으로 약 15° 정도 돌린다.
- 머리 윗부분을 약 15° 검사하는 반대방향으로 기울인다. 이렇게 머리를 돌리고 기울이면 중심선이 머리뼈 옆면에 접선방향으로 입사하게 된다. 중심선은 턱뼈각(mandibular angle)과 마루뼈(parietal bone)의 측면을 따라 광대활을 영상수용체에 투영하게 된다.
- 광대활이 영상수용체의 중앙에 위치하도록 한다(그림 12-25~12-27).

### 누운 자세

- 머리마루부(두정부, vertex)를 영상수용체면에 밀착시킨다.
- 영상수용체의 위쪽 끝을 모래주머니 위에 놓거나 적절한 크기의 각진 스펀지 위에 놓는다.
- 눈확아래귓구멍선이 가능한 한 영상수용체면에 평행이 되도록 영상수용체가 올라온 정도와 환자 목의 젖힘 정도를 조절한다.
- 머리의 정중시상면을 약 15° 검사하는 방향으로 회전시켜 기울인다(선 자세와 유사하게).
- 만약 눈확아래귓구멍선이 영상수용체면에 평행하다면 광대활을 중앙에 놓는다. 그렇지 않다면 영상수용체를 이동시켜 영상수용체의 중심에 중심선이 오도록 한다(그림 12-27).
- 턱의 아래면에 접착테이프를 붙인다. 테이프를 위쪽으로 당기고 끝을 테이블 끝이나 영상수용체 스탠드에 붙인다. 이렇게 하면 충분한 지지가 가능하다. 이때 접착면이 환자의 피부에 직접 닿지 않도록 주의한다.
- 머리를 고정한다.
- 호흡: 촬영하는 동안 호흡을 멈춘다.

### 중심선

- 눈확아래귓구멍선에 수직, 눈가쪽구석(outer canthus)에서 약 1inch(2.5cm) 뒤쪽에 있는 광대활 중앙으로 입사한다.

### 조사야

- 8×10inch(18×24cm)로 조절한다.

### 영상구조

한쪽 광대활이 접선방향 영상으로 관찰된다(그림 12-28). 이 촬영은 특히 함몰골절이나 광대뼈가 편평한 환자에 유용하다.

### 평가기준

- 적절한 조사야가 이루어져야 한다.
- 광대활이 다른 구조물(마루뼈, 아래턱뼈)과 겹치지 않아야 한다.
- 광대활이 잘 보이도록 적당한 노출량으로 촬영되어야 한다.

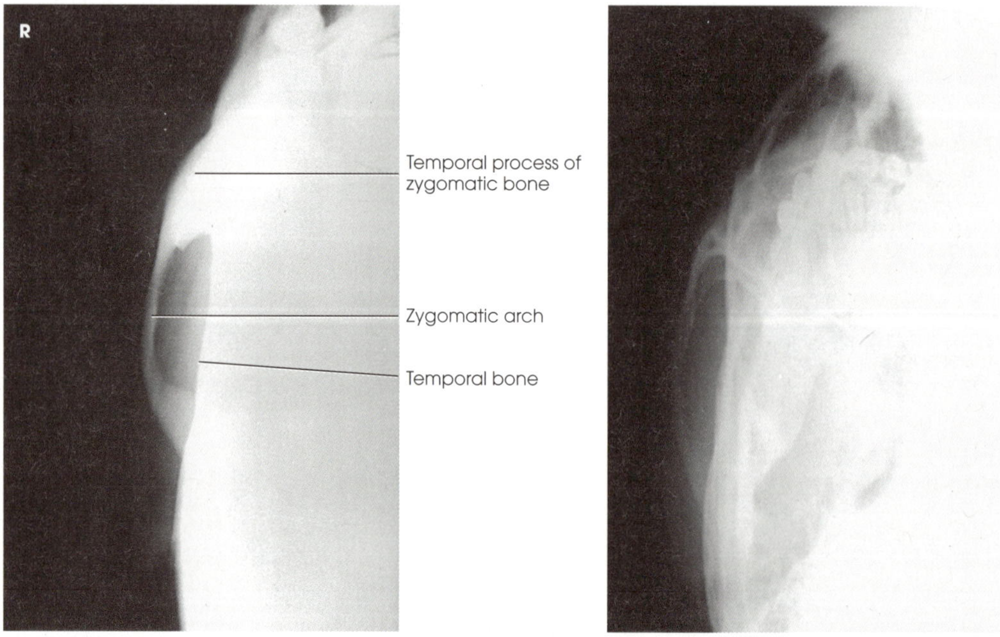


**그림 12-28** 광대활 접선방향 영상.

## 관골궁 전·후축방향 촬영

Zygomatic arch AP axial projection
modified Towne method

### 환자 자세

- 바로 앉거나 누운 자세를 취한다.
- 몸의 정중시상면을 상수용체 정중선에 일치시킨다.

### 검사 자세

- 상수용체의 정중선에 정중시상면이 수직이 되도록 환자의 머리를 조정한다.
- 영상수용체면에 눈확아래귓구멍선이 수직이 되도록 턱을 몸쪽으로 당긴다(그림 12-29~12-31).
- 호흡: 머리는 고정하고, 촬영하는 동안 호흡을 멈춘다.

### 중심선

- 코뿌리점(nasion) 1inch(2.5cm) 위쪽에 있는 눈썹활사이(glabella)로 발쪽으로 30° 향하여 입사한다.
- 환자가 목을 충분히 몸쪽으로 당길 수 없을 경우 눈확아래귓구멍선이 영상수용체면에 수직이 되도록 조정하고 중심선은 발쪽으로 37° 향하여 입사한다.
- 중심선을 영상수용체(IR) 중앙에 맞춘다.

### 조사야

- 8×10inch(18×24cm)로 조절한다.

### 영상구조

다른 구조물과 겹치지 않은 광대활이 좌우 대칭으로 관찰된다(그림 12-32).

### 평가기준

- 적절한 조사야가 이루어져야 한다.
- 광대활과 아래턱뼈(mandible)가 겹치지 않아야 한다.
- 광대활이 대칭으로 관찰되어야 하며, 회전되지 않아야 한다.
- 광대활이 턱뼈가지(mandiblar ramus) 바깥쪽에 관찰되어야 한다.

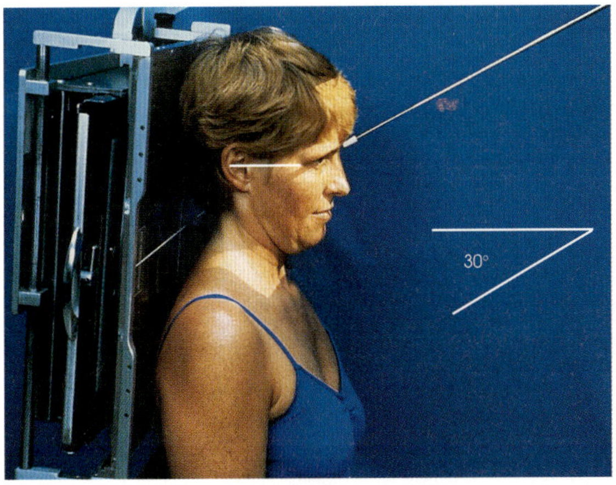


그림 12-29 광대활 전후축방향 촬영: modified Towne method.

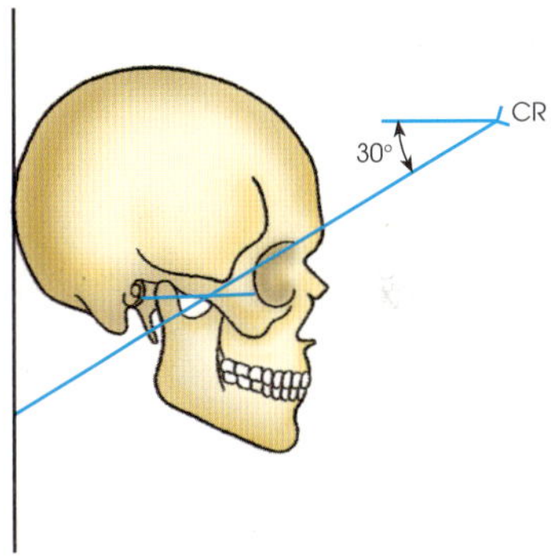


그림 12-30 선 자세 촬영: modified Towne method.

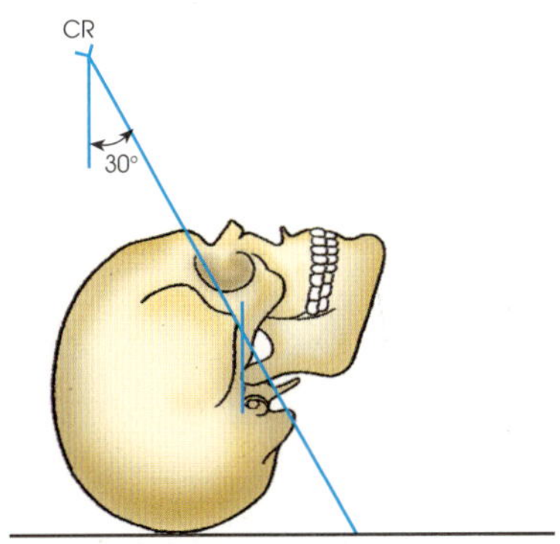


그림 12-31 누운 자세 촬영: modified Towne method.

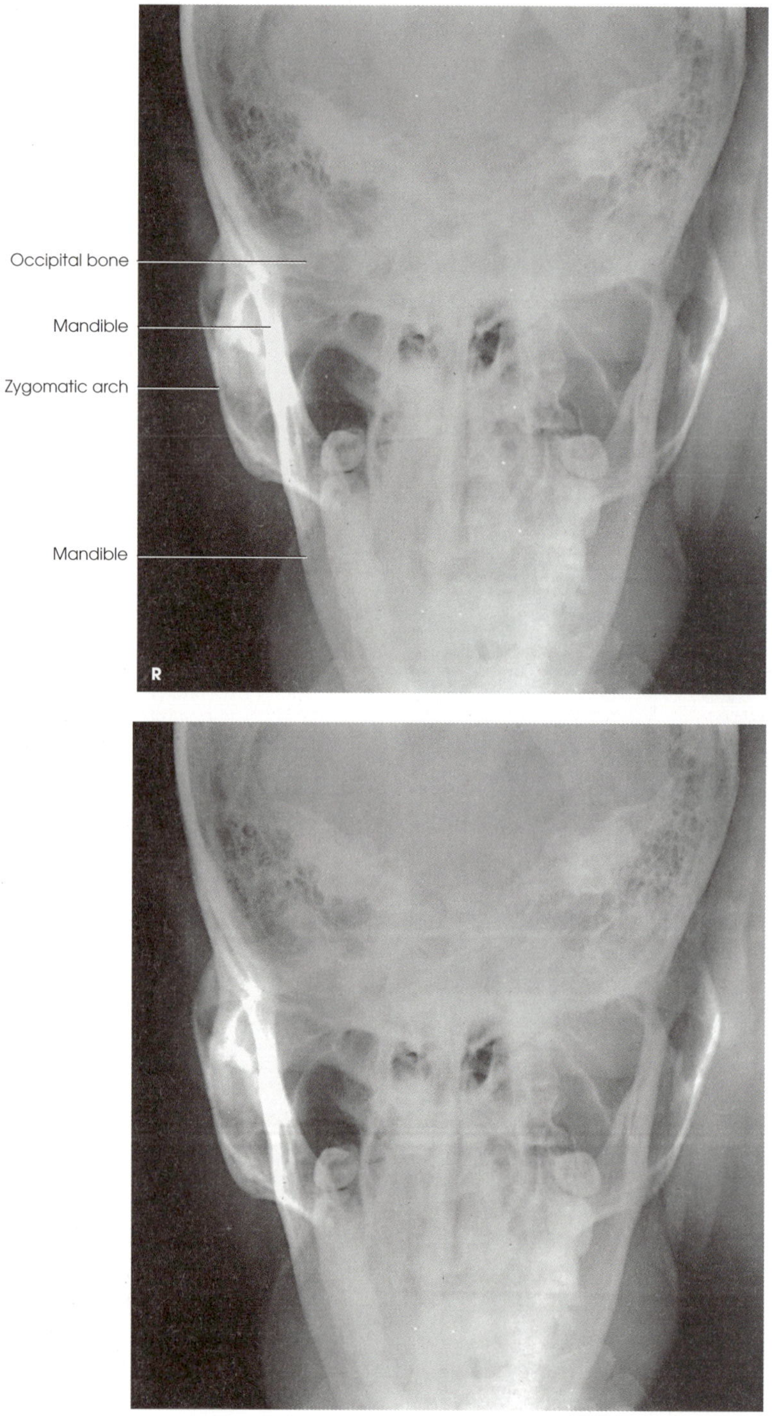


**그림 12-32** 광대활 전 · 후축방향 영상: modified Towne method.

## 하악지 후 · 전방향 촬영
Mandibular rami PA projection

### 환자 자세
- 엎드리거나 수직 상수용체 앞에 앉는다.

### 검사 자세
- 영상수용체면에 환자의 이마와 코를 밀착하여 눈확귓구멍선(OML)이 영상수용체면에 수직이 되게 한다.
- 정중시상면이 영상수용체면에 수직이 되도록 환자 머리를 조정한다(그림 12-33).
- 머리를 고정한다.
- 호흡: 검사하는 동안 호흡은 중지한다.

### 중심선
- 영상수용체(IR)의 중앙에 코가시점(acanthion)을 맞추고 수직으로 입사한다.

### 조사야
- 8×10inch(18×24cm)로 조절한다.

### 영상구조
턱뼈몸통과 가지(mandibular body and rami)가 관찰된다(그림 12-34, 12-35). 턱뼈몸통의 중앙 부분은 목뼈와 겹쳐 잘 관찰되지 않는다. 이 촬영은 주로 턱뼈가지의 골절 시 골절편의 변위를 관찰하기 위해 사용한다.

### 평가기준
- 적절한 조사야가 이루어져야 한다.
- 턱뼈몸통과 가지(mandibular body and rami)가 대칭으로 관찰되어야 한다.
- 아래턱뼈 전체가 포함되어야 한다.

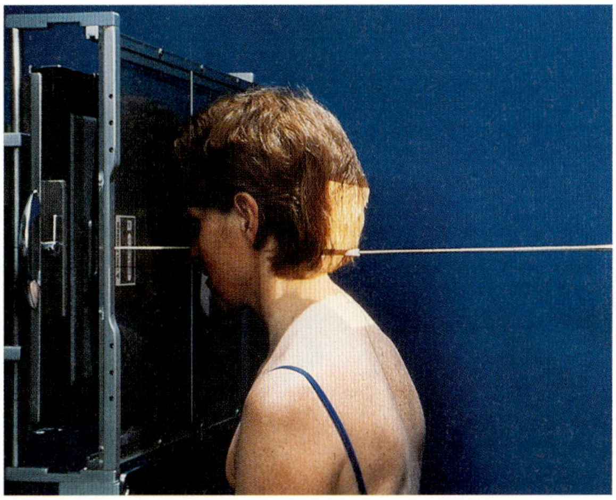

**그림 12-33** 턱뼈가지 후 · 전방향 촬영.

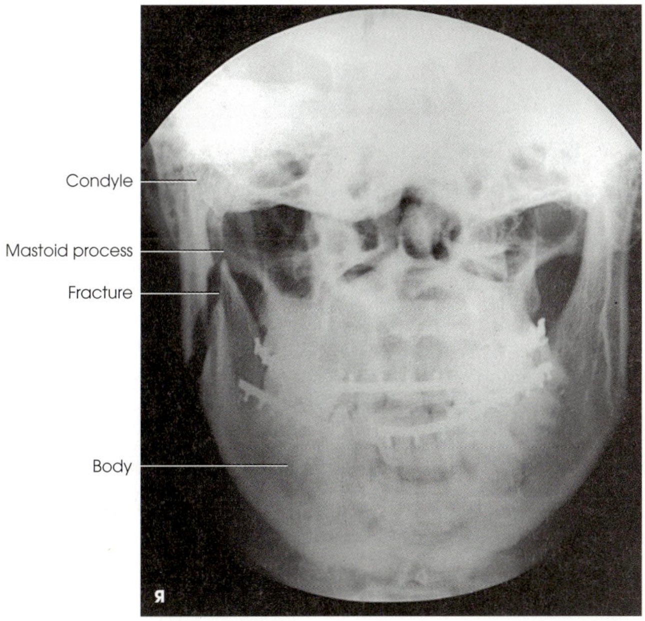


**그림 12-34** 턱뼈가지 후 · 전방향 영상으로 오른쪽 위쪽 턱뼈가지에 골절이 보인다.

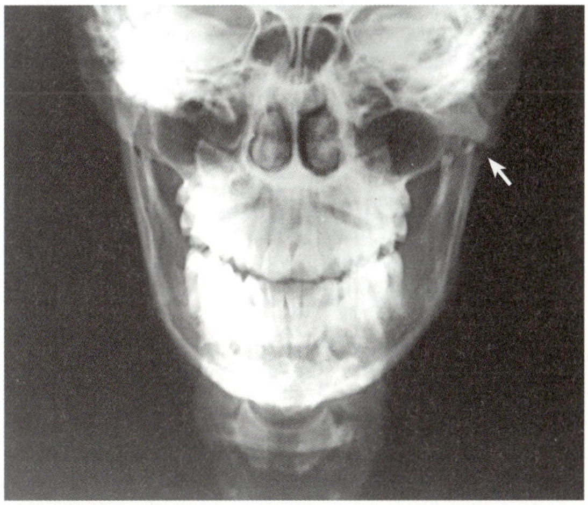

**그림 12-35** 자동차 사고 시 운전대에 부딪혀 생긴 왼쪽 턱뼈가지 골절(화살표).

## 하악지 후 · 전축방향 촬영
Mandibular rami PA axial projection

### 환자 자세
- 엎드리거나 수직 상수용체 앞에 앉는다.

### 검사 자세
- 영상수용체면에 환자의 이마와 코를 밀착한다.
- 환자의 턱을 몸쪽으로 당겨 눈확귓구멍선이 영상수용체면에 수직이 되게 한다.
- 정중시상면이 수직이 되도록 환자 머리를 조정한다(그림 12-36).
- 머리를 고정한다.
- 호흡: 촬영하는 동안 호흡을 멈춘다.

### 중심선
- 영상수용체(IR) 중앙에 머리쪽으로 20~25° 기울여 코가시점(acanthion)으로 입사한다.

### 조사야
- 8×10inch(18×24cm)로 조절한다.

### 영상구조
턱뼈몸통과 턱뼈가지가 관찰된다(그림 12-37). 턱뼈몸통의 중앙 부분은 목뼈와 겹쳐 잘 관찰되지 않는다. 이 촬영은 주로 턱뼈가지의 골절시 골절편의 변위를 관찰하기 위해 사용한다.

### 평가기준
- 적절한 조사야가 이루어져야 한다.
- 턱뼈몸통과 턱뼈가지는 대칭으로 관찰되어야 한다.
- 관절돌기(condylar processes)가 관찰되어야 한다.
- 아래턱뼈 전체가 포함되어야 한다.

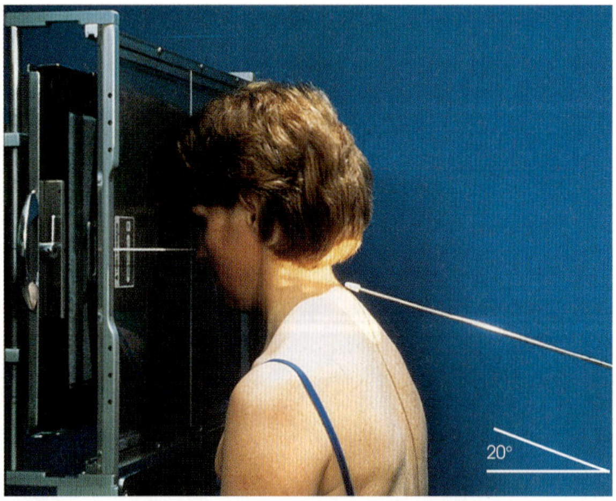


**그림 12-36** 턱뼈가지 후 · 전축방향 촬영.

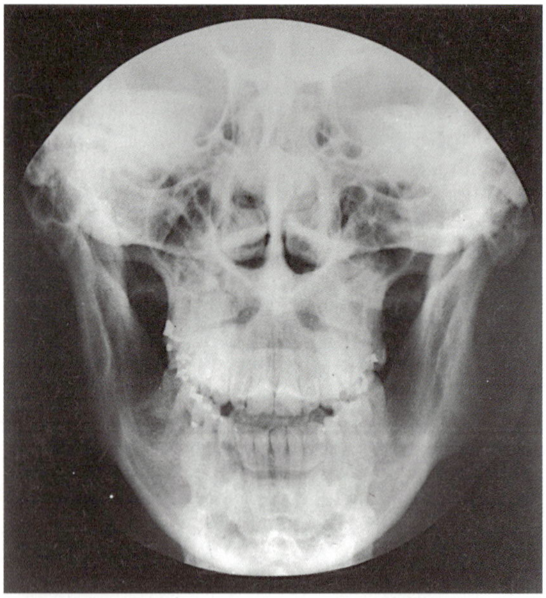

**그림 12-37** 턱뼈몸통과 턱뼈가지의 후 · 전축방향 영상.

## 하악체 후·전방향 촬영

Mandibular body PA projection

### 환자 자세

- 엎드리거나 수직 상수용체 앞에 앉는다.

### 검사 자세

- 영상수용체(IR)의 정중선에 머리의 정중시상면이 위치하도록 한다. 턱뼈결합부(mandibular symphysis)의 앞면이 영상수용체면과 평행이 되도록 코와 턱을 영상수용체면의 중심선에 밀착한다. 이렇게 하면 코끝귓구멍선(acanthiomeatal line, AML)이 영상수용체면에 수직이 된다(그림 12-38).
- 머리를 고정한다.
- 호흡: 촬영하는 동안 호흡을 멈춘다.

### 중심선

- 턱뼈몸통을 관찰하기 위해 입술 중앙에 수직입사한다.

### 영상구조

아래턱뼈 몸통이 관찰된다(그림 12-39).

### 평가기준

- 아래턱뼈 몸체가 좌우 대칭으로 관찰되어야 한다.



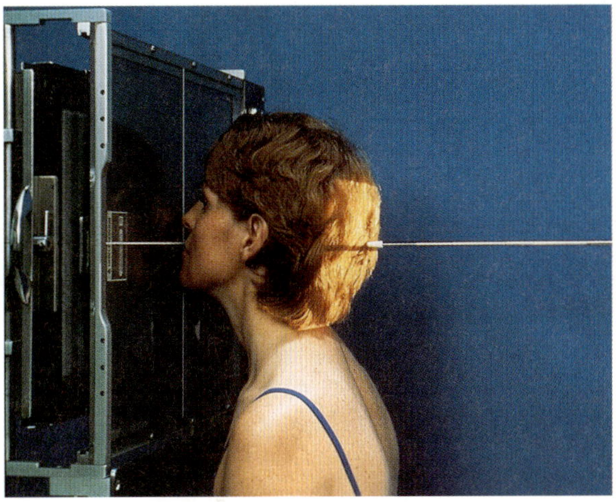

**그림 12-38** 턱뼈몸통 후·전방향 촬영.

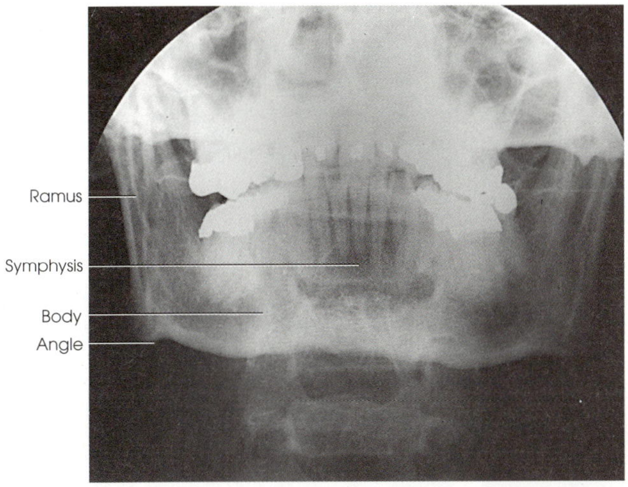


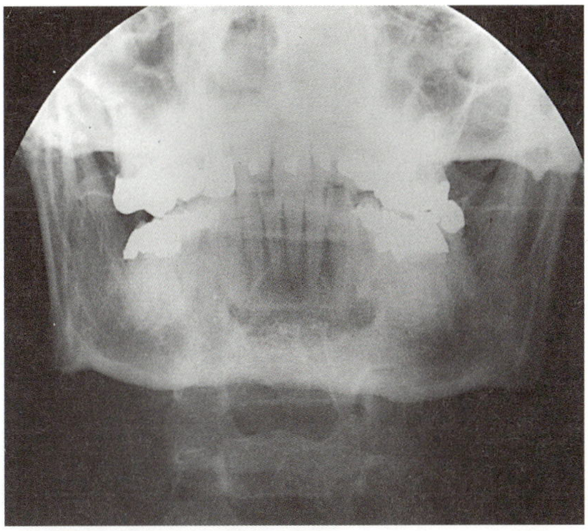

**그림 12-39** 턱뼈몸통 후·전방향 영상.

## 하악체 후 · 전축방향 촬영
Mandibular body PA axial projection

### 환자 자세
- 엎드리거나 수직 상수용체 앞에 앉는다.

### 검사 자세
- 영상수용체(IR)의 정중선에 머리의 정중시상면이 위치하도록 한다. 턱뼈결합부(mandibular symphysis)의 앞면이 영상수용체면과 평행이 되도록 코와 턱을 영상수용체면의 중심선에 밀착한다. 이렇게 하면 코끝귓구멍선(acanthiomeatal line, AML)이 영상수용체면에 수직이 된다.
- 머리의 정중시상면이 영상수용체면에 수직이 되도록 조정한다(그림 12-40).
- 머리를 고정한다.
- 호흡: 촬영하는 동안 호흡을 멈춘다.

### 중심선
- 머리쪽으로 30°를 기울여 턱관절(temporomandibular joints, TMJs) 중간지점으로 입사한다. Zanelli[1]는 턱관절 주변으로 좋은 대조도의 영상을 얻기 위해 입에 공기를 머금고 촬영할 것을 권장하고 있다.
- 영상수용체면의 중심에 턱관절을 맞춘다.

[1]Zanelli A: Le proiezioni radiografiche dell'articolazione temporomandibolare, RadiolMed16:495,1929.

### 영상구조
아래턱뼈몸통과 턱관절이 관찰된다(그림 12-41).

### 평가기준
- TMJs가 꼭지돌기(mastoid process) 바로 밑에 관찰되어야 한다.
- 턱뼈가지가 좌우 대칭으로 관찰되어야 한다.

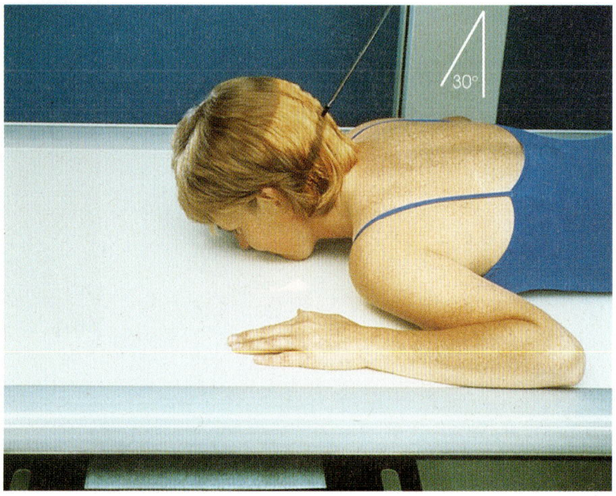


**그림 12-40** 턱뼈몸통 후 · 전축방향 촬영.

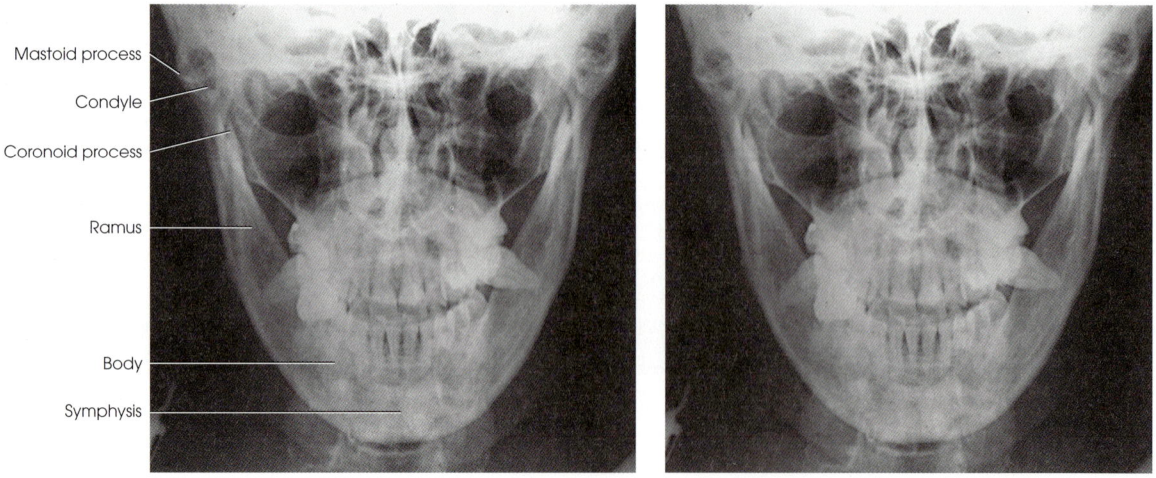


**그림 12-41** 턱뼈몸통 후 · 전축방향 영상.

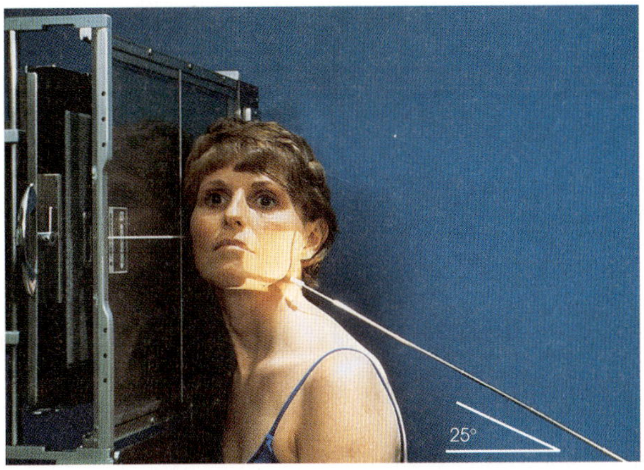


그림 12-42 턱뼈가지 축·측방향 촬영.

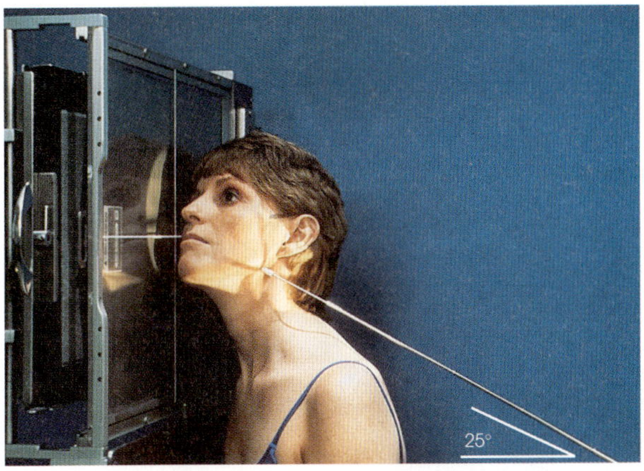


그림 12-43 턱뼈몸통 축측사방향 촬영.

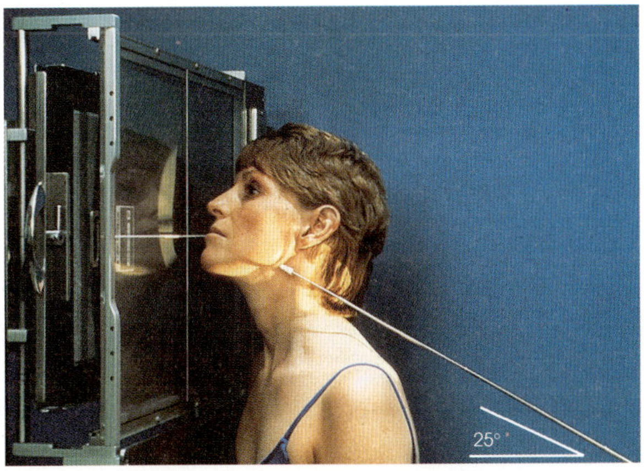


그림 12-44 턱뼈결합 축측사방향 촬영.

## 하악골 축측방향 촬영과 축측사방향 촬영

Mandible axiolateral and axiolateral oblique projection

이 촬영의 목표는 아래턱뼈의 원하는 부분[아래턱뼈(mandible), 턱뼈가지(mandibular rami), 턱뼈몸통(mandible body)]을 영상수용체와 평행하도록 놓는 것이다.

### 환자 자세

- 앉은 자세, 엎드리거나 누운 자세를 취한다.

### 검사 자세

- 환자의 머리를 측면 자세로 조정하여 눈확사이선(interpupillary line, IPL)이 영상수용체면에 수직이 되도록 자세를 취한다. 입은 굳게 다문다.
- 목뼈와 겹치는 것을 방지하기 위하여 아래턱뼈 몸통의 긴축이 영상수용체의 가로축과 평행이 되도록 환자의 턱을 앞으로 내민다.
- 테이블 위에서 촬영하는 경우에는 아래턱뼈 몸통이 전부 포함되도록 영상수용체의 중앙에 놓는다.
- 관찰부위가 영상수용체면에 평행하도록 다음과 같이 환자의 머리를 회전시켜 영상수용체의 가로축과 평행이 되도록 조정한다.

### 턱뼈가지

- 정측면 자세(true lateral position)를 취한다(그림 12-42).

### 턱뼈몸통

- 환자머리를 영상수용체면쪽으로 30° 회전시킨다(그림 12-43).

### 턱뼈결합

- 환자머리를 영상수용체면쪽으로 45° 회전시킨다(그림 12-44).

**참고:** 환자가 반쯤 누운 자세일 경우 쐐기모양 도구나 쐐기모양 스펀지 위에 영상수용체를 놓는다(그림 12-45). 중심선각도(CR angle)와 정중시상면의 기울어진 각도를 합하여 25°가 되는지 확인한다.

### 중심선

- 머리쪽으로 25° 기울여 아래턱의 관심부위로 입사한다(참고를 참조).
- 바로 서 있는 상수용체에서 촬영을 할 경우 중심선이 영상수용체의 중심을 향하여 입사한다.

### 조사야

- 8×10inch(18×24cm)로 조절한다.

### 영상구조

각각의 축측사방향 촬영은 영상수용체면에 평행한 아래턱의 관심부위가 관찰된다(그림 12-46~12-48).

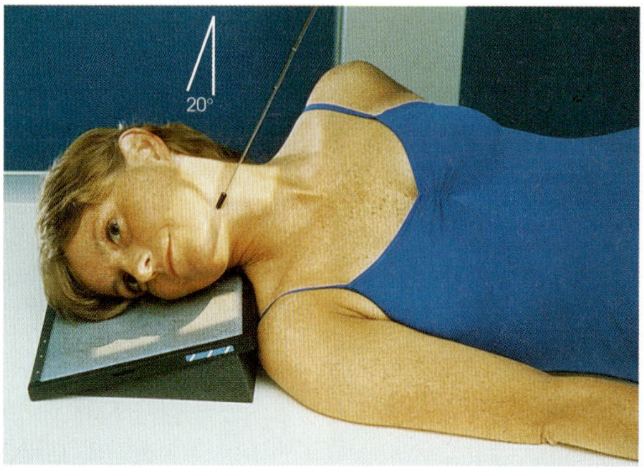


**그림 12-45** 반쯤 누운 자세에서 턱뼈몸통과 턱뼈가지의 축측사방향 촬영.

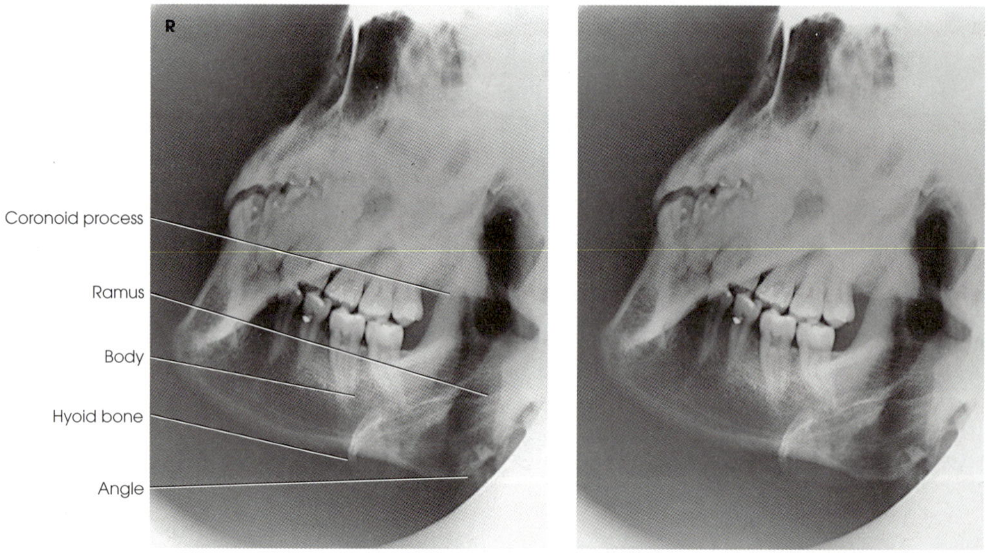


**그림 12-46** 턱뼈몸통의 축측사방향 영상.

## 평가기준

- 적절한 조사야가 이루어져야 한다.

**턱뼈가지와 몸통**

- 턱뼈가지는 반대쪽 턱뼈와 겹치지 않아야 한다.
- 턱뼈가지가 길거나 짧게 관찰되어서는 안 된다.
- 턱뼈가지가 목뼈와 겹쳐서는 안 된다.

**턱뼈결합**

- 턱끝이 반대쪽 아래턱과 겹치지 않아야 한다.
- 턱끝이 길거나 짧게 관찰되어서는 안 된다.

**참고:** 근육이 발달하거나 이상근력형 체형인 경우, 아래턱에 어깨가 겹치는 것을 방지하기 위해서는 환자 머리의 정중시상면을 조정하여 아래쪽으로 약 15°가 열리도록 해준다. 중심선을 머리쪽으로 10° 기울여주면 중심선/촬영부위 사이에 최적 각도인 25°를 유지할 수 있다.



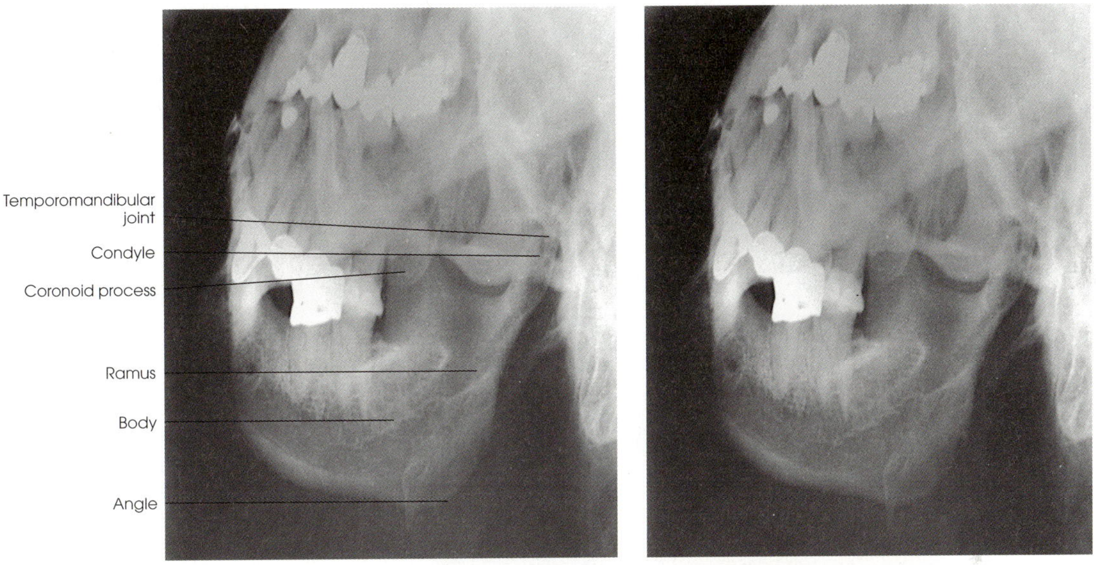


그림 12-47 턱뼈가지의 축측사방향 영상.

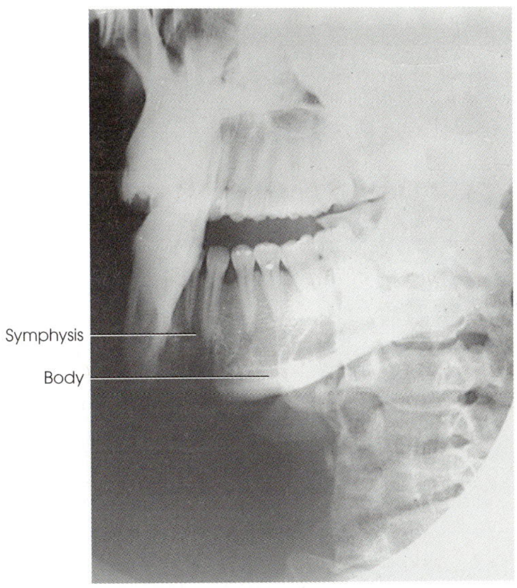


그림 12-48 턱뼈결합의 축측사방향 영상.

## 하악골 하악두정방향 촬영
Mandible submentovertical projection

### 환자 자세
- 수직 상수용체 앞에 바로 서거나 누운 자세를 취한다. 누운 자세의 경우 목을 뒤쪽으로 완전히 젖히기 위해 단단한 베개를 어깨 밑에 넣는다.
- 무릎을 구부려 복부근육을 이완시키고, 목근육의 긴장을 완화시킨다.
- 몸의 정중시상면이 상수용체 정중선에 오도록 한다.

### 검사 자세
- 턱을 들어 목을 최대로 뒤로 젖혀(과신전, hyperextension) 머리마루부(두정부, vertex)를 영상수용체에 밀착시킨다. 그리고 머리를 조절하여 정중시상면이 수직이 되도록 한다.
- 영상수용체면에 눈확아래귓구멍선(IOML)이 최대한 평행이 되도록 조정한다(그림 12-49).
- 목을 충분히 젖히지 못해 영상수용체면에 눈확아래귓구멍선이 평행이 되지 않는 경우 상수용체를 기울여 눈확아래귓구멍선에 평행이 되도록 한다.
- 머리를 고정한다.
- 호흡: 촬영하는 동안 호흡을 멈춘다.

### 중심선
- 눈확아래귓구멍선에 수직으로 턱뼈각(mandibular angles) 중간에 수직 입사한다.

### 영상구조
아래턱뼈가지의 근육돌기(coronoid process)와 관절돌기(condyloid process)가 관찰된다(그림 12-50).

### 평가기준
- 머리뼈의 바깥 가장자리와 아래턱 사이의 거리가 양쪽 모두 대칭이 되어야 한다.
- 양쪽의 관절돌기가 양쪽 바위능선(pars petrosa) 앞에서 관찰되어야 한다.
- 아래턱이 짧게 관찰되지 않도록 아래턱 결합부(symphysis)가 얼굴 앞쪽 경계까지 뻗어 있어야 한다.

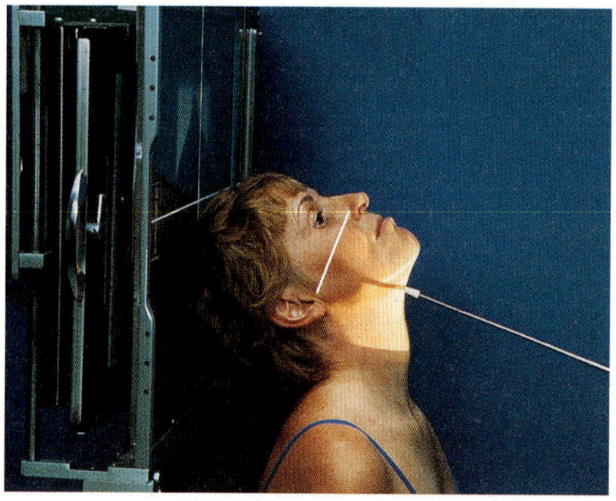

**그림 12-49** 아래턱뼈 하악두정방향 촬영.

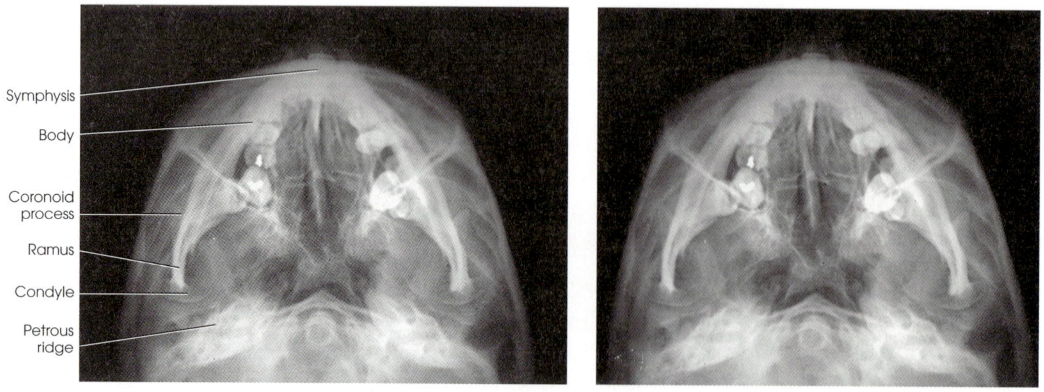


**그림 12-50** 아래턱뼈 하악두정방향 영상.

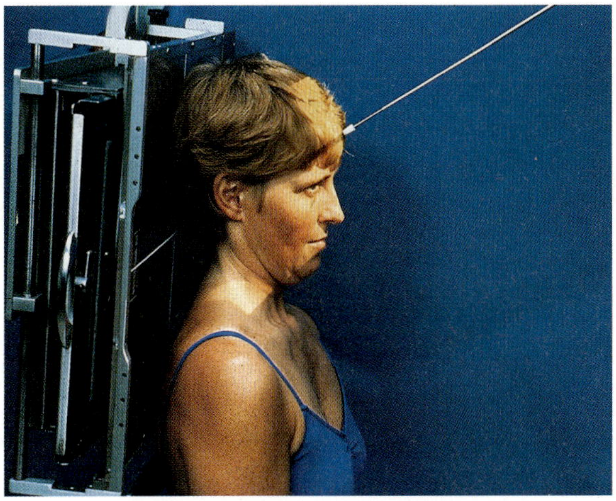

**그림 12-51** 턱관절 전 · 후축방향 촬영.

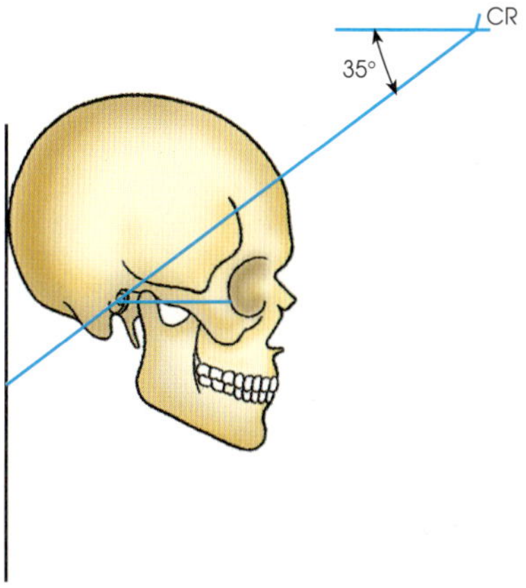


**그림 12-52** 선 자세 촬영 모식도.

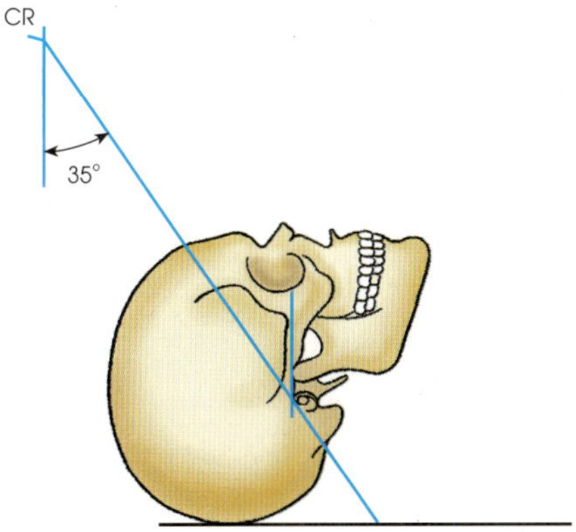


**그림 12-53** 누운 자세 촬영 모식도.

## 악관절 전 · 후축방향 촬영

Temporomandibular articulation
AP axial projection

입을 다문 상태에서 턱관절(TMJs)을 촬영하기 위해서는 앞니(incisors)보다는 뒤쪽 치아가 서로 맞물려 있어야 한다. 앞니를 서로 접촉시키면 아래턱이 앞으로 튀어나오고 관절돌기가 아래턱뼈오목(mandibular fossae)에서 빠져나오게 된다. 입을 벌린 자세에서는 아래턱이 튀어나오지 않는 한도 내에서 입을 가능한 한 크게 벌려야 한다.

최근에 부상을 당한 환자는 골절편이 이동할 위험이 있기 때문에 입을 벌린 자세를 취하면 안 된다. 외상 환자는 반드시 아래턱뼈에 힘을 가하지 않고 검사해야 한다. 단층촬영은 골절이나 탈구가 의심될 때에 특히 유용하다.

### 환자 자세

- 머리뼈 뒤통수쪽을 바로 세운 Bucky에 밀착시키고, 바로 눕거나 똑바로 앉은 자세를 취한다.

### 검사 자세

- 정중시상면이 영상수용체면에 수직이 되도록 환자머리를 조정한다.
- 환자의 턱을 몸쪽으로 당겨 눈확귀구멍선(OML)이 영상수용체면에 수직이 되도록 한다(그림 12-51~12-53).
- 머리를 고정한다.
- 호흡: 촬영하는 동안 호흡을 멈춘다.

### 중심선

- 턱관절의 중간부분에 중심을 맞춰 눈확아래귓구멍선에 대하여 발쪽으로 35° 각도로 코뿌리점(nasion) 위쪽 3inch (7.6cm) 부근을 통과하도록 한다.
- 입을 다물고 촬영을 한다. 특별한 금기사항이 없다면 입을 벌리고 1회 더 촬영한다.
- 영상수용체 중심에 중심선을 맞춘다.

### 조사야

- 8×10inch(18×24cm)로 조절한다.

### 영상구조

전·후축방향 촬영은 관절돌기(mandibular condyles)와 관자턱관절오목(temporomandibular fossa)이 관찰된다(그림 12-54, 12-55).

### 평가기준

- 적절한 조사야가 이루어져야 한다.
- 머리가 회전되지 않아야 한다.
- 입을 다문 검사에서는 턱관절돌기에 바위부가 최소한으로 겹쳐야 한다.
- 입을 벌린 검사에서는 턱관절오목과 관자턱관절오목이 바위부(petrous) 아래에서 관찰되어야 한다.

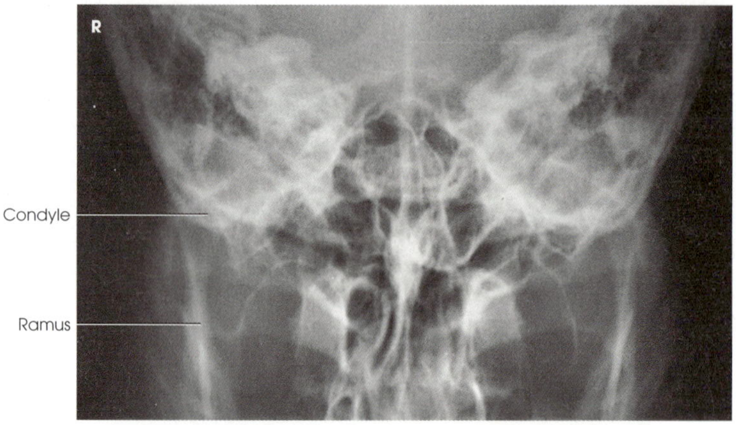


**그림 12-54** 턱관절의 전·후축방향 영상: 입을 닫은 자세.

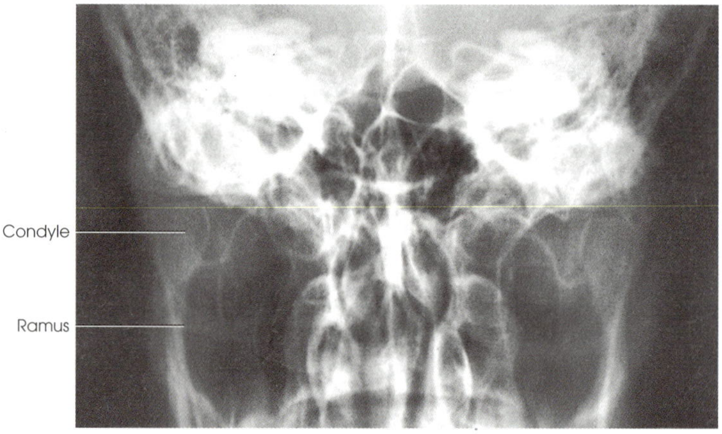


**그림 12-55** 턱관절의 전·후축방향 영상: 입을 벌린 자세

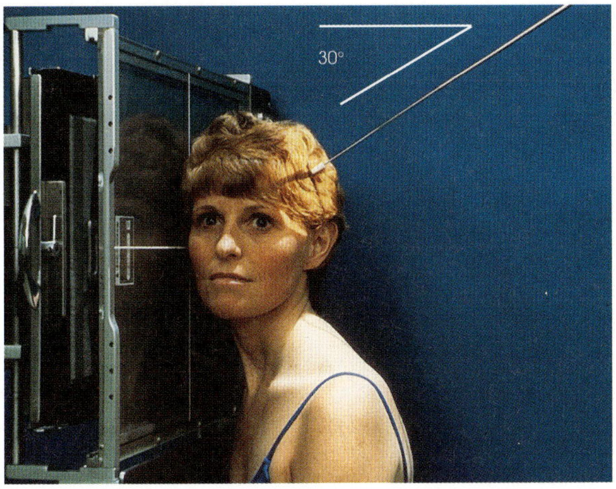


**그림 12-56** 턱관절의 축측방향 촬영: 입을 다문 자세.

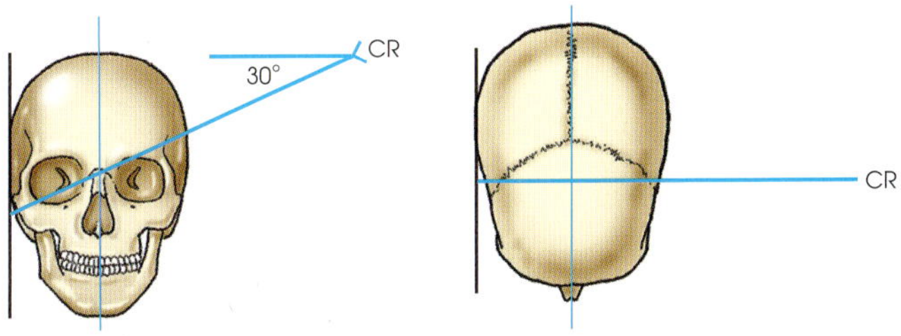


**그림 12-57** 선 자세 촬영 모식도.

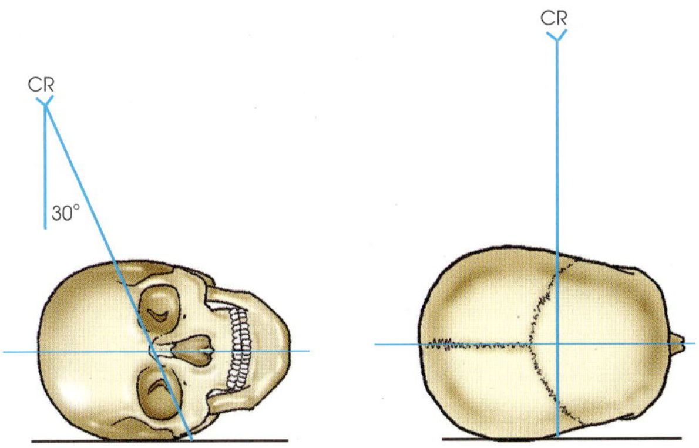


**그림 12-58** 누운 자세 촬영 모식도.

## 악관절 축측방향 촬영

**Temporomandibular articulation axiolateral projection**

이 촬영법은 종종 Shüller method라고 한다. 왜냐하면 Merrill's Atlas 10판에 있는 관자뼈(temporal bone)의 바위꼭지 부분(petromastoid portion)을 촬영하기 위한 Shüller method와 유사한 자세잡기와 중심선 방향을 가지고 있기 때문이다.

### 환자 자세

- 턱관절의 위치를 알아내기 위해 필요하다면 바깥귀길(EAM) 앞 0.5inch (1.3cm) 지점과 EAM 아래 1inch(2.5 cm) 지점의 양쪽 뺨에 표식을 놓는다.
- 환자는 엎드린 자세를 취하거나 수직 상수용체 앞에 앉는다.

### 검사 자세

- EAM 앞 0.5inch(1.3cm) 지점에 영상수용체의 중심을 맞추고, 환자의 머리를 촬영하고자 하는 쪽을 영상수용체면에 밀착하여 측방향 자세를 취한다.
- 환자 머리의 정중시상면이 영상수용체면에 평행하고, 눈확사이선(interpupillary line)이 영상수용체면에 수직이 되도록 머리를 조정한다(그림 12-56~12-58).
- 머리를 고정한다.
- 호흡: 촬영하는 동안 호흡을 멈춘다.
- 환자의 입을 다문 상태에서 촬영을 한 후, 특별한 금기사항이 없다면 환자의 입을 넓게 벌리게 하여 자세를 다시 확인한 후 두 번째 촬영을 한다(그림 12-59).

### 중심선

- 중심선은 EAM 전방 0.5inch(1.3cm) 그리고 상방 2inch(5cm) 지점으로 발쪽으로 25~30° 기울여 영상수용체면의 중심을 향하여 입사한다.

### 영상구조

입이 열린 상태와 닫힌 상태의 턱관절(TMJ)이 나타난다(그림 12-60, 12-61). 비교를 위해 양측을 검사한다.

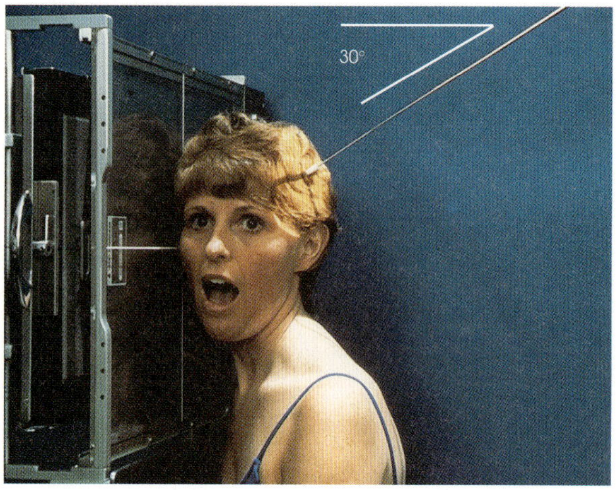


**그림 12-59** 입을 벌린 자세에서 턱관절의 축측방향 촬영.

### 평가기준

- 바깥귀길(EAM) 앞쪽에서 턱관절(TMJ)이 관찰되어야 한다.
- 입을 다문 검사에서 턱관절돌기(condyle)는 턱관절오목(mandibular fossa) 내에 있어야 한다
- 만약 환자가 정상이고 입을 크게 벌릴 수 있다면, 입을 벌린 촬영에서 턱관절돌기는 관절결절(articular tubercle) 아래에 관찰된다.

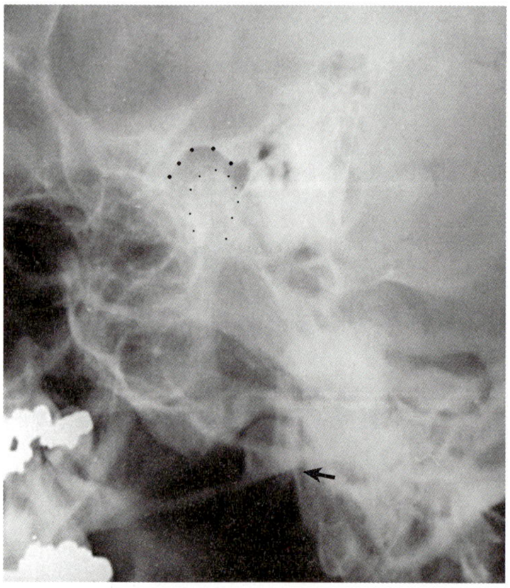

**그림 12-60** 입을 다문 자세에서 턱관절의 축측방향 영상. 턱관절돌기(작은 점선)와 턱뼈오목(화살표)이 보인다.

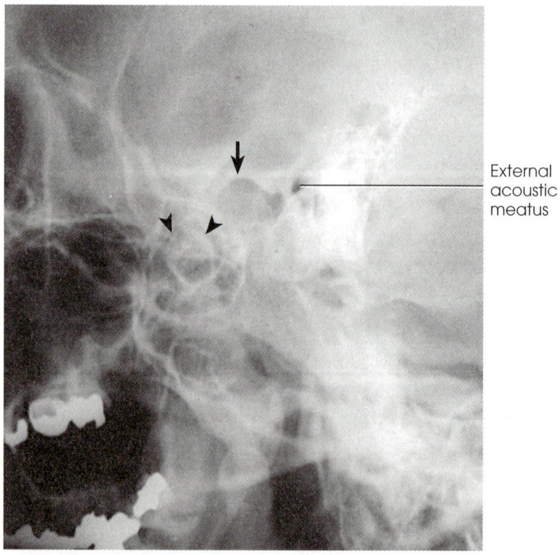


**그림 12-61** 입을 벌린 자세에서 턱관절의 축측방향 영상. 턱관절돌기(화살표 머리)와 턱뼈오목(화살표)이 보인다.

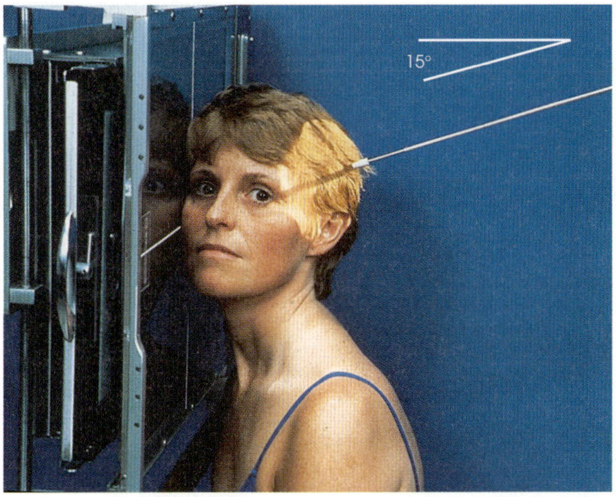


그림 12-62 턱관절 축측사방향 촬영.

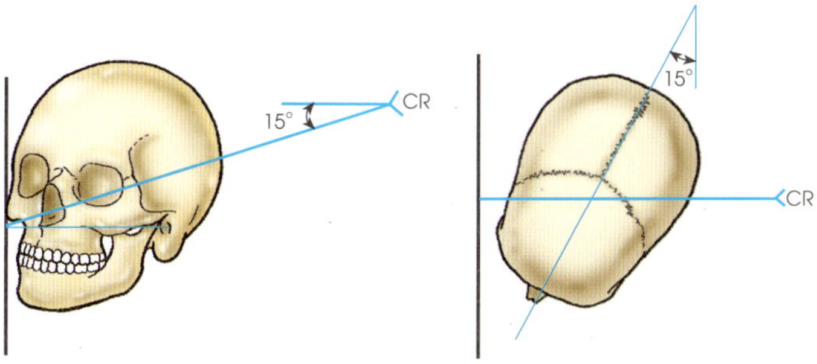


그림 12-63 선 자세 촬영 모식도.

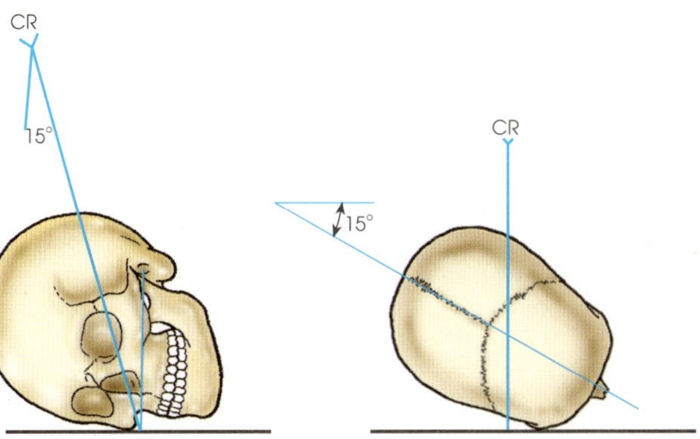


그림 12-64 누운 자세 촬영 모식도.

## 악관절 축측사방향 촬영

Temporomandibular articulation axiolateral oblique projection

이 촬영법은 종종 modified Law method라고 한다. 왜냐하면 Merrill's Atlas 10판에 있는 관자뼈(temporal bone)의 바위꼭지부분(petromastoid portion)을 촬영하기 위한 modified Law method과 유사한 자세잡기와 중심선 방향을 가지고 있기 때문이다.

### 환자 자세

- 환자는 엎드리거나 수직 상수용체 앞에 앉는다.
- 턱관절 검사 시 입을 다문 상태에서 촬영을 한 후, 특별한 금기사항이 없다면 입을 벌린 상태에서 1회 더 촬영한다.
- IR-changing tunnel 또는 Bucky tray를 사용하여 환자가 움직이지 않은 상태에서 2번의 촬영을 하며, 머리 위치는 수정하지 않도록 한다.
- 비교를 위해 양쪽을 모두 검사한다.

### 검사 자세

- EAM 전방 0.5inch(1.3cm)에 영상수용체 중심을 오게 하고 환자의 뺨을 상수용체에 밀착한다.
- 머리의 정중시상면을 앞쪽 영상수용체면 방향으로 약 15° 회전시킨다.
- 눈확사이선(interpupillary line)이 영상수용체면에 수직이 되도록 조정한다.
- 눈확아래귓구멍선이 영상수용체면의 가로축에 평행이 되도록 환자의 턱을 조정한다(그림 12-63~12-64).
- 머리를 고정한다.
- 호흡: 검사하는 동안 호흡은 중지한다.
- 환자 입을 다문 상태에서 촬영을 한 후 환자에게 입을 크게 벌리라고 한다.
- IOML의 위치를 다시 확인한 후 두 번째 촬영을 한다.

### 중심선

- 발쪽으로 15° 기울여 영상수용체면에 가까운 턱관절을 통과하도록 한다. 중심선은 EAM 위쪽면의 위쪽 방향으로 1.5inch(3.8cm) 지점으로 입사한다.

### 조사야

- 8×10inch(18×24cm)로 조절한다.

### 영상구조

입을 벌린 자세와 입을 다문 자세에서의 턱관절의 돌기(condyles)와 목(necks)이 관찰된다. 또한 턱관절오목(mandibular fossa)과 턱관절돌기의 관계도 알 수 있다. 입을 벌린 자세의 영상에서는 턱관절오목과 돌기의 아래쪽, 앞쪽 움직임을 관찰할 수 있다. 비교를 위해 양쪽 모두를 촬영한다(그림 12-65). 입을 다문 자세에서는 턱뼈가지(ramus)의 턱관절의 목돌기에 생긴 골절 유무를 관찰할 수 있다.

### 평가기준

- 적절한 조사야가 이루어져야 한다.
- 턱관절이 잘 관찰되어야 하며, 반대측 턱관절과 겹침이 없어야 한다.
- 입을 다문 검사에서 턱관절의 돌기(condyle)는 턱관절오목(mandibular fossa) 내에 있어야 한다.
- 만약 환자가 정상이고 입을 크게 벌릴 수 있다면, 입을 벌린 촬영에서 턱관절돌기는 관절결절(articular tubercle) 아래에서 관찰되어야 한다.

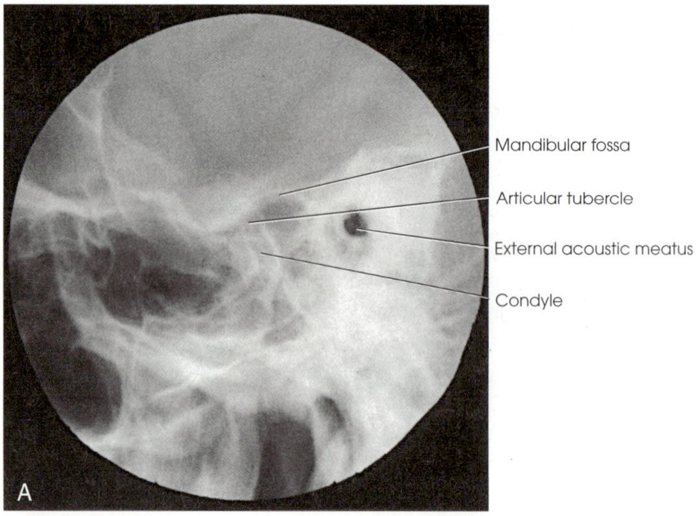


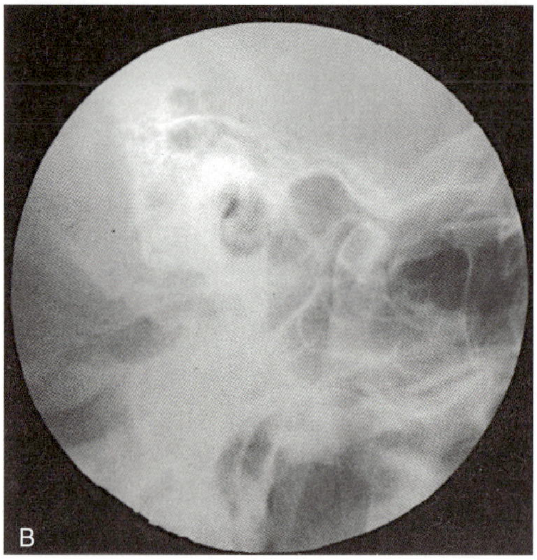


**그림 12-65 턱관절의 축측사방향 영상.** **A,** 벌린 자세, 오른쪽 방향. **B,** 벌린 자세, 왼쪽 방향 (같은 환자). 왼쪽면에 더 많은 움직임이 있다.

## 파노라마 단층촬영

파노라마 단층촬영(panoramic tomography), 파노라마 방사선 촬영(pantomography), 회전식 단층촬영(rotational tomography)은 휘어진 면의 단층촬영에 이용되는 기술을 언급하는 데 사용되는 용어들이다. 이 기술은 턱관절을 포함한 아래턱뼈 전체와 양쪽의 위이틀활(dental arches)을 환자의 턱 모양을 따라 휘어진 하나의 길고 좁은 필름 위에 파노라마 영상으로 보여준다. 이때 회전축에 가까운 구조물들만 명확하게 보인다.

파노라마 방사선 촬영에는 2가지 종류의 장비를 사용할 수 있다. 첫 번째는 고정된 X선관 주위를 환자와 필름이 회전하는 것이다. 이러한 형태의 장비는 (1) 전차대(turntable) 위에 설치된 특별한 의자와 (2) 유연한 영상수용체 안에 들어있는 4×10inch(10×24cm) 크기의 필름을 지탱하는 두 번째 전차대로 구성되어 있다. 의자에 앉아 자세를 고정한 환자와 필름은 컴퓨터를 이용해 서로 반대방향으로 조화로운 속도로 회전시킨다. X선관은 움직이지 않는다. 어떤 기계는 정중선에서 노출이 멈춘다.

두 번째 형태는 X선관과 영상수용체가 의자에 앉아 자세를 고정한 환자의 주위를 같은 방향으로 회전하는 것이다(그림 12-66). X선관과 영상수용체 드럼은 수직스탠드로 지탱하고 있는 머리 위쪽의 통에 부착이 된다. 이 장비의 의자는 바닥에 고정되어 있으나 휠체어를 탄 환자들을 위해 제거할 수 있도록 되어있다. 머리 고정장치와 입으로 무는 방사선투과성 장치가 환자 머리의 중심을 맞추고 고정한다. 머리 고정장치에 있는 눈금은 턱 크기를 나타낸다. 기계에 표시된 5×12inch(13×30cm) 또는 5×14inch(13×43cm) 필름은 필름 드럼에 단단하게 부착되어 있는 유연한 영상수용체 안에 넣는다.

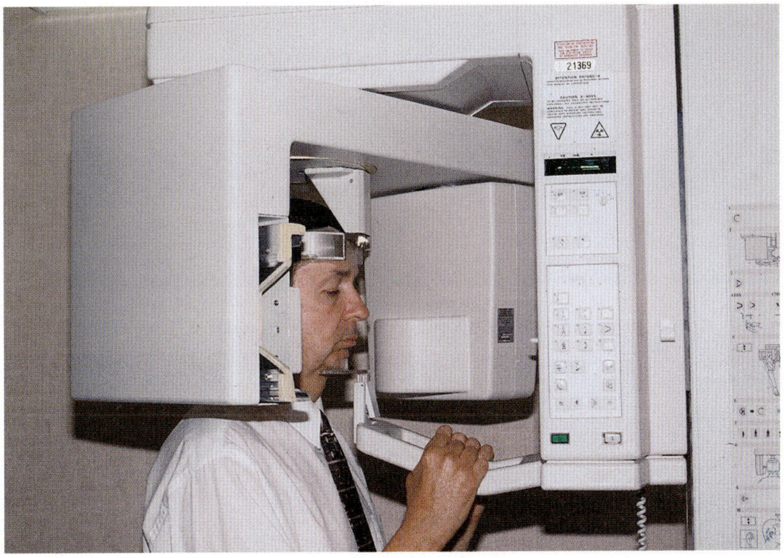

**그림 12-66** 파노라마 방사선 촬영장치.

(Courtesy Gendex.)

양쪽 형태의 장비 모두 X선은 좁고 긴 수직구멍이 있는 납 칸막이에 의해 X선관의 구멍에 정확하게 조사되어 있다. 대응하는 수직구멍 칸막이는 환자와 영상수용체(또는 X선관과 필름)가 회전할 수 있도록 환자와 영상수용체 사이에 고정된다. 특정 부위의 각각의 좁은 구역들은 겹치거나 산란선에 의해 흐려짐 없이 필름에 기록된다.

회전시간은 장비 제조사에 따라 10~20초로 다양하다. 이것은 긴 노출시간을 요한다. 그러나 길고 좁은 구멍의 칸막이 때문에 매순간 환자에게 노출되는 방사선은 좁은 수직구멍 전에 통과하는 피부에 국한된다.

파노라마 방사선 촬영법은 왜곡 없이 아래턱뼈 전체의 측방향 영상을 얻을 수 있다(그림 12-67). 또한 심한 아래턱뼈나 턱관절 외상 환자도 편안하게 촬영할 수 있다. 골절 조각의 위치를 확인하기 위해서는 전 · 후, 후 · 전 또는 두정하악촬영(verticosubmental projection)을 추가해야 한다.

이 단층촬영 기술은 다양한 치아나 얼굴뼈의 비정상을 검사하는 데 유용하다. 또한 이것은 일반적인 치아뿌리끝(치근단) 촬영법(conventional periapical radiography)을 대체하기보다는 추가적인 검사로 사용하고 있다.

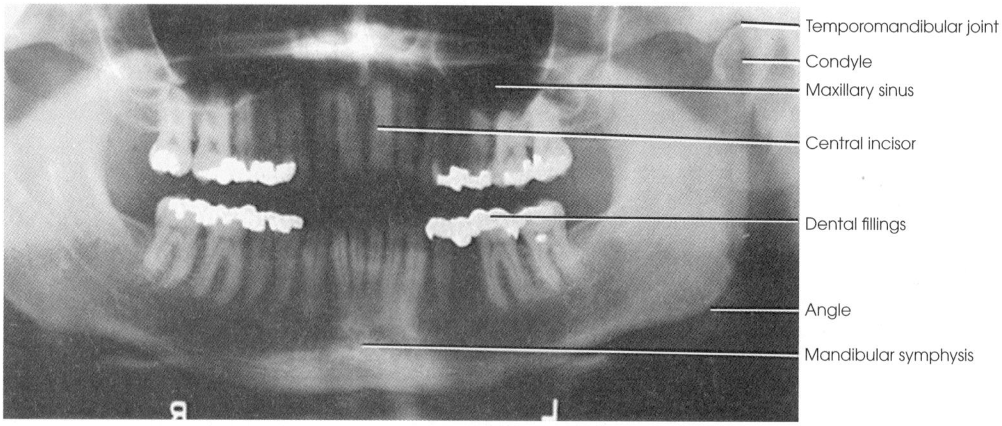


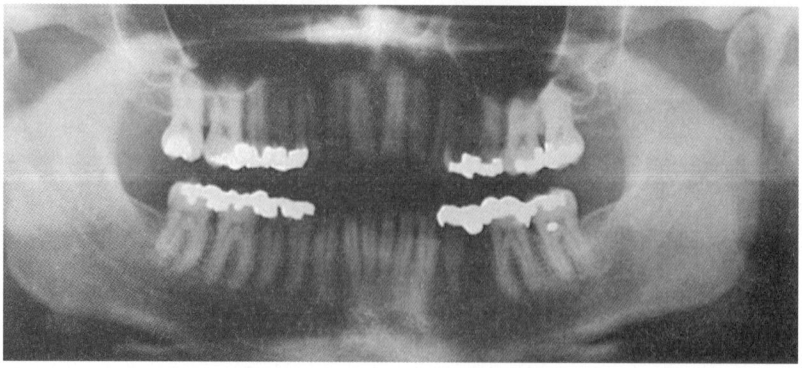

**그림 12-67** 파노라마 단층촬영 영상.

# 13
# 코곁굴
## PARANASAL SINUSES

### 학습목적

공기로 채워져 있는 코곁굴의 구조물과 위치를 숙지하고 병리학적 질환에 따른 진단 가치가 높은 영상을 묘출할 수 있는 검사방법 및 자세를 학습한다.

### 학습목표

1. 코곁굴의 검사목적에 올바른 위치를 잡을 수 있다.
2. 코곁굴의 크기와 모양을 뚜렷하게 표현할 수 있다.
3. 바로 선 자세와 누운 자세에서의 차이점을 설명할 수 있다.
4. 위턱굴, 이마굴, 벌집굴, 나비굴의 구조물을 나타내기 위한 각종 검사법을 숙지할 수 있다.
5. 머리뼈와 코곁굴의 차이점을 설명할 수 있다.

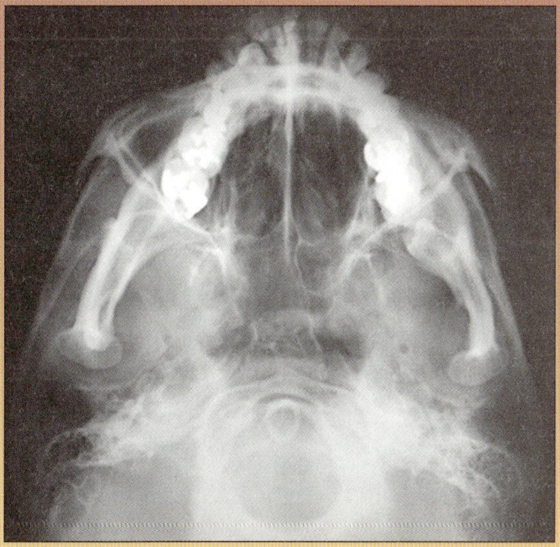

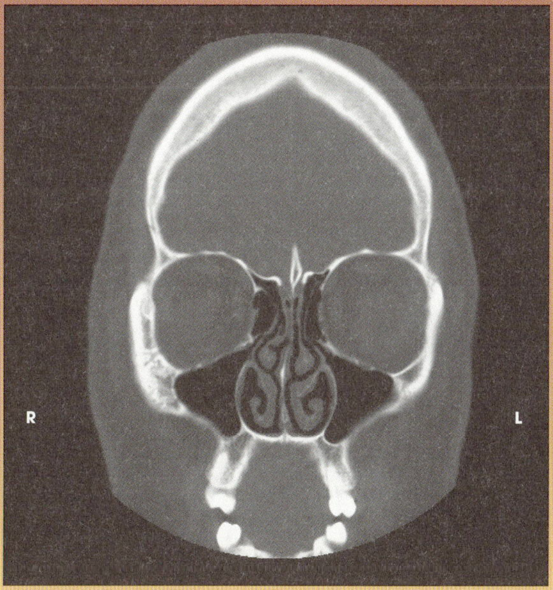

## 촬영방향, 환자 자세, 촬영법

| 중요도 | 촬영부위 | 촬영방향 | 환자 자세 | 촬영법 |
|---|---|---|---|---|
| | 코곁굴 | 측방향 | | |
| | 이마굴과 앞쪽 벌집굴 | 후 · 전축방향 | | Caldwell method |
| | 위턱굴 | 두정비극방향 | | Waters method |
| | 위턱굴과 나비굴 | 두정비극방향 | 입을 벌린 자세 | Waters method |
| | 벌집굴과 나비굴 | 하악두정방향 | | |

## 코곁굴

머리뼈(두개골, cranium)의 이마뼈(전두골, frontal bone), 벌집뼈(사골, ethmoid bone), 나비뼈(접형골, sphenoid bone)와 얼굴의 위턱뼈(상악골, maxillary bone) 안에는 공기로 차 있는 빈 공간들이 있다. 이 공간들은 코안(nasal cavity) 점막으로부터 형성되고 콧구멍과 연결되어 있기 때문에 코곁굴(부비동, paranasal sinuses)이라 부른다(그림 13-1, 13-2). 비록 코곁굴의 기능이 해부학자들 사이에서도 의견이 일치하지는 않지만, 다음과 같은 역할을 하는 것으로 여겨지고 있다.

- 소리를 울리게 하여 목소리 형성에 기여한다.
- 공기가 포함되어 있어 머리뼈의 무게가 감소된다.
- 들여 마시는 공기를 따뜻하게 하고, 습기를 머금게 만든다.
- 외상을 입었을 때 충격을 흡수하는 역할을 한다(자동차의 에어백과 같은 역할).
- 면역 시스템을 제어할 수도 있다.

코곁굴은 태아기에서부터 일찍 발달하기 시작한다. 처음에는 콧길(비도, nasal meatus)과 코오목(nasal recesses) 점막에서 작은 주머니 형태로 나타난다. 이 주머니가 성장하면서 주변의 뼈들을 침범하여 코곁굴과 점막세포를 형성한다. 위턱굴은 보통 출생 시에 이미 발달이 잘 되어 있고 공기가 차 있어 영상에서 잘 보인다. 다른 코곁굴들은 발달 속도가 느리며, 6~7세가 되어야 이마굴(전두동, frontal sinus)과 나비굴(접형동, sphenoidal sinus)은 크기와 위치가 비슷한 벌집굴과 구별이 된다. 벌집굴(사골동, ethmoidal sinus)은 사춘기에 발달하고, 코곁굴은 17~18세가 되어야 완전하게 형성된다. 완전히 형성되면 각각의 코곁굴은 서로서로 연결되고, 코안과도 연결된다.

머리뼈 안에서 코곁굴의 실제 크기, 형태, 위치는 CT 검사를 하면 정확하게 알 수 있다(그림 13-2).

## 위턱굴

위턱굴(상악동, maxillary sinuses)은 가장 큰 코곁굴로 양쪽 위턱뼈(상악골, maxilla)에 쌍으로 위치하고 있다(그림 13-1, 13-2). 위턱굴은 측방향 영상에서 사각형으로 보이지만 실제로는 피라미드 모양에 가까우며 3개의 벽만 가지고 있다. 첨부는 아래쪽 바깥 방향으로 향해 있다. 양쪽의 위턱굴은 크기와 형태가 다양하지만 보통은 좌우 대칭이다. 성인의 경우, 위턱굴은 높이가 대략 3.5cm이고, 너비가 2.5~3cm 정도이다. 종종 한 개의 위턱굴은 사이막(중격, septum)에 의해 작은 구역으로 나누어지고, 어떤 경우에는 완전히 2개의 구역으로 나누어진다. 위턱굴 바닥에는 몇 개의 울퉁불퉁하게 솟아오른 곳이 보이는데 이것은 아래쪽에 있는 치아의 뿌리부분에 해당한다. 위턱굴의 위쪽 부분으로는 중간콧길(중비도, middle nasal meatus)과 연결되는 곳이 있다.

위턱굴 Maxillary Sinuses

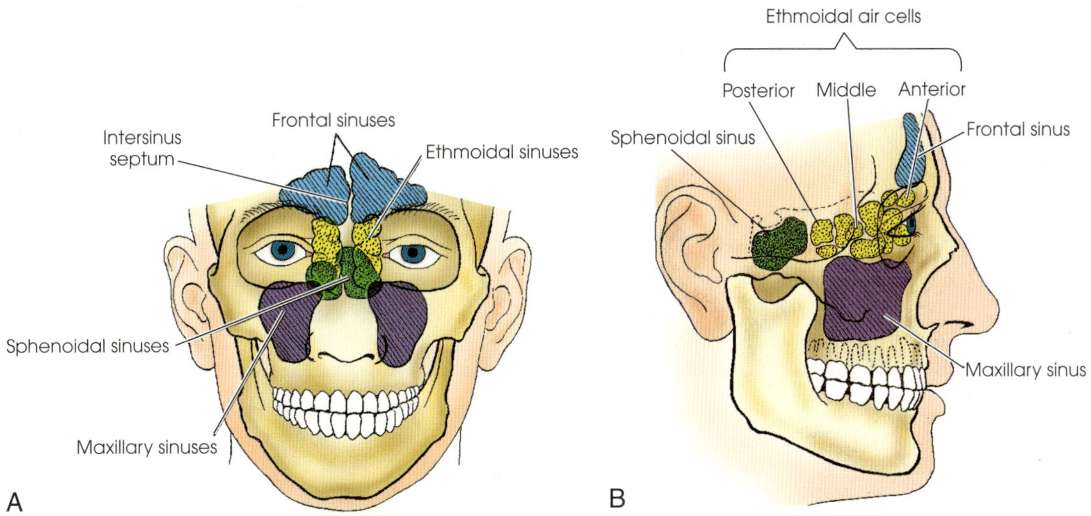


**그림 13-1** **A**, 앞쪽에서 바라본 코곁굴, 서로간의 측방향 위치와 주변 구조물과의 관계를 보여주고 있다. **B**, 옆에서 바라본 코곁굴, 서로간의 앞뒤 위치와 주변 구조물과의 관계를 보여주고 있다.

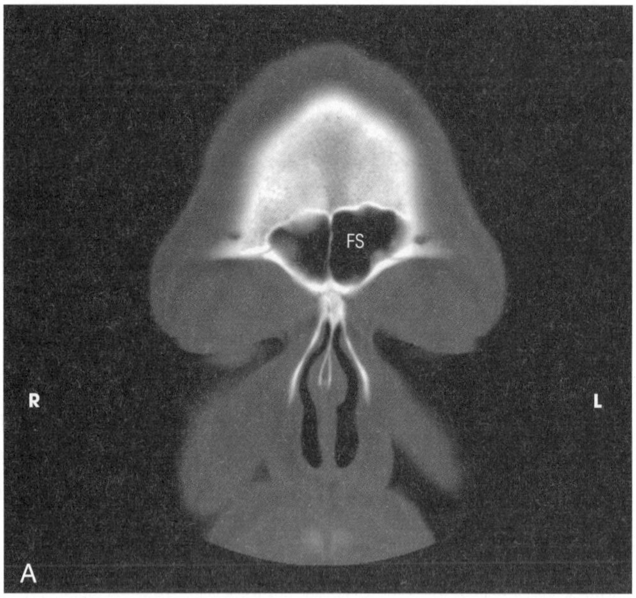


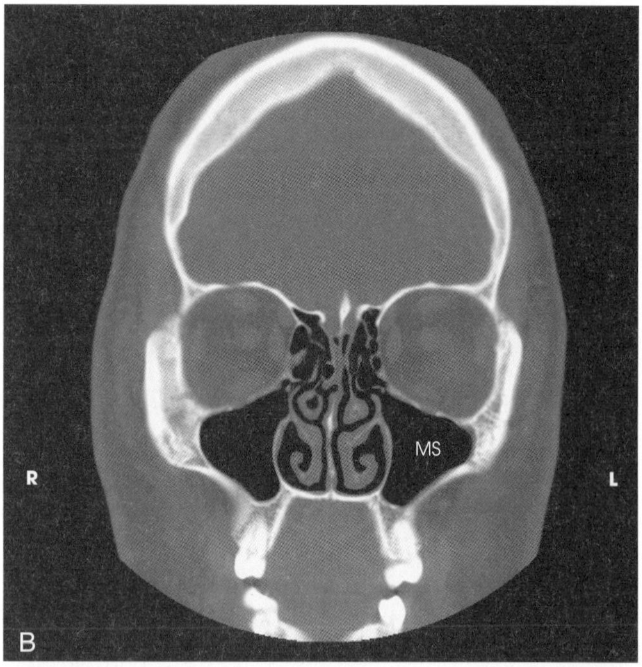


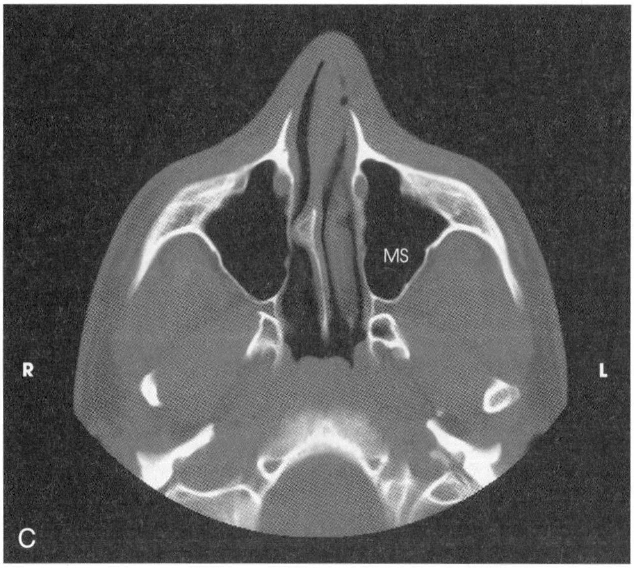


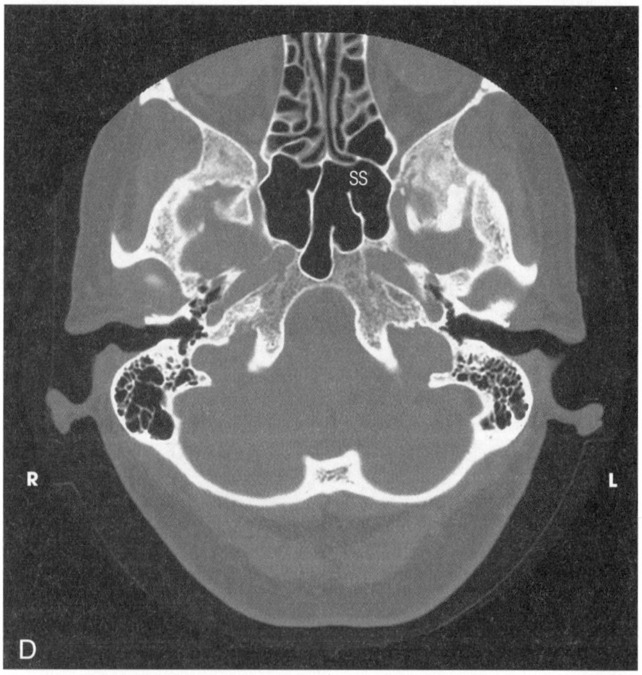


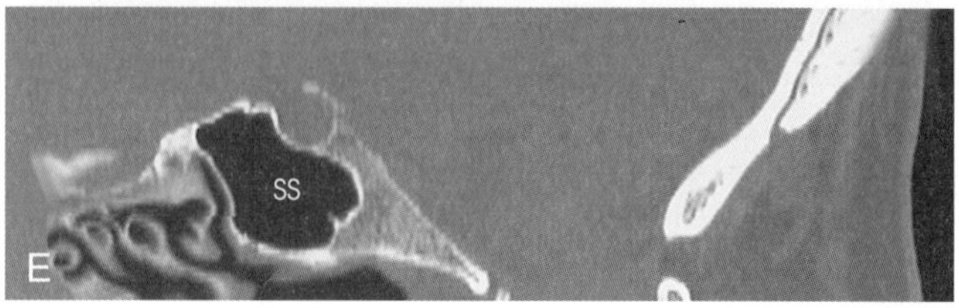


**그림 13-2** A, 이마굴(FS)의 CT 관상면 영상.
B, 위턱굴(MS)의 CT 관상면 영상.
C, 위턱굴(MS)의 CT 축상면 영상.
D, 나비굴(SS)의 CT 축상면 영상.
E, 나비굴(SS)의 CT 시상면 영상.

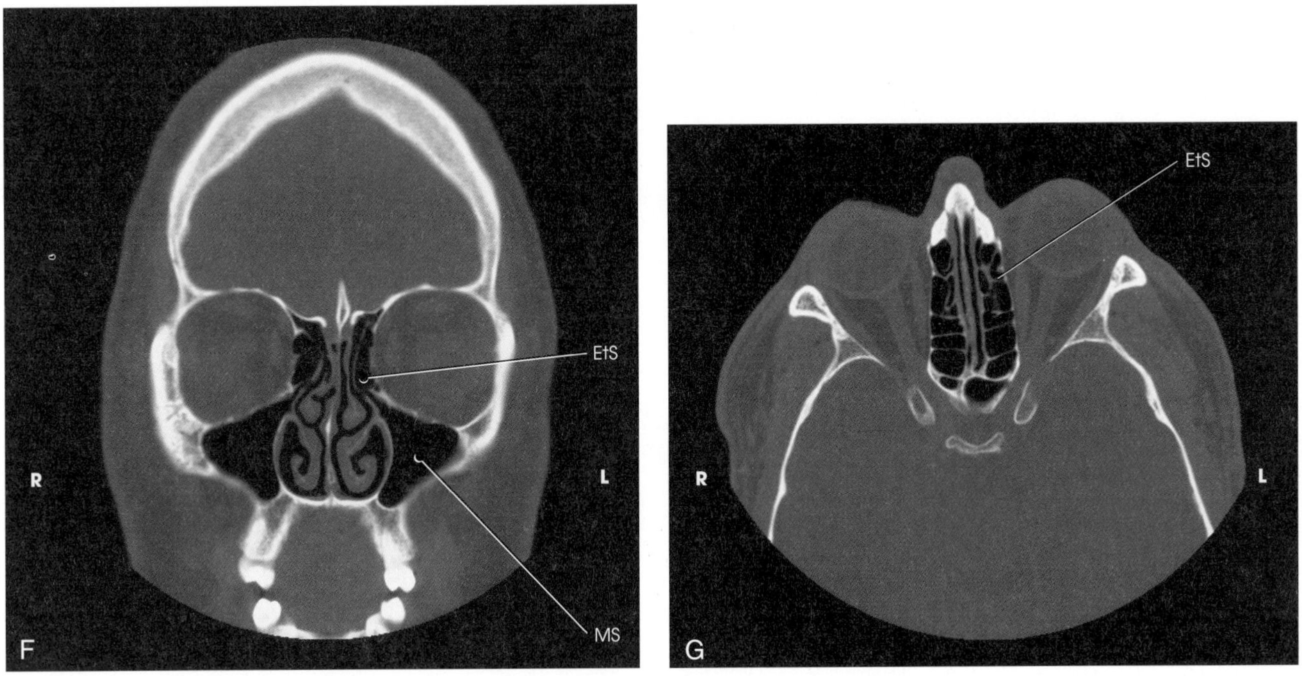


**그림 13-2 F**, 벌집굴(EtS)의 CT 관상면 영상. **G,** 벌집굴(EtS)의 CT 축상면 영상(계속)

(From Kelley LL, Petersen CM: Sectional anatomy for imaging professionals, ed 2, St Louis, 2007, Mosby.)

## 이마굴

이마굴(frontal sinus)은 두 번째로 큰 코곁굴로 이마뼈 수직판(vertical plate)의 내판(internal table)과 외판(external table) 사이에 위치해 있다(그림 13-1, 13-2). 이마굴은 매우 큰 코곁굴로 없을 때도 종종 있다. 한 개 또는 양쪽 모두 대략 2~2.5cm의 높이나 너비를 가진다. 이마굴은 종종 앞쪽으로 확장되는데, 눈확면(안구판, orbital plate)을 가장 흔히 침범한다. 이마굴 내의 사이막은 보통 중심으로부터 벗어나 있다. 이 때문에 이마굴은 대부분 좌우 대칭이 아니며, 사이막이 여러 개인 경우도 가끔씩 있다. 위턱굴과 비슷하게 이마굴도 중간콧길로 연결된다.

## 벌집굴

2개의 벌집굴(ethmoidal sinus)은 벌집뼈(사골, ethmoid bone)의 외측덩이(lateral mass) 안에 위치한다. 벌집굴은 공기주머니(air cell)의 개수가 다양하지만 크게 전방, 중간, 후방으로 나눌 수 있다(그림 13-1, 13-2). 앞쪽과 중간벌집굴은 공기주머니가 2~8개 정도이고, 각각 중간코길로 연결이 되며, 벌집굴은 2~6개 또는 그 이상의 공기주머니를 가지고, 위콧길(superior nasal meatus)로 연결된다.

## 나비굴

나비굴(sphenoidal sinus)은 일반적으로 쌍으로 있고, 나비뼈(접형골, sphenoid bone) 몸체에 위치한다(그림 13-1, 13-2). 해부학자들은 종종 나비굴이 오직 1개만 있다고 말한다. 즉, 2개 이상의 나비굴은 있을 수 없다. 나비굴은 크기와 모양에 많은 차이가 있고, 일반적으로 비대칭이다. 안장(sella turcica) 바로 아래 있으며, 안장등(dorsum sellae)과 뒤벌집굴 사이에 위치한다. 나비굴과 코곁굴(부비강, nasal cavity)의 나비벌집오목(접형사골함요, sphenoethmoidal recess)으로 연결된다.

## 기술적 고려사항

촬영된 코곁굴 음영은 신체 다른 부위보다 잘못 해석할 가능성이 매우 높다(그림 13-3~13-5). 과다노출을 하면 병적 상태가 보이지 않게 될 수도 있고, 노출이 부족하면 있지도 않은 병적 상태를 만들어 낼 수 있기 때문이다.

촬영방법에 따라서 연부조직과 뼈가 모두 관찰할 수 있게 kVp와 mAs를 조절하여야 한다. 좋은 대조도가 바람직하지만, 고대조도에서는 연부조직이 보이지 않을 수도 있다. 가능한 한 코곁굴 검사는 바로 선 자세에서 실시해야 하며, 이것은 코곁굴 내 액체 저류의 유무, 액체와 다른 병적 상태를 구분하는 데 가장 좋은 자세이다. 코곁굴 검사 시 바로 선 자세의 중요성은 Cross[1]와 Flecker[2]도 언급하였다.

코곁굴은 크기와 형태뿐만 아니라 위치도 다양하다. 또한 머리 속의 중요한 기관과 인접해 있어 해부학적 구조를 정확하게 보여줄 수 있도록 촬영하는 것이 매우 중요하다. 환자의 머리는 여러 자세로 신중하게 놓아 각 그룹의 코곁굴이 뼈 구조물과 겹치지 않도록 해야 한다. 촬영된 영상에서 코곁굴의 각 그룹이 구분될 수 있어야 하고, 주변 구조물과의 관계를 알 수 있어야 한다.

코곁굴 촬영은 방법이 완벽하지 않으면 진단적 가치가 거의 없다. 따라서 정확한 촬영방법이 필수다. 첫 번째는 소초점(small focal spot)과 완벽히 밀착된 깨끗한 영상수용체를 사용하는 것이다. 촬영된 영상은 주변 구조물로부터 코곁굴들이 비슷하게 구분될 정도의 대조도를 가져야 한다. 머리는 신중하게 자세를 잡고 단단하게 고정한 후 호흡을 멈추고 촬영해야 한다.

[1]Cross KS: Radiography of the nasal accessory sinuses, Med J Aust 14:569, 1927.
[2]Flecker H: Roentgenograms of the antrum, AJR Am J Roentgenol 20:56, 1928 (letter).

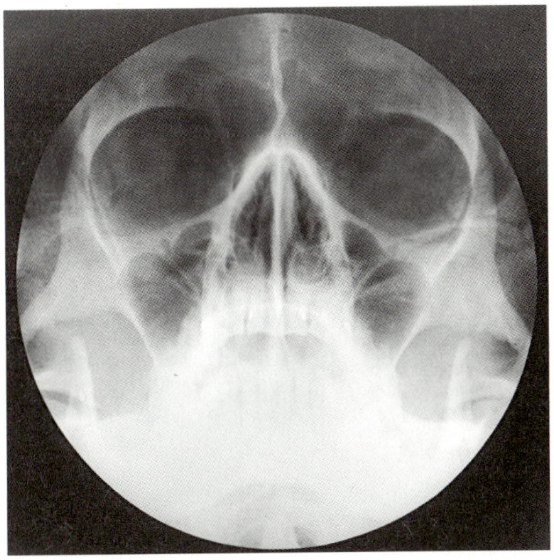

**그림 13-3** 올바른 노출의 코곁굴 영상.

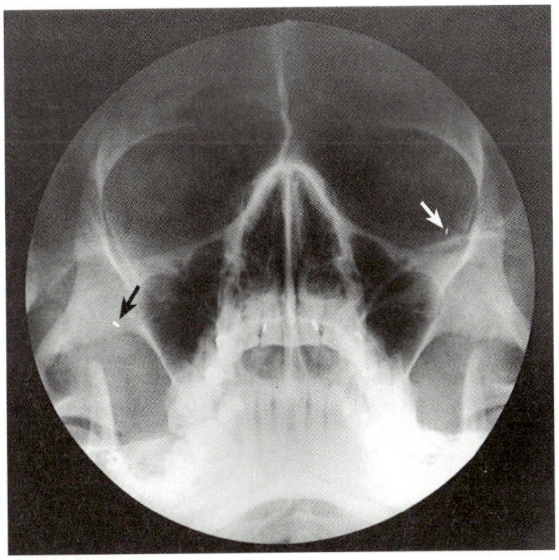

**그림 13-4** 노출과다의 코곁굴 영상으로 스크린에 있는 먼지에 의한 인공물(화살표들).

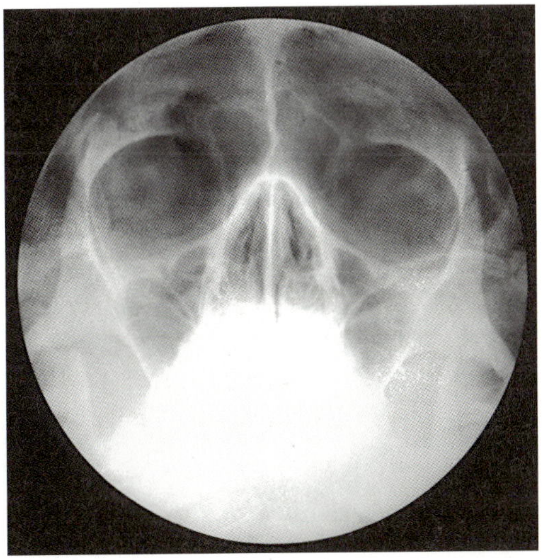

**그림 13-5** 노출부족의 코곁굴 영상.

기술적 고려사항 Technical Considerations

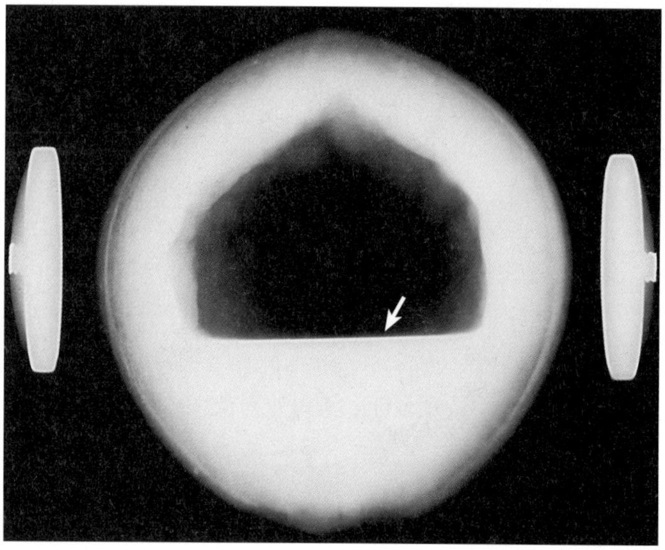

**그림 13-6** 코코넛, 수직 위치: 중심선이 수평이다. 공기-액체층이 보인다(화살표).

머리고정장치를 이용한 코코넛의 촬영 영상을 보면 머리 위치와 중심선 각도의 변화에 따른 효과를 볼 수 있다. 그림 13-6은 공기-액체층(air-fluid level)이 뚜렷하게 보인다. 이 코코넛은 수직으로 놓여 있고 중심선은 수평으로 조사되었다. 그림 13-7에서는 코코넛을 수직으로 놓고 중심선은 머리쪽으로 45° 각도로 주었다. 중심선이 수평으로 조사되지 않으면 액체의 면이 서서히 사라지는 것을 알 수 있다. 이것은 코결굴의 해부학적 구조가 복잡하기 때문에 실제 검사에서 빈번하게 일어난다.

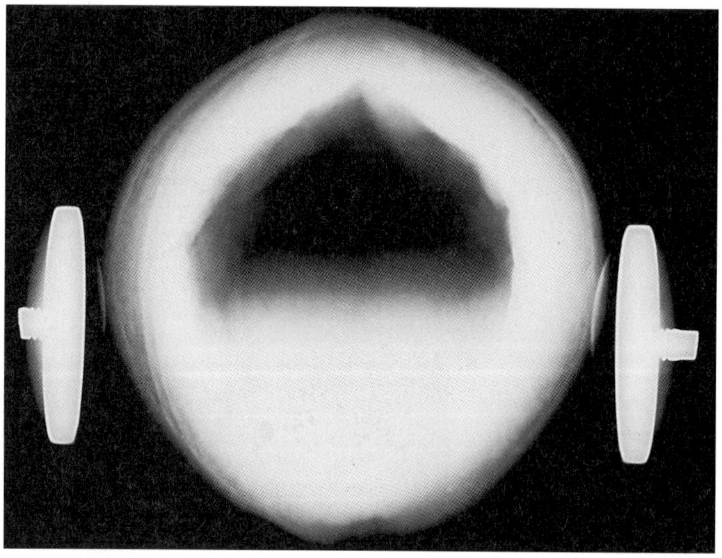

**그림 13-7** 코코넛, 수직 위치: 중심선이 머리쪽으로 45° 기울어져 있다. 공기-액체층이 흐릿하게 보인다.

그림 13-8에서는 코코넛을 수평으로 놓고 중심선을 수직 입사하였다. 그 결과 코코넛 속이 균일한 음영으로 보여 공기-액체층의 존재를 알 수 없다.

코곁굴 내 삼출액(exudate)은 일반적으로 말하는 액체(fluid)가 아니라 반쯤은 젤라틴 같은 점도가 있는 물질이다. 자유롭게 흐를 수 없는 삼출액은 코곁굴 벽에 붙어 있고, 위치를 바꾸는 데 점성도에 따라 몇 분의 시간이 소요된다. 따라서 특정한 머리 자세를 잡기 위해 환자의 위치를 바꾸거나 목을 굽히거나(flexion) 펼(extension) 때, 삼출액이 중력에 의해 아래쪽으로 모이도록 몇 분의 시간이 지난 후 촬영을 해야 한다.

코곁굴 검사에는 수많은 방법이 있지만 많은 검사들이 특정부위의 병변을 보기 위해서만 사용된다. 따라서 의견의 일치를 통해 대부분의 환자에서 모든 코곁굴을 볼 수 있는 5가지 표준적인 촬영법이 선정되었다. 다음은 이 검사의 준비과정이다.

- 정확하게 환자의 머리 자세를 잡기 위해 각도기를 사용한다.
- 틀니, 머리핀, 귀걸이나 목걸이 같은 장신구는 검사 전에 제거한다.
- 많은 환자의 얼굴이 영상수용체에 닿기 때문에 자세를 잡기 전 깨끗하게 해야 한다.

환자의 머리 자세를 잡는 동안 머리카락, 입, 코, 눈이 수직 상수용체, 테이블, 또는 영상수용체에 직접 닿는다. 따라서 일상적으로 살균제를 이용해서 환자 자세를 잡기 전후에 접촉부위를 닦아야 한다. 만약 종이 타월이나 시트를 영상수용체 표면과 환자 사이에 놓으면 무균상태를 만드는 데 도움이 될 수 있다.

## 방사선 차폐

방사선사는 책임감을 가지고 불필요한 방사선으로부터 환자를 보호해야 한다. 이 장에서는 환자의 방사선 차폐에 대해 구체적으로 언급하지 않았다. 왜냐하면 코곁굴 검사시 골반 위에 납 차폐물을 놓는 것이 생식샘의 방사선 노출을 줄이는 데 별로 도움이 되지 않는다고 전문단체에서 보고하였기 때문이다. 그러나 임신여성의 경우 복부의 차폐는 권장하고 있다.

신생아와 소아는 갑상샘, 가슴샘, 생식샘에 방사선 차폐를 해야 한다. 또한 갑상샘과 기술샘 위에 놓인 납 차폐물은 소아 환자의 움직임을 줄이는 데 도움이 된다.

가장 효과적인 방사선 차폐는 적절한 조사야를 사용하는 것이다. 또한 환자에게 적절한 설명을 하여 움직이지 않도록 하면 재촬영의 가능성이 줄어들므로 결국 방사선 노출을 줄이는 데 도움이 된다.



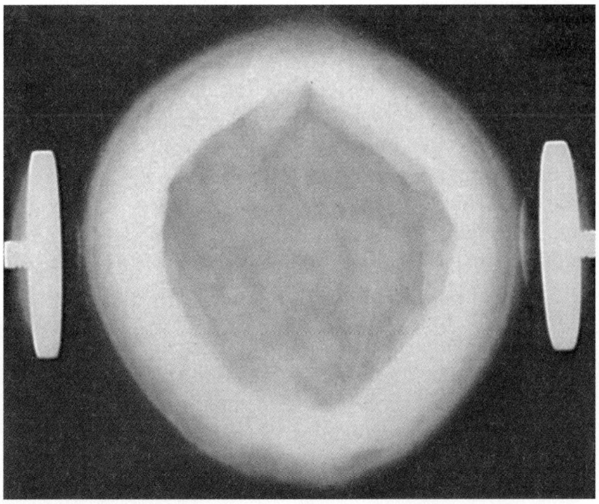

**그림 13-8** 코코넛, 수평 위치: 중심선을 수직으로 입사하였다. 공기-액체층이 보이지 않는다.

## 부비강 측방향 촬영
Paranasal sinus lateral projection

### 환자 자세
- 수직 상수용체 앞에 앉거나 바로 서서 RAO 또는 LAO 자세를 취하여 머리가 정측면 자세가 되도록 한다.

### 검사 자세
- 머리를 수직 상수용체에 기대어 정측면 자세가 되도록 한다. 머리의 정중시상면이 영상수용체면과 평행하도록 하고, 눈확사이선(interpupillary line, IPL)은 영상수용체에 수직이 되게 한다.
- 머리를 조절하여 눈확아래귓구멍선(infraorbitomeatal line, IOML)이 영상수용체면의 가로에 평행이 되도록 한다(그림 13-9).
- 촬영하는 동안 호흡을 멈춘다.

### 중심선
- 가쪽눈구석(외안각, outer canthus)으로부터 0.5~1inch(1.3~2.5cm) 뒤에 수평으로 입사한다.
- 영상수용체의 중앙에 중심선이 오도록 한다.
- 머리는 고정한다.

### 조사야
- 8×10inch(18×24cm)로 조절한다.

### 영상구조
이마굴, 위턱굴, 벌집굴, 나비굴 등 코곁굴이 정측면상으로 나타나야 하며, 나비굴은 선명하게 관찰되어야 한다.

코곁굴의 전후상하의 크기, 주변 구조물과의 관계, 이마굴 외판(outer table)의 두께를 관찰할 수 있다(그림 13-10).

수술 전 측정을 위해 촬영할 경우, 영상의 확대와 왜곡을 방지하기 위하여 SID(source-to-image receptor distance)를 72inch(180cm)로 해야 한다.

### 평가기준
- 적절한 조사야가 이루어져야 한다.
- 4개의 코곁굴이 모두 관찰되어야 한다. 그중 나비굴이 가장 중요하다.
- 안장이 회전되지 않아야 한다.
- 눈확지붕(안와지붕, orbital roof)이 겹친 상태로 관찰되어야 한다.
- 턱뼈가지(mandibular rami)가 겹쳐 보여야 한다.
- 코곁굴이 선명하게 관찰되어야 한다.
- 코곁굴에 맞게 조사야를 적절히 설정해야 한다.
- 공기-액체층(air-fluid level)이 있을 경우 명확히 관찰되어야 한다.

**참고:** 환자가 바로 선 자세를 할 수 없을 경우, 바로 누운 자세로 측방향 촬영을 할 수 있다. 공기 액체가 있는 경우 수평조사를 통하여 확인할 수 있으나, 수평보다는 수직으로 검사하는 것이 좋으며, 기준선은 동일하다.

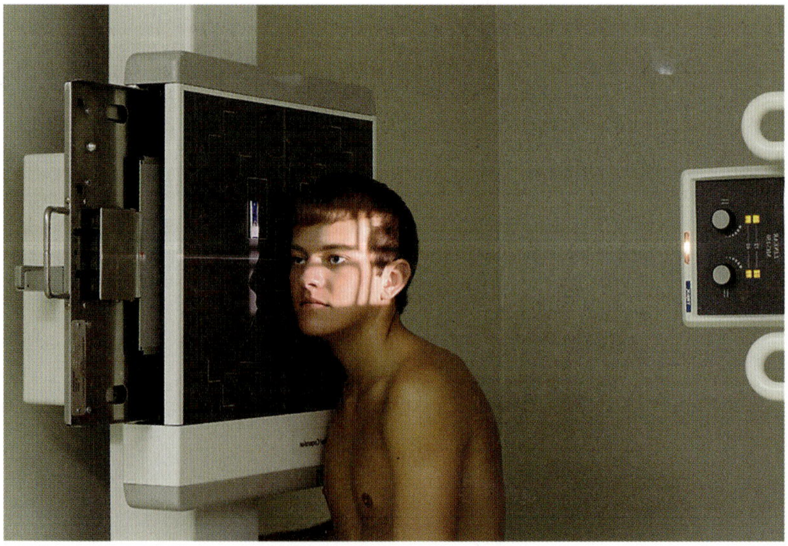

**그림 13-9** 코곁굴 측방향 촬영.

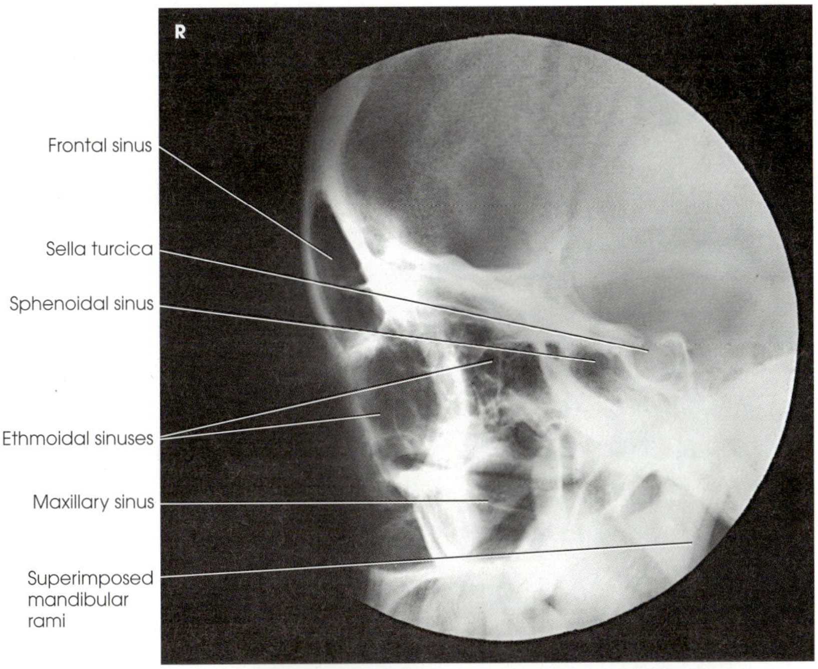


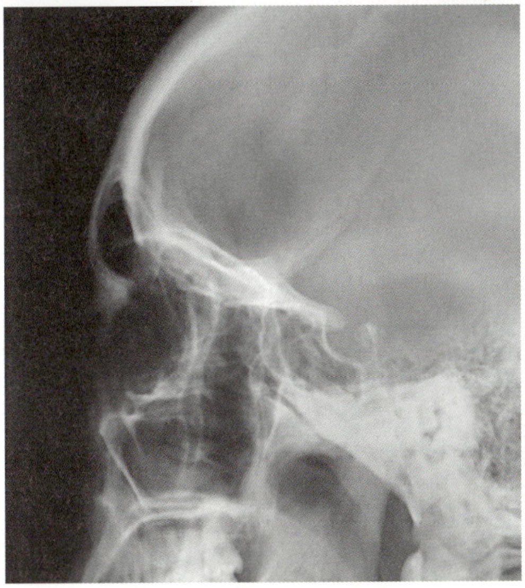

그림 13-10 코곁굴 측방향 영상.

## 부비강 후 · 전축방향 촬영

Paranasal sinus PA axial projection

Caldwell method

코곁굴 촬영은 항상 환자가 바로 선 자세에서 수평으로 중심선을 입사하기 때문에, 각도 조정이 가능한 머리 고정장치나 다른 수직 상수용체를 사용할 경우 Caldwell method를 쉽게 수정하여 사용할 수 있다. 수정할 경우에도 모든 해부학적 기준점이나 국소화면(localization plane)은 변하지 않아야 한다.

### 환자 자세

- 수직 상수용체를 마주보고 앞에 앉거나 바로 서게 한다.
- 신체의 정중시상면이 상수용체의 중앙에 오게 한다.

### 검사 자세

#### 상수용체를 기울여 촬영하는 기법

- 환자 자세를 취하기 전, 상수용체를 아래쪽으로 15° 정도 기울여 준다(그림 13-11 A).
- 환자의 코와 머리를 수직 상수용체에 대고 코뿌리점(nasion)이 영상수용체(IR)의 중앙에 오도록 한다.
- 환자 머리의 정중시상면과 눈확귓구멍선(OML)이 영상수용체면에 수직이 되도록 조정한다.
- 이 방법은 OML이 기울여진 영상수용체면에 수직이고, 수평으로 조사되는 중심선에 대해 아래쪽으로 15° 기울어진다.
- 머리는 고정한다.
- 호흡: 촬영하는 동안 호흡을 멈춘다.

#### 수직 상수용체 촬영기법

- 수직 상수용체를 기울일 수 없을 때는 환자의 목을 약간 뒤로 젖히게 하여 이마와 코끝을 상수용체에 밀착시킨 후 코뿌리점이 영상수용체의 중앙에 오도록 한다.
- OML이 수평으로 조사되는 중심선과 15° 각도를 이룰 수 있도록 환자의 머리를 조정한다. 머리를 고정하기 위해, 이마와 상수용체 사이에 방사선 투과성 스펀지를 놓는다(그림 13-11 B, 13-12).
- 머리의 정중시상면이 영상수용체면에 수직이 되도록 조정한다.
- 머리는 고정한다.
- 호흡: 촬영하는 동안 호흡을 멈춘다.

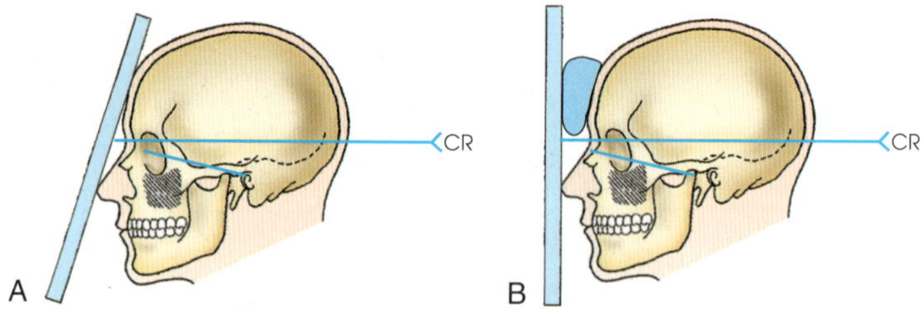


**그림 13-11 코곁굴 후 · 전축방향 촬영 모식도:** Caldwell method. **A,** 15° 기울인 영상수용체. **B,** 수직으로 세운 영상수용체.

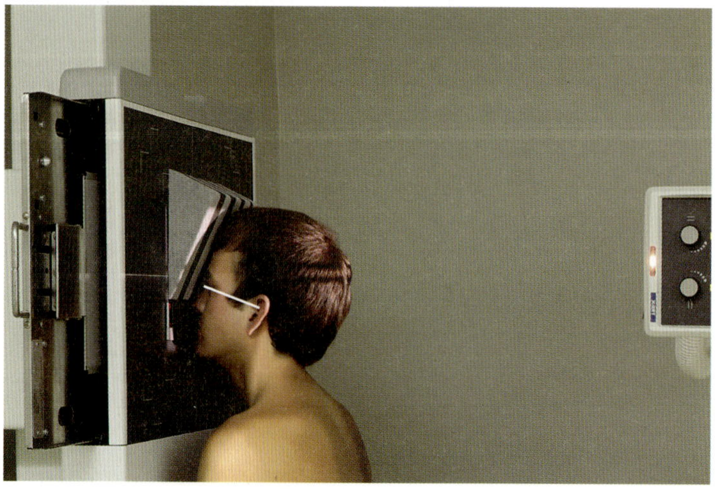

**그림 13-12** 코곁굴 후 · 전축방향 촬영: Caldwell method.

### 중심선

- 수평으로 조사하여 코뿌리점으로 나오게 한다. 양쪽 촬영방법에서 동일하게 중심선과 OML 사이에 15° 각도를 이루게 한다.
- 영상수용체 중앙에 중심선이 오도록 한다.

**참고:** 수직 상수용체를 기울여 촬영하면 영상수용체가 코곁굴에 더 가까워 해상도를 높일 수 있으므로 더 선호하는 방법이다. 또한 수직 상수용체를 기울이면 환자의 코와 이마가 자연스러운 위치에 놓인다.

### 조사야

- 8×10inch(18×24cm)로 조절한다.

### 영상구조

2가지 촬영방법 모두에서 이마굴은 이마코뼈봉합(frontonasal suture) 위쪽에서 관찰되고, 앞벌집굴은 코안(비강)의 양 옆과 이마굴 바로 밑에 있으며, 나비굴은 벌집굴 바로 밑이나 사이에서 관찰된다(그림 13-13). 짙은 음영으로 보이는 바위피라미드(petrous pyramid)는 눈확(안와, orbit)의 아래쪽 ⅓에서부터 위턱굴 위쪽 ⅓까지 겹치기 때문에 위쪽 위턱굴을 가리게 된다. 이 검사는 이마굴과 앞벌집굴을 보기 위한 목적으로 주로 촬영한다.

### 평가기준

- 적절한 조사야가 이루어져야 한다.
- 머리뼈의 가쪽 경계에서 눈확의 가쪽 경계까지 거리가 양쪽에서 동일해야 한다. 이것은 머리가 돌아가지 않았다는 것을 의미한다.
- 바위능선(petrous ridge)이 양쪽 대칭이어야 한다.
- 눈확의 아래쪽 ⅓ 지점에 바위능선 음영이 겹쳐야 한다.
- 이마코뼈봉합 위에 이마굴, 바위능선 위에 앞벌집굴이 있어야 한다.
- 이마굴과 벌집굴이 잘 관찰되어야 한다.
- 적절한 노출량으로 공기-액체층이 있다면 명확히 관찰되어야 한다.
- 코곁굴에 맞게 조사야를 잘 조절한다.

이마굴과 앞벌집굴

Frontal and Anterior Ethmoidal Sinusesr

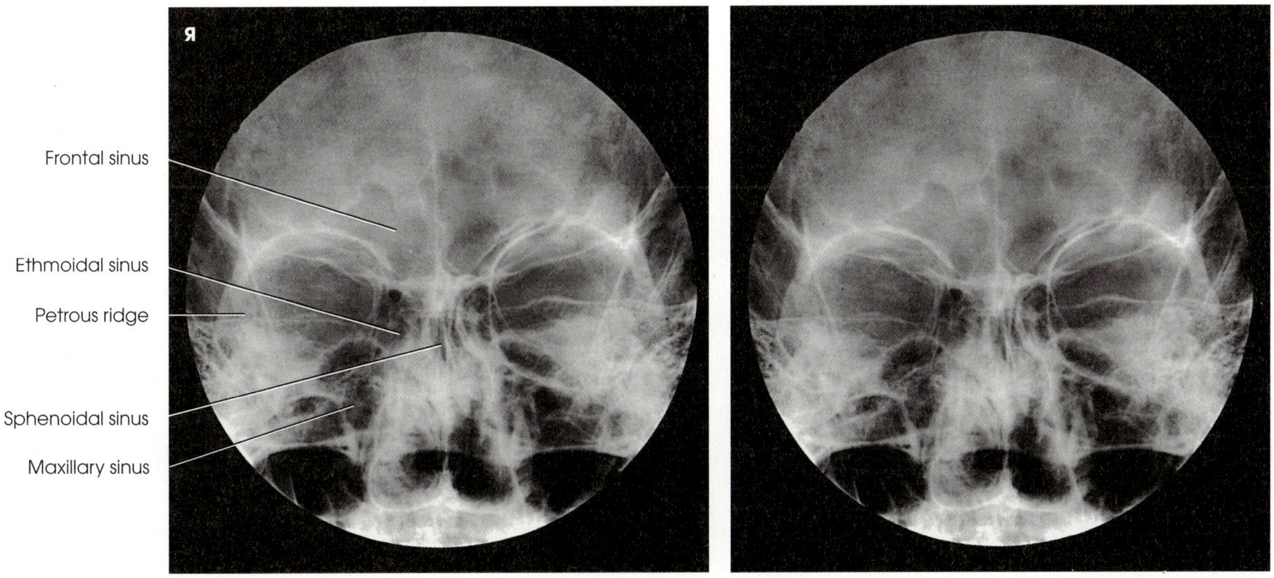


**그림 13-13** 코곁굴 후 · 전축방향 영상.

## 상악동 두정비극방향 촬영

Maxillary sinus parietoacanthial projection

Waters method

Waters method[1,2]로 촬영하기 위해서는 환자의 목을 충분히 뒤로 젖혀 짙은 음영으로 보이는 바위모뿔(petrosae)을 위턱굴 바닥 밑쪽에 놓이도록 해야 한다(그림 13-14). 만약 목을 뒤로 젖히는 것이 충분치 않으면 바위모뿔이 위턱굴 아래쪽과 겹쳐 병적 상태를 알 수 없게 만든다(그림 13-15). 너무 많이 목을 뒤로 젖히면 위턱굴이 짧아져 보이고 바닥쪽이 보이지 않게 된다.

[1]Waters CA: A modification of the occipitofrontal position in the roentgen examination of the accessory nasal sinuses, Arch Radiol Ther 20:15, 1915.

[2]Mahoney HO: Head and sinus positions, Xray Techn 1:89, 1930.

### 환자 자세

- 수직 상수용체를 마주 보고 똑바로 앉거나, 바로 서게 한다.
- 신체의 정중시상면이 상수용체의 중앙에 오게 한다.

### 검사 자세

- 이 자세는 유지하기가 불편하므로 빠른 검사진행을 위해 영상수용체와 관련 장비들을 미리 제 위치에 준비해 둔다.
- 목을 뒤로 젖혀 환자의 턱과 코를 영상수용체면에 위치시켜 자세를 잡고, 영상수용체의 중심을 코가시점(acanthion)에 맞춘다.
- 턱을 수직 상수용체에 밀착하여 정중시상면이 영상수용체에 수직이 되도록 조정한다.
- 각도기를 사용해서 OML이 영상수용체면과 37°를 이루도록 만든다(그림 13-14, 13-16). 평균적인 모양의 머리뼈에서 위치를 확인하는 방법은 아래턱귀구멍선(mentomeatal line, MML)이 영상수용체면에 수직인지를 보는 것이다.
- 머리를 고정한다.
- 호흡: 촬영하는 동안 호흡을 멈춘다.

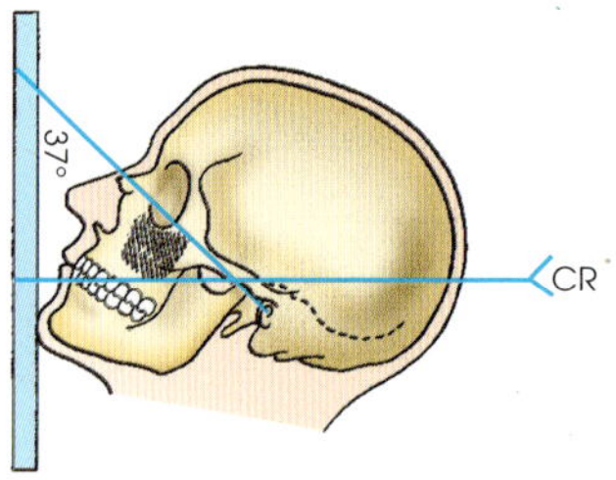


**그림 13-14** 적절한 자세. 바위능선(petrous ridge)이 위턱굴 바닥의 아래쪽에 투영된다.

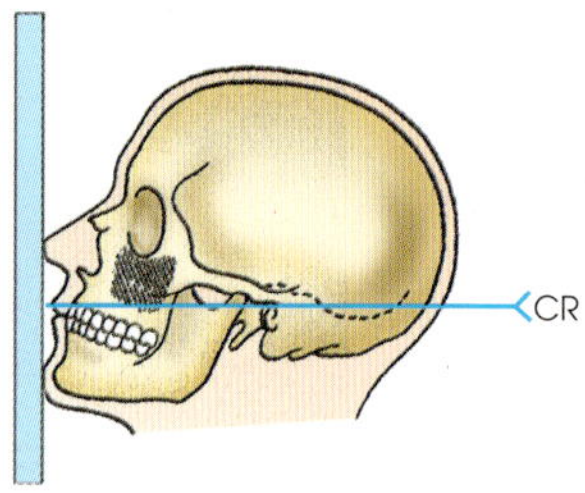


**그림 13-15** 부적절한 자세. 바위능선(petrous ridge)이 위턱굴에 겹친다.

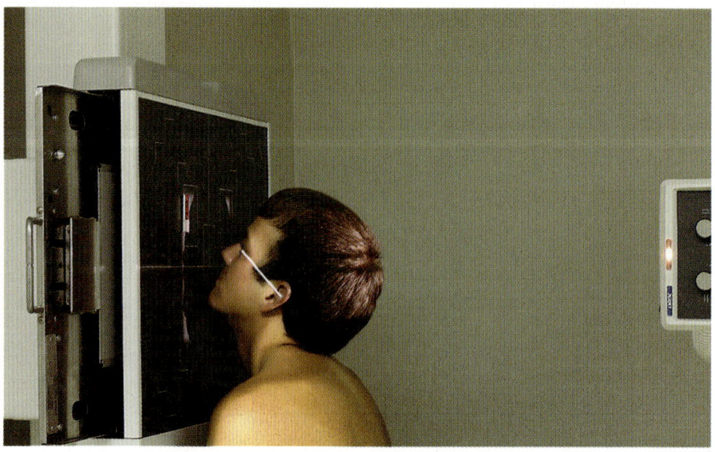

**그림 13-16** 위턱굴 두정비극방향 촬영: Waters method.

### 중심선

- 수평으로 입사하여 코가시점(acanthion)으로 나오도록 조사한다.

### 조사야

- 8×10inch(18×24cm)로 조절한다.

### 영상구조

두정비극방향에서 바라본 위턱굴로 바닥 아래쪽에 바위능선(petrous ridge)이 관찰된다(그림 13-17). 이마굴과 벌집굴은 왜곡된 모양으로 관찰된다.

Waters method는 또한 원형구멍(foramen rotundum)을 관찰할 때도 사용할 수 있다. 원형구멍은 양쪽에 1개씩 보이고, 안쪽 눈확 바닥과 위턱굴의 지붕 사이에 위치한다.

### 평가기준

- 적절한 조사야가 이루어져야 한다.
- 위턱굴 바닥의 아래쪽에 바위능선이 위치하여야 한다.
- 머리뼈의 가쪽 경계에서 눈확의 가쪽 경계까지 양쪽의 거리가 동일해야 한다. 이것은 머리가 회전되지 않은 것을 의미한다.
- 눈확과 위턱굴이 대칭이어야 한다.
- 코곁굴에 맞게 조사야를 설정한다.
- 적절한 노출량으로 공기-액체층이 있다면 명확히 관찰되어야 한다.



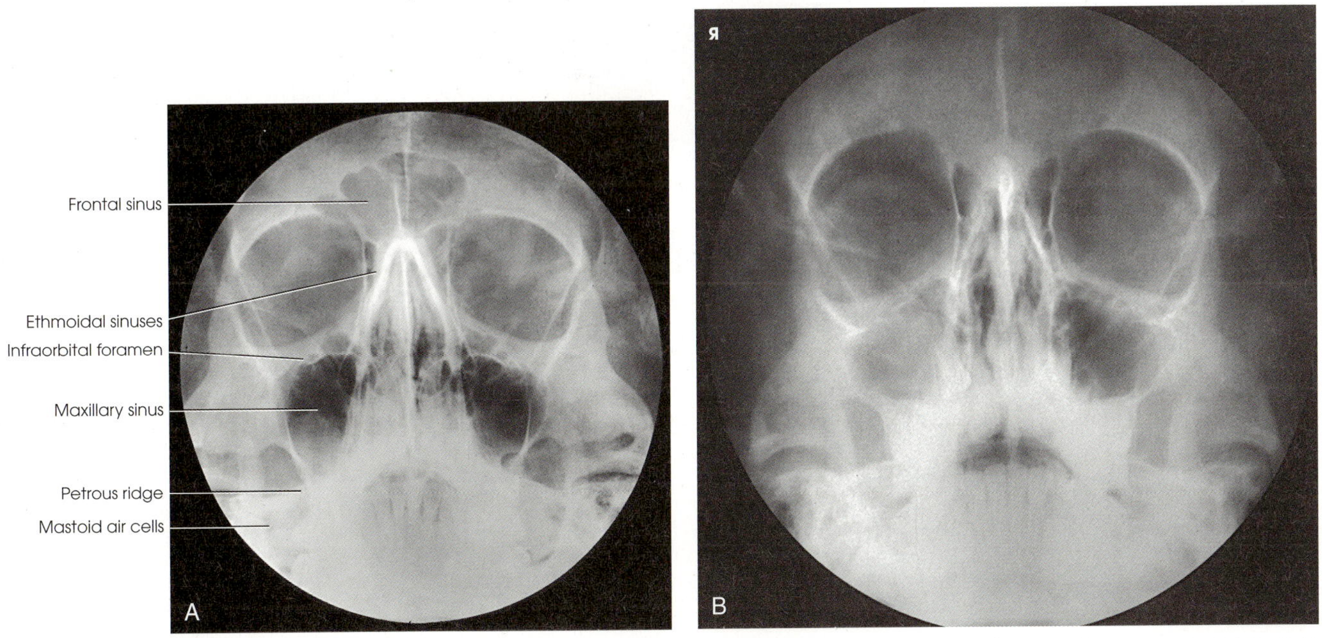


**그림 13-17** **A,** 위턱굴 두정비극방향 촬영: Waters method. **B,** 같은 촬영방법. 액체층으로 인해 뿌옇게(하얗게) 보이는 오른쪽 위턱굴을 볼 수 있다.

### 상악동 두정비극방향 촬영
Maxillary sinus parietoacanthial projection
입을 벌린(구강을 통한) 자세의 Waters method

이 방법은 벌린 입을 통해 나비굴이 잘 보인다. 하악두정방향 촬영(submentovertical projection)이 불가능한 환자에서 입을 벌린 자세의 Waters method와 측방향 촬영은 나비굴을 볼 수 있는 유일한 검사이다. 입을 벌린 자세는 유지하기가 불편하므로 빠른 검사진행을 위해 영상수용체와 관련 장비들을 미리 제 위치에 준비해 둔다.

#### 검사 자세

- 환자의 목을 젖혀 위치를 잡고 코가시점(acanthion)에 영상수용체의 중앙을 맞춘다.
- 턱을 수직 상수용체에 밀착하여 아래 턱귓구멍선(mentomeatal line, MML)의 정중시상면이 영상수용체면에 수직이 되도록 조절한다.
- 각도기를 사용해서 눈확귓구멍선(OML)이 영상수용체면과 37° 를 이루도록 만든다(그림 13-18).
- 이 자세를 유지하며 천천히 입을 크게 벌린다.
- 머리를 고정한다.
- 호흡: 촬영하는 동안 호흡을 멈춘다.

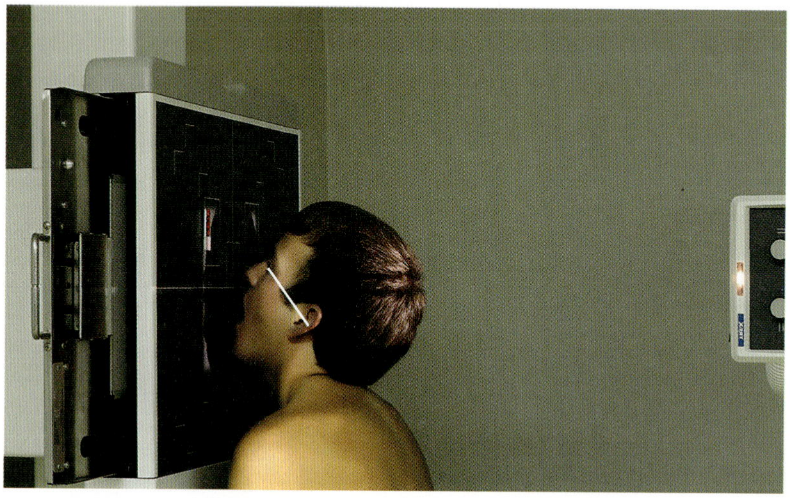

그림 13-18 위턱굴 두정비극방향 촬영: 입을 벌린 자세의 Waters method.

### 중심선

• 수평으로 입사하여 코가시점(acanthion)으로 나오도록 조사한다.

### 조사야

• 8×10 inch(18×24cm)로 조절한다.

### 영상구조

위턱굴과 함께 벌린 입을 통하여 나비굴이 관찰된다(그림 13-19).

### 평가기준

- 적절한 조사야가 이루어져야 한다.
- 위턱굴 바닥의 아래쪽에 바위능선이 위치하여야 한다.
- 머리뼈의 가쪽 경계에서 눈확의 가쪽 경계까지 양쪽의 거리가 동일해야 한다. 이것은 머리가 회전되지 않은 것을 의미한다.
- 눈확과 위턱굴이 대칭이어야 한다.
- 위턱굴이 관찰되어야 한다.
- 코곁굴에 맞게 조사야를 설정한다.
- 적절한 노출량으로 공기-액체층이 있다면 명확히 관찰되어야 한다.
- 벌린 입을 통해 나비굴이 관찰되어야 한다.



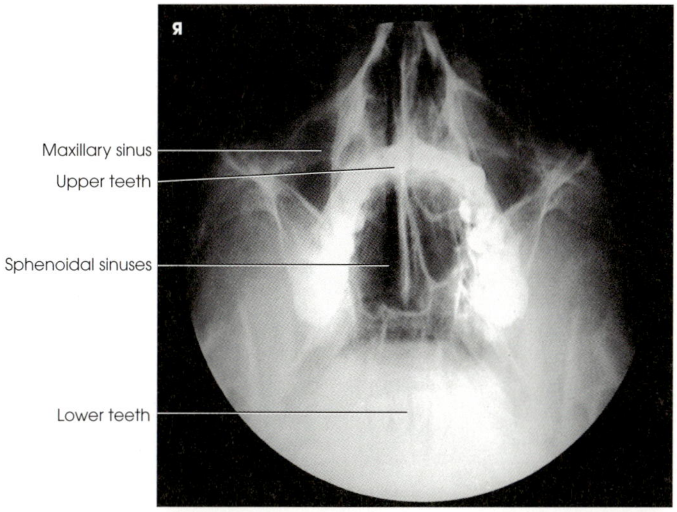


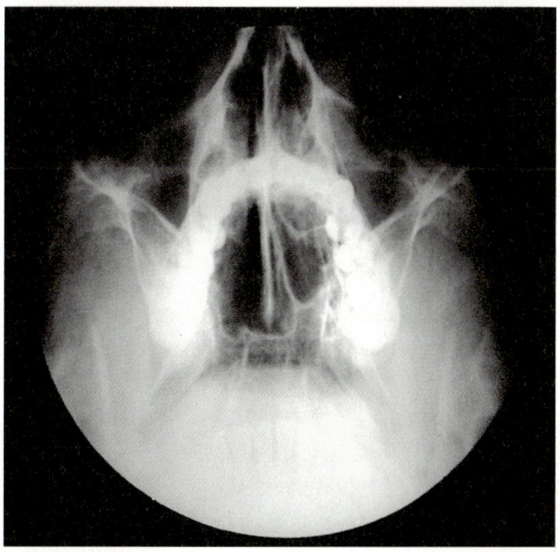

**그림 13-19** 입을 벌린 자세의 Waters method 영상으로 나비굴이 벌린 입을 통해 보이고, 위턱굴이 보인다.

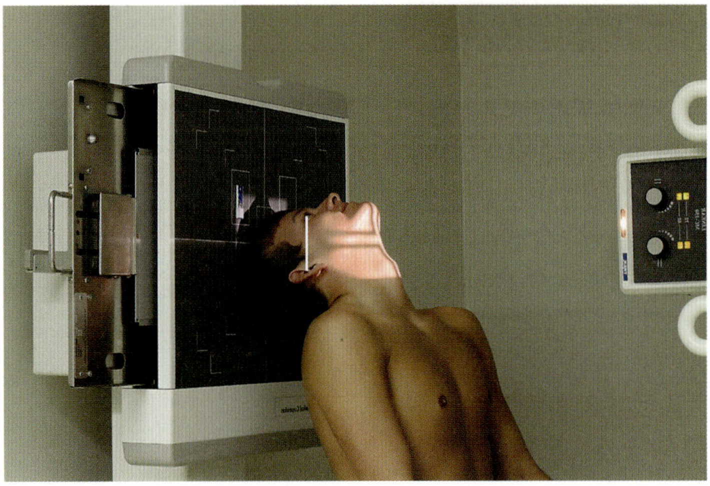

**그림 13-20** 코곁굴 하악두정방향 촬영.

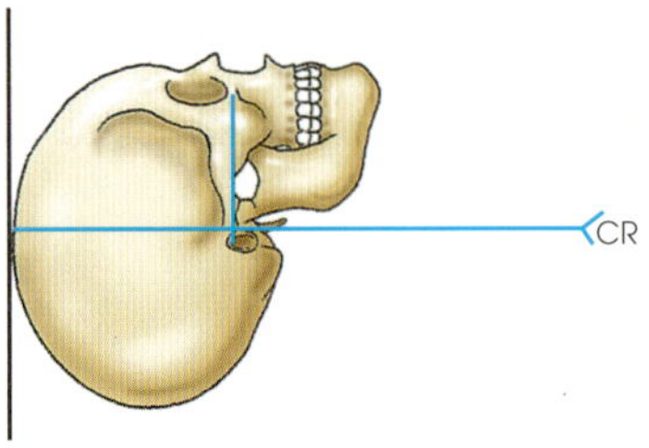


**그림 13-21** 바로 선 자세의 촬영, 선호하는 머리뼈 자세.

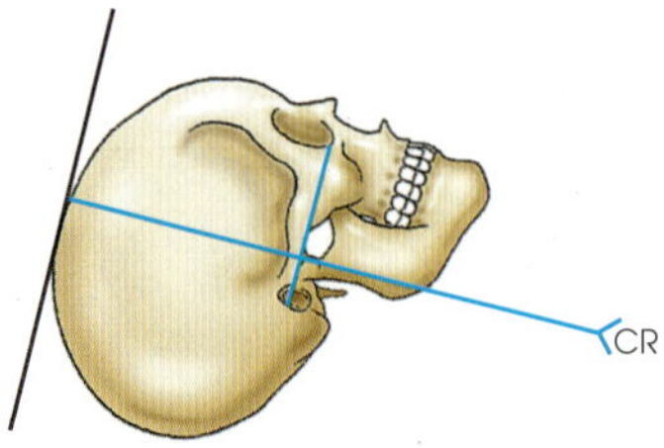


**그림 13-22** 바로 선 자세의 촬영.

## 부비강 하악두정방향 촬영

Paranasal sinus submentovertical projection

### 환자 자세

하악두정방향 촬영의 관건은 눈확아래귀구멍선(IOML)을 영상수용체면과 최대한 평행하게 놓고, 중심선이 눈확아래귀구멍선에 수직으로 입사하는 것이다. 모든 코곁굴 촬영은 몸을 바로 세운 자세가 권장되고 환자도 더 편하다.

- 눈확아래귀구멍선(IOML)을 영상수용체면에 평행으로 놓기 위해 자세를 쉽게 환자의 등을 지지할 수 있는 의자를 사용할 수도 있다.
- 머리를 최대한 뒤로 젖힐 수 있도록 환자는 수직 상수용체에서 충분히 떨어져 앉거나, 바로 서게 한다(그림 13-20 A, 13-21).
- 만약 목이 짧거나 과도한 긴장을 한 경우, 수직 상수용체를 아래쪽으로 기울여 눈확아래귀구멍선과 평행이 되도록 한다(그림 13-22, 그림 13-20 참조). 이렇게 할 경우, 중심선이 수평이 되지 않아서 공기-액체층이 잘 보이지 않을 수 있다는 단점이 있다.

### 검사 자세

- 턱을 들어 최대한 목을 뒤로 젖혀(과신전, hyperextension) 머리마루부(두정부, vertex)를 영상수용체에 밀착시킨다. 만약 젖히면서 입을 벌리는 경우, 턱뼈결합(mandibular symphysis)이 앞으로 움직이도록 하기 위해 입을 오므리도록 한다.
- 정중시상면이 영상수용체의 정중선에 오도록 머리 위치를 조절한다.
- 눈확아래귀구멍선에 수직이 되게 중심선을 위치시킨다(그림 13-20 참조).
- 머리는 고정한다. 머리고정장치가 없으면 적절한 접착테이프를 환자의 턱 주위를 둘러 촬영 기구에 붙여 고정한다. 이때 접착면이 직접 피부에 닿지 않도록 주의한다.
- 호흡: 머리는 고정하고, 촬영하는 동안 호흡을 멈춘다.

### 중심선

- 눈확아래귓구멍선(IOML)에 수직이 되도록 조정하여 아래턱뼈(mandible) 사이로 안장을 통과하여 수평으로 조사한다. 이렇게 하면 바깥귀길 앞쪽 ¾inch(1.9cm) 정도의 정중시상면으로 입사하게 된다.

### 조사야

- 8×10inch(18×24cm)로 조절한다.

### 영상구조

머리뼈 기저부의 앞쪽 부분이 대칭적으로 보이며, 나비굴, 벌집굴, 위턱굴이 관찰된다(그림 13-23).

### 평가기준

- 적절한 조사야가 이루어져야 한다.
- 머리뼈 가쪽 경계에서 양쪽 턱관절돌기(mandibular condyles)가 같은 거리에 있어야 한다. 이것은 정중시상면이 수직임을 의미한다(기울어지지 않으며, 서로 대칭이 되어야 한다).
- 이마굴 앞쪽이 턱끝융기(mental protuberance)에 겹쳐져야 한다. 이것은 눈확아래귓구멍선이 평행인 것을 나타낸다(젖힘, hyperextension).
- 턱관절돌기가 바위부(petrous portion) 앞에 위치하여야 한다.
- 뇌막동맥구멍(극공, foramen spinosum)이 잘 관찰되어야 한다.
- 공기-액체층이 있는 경우 노출량을 적절하게 하여 명확히 관찰되게 하여야 한다.



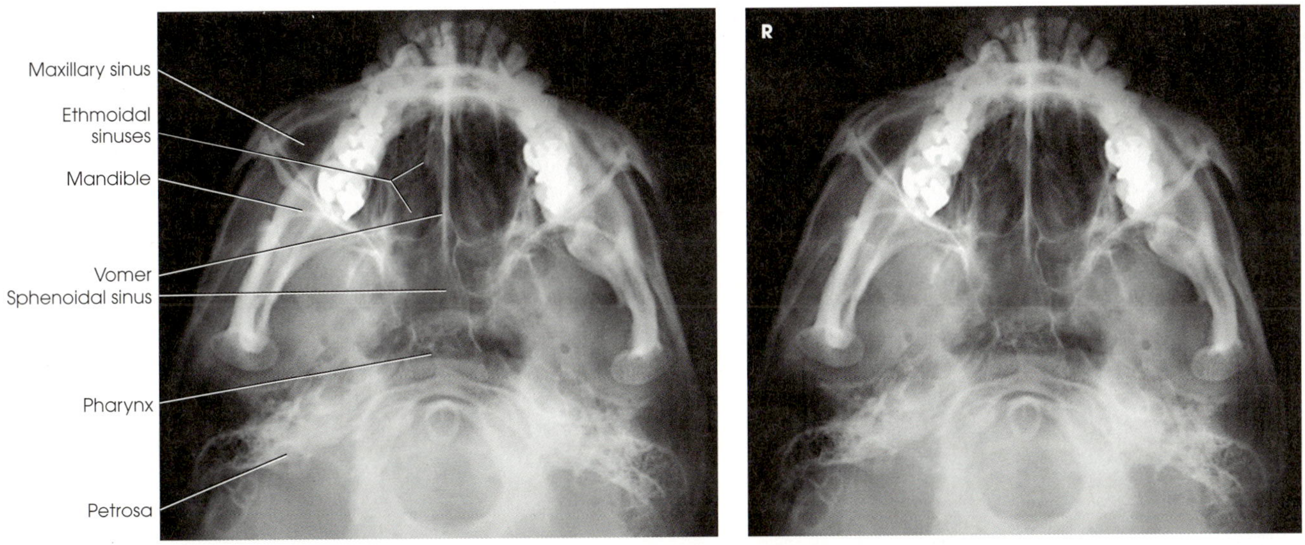


**그림 13-23** 위턱굴 하악두정방향 촬영.

# 14
# 유방촬영술
## MAMMOGRAPHY

### 학습목적

유방검사의 진단목적에 일치되도록 유방의 해부학 및 병리학적 특징을 숙지하고, 진단가치가 높은 영상을 획득하기 위하여 각종 검사법을 익히며, 구체적으로 환자 자세, 검사 자세, 중심선, 조사야, 영상구조, 평가기준 등을 학습한다.

### 학습목표

1. 유방의 해부학적 구조와 특징을 설명할 수 있다.
2. 유방의 각종 방사선학적 검사방법을 설명할 수 있다.
3. 환자 자세, 검사 자세, 중심선, 조사야 등 검사조건 및 기술적인 고려를 통하여 촬영을 실시할 수 있다.
4. 미세석회화, 종양, 종괴, 치료 경과 관찰, 유관 조영, 생검에 따른 검사방법과 영상구조 및 평가기준 등을 설명할 수 있다.

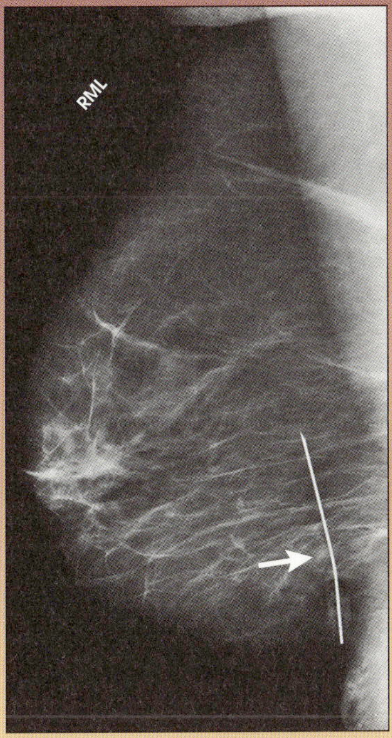


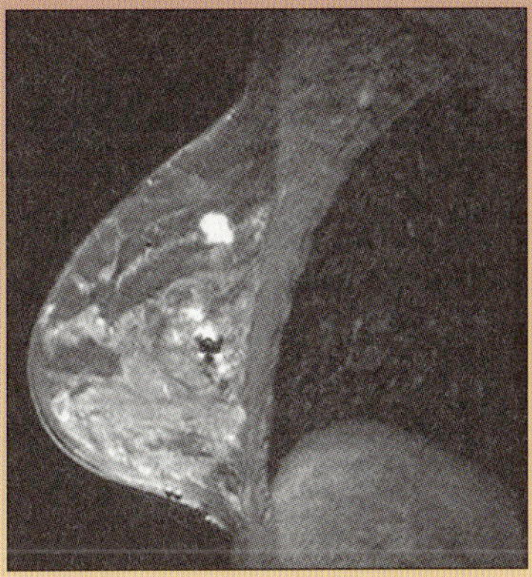

## 촬영방향, 환자 자세, 촬영법

| 중요도 | 촬영부위 | 촬영방향 | 환자 자세 | 촬영법 |
|---|---|---|---|---|
| | 유방 | 상하방향(CC) | | |
| | 유방 | 내외사방향(MLO) | | |
| | 유방 | 상하방향(CC) | | 보형물 |
| | 유방 | 상하방향(CC ID) | | 보형물 전위 |
| | 유방 | 내외사방향(MLO) | | 보형물 |
| | 유방 | 내외사방향(MLO ID) | | 보형물 전위 |
| | 유방 | 가변적(M) | | 확대 |
| | 유방 | 가변적 | | 부위압박 |
| | 유방 | 내외방향(ML) | | |
| | 유방 | 외내방향(LM) | | |
| | 유방 | 측면강조 상하방향(XCCL) | | |
| | 유방 | 상하방향(CV) | | 유곡 |
| | 유방 | 상하방향(RL) | | 외측으로 비틀기 |
| | 유방 | 상하방향(RM) | | 내측으로 비틀기 |
| | 유방 | 접선방향(TAN) | | |
| | 유방 | 가변적 | | 병변 포착 |
| | 유방 | 상하방향(FB) | | |
| | 유방 | 내외사방향(AT) | | 액와미 |
| | 유방 | 외내사방향(LMO) | | |
| | 유방 | 상위측면에서 하위 중앙내측 사방향축(SIO) | | |

## 유방촬영술의 원칙

### 도입과 개발 역사

전 세계적으로 유방암 발병이 증가하고 있다. 미국에서 95세까지 산 여성 8명 중 1명은 전체 생존기간 중 유방암이 발생한다. 유방암은 여성에서 가장 흔한 악성종양 중 하나이다(여성에게서 유일하게 폐암만이 전체 사망률이 높다). 유방암의 정확한 원인을 밝히는 연구는 실패하였지만 가족력 같은 몇 개의 주요 요인들이 여성의 발병 위험을 증가시킨다고 알려져 있다. 하지만 유방암이 생기는 대부분 여성들은 가족력이 없다.

발생률이 높긴 하지만 유방암은 가장 치유될 가능성이 높은 암 중 하나이다. 이 악성종양은 일찍 발견되면 가장 치료하기 쉽기 때문에 유방암 선별검사와 조기 진단법 개발에 노력을 기울이고 있다. 1990년에서 2000년 사이 모든 여성에서 유방암 사망률은 매년 2.3%씩 감소하고 있고, 50세 이하 여성은 사망률이 더 증가되었다. 이러한 사망률 감소는 조기발견과 더 나은 치료 때문일 것이다.[1]

1898년 Halstead가 소개한 근치적 유방절제술 이후 유방촬영술은 유방암 관리에 있어서 가장 획기적인 방법이 되었다. 유방촬영술의 가장 중요한 목적은 만져지기 전에 유방암을 발견하는 것으로 조기발견, 진단, 치료의 병행은 생존율을 꾸준히 증가시키는 결과를 가져왔다. 마침내 미국 여성들의 유방암 전체 사망률은 감소하게 되었다.

[1]American Cancer Society: Cancer facts and figures 2004, Atlanta, 2004, American Cancer Society, p 9.

근치적 유방절제술이 소개되기 전 유방암은 치명적인 질병이었다. 진단 후 환자의 5% 이하만 4년 생존하였고, 유방암의 수술적 치료 후 국소재발률은 80% 이상이었다. 근치적 유방절제술은 4년 생존율을 40%로 증가시켰고 국소재발률을 약 10% 정도 감소시켰다. 그 후 60년 동안 추가적인 유방암 생존율의 증가는 없었다. 그러나 이 기간 중 유방암 관리의 몇 가지 원칙들이 개발되었으며 이 방법들은 여전히 유효한 방법으로 알려져 있다.

1. 질병 초기에는 치료에 잘 반응한다.
2. 유방암이 진행된 환자는 치료에 잘 반응하지 않는다.
3. 조기에 진단할수록 생존 가능성이 증가된다.

이런 원칙들이 반영된 결과 더 일찍 암을 발견할 수 있다는 희망하에 만져지는 모든 덩이들을 없애는 이론이 생겼고, 신중하게 유방 진찰을 하면 어떤 경우는 조기에 유방암을 발견할 수 있다는 것을 알게 되었다. 하지만 대부분 유방암 환자들은 여전히 병이 진행되기 전까지 진단되지 못했다. 암울한 유방암 생존율과 더불어 이 사실은 유방암 조기발견을 위한 도구의 필요성을 부각시켰으며 유방촬영술은 그러한 요구를 충족시켰다(그림 14-1).

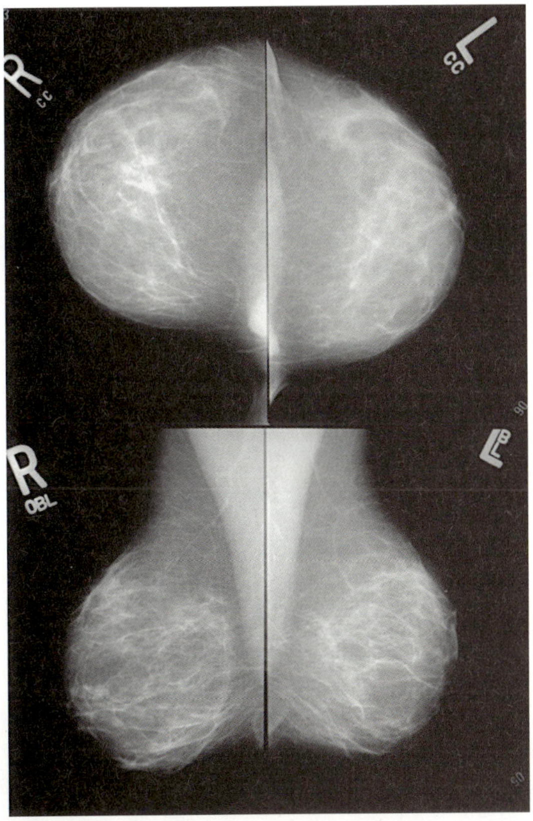


**그림 14-1** 37세 여성의 4개의 양쪽 유방 영상. 상하방향과 내외사방향 촬영으로 정상, 좌우대칭 유방 실질조직이 관찰된다.

1913년에 독일인 의사 Soloman은 유방암의 영상 소견을 보고하였다. 수술에서 제거된 유방암 조직들의 영상 연구를 통해 Soloman은 어떻게 유방암이 퍼지는지에 대한 기전을 설명하였다. Kleinschmidt가 촬영한 살아있는 사람의 유방 영상이 처음으로 실린 것은 1927년 독일 의학 교과서의 악성종양 부분이었다. 1930년대에 남미, 미국, 유럽에서 유방촬영술에 관한 책이 출간되었음에도 불구하고 유방암 진단을 위한 유방촬영술의 사용은 임상적 관심을 거의 받지 못했다. 우루과이의 LeBorgne, 미국의 Gershon-Cohen, 독일의 Gros를 포함한 몇 명의 개척자들이 유방촬영 영상과 병리조직을 비교한 뛰어난 책을 출간했고, 몇 가지 유방촬영술의 임상적 방법들을 개발했다. 그 시절에 이미 유방 미세석회화의 의미도 잘 알게 되었다.

1950년대 중반까지 유방촬영술은 몰리브덴 타겟을 사용한 낮은 킬로볼티지(kV)의 X선관과 고화질 산업용 X선 필름과 같은 부분에서 개선이 있었기 때문에 믿을 만한 임상적 도구로 여겨졌다. 이 시기에 미국의 Egan과 독일의 Gros가 유방암의 진단과 평가에서 유방촬영술 사용을 대중화시켰다. 유방 건식촬영술은 1960년대에 소개되었고 Wolfe와 Ruzicka가 대중화 시켰다. 건식 촬영술은 산업용 X선 필름을 사용할 때와 비교하여 환자가 받는 방사선 노출선량을 현저히 감소시켰다(그림 14-2). 건식촬영 영상은 이해하고 평가하기 쉽다는 것을 많은 의사들이 알게 되어 유방질환 평가에서 건식 유방촬영술이 널리 사용되기 시작했다. 이때 집단검진이 처음으로 시도되었다.

더 향상된 X선 필름 감도와 증감 스크린을 결합한 고해상도 장비를 듀폰(duPont) 회사가 처음으로 소개하였는데 그 결과 환자의 방사선 노출선량은 더욱 더 감소되었다. 향상된 스크린-필름은 코닥(Kodak)과 듀폰에 의해 1975년에 개발되었다. 이 시점까지 환자의 방사선 노출선량을 현저히 낮추면서도 상당한 고화질의 유방촬영 영상을 얻을 수 있게 되었다. 1975년 이후 감도는 좋으면서 노출선량은 낮은 필름, 확대 기법, 산란선 제거를 위한 격자가 소개되었다. 이제는 고화질의 유방촬영 영상, 신중한 진찰, 매달 받는 유방자가검진(BSE)을 통해 가장 치유 가능성이 높은 초기 유방암을 발견할 수 있게 되었다.

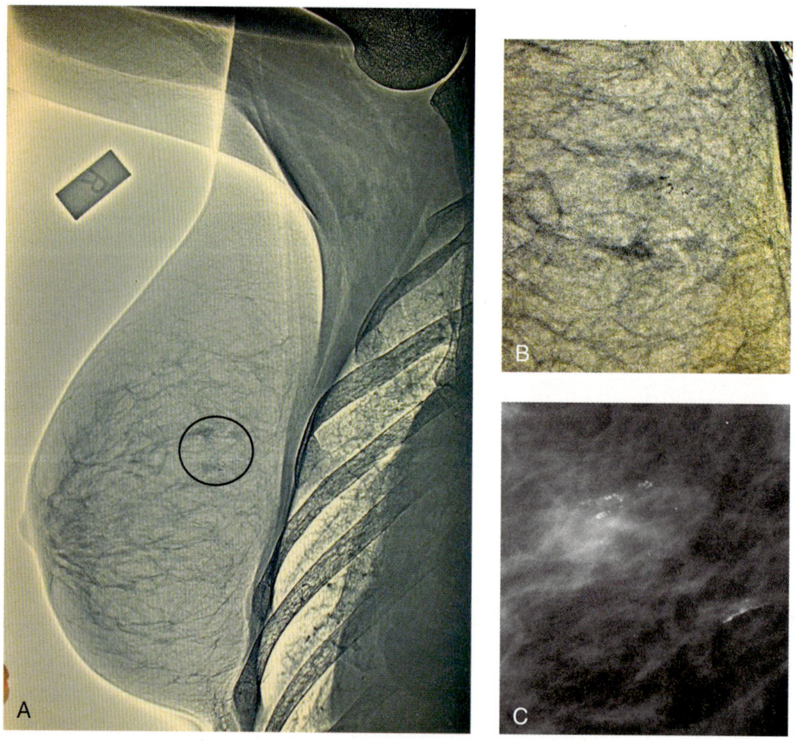


**그림 14-2 A,** 오른쪽면 유방건식촬영, 1981년경. **B,** A의 동그라미 부분을 확대한 것으로 미세석회화가 보이는 영역의 사진영상이다. **C,** 10년 후 필름 스크린 확대 연구에서 같은 석회화가 보있다. 이는 조직검사를 통해 유관상피내암종으로 밝혀졌다.

유방암 발견 실증 프로젝트(Breast Cancer Detection Demonstration Project, BCDDP)가 1973년에 시행되었다. 이 프로젝트를 통해 미국의 29개 지역에서 28만 명의 여성이 5년간 매년 유방암 검사를 받았다. 미국 암협회(American Cancer Society)와 국립 암연구소(National Cancer Institute)가 계획한 이 프로젝트는 선별검사, 진찰, 유방촬영, BSE를 통해 조기 진단을 할 수 있음을 명백하게 보여주었다. BCDDP에서 전체 유방암의 41% 이상이 유방촬영만으로 발견되었고, 초기 유방암은 더 높은 비율이 유방촬영만으로 발견되었다. BCDDP는 유방암의 조기 발견이 생존율을 높이는 것을 보기 위해 설계된 것은 아니다. 하지만 네덜란드, 스웨덴, 독일에서 신중히 통제하며 진행한 연구들에서 유방암의 조기발견이 치료 가능성을 높인다는 확고한 증거가 나왔다. 미국 뉴욕시 건강보험연구에서 50세 이상 여성들에게 선별 유방촬영을 시행하였고, 유방암의 조기 진단 후 사망률이 감소하는 같은 결과가 나왔다.

유방촬영술의 효과를 충분히 보기 위해서는 신중히 검사를 해야 한다. 1992년에 유방촬영술 화질의 표준화법(Mammography Quality Standards Act, MQSA)이 고품질의 유방암 선별 프로그램관리를 위해 시행되었다. 미국의 방사선학 대학 협회(American College of Radiology, ACR)는 1967년 이후 유방 영상에 관한 높은 수준의 표준을 지지하고 있고, 1989년에는 선택적 유방촬영 인증 프로그램을 시행하였다. 1994년에 유방촬영술은 연방정부가 완전히 통제하는 단 하나의 영상검사가 되었다. MQSA는 유방 영상을 촬영하는 팀원들은 모두 정규교육과 지속적인 교육을 받을 것을 요구한다. 추가적으로 영상장비는 정기적으로 검사해야 하고, 품질관리와 관계된 모든 행위를 기록해야 한다. 또한 병원들은 환자와 의뢰한 의사에게 유방촬영 결과 통보, 추적 검사, 환자 추적, 결과 모니터링에 대한 책임을 명시한 규약을 마련해야 한다. MQSA의 목적은 적임자, 유방촬영과 지속적 관리에 대한 모든 책임을 지고자 하는 사람이 고화질의 유방촬영을 하도록 하는 것이다.

## 위험 대 이익

1970년대 중반 대중들은 매체의 영향을 많이 받아서 유방암을 발견하기 위하여 진단받을 때 X선에 노출되는 것이 더 많은 유방암을 유발할 수 있다고 생각했다. 1970년대 이후 유방촬영의 방사선 노출선량이 획기적으로 줄어들었음에도 불구하고 방사선 노출에 대한 공포 때문에 어떤 여성들은 여전히 유방촬영을 거부하고, 검사를 받은 많은 여성들도 노출량과 그로 인한 발암 가능성에 대해 걱정한다. 이러한 공포를 덜기 위해 방사선사는 방사선 조사와 유방암과의 관계 그리고 유방암의 자연발생빈도와 검사의 잠재적 이득을 고려하여 유방촬영술의 상대적 위험에 대하여 이해를 하고 있어야 한다. 유방촬영에서 사용되는 적은 양의 방사선이 유방암을 유발한다는 직접적인 증거는 없다. 하지만 많은 양의 방사선은 유방암 발생을 증가시키고, 그러한 위험성은 조사량에 비례한다. 방사선 조사에 의한 유방암 발생 증가에 대한 증거는 (1) 히로시마와 나가사키에 투하된 원자폭탄에 노출된 여성들, (2) 결핵이 있는 여성들로 가슴에 여러 번의 투시 검사를 한 경우, (3) 산후유방염으로 방사선 치료를 받은 여성들과 같이 대량의 방사선에 노출된 후 유방암 발생이 증가한 세 그룹의 연구에서 나왔다. 그러나 이 여성들이 받은 조사량(600~700rads)은 유방촬영술보다 매우 높은 것이었다.

환자의 평균 유선선량은 가장 좋은 방사선 노출의 위험지표이다. 1997년 MQSA 감독하에 조사한 미국의 모든 병원의 2회 투사 스크린-필름-상수용체 유방촬영의 평균 유선선량은 320mrad였다.[1] 이 수치를 기준으로 유방촬영시 나오는 방사선에 의한 사망의 생애 위험은 백만 명 중 5명 사망이다. 다른 말로 하면 스크린-필름 유방촬영의 위험은 담배 몇 개피를 피는 것, 60mile을 운전하는 것 또는 10분 동안 60세 노인이 되는 것과 동일하다.

그림 14-3은 1970년대 초에서 2005년까지의 유방촬영 시 평균 유선선량과 영상 품질 평균 수치를 나타낸다. 유방촬영시 조사선량은 시간이 지남에 따라 꾸준히 감소하고 있고, 1970년대 초에서 1980년대 초 사이 가장 현저하게 감소되었다. 영상 품질 자료는 1980년대 중반부터 현재까지 있으며 시간이 갈수록 지속적으로 향상되고 있다.[2] 앞서 언급한 모집단 연구에서 중요한 점은 10대에서 20대 초반 여성들의 유방조직은 30세 이상 여성들의 유방조직보다 방사선에 훨씬 더 민감한 것처럼 보인다는 것이다. 방사선 노출에 대한 걱정들이 있으므로 유방촬영은 병변의 정확한 발견에 필요한 정도로만 방사선 조사를 해야 할 것이다.

---

[1]Haus AG: Screen-film and digital mammography image quality and radiation dose considerations, Radiol Clin North Am 38:871, 2000.

[2]Spelic DC: FDA Updated trends in mammography dose and image quality-related article: dose and image quality in mammography: trends during the first decade of MQSA, Available at www.FDA.gov. Accessed August 18, 2009.

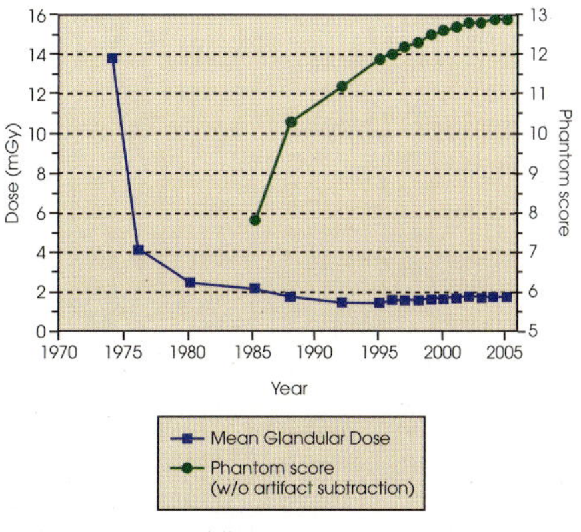


**그림 14-3** 1970년대 초부터 2005년까지의 기간 동안 평균 유선선량의 평균 수치와 유방촬영에서 영상 품질의 평균 수치.

## 유방암 스크리닝

선별 유방촬영 빈도는 여성의 나이와 유방암의 개인적 위험도에 달려 있다. 미국 암협회와 미국 방사선학 대학협회에서는 40세 이상의 모든 여성들이 매년 유방촬영을 받고, 건강에 큰 문제가 없으면 매년 유방촬영을 계속하라고 권고한다. 폐경 전 어느 시점에 기본검사를 해 두면 추후검사에서 비교대상이 있으므로 유용하다. 고위험 환자들은 더 이른 나이에 스크리닝 유방촬영(screening mammography)을 고려해야 한다.

용어는 증상이 없거나 알려진 유방문제가 없는 상태의 환자에서 시행하는 검사에 사용한다. 선별검사로 사용하기 위해서는 다음과 같은 기준을 만족해야 한다.

1. 간단해야 한다.
2. 받아들일 수 있어야 한다.
3. 민감도가 높아야 한다.
4. 특이성이 높아야 한다.
5. 재현성이 있어야 한다.
6. 가격 대비 효율성이 좋아야 한다.
7. 위험 대 이익 비율이 낮아야 한다.

유방촬영은 15분 정도 밖에 걸리지 않는 비교적 간단한 검사이다. 유방암을 스크리닝하기 위한 유일한 영상검사로 유방촬영술을 용인하는 것은 수 많은 연구들에서 입증되었다. 하지만 유방촬영으로 모든 암성 병변을 찾아낼 수는 없다. 미국 암협회는 임상 유방검사를 매년 받을 것을 권장한다. 또한 많은 의사들은 매달 유방자가검진을 할 것을 권고한다. 다만 유방촬영이 적절히 됐음에도 불구하고 약 10% 정도의 암은 영상검사에서 보이지 않는데 특히 치밀 유방과 확대유방일 경우에 더 그렇다. 그럼에도 유방촬영은 현재 가능한 다른 어떤 비침습적 진단기술보다 유방암을 발견하는 데 더 높은 민감도와 특이도를 가지고 있다. 자기공명영상(MRI), 초음파, 디지털 기술과 비교했을 때 유방촬영이 더 비용 효율적이고 품질관리가 잘 된 경우 재현성도 더 높다. 하지만 유방촬영의 이러한 장점들을 유지하기 위해서는 적절히 시행되어야 한다. 다른 촬영장비들과 마찬가지로 고품질의 유방촬영은 적절한 교육과 전문 지식을 가진 아주 헌신적인 사람을 필요로 한다.

유방암 선별검사 연구들은 사망률을 줄이기 위해서는 조기발견이 필수이고 가장 효율적인 접근방법이 일정한 간격으로 유방촬영술과 임상적 유방검사를 병행하는 것이라는 것을 보여줬다. 처음에는 선별검사에 많은 비용이 드는 것처럼 보이지만 실제 장기간 비용은 후기 유방암 환자들을 돌보는 데 들어가는 비용보다 훨씬 적다. 목적 달성을 위해 유방암 고위험 환자의 선별검사에는 추가적으로 매년 유방 자기공명영상 촬영이 권고사항에 추가되었다.

앞부분은 특별한 유방 증상을 가지지 않은 환자의 선별검사에 대한 내용이다. 중요하거나 잠재적으로 중요한 유방 질환의 임상적 증거들이 있는 모든 환자들은 진단적 유방촬영(diagnostic mammogram)을 해야 하고 필요하면 추가검사도 받아야 한다. 진단적 유방촬영은 문제 해결을 위한 검사로 암이 아닌 것을 확인하거나 정기적인 선별검사에서 의심스러운 부위를 확인하기 위해 특별한 촬영을 하기 때문이다. 또한 덩이가 만져지거나 다른 증상이 있는 경우에도 진단적 유방촬영을 한다. 관심영역은 부분 압박과 확대 기술 같이 영상을 향상시키는 방법을 사용하면 더 잘 볼 수 있다. 유방촬영에서 임상소견과 연관된 덩이를 찾지 못한다면 추후 검사가 필요할 수 있다. 초음파 같은 대체 검사법은 일련의 정밀검사를 성공적으로 끝마치기 위해 자주 사용한다. 영상전문의와 방사선사는 정확한 해석이 가능하도록 진단적 유방촬영을 지시하고 수행한다.

대부분 진단적 유방촬영이 양성 소견이지만 어떤 여성들은 시간에 따른 변화를 보기 위해 3개월이나 6개월 뒤 추적 유방촬영을 위해 재방문 할 것을 요청받는다. 다른 여성들은 세침흡인생검(fine-needle aspiration biopsy, FNAB), 중심부 바늘생검(core biopsy) 또는 절제생검(excisional biopsy) 같은 선택검사에 대해 전문가나 외과의와 상의해야 한다.

유방암 발견에 탁월한 도구임에도 불구하고 유방촬영이 유방암을 진단하는 것이 가능하지는 않다. 어떤 병변은 악성에 합당한 소견을 보이나 양성으로 판명 날 수 있다. 유방암은 병변에서 추출한 조직을 오직 병리학자가 평가해서 진단한다. 영상전문의는 정밀검사 결과를 검토한 후 중재적 시술이 적절했었는지를 신중히 결정해야 한다.

## 위험요인

여성의 유방암 발병 위험을 평가하는 것은 복잡하다. 개인의 잠재적 위험요인들을 파악하기 위해서는 정확한 환자의 병력을 알아야 한다. 영상전문의는 유방촬영 영상을 분석한 후 아래와 같이 알려진 위험요인들을 고려한다. 성별 이외에 유방암 발생에 영향을 미치는 것으로 알려진 요인으로는 나이, 호르몬력, 가족력이 있다.

### 나이

유방암 발병은 나이가 들어감에 따라 증가한다.

### 호르몬력

호르몬은 유방 발달, 임신, 수유 동안 유선조직에 영향을 준다. 그러나 호르몬 수치는 폐경 시작과 함께 떨어진다. 그 결과 유선조직은 초경 때 발암물질에 더욱 민감하다. 고위험 여성들은 빠른 월경(12세 이전), 늦은 폐경(52세 이후), 30세 이후 첫 출산 또는 미출산 여성들이 포함된다.

### 가족력

딸, 자매 또는 어머니가 이전(특히 어린 나이)에 유방암에 걸렸던 여성들은 고위험군이다. 하지만 연구결과 알려진 유방암의 13.6%만 가족력이 있는 여성들에게서 발견되었다. 유전적 이상이 있었던 경우는 유방암을 가진 여성들 중 단지 5~10%만이었다.[1] 가족력은 분명 중요한 위험요인이지만 가족력이 없는 여성들도 위험하다는 것을 알아야 한다.

1994년 연구자들은 주요 유방암 유전자인 BRCA1과 BRCA2를 분리해냈다. 그 후에 상업적 선별검사들이 개발되었다. 연구결과 이런 유전자를 가진 남성과 여성은 유방암뿐 아니라 난소암과 고환암 같은 다른 암들도 생길 위험이 높다는 것을 알게 되었다. 광범위한 유전적 검사는 적절한 유전적 선별검사의 대상자를 파악하는 것과 검사결과 나온 정보로 무엇을 할 것인가와 관련된 윤리적 관심을 불러 일으켰으며 이러한 관심은 청원되어 유전자 정보 차별 금지법안(Genetic Information Nondiscrimination Act, GINA)이 2008년에 연방법이 되었다.

[1] National Cancer Institute, Available at: www.cancer.gov. Accessed August 16, 2006.

## 유방

유방(breast)과 유선(mammary gland)이라는 용어는 자주 같은 의미로 쓰인다. 해부학 교과서들은 유선이라는 용어를 쓰는 경향이 있고 방사선학 교과서들은 유방이라는 용어를 쓰는 경향이 있다. 유방(유선)은 남성과 여성의 가슴우리 앞가쪽면의 얕은근막(superficial fascia) 안에 위치한 엽성 샘 구조이다. 유선은 얕은근막을 앞쪽과 뒤쪽 부분으로 나눈다. 유선은 근막으로 완전히 싸여져 있으며 얕은근막의 앞쪽과 뒤쪽층 사이에 들어 있다. 여성에서 유방은 이차성징이며 수유기간 동안 우유를 생산하고 분비하여 생식계의 부속샘 기능을 한다. 남성에게 유방은 흔적기관으로 기능이 없고, 남성 유방은 영상학적 평가가 필요한 신생물 같은 비정상적인 경우가 드물다.

여성 유방은 지방과 유선조직의 양, 젖샘걸이인대(유방제인대, suspensory ligaments of breast)에 따라 크기와 모양이 상당히 다양하다. 각각의 유방은 흔히 원뿔모양으로 바닥 혹은 뒷면은 큰가슴근(pectoralis major)과 앞톱니근(전거근, serratus anterior) 위에 놓여 있다. 이 근육들은 둘째 또는 셋째갈비뼈부터 아래쪽으로 여섯째나 일곱째갈비뼈까지, 복장뼈의 가쪽 가장자리부위에서 바깥쪽으로 앞쪽 겨드랑면을 향해 뻗어 있다. 겨드랑연장부위(axillary prolongation) 또는 액와미(axillary tail, AT)라고 부르는 추가적인 유방조직은 유방의 위가쪽면 기저부로부터 겨드랑(액와, axillary fossa)으로 뻗어 있다(그림 14-4). 유방은 기저부에서부터 앞쪽으로 점점 가늘어져서 유두(nipple)에서 끝난다. 유두는 유륜(areola)이라고 부르는 둥글게 착색된 피부로 둘러싸여 있으며 유방은 쿠퍼인대(Cooper ligaments)로 지지된다. 이것은 얕은근막의 뒤쪽층에서부터 앞쪽근막을 통과하여 피하조직과 피부로 연결되는 걸이인대 또는 지지인대이다. 유방의 단단함이나 물렁함은 상대적인 지방함량이 아닌 이런 인대들의 상태로 결정된다.

성인 여성 유방은 15~20개의 엽(lobes)으로 구성되고, 아래쪽과 안쪽보다 위쪽과 옆쪽에 더 많이 분포한다. 각 엽은 많은 소엽(lobules)으로 나누어지고, 이것이 유방의 구조적인 기본 구성단위이다. 소엽에는 샘 또는 샘꽈리(acini)가 들어 있다. 각 소엽은 몇 개의 샘꽈리, 수많은 배액관, 소엽사이간질 또는 결합조직으로 구성된다. 이러한 구성요소들은 유방 실질조직의 한 부분이며 호르몬 변화에 관여한다. 10대 후반에서 20대 초반까지 각각의 유방은 몇 백 개의 소엽들이 있다. 소엽들은 나이가 들어감에 따라 크기가 줄어들고 특히 임신 후 더 그렇다. 이것은 퇴화(involution)라고 부르는 정상적인 과정이다.

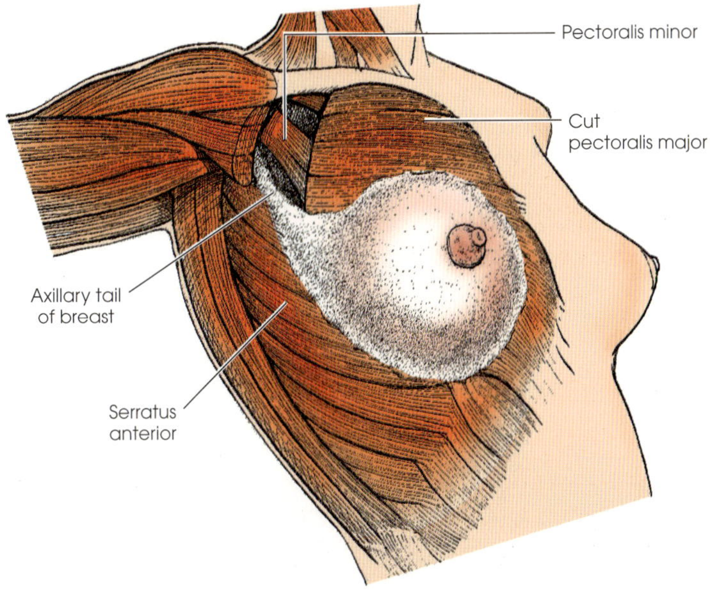


**그림 14-4** 유방과 가슴벽의 관계. 유방조직이 겨드랑 안쪽 뒷면으로 확장하는 것에 주목한다.

각 샘꽈리(acinus)의 구멍들은 합쳐져서 소엽으로부터 유즙을 배출하는 소도관(lactiferous ductules)을 형성하고, 이것들은 다시 합쳐져서 15~20개 정도의 유관(lactiferous ducts)을 이룬다. 유관은 각 엽에 1개씩 있다. 몇 개의 유관들은 유두로 배출하기 전 합쳐질 수도 있다. 그 결과 유선관과 엽의 개수보다 유두에 있는 유관의 개수가 일반적으로 더 적다. 각각의 엽은 쿠퍼인대에 의해 서로 불완전하게 분리되어 있다. 또한 엽 사이의 공간에는 지방조직과 추가적인 결합조직이 들어있다. 지방조직 층은 유륜과 유두 바로 아래를 제외한 부위의 샘들을 둘러싼다(그림 14-5).

유방의 림프관은 바깥쪽은 겨드랑림프절(axillary lymph nodes)로, 안쪽은 속가슴림프절(internal mammary lymph nodes)로 배액된다. 림프 배액의 약 75%는 겨드랑림프절쪽이고, 25%는 속가슴림프절쪽이다. 겨드랑림프절의 수는 12개에서 30개까지 다양하다(가끔 더 있을 수 있다). 겨드랑이는 유방검진 시 겨드랑림프절을 보기 위해 가끔 촬영을 하기도 한다. 속가슴림프절은 복장뼈와 복장뼈자루 뒤쪽에 있고, 커졌을 경우는 가끔 가슴 측방향 영상에서 보이기도 한다.

가능한 한 더 많은 유방조직이 사진에 포함되도록 하기 위해 방사선사는 유방의 해부학적 구조와 환자의 체형을 고려해야 한다. 영상수용체(IR)의 크기는 촬영할 유방에 적절한 것이어야 한다. 유방이 크면 작은 영상수용체에는 전체가 포함되지 않는다. 반대로 작은 유방은 큰 영상수용체로 촬영하지 않아야 한다. 그 이유는 (1) 다른 신체부위들이 압박장치를 방해하여 좋지 않은 영상을 만들 수 있고, (2) 팔을 위로 올리면 가슴근과 피부가 팽팽해져 유방조직을 필름 내로 모두 넣기가 힘들어지기 때문이다.

유방의 자연적인 움직임도 중요하게 고려해야 한다. 유방의 바깥쪽과 아래쪽은 움직이는 반면 안쪽과 위쪽은 고정되어 있다. 유방은 항상 움직이는 부위를 고정된 부위쪽으로 움직여서 자세를 잡아야 한다. 마찬가지로 고정된 부위에 압박패들을 사용하는 것은 피해야 한다. 왜냐하면 더 적은 유방조직만 촬영되기 때문이다.

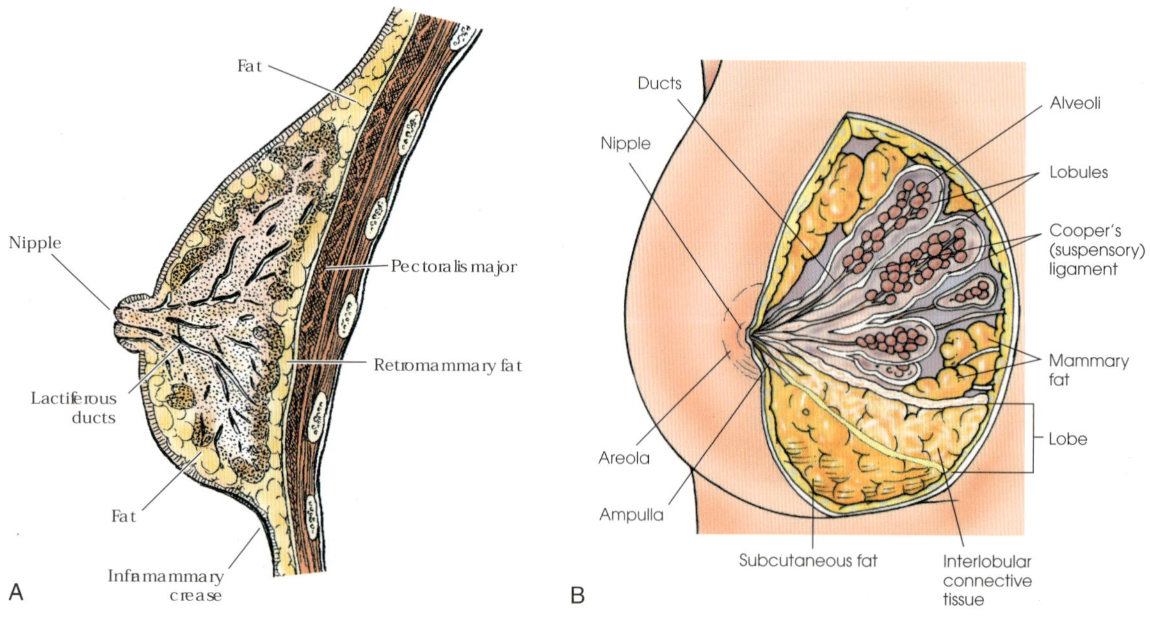


**그림 14-5 A,** 여성유방의 시상단면의 해부구조를 설명한 모식도. **B,** 유방의 앞면 모식도.

## 조직 변화

유방의 샘과 결합조직(glandular and connective tissues)은 연부조직 음영을 보이는 구조물들이다. 유방 내 구조물이 사진에 잘 나타나도록 하는 것은 소엽내 사이에 있는 지방과 유방을 감싸는 지방에 달려 있다. 사춘기 후 청소년기의 유방은 치밀한 결합조직이 많아 비교적 균일한 음영으로 촬영되고 조직구분이 잘 안 된다(그림 14-6). 샘조직이 발달하면 영상의 대조도가 떨어지는데 임신 중에는 샘과 도관의 현저한 비대가 일어난다. 이러한 변화는 유방을 아주 치밀하고 불투명하게 만든다. 수유가 끝난 후 일반적으로 샘과 실질조직에 상당한 퇴화가 일어나고, 이러한 조직들은 지방조직으로 대체된다. 지방 축적은 개인마다 현저한 차이가 있는데 이러한 정상적인 지방 축적은 영상의 대조도를 현저하게 증가시킨다(그림 14-7). 섬유낭포성 상태의 유방은 이러한 퇴화를 겪지 않을 수 있다(그림 14-8).

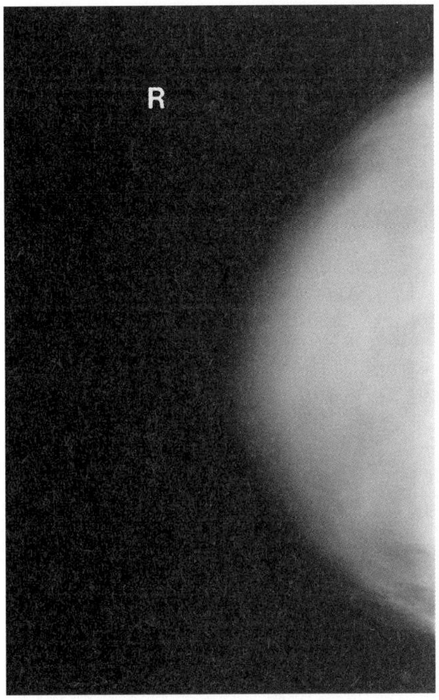


**그림 14-6** 임신한 적 없는 19세 여성의 정상 유방 상하방향 영상. 적은 양의 지방을 가진 치밀한 유선 조직이 보인다. 임신하지 않은 여성의 유방은 수년 동안 치밀도가 유지된다.

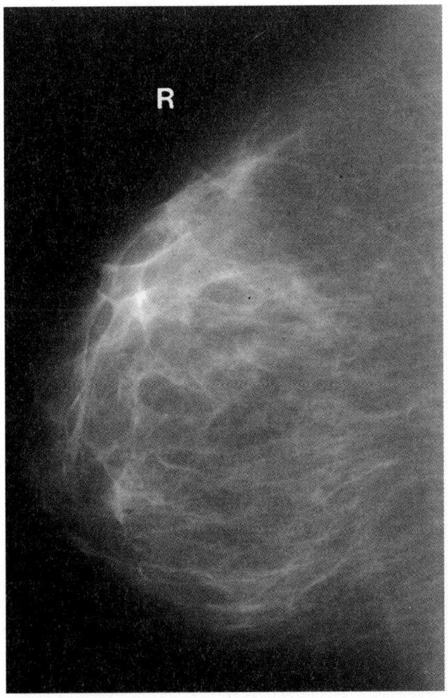


**그림 14-7 2번 임신한 24세 여성의 정상 유방 내외방향 영상.** 유선조직 양의 감소와 지방 양의 증가가 보인다.

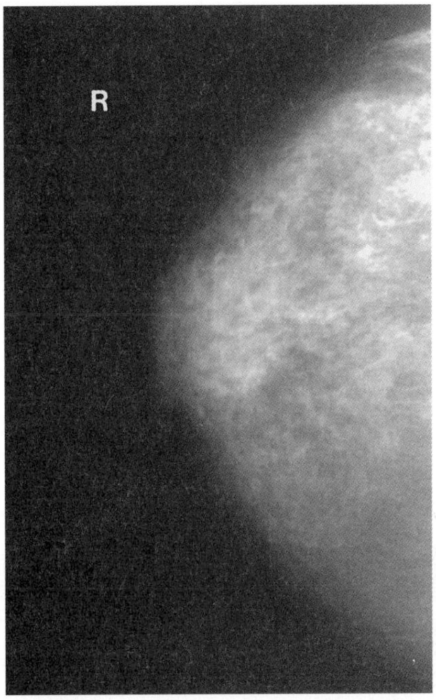


**그림 14-8** 돌출되고 확대된 유관을 설명하는 섬유낭성 변화가 있는 42세 여성의 유방 상하방향 영상.

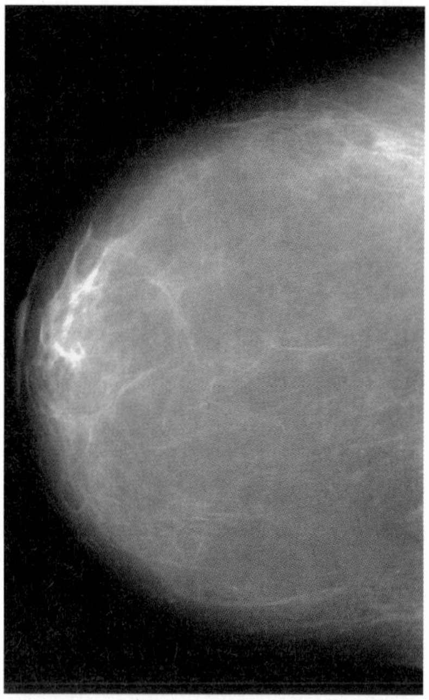

**그림 14-9 68세 여성의 정상 유방 상하방향 영상.** 유선조직의 대부분이 위축되어 있다. 몇몇 유선조직은 가쪽 유방 뒷부분과 유륜 뒷부분에 남아 있다.

유방의 샘과 결합조직들은 추후 임신 때 재생될 수 있다. 폐경 후에 샘과 기질들은 점차 위축된다(그림 14-9). 수술적 폐경과 호르몬의 섭취 같은 외부적 요인들은 이러한 정상적 퇴화과정을 억제할 수 있다. 사춘기부터 폐경까지 젖샘자극세포 호르몬(mammotrophic hormones)은 유방의 주기적인 변화에 영향을 준다. 샘과 결합조직은 지속적으로 변한다(그림 14-10).

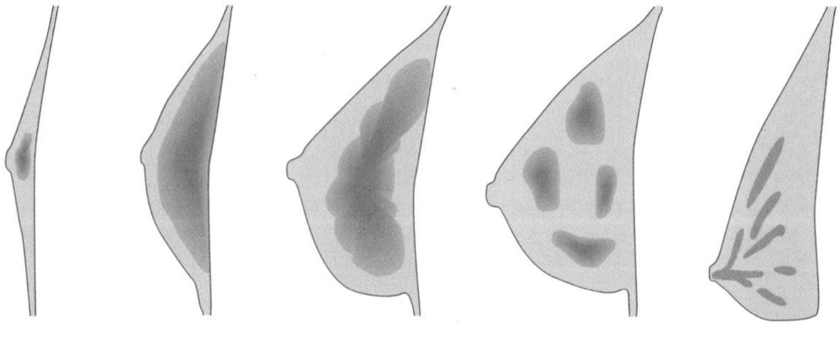


**그림 14-10** 사춘기에서 노년기까지의 정상적인 일생주기와 관련된 방사선 영상 밀도(음영 부분)의 변화와 분포를 설명하는 유방의 개략적 윤곽. 이러한 정상적인 과정은 임신, 호르몬 약물, 수술적 폐경, 유방 섬유낭성 변화와 같은 외부적 요인들에 의해 변할 수 있다.

## 해부학 용어 요약

**유선(유방)**
얕은근막
큰가슴근(대흉근)
앞톱니근(전거근)
겨드랑이 연장부(액와미)

액와(겨드랑)
유두(젖꼭지)
유륜(젖꽃판)
쿠퍼인대
엽
샘꽈리(세엽)
유즙 분비 소도관

겨드랑림프절
속가슴림프절
샘조직
결합조직
지방조직

## 병리학 용어 요약

| 상태 | 정의 |
|---|---|
| 유방암 | 상피세포로 구성된 악성 신생물 |
| 석회화 | 조직내 칼슘염의 축적, 특성에 따라 양성이나 악성일 수 있음 |
| 낭종 | 닫혀 있는 상피 주머니로 액체나 반고형 물질이 내부에 존재 |
| 상피과형성 | 유방 상피의 증식 |
| 섬유화 | 유방내 섬유조직의 형성 |
| 종양 | 세포 증식이 조절 안 되는 새로운 조직 생성 |
| 섬유선종 | 섬유조직이 포함된 유방의 양성종양 |
| 유두종 | 관 내에서 유두 모양으로 성장하는 양성종양 |

# 유방 영상

## 유방촬영 시스템의 발달

유방은 밀도와 유효 원자번호가 비슷한 조직으로 구성되어 있어 고식적인 X선 장치와 기술을 사용하면 감쇄 차이가 거의 보이지 않는다. 제조사들은 높은 대조도와 해상도를 가진 영상을 최적으로 변함없이 만들어내는 영상시스템을 개발해 왔다.

1960년대에 연구와 개발이 꾸준히 시작되었고, 1967년 CGR(프랑스)에서 유방촬영 전용기기를 처음으로 소개하였다(그림 14-11). 1970년대 유방촬영의 높은 방사선량에 대해 경각심이 고조되었고, 이것은 영상시스템의 급격한 발전에 촉매제가 되었다. 1970년대와 1980년대 초기 개발한 회사(제록스, Xerox Corporation)의 이름을 딴 유방건식촬영법(xeromammography)이 널리 사용되었다(그림 14-2). 이 방법은 직접노출은 도포 필름(direct-exposure, silver-based films)보다 방사선량이 훨씬 적었다. 결과적으로 필름 제조사들은 방사선량이 적으면서도 조직구분이 잘되는 필름-스크린 유방촬영 시스템을 몇 세대에 걸쳐 소개했다. 이어지는 각각의 새로운 시스템은 환자 노출선량은 최소화하면서 대조도와 해상도 향상을 이루었다.

1980년대에 ACR 인증프로그램은 고화질 영상을 위한 유방촬영장치, 처리기, 스크린-필름을 최적화하기 위해 유방영상의 품질 표준을 수립했다. 1990년대에 이 프로그램은 확대되어 품질관리, 개인의 자격요건과 교육도 포함하게 되었다. 임의적인 ACR 프로그램은 MQSA 운영모델이 되었고, ACR은 미국의 유방촬영 품질을 위한 임상 업무지침을 계획하는 기구가 되었다. 유방촬영의 발전은 유방촬영 전용 시스템을 낳게 되었다.

## 유방촬영장치

최근 장비 제조사들은 고주파 발생기, 다양한 X선관과 필터, 확대가 가능한 초점크기, 화질 향상에 도움이 되는 특별한 상수용체, 유선형 디자인의 인체공학적 자세잡기용 보조기구가 있는 유방촬영 전용 장비를 생산하고 있다.

고주파 발생기는 kVp, mA, 노출시간을 더욱 더 정밀하게 제어한다. 고주파 발생기를 사용한 장비의 노출 선형성과 재현성은 한결같이 뛰어나다. 이러한 발생기의 가장 큰 장점은 효율적인 파형을 생성해서 설정해 놓은 kVp와 mAs에서 더 효과적인 X선을 만들어낼 수 있다는 것이다. 고주파 발생기들은 부피가 크지 않기 때문에 설치가 용이하고 위협적인 외관이 되지 않도록 단상의 전력선으로 작동하는 단일 유방촬영장치 안에 장착할 수 있다(그림 14-12).

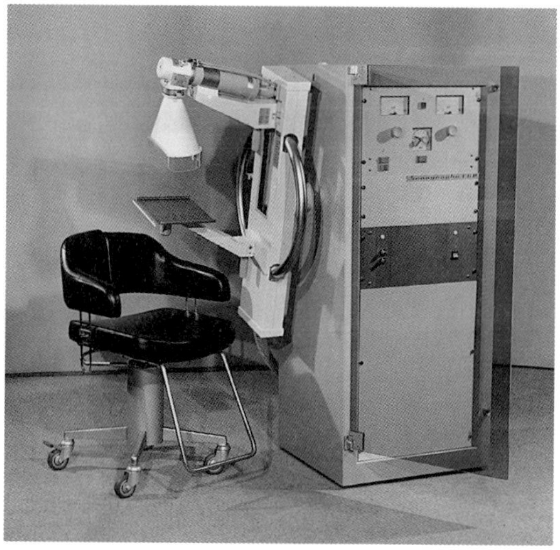

**그림 14-11** 최초의 전용 유방촬영 시스템. CGR의 Senographe(프랑스).

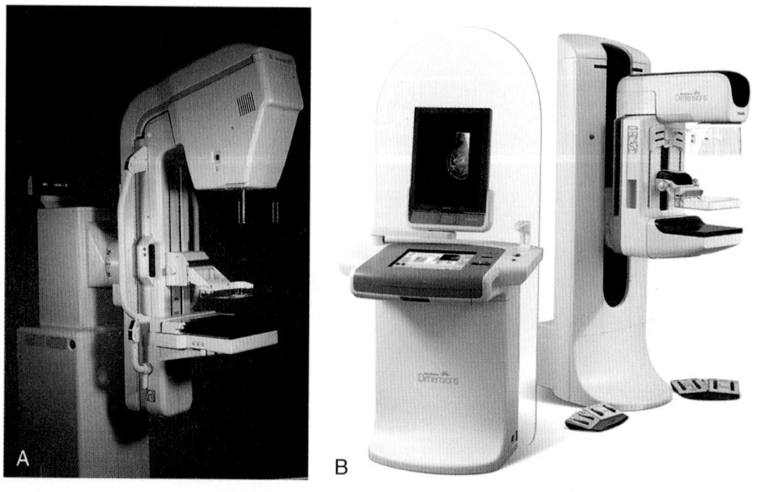

**그림 14-12 A,** General Electric(Milwaukee, WI)의 Senographe DMR 필름 스크린 유방촬영장치. **B,** Hologic(Bedford, MA)의 3D 디지털 유방 단층영상촬영장치.

1980년대 산란선을 줄이고 영상 대조도를 높이기 위해 유방촬영에 특화된 격자가 개발되었다. 대부분 기기들은 움직이는 선형 초점 격자를 사용하지만 어떤 제조사는 매우 특화된 격자를 개발했다. Hologic(Lorad) High Transmission Cellular(HTC) 격자는 벌집 무늬의 다방향 디자인을 채택한다. 오늘날 슬릿 스캔 디지털 장비(slit-scan digital units)를 제외한 모든 유방촬영 전용기기는 여전히 격자를 사용한다.

유방촬영 전용 장비 제조사들은 영상품질을 향상시키고자 다양한 종류의 X선관과 필터의 조합을 시도하였다. 이 시점에 가장 널리 사용되고 있는 조합은 몰리브덴 타겟과 몰리브덴 필터(Mo/Mo), 몰리브덴 타겟과 로듐 필터(Mo/Rh), 또는 로듐 타겟과 로듐 필터(Rh/Rh)이다. Mo/Mo가 가장 널리 사용되나 Mo/Rh과 Rh/Rh은 침투력이 좋아 두꺼운 조직의 치밀유방에 사용된다.

또한 제조사들은 기술자들과 의사들이 환자의 편안함에 관심이 있다는 것을 알았다. 그들은 검사부위의 조직이 더 잘 보이도록 자세를 잡아주는 보조도구를 개발하는 동시에 검사를 환자가 좀 더 받기 쉽도록, 검사가 좀 더 인체공학적이 되도록, 방사선사가 좀 더 효율적으로 검사를 할 수 있도록 만들기 위해 노력했다. 이러한 보조기구들 중에는 둥근 모서리를 가진 Bucky 장치와 압박패들, 노출 후 압박 자동해제, 발로 페달을 밟아 작동하는 조절기가 있다.

마지막으로 유방촬영을 디지털 세계로 들여오는 것은 결코 간단한 일이 아니었다. 유방영상에 필요한 해상도와 세부사항이 촬영되도록 하기 위해 촬영에서부터 진단을 위해 사진을 들여다 보는 워크스테이션까지의 전체 시스템을 경쟁력 있는 제조사가 개발했다. 이러한 것들의 각각에는 기기들을 PACS 네트워크에 통합시키는 것을 어렵게 하는 특허품목들이 포함되어 있다. 건강관리사업의 통합은 FFDM에 필요한 부품의 제조사들이 한데뭉쳐 호환성과 언어문제를 해결하도록 하여 이 기회에 디지털 유방촬영술로 좀 더 매끄럽게 옮겨갈 수 있도록 만들었다.

NAME

M.R.#

Department of Diagnostic Imaging

**MAMMOGRAPHY QUESTIONNAIRE**

***Please answer the following questions:*** Today's date: ______

1. Your current age: ______ Age at menopause: ______

2. Have you ever had a mammogram? ☐Yes ☐No Last mammogram was in ____ (year)
   Where? ______

   Your signature will allow the release of prior mammograms should they be needed.

   Signature: ______

3. Family history of breast cancer: (please √) ☐Mother ☐Sister ☐Grandmother ☐Aunt ☐Daughter
   Was breast cancer found: ☐Before menopause? ☐After menopause?
4. Are you taking birth control pills or other female hormones? ☐Yes ☐No Since: ____

5. Have you had your breasts examined by a physician or nurse in the past year? ☐Yes ☐No

6. Do you have breast implants? ☐Yes ☐No

7. PROBLEMS:
   A. Have you had prior breast surgery/biopsy?..... ☐Yes ☐No — ☐Right ☐Left
      If yes, when? ______
      Was your biopsy positive for cancer?.............. ☐Yes ☐No — ☐Right ☐Left
      Have you had radiation therapy?.................. ☐Yes ☐No — ☐Right ☐Left

   B. Do you have breast lumps?.............................. ☐Yes ☐No — ☐Right ☐Left

   C. Is there pain in the breast?................................ ☐Yes ☐No — ☐Right ☐Left

   D. Do you have any skin or nipple discharge?..... ☐Yes ☐No — ☐Right ☐Left

   E. If you answered "yes" to any of the above, please localize area on the diagram below.
      (The technologist can assist you with this.)

Lump = "O"
Surgery/scar = "-"
Skin change = "#"
Mole = "•"

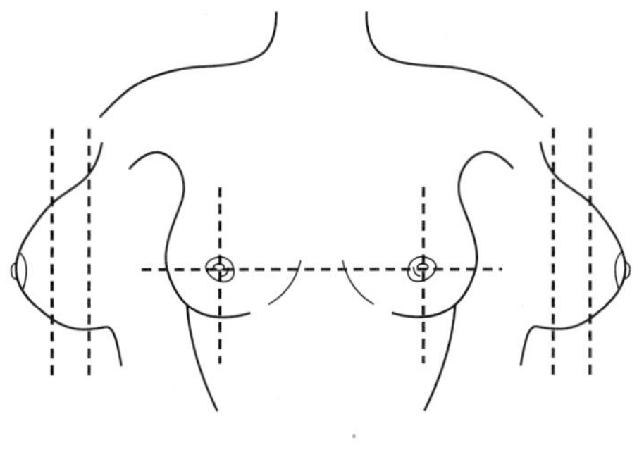

Right Left

**그림 14-13** 유방촬영 환자 설문지 표본.

(Courtesy The Permanente Medical Group, Inc, Richmond, Calif).

## 검사 방법

유방촬영은 사용하는 방사선 필름과 영상기술에 예민하기 때문에 인공물이 흔하게 발생한다. 검사할 때 유방에 아무것도 덮여있지 않아야 하므로 환자는 앞이 터진 가운을 입을 것을 권한다. 환자들은 겨드랑이 부분과 유방에서 냄새 제거제와 파우더를 제거해야 하는데 그런 물질들이 결과 영상에서 석회화와 비슷하게 보일 수 있기 때문이다. 유방을 촬영하기 전 환자의 과거력을 완벽하게 조사해야 하고 신중하게 진찰을 하여 생검 상처, 만져지는 덩이, 의심스러운 두께의 증가, 비정상적인 피부, 유두 변화는 없는지 확인해야 한다(그림 14-13).

기본적으로 양쪽 유방의 상하방향(CC)과 내외사방향(MLO) 촬영을 한다. 부위압박과 확대기술 같은 영상개선 방법들이 종종 사용된다. 가끔 병변이나 석회화를 더 자세하게 보기 위해 영상을 개선하거나 촬영 방법을 바꾸는 것이 필요하다. 증상이 있는 경우 증상이 있는 쪽 유방만 검사를 해서는 안 된다. 비교를 하기 위해 양쪽 유방을 검사해야 한다. 왜냐하면 임상적으로 정상인 유방에서 촬영결과 이상이 보일 수도 있기 때문이다.

## 검사 절차

여기에서는 유방촬영 전용장비를 이용한 검사과정에 대해 설명한다. 다음 과정을 따라야 한다.

- 가능하면 유방촬영검사를 받고 있는 환자들의 이전 유방촬영 영상들을 살펴본다. 이전 영상들의 자세, 압박, 조사 조건들을 평가해서 현재 검사에서 어떤 면을 개선해야 하는지 결정한다. 일관성 있게 자세를 잡아서 병변 위치를 정확하게 알 수 있도록 하고 이전 검사와 적절한 비교가 이루어지도록 한다.
- 환자에 맞는 영상수용체 크기를 결정하고, 전체 유방촬영이 가능한 최소한의 크기를 사용한다. 너무 큰 영상수용체 위에서 자세를 잡으면 피부와 근육이 지나치게 당겨져 사진에 담기는 유방 뒷면의 조직양이 줄어든다.
- 검사 시작 전 간단하고 정확하게 환자에게 절차를 설명한다. 환자가 이전에 검사를 받아 본적이 있다 하더라도 유방촬영 방사선사는 환자가 무엇을 하는지에 대해 완전히 알고 있다고 가정해서는 안 된다.
- 많은 경우 기본 촬영으로는 유방조직을 충분히 볼 수 없기 때문에 추가 촬영들이 필요할 수 있다. 환자를 안정시키기 위해 유방촬영 방사선사는 추가 촬영 전에 추가 촬영이 필요한 이유와 그것이 잠재적인 문제를 의미하는 것이 아니라는 것을 설명해 주어야 한다.

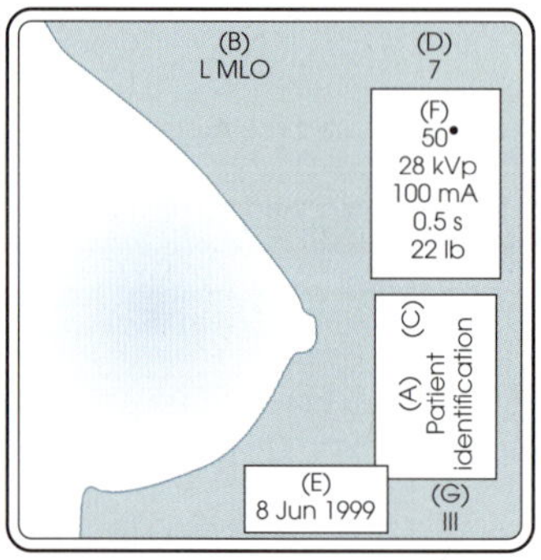


**그림 14-14** 유방촬영 영상의 정확한 라벨 붙이기: MLO 촬영.

- 촬영자세를 잡고 압박을 하기 전 유방의 자연스러운 움직임을 고려하여 환자의 불편을 최소화한다.
- 유방의 아래쪽과 바깥쪽은 움직이는 반면 위쪽과 안쪽은 고정되어 있다. 가능하면 움직이는 부위를 고정된 쪽으로 움직여야 한다.
- 2가지 기본 유방촬영에서 유방을 단단하게 고정하고 유두가 앞쪽을 향하도록 조정한다.
- 가능하면 유두가 측면상으로 잡히도록 한다. 주된 고려사항은 유방의 뒷면조직을 촬영하는 것이다. 유두를 측면상으로 촬영하는 것이 항상 가능한 것은 아니다. 필요하면 유두의 측면상을 얻기 위해 추가적인 촬영을 할 수 있다. 다른 방법으로 측면상으로 보이지 않는 유두를 표시해주는 표지를 사용할 수 있다. 이 경우는 추가적인 촬영이 필요하지 않을 수 있다.

**표 14-1 유방촬영 자세의 라벨 코드**

| 촬영방향 | 라벨 코드 | 목적 |
|---|---|---|
| 상하방향 | CC | 기본 |
| 내외사방향 | MLO | 기본 |
| 보형물 전위 | ID | 확대유방 |
| 부분압박 | | 자세히 보기 |
| 확대기술 | M (접두어로 사용) | 자세히 보기 |
| 내외방향 | ML | 국소화, 자세히 보기 |
| 외내방향 | LM | 국소화, 자세히 보기 |
| 측면강조 상하방향 | XCCL | 국소화 |
| 유곡 상하방향 | CV | 자세히 보기 |
| 상하방향 비틀림 | RL(rolled lateral 가쪽으로 돌림)과 RM(rolled medial 안쪽으로 돌림) (둘다 접미사로 사용) | 국소화, 자세히 보기 |
| 접선 | TAN | 국소화, 자세히 보기 |
| 상하방향 | FB | 자세히 보기 |
| 액와미 내외사방향 | AT | 국소화, 자세히 보기 |
| 외내사방향 | LMO | |
| 상외하내사방향 | SIO | 자세히 보기 |

From Bassett L et al, editors: Quality determinants of mammography, AHCPR Pub No 95-0632, Rockville, MD, 1994, U.S. Department of Health and Human Services.

- 유방에 적절한 압박을 가한다. 압박은 고화질의 유방영상을 얻기 위해 중요한 요인이다. 압박의 주된 목적은 유두에서 유방의 뒷부분까지 유방두께를 균일하게 만들기 위함이다. 적절한 압박은 유방을 펴지게 하여 영상에서 조직 두께가 균일해지고 유선들이 분리되도록 한다. 단단하고 방사선 투과성인 압박패들은 유방 압박이 용이하도록 해준다. 일반적으로 압박은 처음에는 자동으로 조정하고 압박 마지막 단계에서는 수동으로 한다. 압박은 꽉 조여야 하지만 아프지 않아야 하며 적절하게 압박된 유방의 피부는 손끝으로 가볍게 쳐봤을 때 꽉 조이는 느낌이어야 한다. 영상 평가 시는 이전 유방영상의 압박 정도와 비교하고 변경된 부분들을 기록한다.

  만약 환자가 충분한 압박을 견디지 못한다면 영상전문의를 위해 환자 진료기록에 이 정보를 기록한다.
- 다음과 같은 표준 규격에 따라 식별 표식을 놓는다(그림 14-14).
  A. 검사를 진행하기 전에 영상에 촬영기관의 이름과 주소, 검사 일자, 환자의 이름, 나이, 생년월일, 환자번호를 포함한 영구적인 식별 표식이 사진에 노출되도록 한다. 식별 표식(C)에 검사를 시행한 사람의 이름을 약자로 표시한다.
  B. 환자 겨드랑이 근처 영상수용체 위에 어느 쪽을 촬영했는지와 촬영방법을 방사선 비투과성 표식으로 표시한다(그림 14-1).
  C. 식별번호 라벨을 유방촬영 카세트에 붙인다(ACR은 아라비아 숫자를 추천한다).
- 또한 유방촬영 영상에는 다음 사항을 포함할 수 있다.
  D. 별도의 날짜 스티커나 천공
  E. 사용된 촬영조건들을 표시하는 라벨: kVp, mAs, 타겟 물질, 경사각, 음영 설정, 노출시간, 압박두께. 최근에는 대부분 제조사들의 장비에 자동식별 표시 시스템이 포함되어 있다.
  F. 한 종류 이상의 장비를 가진 기관들은 사용된 유방촬영기기를 표시해야 한다(ACR은 로마 숫자를 추천한다).
  G. FFDM 영상에서는 앞서 언급한 정보들이 DICOM 헤더에 포함되어야 한다. 또한 정보들은 처리된 영상에서도 보여야 하고, 가능하면 영상을 판독하는 데 방해가 되지 않도록 필요에 따라 영상전문의가 켜고 끌 수 있도록 DICOM 오버레이에 표시되도록 해야 한다.
- 덩이들이 만져지는 경우는 방사선 비투과성(BB or X-spot) 표식으로 덩이 위치를 표시할 수 있다. 다른 종류의 방사선 비투과성 표식들은 피부 병변, 상처 또는 점들을 식별하기 위해 사용할 수 있다. 이것은 병원의 방침에 의해 결정된다.
- 자동노출조절장치(automatic exposure control, AEC)를 사용할 때는 유방의 구성물과 크기에 따라 가슴벽, 유방 중간 부분 또는 앞쪽 유방에 센서를 위치시킨다. AEC 검출기의 적절한 위치는 각각의 환자에 따라 결정해야 한다. 가능하면 센서는 대부분 유선이 있는 부위 아래에 놓아야 하고 보통 유두 바로 뒤에 놓는다.
- 영상을 검토할 때 유방조직이 최적으로 구분되는지 대조도와 음영을 평가한다. 해부학적 표식이 보여야 한다. 한쪽 유방을 촬영한 후 대칭과 자세의 일관성을 평가하기 위해 다른 쪽 유방을 똑같이 촬영한 후 비교해야 한다. 모든 영상들은 움직임에 의한 영상의 흐려짐, 허상, 피부 접힘이 없어야 한다. 촬영 후 영상증강법이 필요할 수 있는 의심스러운 병변부위와 석회화 부분을 찾아봐야 한다.
- 충분한 유방조직이 보이는지를 평가하기 위해 CC와 MLO 촬영 후 유두에서 가슴벽까지의 유방 깊이를 측정하여야 한다. 유두후선(posterior nipple line, PNL)은 유두에서 가슴근(pectoralis muscle) 또는 영상의 가장자리 둘 중 먼저 보이는 것까지 사선으로 "그린" 가상의 선이다. CC 촬영에서 유두후선은 유두에서 가슴벽 또는 영상의 가장자리 둘 중 먼저 보이는 것까지 "그린" 선이다. CC 촬영의 유두후선은 MLO 촬영 유두후선의 ⅓inch(1cm) 내에 있어야 한다(그림 14-15).
- 검사 사이사이에 영상수용체 트레이 표면, 압박패들, 환자 핸들 손잡이, 얼굴 보호대를 깨끗이 하기 위해 소독제를 사용한다.
- 타당하다면 영상수용체 트레이 표면을 따뜻하게 하고 환자의 편의를 도모하기 위하여 온열패드나 상업적으로 이용 가능한 유방촬영 영상수용체 덮개를 사용할 수 있다.
- 유방촬영은 환자와 방사선사가 함께 해야 한다. 성공적인 검사에 필요한 환자의 협조와 신뢰를 이끌어낼 수 있도록 각 환자의 개별적인 요구 사항들을 알아야 한다. 방사선사와 환자가 어떻게 협력하는지에 따라 추후 유방촬영을 받을 것인지 환자가 결정하게 되는 것으로 보인다.

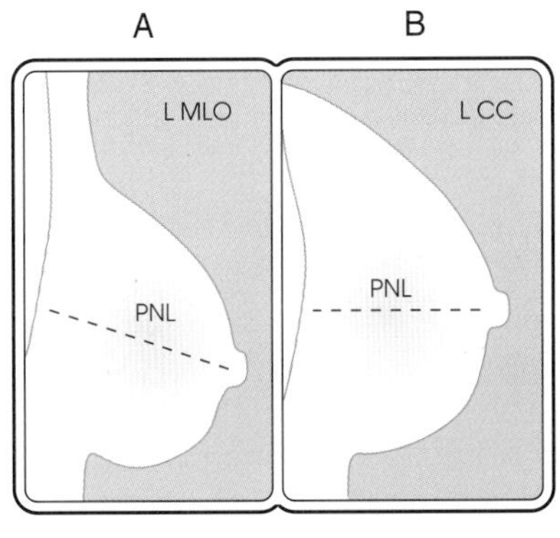


**그림 14-15 A**, PNL의 표시와 뒷면 유두선 MLO 촬영. **B**, PNL의 표시와 뒷면 유두선 상하방향 촬영. 상하방향 촬영의 PNL은 MLO 촬영의 PNL에서 1cm 이내여야 한다.

## 유방촬영술 요약

유방촬영술을 배우기 전 학생들은 상자에 있는 그림으로 설명한 유방촬영술 요약을 주의 깊게 공부하여야 한다. 여러 가지 촬영 명칭이나 약어에 익숙해지면 이 장에서 언급하는 촬영에 대한 이해에 도움이 된다.

### 기술적 용어

기술적 용어는 유방내 관심부위에 대한 효과적인 의사소통을 위해서 검사를 의뢰하는 의사, 방사선사, 영상전문의 모두를 위해 개발되었다. 관심부위를 기술할 때 어느 쪽인지 설명해야 한다(그림 14-16).

유방은 위바깥사분역(upper-outer quadrant, UOQ), 아래바깥사분역(lower-outer quadrant, LOQ), 위안사분역(upper-inner quadrant, UIQ), 아래안사분역(lower-inner quadrant, LIQ)과 같이 4부분으로 나누어진다. 또한 시계의 시간으로 유방내 특정 부분의 위치를 기술하는 데 사용된다. 오른쪽 유방에서 2시 방향은 UIQ이지만 왼쪽 유방에서 2시 방향은 UOQ이다.

이렇게 반대로 표지를 하는 것은 모든 시계 시간 표기법에 적용된다. 이것은 올바른 유방, 시계 시간, 사분역을 파악하는 데 중요하다. 또한 유방에서 유일한 고정부위인 유두를 기준으로 해서 비정상부위까지의 거리도 기록한다. subareolar와 periareolar는 유두 바로 밑과 유두부위 근처(또는 둘레)를 기술하는 용어이다.

## 유방의 기본 촬영

유방촬영은 기본적으로 상하방향(CC)과 내외사방향(MLO) 촬영을 한다.

**유방촬영술 요약**

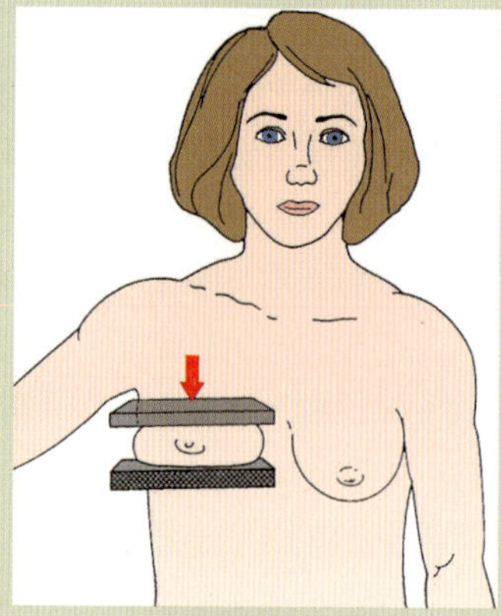

상하방향(CC)*

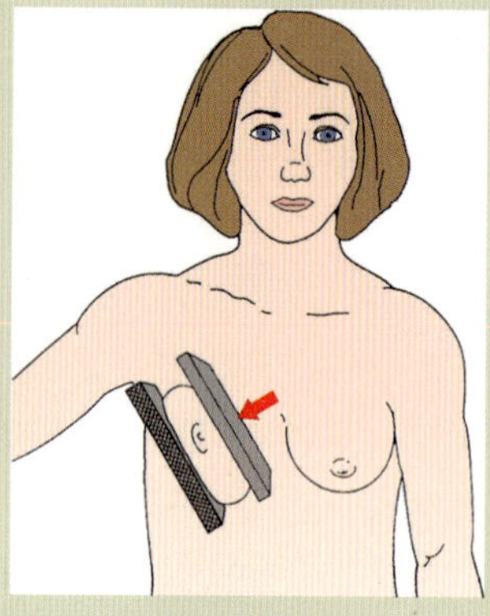

내외사방향(MLO)*

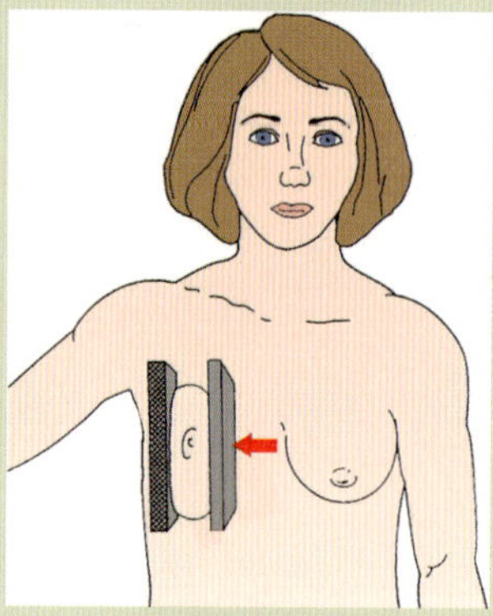

내외방향(ML)*

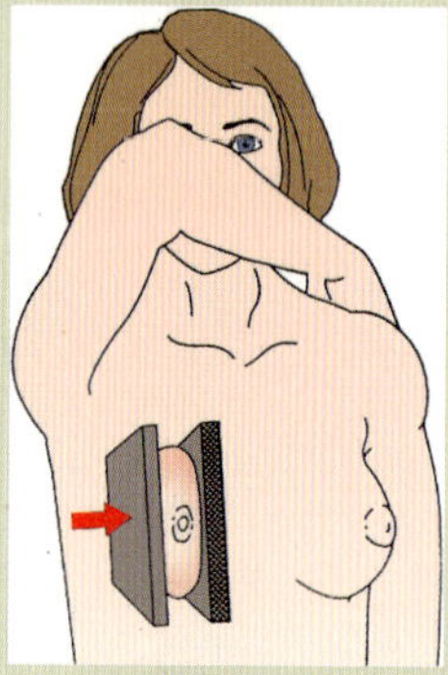

외내방향(LM)

*중요 촬영

## 유방촬영술 요약 (계속)

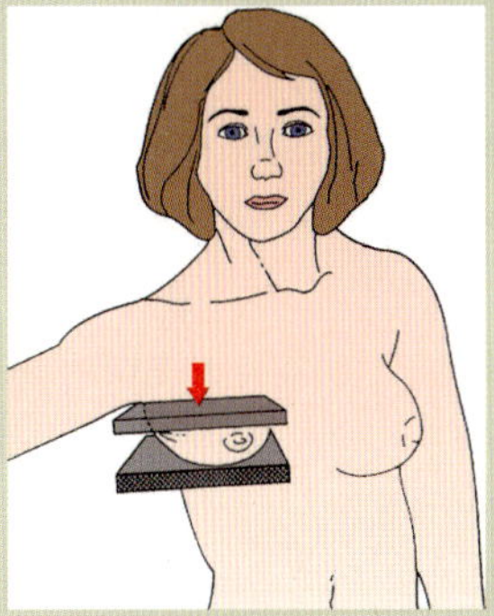

측면강조 상하방향(XCCL)*

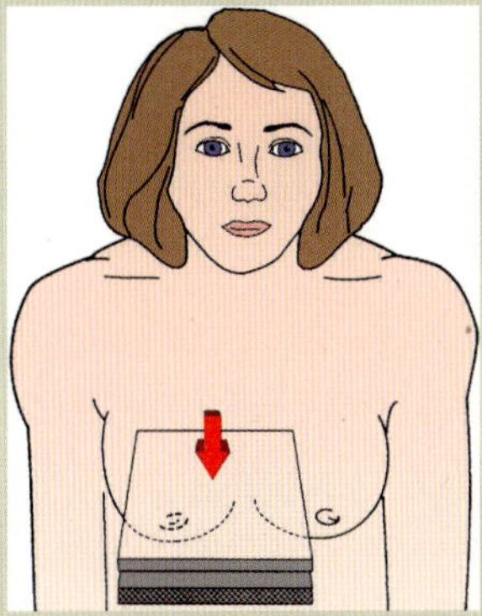

유곡 상하방향(CV)

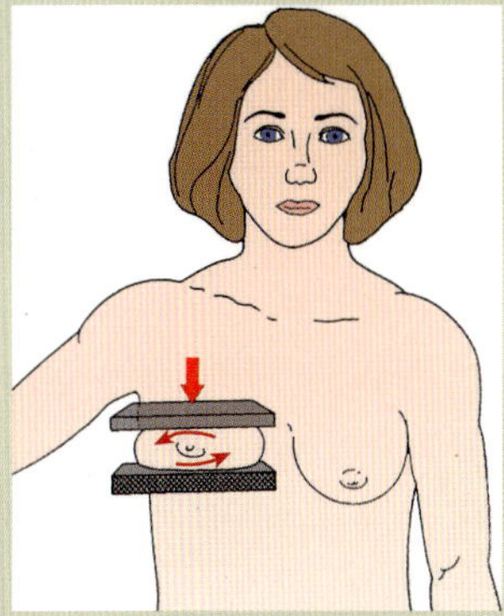

외측으로 비튼 후 상하방향(RL)

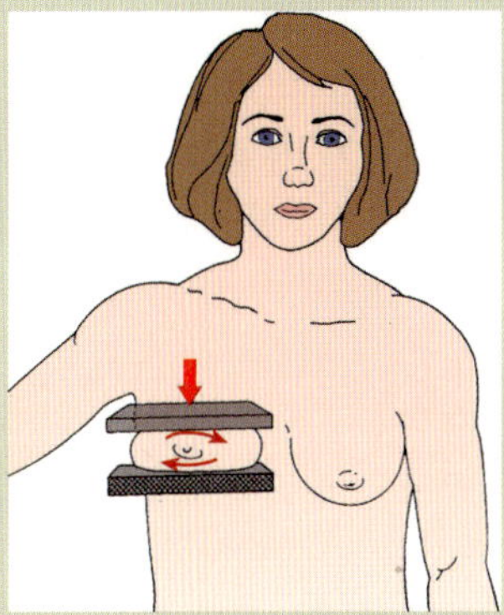

내측으로 비튼 후 상하방향(RM)

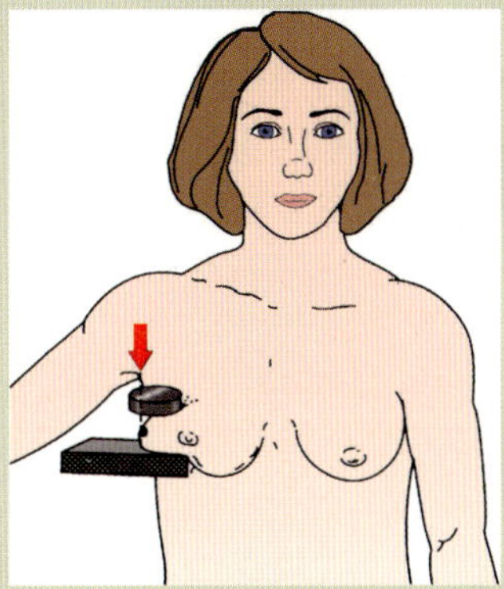

접선방향(TAN)

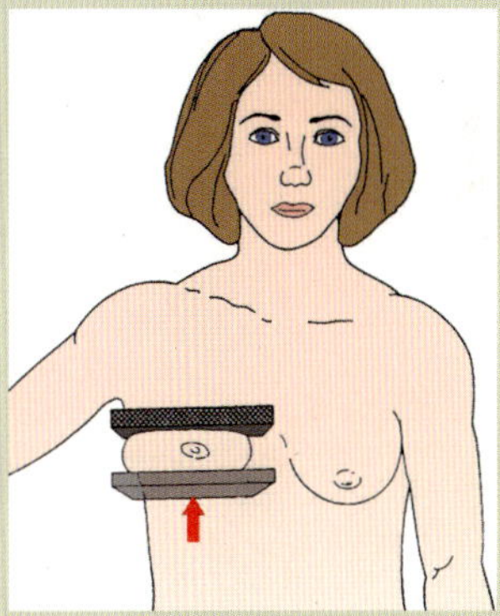

하상방향(FB)

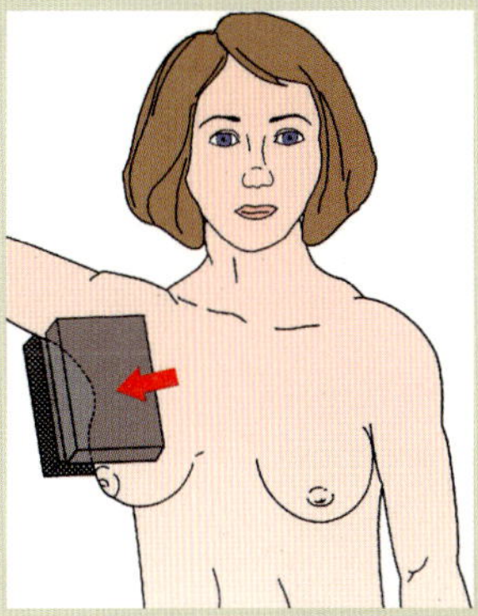

액와미 내외사방향(AT)

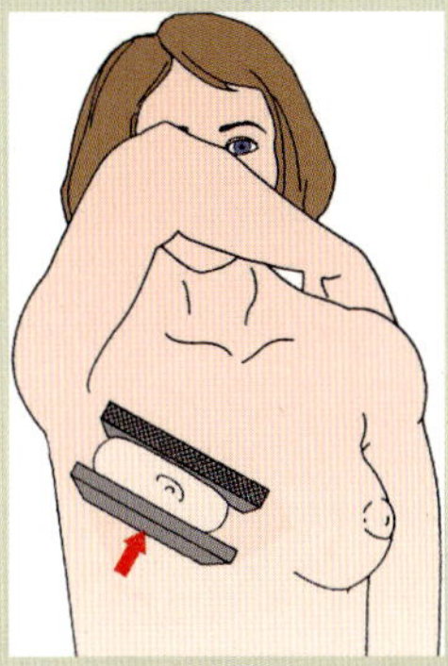

외내사방향(LMO)

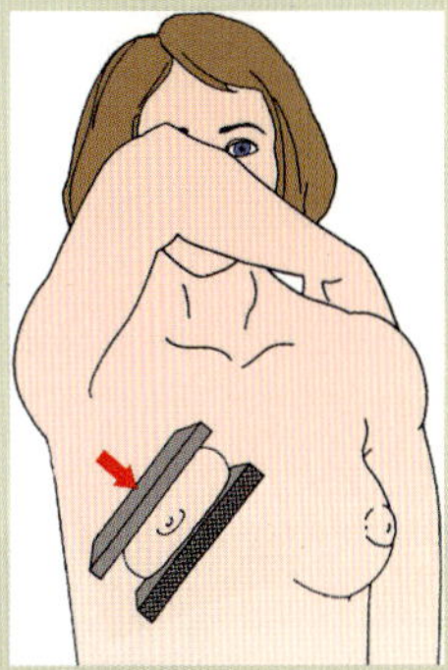

상외하내사방향(SIO)

## 유방 상하방향 촬영
Breast craniocaudal(CC) projection

### 환자 자세

- 영상수용체를 마주보고 서거나 기기를 바라보고 높낮이를 조정할 수 있는 의자에 앉는다.

### 검사 자세

- 촬영하는 유방의 안쪽에 서서 유선하주름을 최고 높이까지 들어올린다.
- C-arm의 높이를 환자의 유방 아랫면 높이로 조정한다.
- 양손을 사용해 유방을 부드럽게 영상수용체 홀더 위로 당긴다. 이때 환자는 영상수용체에 가슴을 기대어 누른다. 환자는 허리 위쪽부위를 앞쪽으로 약간 기울여 기댄다.
- 유방이 가슴벽(흉벽)과 수직이 되도록 유지한다. 방사선사는 손끝을 사용하여 후면의 유방조직을 부드럽게 앞쪽으로 당겨 영상수용체 위에 놓는다.
- 가능하면 유두가 측면상으로 보이도록 하면서 AEC 검출기 위에 유방의 중심을 맞춘다.
- 한 손으로 유방을 움직이지 않게 하고 압박을 하기 전까지 손을 그 상태로 유지한다.
- 다른 손을 사용하여 반대쪽 유방을 영상수용체의 한쪽 구석에 걸친다. 이 방법은 유방의 안쪽조직을 보는 데 도움이 된다.
- 환자가 반대쪽 손으로 손잡이를 잡게 한다. 이렇게 하면 방사선사가 촬영자세를 잡고 있는 동안 환자가 자세를 유지할 수 있도록 도와준다.
- 방사선사는 팔을 환자의 등에 대고 촬영하는 쪽 어깨 위에 손을 놓아 환자의 어깨가 이완되고 바깥으로 회전되었는지 확인한다.
- 환자의 머리를 촬영하는 쪽에서 멀어지는 쪽으로 돌린다.
- 기계쪽으로 환자를 기대게 하고 환자의 머리를 얼굴 보호대에 놓는다.
- 촬영 경로상에 다른 물체들이 없는지 확인한다.
- 환자의 어깨 위에 손을 놓고 살며시 빗장뼈 위로 피부를 당겨 올린다.
- 손을 사용하여 환자의 유방을 고정시키고 안쪽 유방조직이 빠지지 않도록 하면서 가쪽 유방조직을 영상수용체 위로 당긴다.
- 환자에게 유방을 압박할 것이라고 알린다. 유두쪽으로 손을 미끄러뜨리면서 압박패들이 유방에 닿도록 한다.
- 유방이 팽팽해질 때까지 천천히 압박한다.
- 유방의 안쪽과 가쪽이 적절하게 압박되었는지 확인한다.
- 압박이 불편하면 알려달라고 환자에게 말한다.
- 압박이 완전히 이루어졌는지 확인 후 AEC 검출기를 적절한 위치로 이동시키고 환자에게 숨을 참으라고 한다(그림 14-17).
- 촬영을 한다.
- 즉시 유방압박을 푼다.

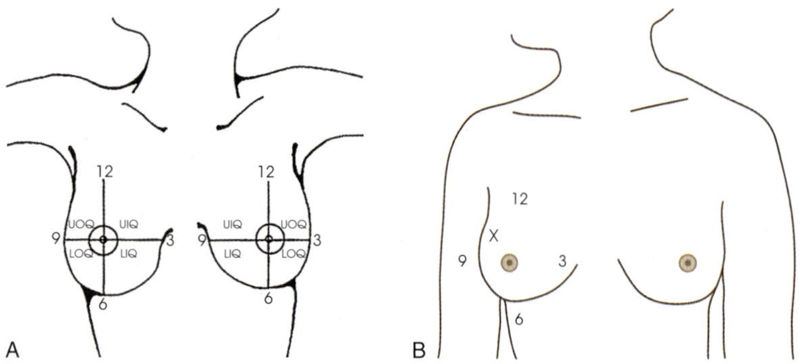


**그림 14-16** **A,** 각 유방이 시계방향으로 보이고 병변의 위치를 설명하기 위해 사분면으로 나눈다(위바깥사분역, 위안사분역, 아래바깥사분역, 아래안사분역). **B,** 비정상의 위치는 항상 일관된 방식으로 설명해야 한다(예: X로 표시된 비정상 위치는 "약 10시 30분 위치에 오른쪽 유방 위바깥쪽 사분역"으로 설명한다).

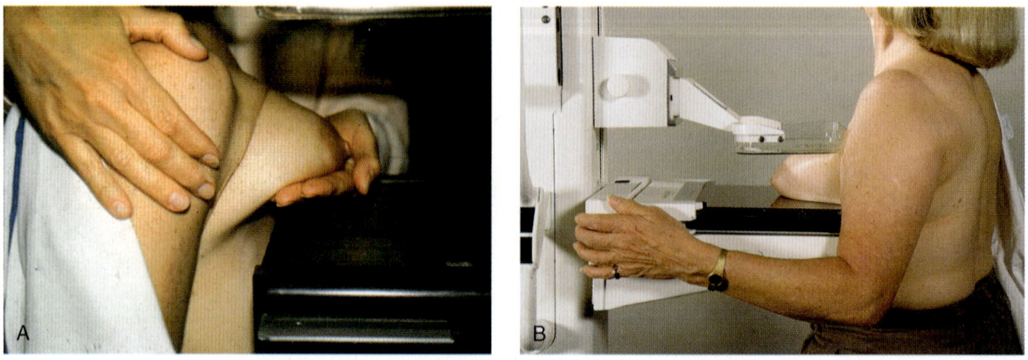


**그림 14-17** **A,** 유선하주름을 올린 다음 올려진 유방을 C-arm의 높이와 맞춘다. **B,** 상하방향 촬영.

### 중심선

• 유방의 기저부에 수직으로 입사한다.

### 영상구조

CC 촬영에서는 중앙, 유륜하, 안쪽의 섬유선질조직이 보인다. 모든 CC 촬영 영상들의 약 30%에서 가슴근이 보인다.[1]

[1]Bassett L, Heinlein R: Good positioning key to imaging of breast, Diagn Imaging 9:69, 1993.

### 평가기준

- 뒤쪽으로 영상의 가장자리까지 그은 유두후선(PNL)은 MLO 촬영 시 PNL의 ⅓inch(1cm) 이내에 있어야 한다(그림 14-18).
- 유방의 안쪽 조직이 모두 관찰되어야 한다. 이것은 안쪽의 유선조직 뒤쪽의 지방층이 보이는 것과 영상의 뒤안쪽 가장자리에서 섬유선질조직이 보이지 않는 것을 통해 알 수 있다.
- 유두는 측면상(가능하면)으로 정중선에서 관찰되어야 한다. 이것은 자세가 올바름을 나타낸다.
- 안쪽 조직을 강조하기 위해 가쪽 조직 일부가 빠질 수 있다.
- 적절한 자세의 CC 영상 중 약 30%에서 안쪽 유선후지방 뒤쪽에서 가슴근이 보인다.
- 유곡의 안쪽에서 약간 휘어진 피부가 보인다. 이것은 안쪽 조직이 적절하게 포함되었음을 의미한다.
- 적절하게 압박하여 조직이 균일하게 촬영되도록 해야 한다.

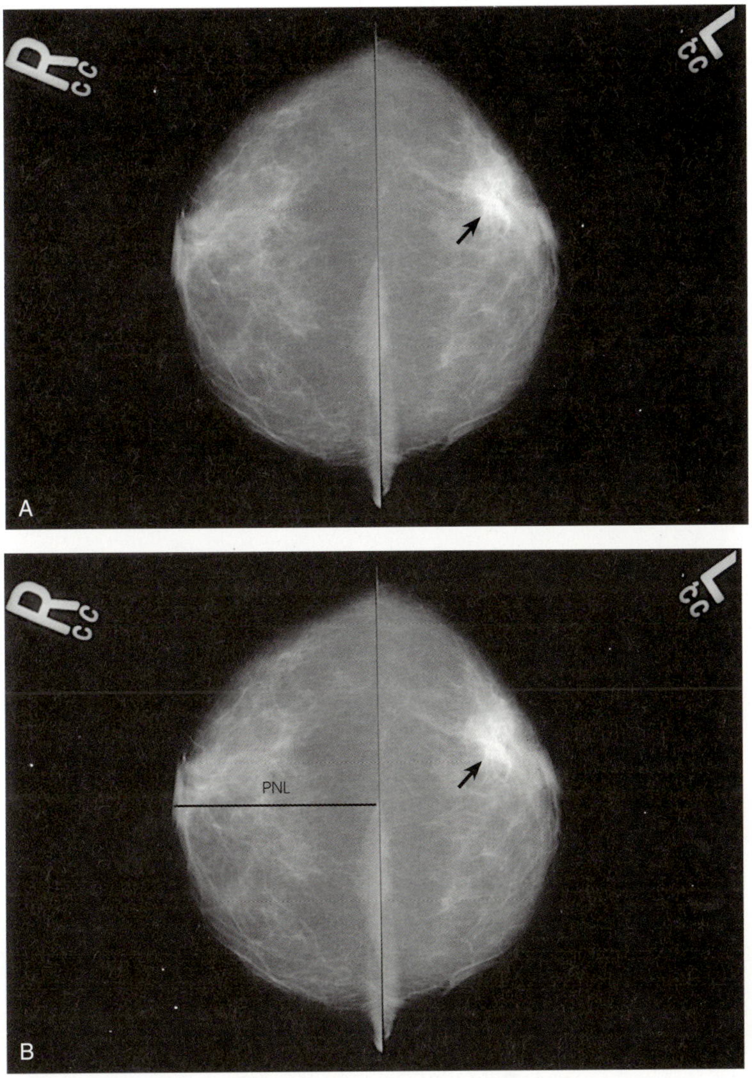


**그림 14-18 A,** 적절한 자세잡기를 보여주는 63세 여성의 유방 양쪽 상하방향 촬영. 상하방향 촬영은 중앙에 위치한 유두와 함께 최대한 중앙내면 유방조직을 포함해야 한다. 유방암(화살표)은 왼쪽(L) 유방에 보인다. **B,** PNL표시와 유방 상하방향 촬영.

## 유방 내외사방향(MLO) 촬영

Breast mediolateral oblique(MLO) projection

### 환자 자세

- 영상수용체를 마주보고 서거나 기기를 바라보고 높낮이를 조정할 수 있는 의자에 앉는다.

### 검사 자세

- 영상수용체의 긴쪽 가장자리가 촬영하는 쪽 가슴근의 위쪽 ⅓과 평행할 때까지 X선관을 돌려서 C-arm의 경사각을 결정한다. 환자의 체형에 따라 경사각은 30~60° 사이여야 한다.
- C-arm의 높이를 조정하여 위쪽 가장자리가 겨드랑이 위치에 오게 한다.
- 촬영하는 쪽의 팔을 영상수용체의 구석 위로 들어올리게 하고 인접한 손잡이 위에 손을 올리게 한다. 환자의 팔꿈치는 굽혀서 영상수용체 뒤쪽에 놓이게 한다.
- 영상수용체의 위쪽 구석을 가슴근(pectoralis)과 넓은등근(latissimus dorsi) 사이 환자의 겨드랑이 안으로 가능한 한 높게 놓아서 영상수용체가 가슴근 주름 뒤로 가게 한다.
- 촬영되는 쪽 어깨를 이완하고 약간 앞쪽으로 기대게 한다. 손바닥을 유방의 측면을 따라 놓고 부드럽게 환자의 유방과 가슴근을 앞쪽과 안쪽으로 당긴다.
- 엄지와 손가락 사이에 유방을 잡고 부드럽게 들어올려 가슴벽에서 멀어지도록 당긴다.
- 환자에게 허리를 약간 굽히라고 하면서 환자의 몸을 영상수용체 쪽으로 돌린다.
- 가능하면 유두가 측면상으로 보이도록 하면서 유방에 중심을 맞추고 위치를 잡는다.
- 손을 돌려 유방을 위로 빼내 잡아 엄지의 아래 부분과 손꿈치로 유방을 받치도록 한다(손가락들은 유방 반대쪽을 가리킨다).
- 환자에게 유방을 압박할 것이라고 알려준다. 압박패들을 유방에 닿게 하고 손을 유두쪽으로 미끄러뜨리는 동안 유방을 들어올려 빼낸 다음 잡고 있는 상태를 유지한다.
- 유방이 팽팽하게 느낄 때까지 천천히 압박을 한다. 압박패들의 구석은 빗장뼈 아래쪽에 있어야 한다.
- 유방의 위쪽과 아래쪽에 압박이 적절하게 되었는지 확인한다.
- 압박이 불편하면 알려달라고 환자에게 설명한다.
- 유선하주름이 열리도록 환자의 복부조직을 밑으로 잡아당긴다.
- 반대쪽 유방이 촬영되지 않도록 환자에게 잡고 있으라고 한다.
- 압박을 완전하게 한 후 AEC 검출기를 적절한 위치로 이동시키고 환자에게 숨을 참으라고 한다(그림 14-19).
- 촬영을 한다.
- 즉시 유방 압박을 푼다.

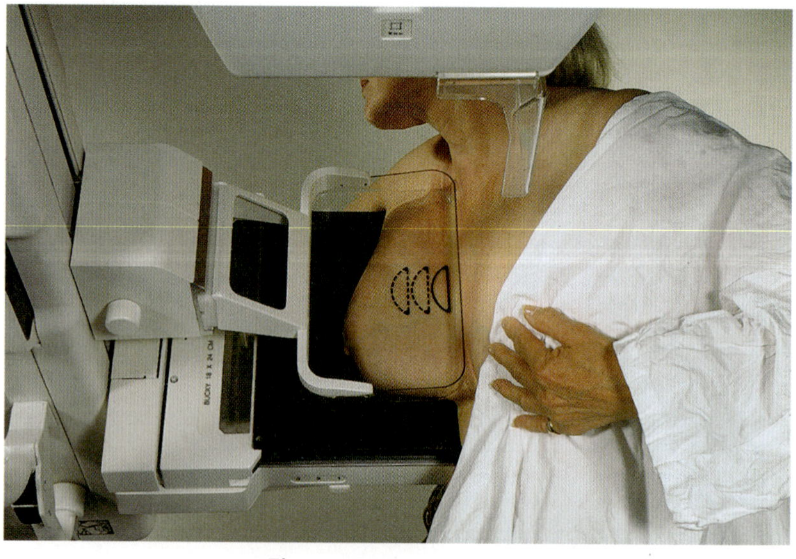

**그림 14-19** 유방 내외사방향 촬영.

### 중심선

- 유방의 기저부에 수직으로 입사한다.
- C-arm을 환자의 가슴근 기울기에 맞춰 각도를 맞춘다(30~60°). 실제 각은 환자의 체형에 따라 결정한다. 키가 크고 마른 환자들은 각도가 가파른 반면 작고 통통한 환자들은 각도가 얕다.

### 영상구조

내외사방향 촬영은 대부분의 유방조직이 보인다. 특히 측면과 액와미 내외사방향 촬영(AT) 부분이 잘 보인다.

### 평가기준

- PNL은 CC 촬영시 PNL의 ⅓inch (1cm) 이내에 있어야 한다[1] [가슴근을 향해 유방조직의 방향을 따라 사선으로 가상의 PNL을 그릴 때 손가락을 사용하여 유두에서 가슴근 또는 영상의 가장자리 둘 중 먼저 관찰되는 것까지의 깊이를 잰다(그림 14-20)].

[1]Bassett L: Clinical image evaluation, Radiol Clin North Am 33:1027, 1995.

- 가슴근의 아래쪽이 유두후선 또는 (가능하면) 그 아래쪽까지 뻗어 있어야 한다.
- 어깨와 겨드랑부위가 이완되어 있어야 한다. 이것은 가슴근이 앞쪽으로 볼록한 것을 통해 알 수 있다.
- 가능하면 유두가 측면상으로 관찰되어야 한다.
- 유선하주름이 열려 있어야 한다.
- 유방을 가슴벽에서 적절히 들어올려 빼내 깊은 부위와 얕은 부위의 유방조직이 잘 분리되어 관찰되어야 한다
- 깊은 부위의 섬유선질조직이 잘 포함된 것을 나타내는 유방조직 뒤쪽의 지방이 관찰되어야 한다.
- 적절하게 압박하여 조직이 균일하게 촬영되도록 해야 한다.

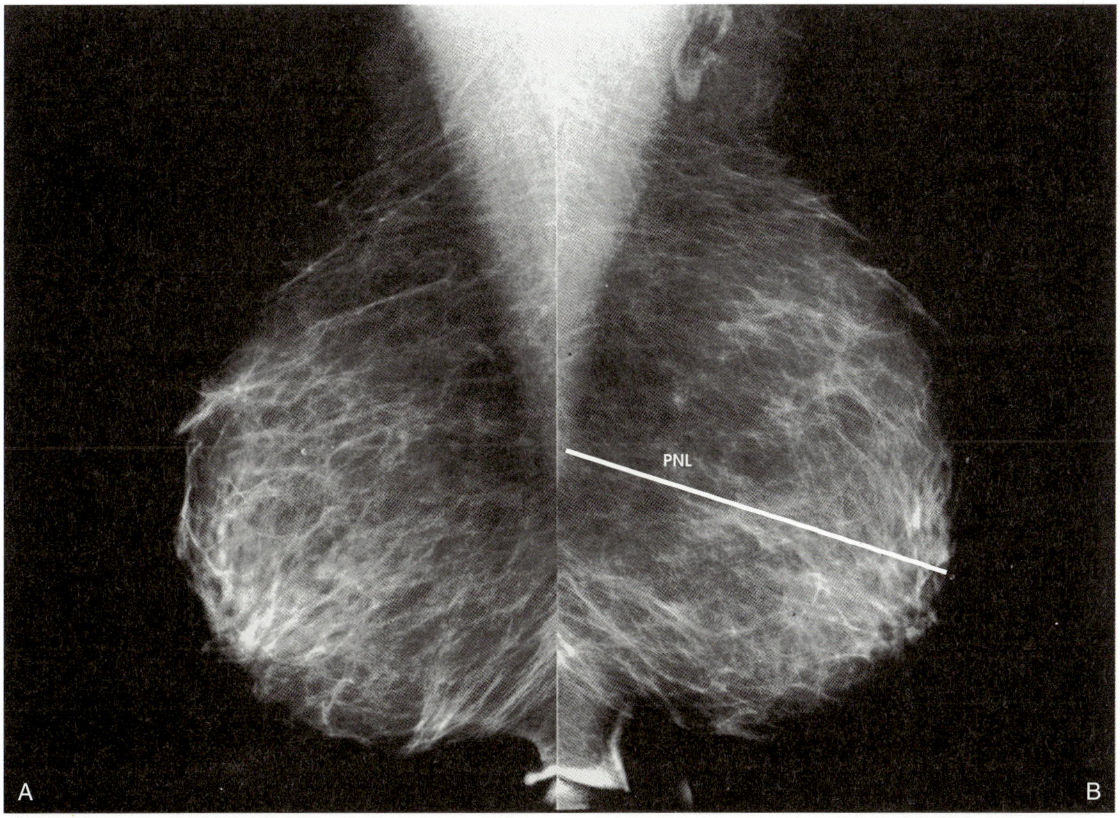


**그림 14-20 A,** 적절한 자세잡기를 보여주는 유방 내외사방향 촬영. 영상은 유두의 위치에서 가슴근, 뒤쪽 유방조직, 유방하주름, 배의 피부를 포함하여야 한다. **B,** PNL 표시.

## 확대유방의 기본 촬영법

유방암 선별검사 시 유방촬영은 선호되는 가장 믿을 만한 기술이다. 이 기술은 보형물이 없는 유방에서 암을 발견하는데 80~90%의 적중확률(true-positive rate)을 가진다. 그러나 미용이나 재건 목적으로 유방확대수술을 받은 미국의 수백만 여성들에서 유방암 적중률은 60%대로 떨어진다. 이것은 인공보형물이 유방구조의 85% 정도를 가려 일반적으로 유방촬영을 통해 발견되는 조기치료가 가능한 작은 크기의 암을 숨기기 때문이다.

확대유방을 성공적으로 촬영하기 위해서는 잘 숙련된 유방촬영 방사선사가 필요하다. 이때 유방 보형물이 터지지 않도록 주의해야 한다.

확대유방촬영은 2가지 기본촬영으로는 충족할 수 없는 어려움이 있다. 가능하면 8번의 촬영을 선호한다. 확대유방의 뒤쪽과 윗면은 CC 촬영과 MLO 촬영을 통해 만족스럽게 평가할 수 있다. 하지만 이러한 4번의 촬영은 주변의 실질조직을 충분히 보여주지 못한다.

초기 2번의 촬영은 Eklund 또는 보형물 전위(ID) 기술과 결합시킬 수 있다. Eklund method에서 보형물은 가슴벽을 향해 뒤로 밀어서 촬영되지 않도록 하고 보형물 주변 유방조직은 앞쪽으로 당겨서 압박한다. 이렇게 하면 유방조직의 압박과 구조물을 보기가 좋다. CC 촬영과 MLO 촬영은 종종 ID 기법을 이용하여 검사하기도 한다.

유방확대에서 자주 발생하는 합병증은 섬유화, 보형물 주위로 섬유조직의 증가, 쪼그라듦, 딱딱해짐, 보형물의 누액, 통증 등이 있다. 유방촬영만으로는 모든 합병증을 보여주지 못하기 때문에 증상이 있는 환자들에서는 초음파와 MRI도 사용한다. 보형물 파열이 의심되는 환자의 유방촬영 후 초음파나 MRI를 부수적으로 사용해야 하는지 여부는 실제 진료상황마다 다양하다.

유방 초음파는 유방촬영과 임상검사에서 보형물 파열이 의심스러울 때, 가끔은 새는 것이 의심되지 않을 때 실제로 누액을 관찰하는 데 유용하다는 것이 증명되었다. 또한 이것은 겨드랑림프절로 빠져나간 누액도 성공적으로 찾아냈다.

비록 보형물 누액 선별검사로 유방초음파를 권장하진 않지만 그것은 유방촬영 검사를 확대시켰다. MRI는 현재 확대유방 진단검사에서 가장 널리 사용되는 것이다. MRI는 몇 가지 진단적 장점에도 불구하고 확대수술을 받은 환자의 선별검사로 사용하기에는 검사 비용과 시간이 걸림돌이다. MRI는 유방암 수술 후 재건술을 받은 여성들에게 사용될 수 있다. MRI는 수술 전 보형물의 위치 파악, 변형된 윤곽 파악, 파열과 누액 형태를 확인하는 데 유용한 것으로 증명되었다. 자기공명촬영의 민감도와 특이도는 94%와 97%이다.[1]

[1]Orel SG: MR imaging of the breast, Radiol Clin North Am 38:899, 2000.

## 유방 상하방향(CC)촬영 (보형물이 있는 상태)

Breast craniocaudal(CC) projection with full implant

### 환자 자세

- 영상수용체를 마주보고 서거나 기기를 바라보고 높낮이를 조정할 수 있는 의자에 앉는다.

### 검사 자세

- AEC를 끄고 수동조절을 미리 선택한다.
- 기본 CC 촬영과 같은 자세를 취한다.
- 유방을 압박할 것이라고 환자에게 알린다. 압박패들을 유방에 접촉시키고 천천히 충분한 압박을 가하여 유방만 움직이지 않도록 한다. 압박은 최소한으로 해야 한다. 앞쪽의 유방조직이 압박 후에도 부드러워야 한다.
- 적절한 촬영 조건들을 선택하고 환자에게 호흡을 멈추라고 한다.
- 촬영을 한다.
- 즉시 압박을 푼다.

### 중심선

• 유방의 기저부에 수직으로 입사한다.

### 영상구조

보형물 전체와 주변의 뒤쪽 유방조직들이 보여야 한다. 이때 앞쪽의 섬유선질조직들은 부최적(suboptimal) 압박상태여야 한다(그림 14-21).

### 평가기준

- 섬유선질조직 위로 보형물이 투영되어 관찰되어야 하고, 보형물은 영상의 뒤쪽 가장자리까지 뻗어 있다.
- 안쪽과 가쪽으로 뒤쪽 유방조직들이 관찰되어야 하고, 이것들은 가슴벽까지 뻗어 있다.
- 가능하면 유두는 측면상으로 정중선에서 관찰되어야 한다. 이렇게 보이면 자세가 올바른 것이다.
- 앞쪽 유방조직은 균일하지 않게 압박된 상태여야 한다.



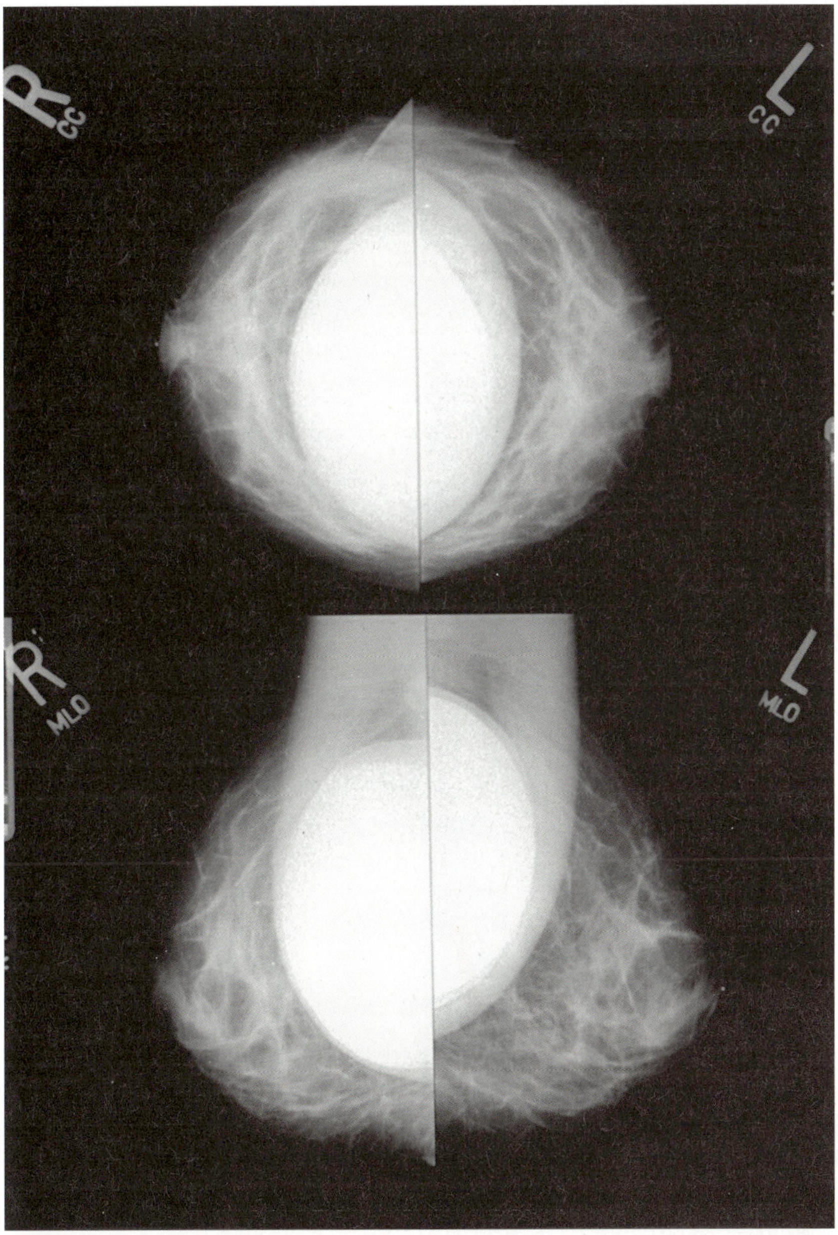


**그림 14-21** 37세 여성의 양쪽 확대유방 영상으로 상하방향과 MLO법이 사용되었다. 가슴근 뒤에 보형물을 넣었다. 추가 방사선 영상은 8개의 방사선촬영에 완벽한 연구인 Eklund(ID) 기술을 사용하여 획득해야 한다(그림 14-22 참조).

## 유방 상하방향 촬영(보형물 전위)

Breast craniocaudal projection with implant displaced(CC ID)

### 환자 자세

- 영상수용체를 마주보고 서거나 기기를 바라보고 높낮이를 조정할 수 있는 의자에 앉는다.

### 검사 자세

- 촬영하는 유방의 안쪽에 서서 유선하 주름을 최고 높이까지 올린다.
- 유방의 아랫면 높이로 C-arm의 높이를 조정한다.
- 환자 뒤에 서서 환자 주위로 양팔을 두르고 유두에서 가슴벽쪽으로 손가락을 거슬러 올라가며 보형물의 앞쪽 가장자리를 찾는다.
- 보형물의 앞쪽 가장자리를 찾으면 부드럽게 앞쪽 유방조직을 당겨 영상수용체 위에 올린다(그림 14-22). 손과 영상수용체의 가장자리를 이용해서 뒤쪽으로 이동시킨 보형물의 위치를 유지한다.
- 가능하면 유두가 측면상으로 보이도록 하면서 AEC 검출기 위에 유방의 중심이 오도록 한다.
- 가슴벽에 기대어 보형물을 뒤쪽으로 잡는다. 압박패들 아래로 보형물이 미끄러지지 않게 조심하면서 앞쪽 피부 표면에 천천히 압박을 가한다. 압박을 계속함에 따라 압박패들 뒤로 보형물이 불룩 올라오는 것이 보여야 한다.
- 앞쪽 유방조직이 팽팽할 때까지 압박한다. 보형물이 들어 있는 채로 촬영한 것과 비교하여 0.75~2inch(2~5cm) 정도의 추가적인 압박을 하면 보형물을 뒤쪽으로 이동시키고 촬영할 수 있다.
- 환자에게 압박이 불편하면 알려달라고 말한다.
- 압박을 완전하게 한 후 AEC 검출기를 적절한 위치로 이동시키고 환자에게 호흡을 멈추라고 한다.
- 촬영을 한다.
- 즉시 유방 압박을 푼다.

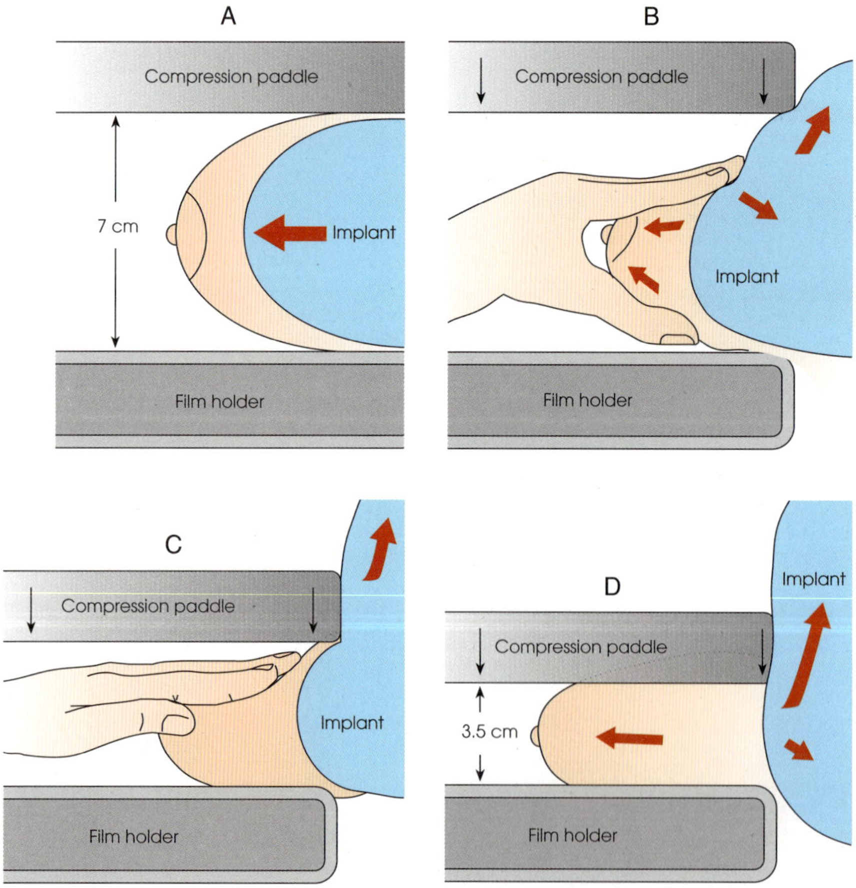


**그림 14-22 A,** 보형물 유방 및 정상 자세잡기 기술. **B~D,** 유방조직을 앞면쪽으로 당기고 조직을 압박하며, 가슴벽쪽 뒷면으로 보형물을 미는 Eklund method.

(From Eklund GW et al: Improved imaging of the augmented breast, *AJR Am J Roentgenol* 151:469, 1988.)

### 중심선

• 유방의 기저에 수직으로 입사한다.

### 영상구조

뒤쪽으로 보형물이 이동한 것이 보인다. 앞쪽과 중앙의 유방조직은 균일한 압박에 의해 겹치지 않고 촬영되어 조직을 구분하기 좋다(그림 14-23).

### 평가기준

- 보형물의 위쪽과 아래쪽 유방조직을 앞으로 당겨 보형물과 겹치지 않게 앞쪽 유방조직이 촬영되어야 한다.
- 뒤쪽으로 보형물 가장자리까지 그은 PNL은 보형물 전위 MLO 촬영 시 PNL의 ⅓inch(1cm) 이내에 있어야 한다.
- 영상의 뒤쪽 가장자리를 따라 보형물이 보여야 하고 가슴벽에 눌러 납작하게 관찰되어야 한다.
- 압박을 늘리고 산란선을 줄여서 영상이 선명하게 관찰되어야 한다.



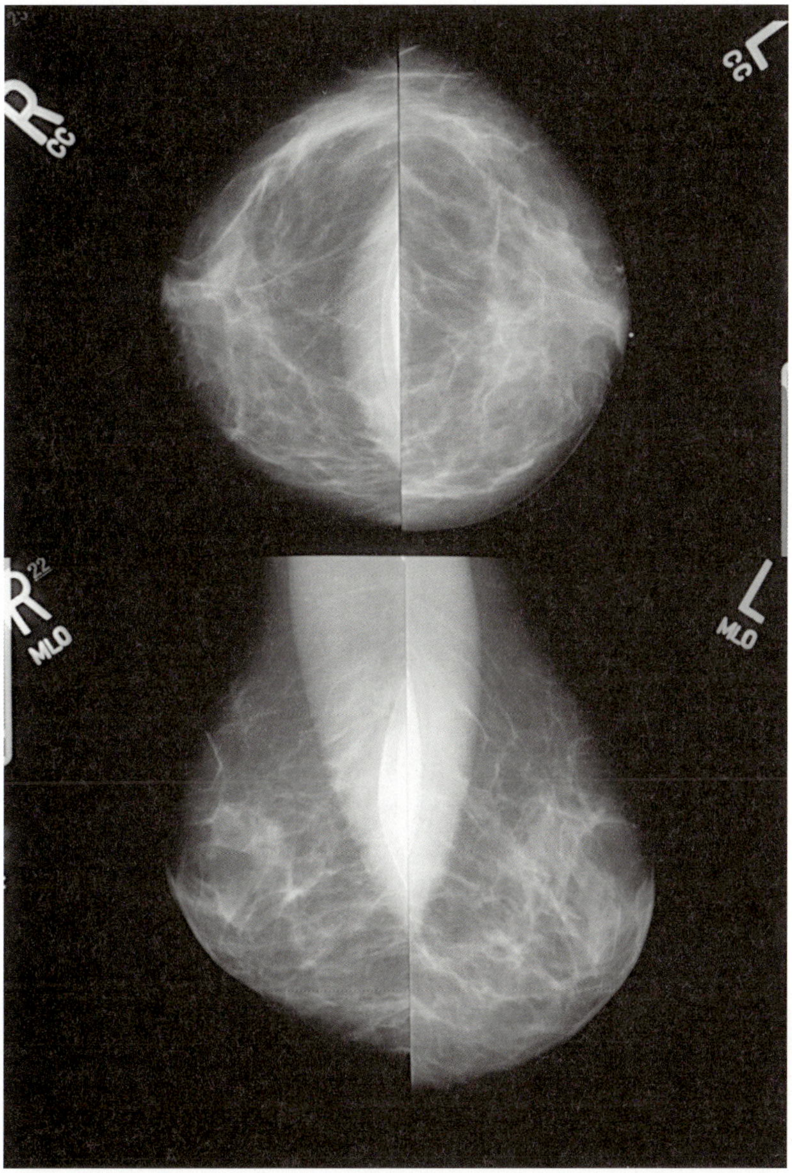


**그림 14-23** Eklund(ID) 기법을 사용하여, ID 검사로 촬영한 그림 14-20와 같은 환자의 양쪽 4개 영상. 보형물은 유방조직 주위의 더 나은 시각화를 위해 뒤로 민다.

## 유방 내외사방향 촬영 (보형물이 있는 상태)

Breast mediolateral oblique(MLO) projection with full implant

### 환자 자세

- 영상수용체를 마주보고 서거나 기기를 바라보고 높낮이를 조정할 수 있는 의자에 앉는다.

### 검사 자세

- AEC를 끄고 수동조절을 미리 선택한다.
- 기본 MLO 촬영과 같은 자세를 취한다.
- 환자에게 유방을 압박할 거라고 알려준다. 압박패들을 유방에 닿게 하고 손을 유두쪽으로 미끄러뜨리는 동안 유방을 들어올려 빼낸 다음 잡고 있는 상태를 유지한다.
- 천천히 충분한 압박을 가하여 유방만 움직이지 않도록 고정한다. 압박은 최소한으로 해야 하고, 앞쪽의 유방조직이 압박 후에도 부드러워야 한다.
- 유선하주름이 열리도록 환자의 배조직을 밑으로 잡아당긴다.
- 적절한 촬영조건들을 선택하고 환자에게 숨을 멈추라고 한다.
- 촬영을 한다.
- 즉시 유방압박을 푼다.

### 중심선

- 영상수용체에 수직으로 입사한다.
- C-arm 장치를 환자 가슴근의 기울기에 맞춰 각도를 맞춘다(30~60°). 실제 각은 환자의 체형에 따라 결정한다. 키가 크고 마른 환자들은 각도가 가파른 반면 작고 통통한 환자들은 각도가 얕다.

### 영상구조

보형물 전체와 주변의 후방 유방조직들이 보인다. 이때 앞쪽의 섬유선질조직들은 부최적(suboptimal) 압박 상태여야 한다(그림 14-20).

### 평가기준

- 섬유선질조직 위로 보형물이 투영되어 관찰되고, 보형물은 영상의 뒤쪽 가장자리까지 뻗어 있다.
- 아래쪽으로 뒤쪽 유방조직들이 관찰되어야 하고, 이것들은 가슴벽까지 뻗어 있다.
- 가능하면 유두는 측면상으로 관찰되어야 한다.
- 유선하주름은 열려보여야 한다.
- 유방은 가슴벽으로부터 충분히 들어올려 빠진 상태여야 한다.
- 앞쪽 유방조직은 균일하지 않게 압박된 상태여야 한다.

## 유방 내외사방향 촬영(보형물 전위)

Breast mediolateral oblique projection with implant displaced(MLO ID)

### 환자 자세

- 영상수용체를 마주보고 서거나 기기를 바라보고 높낮이를 조정할 수 있는 의자에 앉는다.

### 검사 자세

- 영상수용체의 긴쪽 가장자리가 촬영하는 가슴근의 위쪽 ⅓과 평행할 때까지 X선관을 돌려서 C-arm 장치의 경사각을 결정한다. 환자의 체형에 따라 경사각은 30~60° 사이여야 한다.
- C-arm의 높이를 조정하여 위쪽 가장자리가 겨드랑이 위치에 오게 한다.
- 촬영하는 쪽 팔을 영상수용체의 구석 위로 들어올리게 하고 인접한 손잡이 위에 손을 올리게 한다. 환자의 팔꿈치는 굽혀야 한다.
- 환자 앞에 선 다음 유두에서 가슴벽쪽으로 손가락을 거슬러 올라가며 보형물의 앞쪽 가장자리를 찾는다.
- 보형물의 앞쪽 가장자리를 찾으면 부드럽게 앞쪽 유방조직을 당겨 영상수용체 위에 올린다. 손과 영상수용체의 가장자리를 이용해서 뒤쪽으로 이동시킨 보형물의 위치를 유지한다.
- 가능하면 유두가 측면상으로 보이도록 하면서 AEC 검출기 위에 유방의 중심을 잡는다.
- 앞쪽 유방조직을 위로 빼낸 다음 잡아 엄지의 아래 부분과 손꿈치가 유방을 받치도록 한다(손가락들은 유방 반대쪽을 가리킨다).
- 가슴벽에 기대어 보형물을 뒤쪽으로 잡는다. 압박패들 아래로 보형물이 미끄러지지 않게 조심하면서 앞쪽 피부 표면에 천천히 압박을 가한다. 압박을 계속함에 따라 압박패들 뒤로 보형물이 불룩 올라오는 것이 관찰되어야 한다.
- 앞쪽 유방조직이 팽팽해질 때까지 압박을 가한다. 보형물이 들어있는 채로 촬영한 것과 비교하여 0.75~2inch (2~5cm) 정도의 추가적인 압박을 하면 보형물을 뒤쪽으로 이동시키고 촬영할 수 있다.
- 압박이 불편하면 알려달라고 환자에게 말한다.
- 유선하주름이 보이도록 환자의 복부조직을 밑으로 잡아당긴다.
- 반대쪽 유방이 촬영되지 않도록 환자에게 잡고 있으라고 한다.
- 압박을 완전하게 한 후 AEC 검출기를 적절한 위치로 이동시키고 환자에게 숨을 참으라고 한다.
- 촬영을 한다.
- 즉시 유방압박을 푼다.

### 중심선

- 영상수용체에 수직으로 입사한다.
- C-arm 장치를 환자 가슴근의 기울기에 맞춰 각도를 맞춘다(30~60°). 실제 각은 환자의 체형에 따라 결정한다. 키가 크고 마른 환자들은 각도가 가파른 반면 작고 통통한 환자들은 각도가 얕다.

### 영상구조

뒤쪽으로 보형물이 이동한 것이 관찰된다. 앞쪽과 중앙의 유방조직은 균일한 압박에 의해 겹치지 않고 촬영되어 조직을 구분하기 좋다(그림 14-22).

### 평가기준

- 보형물의 위안쪽과 아래가쪽의 유방조직과 앞쪽 유방조직이 보형물 없이 보여야 한다.
- 뒤쪽으로 보형물 가장자리까지 비스듬이 그은 PNL은 CC ID촬영시 PNL의 ⅜inch(1cm) 이내에 있어야 한다.
- 섬유선질조직 위로 보형물이 투영되어야 하고, 보형물은 영상의 뒤쪽 가장자리까지 뻗어 있어야 한다.
- 아래쪽으로 뒤쪽 유방조직들이 보여야 하고, 이것들은 가슴벽까지 뻗어 있어야 한다.
- 가능하면 유두는 측면상으로 관찰되어야 한다.
- 유선하주름은 열려보여야 한다.
- 유방은 가슴벽으로부터 충분히 들어올려 빠진 상태여야 한다.
- 압박을 늘리고 산란선을 줄여서 영상이 선명하게 관찰되어야 한다.

# 남성 유방의 기본 촬영법

## 남성 유방질환 역학

미국에서는 매년 거의 1,300여 명의 남성에게 유방암이 발병하고 이 중 약 30%가 사망한다. 대부분 60세 이상 남성에서 유방암이 발병하지만 청소년의 발병도 보고되고 있다. 의학문헌을 살펴보면 남성의 유방암 발생률과 관련된 연구는 거의 없다. 거의 모든 남성 유방암은 원발종양으로 남성은 유방조직이 현저히 적기 때문에 더 작은 병변들도 만져지기 때문에 초기단계에 발견된다. 남성 유방암의 다른 증상들은 유두 퇴축, 딱딱해짐, 분비물, 궤양 등이 있다.

여성형 유방(gynecomastia)은 남성 유선이 과도하게 발달하여 생기는 양성질환으로 악성 유방 병변을 촉지하기 힘들게 만든다. 남성 유방암 환자들의 40%에서 여성형 유방이 생긴다. 그러나 여성형 유방과 남성 유방암 사이의 조직학적 관계는 명확히 밝혀지지 않았다. 여성형 유방은 호르몬 불균형에 의한 것이기 때문에 비정상 호르몬 기능이 남성 유방암의 위험을 증가시킬 수 있다고 여겨진다. 남성 유방암의 다른 위험요인들에는 고령, 가족력, BRCA1과 BRCA2 유전자 돌연변이, 클라인펠터 증후군이 있다.[1,2]

남성 환자들의 유방암 치료 방법은 제한적이다. 남성들은 유방조직이 적기 때문에 현실적으로 종괴절제술(lumpectomy)은 고려하지 않는다. 일반적으로 변형근치유방절제술(modified radical mastectomy)을 선호한다. 종양이 가슴벽 가까이 위치하거나 림프절 전이가 있으면 방사선요법과 전신요법을 고려한다. 여성 유방암과 비슷하게 남성 유방암의 예후도 진단 당시의 질병단계와 직접적으로 관련되어 있다. 조기 진단은 생존 가능성을 높여준다. 국소적 유방 악성종양을 가진 남성 환자들의 생존율은 낙관적으로 5년 생존률이 97%에 이르고 있다.

[1]Appelbaum A et al: Mammographic appearance of male breast disease, RadioGraphics 19:559, 2001.

[2]National Cancer Institute Factsheet, Available at: www.cancer.gov. Accessed August 14, 2009.

## 남성 유방촬영

남성 유방의 해부학적 구조는 여성과는 현저히 다르고 가슴근이 훨씬 더 발달해 있다. 방사선사는 이 차이를 염두에 두어야 한다. 기본 CC 촬영과 MLO 촬영은 많은 남성 환자들에게 성공적으로 진행할 수 있다(그림 14-24~14-27). 큰 가슴근을 가진 남성(또는 여성)은 기본 CC 촬영 대신 하상방향(FB) 촬영을 할 수도 있다. 왜냐하면 FB 촬영은 유방의 아래쪽부위를 더 쉽게 압박할 수 있기 때문이다. 더불어 기본 MLO 대신 LMO 촬영을 할 수도 있다. 이러한 보조촬영을 이용하면 가슴근이 큰 환자에 맞추어 성공적으로 촬영을 진행할 수 있다. 또한 어떤 병원들에서는 남성 유방이나 작은 여성 유방을 압박하기 위해 좁은 압박패들을 사용한다 [폭 3inch(8cm)].[1] 작은 패들은 마지막 압박을 가하는 동안 방사선사가 유방의 위

[1]Eklund GW, Cardenosa G: The art of mammographic positioning, Radiol Clin North Am 30:21, 1992.

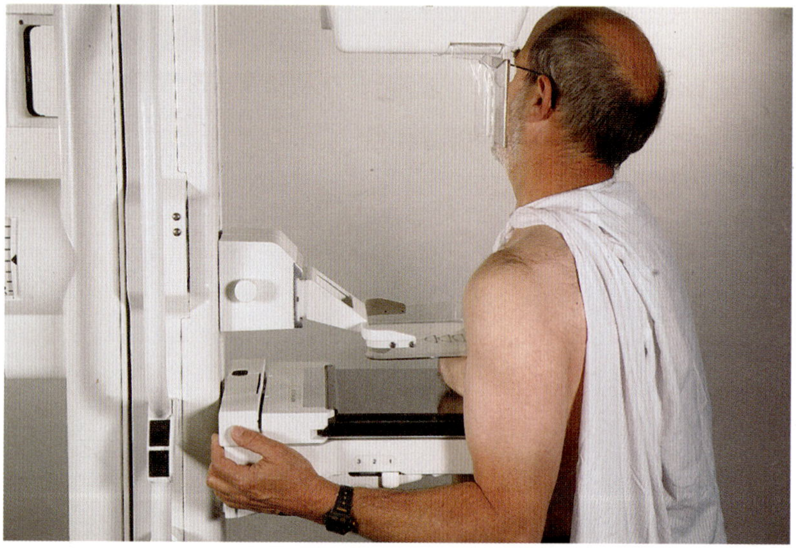

**그림 14-24** 남성 유방의 상하방향 촬영.

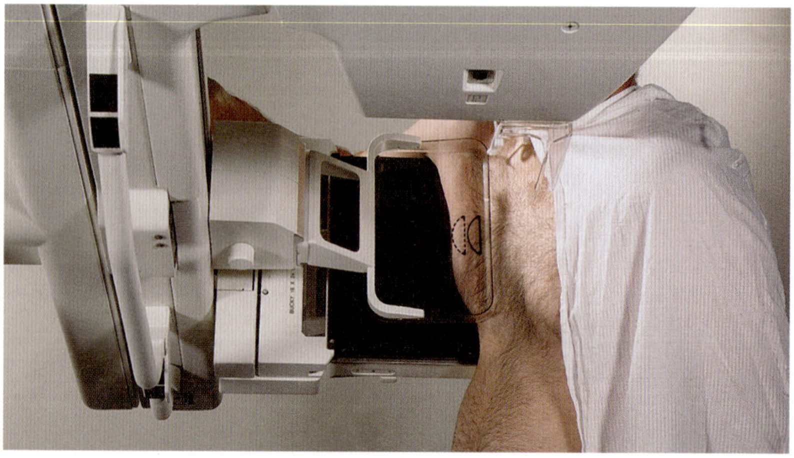

**그림 14-25** 남성 유방의 MLO 촬영.

치를 고정할 수 있게 해 준다. 나무 숟가락이나 설압자도 유방의 위치를 고정하는데 사용할 수 있다.

유방촬영을 받는 대부분 남성들은 겉으로 증상이 드러나 있기 때문에 남성 유방촬영은 진단적 검사로 생각된다. 잠재적 병변이 확실히 보이도록 하기 위해 방사선사는 영상전문의와 긴밀히 일해야 한다. 남성 유방에서 대부분 종양들은 유두 아래 부분(subareolar region)에 위치한다. 이 부위를 잘 보기 위해서는 신중을 기하여 유두를 측면상으로 위치시키고 이 부위에 적절한 압박을 가해야 한다.

남성 유방암에서 석회화는 드물지만 석회화가 발생한 경우 보통 여성의 유방암의 석회화에 비하여 더 크고, 더 둥굴며, 더 많이 흩어져 있다. 부위압박과 확대 기술은 석회화의 특징을 보기 위한 일반적인 영상 증강법이다.

남성 유방암 진단에는 유방촬영 이외의 다른 기술들도 사용한다. 만져지는 병변의 세침흡인 조직검사(FNAB)와 절개조직검사는 진단의 표준 검사이다. 조직학적으로 남성 유방암은 대부분 유관성이며, 침윤성 유관암(infiltrating ductal carcinoma)이다.

유방암은 전통적으로 "여성질병"으로 여겨지기 때문에 방사선사는 육체적 안락함 뿐만 아니라 정신적, 감정적 지원을 해 주어 남성 환자의 기분에 신경을 써야 한다.



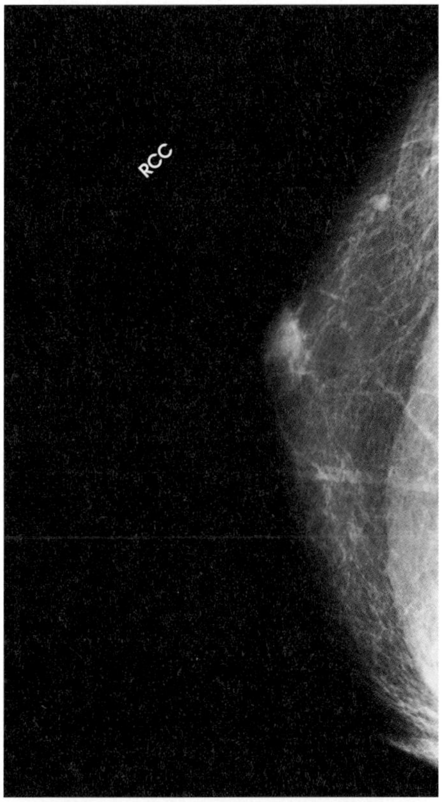


**그림 14-26** 62세 남성의 상하방향 촬영.

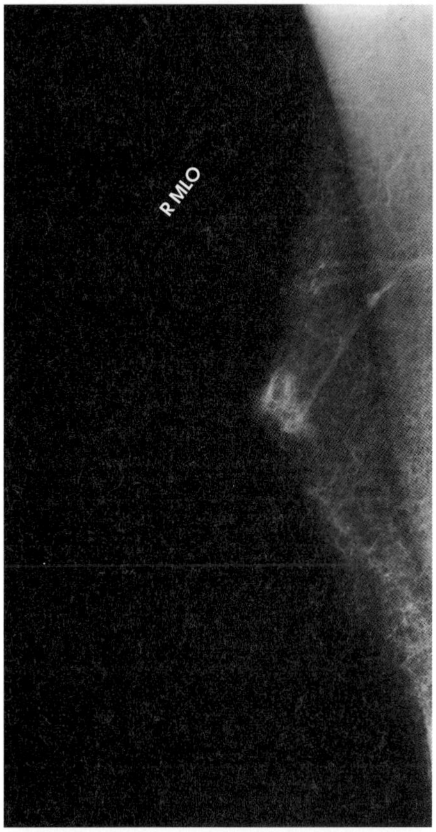


**그림 14-27** 그림 14-26과 같은 환자의 MLO 촬영.

**표 14-2 보조촬영을 사용하는 경우**

| 보조촬영 | 사용하는 경우 |
|---|---|
| 부분압박 | 부분압박을 통해 병변이나 부위를 자세히 볼 때, 위에 겹친 실질조직을 분리할 때 |
| 확대 | 부분압박과 같이 사용해서 병변의 가장자리를 볼 때, 미세석회화의 특성을 볼 때 |
| 내외방향 | 국소화, 공기–액체–지방층을 볼 때, 유방 가쪽에 위치한 병변을 자세히 볼 때, 내외사방향 촬영을 보완할 때 |
| 외내방향 | 국소화, 공기–액체–지방층을 볼 때, 유방 안쪽에 위치한 병변을 자세히 볼 때 |
| 측면강조 상하방향 | 기본 CC 촬영에서 보이지 않는 깊은 유방 바깥면 측면강조 상하방향에서 병변을 시각화 |
| 유곡 상하방향 | 깊은 중앙내면 유방조직을 시각화, 가로 또는 축면에 있는 중앙내면 병변이 보임 |
| 비틀림 상하방향 | 상하방향 촬영에서만 보이는 삼각측정 병변, 위쪽 또는 아래쪽 유방면에 병변의 위치 규정 |
| 접선 | 피부 대 유방 석회화 확인, 피하지방 위 모호하게 만져지는 혹을 보여줌 |
| 병변 포착 | 기존의 기술로 고정시키기 힘든(coat–hanger) 뒷면 조직에 만져지는 혹이 보임 |
| 하상방향 | 상위 유방조직이 보임, 유방 윗면에 위치한 병변, 척추뒤굽음증 또는 돌출된 가슴근을 가진 환자를 표준상하방향 대신 사용 |
| 액와미 내외사방향 | 액와미의 집중 압박 촬영 |
| 외내사방향 | 중앙안쪽 유방조직을 보임, 오목가슴, 돌출된 심박조절기, 돌출된 가슴근, 히크만 카테터와 심장개복술 후 환자를 위해 표준 MLO(LMO) 대신 사용 |
| 상외하내사방향 | 위안쪽 사분역과 아래바깥쪽 사분역 중앙안쪽 사방향축(SIO)을 보여줌. 이는 보통 MLO와 LMO 촬영에서 겹쳐 보임 |

## 중요한 유방촬영 소견

기본 촬영은 환자의 유방 전체를 보거나 선명한 촬영이 필요한 특정 부위를 보는데 항상 충분한 것은 아니다. 보조촬영들은 기본 촬영을 보완하며 별개의 적용분야가 있다(표 14–2). 유방촬영 방사선사는 의미있는 소견이 촬영되도록 하기 위하여 각 촬영들의 가치와 역량을 완전히 이해해야 한다. 이 절에서는 중요한 유방촬영 소견들을 일반적인 영상으로 보여주고 각각의 보조촬영방법을 제안한다. 성공적인 진단적 검사를 위해서 방사선사와 영상전문의 모두 유방촬영 소견들과 연관된 용어들을 알아야 한다.

덩이(mass)는 유방에 잠재적 이상이 있을 시 가장 흔히 나타나는 것이다. 덩이는 검사부위 유방의 두 방향 촬영에서 발견할 수 있다. 덩이는 볼록한 모양이거나 가장자리에 바깥으로 튀어나오는 윤곽이 있다. 의심되는 덩이가 한 방향 촬영에서만 보인다면 방사선사는 의심되는 부위가 최소 두 방향 촬영에서 보이도록 위치를 잡기 위해 노력해야 한다. 유방 안쪽 깊숙한 곳에서 의심되는 덩이가 MLO 촬영에서만 보인다면 기본 CC 촬영 대신 유곡 상하방향 촬영(CC)을 할 수 있다. 반대로 덩이가 바깥쪽 끝에서 보인다면 측면강조 상하방향(XCCL) 촬영을 선택할 수 있다. 어떤 의미에서 방사선사는 덩이가 실제 있는지 아니면 유방의 선조직들이 겹쳐서 만든 음영일 뿐인지 알기 위한 증거를 모은 것이라고 할 수 있다. 두 방향 촬영에서 모두 덩이가 보이면 영상전문의는 다음 특징들을 이용해 덩이를 설명한다.

- 모양(shape)은 덩이가 악성인지 양성인지에 대한 좋은 예측변수이다. 둥글거나 타원형, 또는 작은 잎 같은 덩이는 양성일 가능성이 있다. 불규칙한 모양의 덩이는 악성을 의심해야 한다.
- 가장자리(margin) 특징은 덩이가 악성인지 양성인지 여부를 예측하는 데 도움이 된다. 경계가 분명한 덩이들은 양성일 가능성이 있다. 가장자리가 미세한 잎모양인 덩이들은 악성일 가능성이 50% 정도이다. 모호하고 불분명하며 확실하지 않은 가장자리를 가진 덩이들은 악성을 의심해야 한다. 뾰족한 가장자리는 악성을 의미하는 것일 수 있다. 조직검사 후 반흔이 뾰족한 가장자리를 보일 수 있기 때문에 환자의 과거력을 정확하게 파악하여 불필요한 검사를 하지 않도록 한다(그림 14-28).
- 덩이의 조직 음영(density)도 악성인지 양성인지 예측할 수 있다. 대부분이 지방으로 구성된 덩이는 보통 양성이지만 다양한 섬유선질조직들로 구성된 덩이는 악성일 수 있다.
- 비록 크기(size)가 악성인지 양성인지 여부를 예측할 수는 없지만 임상관리는 크기와 상관없이 똑같다. 영상전문의는 덩이의 특징을 확인하기 위해 부위압박 촬영을 요청할 것이다. 확대 촬영은 덩이 내에 석회화나 뾰족한 부위가 있으면 좋다. 초음파는 덩이가 단순한 낭포인지 확인하는 데 적합할 수 있다(그림 14-29).
- 덩이의 악성 또는 양성 여부는 위치(location)로 판단할 수 없다. 대부분 암들은 유방의 UOQ에서 발견된다. 그러나 악성과 양성을 포함한 대부분 유방 병변은 이 사분면에서 발견된다. 암은 일정 확률로 유방의 어떤 부위에서도 나타날 수 있다. 중심부생검이나 개방생검 같은 추가적 검사를 위해 병변의 위치를 파악하는 것이 중요하다.

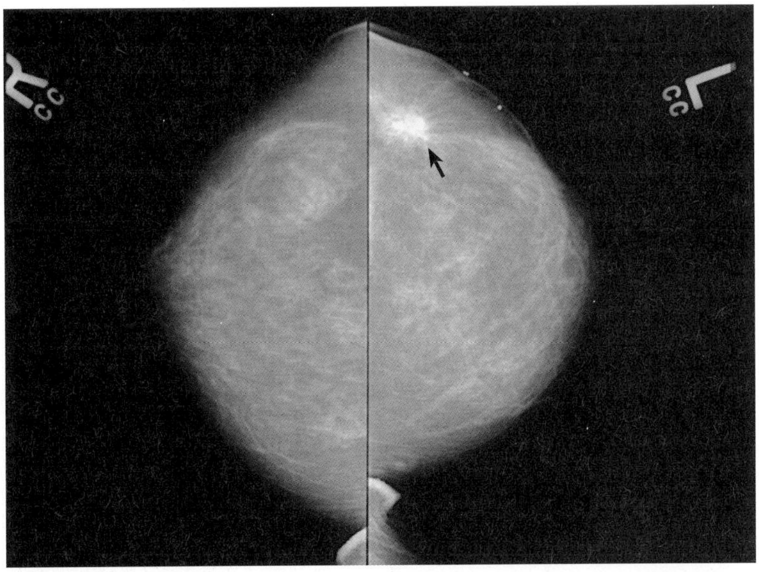


**그림 14-28** 이전 유방암의 결과로 왼쪽 유방에 수술로 인한 변화가 있는 55세 여성의 양쪽 상하방향 촬영. 유방종양절제술의 흉터가 왼쪽 유방에 보여진다(화살표). 수술 흉터는 유방암처럼 보일 수도 있다.

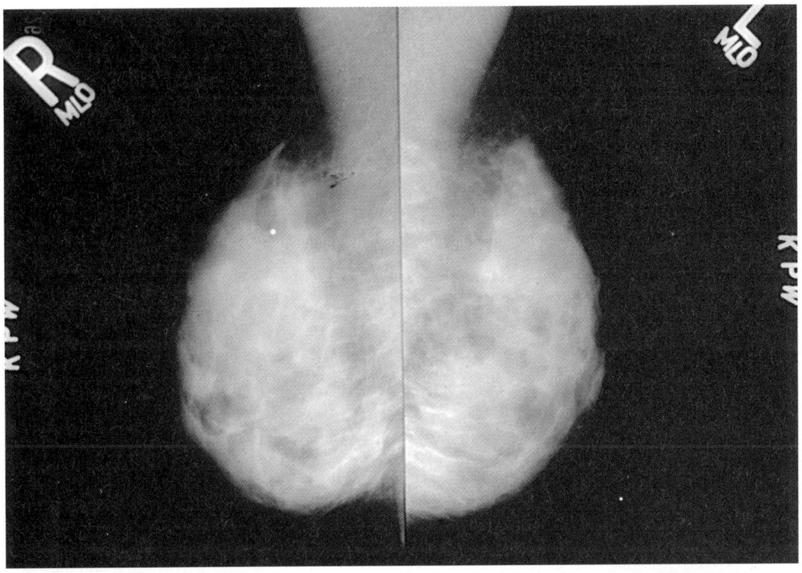


**그림 14-29** 유방촬영을 하기 2개월 전 모유수유를 멈춘 27세 여성의 양쪽 MLO 촬영. 모든 사분면에 다결절을 가진 밀집 실질조직이 양쪽으로 보인다. 오른쪽 유방 위사분면에 납을 촉진 가능한 덩이에 표시한다. 초음파 검사로 덩이가 단단한 것으로 증명되었다.

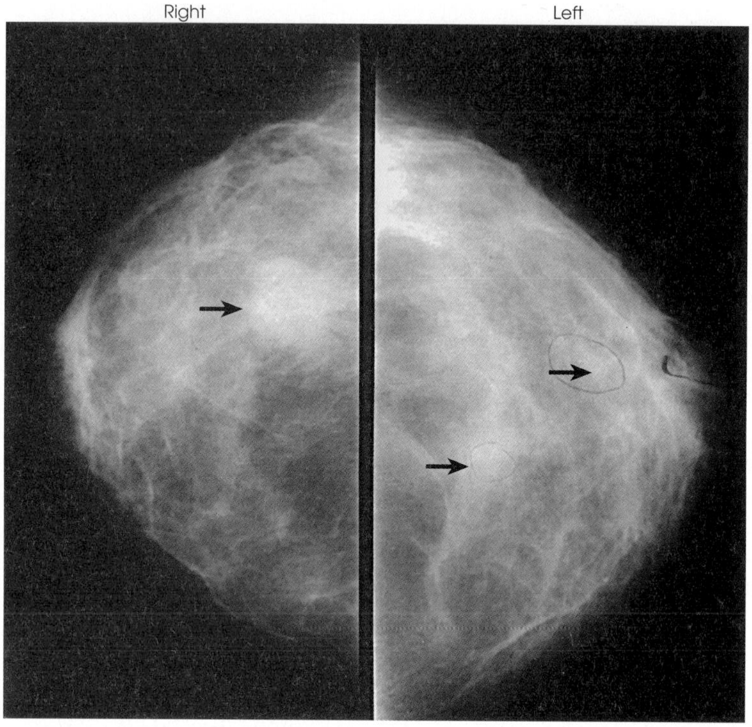


그림 14-30 출산 4개월에 모유수유하지 않는 28세 여성의 오른쪽과 왼쪽 유방의 상하방향 촬영. 건강검진에서 만져지는 큰 덩이가 있는 오른쪽 유방. 미세석회화를 가진 만져지지 않는 2개의 작은 덩이들(화살표)이 있는 왼쪽 유방. 3개의 병변은 모두 유방암이었다.

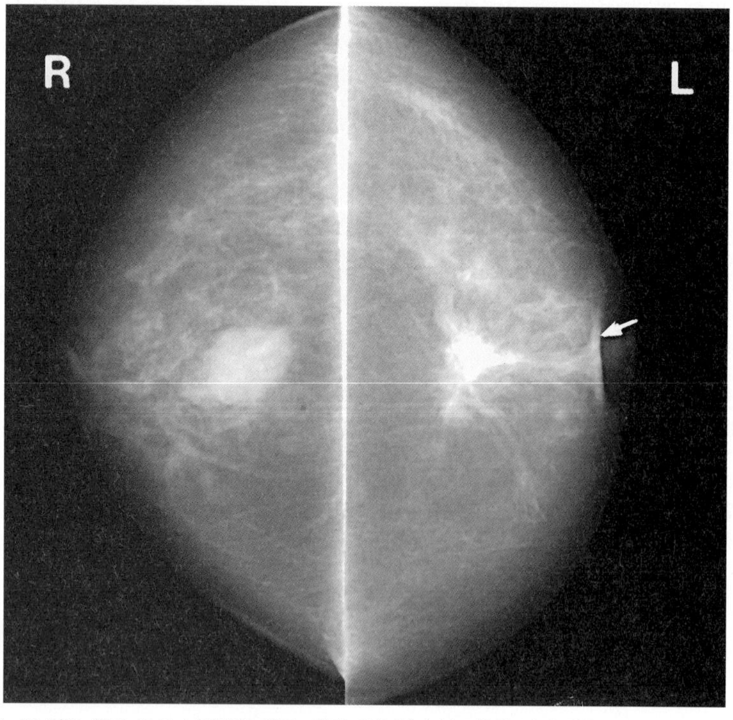


그림 14-31 양쪽 유방 덩이 상하방향 촬영. 왼쪽 유방은(L) 불규칙한 암과 많은 극상과 유두함몰(화살표), 피부비후가 진행되고 있다. 오른쪽 유방(R)은 섬유선종이 있다.

- 시간간격 변화(interval change)가 있으면 악성 가능성이 높아진다. 영상전문의는 현재와 이전 영상들을 신중하게 비교하여 덩이가 새롭게 생겼는지, 시간간격에 따른 변화가 있는지, 경계가 울퉁불퉁해지거나 불분명해졌는지, 덩이의 음영이 증가되었는지, 또는 석회화가 생겼는지 여부를 기록한다(그림 14-30).
- 겨드랑 림프절들의 대부분(98%)은 위 바깥 사분면에 위치한다. 림프절들은 경계가 뚜렷하고, 중앙이나 주변 부위에 지방이 있을 수 있고, 콩팥 모양일 수 있다. 림프절들이 정상적인 모양이면, 판독소견서에서 거의 언급하지 않는다.
- 별모양의 양성병변에는 방사형 반흔, 지방 괴사, 유방 농양, 경화성 선종이 있다. 경계가 뚜렷한 양성 덩이에는 섬유선종(그림 14-31), 낭포, 유선내 림프절, 혈종, 젖낭종이 있다.
- 음영(density)은 한 방향의 촬영에서만 보이고, 3D로 확인할 수 없으며, 겹쳐진 구조물일 수 있고, 부채꼴 모양이나 오목한 가장자리 혹은 둘 다를 가질 수 있다. 영상전문의는 실제 음영을 확진 또는 배제하기 위하여 부위압박, 비틀림 촬영, 또는 기울임 촬영을 요청할 수 있다. 한 방향의 촬영에서만 보이는 의심스러운 유방 음영은 보통 겹쳐진 유방 실질조직 음영으로 유방조직을 펴면 사라진다.

- 석회화(calcification)는 종종 유방 내 정상적인 대사과정에서 생기고 보통 양성이다(그림 14-32). 하지만 증상이 없는 여성들에서 발견되는 미세석회화의 15~25%는 암과 관련이 있다. 이러한 석회화는 뚜렷한 특징을 가진다. 어떤 미세석회화는 크기 때문에 해석하기가 더 어렵다. 미세석회화를 살펴볼 때 가장 유용한 것은 확대기술을 사용하여 적절히 촬영한 영상이다. 이런 영상을 이용하여 영상전문의는 석회화가 암과의 연관성이 의심되는지와 추가검사를 할 지를 더 쉽게 결정할 수 있다.
- 양성 석회화는 다음 중 중간 정도의 크기, 산재한 분포, 둥근 모양, 일반적으로 양쪽성. 추가적으로 달걀껍질 모양(투명한 중심), 동맥혈관성(평행한 모양), 초승달 모양 또는 침전물 형태("티컵" 우유형 칼슘)일 수도 있다. 또한 석회화는 섬유선종("팝콘" 모양)과 수술 후 반흔(칼슘 판이나 큰 가닥)을 나타낼 수도 있다. 우유형 칼슘 침전물을 더 잘 보기 위해서는 90° 측방향 촬영을 한다[외내방향(LM)이나 내외방향(ML)]. 가능하면 의심되는 부위를 영상수용체에 가깝게 놓고 측방향 촬영을 해야 한다. 또한 90° 측방향 촬영은 바늘 국소화 전 삼각측량 촬영으로 사용하며 공기-액체-지방층을 보는 데도 사용한다.



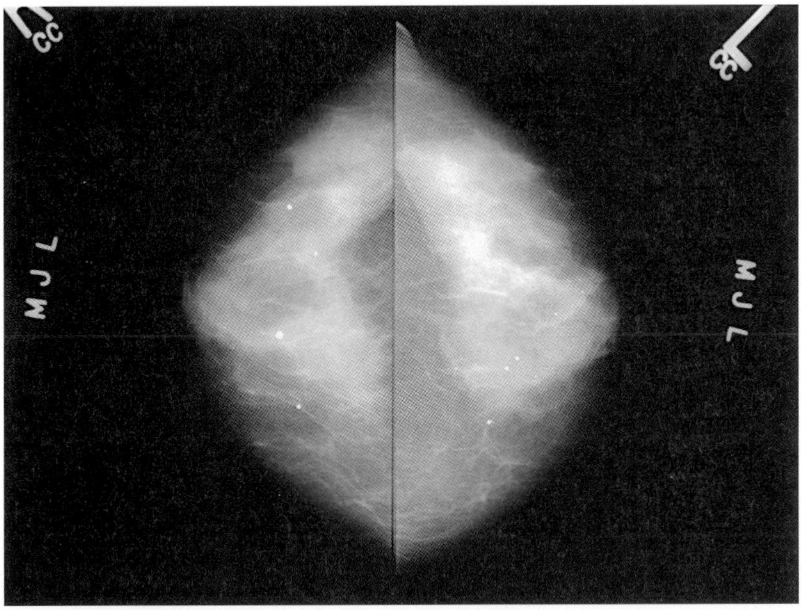


**그림 14-32** 다발, 양쪽, 양성 석회화를 보여주는 양쪽 상하방향 촬영.

- 암이 의심되는 석회화는 작고 (5개 이상이 모인 그룹 형태로 발생), 유방 실질조직 내 위치하며(진피와 비교하여), 분포가 국소적이고, 가지를 치거나 선 모양의 형태를 가진다(그림 14-33). 진피나 피부석회화가 유방 실질조직 내의 암이 의심되는 미세석회화를 흉내낼 수 있다. 접선촬영은 이 문제를 해결하는 데 가장 적합한 촬영법이다.
- 다른 보조촬영들은 환자의 특별한 상황과 해석하는 전문의가 필요로 하는 것들에 유방촬영법들을 맞출 때 선택 가능한 대안으로 제공하기 위한 것이다. 하지만 추가적인 촬영들은 종종 기본촬영에 대한 신중한 검토 후에만 결정되곤 한다. 유방촬영 전체 과정을 통해 방사선사는 가능성 있는 소견들이 최적으로 보일 수 있도록 하는 것을 최우선으로 두고 영상을 일관성 있게 평가해야 한다. 방사선사는 유방의 의심스러운 부분들을 확진하거나 배제할 수 있는 보조촬영들이 무엇인지 예측하고 진행할 수 있는 전문지식을 개발할 수도 있다. 다른 모든 촬영처럼 영상평가는 고화질 영상시스템에 있어 결정적인 요소이다. 그렇게 함으로 인해 유방촬영 방사선사는 유방 영상팀의 필수적인 멤버가 될 수 있고, 증상이 있는 환자의 검사에 적극적으로 참여할 수 있게 된다.

## 영상 강조기법

부위압박기술(spot compression technique)과 확대기술(magnification technique)은 검사하는 부위의 영상을 자세히 보기 위해 개발됐다.

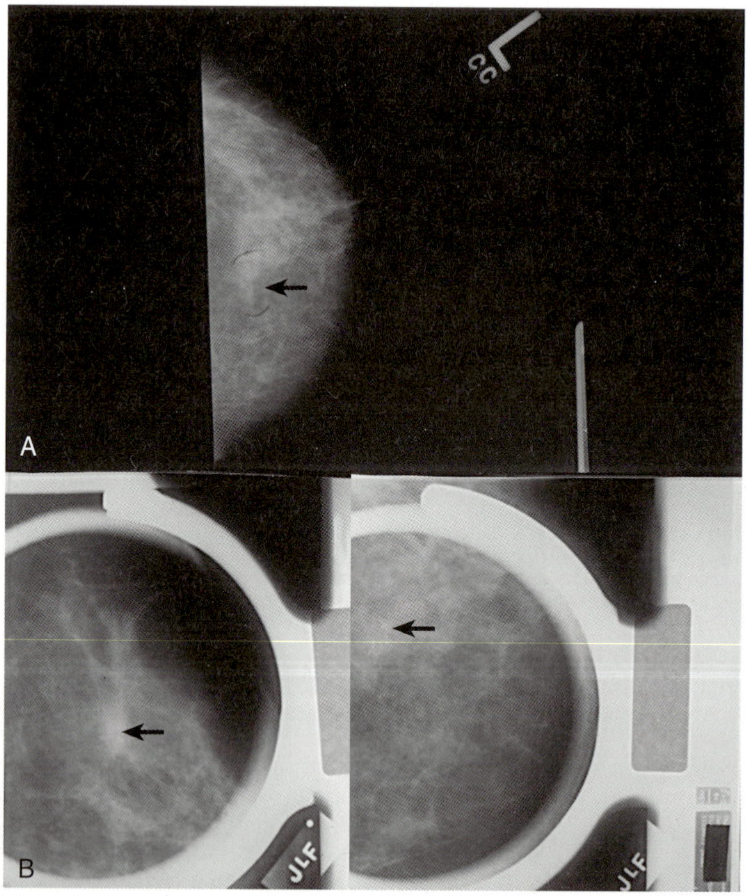


**그림 14-33** 미세석회화는 유방암의 초기 증상이다. **A**, 석회화를 가진 덩이(화살표). **B**, 이런 형태의 덩이는 2개의 오른쪽 각도 촬영에서 가장 잘 보인다(화살표).

## 확대기술(접두사: M 사용)

Magnification technique

### 환자 자세

- 영상수용체를 마주보고 서거나 기기를 바라보고 높낮이를 조정할 수 있는 의자에 앉는다.

### 검사 자세

- 장치 제조자가 디자인한 단단한 방사선투과성 확대플랫폼을 기기에 부착한다. 환자의 유방은 압박장치와 상수용체 없는 영상수용체 사이에 놓인 플랫폼 위에 위치한다.
- 가장 작은 초점 타겟크기를 선택한다(≤0.1mm를 선호한다). 대부분 기기는 정확한 초점 크기를 사용할 때만 확대 영상촬영이 가능하다.
- 적절한 압박패들을 선택한다(보통, 사분면, 또는 부위압박). 압박패들의 크기에 조사야를 맞춘다.
- 환자의 유방은 관심부위가 가장 잘 촬영될 수 있도록 다시 위치시킨다. C-arm의 각도는 전통적 격자기법을 사용하는 모든 촬영에 맞게 조정할 수 있다.
- 압박이 완전하게 된 후 AEC 검출기를 적절한 위치로 옮기고 환자에게 호흡을 멈추라고 말한다(그림 14-34).
- 촬영을 한다.
- 즉시 유방압박을 푼다.

### 중심선

- 관심부위에 수직으로 입사한다.

### 영상구조

이 촬영은 관심영역을 확대하여 자세하게 관찰할 수 있어 미세석회화의 특징을 살펴보거나(그림 14-35) 의심되는 병변의 가장자리(혹은 뚜렷한 가장자리가 없는 것)를 관찰하는 데 도움을 준다.

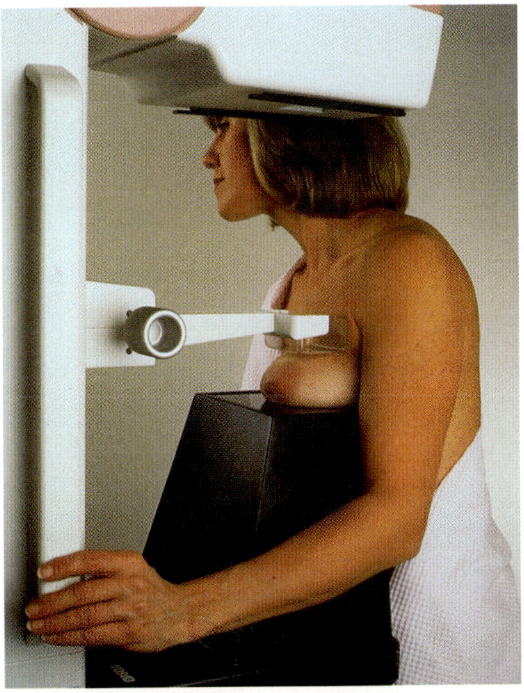

**그림 14-34** 유방과 필름홀더 사이에 놓인 방사선 투과성 면은 유방영상이 확대되는 원인이다.

(Courtesy Lorad Corp)

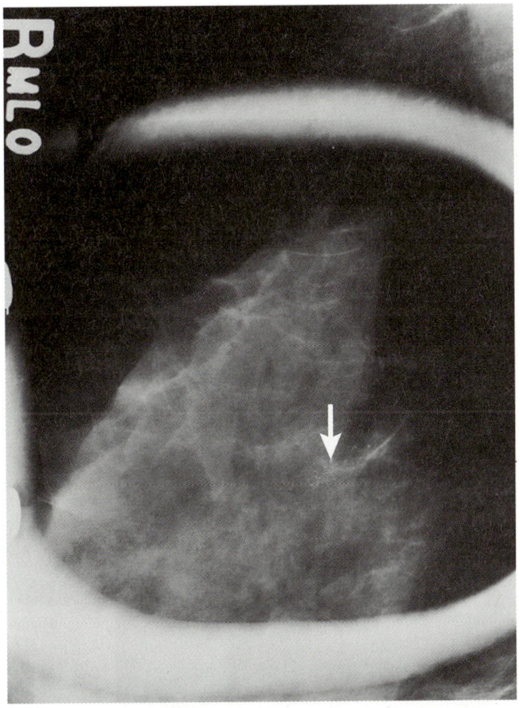


**그림 14-35** 미세석회화가 보이는(화살표) MLO 촬영에서 확대를 사용한 부분압박.

### 평가기준

- 압박한 조사야 내에 관심부위가 있어야 한다.
- 미세석회화의 개수, 분포, 모양이 관찰되어야 한다.
- 국소음영 또는 덩이의 특징들을 잘 관찰할 수 있어야 한다.
- 압박이 적당하여 노출이 균일해야 한다.

## 부분압박 기술
Spot compression technique

### 환자 자세

- 영상수용체를 마주보고 서거나 기기를 바라보고 높낮이를 조정할 수 있는 의자에 앉는다.
- 이 기술은 종종 확대기술과 함께 사용한다.

### 검사 자세

#### 확대기술과 함께

- 유방촬영 전용으로 디자인된 단단한 방사선투과성 확대플랫폼을 기기에 부착한다. 이것은 환자의 유방과 상수용체 없는 영상수용체 사이에 위치한다.
- 가장 작은 초점 타겟크기를 선택한다(≤0.1mm를 선호한다).

#### 덩이가 만져질 때

덩이가 만져지면 부위압박과 확대기술과 더불어 접선방향 촬영이 가장 흔히 사용된다. 그러나 많은 영상전문의들은 이전에 촬영한 부위압박기술도 요구한다.

- 적절한 부위압박장치를 선택한다.
- 환자의 유방은 관심부위가 가장 잘 촬영될 수 있도록 다시 위치시킨다.
- 만져지는 덩이의 위치를 펠트펜으로 표시한다.
- 압박장치 아래 중앙에 관심부위가 오도록 한다.
- 환자에게 유방을 압박할 거라고 알려준다. 압박패들을 유방에 닿게 하고 유방이 팽팽하게 느껴질 때까지 천천히 압박을 한다.
- 환자에게 압박이 불편하면 알려달라고 말한다.

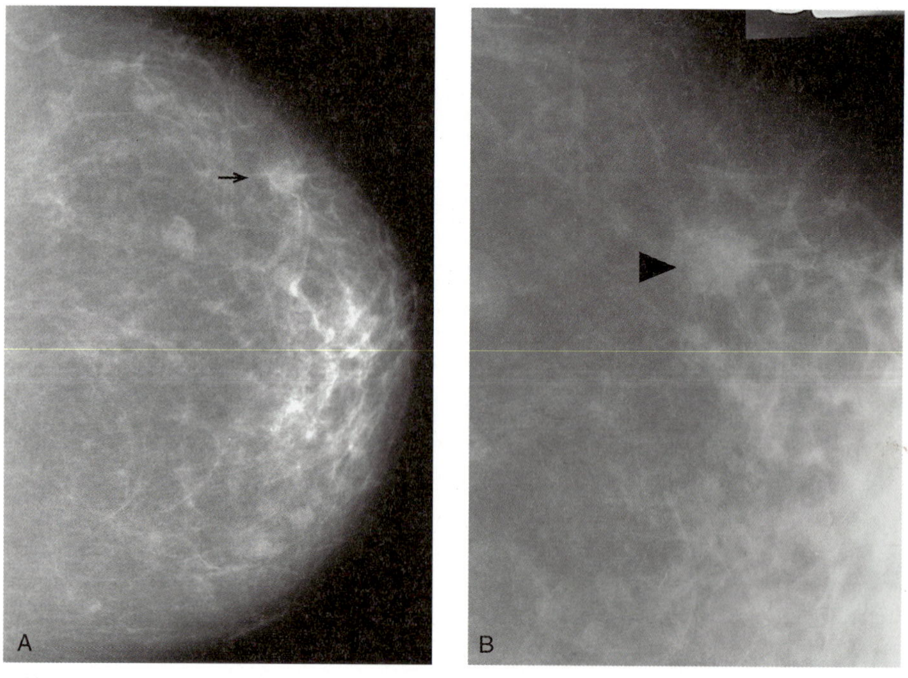


**그림 14-36 A**, 오른쪽 유방에서 의심스러운 병변(화살표)이 보이는 상하방향 영상. **B**, 불규칙한 가장자리(화살머리)를 가진 병변을 확실히 보여주는 같은 환자의 2배 확대 영상.

- 완전히 압박이 이루어지면 AEC 검출기를 적절한 위치로 옮기고 환자에게 숨을 멈추라고 말한다(그림 14-37).
- 촬영을 한다.
- 즉시 유방압박을 푼다.

**덩이가 만져지지 않을 때**

- 기본 촬영영상을 보면서 기준 위치(유두)로부터 관심부위까지 거리를 테이프나 손끝을 사용하여 측정한다.
- 적절한 부위압박장치를 선택한다.
- 촬영할 위치로 유방자세를 바꾼다. 이 자세에서 측정이 이루어진다.
- 동일한 기준위치를 사용하여 유방영상에서 측정한 거리를 환자 유방에 표시한다.
- 펠트펜으로 관심부위를 표시한다.
- 압박장치 아래 중앙에 관심부위가 오도록 맞춘다.
- 환자에게 유방을 압박할 거라고 알려준다. 압박패들을 유방에 닿게 하고 천천히 유방이 팽팽하게 느껴질 때까지 압박을 한다.
- 환자에게 압박이 불편하면 알려달라고 말한다.
- 완전히 압박이 되면 AEC 검출기를 적절한 위치에 옮기고 환자에게 숨을 참으라고 말한다.
- 촬영을 한다.
- 즉시 유방압박을 푼다.

### 중심선

- 관심부위에 수직으로 입사한다.

### 영상구조

부위압박기술은 한쪽 방향에서만 보이는 겹쳐진 구조물(음영, density)을 풀어주고, 유방의 최후방에 있는 작은 병변이 더 잘 관찰되도록 해준다. 유륜 아래부위에서 겹쳐진 유선 구조를 분리해준다 또한, 국부압박을 통해 밀도가 높은 부위가 더 잘 관찰할 수 있도록 해준다(그림 14-38).

### 평가기준

- 압박부위 안에 관심부위가 포함되어야 한다.
- 영상전문의가 시행하지 말라고 하지 않는 한 관심부위에 최대한 가까이 조사야를 설정해야 한다.
- 좁은 조사야 설정과 부위압박장치를 사용한 확대기술을 통하여 더 자세히 관찰되어야 한다.
- 압박이 충분하여 균일하게 노출이 이루어져야 한다.

**참고:** 정상 유방실직조직이 겹쳐서 생긴 음영(density)은 부위압박을 하면 사라진다.

## 보조촬영법

다음에서 설명할 보조촬영들에는 90° ML 촬영, 유곡 CC 촬영 등이 있다. 이러한 촬영들은 기본촬영에서 보이지 않거나 확실히 보이지 않는 부위를 더 잘 보기 위해 고안된 것들이다.



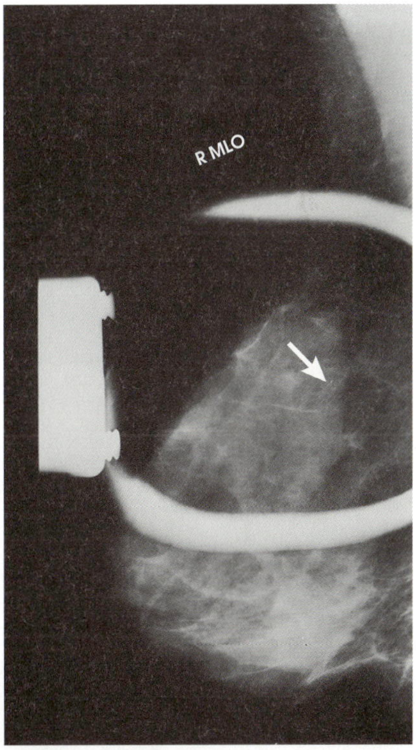


**그림 14-38** 미세석회화(화살표)를 포함하는 의심스러운 부위의 부분압박. 병변은 후에 조직검사를 했고 암의 초기 단계인 유관상피내 암종으로 밝혀졌다.

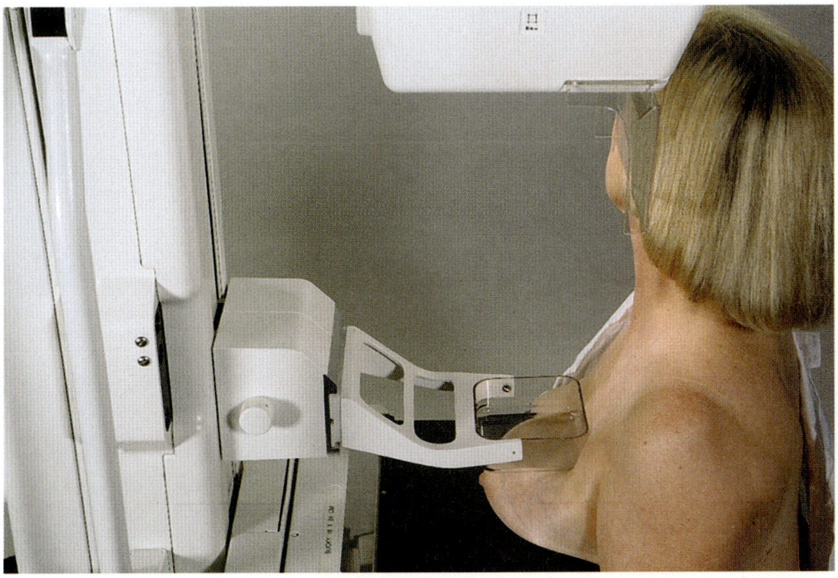

**그림 14-37** 유방상하방향 촬영 시 함께 사용하는 부분압박.

## 유방 90° 내외방향(ML) 촬영

Breast 90degree mediolateral(ML) projection

### 환자 자세

- 영상수용체를 마주보고 서거나 기기를 바라보고 높낮이를 조정할 수 있는 의자에 앉는다.

### 검사 자세

- X선관이 환자 유방의 안쪽에 있도록 하면서 C-arm을 90° 돌린다.
- 환자가 몸을 약간 앞쪽으로 굽히게 한다. 영상수용체의 위쪽 구석을 환자의 겨드랑에 위치시키고, 촬영하는 쪽의 팔꿈치는 굽혀서 팔을 영상수용체 뒤에 놓는다.
- 환자에게 촬영하는 쪽 어깨의 힘을 빼라고 말한다.
- 갈비뼈의 바깥쪽 가장자리가 영상수용체 모서리에 단단히 눌러지는 것을 확인하면서 유방조직과 가슴근을 위쪽 앞으로 당긴다.
- 유방의 안쪽조직이 앞으로 올 수 있도록 환자를 약간 바깥쪽으로 돌린다.
- 복장뼈로부터 안쪽 유방조직을 부드럽게 당겨서 유두가 측면상으로 보이도록 위치시킨다.
- 손을 돌려 유방을 위로 빼낸 다음 잡아 엄지의 아래 부분과 손꿈치가 유방을 받치도록 한다.
- 유방을 압박할 것이라고 환자에게 알려준다. 압박패들을 유방에 닿게 하고 손을 유두쪽으로 미끄러뜨리는 동안 유방을 들어올려 빼낸 다음 잡고 있는 상태를 유지한다(그림 14-39).
- 유방이 팽팽하게 느껴질 때까지 천천히 압박한다.
- 환자에게 압박이 불편하면 알려달라고 말한다.
- 환자에게 다른 쪽 유방이 촬영되지 않도록 잡고 있으라고 말한다.
- 완전히 압박이 이루어지면 AEC 검출기를 적당한 위치로 옮기고 환자에게 호흡을 멈추라고 말한다(그림 14-40).
- 촬영을 한다.
- 즉시 유방압박을 푼다.

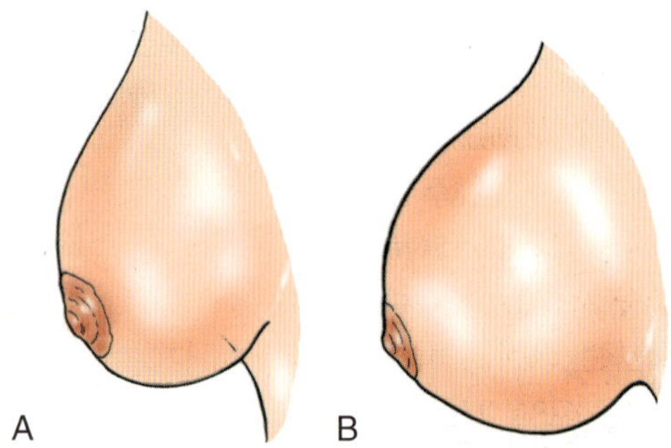


**그림 14-39 A,** 적절하지 않은 압박과 처진 유방의 가쪽 윤곽. **B,** 적절하게 압박된 유방의 가쪽 윤곽. 어떻게 중력의 효과를 이겨내는지와 어떻게 유방이 더 넓은 부위로 퍼지는지를 주목한다.

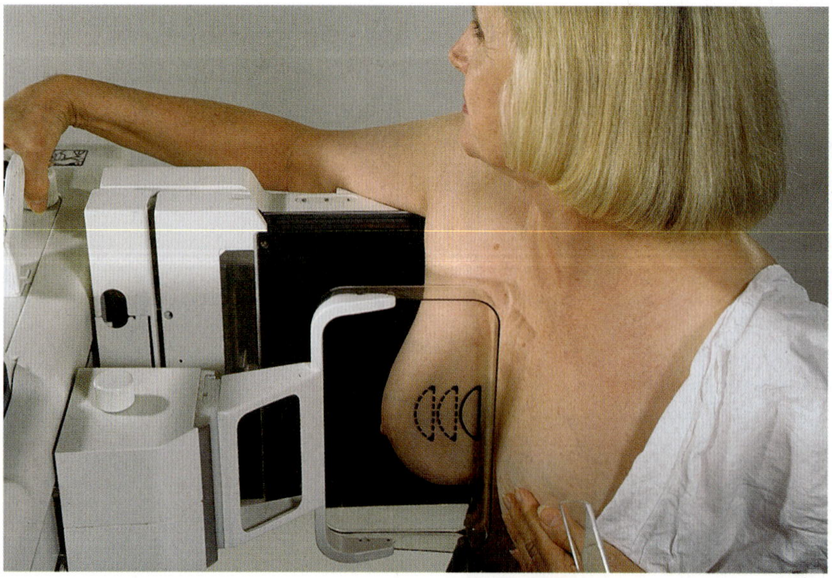

**그림 14-40** 유방 90° 내외방향(ML) 촬영.

### 중심선

• 유방의 기저에 수직으로 입사한다.

### 영상구조

이 촬영은 유방의 위나 아래의 바깥쪽에 위치한 병변을 보여준다. 이것은 MLO 촬영에서 겹쳐 보이는 구조를 분리해 주고, 초기 촬영의 하나(또는 둘 모두)에서 보이는 병변의 위치를 국소화해주고, 유방 구조물(예: 우유형 칼슘, 젖낭종)과 공기방광조영술에서 공기-액체층과 지방-액체층을 관찰하게 한다.

### 평가기준

- 유두가 측면상으로 관찰되어야 한다.
- 유선하주름이 열려 있어야 한다.
- 유방을 가슴벽에서 적절히 들어올려 빼내 깊은 부위와 얕은 부위의 유방조직이 잘 분리된 상태가 관찰되어야 한다(그림 14-41, 14-42).
- 깊은 부위의 섬유선질조직이 잘 포함된 것을 나타내는 유방조직 뒤쪽 지방이 관찰되어야 한다.
- 적절하게 압박하여 조직이 균일하게 촬영되도록 해야 한다.



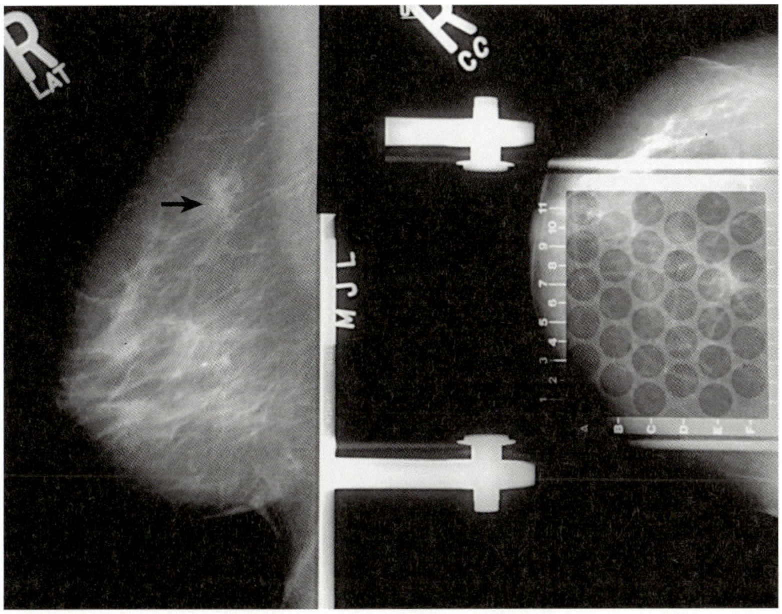


**그림 14-41** ML 촬영은 종종 유방 국소화 과정에서 사전 촬영으로 사용한다. 화살표는 병변을 의미한다.

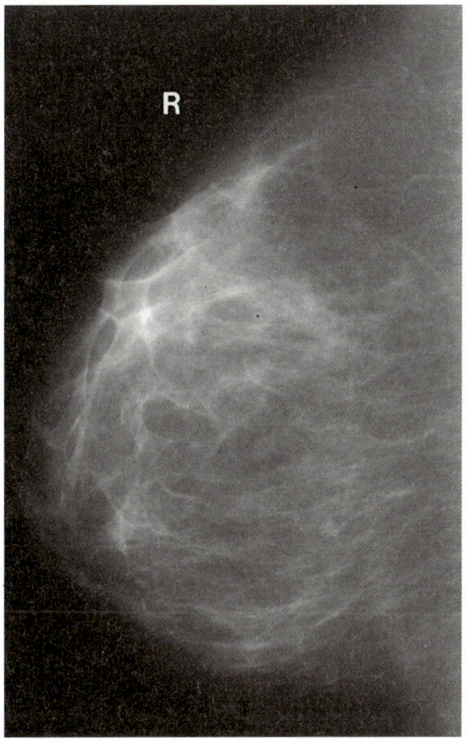


**그림 14-42** 24세 여성의 정상 유방 ML 영상.

## 유방 90° 외내방향(LM) 촬영

Breast 90degree lateromedial(LM) projection

### 환자 자세

- 영상수용체를 마주보고 서거나 기기를 바라보고 높낮이를 조정할 수 있는 의자에 앉는다.

### 검사 자세

- X선관이 환자 유방의 가쪽에 있도록 하면서 C-arm을 90° 돌린다.
- 목 아래패임의 높이에 영상수용체의 위쪽 구석을 위치시킨다.
- 환자에게 목을 앞으로 약간 굽히게 한다.
- 환자는 촬영하는 쪽 어깨를 이완하고, 팔꿈치를 굽혀 촬영하는 쪽 팔을 영상수용체 위에 놓는다.
- 환자의 복장뼈가 영상수용체 가장자리에 단단히 눌린 것을 확인하며 유방조직과 가슴근을 위쪽 앞으로 당긴다.
- 유방의 가쪽 조직이 앞쪽으로 위치하도록 환자를 약간 안쪽으로 돌린다.
- 유방의 안쪽 피부가 느슨해지도록 영상수용체의 위쪽 가장자리에 턱을 놓게 한다.
- 유두를 측면상으로 위치시킨다.
- 환자의 유방을 들어올려 잡아 빼고 축 늘어지지 않도록 한다.
- 환자에게 유방을 압박할 거라고 알려준다. 압박패들은 넓은등근(광배근, latissimus dorsi)을 지나 유방에 닿게 한다. 유두쪽으로 손을 움직이는 동안 환자의 유방이 팽팽해질 때까지 천천히 압박한다.
- 환자에게 압박이 불편하면 알려달라고 말한다.
- 완전히 압박이 이루어지면 AEC 검출기를 적절한 위치로 옮기고 환자에게 호흡을 멈추라고 말한다(그림 14-43).
- 촬영을 한다.
- 즉시 유방압박을 푼다.

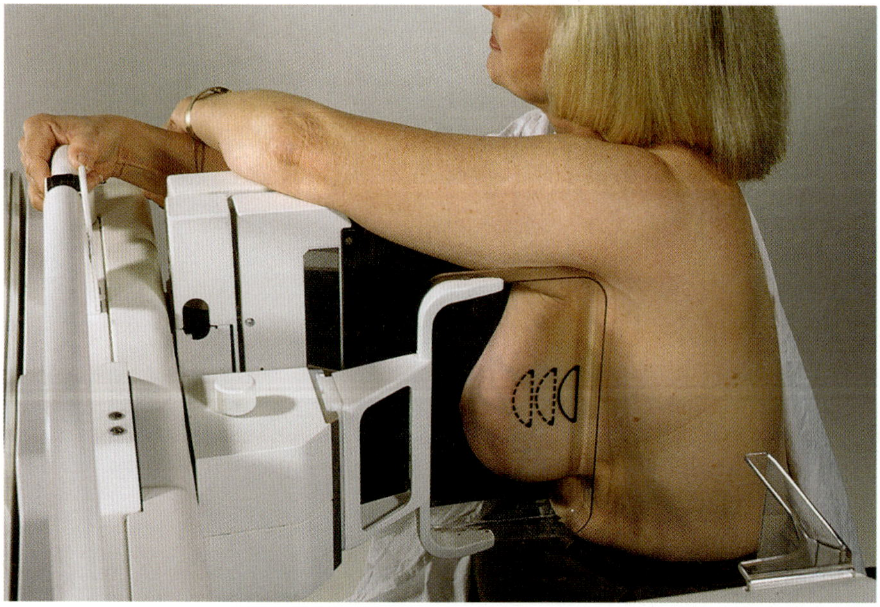

**그림 14-43** 유방 90° 외내방향(LM) 촬영.

### 중심선

- 유방의 기저부에 수직으로 입사한다.

### 영상구조

이 촬영은 유방의 위나 아래의 안쪽에 위치한 병변을 보여준다(그림 14-44). 이것은 MLO 촬영에서 겹쳐 보이는 구조를 분리해 주고, 초기 촬영의 하나(또는 둘 모두)에서 관찰되는 병변의 위치를 국소화해주고, 유방 구조물(예: 우유형 칼슘, 젖낭종)과 공기방광조영술에서 공기-액체층과 지방-액체층이 관찰된다.

### 평가기준

- 유두가 측면상으로 관찰되어야 한다.
- 유선하주름이 열려 있어야 한다.
- 유방을 가슴벽에서 적절히 들어올려 빼내 깊은 부위와 얕은 부위의 유방조직이 잘 분리된 것이 관찰되어야 한다.
- 깊은 부위의 섬유선질조직이 잘 포함된 것을 나타내는 유방조직 뒤쪽 지방이 관찰되어야 한다.
- 적절하게 압박하여 조직이 균일하게 촬영되도록 해야 한다.

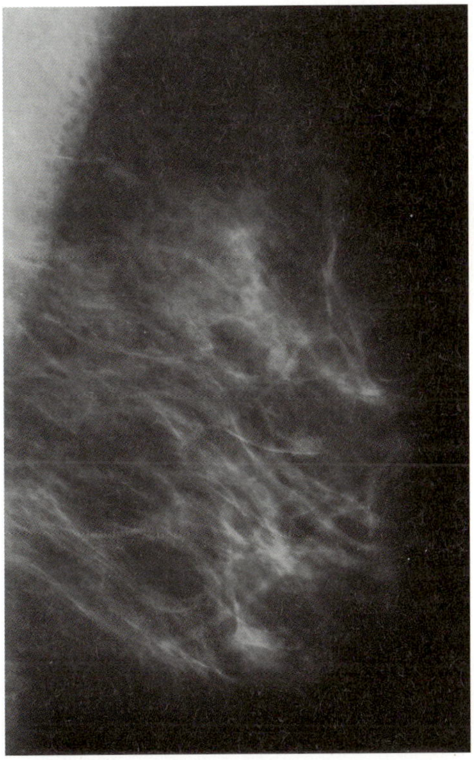

**그림 14-44** 유방 90° 외내방향(LM) 영상.

## 유방 측면강조 상하방향 촬영

Breast exaggerated craniocaudal (XCCL) projection

### 환자 자세

- 영상수용체를 마주보고 서거나 기기를 바라보고 높낮이를 조정할 수 있는 의자에 앉는다.

### 검사 자세

- 유선하주름을 최대 높이로 들어올린다.
- C-arm의 높이를 그에 맞게 조정한다.
- 환자에게 유방 트레이에 가슴을 누르라고 하고, 양손을 사용해 영상수용체 위로 유방을 부드럽게 잡아당긴다.
- 유방의 바깥 부분이 영상수용체 위에 놓일 수 있도록 환자를 안쪽으로 약간 돌린다.
- 손을 촬영하는 쪽 어깨에 올리고 팔은 환자의 등 뒤에 둔다. 이때 환자의 어깨가 바깥으로 회전된 상태로 이완되었는지 확인한다.
- 환자의 머리를 촬영하는 부위에서 멀어지는 쪽으로 약간 돌린다.
- 환자를 기계 쪽으로 기대게 하고 얼굴보호대에 머리를 놓게 한다.
- 위팔뼈머리와 겹치지 않도록 C-arm을 안가쪽방향으로 5° 돌린다.
- 환자에게 유방을 압박할 거라고 알려준다. 압박패들을 가져와 유방에 닿게 하는 동안 유두를 향해 유방조직을 부드럽고 납작하게 한다.
- 유방이 팽팽해질 때까지 천천히 압박한다.
- 환자에게 압박이 불편하면 알려달라고 말한다.
- 완전히 압박이 이루어지면 AEC 검출기를 적절한 위치로 옮기고 환자에게 호흡을 멈추라고 말한다(그림 14-45, 14-46).
- 촬영을 한다
- 즉시 유방압박을 푼다.

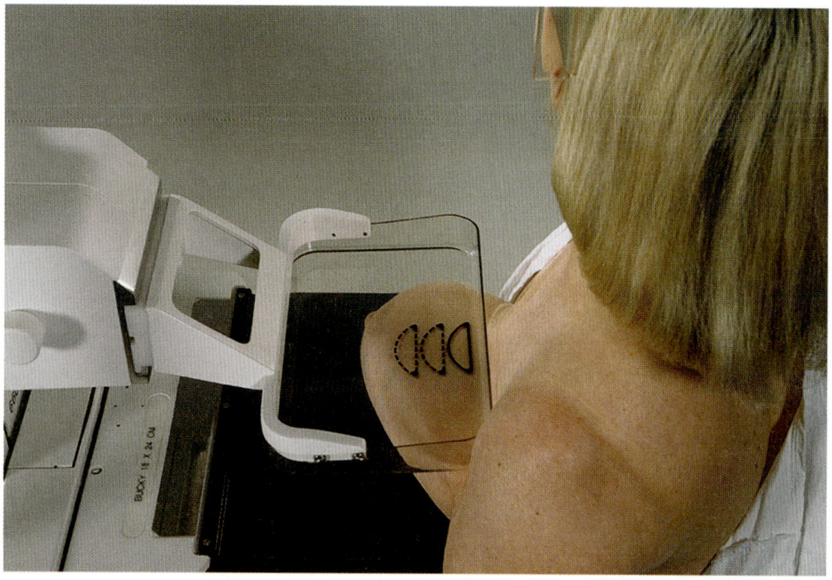

**그림 14-45** 유방 측면강조 상하방향(XCCL) 촬영.

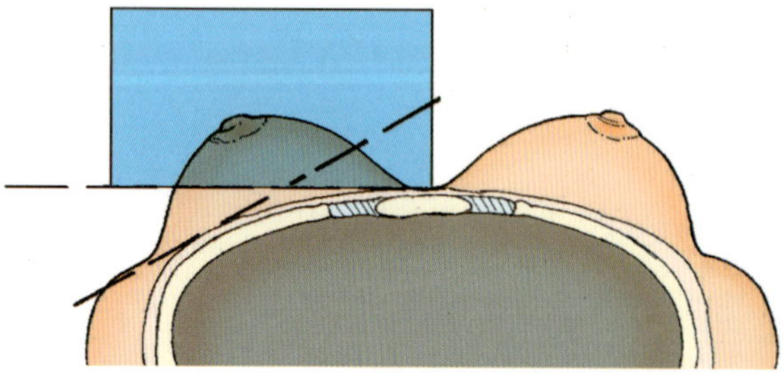

**그림 14-46** 유방조직 부분(음영부분)을 제외시키고 어떻게 곡선형태의 가슴벽에 영상수용체의 편평한 가장자리를 놓는지를 설명하는 위쪽 윤곽 모식도. 점선은 강조 자세를 취할 시에 영상수용체를 놓는 위치를 가리킨다.

### 중심선

- 유방의 기저부를 향해 안가쪽방향으로 5° 기울인다.

### 영상구조

이 촬영은 바깥쪽 섬유선질조직과 가슴근 뒤쪽의 상하방향 영상을 보여준다. 또한 유방의 액와미에 위치한 바깥쪽 병변의 시상면 모습을 보여준다.

### 평가기준

- 유방 가쪽면과 아래쪽 겨드랑부위에 있는 깊은 섬유선질조직이 잘 포함된 것을 나타내는 유방조직 뒤쪽 지방이 보여야 한다.
- 가쪽 가슴벽 위로 가슴근이 보여야 한다(그림 14-47).
- 5° 내외각을 사용하여 위팔뼈머리가 영상에 포함되지 않도록 해야 한다.
- 적절하게 압박하여 조직이 균일하게 촬영되도록 해야 한다.

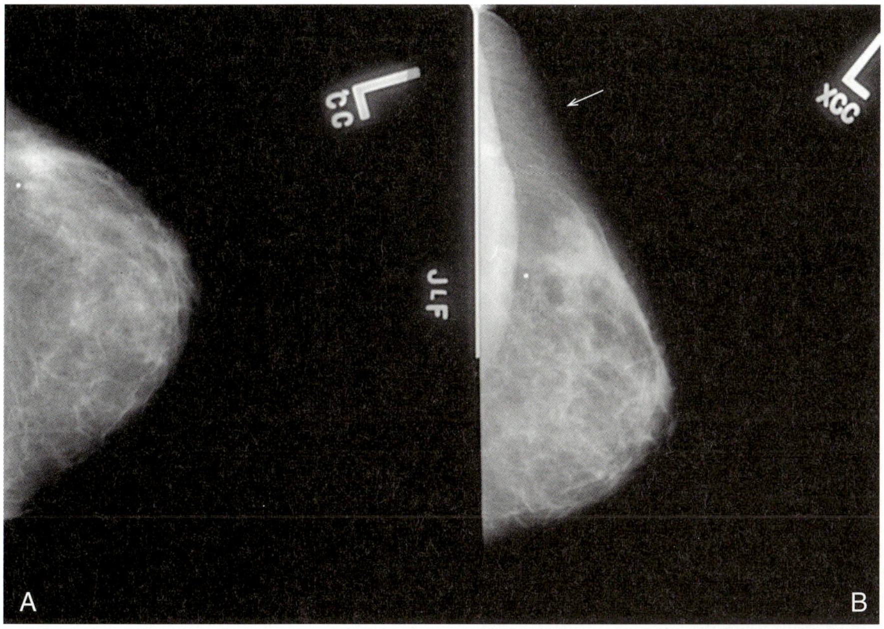


**그림 14-47** A, 왼쪽 유방의 상하방향 영상. B, 유방 측면강조 상하방향 영상. 이 영상은 액와미(AT)를 보기 위해 가쪽으로 강조되었으며, 가슴근 또한 관찰된다.

## 유곡 상하방향 촬영(CV)

Craniocaudal projection for cleavage(CV)

### 환자 자세

- 영상수용체를 마주보고 서거나 기기를 바라보고 높낮이를 조정할 수 있는 의자에 앉는다.

### 검사 자세

- AEC를 끄고 수동조절을 미리 선택한다. 방사선사는 AEC 검출기 위에 충분한 유방조직이 있을 때만 AEC를 사용할 수 있다. 이것을 위해 유곡을 의도적으로 상쇄시킬 수 있다.
- 유선하주름을 최대 높이로 올려 유방 트레이의 적절한 높이를 결정한다.
- C-arm을 그 높이에 맞게 조정한다.
- 환자에게 영상수용체에 대고 가슴을 누르라고 하면서 환자 뒤에 서서 양손을 사용하여 영상수용체 위로 양쪽 유방을 앞쪽으로 부드럽게 들어올려 잡아당긴다.
- 영상수용체 위로 가능하면 많은 안쪽 유방조직을 잡아당긴다.
- 촬영하는 부위에서 먼쪽으로 환자의 머리를 약간 돌린다.
- 환자를 기계쪽으로 기대게 하고 얼굴 보호대에 머리를 놓게 한다.
- 영상수용체 위의 유방 자세를 유지하기 위해 환자에게 양손으로 손잡이를 잡으라고 한다.
- 가능하면 많은 안쪽 유방조직을 아래쪽으로 당기면서 한 손을 환자의 목아래패임(경절흔) 높이에 놓은 후 그 손을 가슴을 따라 아래로 미끄러뜨린다.
- 환자에게 유방을 압박할 거라고 알려준다. 압박패들을 유방에 닿게 한 후 유방이 팽팽해질 때까지 천천히 압박한다. 사분역 압박패들은 유곡을 더 잘 압박하고 관심부분이 촬영하는 부위로 더 많이 당겨지도록 한다. 사분역 패들을 사용하면 조직이 더 잘 보일 수 있도록 압박부위에 조사야를 설정한다.
- 환자에게 압박이 불편하면 알려달라고 말한다.
- 완전히 압박이 이루어졌을 때, AEC를 사용하는 경우 AEC 검출기를 적절한 위치로 옮기고 환자에게 호흡을 멈추라고 말한다(그림 14-48).
- 촬영을 한다.
- 즉시 유방압박을 푼다.

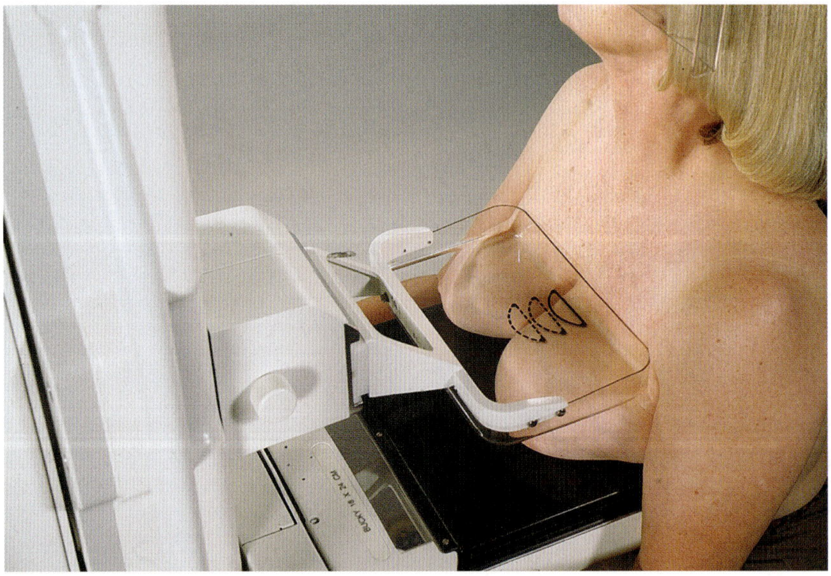

**그림 14-48** 유곡 상하방향 촬영. 오목한 부분은 약간 중앙에서 벗어나 AEC가 유방조직 아래에 위치한다.

### 중심선

- 관심부분이나 유곽 중심에 수직으로 입사한다.

### 영상구조

이 촬영은 유방의 뒤안쪽 깊숙한 부위의 병변이 관찰된다.

### 평가기준

- 유곽이 영상수용체의 중심에서 약간 벗어나 있거나 중심에 있고 수동조절을 선택한 상태에서 관심부위가 영상수용체의 중심부위(가능하면 AEC 검출기 위)에 있어야 한다(그림 14-49).
- 촬영하는 유방의 안쪽 깊숙한 조직이 관찰되어야 한다.
- 안쪽 조직 모두가 포함되어야 한다. 이렇게 하려면 안쪽의 유방선조직 뒤쪽 지방이 관찰되어야 하고, 촬영된 유방의 뒤안쪽 가장자리에는 섬유선질 조직이 관찰되지 않아야 한다.
- 적절하게 압박하여 조직이 균일하게 촬영되도록 해야 한다(안쪽의 깊은 부위가 주된 관심사이기 때문에 유륜하 부위는 압박이 적절하지 않을 수 있다. 이 촬영에서는 유방의 모든 조직을 포함할 필요는 없다).



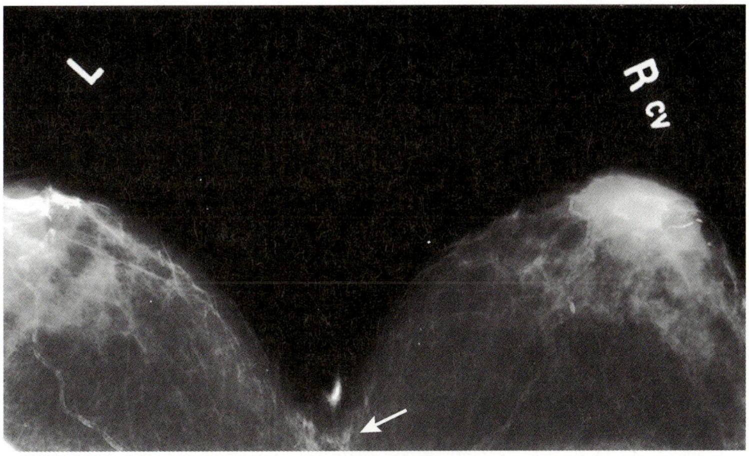


**그림 14-49** 양성 석회화를 보여주는 유곽은 깊은 중앙 안쪽 조직(화살표)에 위치한다. 오목한 부분이 중앙에 오도록 수동 기술을 선택해야 한다.

## 유방 외측 비틀기 또는 내측 비틀기 상하방향 촬영 (접미사: RL 또는 RM)

Breast craniocaudal projection with roll lateral or roll medial

### 환자 자세

- 영상수용체를 마주보고 서거나 기기를 바라보고 높낮이를 조정할 수 있는 의자에 앉는다.

### 검사 자세

- 의심스러운 겹침이 가장 잘 보여지는 방향으로 환자의 유방을 다시 위치시킨다(보통 CC 촬영).
- 환자 유방의 반대면(윗면/아랫면)에 손들을 놓고, 반대방향으로 굴린다. 위쪽과 아래쪽을 반대방향으로 돌리기만 하면 돌리는 방향은 중요하지 않다. 어떤 의미에서는 방사선사가 유방을 매우 부드럽게 10~15° 정도 돌린다고 보면 된다(그림 14-50).
- 위쪽 손으로 굴린 자세를 유지하고 있는 상태에서 아래쪽 손으로 영상수용체 위에 유방을 놓는다.
- 윗면이 굴러간 방향(가쪽 또는 안쪽)을 표기하고, 그에 따라 영상에 라벨을 붙인다. 만약 유방의 윗면을 안쪽으로 굴렸다면 RM이라고 라벨을 붙여야 한다.
- 환자에게 유방을 압박할 거라고 알려준다. 압박패들을 가져와 유방에 닿게 한 후 유방조직을 굴리면서 손을 미끄러뜨려 뺀다.
- 유방이 팽팽해게 느껴질 때까지 천천히 압박한다.
- 압박이 불편하면 알려달라고 환자에게 말한다.
- 완전한 압박이 이루어지면 AEC 검출기를 적절한 위치로 옮기고 환자에게 호흡을 멈추라고 말한다(그림 14-51).
- 촬영을 한다.
- 즉시 유방압박을 푼다.

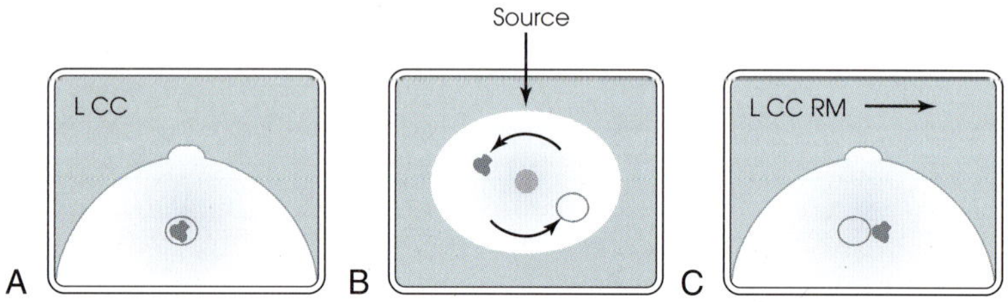


**그림 14-50 A,** 두 구조의 위쪽 겹침이 있을 수 있는 병변을 보여주는 상하방향 촬영. 이러한 구조들을 해결하는 데 부위압박이 실패한다면, 돌리는 자세의 상하방향 촬영이 수행될 수 있다. **B,** 상위겹침 구조들을 분리하기 위해 반대방향으로 위아래 유방표면으로 비트는 것을 가리키는 화살표가 있는 상하방향 촬영의 전면도. **C,** 두 부위들을 해결하는 것을 보여주는 RM 상하방향 촬영. 화살표는 유방의 상위 표면의 비틀린 방향을 가리킨다.

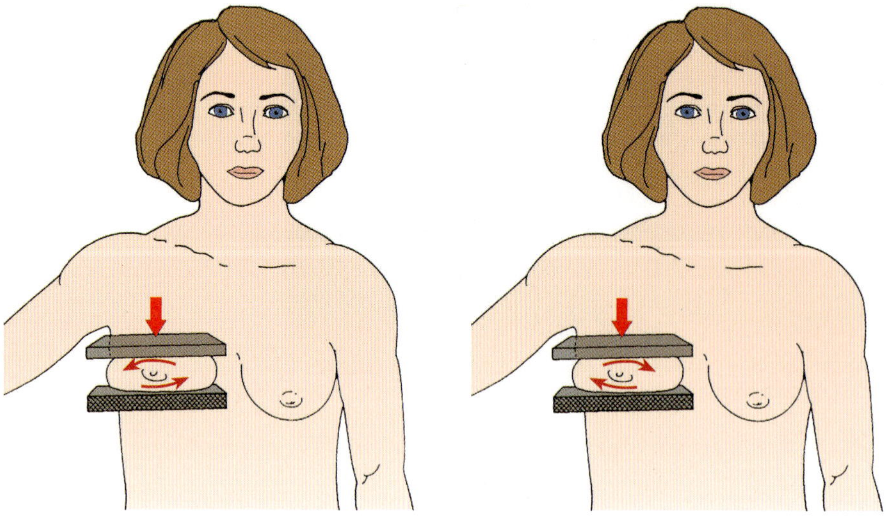

**그림 14-51** 가쪽과 안쪽 비틀기 상하방향 촬영 모식도.

## 중심선

- 유방의 기저부에 수직으로 입사한다.
- 대신 유방조직이 겹치지 않도록 C-arm을 안가쪽방향이나 가안쪽방향으로 10~15° 회전시켜 기본 상하 촬영을 할 수도 있다. 이것은 추후 검사에서 더 쉽게 동일한 촬영을 할 수 있어 종종 더 선호하는 방법이다.

## 영상구조

이 자세는 특히 상하 촬영에서만 보이는 겹쳐진 유방조직[가산 또는 중첩음영(summation shadow)이라고도 알려진]을 분리하여 보여준다. 또한 이 자세는 유방 병변이 윗면에 있는지 아랫면에 있는지를 결정하는 데 도움이 된다(그림 14-52).

## 평가기준

- 의심스러운 겹침이 충분히 분리되어야 한다.
- 유방의 윗면 또는 아랫면에 있는 의심스러운 병변이 관찰되어야 한다.
- 영상의 후방 가장자리까지 그은 PNL은 MLO 촬영시 PNL의 ⅓inch(1cm) 이내에 있어야 한다.
- 안쪽 조직 모두가 포함되어야 한다. 이렇게 하려면 안쪽의 유방선조직 뒤쪽 지방이 관찰되어야 하고, 촬영된 유방의 뒤안쪽 가장자리에는 섬유선질 조직이 관찰되지 않아야 한다.
- 유두는 정중선에서 측면상으로 보여야 하고, 이것은 자세가 올바름을 나타낸다. 만약 병변이 있다면 유두를 기준점으로 삼아 위치를 파악한다.
- 바깥쪽 조직의 일부는 안쪽 조직을 관찰할 수 있도록 하기 위해서 포함되지 않을 수 있다.
- 유곽의 안쪽에서 약간 휘어진 피부가 보인다. 이것은 안쪽 조직이 적절하게 포함되었음을 의미한다.
- 적절하게 압박하여 조직이 균일하게 촬영되도록 해야 한다.

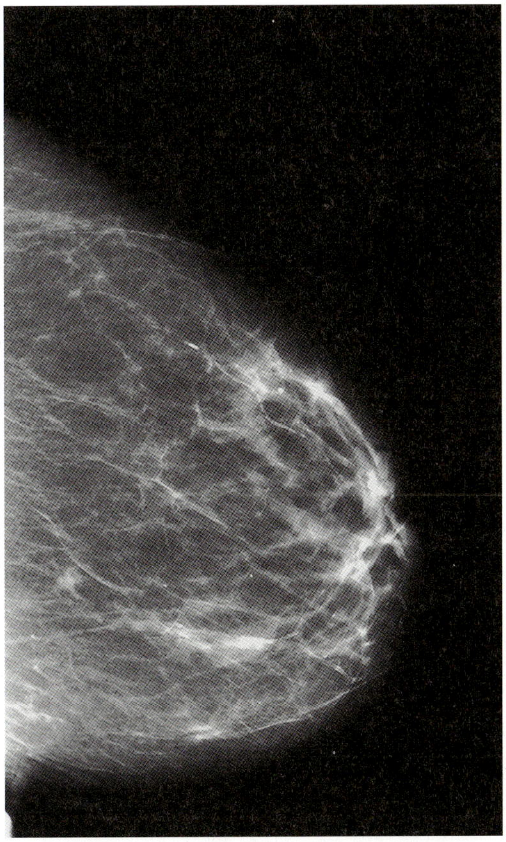

**그림 14-52** 외측 비틀기 유방 상하방향 영상.

## 유방 접선방향(TAN) 촬영

Breast tangential(TAN) projection

### 환자 자세

- 영상수용체를 마주보고 서거나 기기를 바라보고 높낮이를 조정할 수 있는 의자에 앉는다.

### 검사 자세

#### 덩이가 만져지는 경우

TAN 촬영은 확대기술과 함께 가장 흔히 사용된다.

- 표준, 사분역 또는 부분 압박패들을 선택한다.
- 검사부위를 촉진하여 관심부위를 찾는다.
- 덩이 위에 방사선 비투과성 표지나 BB를 놓는다.
- 유두와 BB 사이에 그은 가상선을 각도 기준(그림 14-53)으로 삼아 중심선이 BB(BB에 의한 그림자가 영상수용체 위에 비친다)로 표시한 유방부위와 접선을 이룰 때까지 C-arm을 회전시킨다.
- 적절한 압박패들(보통 또는 부위압박)을 사용하여 충분한 유방조직이 AEC 검출기 위에 놓인 것을 확인하면서 유방과 피부를 압박한다.
- 유방이 팽팽하게 느껴질 때까지 천천히 압박한다.
- 환자에게 압박이 불편하면 알려달라고 말한다.
- 완전히 압박이 이루어지면 AEC 검출기를 적절한 위치로 옮기고 환자에게 숨을 참으라고 말한다(그림 14-54, 14-55).
- 촬영을 한다.
- 즉시 유방압박을 푼다. 피부 국소화나 만져지지 않는 진피 석회화는 (1) 국소화 촬영(관심부위에 따라 정해진다)과 (2) 접선방향 촬영이 필요하다.

#### 국소화 촬영

- 기본 CC와 MLO 영상에서 관심부위의 사분역이 어디인지 확인한다.
- 어떤 촬영이 관심부위를 잘 볼 수 있는지 결정한다(CC 또는 90° 측방향 촬영).
- 자동 압박 풀림을 끄고, 환자에게 첫 번째 촬영 영상이 처리되는 동안 압박이 지속될 거라고 알려준다.
- 국소화 압박패들을 사용하고 패들 구멍이 관심부위 사분역 위에 오도록 C-arm과 유방의 자세를 잡는다.
- 유방이 팽팽하게 느껴질 때까지 천천히 압박한다.
- 환자에게 압박이 불편하면 알려달라고 말한다.
- 완전히 압박이 이루어지면 AEC 검출기를 적절한 위치로 옮기고 환자에게 숨을 참으라고 말한다.
- 촬영을 한다.
- 압박을 풀지 않는다. 첫 번째 영상이 처리되는 동안 유방의 압박을 유지한다.

#### 접선 촬영

- 첫 번째 영상을 검토하여 관심부위에 알파벳과 숫자로 된 식별자를 놓는다.
- 유방압박이 그대로 유지된 상태에서 상응하는 유방부위에 방사선 비투과성 표지나 BB를 놓는다.
- 유방압박을 풀고, 보통 또는 부위압박패들을 국소화 압박패들로 바꾼다.
- 중심선이 BB로 표시한 유방부위와 접선을 이룰 때까지 C-arm을 회전시킨다.
- 충분한 유방조직이 AEC 검출기 위에 놓인 것을 확인하면서 관심부위를 압박한다.
- 유방이 팽팽하게 느껴질 때까지 천천히 압박한다.
- 환자에게 압박이 불편하면 알려달라고 말한다.
- 완전히 압박이 이루어지면 AEC 검출기를 적절한 위치로 옮기고 환자에게 호흡을 멈추라고 말한다.
- 촬영을 한다.
- 즉시 유방압박을 푼다.

### 중심선

- 관심부위에 수직으로 입사한다.

### 영상구조

이 촬영은 실직조직의 겹침을 최소화하면서 피부 표면에 가까운 병변을 보여준다. 또한 피부 석회화나 피하지방 위루 만져지는 병변들도 보여준다(그림 14-56).

### 평가기준

- 피하지방 위에서 만져지는 병변이 관찰되어야 한다.
- 방사선 비투과성 표지나 BB를 지나는 접선은 만져지는 부위와 정확히 일치해야 한다.
- 인접한 실질조직은 최소한으로 겹쳐야 한다.
- 실질조직이나 피부의 석회화가 관찰되어야 한다.
- 적절하게 압박하여 조직이 균일하게 촬영되도록 해야 한다.

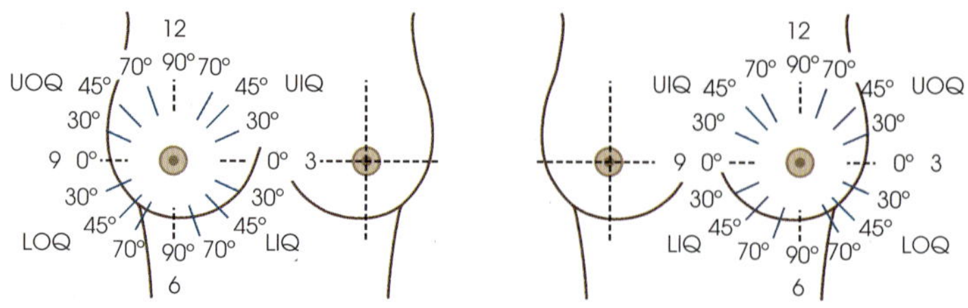


**그림 14-53** 유방 접선 촬영을 위한 각도. C-arm의 회전각과 비정상적인 위치와의 상관성: C-arm의 각은 위사분역과 아래사분역의 비정상을 접선으로 보여준다.

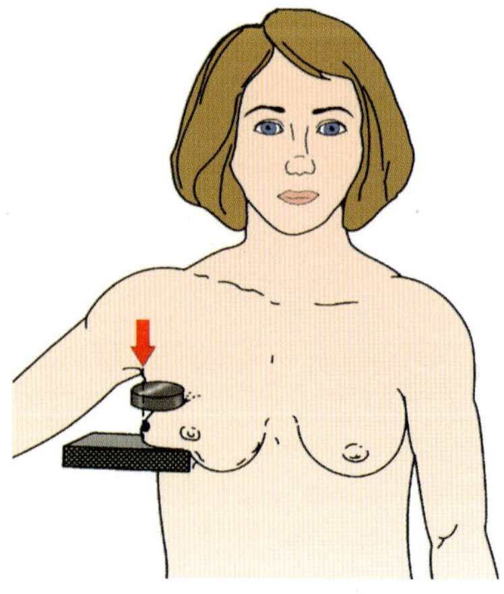

**그림 14-54** 유방 접선방향 촬영.

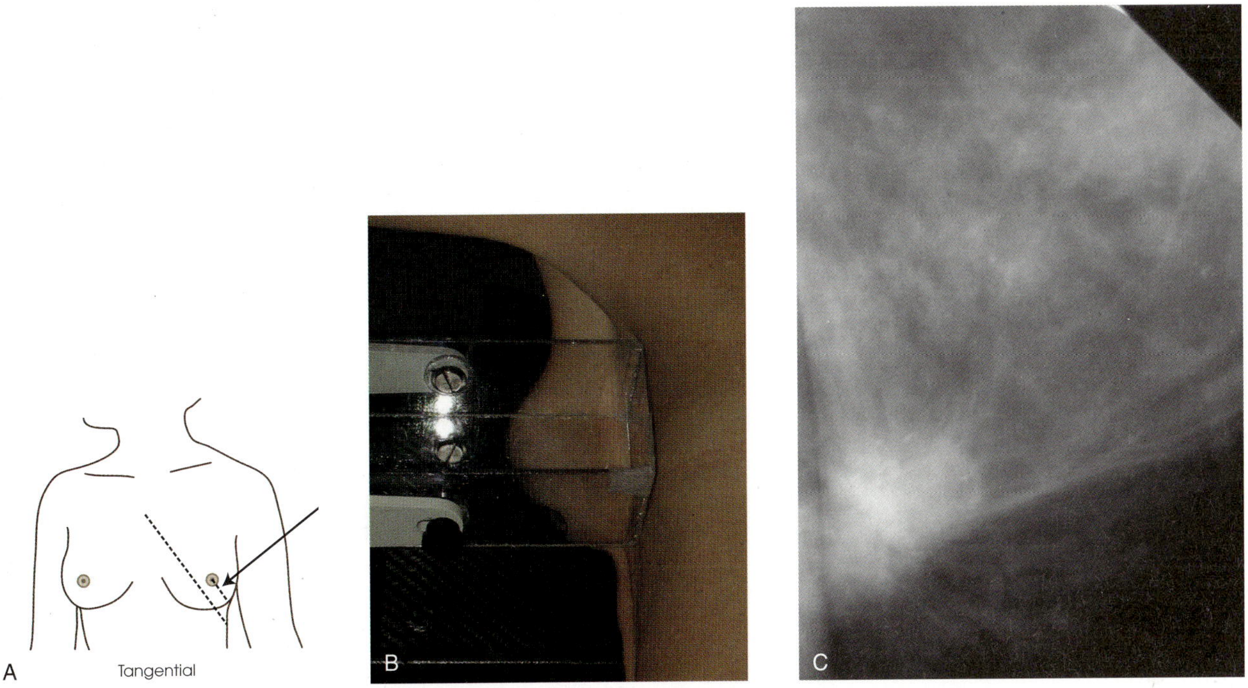


**그림 14-55 아래바깥쪽 사분역에 만져지는 덩이의 접선방향 촬영 모식도.** **A,** 영상수용체는 유두-덩이선과 평행한 각도를 가진다. **B,** BB에 의해 표시된 덩이는 피부 가장자리선에 위치된다. **C,** 확대 기술을 사용한 덩이의 접선방향 촬영 영상. 뾰족한 경계가 암을 가리킨다.

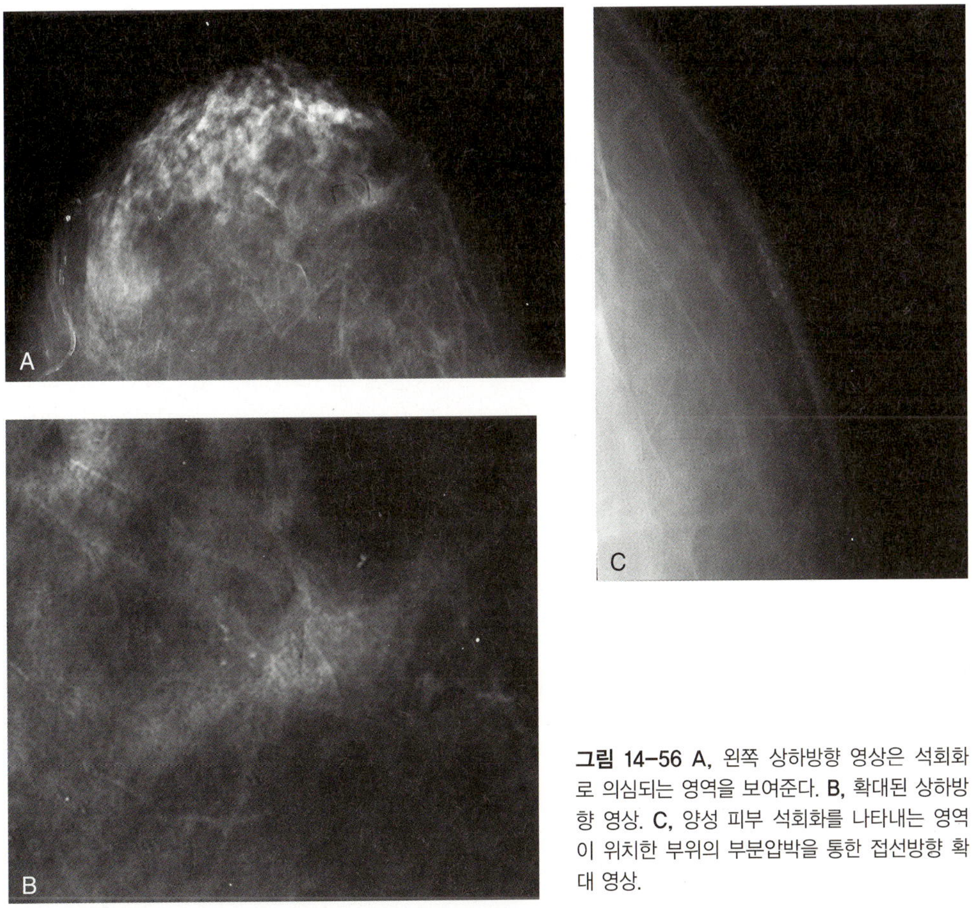


**그림 14-56 A,** 왼쪽 상하방향 영상은 석회화로 의심되는 영역을 보여준다. **B,** 확대된 상하방향 영상. **C,** 양성 피부 석회화를 나타내는 영역이 위치한 부위의 부분압박을 통한 접선방향 확대 영상.

## 포획한 병변 또는 옷걸이 촬영

Captured lesion or coathanger projection

이 특별한 촬영법은 거의 사용되지 않지만 유방조직 가장 뒤에서 만져지는 병변을 촬영하는 데 매우 유용하다. 때때로 이 부위의 병변은 가슴벽에 붙어 있어 기본 촬영을 위해 앞쪽으로 당기는 것이 어려울 수 있다. 이것은 접선 촬영의 변형된 형태로 분류도 그렇게 해야 한다. 이것은 일반적으로 확대 촬영을 사용하고 관심부위에 최대한 가깝게 조사야를 설정한다. 포획한 병변 또는 옷걸이 촬영은 만져지는 덩이를 포획하고 분리시켜 촬영한다 (그림 14-57).

### 환자 자세

- 영상수용체를 마주보고 서거나 기기를 바라보고 높낮이를 조정할 수 있는 의자에 앉는다.

### 검사 자세

- 유방촬영 전용으로 설계된 확대 플랫폼을 장비에 놓는다. 만약 자세잡기에 옷걸이를 사용한다면 압박패들을 제거한다. 그렇지 않으면 부분 압박패들의 위아래를 뒤집어 넣는다. 압박장치의 가슴벽쪽 가장자리는 덩이를 제자리에 잡아두는 용도로 사용한다.
- 만져지는 덩이 위에 납 BB를 놓는다.
- 손을 사용하여 다른 조직이 중첩되지 않고 병변이 최대한 촬영되도록 위치를 정한다. 필름 접선면에 유방의 가장자리에 있는 관심부위를 위치시킨다.
- 만져지는 부위를 철사로 된 옷걸이의 구석이나 뒤집은 부위압박장치로 포획한다. 추가적인 압박은 필요하지 않다.
- 옷걸이나 뒤집은 압박장치 내에 포획된 조직의 양이 AEC 검출기를 뒤덮지 못하면 수동조절이 필요할 수도 있다.

### 중심선

- 필름에 수직으로 입사한다.

### 영상구조

관심부위가 확대되고 분명하게 관찰된다.

### 평가기준

- 평행하게 눌려진 가장자리 내에 관심부위가 관찰되어야 한다.

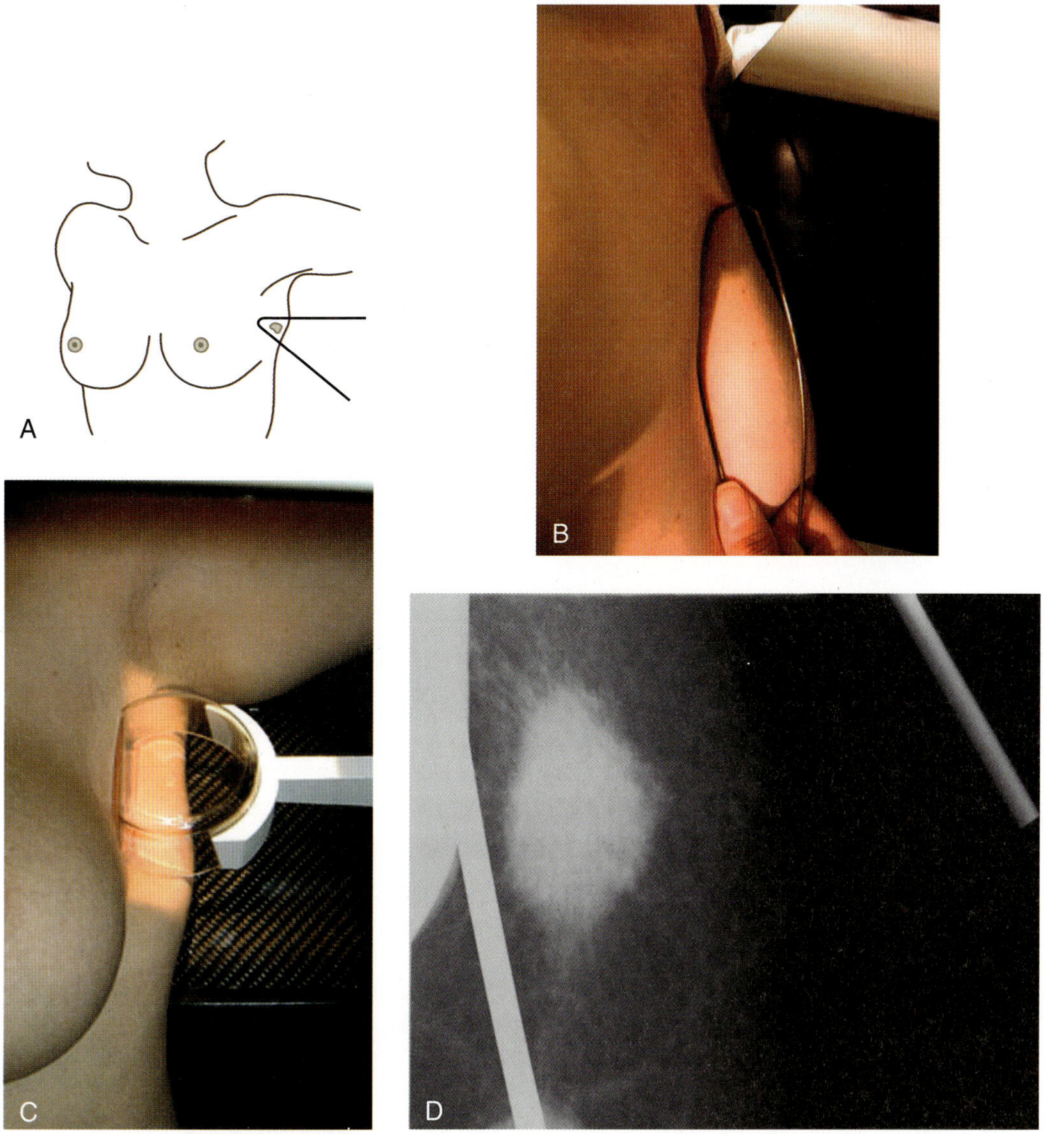


**그림 14-57 유방 옷걸이 촬영 영상.** **A**와 **B,** 파악하기 힘든 병변이 옷걸이 와이어의 각도에 따라 영상으로 나타난다. **C,** 뒤집혀진 부분압박장치로 종종 같은 결과들을 얻을 수 있다. **D,** 옷걸이 촬영 영상을 사용하여 촬영된 병변의 방사선 영상. 이 병변의 위치가 유방 안쪽에 있고 탄력적인 특성 때문에 기본적인 촬영 영상에서 병변이 나타나지 않을 수 있다.

## 유방 하상방향(후위 FULL BACK) 촬영

Breast caudocranial(FB) projection

### 환자 자세

- 영상수용체를 마주보고 선다.

### 검사 자세

- 기본 CC 촬영에서 사용하는 회전에서 C-arm 장비를 180° 돌린다.
- 촬영하는 유방의 안쪽에 서서 유선하 주름을 최고 높이로 들어올린다.
- C-arm의 높이를 조정하여 유방조직의 위쪽에 닿게 한다.
- 들어올린 유방을 가슴벽에 수직이 되도록 부드럽게 앞으로 당기면서 환자를 앞쪽으로 약간 기대게 한다. 유방을 제자리에 고정한다.
- 영상수용체 상단 위로 촬영되는 쪽 팔을 놓게 한다.
- 환자에게 유방을 압박할 거라고 알려준다. 손을 유두쪽으로 미끄러뜨리면서 아래쪽에서 압박패들을 가져와 환자의 유방에 댄다.
- 유방이 팽팽하게 느껴질 때까지 천천히 압박한다.
- 환자에게 압박이 불편하면 알려달라고 말한다.
- 환자의 복부가 촬영 경로에 들어오지 않도록 환자가 복부를 뒤로 당기거나 엉덩이를 약간 뒤로 뺀다.
- 완전히 압박이 이루어지면 AEC 검출기를 적절한 위치로 옮기고 환자에게 호흡을 멈추라고 말한다(그림 14-58).
- 촬영을 한다.
- 즉시 유방압박을 푼다.

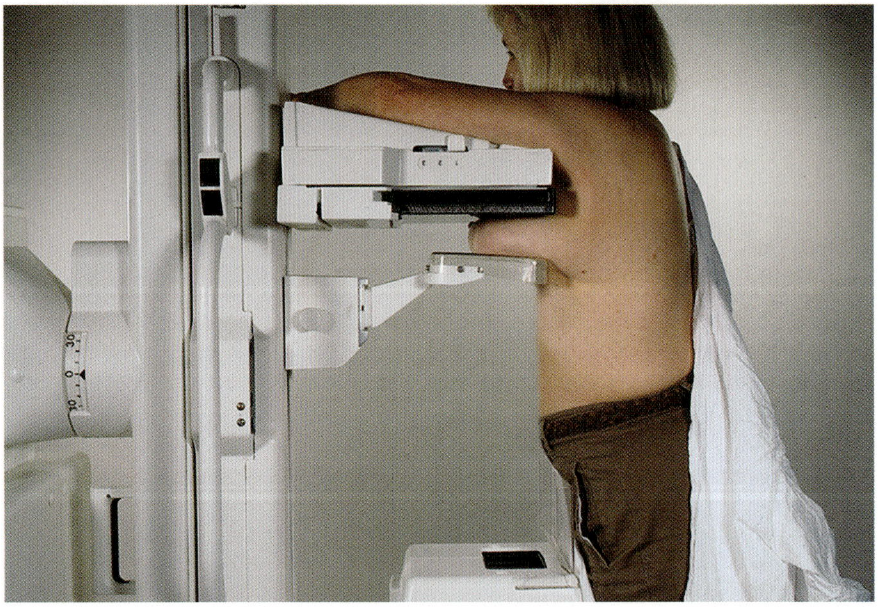

**그림 14-58** 유방 하상방향 촬영.

### 중심선

• 유방의 기저부에 수직으로 입사한다.

### 영상구조

이것은 유방의 하상방향 촬영으로 위쪽에 위치한 병변이 잘 관찰된다. 이유는 피사체-영상수용체 거리(OID)가 줄어들기 때문이다. 또한 더 짧은 경로로 침-와이어를 삽입하여 아래쪽 병변을 국소화할 수 있다(그림 14-59, 14-60). 이 촬영은 큰 가슴근이나 척추뒤굽음증이 있는 환자에서 기본 CC 촬영 대신 사용할 수 있다.

### 평가기준

- 위쪽 유방조직과 병변이 잘 관찰되어야 한다.
- 바늘 국소화 영상에서 특수한 창이 있는 압박판 내에 아래쪽 병변이 들어 있어야 한다.
- 환자의 복부가 영상에서 관찰되지 않아야 한다.
- 유방의 위쪽에 있는 고정된 뒤쪽 조직들이 포함되어야 한다.
- 뒤쪽으로 영상의 가장자리까지 그은 PNL은 MLO 촬영 시 PNL의 ⅓inch (1cm) 이내에 있어야 한다.
- 유방의 안쪽조직이 모두 보여야 한다. 이것은 안쪽의 유선조직 뒤쪽의 지방층이 보이는 것과 영상의 뒤안쪽 가장자리에서 섬유선질조직이 관찰되지 않는 것을 통해 알 수 있다.
- 가능하면 유두는 측면상으로 정중선에서 보여야 한다. 이것은 자세가 올바름을 나타낸다.
- 안쪽 조직을 강조하기 위해 가쪽 조직 일부가 빠질 수 있다.
- 유곽의 안쪽에서 약간 휘어진 피부가 보인다. 이것은 안쪽 조직이 적절하게 포함되었음을 의미한다.
- 적절하게 압박하여 조직이 균일하게 촬영되도록 해야 한다.

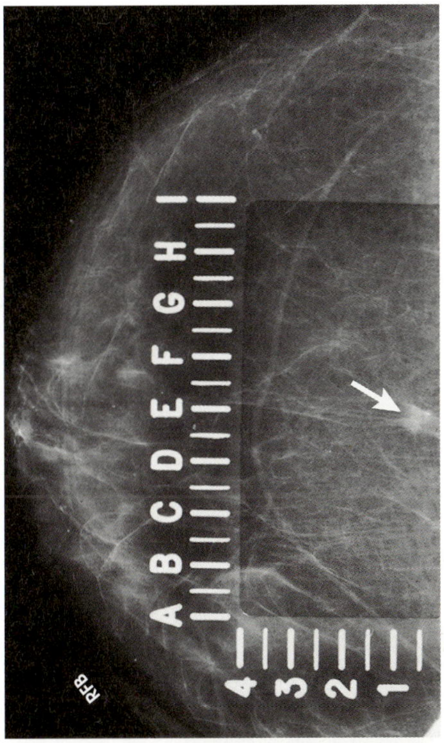


**그림 14-59** 유방의 아랫면에서 식별된 병변을 나타내기 위한(화살표) 가장 짧은 경로를 원활하게 하기 위해 57세 여성에서 얻어진 하상방향 영상.

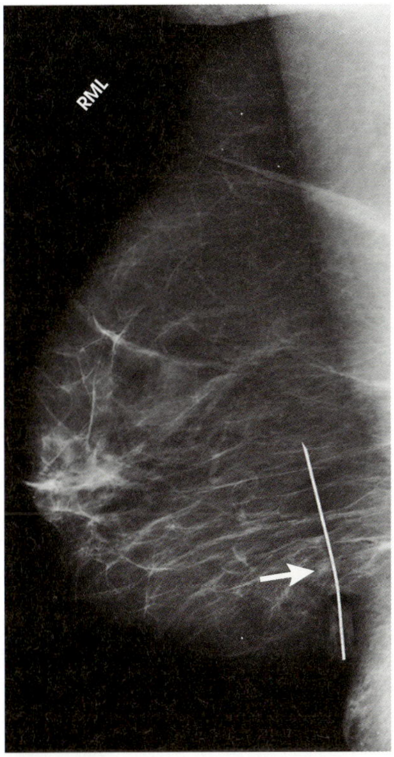


**그림 14-60** 병변 내 침-와이어 시스템이 성공적으로 위치한 그림 14-58 환자의 수직 90° ML 영상. 이 병변은 9mm의 침윤성 유관암으로 밝혀졌다.

## 액와미 내외사방향 촬영(AT)

Mediolateral oblique projection for axillary tail(AT)

### 환자 자세

- 영상수용체를 마주보고 서거나 기기를 바라보고 높낮이를 조정할 수 있는 의자에 앉는다.

### 검사 자세

- 영상수용체의 긴쪽 가장자리가 촬영하는 쪽 액와미와 평행할 때까지 X선관을 돌려서 C-arm의 경사각을 결정한다. 경사각은 10~45° 사이이다.
- 영상수용체의 위쪽 가장자리가 겨드랑 바로 아래에 오도록 C-arm의 높이를 조정한다.
- 촬영하는 쪽 팔을 영상수용체의 구석 위로 들어올리게 하고 인접한 손잡이 위에 손을 올리게 한다. 환자의 팔꿈치는 굽힌다.
- 촬영되는 쪽 어깨를 이완하고 약간 앞쪽으로 기대게 한다. 손바닥을 이용하여 액와미를 부드럽게 앞쪽 안쪽으로 당겨 영상수용체 위에 놓는다. 이때 피부와 조직에 주름이 지지 않도록 한다.
- 환자에게 머리를 검사하는 쪽으로부터 멀리 돌리고 얼굴보호대에 얹으라고 한다.
- 환자에게 유방을 압박할 것이라고 알려준다. 압박패들이 액와미에 닿고 유두쪽으로 손을 미끄러뜨리는 동안에도 유방을 계속 제자리에 고정한다(그림 14-61).
- 유방이 팽팽하게 느껴질 때까지 천천히 압박한다. 압박패들의 모서리는 빗장뼈 아래에 있어야 한다. 패들의 모서리로 인하여 환자가 불편하지 않게 하고 균일한 압박을 위해 환자에게 어깨를 이완할 것을 상기시킨다.
- 환자에게 압박이 불편하면 알려달라고 말한다.
- 완전히 압박이 이루어지면 AEC 검출기를 적절한 위치로 옮기고 환자에게 호흡을 멈추라고 설명한다. 만약 압박이 기본 촬영에서와 같이 팽팽하지 않으면 조사조건을 증가시키는 것이 필요하다.
- 촬영을 한다.
- 즉시 유방압박을 푼다.

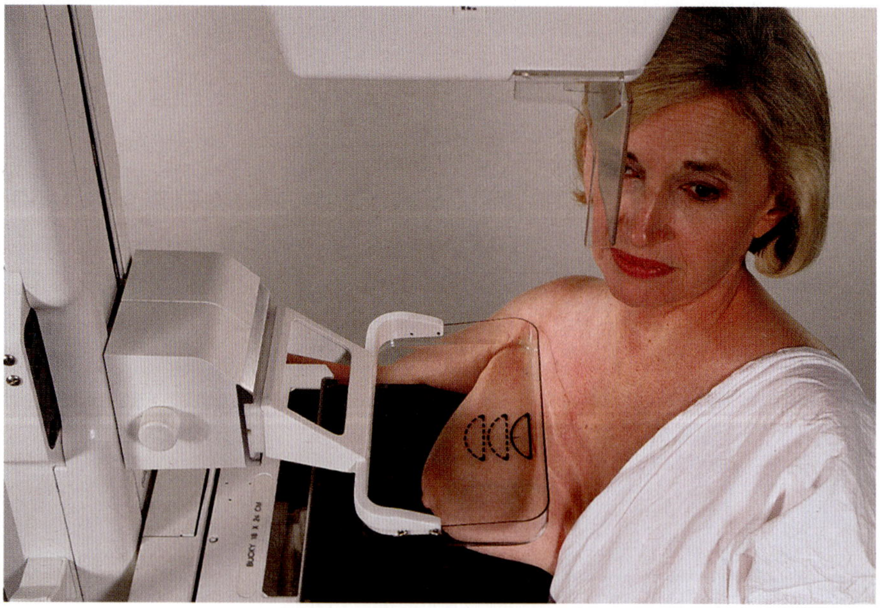

**그림 14-61** 액와미 내외사방향 촬영.

### 중심선

- 영상수용체에 수직으로 입사한다.
- C-arm의 각도는 환자의 액와미의 기울기에 따라 결정한다.

### 영상구조

이 촬영은 유방의 액와미를 관찰할 수 있고, 가쪽방향이 강조된다.

### 평가기준

- 적절하게 압박하여 조직이 균일하게 촬영되도록 해야 한다.
- 영상의 위쪽 가장자리에서 촬영하는 쪽 팔의 피부가 약간 휘어져 보인다.
- 국소 압박된 겨드랑림프절과 액와미가 관찰되어야 한다(그림 14-62).



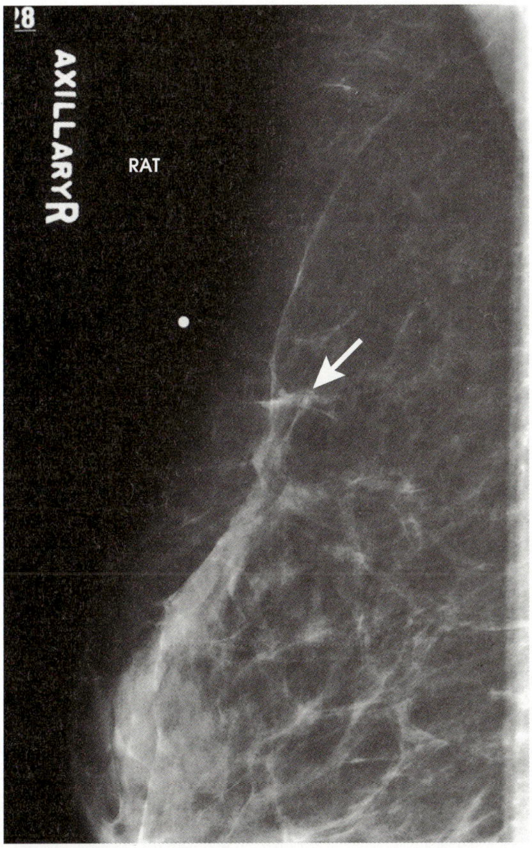


**그림 14-62** 8mm로 측정된 병으로 규정된 별세포 덩이가 보이는 68세 여성의 AT MLO 영상. 조직검사로 이 병변이 침윤성 유방암인 것을 확진했다.

## 유방 외내사방향 촬영

Breast lateromedial oblique(LMO) projection

### 환자 자세

- 영상수용체를 마주보고 서거나 기기를 바라보고 높낮이를 조정할 수 있는 의자에 앉는다.

### 검사 자세

- 영상수용체의 긴쪽 가장자리가 촬영하는 쪽 가슴근의 위쪽 ⅓과 평행할 때까지 X선관을 돌려서 C-arm의 경사각을 결정한다. 중심선은 가쪽으로부터 유방의 아랫부분으로 들어간다. 환자의 체형에 따라 경사각은 30~60° 사이여야 한다.
- C-arm의 높이를 조정하여 영상수용체의 위쪽 가장자리가 목아래패임 위치에 오게 한다.
- C-arm 위에 반대쪽 손을 놓으라고 환자에게 말한다. 환자의 팔꿈치는 굽혀야 한다.
- C-arm쪽으로 환자를 기대게 하고, 복장뼈를 영상수용체 가장자리에 대고 누른다. 영상수용체는 반대쪽 유방 쪽으로 약간 중심에서 벗어난다.
- 환자의 촬영되는 쪽 어깨를 이완시키고 약간 앞쪽으로 기대게 한다. 손의 편평한 면을 유방의 가쪽을 따라 두고 환자의 유방과 가슴근을 부드럽게 앞안쪽으로 당긴다.
- 손가락과 엄지손가락 사이에 유방조직을 부드럽게 움켜지고 손으로 떠받친다.
- 가능하면 유두가 측면상으로 보이도록 하면서 유방의 중심을 맞춰 그 자리에 고정한다.
- 환자에게 유방을 압박할 것이라고 알려준다. 압박패들이 유방의 아래바깥사분역에 닿고 유두쪽으로 손을 미끄러뜨리는 동안에도 유방을 들고 빼내 계속 제자리에 고정한다.
- 유방이 팽팽하게 느껴질 때까지 천천히 압박한다.
- 환자에게 압박이 불편하면 알려달라고 말한다.
- 유선하주름이 열리도록 환자의 복부조직을 아래로 당긴다.
- 환자에게 영상수용체의 위쪽 가장자리에 촬영하는 쪽 팔꿈치를 놓으라고 한다.
- 완전히 압박이 이루지면 AEC 검출기를 적절한 위치로 옮기고 환자에게 호흡을 멈추라고 말한다(그림 14-63).
- 촬영을 한다.
- 즉시 유방압박을 푼다.

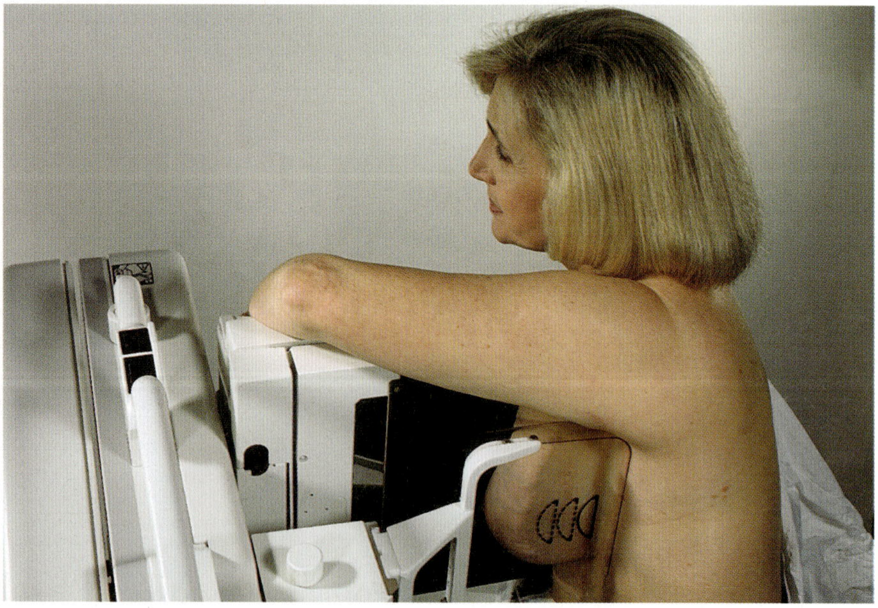

**그림 14-63** 유방 외내사방향 촬영.

## 중심선

- 영상수용체에 수직으로 입사한다.
- C-arm 장치를 환자 가슴근의 기울기에 맞춰 각도를 맞춘다(30~60°). 실제 각은 환자의 체형에 따라 결정한다. 키가 크고 마른 환자들은 각도가 가파른 반면 작고 통통한 환자들은 각도가 얕다.

## 영상구조

이것은 기본 MLO 촬영을 완전히 반대로 한 것으로 전형적으로 안쪽 유방조직을 더 잘 관찰하기 위해서 이 촬영을 한다. 또한 다음 상황들 때문에 기본 MLO 촬영을 할 수 없을 때 이 촬영을 한다[오목가슴(pectus excavatum), 심장 개복 수술 후, 돌출된 심장박동기, 가슴근이 큰 남성이나 여성, 히크만 카테터(Hickman catheters, Port-A-Cath)를 사용하는 경우].

## 평가기준

- 안쪽 유방조직이 명확히 관찰되어야 한다(그림 14-64).
- PNL은 CC 촬영 시 PNL의 ⅓inch(1cm) 이내에 있어야 한다(가슴근쪽으로 유방조직의 방향을 따라 비스듬히 PNL을 그리면서 유두에서 가슴근이나 영상의 가장자리 둘 중 먼저 보이는 것까지의 깊이를 측정한다).
- 가슴근의 아래부위가 유두선 또는 가능하면 그 아래까지 뻗어 있어야 한다.
- 어깨와 겨드랑이가 이완된 것을 알 수 있도록 가슴근은 앞쪽으로 볼록하게 관찰되어야 한다.
- 가능하면 유두가 측면상으로 관찰되어야 한다.
- 유선하주름은 열려 있어야 한다.
- 가슴벽으로부터 유방을 적절히 들어올려 빼내 깊은 부분과 얕은 부분의 조직이 잘 분리되어 관찰되어야 한다.
- 깊은 부위의 섬유선질조직이 잘 포함된 것을 나타내는 유방조직 뒤쪽 지방이 관찰되어야 한다.
- 적절하게 압박하여 조직이 균일하게 촬영되도록 해야 한다.

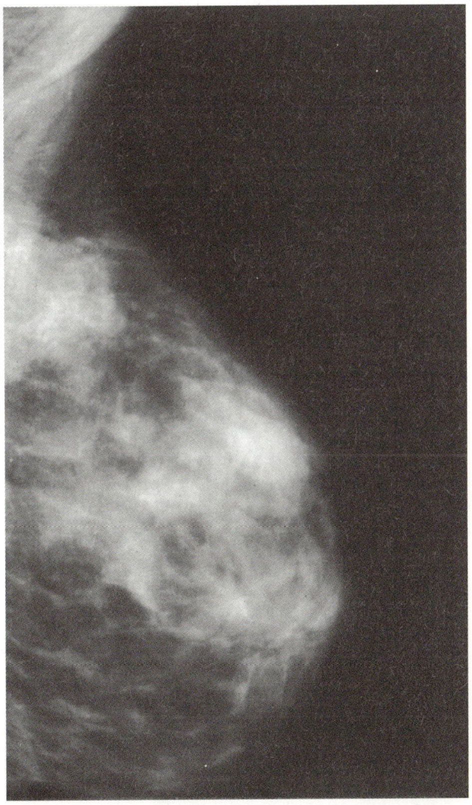

**그림 14-64** 유방 외내사방향 영상.

(From Svane G: *Screening mammography*, St Louis, 1993, Mosby.)

## 유방 상외하내사방향(SIO) 촬영
Breast superolateral to inferomedial oblique(SIO) projection

### 환자 자세
- 영상수용체를 마주보고 서거나 기기를 바라보고 높낮이를 조정할 수 있는 의자에 앉는다.

### 검사 자세
- C-arm을 회전시켜 중심선이 어떤 각도로 촬영하는 유방의 위가쪽면으로 입사하도록 한다. 영상수용체에 인접한 사분면은 아래안사분역이다.
- 환자의 체형에 따라 C-arm 경사각을 조정하거나 주변조직의 겹침 없이 관심부위를 더 명확히 보기 위한 추가검사로 SIO 촬영을 사용했을 때는 영상전문의가 요구하는 기울기(일반적으로 20~30°)로 C-arm을 조정한다.
- C-arm의 높이를 조정하여 환자의 유방이 영상수용체의 중앙에 오도록 한다.
- 환자에게 촬영하는 쪽의 손을 영상수용체 홀더에 인접한 손잡이에 놓으라고 한다. 환자의 팔꿈치는 굽혀야 한다. 얕은 각 SIO 촬영 시는 촬영하는 쪽 팔을 몸 옆에 똑바로 놓아야 한다. 반대쪽 손은 손잡이를 잡는다.
- 영상수용체의 위쪽 구석을 유방의 위안쪽부위에 인접한 복장뼈 가장자리를 따라 놓는다.
- 환자를 약간 앞쪽으로 기대게 하고, 유방을 위로 올려 빼내 잡고 있으면서 최대한 많은 안쪽조직을 복장뼈 가장자리에서 먼쪽으로 부드럽게 당긴다. 유방이 흘러내려서는 안 되고, 자세를 잡는 동안 환자의 등은 곧게 펴져 있어야 하며 옆쪽이나 영상수용체 쪽으로 몸이 기울어져서는 안 된다.
- 환자에게 유방을 압박할 것이라고 알려준다. 계속 유방을 위로 올려 빼내 잡고 있는다.
- 압박패들을 촬영하는 쪽 팔 아래로 가져와 환자의 유두쪽으로 손을 미끄러뜨리면서 유방에 닿게 한다. 얕은 각 SIO 촬영시는 위팔뼈머리가 유방에 겹치는 것을 피하기 위해 몸 옆에 둔 촬영하는 쪽 팔을 팔꿈치에서 구부려야 한다.
- 유방이 팽팽하게 느껴질 때까지 천천히 압박한다. 기본 SIO 촬영 시 압박패들의 위쪽 구석은 겨드랑에 있어야 한다.
- 환자에게 압박이 불편하면 알려달라고 말한다.
- 기본 SIO 촬영시 완전하게 압박이 되면 환자를 도와 팔을 위로 올리고 영상수용체 위에 굽힌 팔꿈치를 놓는다.
- 피부 주름이 펴지도록 환자의 복부조직을 부드럽게 당긴다.
- AEC 검출기를 적절한 위치로 옮기고 환자에게 호흡을 멈추라고 말한다(그림 14-65).
- 촬영을 한다.
- 즉시 유방압박을 푼다.

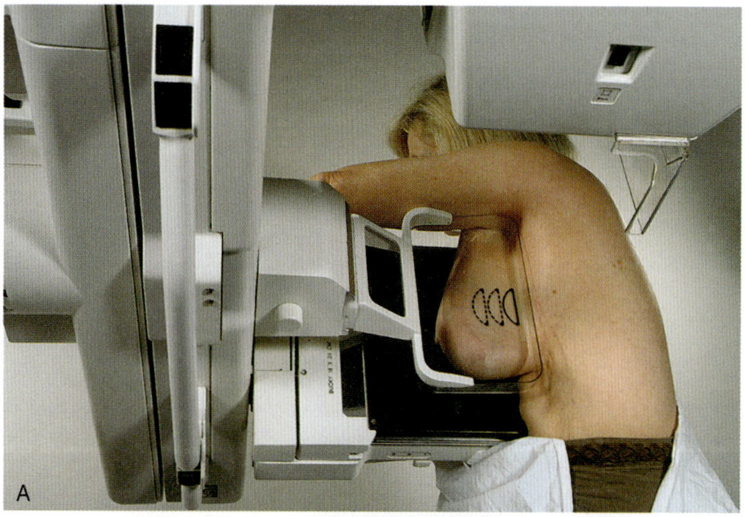
A

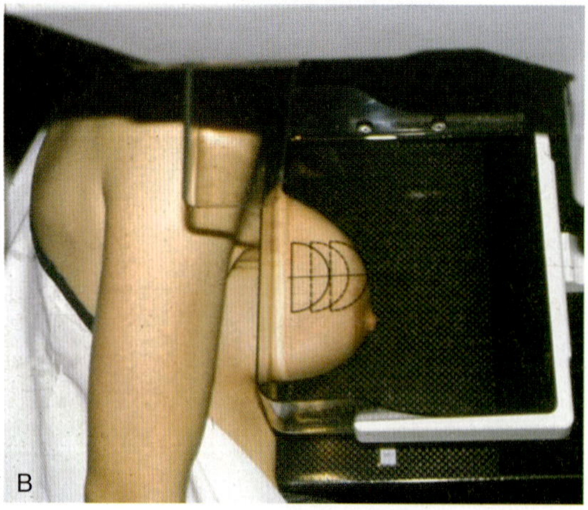
B

**그림 14-65 A,** 유방 상외하내사방향(SIO) 촬영. **B,** 팔을 내린 완만한 각도의 SIO 촬영.

### 중심선

- 영상수용체에 수직으로 입사한다.
- C-arm은 환자의 체형이나 조직 구성에 따라 결정한 각도로 위치시킨다.

### 영상구조

이 촬영은 중첩 없이 UIQ와 LOQ에 있는 유방조직을 보여준다. 게다가 유방의 아래 안쪽에 위치한 병변이 좀 더 자세히 관찰된다. 또한 이 촬영은 피막으로 덮인 보형물을 가진 환자들에서 MLO ID 촬영 대신 사용할 수도 있다.

### 평가기준

- 중첩 없이 UIQ와 LOQ가 관찰되어야 한다(이 사분면들은 MLO와 LMO 촬영에서 중첩된다).
- 유방의 아래 안쪽부위가 자세하게 관찰되어야 한다.
- 가능하면 유두가 측면상으로 관찰되어야 한다.
- 유방을 가슴벽에서 적절히 들어올려 빼내 깊은 부위와 얕은 부위의 유방조직이 잘 분리된 것이 관찰되어야 한다.
- 깊은 부위의 섬유선질조직이 잘 포함된 것을 나타내는 유방조직 뒤쪽 지방이 관찰되어야 한다.
- 적절하게 압박하여 조직이 균일하게 촬영되도록 해야 한다.

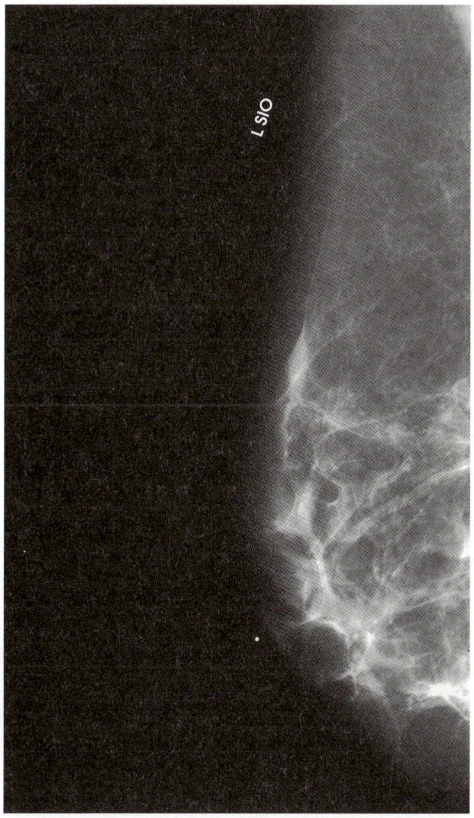


**그림 14-66** 유방 상외하내사방향 영상.

## 만져지지 않는 유방 병변의 국소화

유방촬영에서 조직검사가 필요한 만져지지 않는 병변을 보았을 때는 그 병변을 정확하게 국소화해야 한다. 왜냐하면 유방의 외상을 최소화하면서 병리검사를 위한 최소한의 유방조직을 얻기 위해서이다. 광범위한 수술을 하지 않는 한 이 기술은 최대한 많은 양의 정상 유방조직을 보존한다.

만져지지 않는 유방 병변은 (1) 절개 조직검사를 위한 침–와이어 국소화, (2) 세침흡인생검(FNAB), (3) 굵은 중심부바늘생검(large–core needle biopsy, LCNB)을 이용하여 위치를 표시할 수 있다. 침–와이어 국소화를 이용해 외과의는 의심스러운 조직에 끝이 구부러진 가이드와이어가 들어 있는 바늘을 사용한다. 3가지 방법 모두 조직검사를 할 병변의 위치를 삼각측량하기 위하여 영상을 이용한다. FNAB는 의심스러운 병변으로부터 조직세포를 뽑아내기 위해 속이 빈 작은 게이지의 바늘을 사용한다. FNAB는 양성병변을 확인하는 것과 절개 조직검사보다 더 광범위한 수술이 필요한 악성병변을 진단함으로써 절개생검의 필요성을 잠재적으로 줄일 수 있다.

LCNB는 바늘 끝 근처에 홈을 가진 9–gauge, 11–gauge, 14–gauge 바늘을 작은 유방조직 표본들을 얻는다. 이 검사는 채집통 안으로 목표로 한 조직을 당기기 위해 종종 진공흡입시스템을 사용한다. LCNB를 사용하면 더 큰 조직표본을 얻을 수 있고 그 결과가 매우 정확하기 때문에 임상에서는 절개 조직검사 대신 이 기술을 더 좋아한다. LCNB는 임상적, 초음파, 정위적, MRI를 길잡이로 사용할 수 있다. 어느 것을 사용할지는 영상전문의와 외과의의 선호도에 달려 있고, 일반적으로 병변이 가장 잘 보이는 방법을 이용한다.

침–와이어 국소화는 절개 조직검사 시 만져지지 않는 병변들을 국소화하는 주된 방법이다. 가장 많이 사용되는 4가지 침–와이어 국소화 시스템은 Kopans, Homer(18–gauge), Frank(21–gauge), 그리고 Hawkins(20–gauge)이다.

각 시스템에서 끝이 구부러진 와이어가 들어있는 긴 침은 그 끝이 병변 근처에 놓이도록 삽입한다. 큰 게이지의 바늘 삽입이 용이하도록 입구 부분에 작은 절개(1~2mm)가 필요할 수 있다. 와이어가 병변에 위치하면 와이어 위로 바늘을 뽑는다(그림 14–67). 와이어의 끝에 있는 갈고리는 와이어가 조직내에 고정되도록 해준다. 외과의는 가이드와이어를 따라 피부를 절개하고, 와이어의 갈고리 끝 주위에 있는 유방조직을 제거한다. 그렇지 않으면 외과의는 와이어가 들어가는 입구에서 먼쪽인 갈고리부위의 피부를 절개할 수도 있다. 또한 어떤 영상전문의는 올바른 조직검사부위를 눈으로 확인할 수 있도록 적은 양의 메틸렌블루를 주입하여 염색을 하기도 한다. 침–와이어 국소화 후 적절하게 붕대로 감아 절개 조직검사를 위한 수술실로 간다(그림 14–68). 이상적으로는 절개 조직검사 전 영상전문의와 외과의가 함께 국소화(localization) 영상을 검토해야 한다.

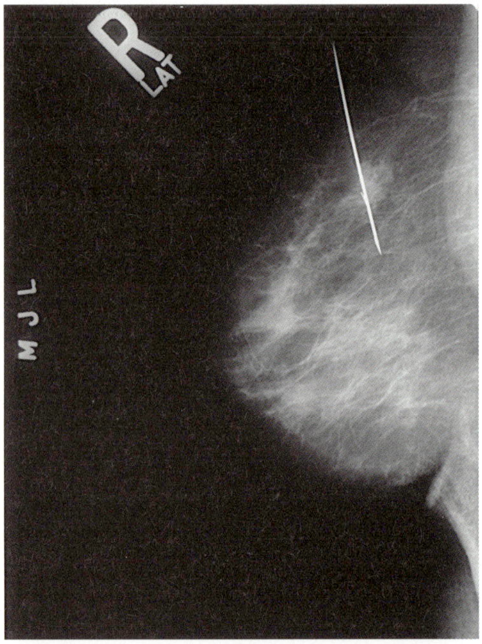


**그림 14–67** 병변 내 침–와이어 국소화 시스템을 보여주는 ML 촬영.

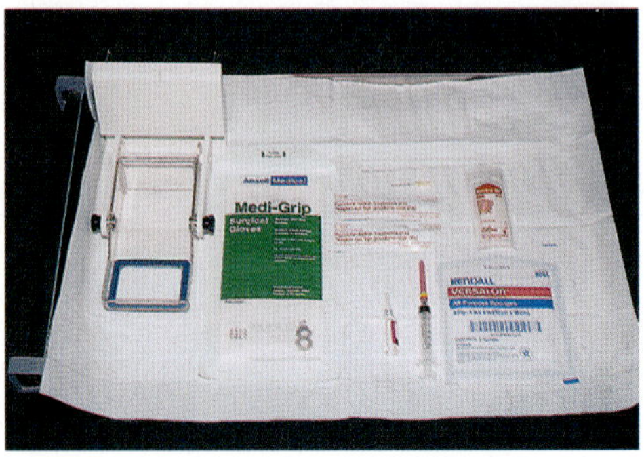


**그림 14–68** 특수 압박판을 사용하는 유방 국소화를 위한 재료. 국소화 압박판, 살균 장갑, 국부 소독제, 알코올수건, 국소 마취제, 5mL 주사기, 25–gauge 침, 수술용 메스, 살균 거즈, 테이프, 침–와이어 국소화 시스템.

## 특수 압박판을 이용한 유방 병변 국소화

많은 유방촬영기기들에는 유방 병변 위에 놓을 수 있는 창을 가진 특수 압박판이 있다. 이 창을 통해서 국소화 침-와이어를 유방으로 삽입할 수 있다. 일반적으로 초기 유방촬영과 90° 측방향 촬영을 함께 검토해서 피부에서 병변까지 가장 짧은 거리를 결정한다. 유방의 아래쪽 병변은 안쪽, 가쪽 또는 아래쪽에서 접근하기 쉽지만 위쪽에서는 어렵다.

특수한 창이 있는 압박판은 사각형으로 잘라 구멍을 내고 최소한 인접한 두 면을 따라서 방사선 비투과성 알파벳 숫자 격자표지가 있다. 그렇지 않으면 판에 여러 개의 구멍들로 형성된 열이 있을 수 있다(그림 14-69). 이 구멍들로 국소화 침을 삽입할 수 있다.

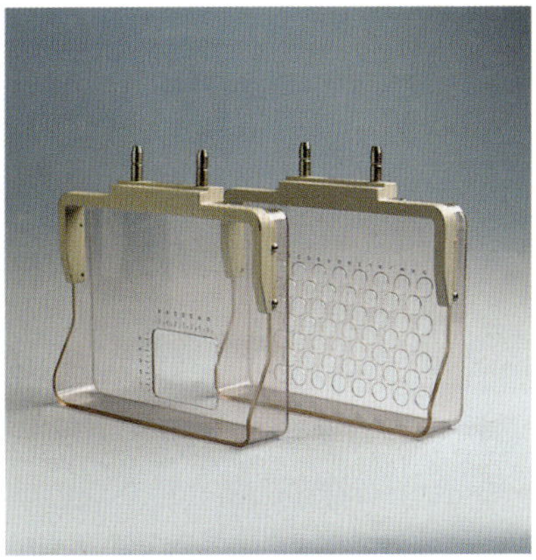

**그림 14-69** 유방 국소화 과정을 위해 특별히 제작된 압박판.

바늘 국소화 과정은 영상전문의 마다 다르다. 결과적으로 표준화된 절차가 없지만, 일반적으로는 다음 단계를 따른다.

- 병변 여부를 확인하기 위해 사전에 기본적으로 전체적인 유방촬영을 한다(그림 14-70, 14-71). MLO 촬영 대신 90° 측방향 촬영을 할 수 있다.
- 환자에게 다음과 같은 내용들을 설명하고 상의한 후 동의서를 받는다.
  1. 검사과정을 모두 설명한다.
  2. 혈관미주신경반응, 과다출혈, 리도카인에 대한 과민반응, 조직획득의 실패 가능성(1~10%의 실패율) 등 잠재적인 위험성을 모두 설명한다.
  3. 환자의 사전 질문에 답한다.

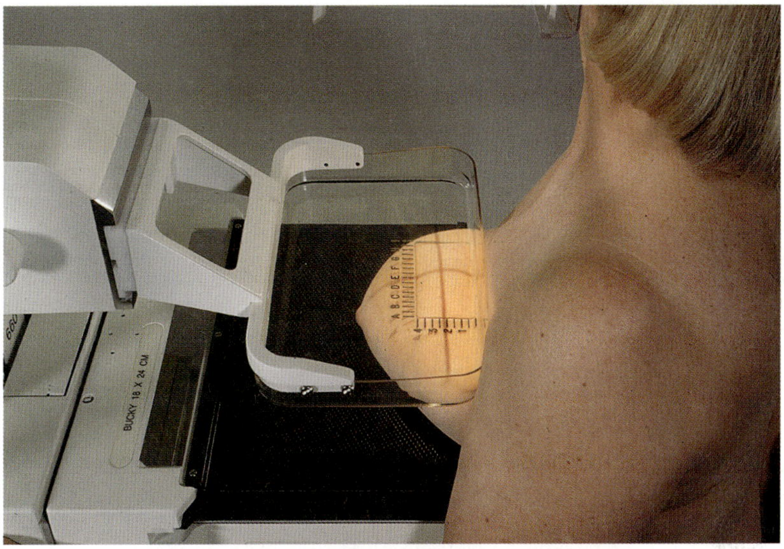

**그림 14-70** 특수 유창 압박판을 사용한 유방 상하방향 촬영.

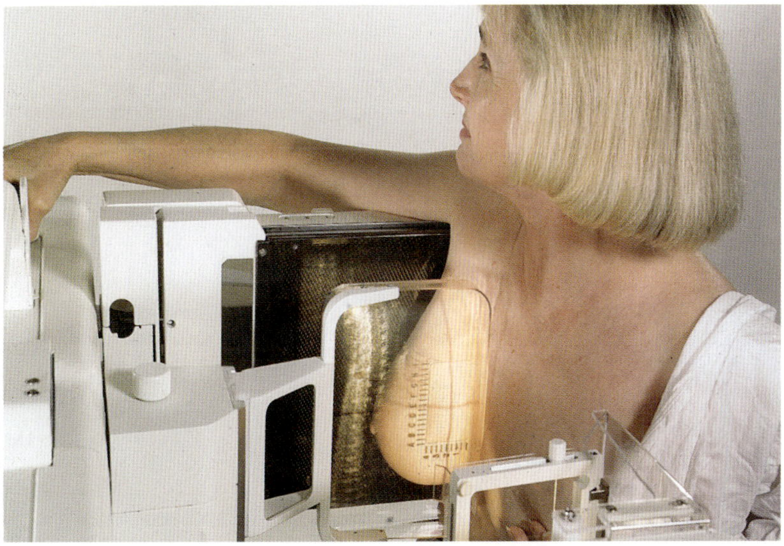

**그림 14-71** 특수 유창 압박판을 사용한 유방 내외방향 촬영.

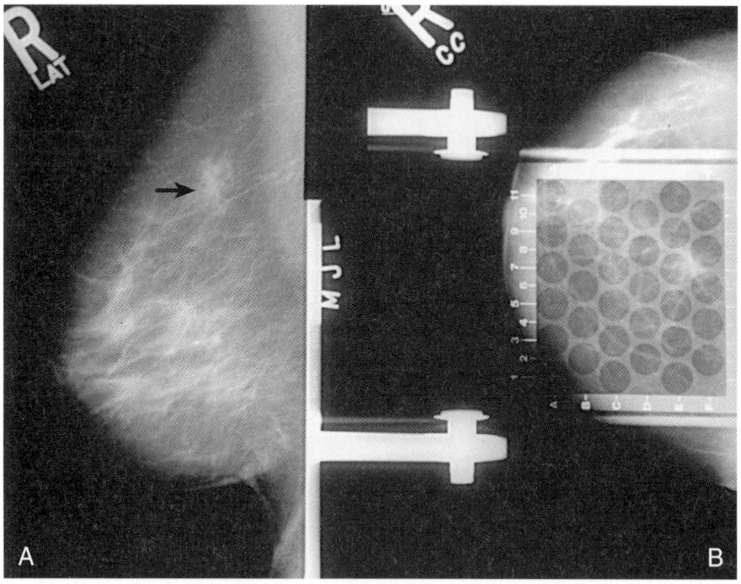


**그림 14-72 유방 국소화 과정을 위한 사전 촬영. A,** 측방향 촬영은 병변의 깊이를 결정하기 위해 획득한다(화살표). **B,** 상하방향 촬영에서 침-와이어 삽입을 위해 압박판으로 유방을 고정시킨다. 알파벳 번호순 격자는 E7 연결부위에 가장 가깝게 병변이 위치한 것을 보여준다. 침-와이어는 E7 구멍의 뒷면을 통해 삽입한다.

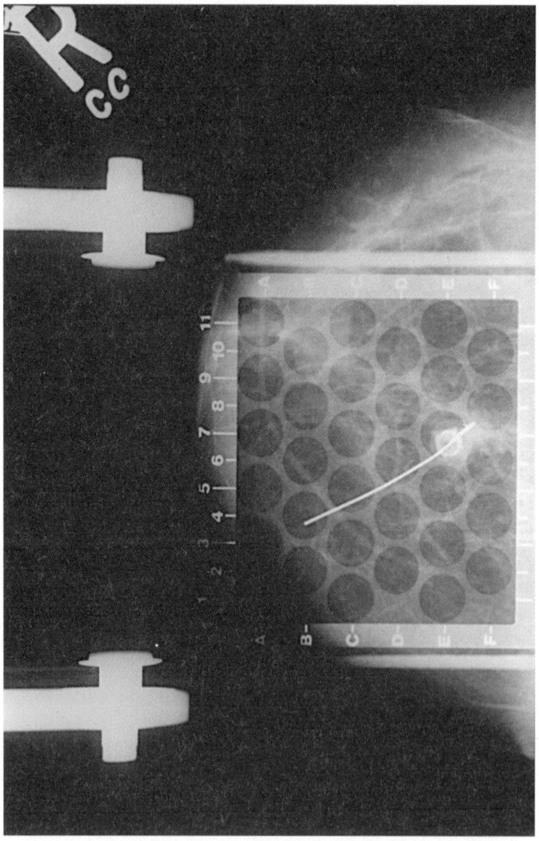

**그림 14-73** 침-와이어 국소화 장치는 압박판 구멍을 통해 상하방향 촬영에서 병변의 대략적 위치추측까지 진행된다.

- 사전 영상에서 결정한 병변에 가까운 피부 표면에 압박판이 오도록 환자의 자세를 잡는다.
- 환자에게 침을 원하는 부위에 성공적으로 삽입할 때까지 압박을 풀지 않을 것이고, 최대한 움직이지 말고 그대로 있으라고 말한다.
- 압박을 한 상태에서 예비촬영을 한다. 패들 창 모서리에 잉크로 표시를 하여 환자가 촬영하는 동안 움직였는지 아닌지를 알아본다.
- 압박을 풀지 않고 영상처리를 한다. 처리결과 영상을 보면 병변과 압박패들 창의 상호위치를 알 수 있다(그림 14-72).
- 국부 소독제로 바늘을 삽입할 부위의 유방 피부를 소독한다.
- 필요하면 국소 마취제를 사용한다.
- 국소화 바늘과 가이드와이어를 압박판에 수직으로, 가슴벽에 평행하게 하여 유방에 삽입하고 아래쪽 병변을 향하여 바늘을 움직인다. 추정되는 병변의 깊이까지 바늘을 전진한다. 바늘 삽입방향을 따라서 유방이 압박되어 있기 때문에 바늘 끝은 병변 앞이 아닌 병변을 지나치는 것이 더 좋다.
- 바늘을 그 위치에 두고 촬영을 한다(그림 14-73). 침-와이어를 그 위치에 둔 채 천천히 압박판을 푼다. C-arm을 90° 이동한 후에 추가촬영을 한다(그림 14-74). 이렇게 90°로 2번 촬영하여 병변에 대한 침-와이어의 끝이 어디 있는지 파악한다. 환자에게 다음과 같은 내용들을 설명하고 상의한 후 동의서를 받는다.

검사과정을 모두 설명한다.

1. 잠재적인 위험성을 모두 설명한다 [혈관미주신경반응, 과다출혈, 리도카인에 대한 과민반응, 조직획득의 실패 가능성(1~10%의 실패율)].
2. 환자의 사전 질문에 답한다.

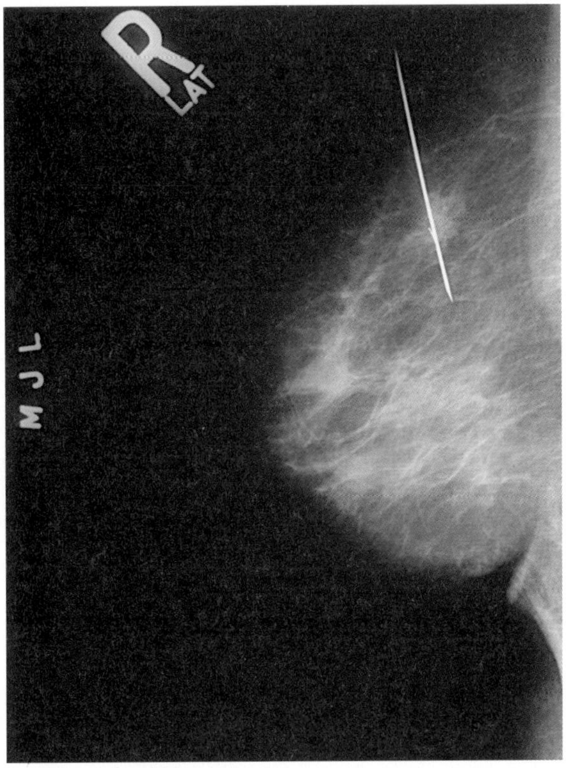


**그림 14-74** 두 번째 촬영은 X선관이 90° 회전한 후 획득한다. 이 촬영영상으로 침-와이어 국소화 시스템의 깊이를 결정한다. 유창 압박판으로 표준 압박판을 교체한다.

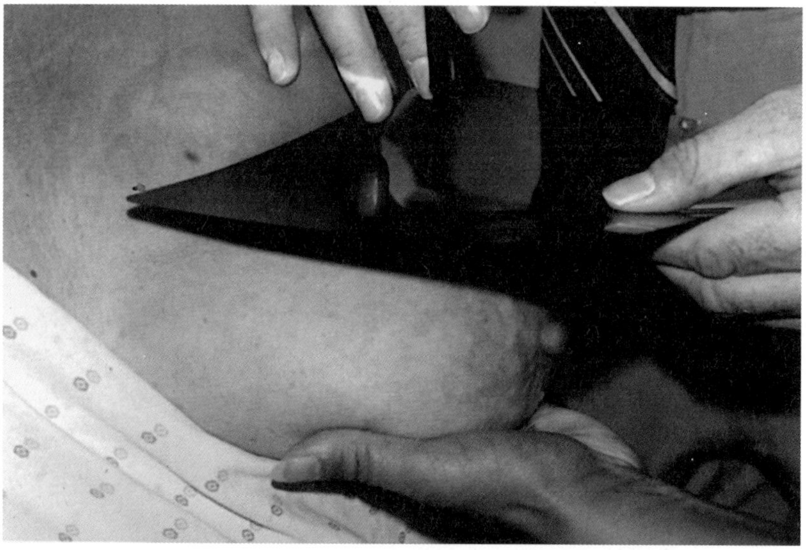

**그림 14-75** 유방촬영사는 영상의학과 전문의가 유방 위로 유방 상하방향 촬영을 위한 기기를 겹치는 동안 유방을 지탱해준다. 이 기술은 피부 표면에 유방 병변을 국소화하여 참고하고자 할 때 사용한다.

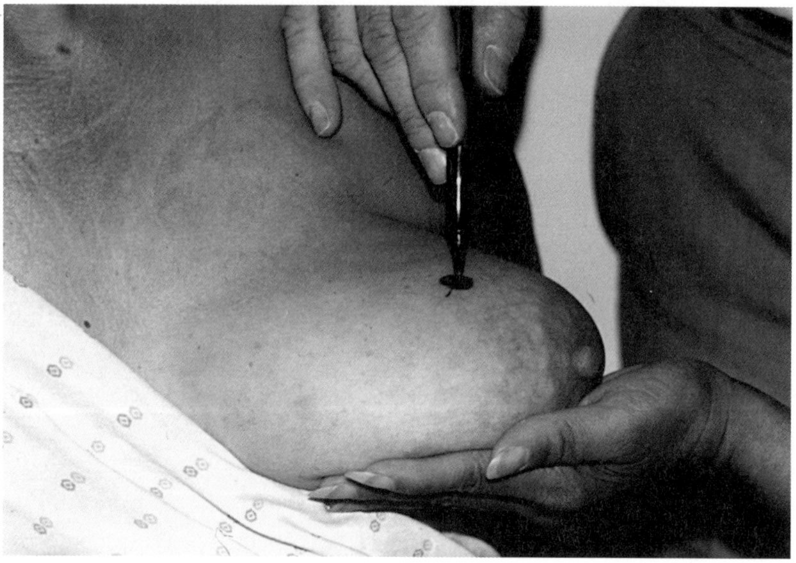

**그림 14-76** 상하방향 촬영에서 병변을 국소화하며 유방 병변 바로 위 표면에 잉크로 표시한다. 이 기술은 또한 ML 촬영에서 병변을 국소화하기 위해 병변 위에 표시할 때 사용한다.

- 사전 영상들을 이용하여 각 영상에서의 병변 위치를 유방 표면에 잉크로 표시를 한다. 방사선 비투과성 알파벳 숫자 표식을 사전 영상들의 유방에 붙이면 각각의 영상에서 유방 표면에 대한 병변의 위치를 파악하는 데 도움을 줄 수 있다. 유방은 압박상태로 촬영되어 있기 때문에 표지들을 정확하게 놓기 위해서는 압박된 것과 같은 모양이 되어야 한다. 전문의가 적절한 부위의 유방 표면에 표시를 할 때 방사선사는 손을 사용하여 비슷한 상태로 압박을 해야 한다(그림 14-75, 14-76). 두 표면에 있는 표시를 삼각측량하면 병변의 3D 위치를 정할 수 있다.
- 국부소독제로 바늘을 삽입할 입구부위의 유방 피부를 소독한다.
- 필요하면 국부마취제를 사용한다.
- 병변을 향하여 결정한 거리만큼 가급적 가슴벽에 평행하게 바늘을 삽입한다(그림 14-77)
- 병변과 철사의 정확한 위치를 파악하기 위해 침-와이어를 그 자리에 둔 채 CC와 90° 측방향 촬영을 한다.
- 침-와이어의 위치를 조정하고 필요하면 재촬영을 한다.
- 바늘이 정확하게 병변 내에 있으면 갈고리 가이드와이어는 그 자리에 남겨두고 바늘만 뺀다(그림 14-78, 14-79).
- 거즈 붕대를 유방에 감는다.
- 마지막에 촬영한 국소화 영상과 함께 환자를 수술실로 보낸다.

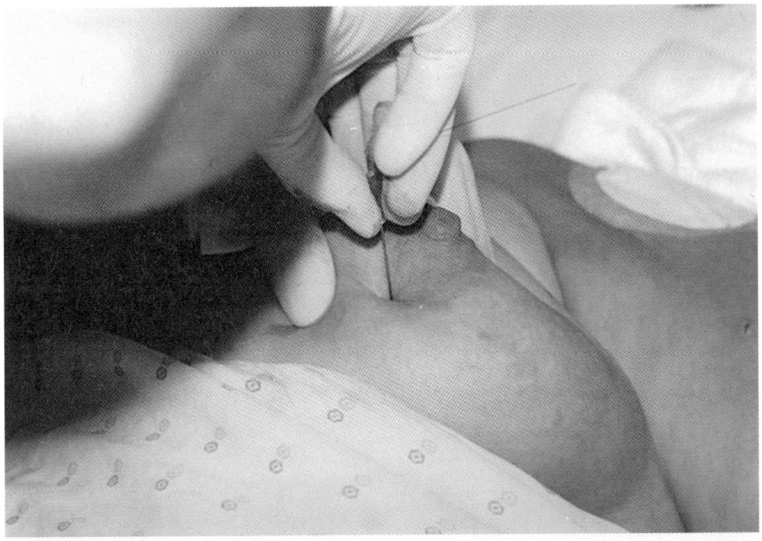

**그림 14-77** 프랭크 조직검사침과 가이드와이어를 가슴벽에 수직으로 바로 병변 앞으로 유방에 삽입한다. 삽입부위와 깊이는 삼각측정법에 의해 선택되며 외피에 표시를 한다.

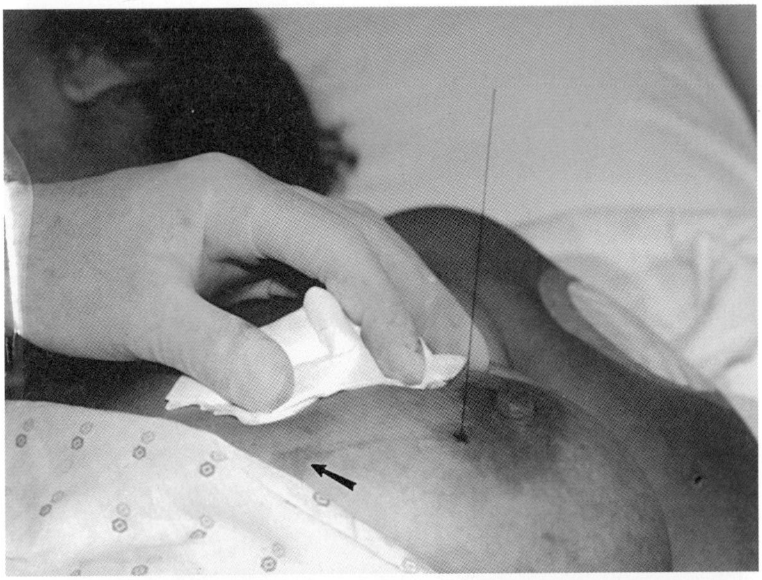

**그림 14-78** 병변의 깊이까지 침과 가이드와이어를 삽입한 후, 가이드와이어는 그대로 두고 침은 제거한다. 침 삽입부위 선택을 위해 사용된 측면 피부 표시가 보여진다(화살표).

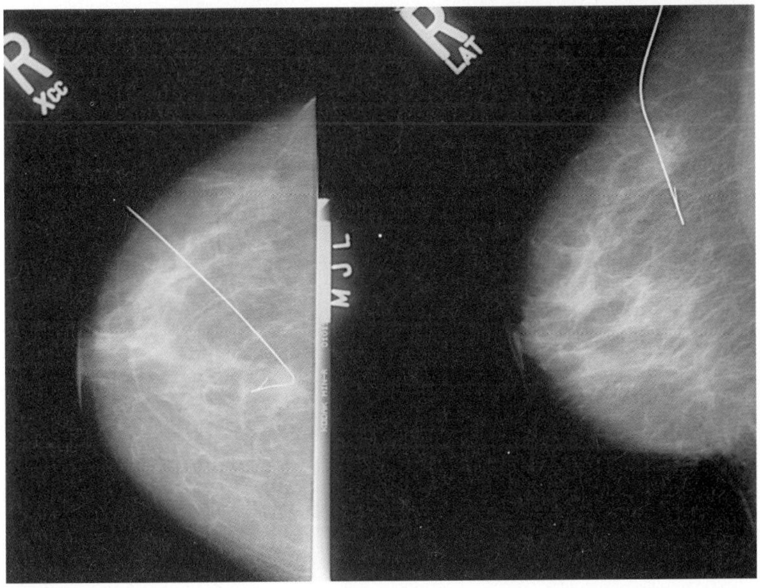


**그림 14-79** 상하방향과 정측방향 오른쪽 각도 촬영은 병변과 와이어가 연관되어 보인다. 침은 제거되었다.

## 정위 절차

유방촬영에서는 보이지만 만져지지 않는 병변들의 약 80%는 악성이 아니다. 그럼에도 불구하고 병리를 확인하기 전까지는 명확하게 양성이라고 판단할 수도 없다. 정위 중재 또는 정위법(stereotaxis)은 의심스러운 유방 병변이 악성인지 양성인지를 결정하기 위해 사용하는 가벼운 수술 과정이다. 유방촬영이나 초음파 유도 정위법은 만져지지 않거나 불분명한 증상이 있는 유방 병변들의 조직검체를 얻는데 선호하는 방법이다. 유방촬영이나 임상적으로 유방에 이상이 있는 대부분 여성들은 정위적 중심부바늘생검 대상자들이다. 유일한 예외는 협조 불가능한 환자들, 인지에 한계가 있는 유방촬영 소견들이 있는 환자들, 잠재적으로 모호한 조직학적인 병변을 가진 환자들이다.

정위 조직검사는 영상전문의, 방사선사, 병리전문의, 특별한 교육을 받은 간호사나 전문가가 참여하는 팀접근이 필요하다. 조직검사 시 사용하는 정위 조직검사용 엎드리는 테이블과 직립식 추가장비는 구매해서 이용할 수 있다. 직립식 추가장치의 단점에는 작업공간의 제한, 환자가 움직일 가능성 증가, 미주신경반응 가능성 증가가 있다(그림 14-80). 정위 조직검사 전용의 엎드리는 장치는 추가장치보다 더 비싸다. 또한 더 큰 공간이 필요하고 일반적인 유방촬영에서는 사용하면 안 된다(그림 14-81, 14-82). 중심부바늘생검의 성공과 실패는 사용하는 장치보다 진단팀의 경험과 관심에 더 의존한다.

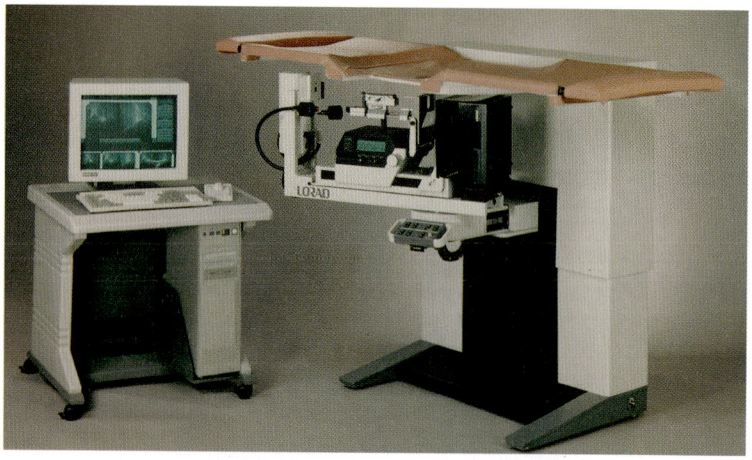


**그림 14-81** 디지털 영상화되는 엎드린 상태의 정위조직검사 시스템.

(Delta Medical Systems, Inc., Milwaukee, WI.)

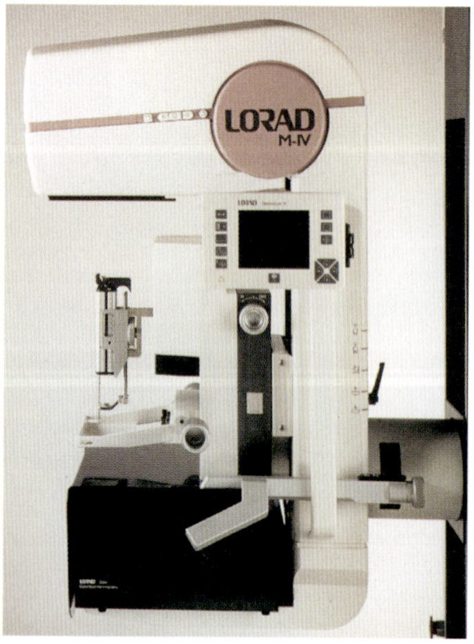


**그림 14-80** 유방 전용 촬영기기에 장착된 수직으로 세운 정위 시스템.

(Trex Medical Corp., LORAD Division, Danbury, CT.)

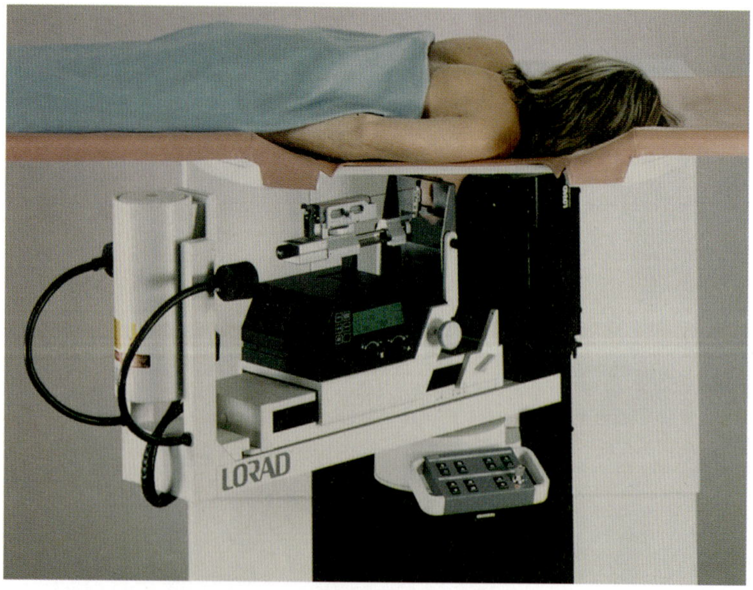


**그림 14-82** 엎드린 상태에서의 조직검사장치는 테이블에 뚫린 구멍을 통해 유방이 테이블 밑에 위치할 수 있게 한다.

(Trex Medical Corp., LORAD Division, Danbury, CT)

정위 조직검사에서 정확한 유방 병변의 위치를 확인하기 위하여 3D 심각측량을 사용한다. 디지타이저(digitizer)가 X, Y, Z축을 계산한다(그림 14-83, 14-84). X축은 병변의 가로 위치(오른쪽에서 왼쪽으로), Y축은 병변의 깊이(앞에서 뒤), 그리고 Z축은 병변의 높이(위에서 아래)를 나타낸다. 다른 정위 시스템은 국소화 장치의 회전 중심에 좌우되는 Z축 계산에 다른 방법을 사용한다. 시술자는 국소화 장치를 정확하게 조정할 수 있도록 사용하는 장비에 익숙해야 한다. 동일한 위치에서 30° 차이를 줘서 수직선에 대해 1번은 +15°, 또 다른 1번은 −15°로 2번 촬영하는데 이 각도를 정확히 맞추는 것이 중요하다. 또한 어떤 장치에서는 이 영상들의 순서가 정확한 병변 깊이를 아는 데 있어서 중요하다.

결과 영상에서 병변 위치를 3D로 알 수 있다. 결과 영상들을 입체영상(stereo image)이라고 부른다(그림 14-85). 의사는 유방 병변으로의 적절한 접근을 결정하기 위해 입체영상을 이용할 수 있다. 정위 장치를 이용한 촬영은 종래의 스크린-필름이나 소조사야[2×2inch(5×5cm)] 디지털영상 둘 중 어느 쪽이든 가능하다.



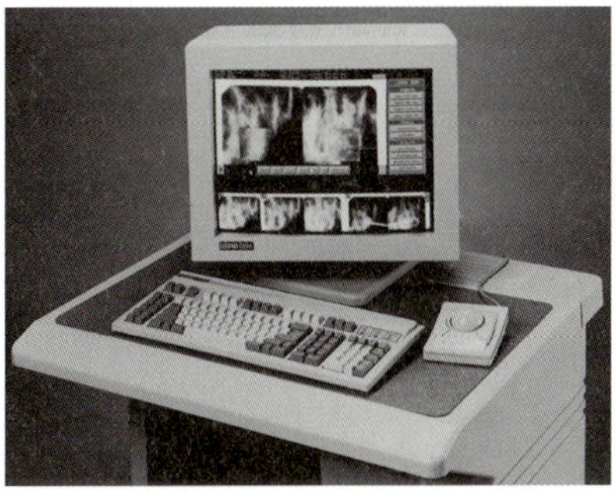

**그림 14-83** 디지타이저는 X, Y, Z 좌표를 계산하고 조직검사 침이 장착되어 있는 조직검사 시스템의 "두뇌"로 전송한다. 이 정보는 조직검사 침을 넣을 위치를 결정하는 데 사용된다.

(Trex Medical Corp., LORAD Division, Danbury, CT.)

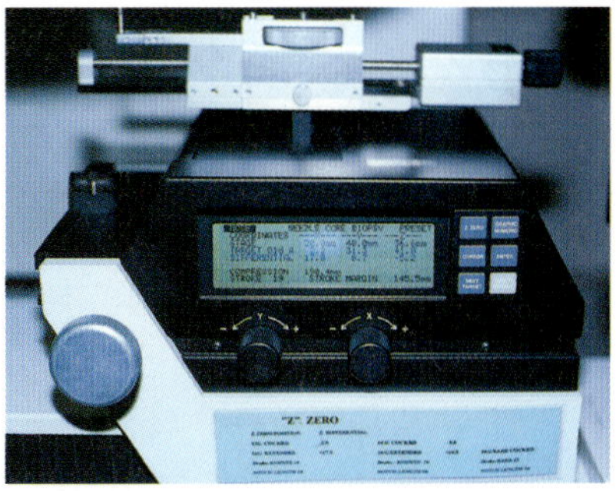

**그림 14-84** 조직검사 시스템의 단계는 조직검사 침을 지원한다. X, Y, Z 좌표가 보인다.

(Delta Medical Systems, Inc., Milwaukee, WI)

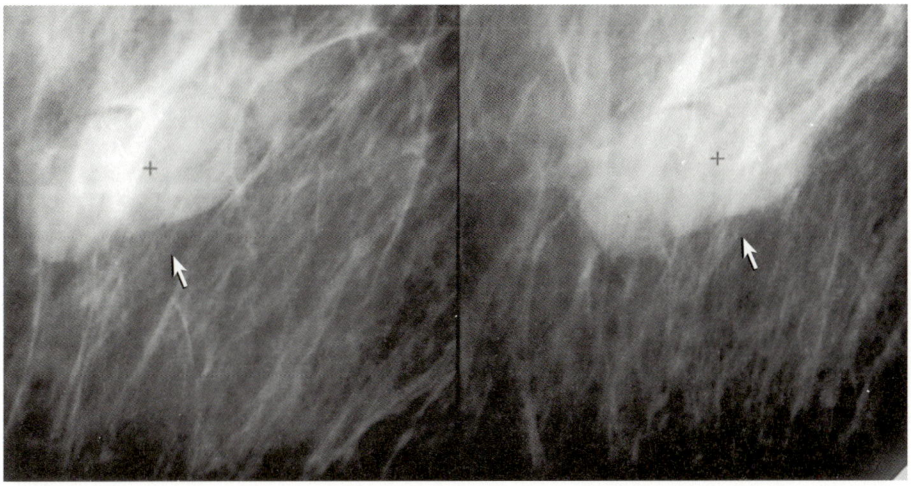

**그림 14-85** 처치 전 유방 병변을 3D로 보여주는 3D 촬영 영상(화살표).

종래의 스크린-필름 시스템이 상당히 저렴함에도 불구하고 디지털영상은 촬영 시간이 짧아 더 선호된다. 시술을 시작하기 전 의사는 초기 유방촬영 영상들을 검토하여 피부 표면에서 유방 병변까지의 가장 짧은 거리를 결정한다. 정확한 병변 위치가 확인되면 생검침을 가장 적은 유방조직에 최소한의 상처만 주고 삽입할 수 있다. UOQ의 가쪽에 위치한 병변은 가쪽에서 접근하는 반면 안쪽과 위쪽에 있는 병변은 위쪽에서 접근한다. 최상의 병변 접근경로를 확인한 후 이완된 유방의 자세를 잡고 병변 국소화를 위한 정찰영상 촬영을 위해 압박한다. 유방 병변을 국소화한 후 병변을 삼각측량하고 올바른 축을 계산하여 조직검사 테이블에 숫자를 입력할 수 있도록 입체영상을 촬영한다. 유방은 감염을 최소화하기 위해서 무균 소독을 한다. 시술 시 통증은 조직검사 바늘이 들어가는 부위의 피부감각을 무디게 하는 국소마취를 사용하면 효과적으로 조절할 수 있다.

유방 병변의 국소화에는 3가지 일반적인 방법들을 사용할 수 있다. 일반적으로 의사의 선호도가 어떤 방법을 사용할 지 결정한다. 침-와이어 국소화에서는 외과의가 생검부위를 찾기 위해 갈고리모양 가이드와이어를 사용한다.

FNAB에서는 얇은 침으로 의심스러운 병변에서 세포를 뽑아낸다. LCNB에서는 침 끝 근처에 홈이 있는 커다란 침으로 중심부 조직표본을 얻는다. 3가지 방법 모두 엎드리거나 직립식 정위 유방 조직검사장치를 사용할 수 있다. 정위 유도 LCNB는 선호되고 있는 국소화 방법이어서 자세하게 설명할 것이다.

의사는 첫 번째와 다음 통로(생검침은 유방 병변에 도달하기 위해 유방조직을 통과한다)를 어디로 할지 결정한다.

피부를 마취한 후 침이 유방내로 들어가기 용이하도록 수술용 메스로 작게 절개한다. 목표물을 관통해 앞뒤로 침이 움직일 수 있도록 스프링 작동식 조직검사 장치를 사용한다. 침의 정확한 위치를 확인하기 위해 입체영상 세트를 촬영한다(그림 14-86). 첫 번째 통로는 병변 내에 생검바늘을 위치하고 정확한 침 위치를 확인하기 위한 "연소후" 영상("postfire" image)을 촬영하여 만든다. 이 영상은 다음 통로들의 경로를 결정한다. 재디지털화(새로운 삼각측량 축을 계산할 때 필요한 단계 반복에 디지타이저를 사용하는 것)는 추가 표본을 얻기 위해 사용할 수 있다. 그렇지 않으면 의사는 유방내의 초기 침 위치를 기초로 하여 생검침을 어디로 움직일지 추정할 수 있다. LCNB 조직표본은 침 끝 근처에 있는 홈을 이용하여 얻는다. 병변내에 침을 위치하고 홈 위로 바늘덮개를 미끄러뜨린다. 덮개는 홈 내의 조직표본을 자르고 침을 빼는 동안 표본이 제자리에 있도록 해준다. 침을 유방 밖으로 뺀 후 덮개를 뒤로 당기면 조직표본이 드러난다. 표본은 검체통으로 옮겨 병리검사실로 보낸다. 병변이 정확하게 표본에 담기도록 하기 위해 최소 5개에서 최대 20개의 표본을 얻어야 한다. 정위 시술은 대략 40~50분이 소요된다.

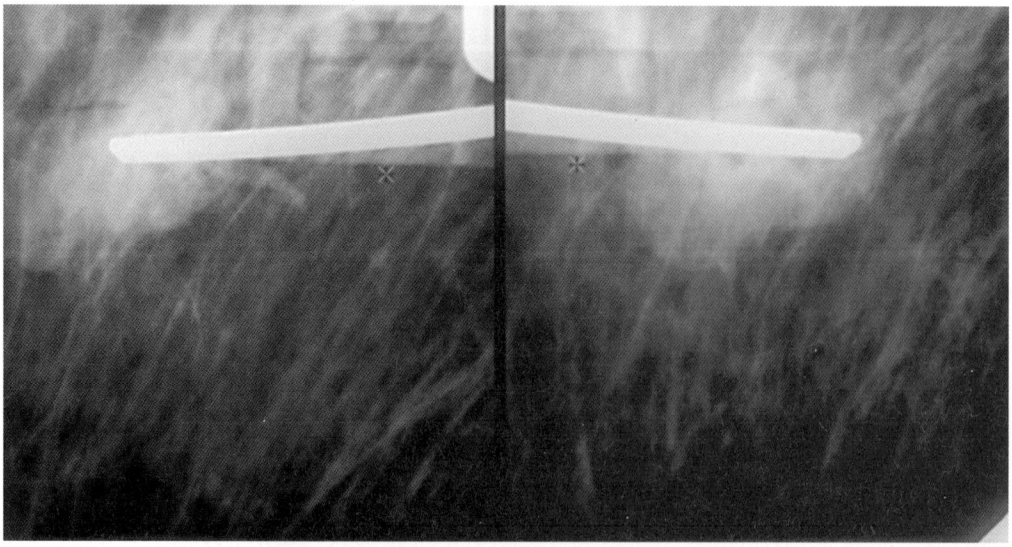

**그림 14-86** 병변 내 조직검사 침의 위치를 보여주는 연소후(postfire) 3D 영상.

진공보조 중심부생검(vacuumassisted core biopsy)으로 알려신 다른 방법은 14-gauge, 11-gauge, 9-gauge 탐침을 사용하고 정위나 초음파 유도하에 탐침 구멍이 병변 내에 있도록 삽입한다. 조직을 부드럽게 탐침 구멍으로 진공 흡입한다. 회전 칼날이 앞으로 전진해서 표본을 자르고 포획한다. 병변 내에 탐침을 그대로 둔 채 칼날을 뒤로 빼면 검체가 칼날에 실려서 검체통으로 옮겨진다. 검체를 얻을 때마다 탐침을 삽입할 필요 없이 병변 내에서 탐침을 회전시켜 여러 개의 검체를 얻을 수 있다. 조직검사가 끝나면 탐침을 통하여 방사선 비투과성 클립을 검사부위에 설치하여 다음 검사 시 참조할 수 있다. 이 방법으로 많은 양의 검체를 얻어 비정형 유관증식증(atypical ductal hyperplasia)과 유관상피내암종(ductal carcinoma in situ lesion)의 진단 정확성이 증가되었다는 연구가 있다.[1]

LCNB 시술을 끝낸 후 유방을 무균 소독하고 붕대를 감는다. 과다출혈을 방지하기 위해 조직검사부위에 압박이 필요하고, 불편함과 조직의 부종을 최소화하기 위해 냉습포를 사용한다. 유방 출혈이나 감염 여부를 확인하기 위해 24~48시간 내에 환자는 재진을 받을 필요가 있다. 조직검사를 실시한 의사는 조직검사 결과와 추후 치료방법(해당하는 경우)에 대해 환자와 상의한다.

[1]Dershaw DD: Equipment, technique, quality assurance, and accreditation for image-guided breast biopsy procedures, Radiol Clin North Am 38:773, 2000.

## 유방검체 촬영

외과적 절개 조직검사를 할 때는 검사를 위해 제거하는 조직 내에 의심스러운 병변 전체가 포함되어야 한다. 유방촬영에서 불규칙한 모양이나 미세석회화가 보이고 절제된 검체에서 만져지지 않는 매우 작은 병변은 발견하기가 어려울 수 있다. 따라서 전체 병변이 제거되었는지를 결정하기 위해 절제된 조직의 촬영이 필요할 수 있다. 병변을 찾기 위해 검체를 압박할 필요가 있고, 특히 석회화를 포함하지 않은 병변일 경우 더 그렇다. 미세석회화를 더 잘 보기 위해서는 영상 확대가 도움이 된다. 검체 촬영은 주로 절제수술 직후 환자가 마취된 상태에 있는 동안 한다. 신속함이 필수다.

촬영이 시작되기 전 반드시 검체 다루는 방법이 정해져야 한다. 영상전문의, 방사선사, 외과의, 병리학자 사이에 협조를 해야 한다. 함께 모여 환자 유방에서 검체의 방향(검체의 앞쪽, 뒤쪽, 안쪽 또는 바깥쪽 부위)을 파악하는 방법을 이용하여 병변이 완전히 제거되었는지를 결정한다. 환자 피폭은 더 이상 고려사항이 아니므로 극도로 작은 입자로 된 무증감지 필름을 사용할 수 있다. 노출인자는 검체의 두께와 사용하는 필름에 달려 있다(그림 14-87). 그렇지 않으면 검체촬영을 위한 특별한 장비들도 제조되고 있다. 이 장비들은 촬영에 필요한 모든 것이 갖추어져 있고, 종종 이동시킬 수도 있으며, 수술실에서 바로 촬영을 할 수도 있다. 디지털 기술로 인해 먼 곳에서도 외과의, 영상전문의, 병리학자가 거의 동시에 영상을 볼 수 있다.

필름-스크린 기술을 이용할 경우는 영상전문의를 위한 검체영상과 병리학자를 위한 검체영상을 각각 촬영하는 것이 도움이 될 수도 있다. 병리학자는 종종 병변 위치를 정확하게 알기 위해 검체영상을 사용한다. 그 다음 검체를 자르기 전 실제 검체를 검체영상에 일치시킨다. 병변부위를 1~2inch(2.5~5cm) 바늘과 같은 방사선 비투과성 물체로 표시해 두면 병리학자가 이상부위를 더 정확하게 찾는 데 도움이 된다. 또한 LCNB에서 얻은 조직표본도 자주 검체촬영을 한다. 특히 석회화 때문에 조직검사를 한 경우는 더 그렇다. 검체촬영은 관심부위가 채취되고 표본내에 그것이 포함되었는지 확인시켜 준다.

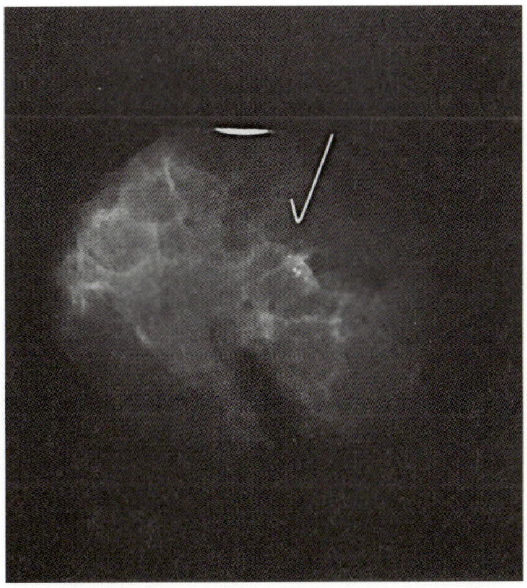

**그림 14-87** 의심스러운 미세석회화를 포함하는 수술적 검체의 방사선 영상.

## 유관조영술(수유관 검사)

유두의 여러 유관 중 하나의 유관에서 유두 분비물이 나올 때는 조영제를 이용해서 유관검사를 할 수 있다. 검사의 목적은 관상피내암을 배제하거나 유두종 같은 양성종양이 분비물의 원인인지를 알아내는 것이다. 검사를 위한 장비와 물품으로는 무균피하주사기(보통 1~3mL), 끝이 매끄럽고 둥근 30-gauge 유관조영술 삽입관, 피부 소독제, 무균거즈나 탈지면, 종이반창고, 폐기물 보관통, 유기 수용성 요오드조영제 등이 있다.

유두를 깨끗이 닦은 후 소량의 분비물이 나오도록 해서 정확한 유관을 찾는다. 유관 구멍으로 삽입관을 넣고 희석하지 않은 iothalamate meglumine이나 iopamidol을 부드럽게 주입한다. 불필요한 환자 불편과 관외 유출이 생기지 않도록 환자가 충만감, 압박감 또는 통증을 표현하는 즉시 주입을 멈춘다. 삽입관은 환자가 촬영자세를 잡기 전에 테이프로 붙여 고정한다. 삽입관을 넣지 못했으면 유두와 유륜에 무균 국소마취젤이나 온습포를 사용한 후 삽입은 다시 시도한다. 몇번의 시도에도 유관조영술이 실패했다면 7~14일 후 일정을 다시 잡을 수 있다. 삽입에 성공했으면 다음 가이드라인을 살펴본다.

- 즉시 유륜하부위의 CC와 측방향 촬영자세를 취해 확대 기법을 이용하여 촬영한다(그림 14-88). 필요하면 유관이 겹치지 않도록 하기 위해 MLO나 rolled CC와 rolled MLO 확대 촬영을 한다.
- 일반 유방촬영에서 사용하는 노출변수를 사용한다.
- 삽입관을 유관내에 그대로 두어 압박하는 동안 조영제 유출을 최소화하고 재삽입 없이 조영제를 재주입할 수 있도록 한다.
- 영상을 위해 삽입관을 제거할 때는 조영제가 배출될 수 있으므로 강한 압박은 하지 않는다.

## 컴퓨터 보조 진단

유방촬영을 판독할 때 영상전문의는 의심스러운 병변은 모두 확인(민감도)해야 하고 병변이 악성이거나 양성일 가능성(특이도)을 결정해야 한다. 고화질의 유방촬영에서도 어떤 유방암은 초기판독에서 놓칠 수 있다. 선별 유방촬영을 또 다른 영상전문의가 이중 판독하면 10% 정도 진단률을 올릴 수 있다.[1] 개발을 위한 노력은 계속되었고, 이중 판독과 같은 결과를 성취하기 위해 성과는 개발되어 컴퓨터 보조 진단을 적용했다. 또한 이중판독과 함께 CAD를 이용하면 추가적으로 8%의 진단률을 높일 수 있다는 것을 알아냈다.[2]

CAD는 영상의학과 전문의가 최종판독을 하기 전 "이차 자문"으로써 디지털 방식으로 획득한 영상의 컴퓨터 분석을 사용할 수 있게 한다. CAD는 컴퓨터에 철자 검사와 비슷하게 작동된다. 영상의학과 전문의가 확인할 부위를 알려주지만 그 부위가 추가과정이 필요할 만큼 병변 의심부위인가에 관한 결정은 영상의학과 전문의가 결정한다. CAD는 컴퓨터 입력이 가능하게 하기 위해서 디지털 형식의 유방촬영 영상을 필요로 한다. 전 영역 디지털 기술로 얻은 영상의 직접 사용을 선호한다.

[1]Kopans DB: Double-reading, Radiol Clin North Am 38:719, 2000.

[2]Destounis SV et al: Can computer-aided detection with double reading of screening mammograms help decrease the false-negative rate? Initial experience, Radiology 232:578, 2004.

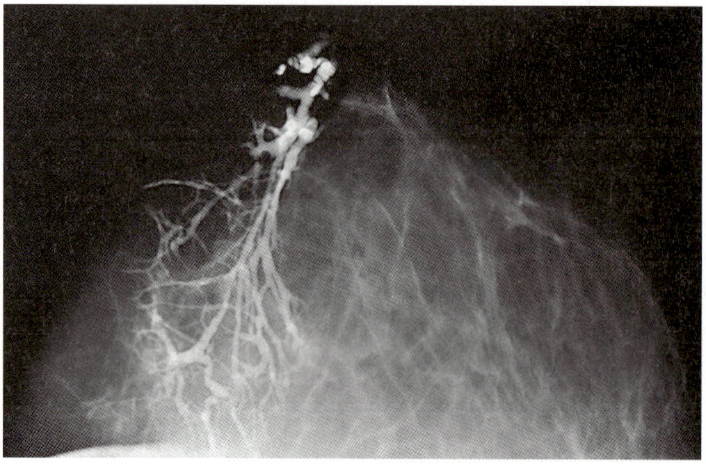

**그림 14-88** 불투명한 수유관의 상하방향 촬영.

그러나 CAD는 광학 스캐너를 함께 사용하여 필름영상도 가능하다. 컴퓨터는 거짓 음성 판독의 확률을 최소화하며 영상의학과 전문의가 놓친 병변을 진단할 수 있다(그림 14-89).

병변이 진단되었을 때, 컴퓨터는 악성 종양일 가능성을 측정하기 위한 기본 알고리즘으로 프로그램화될 수 있으며, 참 양성률을 높일 수 있다. 궁극적으로, 이 기술의 목적은 조기 진단률을 향상시키고 불필요한 유방 조직검사들의 횟수를 최소화하는 것이다. CAD의 다른 이점은 컴퓨터는 영상의학과 전문의는 가질 수 있는 편견을 갖지 않고, 피곤해하거나 집중을 방해 받지 않는다는 것이다. CAD의 높은 확률의 민감도와 특이성 때문에 많은 유방촬영시행을 위한 표준 진료가 되었다.

## 전영역 디지털 유방촬영술

방사선촬영 영역에서 유방촬영은 디지털 기술의 장점을 이용하는 마지막 분야가 되었다. FFDM의 많은 기술적 문제와 엄두도 못 낼 정도로 고가인 장비 비용과 유지 때문에 디지털 유방촬영이 모든 기관에서 사용하기에 제한이 있었다. 그러나 치밀유방조직을 영상화하는 데에 많은 장점이 있기 때문에 미국에서는 50% 이상의 유방촬영기관이 이 기술로 이행했다.

FFDM 기기들은 영상의학과 전문의가 컴퓨터로 디지털 영상을 다루게 하며, 잠재적으로 추가적인 촬영과 방사선을 받는 것으로부터 환자를 보호한다. 디지털 영상을 다루는 능력은 특히 치밀유방조직을 가진 여성의 경우, 유방촬영의 민감도를 향상시킨다. 2005년 9월 디지털 유방촬영과 필름 스크리닝 유방촬영을 비교하는 다기관, 다기기연구인 ACRIN DMIST 연구의 결과들이 9월 출간되었다[1]. 이 연구의 저자는 FFDM이 어떤 환자들, 특히 50세 미만 여성들, 폐경 전 폐경기 여성들, 치밀유방조직을 가진 모든 여성들에게 이득이 된다고 결론 내렸다. 디지털 유방촬영이 유용한 환자들이 있기 때문에, 이는 미래에 더 우세할 것이다. 그러면서 FFDM이 유용한 지침에 해당되지 않는 여성들에게 사용되지 못한다면, 35년간 유방암을 선별하는 방법으로 성공적으로 사용되어졌기 때문에 필름-스크린 유방촬영 검사는 계속되어야 한다.

[1]Pisano E et al: Diagnostic performance of digital versus film mammography for breast cancer screening, N Engl J Med 353:1773, 2005.

디지털 유방 영상은 다른 신체 영상촬영보다 훨씬 더 섬세한 해상도를 요구한다. FFDM 영상들은 PACS에서 가장 큰 기록공간을 요구하는 가장 큰 파일이다. 유방촬영의 영상품질 안전지침 규칙 때문에, 영상촬영은 일반 PACS 워크스테이션에서 판독될 수 없다. 특수 5-메가픽셀 모니터에서만 판독될 수 있다.

FFDM의 혁신적인 해결과 처리방법의 개발은 계속되고 있다. FFDM의 유망한 분파는 짧은 스캔 동안 다각도로 압박된 유방의 정지된 영상을 얻는 것과 관련된 유방 토모신세시스(tomosynthesis), 3D 영상기술이다. 이러한 영상들은 개별적으로 보여줄 수 있거나 동적인 영화 방식으로 보여줄 수 있는 얇은 고해상도 슬라이스로 재구성된다. 이러한 기기들은 일반 2D 유방촬영과 추가 피폭이 불가피한 재구성된 3D 영상을 동시에 획득할 수 있다. 현재 이 기술은 미국 식약청의 승인에 매우 가까워졌으며, 유방촬영에서 차기 주요 기술 발전이 될 위치에 있다.

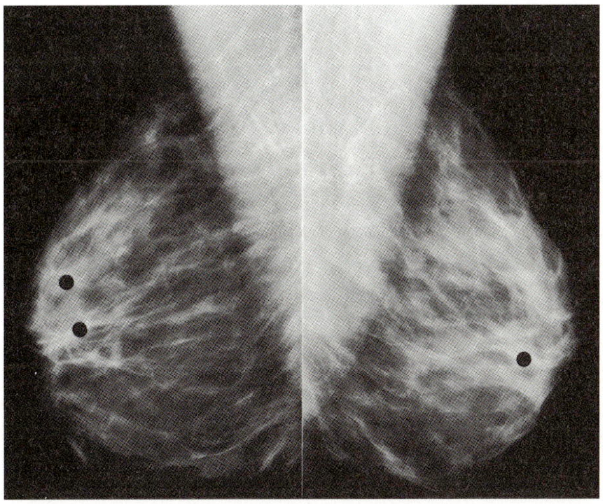

**그림 14-89 CAD 표시가 있는 양쪽 MLO 촬영.** 이러한 영상들은 디지털방식으로 광학 스캐너에 의해 획득하고 컴퓨터로 분석했다. 표시한 부위들은 양성이다.

(Countesy R2 Technology, Inc., Los Altos, CA.)

## 유방 자기공명 영상

유방 MRI는 증명된 유방암이나 다병소성 혹은 다중심성 질병을 확인해야 하는 고위험군 환자, 가슴벽 관련, 화학요법 반응, 종양재발, 잠복 유방 질병을 가진 환자의 원발부위를 찾을 때 가장 유용하다는 것이 증명되었다.

### 적응증

#### 질병의 정도와 잔류 질병 사정

MRI는 유방 종양 절제술을 하고 수술조직의 테두리가 양성이고, 일반 영상(유방촬영술, 초음파)에서 남은 질병의 유무에 대한 증거가 없는 환자에게 유용할 수 있다. 수술 후 유방촬영은 남은 석회화의 진단을 도울 수 있으나 남은 덩이를 발견하는 데는 한계가 있다. MRI는 남은 덩이를 발견하는 데 매우 민감하고 MRI에서만 보이는 다른 잠재적 의심부위를 찾아낸다.

#### 종양 재발 사정

종양재발의 평가는 MRI상에서 수술 후 흉터가 1~2년 동안 두드러져 보일 수 있기 때문에 매우 복잡할 수 있다. 재발의 의견은 MRI에 의해 할 수 있지만 더 적은 비용의 부위 침 조직검사에 비해 절차의 비용이 가중되어야 한다.

#### 잠복 원발성 유방암

건강진단, 유방촬영, 초음파상에서 초기 겨드랑으로의 유방암전이가 의심스러운 환자는 침습성 암에 높은 민감도를 가지는 MRI에 적합한 대상자이다. MRI는 유방에 종양이 있을 때, 암의 90~100%를 발견한다고 알려져 있다. 원발부위가 발견되면, 환자는 유방절제술을 피할 수 있고 MRI는 환자 수술 관리에 영향을 줄 수 있다.

#### 신 보조 화학요법 반응

진행성 유방암 환자의 경우, MRI는 환자의 항암화학요법 반응 여부를 미리 예측할 수 있다. 유방촬영과 건강검진은 종종 섬유화에 의해 제한적일 수 있다. 여러 연구들은 MRI가 환자의 치료에 대한 반응을 평가할 때 더 나을 수 있다고 제안한다.[1]

#### 고위험군 스크리닝

고위험군인 진행성 유방암 환자들에게는 매년 스크리닝 검사로써 유방 MRI가 추천된다.[2] 이는 다음과 같은 여성들을 포함한다.

[1]Yeh E et al: Prospective comparison of mammography, sonography, and MRI in patients undergoing neoadjuvant chemotherapy for palpable breast cancer, AJR Am J Roentgenol 184:868, 2005.
[2]American Cancer Society, March 2007.

1. 자신은 검사받은 적이 없으나, BRCA1 또는 BRCA2 돌연변이를 가진 친족(부모, 형제자매, 자녀)이 있는 여성들
2. 가족력과 다른 요인들을 평가하는 허가된 위험 평가 수단 중에 하나를 기초로 유방암의 평생 위험도가 20~25% 이거나 그 이상인 여성들
3. 10~30세 사이에 가슴에 방사선에 노출된 경험이 있는 여성들
4. Li-Fraumeni 증후군, Cowden 증후군 또는 Bannayan-Riley-Ruvalcaba 증후군을 가진 여성 또는 이러한 증후군을 가진 사람이 친족관계 중에 있는 여성들

뉴잉글랜드 의학 저널에 출간된 한 연구는 유방암의 유전적 민감성을 가진 여성들의 종양을 발견하는 데 있어서 MRI가 유방촬영술보다 더 민감하다는 결론을 내렸다.[1] 현재 모든 보험 회사들이 이러한 고위험군 여성들에게는 유방 MRI를 보장해주지 않는다.

유방 MRI는 고위험군 여성들에게 유방촬영의 보조기기로써 사용하기를 권장된다. 스크리닝에 도움이 되는 최고의 방법은 6개월 간격으로 유방촬영과 MRI를 번갈아 가며 일정을 잡는 것이다. MRI에 의심스러운 암이 발견된 여성은 조직검사로 확인해 볼 필요가 있다. 종종 이러한 부위들은 조직검사가 가능한지 확인하기 위해 직접초음파와 유방촬영으로 재검사를 시행한다. 이러한 병변들이 기존의 촬영영상으로 발견되지 않는다면, 환자에게 유방종양절제술이나 유방절제술 혹은 둘 다 시술하기 전에 MRI 유도하 조직검사로 확인하는 것이 필요하다.

[1]Kriege M et al: Efficacy of MRI and mammography for breast cancer screening in women with a familial or genetic predisposition, N Engl J Med 351:427, 2004.

## 온도기록법과 투과검사법

1950년대 초기에 온도기록법과 투과검사법이 비이온 방사선을 이용하면 진단할 수 있음을 기대하여 활발히 연구되었다. 현재 위의 두 진단장비는 거의 쓰이지 않는다.

온도기록법은 환자의 신체 표면에서 나오는 적외선 방사선을 사진으로 기록한다. 온도기록의 결과는 온도가 올라간 부위를 보여주며, 온도 상승은 종종 증가된 신진대사를 의미한다.

투과검사법은 선택한 광파장과 특수 영상촬영장치를 사용하여 신체부위에 강한 광선을 투과시키는 검사이다. 이 기술은 외벽을 통해 직접 쏜 빛을 사용하여 유방의 내면을 검진한다. 환자의 신체를 투과한 빛을 기록 및 판독한다.

유방촬영의 빠른 발전으로 근본적으로 유방 질병을 평가하는 데 이 기술을 사용할 필요가 없어졌다.

## 결론

유방촬영은 기술이 많이 필요한 검사이다. 성공적 촬영은 많은 부분이 방사선사의 기술에 달려있다(다른 촬영분야보다 더 그 의존도가 높다). 기술에 더하여 방사선사는 고화질의 유방촬영에 대한 욕구가 강해야 하고, 불안을 진정시켜 환자의 협조를 얻기 위해 기꺼이 환자와 일하기를 원해야 한다. 환자의 진료기록을 보고 신체 평가 및 유방촬영의 과정에서, 방사선사는 환자가 다른 의료 전문가들에게 물어보기 꺼렸던 유방질병, BSE, 스크리닝 지침, 유방 방사선촬영에 대한 질문들을 받을 수 있다. 방사선사의 지식, 기술, 태도는 환자의 생명을 구할 수 있다. 대부분 환자들이 첫 검진 때 확실한 유방질병이 없지만, 통계자료는 언젠가 혹는 그들의 일생 중에 유방암으로 진행되는 환자가 약 12%라고 보여준다. 빠르고 긍정적인 유방촬영 대면은 환자를 미래에 유방촬영을 더 받게 할 수 있다. 적절히 수행되었을 때, 유방 방사선 촬영은 안전하고 유방암의 사망률을 확실하게 줄이기 위한 현재로서는 가장 희망적인 수단이다.

## 참고문헌


Adler D, Wahl R: New methods for imaging the breast: techniques, findings and potential, AJR Am J Roentgenol 164:19, 1995.

American Cancer Society: Breast cancer facts and figures 1999/2000, Available at: www.cancer.org. Accessed April 2001.

Appelbaum A et al: Mammographic appearance of male breast disease, RadioGraphics 19:559, 2001.

Bassett L: Imaging of breast masses, Radiol Clin North Am 38:669, 2000.

Bassett L et al, editors: Quality determinants of mammography, AHCPR Pub No 95-0632, Rockville, MD, 1994, U.S. Department of Health and Human Services.

Burbank F: Stereotactic breast biopsy of atypical hyperplasia and ductal carcinoma in situ lesions: improved accuracy with directional, vacuum-assisted biopsy, Radiology 202:843, 1997.

Carr J et al: Stereotactic localization of breast lesions: how it works and methods to improve accuracy, RadioGraphics 21:463, 2001.

Dershaw DD: Equipment, technique, quality assurance, and accreditation for image-guided breast biopsy procedures, Radiol Clin North Am 38:773, 2000.

Dershaw DD et al: Mammographic findings in men with breast cancer, AJR Am J Roentgenol 160:267, 1993.

Eklund GW, Cardenosa G: The art of mammographic positioning, Radiol Clin North Am 30:21, 1992.

Eklund GW et al: Improved imaging of the augmented breast, AJR Am J Roentgenol 151:469, 1988.

F-D-C Reports, Inc: ImageChecker unanimously endorsed by radiology panel. Medical devices, diagnostics, and instrumentation: "the gray sheet," 24:20, 1998.

Feig S: Breast masses: mammogra-phic and sonographic evaluation, Radiol Clin North Am 30:67, 1992.

Haus A, Yaffe M: Screen-film and digital mammography image quality and radiation dose considerations, Radiol Clin North Am 38:871, 2000.

Healy B: BRCA genes: bookmarking, fortunetelling, and medical care, N Engl J Med 336:1448, 1997 (editorial).

Henderson IC: Breast cancer. In Murphy GP, Lawrence WL, Lenhard RE, editors: Clinical oncology, Atlanta, 1997, American Cancer Society.

Jackson V: The status of mammographically guided fine needle aspiration biopsy of nonpalpable breast lesions, Radiol Clin North Am 30:155, 1992.

Kopans DB: Double reading, Radiol Clin North Am 38:719, 2000.

Krainer M et al: Differential contributions of BRCA1 and BRCA2 to early-onset breast cancer, N Engl J Med 336:1416, 1997.

Liberman L: Clinical management issues in percutaneous core breast biopsy, Radiol Clin North Am 38:791, 2000.

Logan-Young W et al: The cost effectiveness of fine-needle aspiration cytology and 14-gauge core needle biopsy compared with open surgical biopsy in the diagnosis of breast cancer, Cancer 82:1867, 1998.

Mammography quality control manual, rev. ed, Chicago, 1999, American College of Radiology.

National Cancer Institute CancerNet, Available at: www.cancernet.nci.nih.gov. Accessed April 2001.

Nishikawa R et al: Computerized detection of clustered microcalcifications: evaluation of performance on mammograms from multiple centers, RadioGraphics 15:443, 1995.

Orel SG: MR imaging of the breast, Radiol Clin North Am 38:899, 2000.

Parker SL, Burbank F: A practical approach to minimally invasive breast biopsy, Radiology 200:11, 1996.

Parker SL et al: Percutaneous large-core breast biopsy: a multi-institutional study, Radiology 193:359, 1994.

Prechtel K, Pretchel V: Breast carcinoma in the man: current results from the viewpoint of clinic and pathology, Pathologe 18:45, 1997.

Rozenberg S et al: Principal cancers among women: breast, lung, and colorectal, Int J Fertil 41:166, 1996.

Schmidt R, Wolverton D, Vyborny C: Computer-aided diagnosis in mammography. In: RSNA categorical course in breast imaging [syllabus], Oak Park, IL, 1995, RSNA.

Skolnick AA: Ultrasound may help detect breast implant leaks, JAMA 267:786, 1992.

Slawson SH et al: Ductography: how to and what if?, RadioGraphics 21:133, 2001.

Vyborny CJ: Computer-aided detection and computer-aided diagnosis of breast cancer, Radiol Clin North Am 38:725, 2000.

# 15 골밀도 측정

## BONE DENSITOMETRY

### 학습목적

골밀도 검사의 진단목적에 일치되도록 뼈의 생리와 뼈재형성 및 골다공증의 해부학 및 병리학적 특징을 숙지하고, 골밀도 검사의 원리와 이중에너지 방사선 흡수법의 원리 등을 학습한다.

### 학습목표

1. 뼈의 생리와 뼈재형성 및 골다공증의 해부학 및 병리학적 특징을 설명할 수 있다.
2. 골밀도 검사의 원리와 다양한 골밀도 측정방법들을 설명할 수 있다.
3. 이중에너지 방사선 흡수법의 원리를 설명할 수 있다.
4. 이중에너지 방사선 흡수법을 기술적 고려를 통하여 실시할 수 있다.
5. 골밀도 검사 결과의 판정기준 등을 설명할 수 있다.

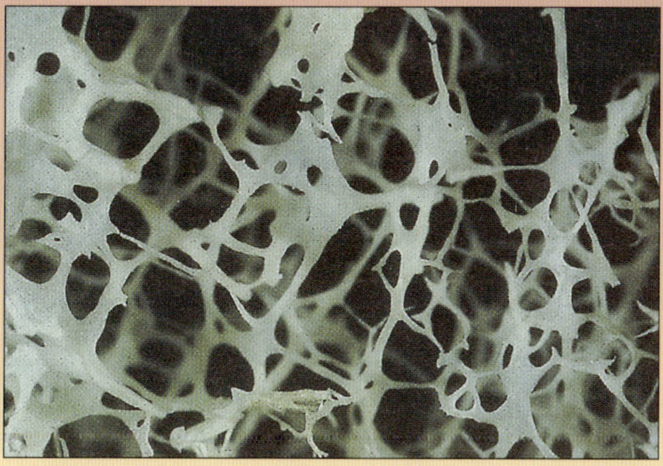

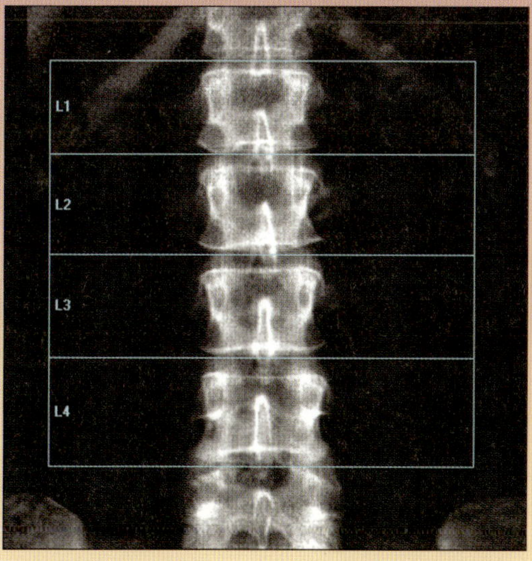

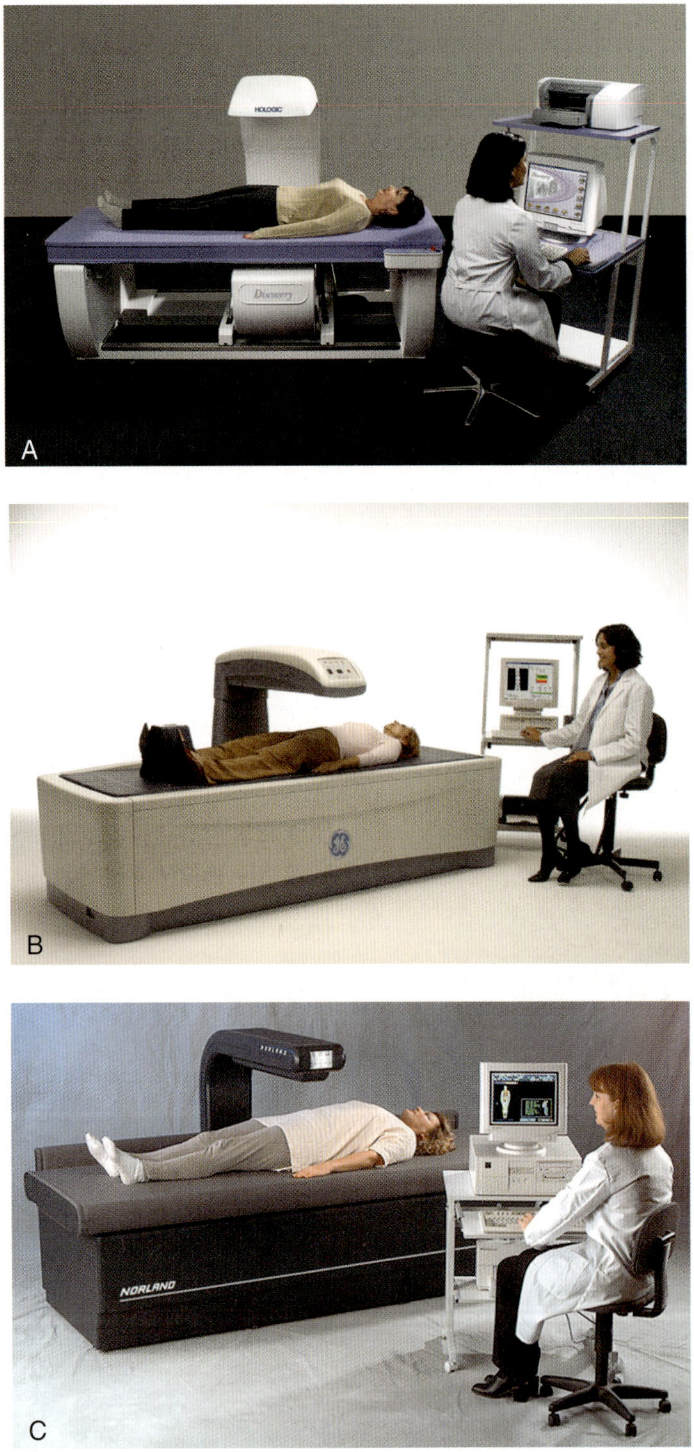


**그림 15-1 A,** Hologic model Discovery를 이용해서 DXA 척추스캔을 시행하고 있다. **B,** GE Lunar model Advance를 이용해서 DXA 척추스캔을 시행하고 있다. **C,** Norland model XR-46를 이용해서 DXA 척추스캔을 시행하고 있다.

(**A,** Courtesy Hologic, Inc, Bedford, MA. **B,** Courtesy GE Lunar Corp, Madison, WI. **C,** Courtesy Norland, Inc, Ft. Atkinson, WI.)

## 골밀도 측정의 원리

골밀도 측정은 특정 부위나 전신의 뼈 무기질 양과 밀도를 측정하는 기술과 학문을 아우르는 일반적 용어이다. 이렇게 측정한 값은 뼈의 강도 평가, 골밀도 감소와 연관된 질환(특히 골다공증)의 진단, 그러한 질환의 치료 효과 모니터링, 골절의 위험도 예측에 사용된다.

전리방사선이나 초음파를 이용한 골밀도 측정에는 몇 가지 방법이 있다. 가장 많이 사용되는 방법은 이중에너지 방사선 흡수법(dual energy x-ray absorptiometry, DXA)이다(그림 15-1).[1] 이 방법은 방사선 조사량이 적고, 폭넓은 유용성과 용이한 사용, 짧은 검사시간, 고해상도의 영상, 정밀성이 좋고 안정적으로 보정을 할 수 있는 것이 장점이다. 이 장에서는 주로 DXA에 중점을 두었으며 몇 가지 다른 방법들도 간략하게 살펴보고자 한다.

[1]Gowin W, Felsenberg D: Acronyms in osteodensitometry, J Clin Densitometry 1:137, 1998.

## 이중에너지 방사선 흡수법(DXA)과 일반 방사선 촬영

DXA와 일반 방사선 촬영의 차이점은 다음과 같다.

1. DXA는 개념적으로 감산기법(subtraction technique)을 이용한다. 골밀도를 정량화하기 위해서는 연부조직에 의한 영향을 제거하고 순수하게 뼈에 의한 감쇄만을 측정해야 한다. 이것은 관심영역(regions of interest, ROI)을 2가지 다른 에너지 상태의 광자를 이용하여 촬영하고(이것이 이중에너지 방사선이라는 용어를 사용하는 이유이다), 광자에너지 상태에 따라 연부조직과 뼈의 감쇄력이 다른 점을 이용하여 수학적으로 기록된 신호를 계산하여 얻을 수 있다. 이렇게 연부조직의 영향을 배제한 뼈는 골밀도가 높을수록 더 많은 X선을 감쇄(흡수)한다는 원칙하에 계산한다. 하지만 신뢰할 만한 골밀도 측정이 되기 위해서는 인공물이 없는(artifact-free) 적절한 양의 연부조직이 필수적으로 있어야 한다.
2. 골밀도는 스캔된 이미지로부터 얻어지는 것이 아니라 감지기에 기록된 X선 감쇄패턴을 특정 소프트웨어로 계산하여 구한다. 스캔 이미지는 환자의 자세와 관심영역을 점검하는 목적으로만 사용한다. 스캔 이미지는 진단 목적으로는 사용하지 않는다. 스캔 이미지에서 질병이 의심스러우면 적절한 영상검사를 이용하여 추적검사를 해야 한다. 골밀도 측정을 의뢰하고 그 결과를 분석하는 의사는 골밀도 수치의 임상적, 통계적 해석에 능숙해야 한다.
3. 일반 방사선 촬영장비는 제조사가 다르더라도 근복적으로 작동하는 방법이 같고, 같은 영상을 만들어낸다. 하지만 DXA는 그렇지 않다. 3개의 주된 DXA 제조사들이 미국에 있고, 촬영자들은 근무하는 병원에 있는 특정 DXA 모델에 대하여 교육을 받아야 한다. 따라서 제조사 간의 결과 비교는 골밀도 수치를 적절하게 표준화하지 않으면 할 수 없다. 이 장에서는 장비의 종류와는 무관하게 일반적인 촬영자세와 해석에 대하여 언급할 것이다.
4. DXA의 유효방사선량은 일반 방사선 촬영과 비교하여 상당히 낮다. 병원마다 차이는 있지만 모든 골밀도 측정 기술자는 방사선 차폐, 환자 응대, 문진, 기본적인 컴퓨터 작동법, 장비의 질관리, 촬영자세 잡기, 측정과 해석, 결과의 기록과 보관방법에 대하여 잘 알고 있어야 한다.

## 골밀도 측정의 역사

X선 필름이 발명되어 현저한 골밀도 감소를 눈으로 직접 확인할 수 있게 된 1920년대 전까지 골다공증은 진단이 되지 않았고 또한 간과되었던 질환이다. 골량의 정량화에 관한 첫 번째 문헌은 1930년대에 발간되었고, 이후 많은 연구들이 골밀도 측정 분야에서 진행되었다. 방사선 흡수법(radiographic absorptiometry)은 관심영역의 뼈를 촬영하고, 기존 연구에서 정립된 표준사진과 광학적인 방법으로 밀도를 비교하였다.

방사선 계측법(radiogammetry)은 1960년대에 도입되었고, 우주비행사의 골감소 측정을 위한 것도 하나의 이유이다. 골감소가 진행될수록 손가락뼈와 손바닥뼈의 바깥 겉질 두께가 감소하고 안쪽 골수강은 커진다. 안쪽과 바깥쪽 직경을 측정하고 비교하여 골감소 지수를 정립하였다.

1970년대 후반에는 새로 등장한 CT를 골밀도 측정에 사용하였고, 특정 프로그램과 표준 모형을 사용하여 초기에 뼈 감소가 생기는 척추뼈몸통의 중앙부위에서 정량화된 측정을 하였다. 정량적 전산화단층촬영(quantitative computed tomography, QCT)이라고 불리는 이 기술은 여전히 사용하고 있다.

최초의 골밀도 측정 전용 기계는 1970년대와 1980년대 초기에 나왔다. 단광자감마선측정(single photon absorptiometry, SPA)(그림 15-2)과 양광자감마선측정(dual photon absorptiometry, DPA)은 DXA와 원리가 비슷하다. SPA는 연부조직 영향을 없애기 위해 감산기법이 아닌 수조나 다른 매개체를 사용하고, 말초골격에만 사용한다. DPA는 2가지 다른 에너지의 광자를 사용하고 중심부에 있는 골격(허리뼈와 몸쪽 넙다리뼈)을 평가하기 위해서 사용된다. 방사선 동위원소(SPA는 $^{125}$I, DPA는 $^{153}$Gd을 사용)를 매우 높은 수준으로 시준하여 만든 평행 광선을 방사선원으로 사용한다. 감쇄된 빛의 강도를 섬광계수기로 측정하고 골밀도를 정량화한다.

최초의 상업용 DXA 기계는 1987년에 소개되었다. 이 기계는 구하기 힘들고 비싸며 수명이 짧은 방사성 동위원소 대신에 X선관을 선원으로 사용하였다. 이 기계는 또한 시간이 흐르면서 가느다란 빔(pencil-beam) 또는 부채형 빔(array-beam collimation)의 등장, 누운 자세 척추 측방향 촬영을 위해 회전시킬 수 있는 C-arm 채택, 짧은 검사시간, 향상된 골밀도 감소에 대한 검출력, 향상된 영상의 질, 향상된 컴퓨터, 멀티미디어, 네트워크의 출현 등 여러 가지 부분에서 발전되었다.

1990년대 후반 말초골격검사를 위한 더 작고, 휴대하기 좋으며, 덜 복잡한 기술이 다시 주목을 받게 되었다. 이런 추세는 새로운 골다공증 치료 도입과 골절위험이 있는 골다공증 환자를 찾기 위해 간단하면서도 비싸지 않은 사전검사법이 필요해졌기 때문이다. 하지만 엉덩관절과 척추의 DXA는 여전히 골밀도 측정 분야에서 가장 널리 사용되는 방법이고, 치료효과 모니터링에도 우수한 검사법이다.

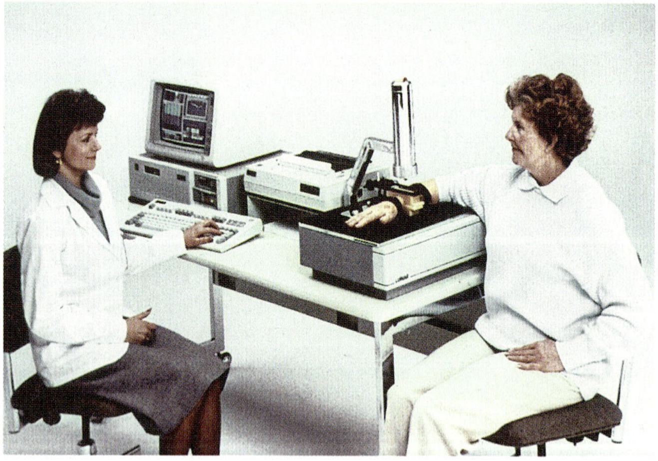

**그림 15-2** Lunar model SP2를 이용해서 SPA 손목스캔을 시행하고 있다. 이런 형태의 골밀도 측정은 구식이다.

(Courtesy GE Lunar Corp, Madison, WI.)

## 뼈의 생리와 뼈재형성

골격은 다음 역할을 한다.

- 몸을 지탱하고 중요한 기관들을 보호한다.
- 적혈구를 생성한다.
- 칼슘과 인을 포함하여 생명유지에 필요한 무기질을 저장한다.

뼈의 2가지 기본형태는 치밀뼈(피질골, cortical or compact bone)와 해면뼈(해면골, trabecular or cancellous bone)이다. 치밀뼈는 모든 뼈에서 단단하고 치밀한 바깥 껍질을 구성한다. 하중을 지탱하고 구부러지거나 비틀리지 않도록 해주며 뼈대계 무게의 80%를 차지한다. 뼈 내부의 연약한 격자모양 구조물이 해면뼈로 뼈의 강도를 증가시켜 주지만 해면뼈로 인한 골격의 전체적인 무게 증가는 심하지 않다. 해면뼈는 척추, 골반, 발꿈치뼈(종골, calcaneus)에 걸리는 압축하중을 지탱하고, 먼쪽 노뼈와 같이 긴뼈의 끝에서도 관찰된다. 해면뼈와 치밀뼈의 상대적 양은 사용하는 골밀도 측정법과 측정 부위에 따라 다르다(표 15-1).

**표 15-1 관심영역에서의 골밀도 측정: 해면뼈와 치밀뼈의 함량 추정치와 우선 측정 위치**

| 관심영역 | 해면뼈 (%) | 치밀뼈 (%) | 우선 측정 위치 |
|---|---|---|---|
| 척추 후·전방향(by DXA) | 66 | 34 | 쿠싱병, 스테로이드 사용 |
| 척추 후·전방향(by QCT) | 100 | | |
| 넙다리뼈목 | 25 | 75 | 유형 II 골다공증<br>부갑상샘기능항진증에서 두 번째 선택 |
| 큰돌기 영역 | 50 | 50 | |
| 발꿈치뼈 | 95 | 5 | |
| 33% 노뼈 | 1 | 99 | 부갑상샘기능항진증에서 첫 번째 선택 |
| 초원위 노뼈 | 66 | 34 | |
| 손가락 | 40 | 60 | |
| 전체 신체 | 20 | 80 | 소아 |

Data from Bonnick SL: Bone densitometry in clinical practice: application and interpretation, Totowa, NJ, 1998, Humana Press.

뼈는 끊임없이 오래된 뼈를 새로운 뼈로 바꾼다. 이러한 뼈재형성(그림 15-3)에 의해 7년마다 전체 골격이 새로 생기는 것에 맞먹는 뼈가 만들어진다. 뼈파괴세포(osteoclasts)는 오래된 뼈를 부수고 제거하여 구멍을 만든다. 이러한 과정을 뼈흡수(resorption)라고 부른다. 뼈모세포(osteoblasts)는 새로운 뼈를 만들어 구멍을 메운다. 이러한 과정을 뼈생성(formation)이라고 한다. 뼈흡수와 뼈생성의 상대적 속도가 골밀도의 증가(뼈형성>뼈흡수), 유지(뼈생성=뼈흡수) 또는 감소(뼈생성<뼈흡수)를 결정한다.

뼈파괴세포와 뼈모세포는 뼈재형성의 단위이다. 뼈재형성 순환과정이 적절하면 뼈흡수와 뼈생성의 속도가 같고 따라서 전체적인 골량이 유지된다. 뼈흡수 기간은 약 1주 정도이고, 뼈생성에는 약 3달이 걸린다. 신체 내에 있는 수백만 개의 뼈재형성 장소들은 어떤 한 시점에 모두 다른 순환과정에 있거나 휴면상태에 있다.

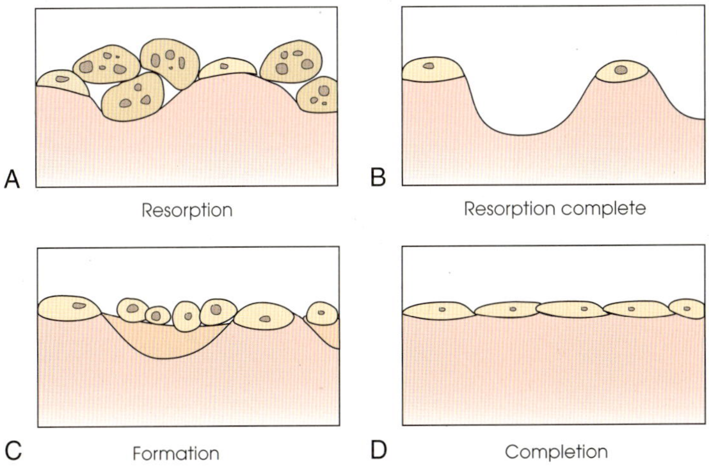


**그림 15-3 뼈재형성 과정.** **A,** 뼈파괴세포가 뼈흡수과정에서 뼈를 부순다. **B,** 뼈에 구멍이 생긴다. **C,** 뼈모세포가 새로운 뼈를 형성한다. **D,** 뼈흡수량과 형성량이 같으면 뼈의 양은 변화 없다.

(From National Osteoporosis Foundation: Boning up on osteoporosis, Washington, DC, 1997, National Osteoporosis Foundation.)

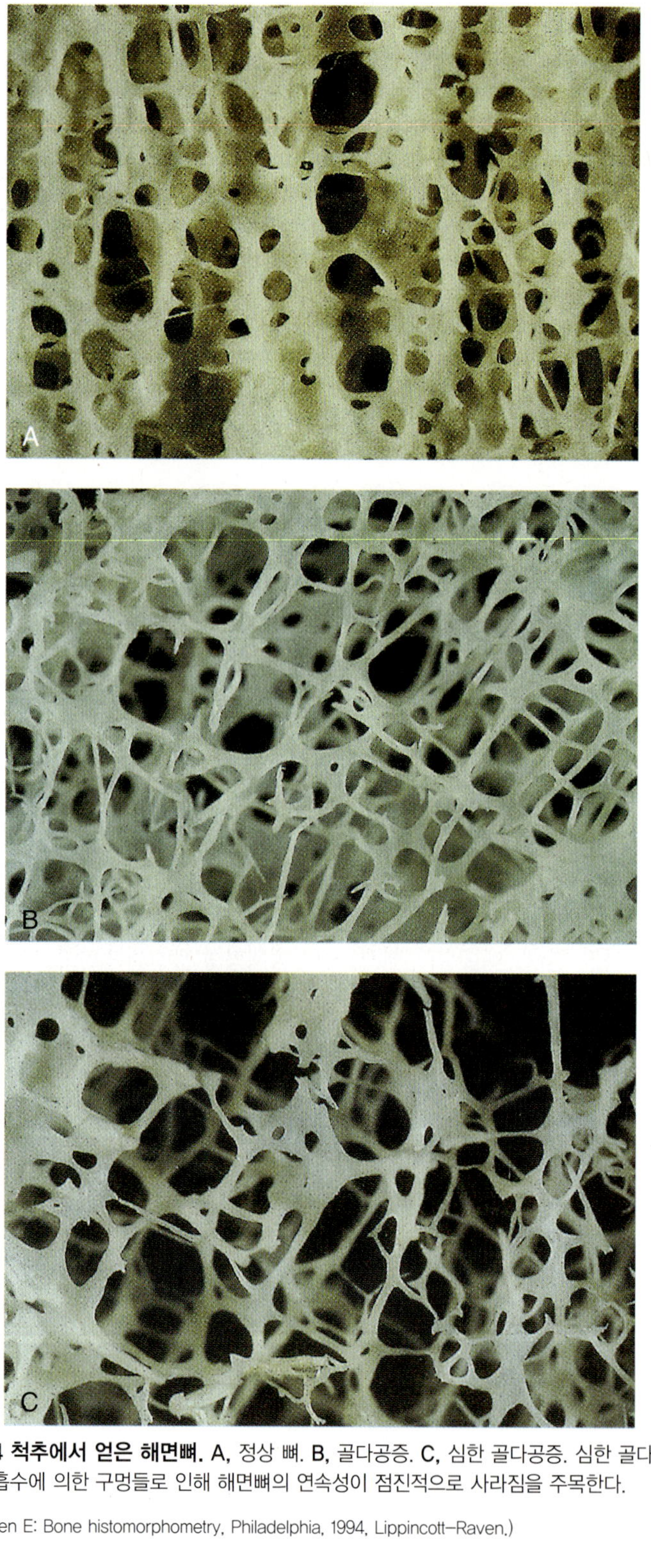


**그림 15-4 척추에서 얻은 해면뼈.** A, 정상 뼈. B, 골다공증. C, 심한 골다공증. 심한 골다공증이 있는 뼈에서 뼈흡수에 의한 구멍들로 인해 해면뼈의 연속성이 점진적으로 사라짐을 주목한다.

(From Eriksen E: Bone histomorphometry, Philadelphia, 1994, Lippincott-Raven.)

순환과정이 적절하지 않으면 그 결과 전체적인 골량이 감소한다. 적절치 않은 순환과정의 몇 가지 이유에는 뼈파괴세포의 증가, 뼈모세포의 활동 장애, 순환과정의 횟수 증가(결과적으로 각 순환과정의 시간이 짧아짐)가 있다. 순환과정 횟수가 증가하면 긴 시간이 걸리는 뼈생성보다는 짧은 시간이 걸리는 뼈흡수가 더 많이 되도록 만든다.

골량은 젊은 시절에 증가하고, 20~30세가 되면 최대량에 도달한다. 하지만 안정된 중년 시기를 지나 여성에서는 50세, 남성에서는 65세 정도에 감소하기 시작한다. 골량의 감소는 폐경기 여성에서 뚜렷한데 뼈 유지 역할을 하는 에스트로겐의 감소 때문이다. 폐경기에는 젊은 시절의 최대 골량이 적거나 뼈흡수 속도가 빨라지는 경우, 또는 둘 모두 때문에 골다공증이 초래된다(그림 15-4).

## 골다공증*

골다공증은 골량이 적고 뼈조직의 구조적 약화가 특징적인 질환이다. 이러한 골량 감소와 뼈구조 약화는 일상생활에서 발생하는 하중들을 지탱하지 못한다. 결과적으로 취약골절 위험이 증가하게 된다. 천만 명의 미국인들에게 골다공증이 있을 것으로 추정되고 그 중 80%가 여성이다. 또 다른 3천 4백만 명의 미국인에서 골량 감소가 있고, 골다공증과 취약골절로 진행할 위험을 안고 있다. 골다공증이 있으면 통증, 뼈의 변형, 취약골절에 따른 장애로 인해 생활의 질이 떨어진다. 특히 엉덩관절 골절의 이환율과 그로 인한 사망률 증가의 위험이 있다. 미국에서는 골다공증의 연간 의료비용이 골다공증으로 인한 넙다리뼈 골절의 입원비를 포함하여 2005년에 190억 달러였고, 비용은 계속 상승하고 있다. 2025년에는 253억 달러가 들어갈 것으로 예상된다.

*Appreciation is extended to Pam Johnson, RT (BD), for her work in the preparation of the osteoporosis section.

골다공증의 위험인자들에 대한 많은 연구가 있었고, 다음은 주된 위험인자들로 여겨지는 것들이다.

- 여성
- 고령
- 에스트로겐 부족
- 백인
- 체중이 적거나(<58kg) 낮은 체질량지수(BMI) 또는 둘 모두
- 골다공증 또는 그로 인한 골절의 가족력
- 성인 시기에서의 이전 골절 과거력
- 흡연

골다공증은 주로 여성질환으로 간주되기에 종종 남성 노인의 경우 간과되기 쉽다. 하지만 이백만 명의 미국 남성이 골다공증을 가지고 있고, 또 다른 천이백만 명이 그러한 위험에 놓여 있다. 골다공증으로 진단받은 미국인 중 20%가 남성이다. 반면에 남성은 모든 엉덩관절 골절의 33%를 차지하고, 이러한 남성의 ⅓이 1년 이내에 사망한다. 이와 같이 남성도 심각한 취약골절의 위험에 노출되어 있어 골다공증의 예방, 진단, 치료를 통해 이득을 얻을 수 있다.

골다공증의 정확한 원인은 알려져 있지 않지만 분명한 것은 다인성 질병이라는 것이다. 주된 요인은 유전, 칼슘균형을 조절하는 대사과정, 생활습관, 노화, 폐경이다. 개인의 최대 골량은 젊은 성인기에 도달한다. 이것은 노년기의 뼈 손실율과 연결되어 골다공증으로의 진행을 결정한다. 유전적 요인은 최대 골량의 70%를 결정한다. 이것 때문에 골다공증과 취약골절에서 가족력이 중요한 이유이다. 칼슘 평형은 표적조직(혈액, 창자, 뼈)에서 주된 이온(칼슘, 마그네슘, 인)을 조절하는 호르몬(부갑상샘, 칼시토닌, 비타민D)이 관여하는 복잡한 과정에 의해 조절된다. 칼슘과 인은 장으로부터 혈액으로 들어가 뼈에 저장된다. 이 과정은 역으로도 일어날 수 있어 뼈에서 칼슘이 나와 몸의 다른 부분에서 사용되기도 한다. 따라서 영양과 생활의 균형이 깨지면 너무 많은 칼슘이 뼈에서 나오게 될 수 있다. 폐경기에 에스트로겐의 손실이 생기면 뼈 전환율을 증가시켜 재형성 순환 횟수를 증가시키고 그에 따라 각 순환과정의 시간이 짧아지게 된다. 이렇게 순환시간이 짧아지면 시간이 짧게 걸리는 뼈흡수 과정은 계속 진행되도록 하면서 시간이 많이 걸리는 뼈생성 과정은 가로막는다. 이러한 요인들이 다양하게 조합하여 골량 감소로 나타나고 골다공증과 취약골절 위험의 증가로 이어진다.

골다공증에 관하여 2가지 점이 중요하다. 첫째, 정상적으로 골량이 감소하는 노인이라도 최대 골량 자체가 적다면 골다공증이 생길 수 있다. 둘째, 폐경기에도 적절한 운동과 식사를 하면 에스트로겐 감소로 인한 골량 감소를 예방할 수 있다고 생각하는 것은 잘못된 것으로 오히려 골다공증이 걱정되는 사람이라면 의사를 방문해야 한다.

골다공증은 원발성과 2차적인 것으로 분류할 수 있다. DXA 결과가 나오면 자동적으로 원발성 골다공증이 진단되는 것은 아니다. 최종 진단을 내리기 전에 골량에 영향을 줄 수 있는 여러가지 원인들을 배제해야 한다. 적절한 치료방법의 선택은 골다공증의 유형과 기저질환에 따라 결정해야 한다. 골량을 측정할 부위의 선택은 특정 뼈에 어떤 질환이 잘 생기는지 또는 어떤 질환이 여러 곳을 침범하는지에 달려 있다(표 15-1).

원발성 골다공증(primary osteoporosis)에는 유형 I(폐경기), 유형 II(노화 관련)가 있고, 2가지가 동시에 생길 수도 있다. 유형 I 골다공증은 여성에서 에스트로겐 손실로 인해 뼈흡수가 뼈생성을 초과해서 생긴다. 유형 II 골다공증은 나이든 남성과 여성에게 발생하는 질환으로 뼈생성 능력의 감소가 원인이다.

2차성 골다공증(secondary osteoporosis)은 다양한 골격질환 때문에 뼈 전환율의 불균형이 초래되어 발생한다. 2차성 골다공증의 흔한 원인으로는 부갑상샘기능항진증, 성샘기능부전(여성에서는 에스트로겐 부족, 남성에서는 생식기능저하증), 골연화증(소아에서 구루병), 류마티스관절염, 거식증, 위절제, 성인 스프루(밀단백인 글루텐에 대한 과민반응), 다발성골수종, 스테로이드, 헤파린, 항경련제 또는 지나친 갑상샘호르몬치료 등이 있다.

몇 가지 치료약들은 뼈흡수를 멈춰 골량을 증가시킨다. 여기에는 에스트로겐 또는 호르몬 대체요법, 비스포스포네이트, 선택적 에스트로겐 수용체 조절자, 부갑상샘호르몬, 칼시토닌이 있다. 다른 약들은 임상시험 중이거나 미래에나 사용가능하다(표 15-2). 에스트로겐 이외의 다른 치료제들에서 보여준 효용성은 DXA가 골다공증 진단을 위해 광범위하게 사용되도록 만든 견인차 역할을 하였다.

뼈 전환율의 생화학적 표식들은 DXA와 함께 치료제의 효용성을 평가하는 데 사용할 수 있다. 하지만 낮은 정밀도와 개개인에 따른 변동성 문제로 사용에 제한이 있다. 혈액 내 뼈생성의 표식들은 알칼리포스파타제, 오스티오칼신, 유형 1 콜라겐의 C-프로펩타이드와 N-프로펩타이드이다. 소변으로 배출되는 뼈흡수의 표식들은 콜라겐의 피리디니움 교차결합, 콜라겐의 C-프로펩타이드 N-텔로펩타이드, 갈락토실 하이드록시라이신, 하이드록시프롤린이다.

**표 15-2 골다공증의 치료: 2002년 현재 일부 FDA 승인 약제**

| 일반명 | 치료 | 예방 | 주된 작용법 | 비고 |
|---|---|---|---|---|
| 에스트로겐 | Yes | No | A | 폐경 후 증상을 완화시킴 |
| 비스포스포네이트 | Yes | Yes | A | 몇몇 공식은 남성에게 승인됨 |
| 선택적 에스트로겐 수용체 조절체 | Yes | Yes | A | 유방암에 대하여 약간의 보호작용 제공 |
| 칼시토닌 | Yes | No | A | 급성골절 후 진통 효과 |
| 불소 | No | No | F | |
| 성장호르몬 | No | No | F | |
| 부갑상샘호르몬 | Yes | No | F | 골절위험도가 높은 남성과 여성에게 승인 |
| 스타틴 | No | No | F | |
| 당백질 동화 스테로이드 | No | No | F | |

A: 골흡수억제제, F: 골형성.

## 골절과 낙상

골절은 뼈가 견딜 수 있는 강도보다 외력이 더 클 때 생긴다. 하지만 취약골절은 아주 작은 충격에도 생길 수 있다. 심지어 취약골절 중 일부는 외력이 작용하지 않았는데도 스스로 골절이 생기기도 한다. 골다공증과 연관된 골절은 엉덩관절, 척추, 손목(콜리스 골절), 갈비뼈, 몸쪽 위팔뼈에 흔히 생기나 다른 뼈들에서도 생길 수 있다. 미국에서는 매년 약 150만 명이 골다공증으로 인한 골절이 생기는 것으로 추정되고, 이 중에서 70만 명이 척추(⅓만 임상적으로 진단됨), 30만 명이 엉덩관절, 25만 명이 손목, 30만 명이 다른 부위 골절로 추정된다.

50세 이상에서 2명의 여성 중 1명과 4명의 남성 중 1명이 남은 생애 중 골다공증 때문에 골절이 생긴다. 골절의 위험인자는 여성, 낮은 골량, 성인 시기에 생긴 골절 과거력, 직계가족에서의 골절 과거력, 흡연, 낮은 체중(<58kg)이다.

엉덩관절 골절은 골다공증으로 인한 골절의 약 20%를 차지하고, 신체적인 면 뿐 아니라 경제적인 면에서도 가장 큰 손상을 가하는 골절이다. 엉덩관절 골절과 관련하여 중요한 사항은 다음과 같다.

- 엉덩관절 골절 후 1년 사망률은 5명 중 1명꼴이다.[1]
- 여성은 남성에 비해 2~3배나 더 엉덩관절 골절이 생기지만 1년 사망률은 남성이 오히려 2배 높다.
- 엉덩관절 골절 환자의 ⅔가 수술하기 전의 활동상태로 되돌아가지 못한다. 또한 ¼은 장기치료를 요한다.
- 여성에게 엉덩관절 골절의 위험도는 유방암, 자궁암, 난소암을 합한 위험도와 같다.
- 옆에 충전재를 넣은 보호용 속옷이 낙상시 노인들의 엉덩관절 골절을 막는데 효과가 있지만 노인들이 착용을 꺼리는 것이 문제이다.

골다공증과 연관된 골절 중 가장 흔한 것은 척추골절이지만 ⅓만이 임상적으로 진단이 된다. 척추골절에 따른 영향은 예전에는 과소평가되었으나 현재는 심각성을 인지하고 정량화하기 시작하였다. 척추골절은 통증, 외관손상, 기능장애, 삶의 질 저하를 일으킨다. 최근 연구에서는 사망률 증가와도 연관된다고 밝혀졌다. 척추성형술(vertebroplasty)은 급성 척추골절로 인한 통증을 치료하기 위한 최소침습적인 시술이다. 이 시술은 골절된 척추체 내로 형광투시하에 골시멘트를 주입한다. 풍선 척추성형술(balloon kyphoplasty)은 등의 통증을 경감시킬 뿐 아니라 척추뼈몸통의 높이와 정렬상태도 어느 정도 복원시킨다. 이 시술은 풍선을 부풀려 척추뼈몸통의 압착된 정도를 줄이고 이 공간에 골시멘트를 주입한다(그림 15-5). 이 시술에서도 형광투시를 이용한다.

골다공증으로 인한 척추골절이 한 번 생기면 또 다른 골절들이 연이어 발생하여 척추가 점점 구부러질 위험이 현저히 증가한다. 대부분의 골다공증으로 인한 골절은 낙상 때문에 생긴다. 따라서 미리 낙상 위험이 높은 사람을 찾아 예방을 하는 전략이 중요하다. 낙상의 위험요소에는 진정제, 수면제, 항우울제와 같은 약들, 근력 저하, 가동 관절범위, 균형감각, 걸음걸이, 치매와 우울증 같은 정신적 기능의 손상, 환경적 위험(조명, 깔개, 가구, 욕실, 계단) 등이 있다. 물리치료를 통한 낙상 예방전략에는 균형감각 기르기, 걷기 운동, 근력 운동이 포함된다. 정신적인 문제를 파악하고 약 복용력을 확인하여 정확한 용량을 조언하는 것도 또 다른 예방법이다. 또한 집과 그 주변의 위험요소를 확인하고 안전조치를 취해야 한다.

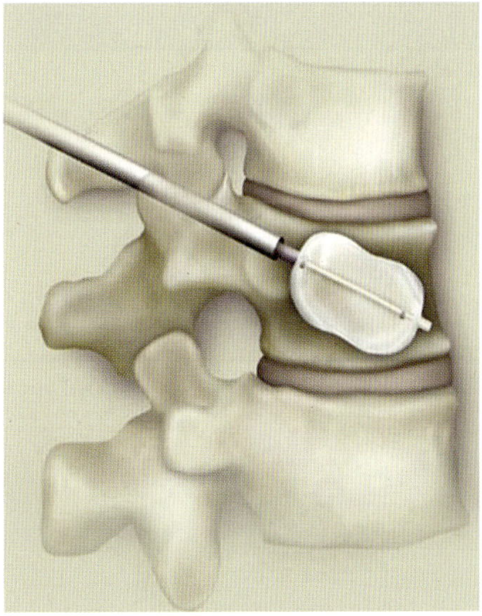

**그림 15-5** 풍선 척추성형술의 모식도.

[1]National Institutes of Health Consensus Development Panel on Osteoporosis Prevention, Diagnosis, and Therapy: Osteoporosis prevention, diagnosis, and therapy, JAMA 285:785, 2001.

## 뼈 건강 권고사항

미국 골다공증재단(National Osteoporosis Foundation)의 뼈 건강을 위한 권고안은 다음과 같다.

- 매일 칼슘과 비타민 D를 권장량만큼 섭취한다.
- 정기적으로 부하운동과 저항운동을 한다.
- 흡연과 지나친 음주를 하지 않는다.
- 뼈 건강에 대하여 의사에게 문의한다.
- 골밀도 측정을 하고 필요하면 약을 복용한다.

## 뼈 건강과 골다공증에 대한 미국 보건총감 권고사항

미국 보건총감(Surgeon General's Report)은 뼈 건강과 골다공증에 관하여 건강하지 않은 뼈와 관련된 건강 결과를 포함하여, 뼈 건강에 영향을 미치는 요인들을 광범위하게 정리하였다. 일반적인 뼈 건강 향상과 건강상태를 촉진하기 위한 미국 보건총감의 권고사항은 다음과 같다.

- 적절한 양의 칼슘과 비타민 D 섭취
- 신체적 활동
- 집에서 골절과 낙상을 일으킬 수 있는 위험을 줄이기
- 뼈 건강을 향상시키기 위한 방법에 대하여 의사와 이야기하기
- 적절한 체중 유지하기
- 금연
- 절제된 음주

**표 15-3 칼슘의 매일 권장 섭취량**

| 신체가 필요로 하는 칼슘 | |
|---|---|
| 나이 | 1일 필요량 (mg)* |
| 0~6개월 | 210 |
| 6~12개월 | 270 |
| 1~3세 | 500 |
| 4~8세 | 800 |
| 9~18세 | 1300 |
| 18~50세 | 1000 |
| 50세 이상 | 1200 |

*우유나 칼슘 강화 오렌지주스 한 잔에는 대략 300mg 칼슘이 들어 있다. 2004년 미국 보건총감에서 발췌.

많은 미국인들은 권고사항을 충족시킬 정도의 칼슘을 섭취하지 못하고 있다. 미국 국립보건연구원에서는 25~50세 여성과 호르몬 치료를 받는 폐경 후 여성과 25~65세 남성에게 1,000mg/day, 호르몬치료를 받지 않는 폐경 후 여성과 65세 이상의 남성은 1,500mg/day의 칼슘섭취를 요구한다. 요구르트, 우유, 치즈와 같은 식품에 포함된 칼슘이 가장 바람직하며, 음식 섭취로 부족한 부분은 칼슘보충제를 복용한다(표 15-3).

적절한 양의 비타민 D 섭취(50세 이상 성인은 1,000IU/day 권장)는 칼슘흡수와 뼈 건강을 위해서 필수이다. 몇몇 칼슘보충제와 대부분의 복합비타민은 비타민 D를 함유하고 있다. 식품으로는 비타민 D 강화 우유와 시리얼, 달걀 노른자, 바다생선, 간이 있다.

부하운동은 발과 다리로 체중을 버티면서 중력 반대방향으로 근육과 뼈를 움직일 때 생긴다. 예를 들어 역기 들기, 약한 강도의 에어로빅, 걷기 또는 조깅, 테니스, 댄스, 계단 오르기, 원예활동 등이 있다.

## 이중에너지 방사선 흡수법의 원리

골밀도 측정을 위해서는 먼저 연부조직에 의한 X선 감쇄와 뼈에 의한 X선 감쇄를 분리해야 한다. 연부조직과 뼈의 감쇄계수는 서로 다르고, 또한 X선 광자의 에너지에 따라서도 다르다. 2가지 다른 에너지 상태의 광자를 사용해서 연부조직과 뼈에 의한 감쇄를 구분할 수 있다. GE Lunar model Advance(GE Lunar Corp, Madison, WI)와 Norland model XR-46(Norland, Inc, Ft. Atkinson, WI)기기는 Hologic model Discovery(Hologic, Inc, Bedford, MA)와는 다른 방법을 사용해서 2가지 에너지 상태의 광자를 만들어낸다.

GE Lunar와 Norland는 희토류 필터를 이용한 X선원을 사용한다. 주된 X선은 희토류 필터를 지나 40keV와 70keV에 최대치가 있는 스펙트럼을 만든다. 반면에 일반 방사선 촬영은 50keV에 1개의 최대치가 있는 연속스펙트럼을 이용한다(그림 15-6A, B). 정교한 펄스계수검파기를 사용해서 저에너지와 고에너지 광자들을 분리하고 측정한다(그림 15-7). 보정(calibration)은 정기적으로 제조사에서 제공하는 보정모형을 촬영해서 외부적으로 시행해야 한다.

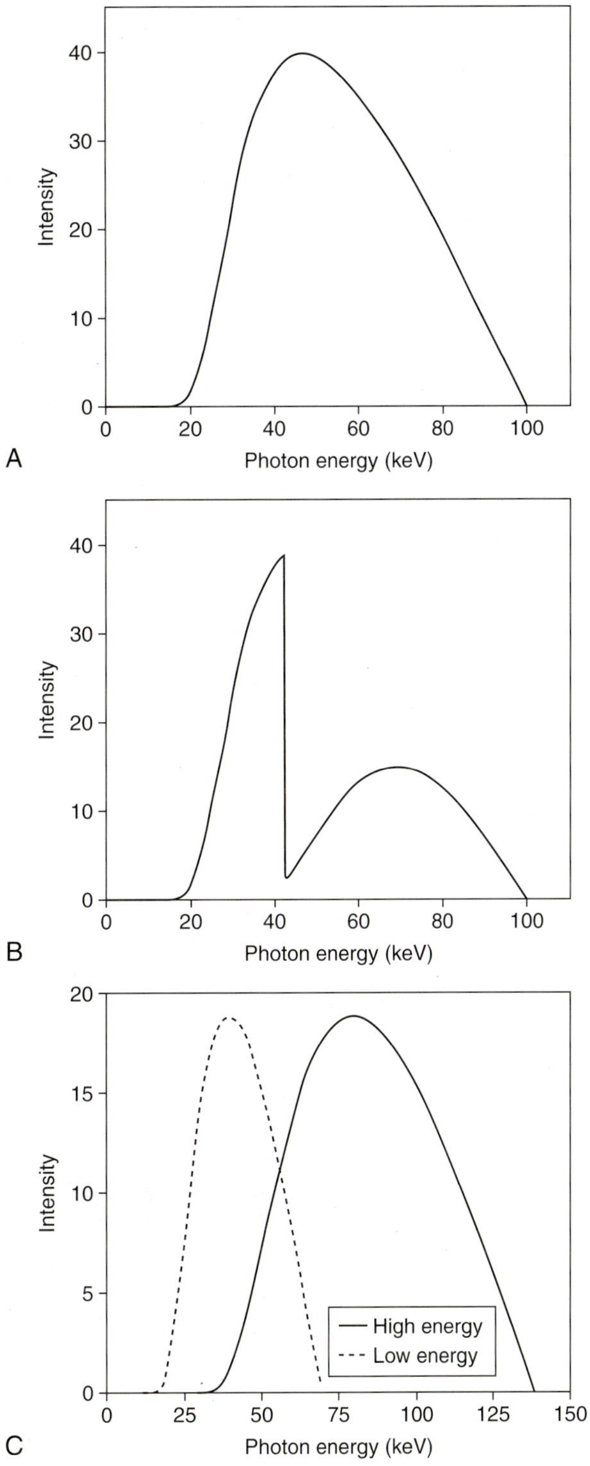


**그림 15-6 골밀도 측정장비에서 사용되는 X선원의 에너지 스펙트럼(keV). A,** X선관으로부터 나오는 연속 스펙트럼. **B,** K-edge 필터로 수정된 연속 X선 스펙트럼. **C,** kV-전환시스템으로부터 나오는 고에너지와 저에너지 스펙트럼.

(From Blake G et al: The evaluation of osteoporosis: dual energy x-ray absorptiometry and ultrasound in clinical practice, London, 1998, Martin Dunitz.)

Hologic scanner는 100kVp와 140kVp 사이의 X선 에너지를 동시에 교환하는 에너지-전환 시스템(energy-switching system)을 사용한다. 이 시스템은 40keV와 80keV에 최대치가 있는 광자를 만들어낸다(그림 15-6 C). 에너지-전환 시스템에서는 X선을 공기로 채워진 빈 공간, 연부조직 등가물(equivalent), 뼈 등가물에 해당하는 3개의 섹터를 가지고 있는 보정용 휠에 통과시켜 끊임없이 내부적으로 보정을 한다(그림 15-8). 각각의 섹터는 분리되어 있어 저에너지와 고에너지 광자를 구분하고 측정할 수 있도록 되어 있다. 이것은 광자를 분리할 필요가 없기 때문에 비교적 간단한 탐지기를 만들 수 있다.

DXA에서 흔하게 마주치는 물리적 문제점들은 다음과 같다.

- 에너지-전환 시스템에서의 빔경화 문제(beam hardening in energy-switching systems): 신체의 두께가 증가할수록 저에너지 광자의 많은 부분이 신체로 흡수되어 결과적으로 스펙트럼이 고에너지쪽으로 이동한다.
- K-edge 필터시스템에서 섬광검출기 축적문제(scintillating detector pileup in K-edge filtration systems): 검출기는 1번에 1개의 광자만 처리하여 고에너지 또는 저에너지 채널로 배치한다. 따라서 앞의 광자를 처리하지 못한 상태에서 다음 광자가 들어올 경우 놓치게 된다. 디지털 검출기는 이런 문제가 없다.
- K-edge 필터시스템에서의 교차혼합(crossover in K-edge filtration systems): 어떤 고에너지 광자는 신체를 통과하면서 에너지를 잃고 검출기에 의해 저에너지 광자로 분류된다. 이러한 문제는 신체의 두께에 따라 저에너지 채널에서 일정 부분의 고에너지 광자 수를 빼는 것으로 해결한다.

저에너지와 고에너지 X선은 각 환자마다 감쇄가 다르다. 이것은 검출기에 독특한 감쇄패턴을 만들어 내고, 전기적 신호로 바뀌어 스캐너 프로그램으로 전송된다. 그런 후 연부조직 신호를 제거하고 뼈에서 온 신호를 추출하는 수학적 계산이 이루어진다(그림 15-9). 그런 후 뼈 가장자리를 감지하는 알고리즘을 적용하여 뼈의 2차원 면적(area)을 계산한다. 평균 BMD는 BMD=BMC÷area를 이용하여 계산한다. DXA 출력물에는 면적($cm^2$), BMC(g), BMD($g/cm^2$)의 3가지 골밀도 측정 변수들이 기록된다. 이 중 신체 크기의 영향을 받지 않는 BMD가 가장 널리 사용된다.

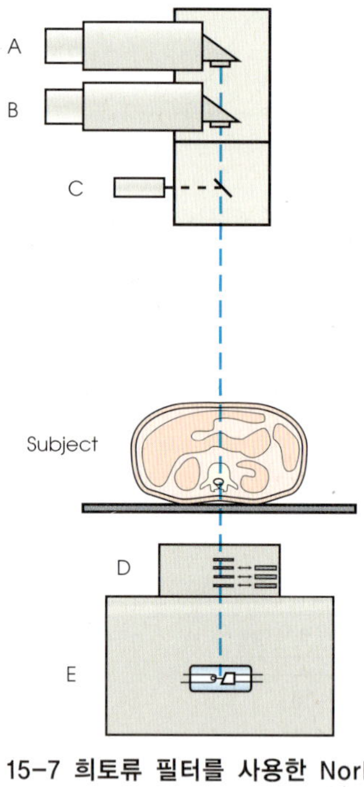


**그림 15-7 희토류 필터를 사용한 Norland model XR-35 시스템의 작동원리를 보여주는 모식도.** **A,** 고에너지 검출기. **B,** 저에너지 검출기. **C,** 레이저 지시계. **D,** 사마륨 필터 모듈(하나는 고정, 3개는 선택 가능). **E,** 매우 안정적인 100kV X선원.

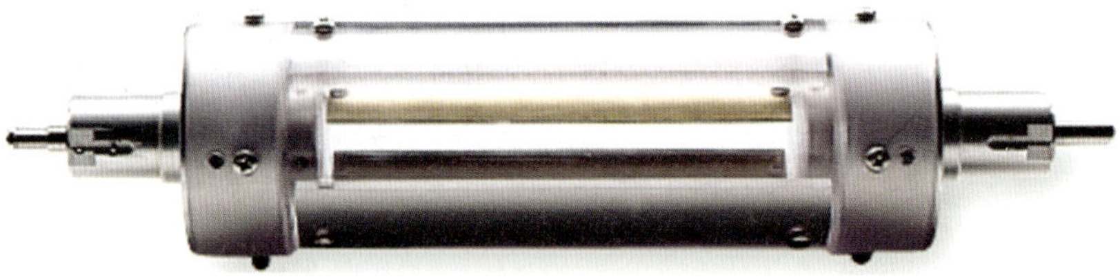

**그림 15-8 Hologic 에너지-전환시스템에서 내부의 참조표준으로 사용되는 보정드럼.** 각 부분은 뼈 표준, 연부조직 표준, 공기에 해당하는 빈 곳이다.

BMD는 BMD = BMC ÷ area로부터 계산되는데 이 식은 BMD에 변화가 있을 때 그 원인이 BMC, 면적 또는 양쪽 모두의 변화 때문인지를 알아보는 데 사용될 수도 있다. BMC가 감소하면 BMD도 감소하고 반대로 면적이 감소하면 BMD는 증가한다. 만약 BMC와 면적이 같은 방향으로 비례해서 변화한다면 BMD는 변화가 없다. 일반적으로 시간에 따른 BMD 변화는 면적이 아닌 BMC 변화에 기인한다. 면적에 변화가 생기는 것은 방사선사가 추적검사시 동일한 기본 자세를 취하지 않거나 뼈의 가장자리를 잘 감지하지 못하기 때문이다. 따라서 시간이 지나면서 면적에 변화가 있다면 원인을 찾아 수정해야 한다.

BMD는 3D 용적이 아닌 2D 면적에 기초하므로 DXA는 2D 방법이다. DXA 결과로부터 용적 골밀도를 추정하는 기술이 개발되었으나 전통적인 2D 기법과 비교하여 골다공증 진단에서 민감도의 증가가 없었다. 그림 15-10은 측방향 척추스캔으로 면적에 의한 BMD와 추정된 용적 BMD를 보여준다.

제조사가 다르면 BMD를 직접적으로 비교할 수 없다. 그러나 한 제조사의 BMD를 비교가 가능한 표준 BMD(sBMD)로 바꿔주는 수식이 개발되었다.[1,2] sBMD는 대규모 집단에 주로 사용되며, 제조사별로 3~6%까지 변할 수 있으므로 개인에게 적용할 때는 주의가 필요하다. 이러한 이유로 제조사가 다른 sBMD를 개인의 비교에

[1]Genant HK: Development of formulas for standardized DXA measurements, J Bone Miner Res 9:997, 1995.

[2]Genant HK et al: Universal standardization for dual x-ray absorptiometry: patient and phantom cross-calibration results, J Bone Miner Res 9:1503, 1994.

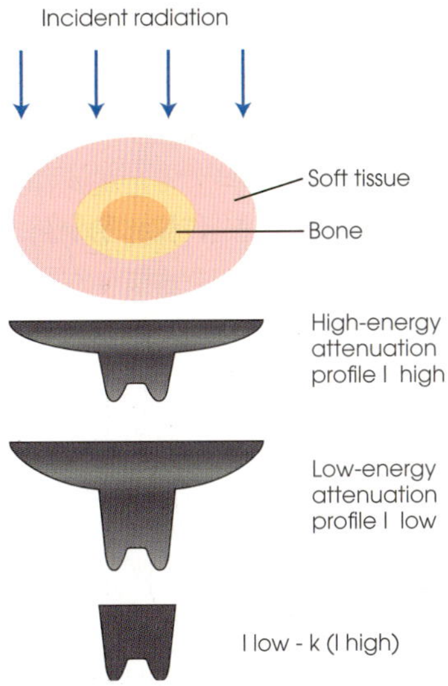


**그림 15-9** DXA를 이용한 연부조직 보상. 2개의 에너지에서 자료를 얻어 수학적으로 연부조직 감쇄를 제거할 수 있다. 남은 감쇄는 뼈에 의한 것이다.

(From Faulkner KG: DXA basic science, radiation use and safety, quality assurance, unpublished certification report, personal communication, 1996, Madison, WI.)

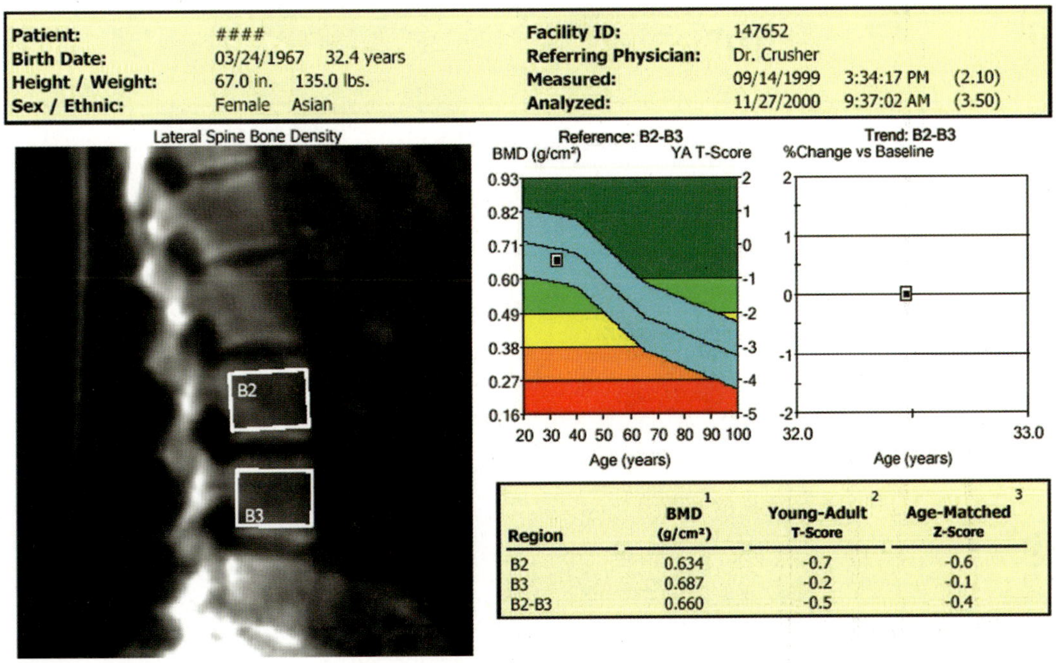


**그림 15-10** 측방향 척추 BMD 스캔.

## 가느다란 빔과 부채형 빔

초기 DXA는 가느다란 빔(narrow or pencil-beam)을 사용하였다. 이 시스템에서는 원형의 핀홀 X선 조리개가 가느다란 빔을 만들어내고 1개의 감지기로 받는다. 가느다란 빔은 신체의 긴축을 따라 구불구불하게 움직인다(그림 15-11). 이 시스템은 해상도와 재현성이 좋지만 스캔시간이 상대적으로 길어 5~7분 정도가 걸린다. 가느다란 빔은 여전히 사용되고 있으나 더 이상 제조는 하지 않는다(N. Fagan, personal communication, August 2009).

부채형 빔(array-beam or fan-beam) 시스템은 넓은 구멍의 X선 조리개와 여러 개의 감지기로 구성되어 있다(그림 15-12). 스캔은 한쪽 방향으로만 하면 되므로 스캔시간이 많이 줄었고 누운 자세의 허리뼈 스캔이 가능해졌다(그림 15-13). 부채형 빔을 사용하면 기하학적인 확대가 생기고, 바깥 가장자리에서는 기하학적 왜곡도 약간 생긴다. 따라서 이러한 위치에 따른 시차(parallax)를 피하기 위해서 관심부위에 세심하게 중심을 맞춰야 한다(그림 15-14). 프로그램에서는 미리 알고 있는 확대 정도를 고려하여 BMC와 면적의 추정치를 제공한다.

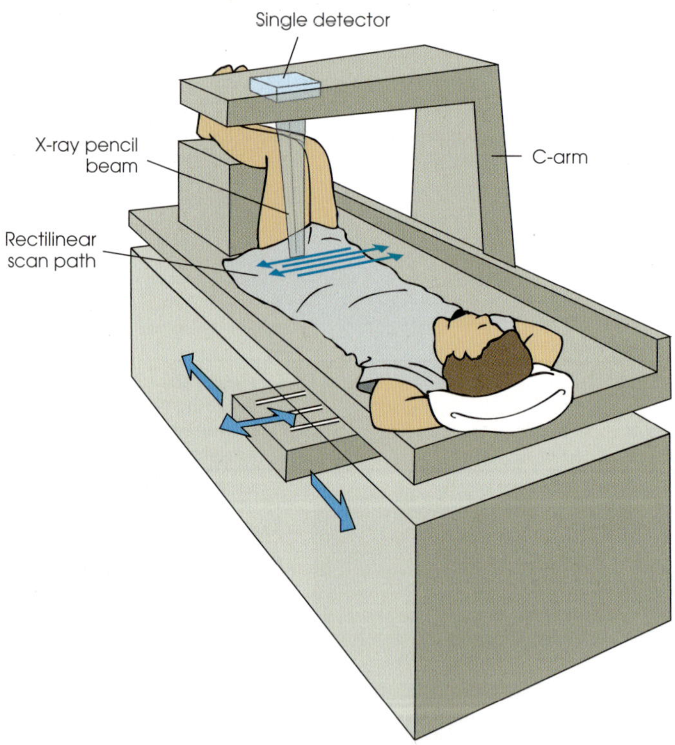


**그림 15-11** 가느다란 빔과 1개 감지기를 이용한 DXA 시스템.

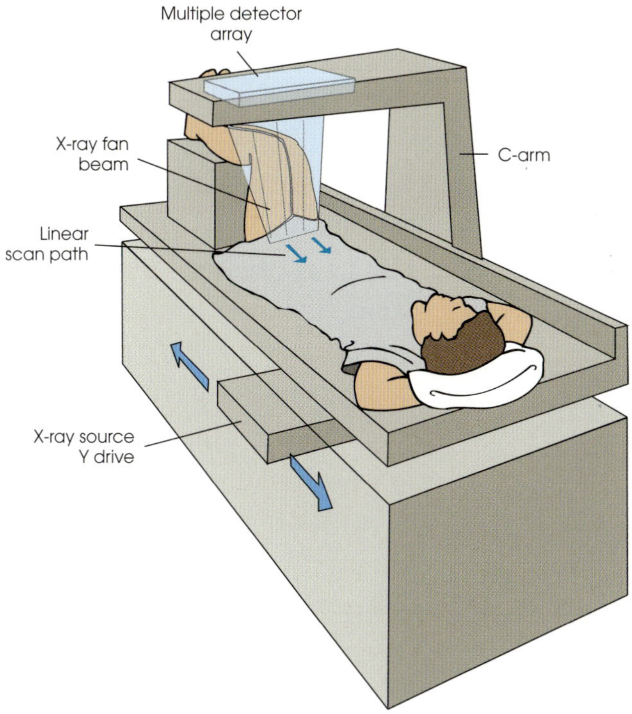


**그림 15-12** 부채형 빔과 여러 개의 감지기를 이용한 DXA 시스템.

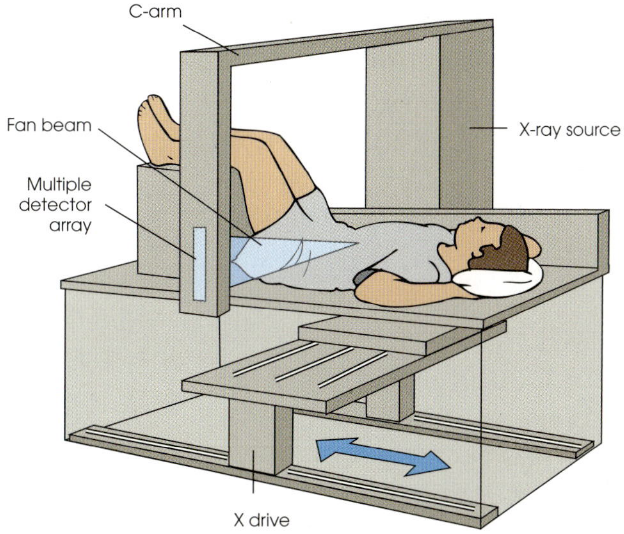


**그림 15-13** 등뼈 측방향 누운 자세 스캔을 하기 위해 움직일 수 있는 C-arm. 부채형 빔과 여러 개의 감지기를 이용한 DXA 시스템.

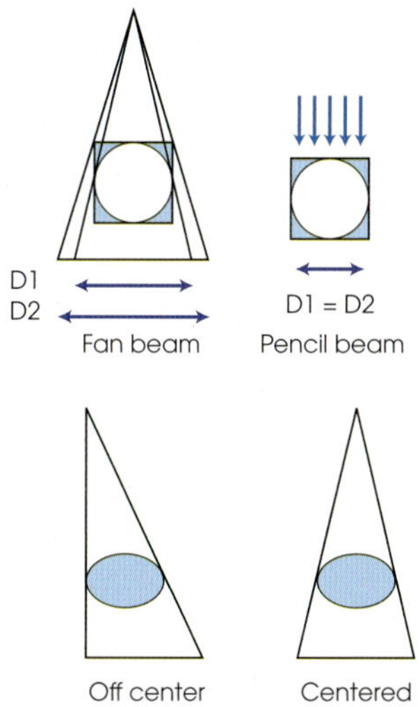


**그림 15-14** 확대(위)와 시차(아래)를 포함한 잠재적인 부채형 빔 오차. 면적과 BMC는 확대에 의해 같은 정도로 영향을 받으므로 BMD에는 큰 영향이 없다. 시차는 측정한 물체를 통과하는 빔의 궤적에 영향을 주어 BMD에 변화를 줄 수 있다.

(From Faulkner KG: DXA basic science, radiation use and safety, quality assurance, unpublished certification report, personal communication, 1996, Madison, WI.)

가느다란 빔과 부채형 빔 Pencil-Beam and Array-Beam Techniques

### 정확도와 정밀도

골밀도 측정에서는 평균, 표준편차, %변동계수(%CV)의 통계가 중요하다.

1. 평균은 자료값의 합을 자료의 개수로 나눈 값이다.
2. 표준편차는 평균 주위로 얼마나 자료값들이 퍼져 있는지를 평가하는 측정치이다. 이것은 평균으로부터 자료값들이 떨어진 거리들의 평균값을 평가한다. 떨어진 거리의 평균값이 작을수록 표준편차는 작다. 이것이 골밀도 측정의 목표다(작은 표준편차가 더 좋은 것이기 때문이다). 그림 15-15는 2개 모형의 BMD를 6개월에 걸쳐 측정한 자료이다. 평균은 동일($1.005g/cm^2$)하지만 적색으로 표시된 자료는 녹색으로 표시된 자료보다 표준편차가 2배다 ($0.008g/cm^2$ vs. $0.004g/cm^2$). 따라서 녹색과 같은 BMD를 가지는 모형이 더 좋다.
3. %변동계수는 다른 자료 사이의 변동성 비교에 사용되는 통계로 평균이 동일하든 동일하지 않던 상관없다. %CV가 작은 것은 변동성이 작음을 의미하고, 골밀도 측정에서 원하는 것이다. %변동계수는 다음 공식을 이용해서 계산한다.

$$\%CV = (SD \div Mean) \times 100$$

그림 15-15에서 녹색자료는 %CV가 0.35이고 적색자료는 %CV가 0.81이다. Hologic spine phantom plot(그림 15-16)에서 점검해야 하는 것은 %CV이다. 적색자료는 %CV가 0.6보다 같거나 작아야 하는 기준을 충족하지 못한다. %CV는 정밀도를 설명하는 데도 사용된다.

진단적 영상은 좋은 질의 이미지를 얻기 위해 어느 정도 변동성을 용인하지만 골밀도 측정은 그렇지 않다는 점에서 진단적 영상과 차이가 있다. 대신 정확하고 정밀한 수치 측정을 위해 장비가 안정적으로 작동해야 하며, 세심하고 일관된 촬영자의 작업이 요구된다. 골밀도 측정 장비의 성능을 나타내는 2가지 중요한 값으로 정확도(accuracy)와 정밀도(precision)가 있다. 정확도는 시스템이 물체의 참값을 측정하는 능력이다. 정밀도는 시스템이 반복적인 측정에서 얼마나 같은 값(정확할 필요는 없다)을 측정하는지와 관련된다. 그림 15-17은 표적을 이용해서 이러한 차이점을 설명하고 있다. 그림 15-17 A에서 궁수는 정밀하지만 정확하지는 않고 그림 15-17 B의 궁수는 정확하지만 정밀하지는 않다. 마지막으로 그림 15-17 C의 궁수는 정밀하면서도 정확하다.

골밀도 측정에서 정확도는 제일 처음 골다공증 진단을 내릴 때 중요하다. 정확도는 제조회사의 장비 보정에 의해 주로 결정된다. 따라서 예방적으로 1년에 1~2회 제조회사의 장비 보정을 받는 것이 좋다. 정밀도는 환자 BMD의 추적검사에 중요하며 모형을 이용하거나 인체를 이용하여 측정할 수 있다. 정밀도는 주로 %CV로 표현되고, 작을수록 더 좋은 정밀도를 의미한다.

모형을 이용한 정밀도 측정은 장비 보정시 변동을 감지하기 위해 스캐너에 내장하는 품질제어시스템의 기반이다. 각 제조사는 이러한 목적의 독특한 모형들을 제공한다.

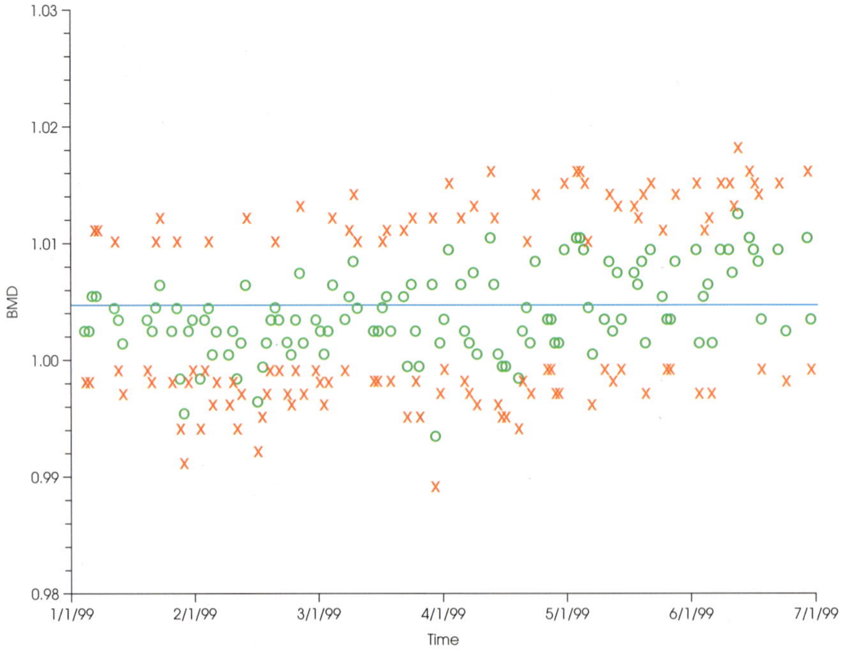


**그림 15-15** longitudinal phantom BMD(파란선은 평균)의 2개의 자료. 녹색자료는 평균 = $1.005g/cm^2$, SD = $0.004g/cm^2$, %CV = 0.35이고, 적색자료는 평균 = $1.005g/cm^2$, SD = $0.008g/cm^2$, %CV = 0.81이다.

인체를 이용한 정밀도 측정에서는 2가지 주된 고려사항이 있다.

1. 한 환자 내에서의 변동성. 이로 인해 1명의 환자를 같은 날, 검사 중간마다 자세를 다시 잡으면서 여러 번 검사할 때 비슷한 BMD 결과를 얻을 수도 있고 아닐 수도 있다(비정상적인 해부학적 구조나 매우 낮은 골량을 가진 환자, 또는 비만이거나 야윈 환자의 경우는 아주 심한 정밀도 오차를 발생시키는 것으로 알려져 있다).
2. 방사선사의 스캔기술에 의한 변동성. 얼마나 최적의 기본검사를 시행하고, 이후 추적검사에서 자세, 촬영 변수, 관심영역을 기본검사와 비슷하게 설정(재현성)하는지와 관련있다.

정밀도에 영향을 주는 주된 요인은 다음과 같다.

- 자세, 촬영 변수(모드, 속도, 전류 등), 관심영역(ROI)의 재현성
- 해부학적 변이, 질병, 시간에 따른 퇴화
- 체형(지나치게 비만이거나 야위었을 때)
- 시간에 따른 체중 변화가 심할 때
- 부채형 스캐너에서의 기하학적 요인들
- 장비 보정과 뼈 가장자리 감지의 안정성

## 정밀도 평가

각각의 DXA 검사실은 정밀도 오차를 측정하고 최소한의 의미있는 변화(least significant change, LSC)를 계산해야 한다. 이렇게 얻은 정밀도는 시간에 따른 BMD 변화가 방사선사나 장비에서 기인한 것이 아닌 환자의 BMD 변화에 따른 것이라는 것을 알 수 있게 해 준다. 이때 장비 제조사에서 제공하는 정밀도 오차를 사용해서는 안 된다. 왜냐하면 이 값은 기계 자체의 오차이지 촬영자에 의한 오차가 아니기 때문이다. 만약 DXA 검사실에 1명 이상의 촬영자가 있다면 모든 촬영자의 오차를 합하여 얻은 평균 정밀도를 정밀도 오차와 LSC를 계산하는 데 사용해야 한다. 검사실 내의 모든 촬영자는 환자군을 대표할 만한 환자들의 BMD를 실제로 측정하여 정밀도 평가를 받아야 한다. 각각의 촬영자는 기본 기술을 배웠을 때, 그리고 최소한 100명의 환자를 검사한 후에 정밀도 평가를 받아야 한다. 만약 새로운 DXA 기계가 설치된다면, 정밀도 평가를 1회 더 받아야 한다. 촬영자의 기술에 변화가 있을 때도 정밀도 평가를 받아야 한다.

## 각 촬영자의 정밀도 오차 결정을 위한 과정

15명의 환자들을 3회 측정하거나 30명의 환자를 2회 측정한다. 이때 검사할 때마다 환자 자세를 다시 잡는다. 정밀도를 계산하기 위하여 ISCD Precision Assessment tool(www.ISCD.org)을 사용하여 95% 신뢰도 구간의 환자군에 대하여 LSC를 계산한다. 이러한 자료는 의사가 추적검사를 해석하는 데 사용된다. 각 촬영자에게 요구되는 최소한의 정밀도와 LSC는 다음과 같다.

- 허리뼈: 1.9% (LSC = 5.3%)
- 엉덩관절: 1.8% (LSC = 5.0%)
- 넙다리뼈목: 2.5% (LSC = 6.9%)

이 값들보다 정밀도가 나쁜 촬영자들은 재교육을 받아야 한다. 촬영자에 대한 정밀도 오차의 평가는 잠재적으로 환자에게 이익이 된다. 이것은 병원감사위원회의 승인이 필요하지는 않지만 방사선안전 규약을 준수해야 하고 참가하는 환자의 동의를 받아야 한다(ISCD 2007 Position Statements).

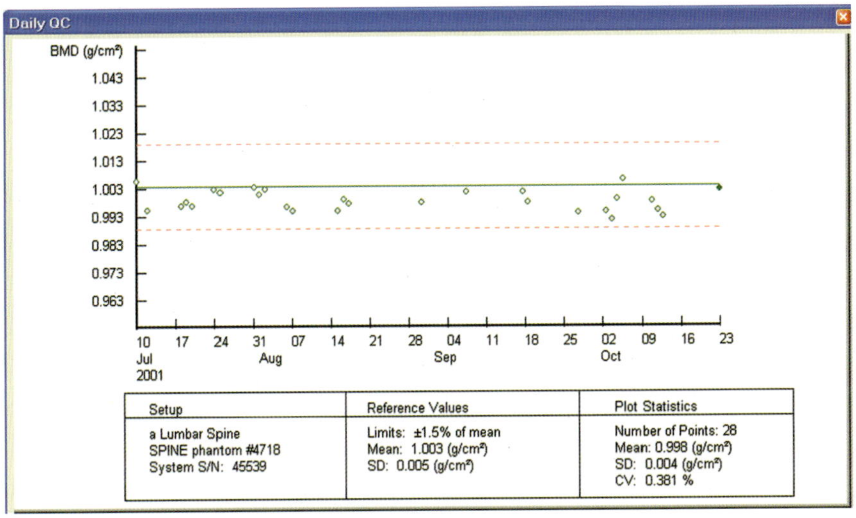


**그림 15-16 Hologic 허리뼈모형의 질관리 그래프.** 모든 BMD 점들은 관리한계선(점선)인 평균의 1.5% 내에 있다. CV는 0.43%로 한계선 내에 있다.

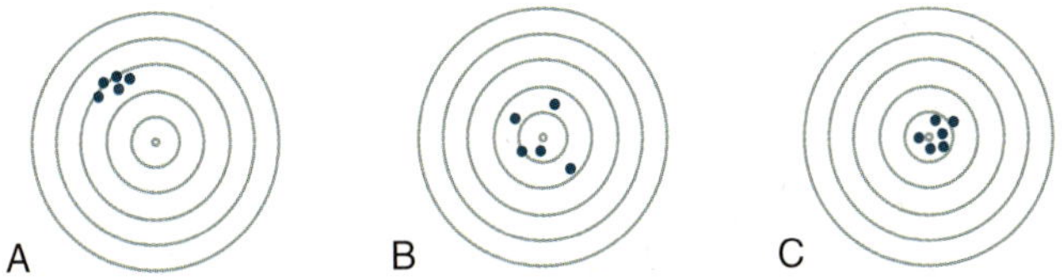


**그림 15-17 정확도와 정밀도에 관한 모식도로 궁수가 과녁의 중앙에 화살을 쏜다고 가정한다.** **A**, 정밀하지만 정확하지 않음. **B**, 정확하지만 정밀하지 않음. **C**, 정확하고 정밀함.

### 이중에너지 방사선 흡수법 기계간 교차보정

- 기계간 교차보정 없이는 설비간 정량적인 BMD 비교나 LSC 계산이 불가능하다.
- DXA 설비는 부품 교체, 시스템 교체나 다른 제조사의 시스템으로 교체가 있을 때 항상 교차보정을 해야 한다.
- ISCD position statement에서 제시한 방법으로 환자를 검사한다. ISCD Machine Cross-Calibration tool(www.ISCD.org)을 이용해서 이전 기계와 새로운 기계 사이의 평균 BMD 관계와 LSC를 계산한다.
- 만약 교차보정 평가를 하지 않았다면 이전 기계와 정량적 비교를 할 수 없다. 결과적으로 기본 BMD와 LSC를 새로 설정해야 한다(ISCD 2007 Position Statements).

### Z-score와 T-score

환자의 BMD 측정값은 적절하게 성별을 일치시킨 참조군과 통계적 비교를 할 때 유용하다. 3개의 DXA 제조사들이 독립적으로 참조군의 자료를 수집했는데, 각각의 참조군이 다르고, 포함 기준, 통계방법이 모두 다르다. 이러한 문제를 바로잡기 위해 미국 국민건강영양조사의 제3차 보고서(NHANES III)에 실린 DXA 엉덩관절 자료가 모든 제조사의 표준 엉덩관절 참조자료로 채택되었으며, 오늘날 널리 사용되고 있다. 모든 참조자료는 성별이 나뉘어져 있고, 각 나이에서의 BMD 평균과 표준편차를 제공한다.

환자의 BMD를 참조군 BMD와 비교하기 위해서 Z-score와 T-score, 2가지 표준화된 점수가 개발되었다(그림 15-10). 노인에서는 Z-score가 T-score보다 크다.

Z-score는 환자의 나이, 성별과 일치하는 참조군의 평균으로부터 환자의 BMD가 표준편차 몇 개만큼 떨어져 있는지를 나타낸다. Z-score는 측정된 BMD가 합리적인지를 결정하는 데 사용된다. Z-score는 다음의 식을 이용하여 계산한다.

Z-score=(measured BMD-age-matched mean BMD)/age-matched SD

T-score는 환자와 같은 성별의 최대 골량을 가진 정상 젊은이의 평균 BMD에서 환자의 BMD가 표준편차 몇 개만큼 떨어져 있는지를 나타낸다. T-score는 골절 위험평가, 골다공증과 골감소증 진단, 치료여부 결정 등에 사용된다. T-socre는 다음 식을 이용하여 계산한다.

T-score=(measured BMD-young adult mean BMD)/young adult SD

Z-score 또는 T-score 또는 2개 점수 모두 인종이나 체중 또는 둘 모두를 고려하여 수정할 수도 있다. 하지만 인종과 체중 정보가 장비에 입력되었기 때문에 표준 점수들도 수정되었을 거라고 추정하는 것은 잘못된 것이다. 어떤 제조사는 참고자료가 없기에 인종을 입력할 수 있도록 되어 있지만 비교는 백인과 한다. 또 어떤 제조사는 Z-score에 대해서 체중과 인종에 대한 보정을 했지만 T-score는 하지 않았기 때문에 어떤 것이 보정되었는지는 출력물의 정보를 검토해야 한다. 만약 의문점이 있다면 제조사의 고객센터로 전화해서 물어본다.

2003년 11월부터 ISCD는 모든 인종에 대하여 백인 남녀의 자료를 사용할 것을 권고하고 있지만 제조사들은 이 권고안을 따르지 않고 있다. 따라서 촬영자는 특정 장비의 기본 세팅을 알고 어떻게 조정을 할지를 알고 있어야 한다.

골량은 정규분포를 하므로 골다공증이라고 할 수 있는 명확한 구분점이 없다. 그러나 DXA와 T-score가 널리 사용되면서 그러한 구분점을 정할 필요가 생겼다. 1994년 WHO는 폐경기 후 백인 여성의 DXA 연구에 사용되었던 표 15-4의 분류를 사용하기를 권고하였다.

불일치(discordance)라는 것은 한 환자의 여러 부위에서, 한 집단에서 또는 장비 사이에서 다른 T-score가 생기는 것을 일컫는다. 어떤 환자는 엉덩관절에서 낮은 T-score를 나타내지만 척추에서는 그렇지 않을 수 있고, 같은 환자에서 척추의 QCT 값이 DXA 값보다 더 낮은 T-score를 보이기도 한다. 이것은 단순하게 T-score 기준을 적용하여 골다공증 진단을 내리는 것보다 더욱 상황을 복잡하게 만들므로 더 표준화된 기준을 찾기 위한 연구가 진행되고 있다.

WHO 분류는 임상에서 널리 사용하고 있다. 그러나 DXA를 위해 고안된 T-score 기준을 다른 검사방법(예를 들면 QUS, QCT)에 적용하면 문제가 발생한다. 따라서 다른 검사방법에 적합한 기준을 만들어낼 때까지는 T-score 기준은 오직 DXA에만 적용해야 한다. T-score는 골다공증의 중요한 위험인자이지만 환자의 병력, 생활습관, 약복용, 다른 위험요소들도 고려해야 한다.

노인 여성에서 BMD의 임상적 가치에 대한 대규모 역학조사에서 골절위험에 대한 BMD와 T-score의 관계를 도출하였다. 그 결과 낮은 BMD 또는 T-score가 골절의 위험을 증가시키는 것으로 나왔다. T-score가 1SD 감소하면, 골절위험은 1.5~2.5배 증가한다. 다른 조건이 동일하다면, −2의 T-score를 가진 여성은 −1인 여성보다 대략 2배 정도 골절위험이 증가한다. 이러한 정보는 의사가 환자에게 골밀도 측정의 의미를 설명하는 데 도움을 주고, 치료를 시작 또는 계속할지 환자의 의사결정에 도움을 준다.

## 이중에너지 방사선 흡수법 검사

### 방사선 차폐

방사선 관련 종사자들은 전문가 교육 중에 방사선 물리학, 생물학, 차폐에 대해서 광범위한 교육을 받는다. DXA에서 적절한 방사선 차폐와 ALARA(as low as reasonably achievable, 합리적인 수준에서 가능한 한 낮게)를 얻기는 비교적 쉽다. DXA의 유효선량[단위: sieverts(Sv)]은 일반적인 방사선 촬영에 비해서 낮고, 자연 상태에서의 배경 방사선 양과 비슷하다(표 15-5). 만약 자세잡기나 촬영변수에 대해서 의문이 있다면 검사를 다시 해야 한다. 왜냐하면 추가적인 방사선 노출로 인한 위험이 부정확한 진단정보로 인한 문제와 비교하여 무시할 정도로 적기 때문이다.

DXA와 관련된 시간, 거리, 차폐는 다음과 같다.

1. 제조사들은 검사할 환자의 신체 두께에 적절한 스캔시간을 조정하였다.
2. 제조사들은 X선관과 환자와의 거리를 조정해 두었고, 이것은 고정되어 있다.
3. 거리두기는 촬영자를 방사선으로부터 보호하는 가장 좋은 방법이다. 촬영자가 다루는 제어판과 선원 사이의 거리는 가느다란 빔에서는 최소 3ft(1m), 부채형 빔에서는 최소 9ft(3m) 떨어져야 한다. 이러한 거리를 확보할 수 없다면 이동 가능한 방사선 차폐물을 사용해야 한다.

차폐는 조리개를 매개로 해서 스캐너 안에 장착되어 있기 때문에 DXA 검사를 하는 환자들에게 추가적인 납 차폐물은 사용하지 않도록 한다.

다른 중요한 방사선 안전은 다음과 같은 것들이 있다.

- 촬영자는 개인 방사선량 측정장치를 스캐너에 가까운 옷깃에 착용해야 한다. 또한 방사선 경고문을 잘 보이는 곳에 부착해야 한다.
- 촬영자는 검사 중 측정실에 머물면서 검사를 모니터링하고, 자세를 새로 잡거나 새로 검사가 필요할 때에는 바로 검사를 중단한다.
- 촬영자는 새로 자세잡기나 재검사를 최소화하기 위해 충분한 교육과 경험이 있어야 한다. 인공물을 제거하기 위해 환자를 어떻게 준비해야 하는지 아는 것이 중요하고, 의심스러운 검사는 재검사를 해야 한다.
- 촬영자는 임산부를 검사하지 않기 위해 적절한 절차를 따라야 한다. 만약 임신가능 연령의 여성이 임신여부를 밝히지 않는다면, “10-day rule”에 의해 마지막 월경기간의 첫째 날로부터 열흘 동안은 검사를 할 수 있다.
- 임신, 최근의 바륨, 조영제 또는 핵의학 검사와 같이 검사를 연기해야 할 일들이 있는지 파악해야 한다.

가장 효과적인 방사선 안전을 위해서는 지식이 풍부하고 교육을 잘 받은 성실한 DXA 촬영자가 중요하다. 촬영자는 특정 모델의 제조사로부터 교육을 받는 것이 필수이다. 경험이 쌓이면 촬영자는 ISCD의 공인을 받거나 ARRT의 추가 자격검정을 받을 수 있다. 촬영자는 끊임없이 변하는 골밀도 측정 분야에서 현상태를 유지하기 위해 교육을 계속 받아야 한다.

**표 15-4 T-score를 이용한 WHO 골밀도 분류**

| 분류 | 기준 |
|---|---|
| 정상 | BMD 또는 BMC T-score가 −1보다 크거나 같다. |
| 골감소증 | BMD 또는 BMC T-score가 −1에서 −2.5사이이다. |
| 골다공증 | BMD 또는 BMC T-score가 −2.5 이하다. |
| 심한 골다공증 | BMD 또는 BMC T-score가 −2.5 이하이고 취약골절이 1보다 크거나 같다. |

출처: Kanis JA: World Health Organization (WHO) Study Group: assessment of fracture risk and its application to screening for postmenopausal osteoporosis: a synopsis of the WHO report, Osteoporos Int 4:358, 1994.

**표 15-5 다른 흔한 방사선 노출과 비교한 골밀도 측정 시 방사선 노출량**

| 방사선 노출 형태 | 유효선량 (mSv) |
|---|---|
| 매일의 자연 배경 방사선 | 5~8 |
| 미국을 횡단하는 왕복 비행기 여행 | 60 |
| 허리뼈 측방향 촬영 | 700 |
| 가슴 후 · 전방향 촬영 | 50 |
| QCT와 국소 스캔(낮은 kv와 mAs를 제공하는 스캐너로, 다른 스캐너보다 10배 더 높을 수 있다.) | 60 |
| DXA scan(Lunar EXPERT-XL에서는 더 높을 수 있다.) | 1~5 |
| SXA scan | ≤1 |
| QUS | 0 |

출처: Kalender WA: Effective dose values in bone mineral measurements by photon absorptiometry and computed tomography, Osteoporos Int 2:82, 1992

## 환자관리와 교육*

DXA 환자들은 전형적으로는 움직일 수 있는 외래 환자들이다. 하지만 많은 환자들은 노쇠하고 취약골절의 위험을 안고 있다. 따라서 환자관리와 안전을 위해 다음 사항을 주목한다.

- 검사실의 모든 구역은 매일 확인을 하여 환자안전에 적절하도록 수정한다. 검사실 바닥에 있는 전선들의 위치도 점검을 해야 한다.
- 촬영자는 항상 전문성을 유지하고, 검사 전 자신을 환자에게 소개하고 검사 과정을 설명해야 한다.
- 촬영자는 검사 전 환자에게서 모든 외부적인 인공물을 제거해야 한다. 어떤 DXA 검사실은 모든 환자들에게 옷을 벗고 가운으로 갈아입게 하지만 단추나 지퍼가 없고 얇은 면옷은 그냥 입은 채로 검사를 해도 된다. 이때 브라는 풀어 촬영영역에 나타나지 않도록 한다. 키를 정확히 재기 위해 신발을 벗어야 할 때는 긴 구두주걱을 사용하는 것도 하나의 방법이다.
- 촬영자는 검사장비의 움직임, 환자 얼굴이나 머리와의 거리, 장비소음, 검사시간에 대하여 간단한 설명을 해야 한다. 이러한 설명으로 환자의 불안을 감소시킬 수 있기 때문이다.
- 촬영자는 검사에 대한 환자의 어떤 질문이든 답을 해주어야 한다.
- 검사테이블 높이가 1m를 넘지 않지만 긴 핸들이 달린 발받침대 사용을 추천하다. 또한 모든 환자는 테이블을 오르내릴 때 부축을 해야 한다.
- 검사가 끝나면 촬영자는 검사장비가 촬영 전 위치로 되돌아갔는지를 확인해야 한다. 환자가 테이블을 내려오기 전에 몇 초간 앉아서 안정을 취하도록 하는 것이 좋다. 어떤 병원에서는 환자와 가족의 교육을 DXA 촬영자에게 맡기기도 한다. 주제는 골다공증 예방, 적절한 영양섭취, 칼슘 보충제, 하중운동, 주변 환경에서 위험요소 제거하기 등이다.

*Appreciation is extended to JoAnn Caudill, RT(BD), for her work in the preparation of the patient care and education section.

## 환자 설문지*

각각의 골밀도 검사실은 의뢰되는 환자유형과 의뢰하는 의사의 요구에 맞춘 환자 설문지를 만들어야 한다. 검사를 하기 전에 검사를 지연시키거나 취소시켜야 하는 정보들을 파악하기 위해서이다. 설문지는 다음 예와 같이 4가지 기본 범주의 정보를 얻을 수 있도록 만들어야 한다.

1. 검사기준:
   - 임신가능성이 있나요?
   - 몇 분 동안 바로 누워있을 수 있나요?
   - 지난 주에 핵의학, 바륨 또는 조영제 검사를 받은 적이 있나요?
   - 엉덩관절, 척추, 배 또는 아래팔에 골절이나 수술을 받은 적이 있나요?
   - 골다골증, 척추옆굽음증 또는 관절염과 같이 뼈에 영향을 줄 수 있는 다른 병력이 있나요?
2. 환자정보: 환자 확인을 위한 정보, 의뢰한 의사, 현재 키와 체중, 약복용을 포함한 병력이 포함된다.
3. 보험정보: DXA 검사는 모든 경우가 보험 적용이 되는 것은 아니므로, 보험적용 여부를 확인하는 것이 중요하다. 골다공증 사전검사는 해당하지 않고, 다음 중 1가지를 만족해야 한다.

   1998년 미국 의회는 보험 환자들을 위해 뼈 질량 측정법(BMMA) 보험적용을 다루는 법안을 통과시켜 중심부와 주변 부위에 대한 측정법이 보험으로 적용되었다. 사전검사는 보험에 해당되지 않고, 보험적용의 대상이 되는 개인은 다음 요구 사항 중 하나 이상을 충족해야 한다.
   - 골다공증 위험이 있는 에스트로겐 부족 여성
   - 부갑상샘기능항진증 환자
   - 장기적으로 스테로이드 치료를 받는 환자
   - 영상검사에서 척추에 이상이 있는 환자
   - FDA 승인하에 골다공증 치료 효과를 추적검사하는 환자
4. 보고서 정보: 보고서의 유형과 범위에 따라 환자의 낮은 골량, 취약골절, 뼈 질환에 관해 어느 정도까지의 정보가 필요한지 결정한다.

*Appreciation is extended to Peg Schmeer, CDT, and Randie Barnett, RT (BD), for their work in the preparation of the patient history section.

## 보고서, 비밀유지, 자료 보관, 검사자료 저장

검사가 끝나면 다음 사항을 염두에 두어야 한다.

- 검사 결과를 의뢰한 의사가 볼 수 있을 때 환자에게 검사가 끝났음을 알린다. 만약 환자가 결과를 바로 알고 싶어할 때는 DXA 검사를 해석하고 결과를 설명하는 것은 의뢰한 의사가 할 일이라는 것을 설명해 주어야 한다.
- DXA 결과는 비밀을 유지해야 하는 의료기록으로 병원 방침에 따라서 관리되어야 한다. 검사 결과에 대해 다른 동료나 환자와 얘기해서는 안 되고 출력된 결과는 그것이 종이에 인쇄된 것이든 컴퓨터 화면의 것이든 관계없이 다른 사람이 볼 수 있도록 해서는 안 된다.
- 환자의 모든 자료는 보관이 되어야 한다. 만약 환자가 추적검사를 위해 내원했다면 자세잡기, 검사조건, 관심영역을 이전 검사에 최대한 가깝도록 설정해야 한다. 따라서 촬영자는 작업기록지에 환자 확인정보와 날짜, 파일 이름, 그리고 각 검사자료의 위치를 기록해야 한다. 작업기록지는 또한 왜 특정 검사를 했는지(예: 왼쪽 엉덩관절 골절이 있어서 오른쪽을 촬영했다든가 또는 심한 관절염이 있어서 아래팔을 검사했다든가 하는 것), 특정 자세잡기를 위한 과정(예: 통증이 심해 넙다리뼈를 완전하게 회전을 시키지 못했다는 것)이나 해석을 위한 과정(예: 초원위부 노뼈에 뼈 가장자리를 수동으로 그렸다든지)들을 모두 기록해야 한다. 환자 설문지, 작업기록지, 출력 결과물들은 접근 가능한 장소에 보관해야 한다.
- DXA 검사 결과는 영구적으로 보관해야 한다. 왜냐하면 모든 추적검사들은 제일 처음의 검사와 비교하기 때문이다.

## 컴퓨터 사용 능력

DXA 검사, 해석, 저장은 PC로 제어된다. DXA 촬영자는 기본적인 PC 구성과 어떻게 작동하는지를 잘 알고 있어야 한다. 디지털 통신망은 골밀도 측정실에서 이루어진 검사를 의뢰한 의사가 원격으로 보고 해석할 수 있도록 해준다. 환자의 검사자료는 매일 백업할 것을 권고한다. 자료의 세 번째 복사본은 컴퓨터 고장, 화재, 홍수 또는 도난에 대비해 다른 곳에 보관해야 한다.

DXA 제조사의 소프트웨어는 스캔에서부터 결과의 계산과 보고까지 많은 부분을 제어한다. 제조사들은 이러한 소프트웨어를 정기적으로 업데이트하므로 촬영자는 정기적으로 이것을 확인해야 한다.

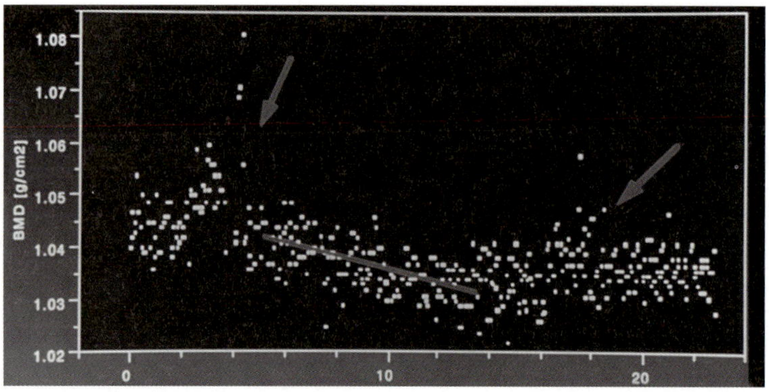


**그림 15-18** 시간(개월)에 따른 척추모형 BMD 그래프. 2개 화살표는 BMD의 급격한 변화를 보여준다. 직선은 BMD의 느린 하향이동을 보여준다. 이러한 것은 스캐너 보정에 변화가 있음을 의미한다.

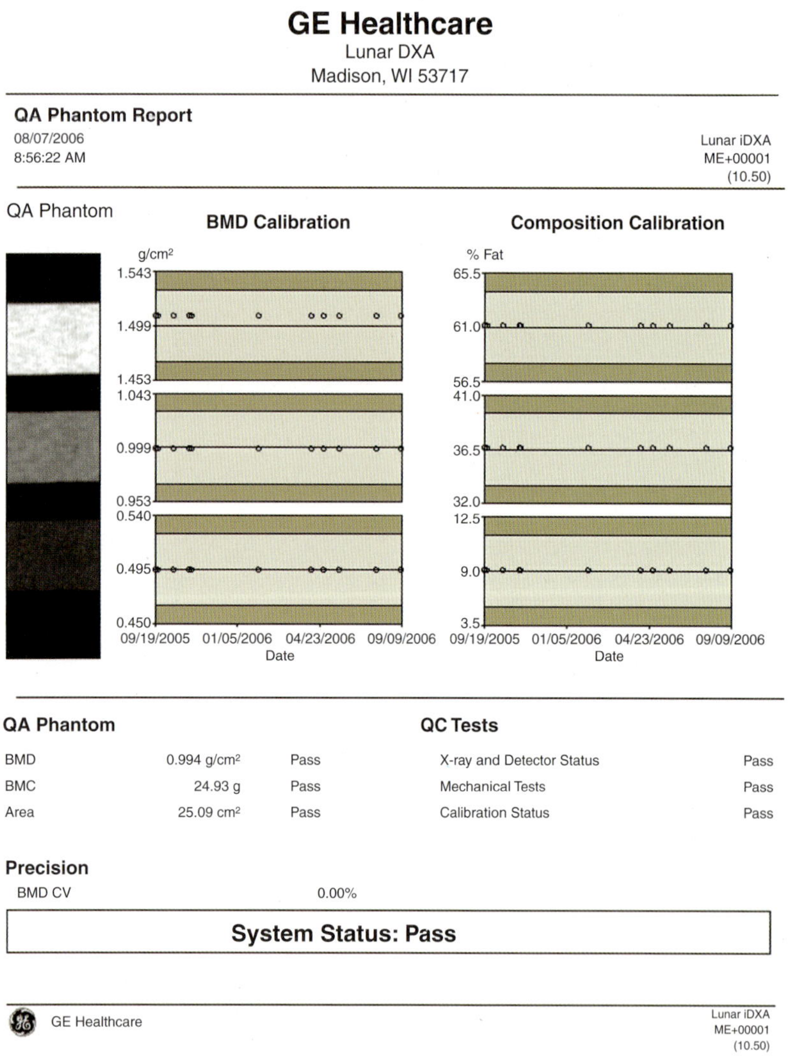


**그림 15-19** GE Lunar 질보증 결과 출력물. 촬영자는 환자를 스캔하기 전에 검사를 하고 자료를 검토해야 한다.

(Courtesy GE Lunar, Madison, WI.)

## 이중에너지 방사선 흡수법 장비의 장기적 질관리

장기적 질관리(longitudinal quality control)는 제조사의 권고에 따라 시행하게 된다. 이때 지침서에 있는 제조사의 지시사항을 정확하게 따라야 한다. 이러한 과정들은 정확한 보정을 거친 장비로 환자가 검사를 받을 수 있게 해주기 때문에 중요하다. 보정이 불확실하면 그림 15-18처럼 BMD에 급격하거나 느린 변화로 나타날 수 있다. 이러한 문제들은 환자 BMD가 실제값보다 너무 높거나 낮게 만들며 추적검사값을 기초검사와 비교하기 어렵게 만든다.

장기적 질관리에서는 시간경과에 따른 DXA 보정을 추적하기 위해서 외부 또는 내부장비를 사용한다. Lunar와 Norland system은 보정점검을 위해 외부 보정블럭을 스캔해야 한다. 촬영자는 스캔과정과 보고서를 검토해서 모든 검사가 통과됐는지를 점검해야 한다(그림 15-19). Hologic system은 장비를 켤 때 자동적으로 내부적으로 보정상태를 점검한다.

제조사들은 또한 시간경과에 따른 보정상태를 추적하기 위해 반은 인체에 가까운 알루미늄 모형들을 제공한다. Hologic system은 매일 모형을 스캔하는 것이 필요하다(그림 15-20).

제조사의 권고사항이 없을 때는 ISCD(the International Society for Clinical Densitometry)가 조언한 과정을 따른다. 이것은 시스템 종류에 상관없이 보정상태 평가를 위해 주기적으로 (최소한 1주일에 1회) 모형을 스캔하는 것이 필요하다. 측정된 BMD를 그래프에 그려서 모니터링하고, 통계적 질관리 원칙에 따라 검토를 한다. DXA 장비 점검을 위한 질관리 원칙은 Shewhart Control Chart rule을 수정해 만든 것이다. Shewhart rule은 질관리 관련변수들이 안정적으로 관리한계선인 3SD 내에 있는지를 평가하는 전통적 방법이다. DXA에서는 장비간에 균일성을 제공하기 위해 관리한계선이 평균의 1.5%로 수정되었다.

평균과 SD는 보정모형을 25회 측정하여 계산한다. 평균과 평균의 위아래로 관리한계선인 1.5SD를 그래프로 그린다. 질관리변수를 시간 경과에 따라 그래프에 그리고 원칙에 맞지 않는 것(평균으로부터 1.5SD 이상인 것)은 없는지 점검한다. DXA control chart는 중앙에 평균을 나타내는 선이 있고, 위아래로 관리한계선(평균의 1.5%)을 그린다. 이 그래프는 Hologic 소프트웨어에서 자동으로 만들어준다(그림 15-16). 다른 제조사의 장비에서는 그래프를 수동으로 그려야 한다. 촬영자는 장비의 서비스를 받은 후 모형을 스캔하여 BMD를 확인해야 한다.

예방적 관리, 장비 수리, 위치조정, 소프트웨어나 하드웨어 업그레이드 전후에는 모형을 10회 스캔하고 그래프에 그려야 한다. 이러한 것은 보정상태가 변하지 않았고, 또한 적절한 수정이 되었다는 것을 확인시켜 준다. 이러한 확인은 제조사의 서비스 기술자가 DXA 측정실을 떠나기 전에 해야 한다. 환자를 검사하기 전에 재보정 수정이 되어야 하기 때문이다.

일관성 없는 모형 스캔과 결과 분석은 정밀도에 문제를 일으킬 수 있고, 측정결과도 이상하게 만들 수 있다. DXA 촬영자는 질관리 과정을 잘 이해하고 일관성 있게 수행해야 한다. 또한 DXA 측정실에는 촬영자들 사이에 일관성을 유지하기 위해 문서화된 과정과 지침이 있어야 한다.

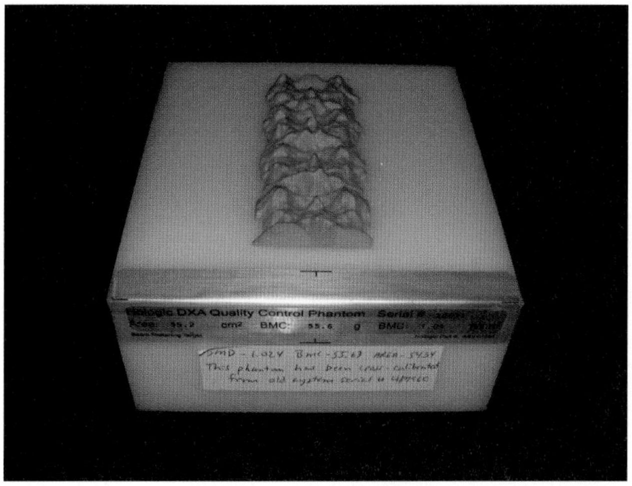


**그림 15-20** Hologic 모형.

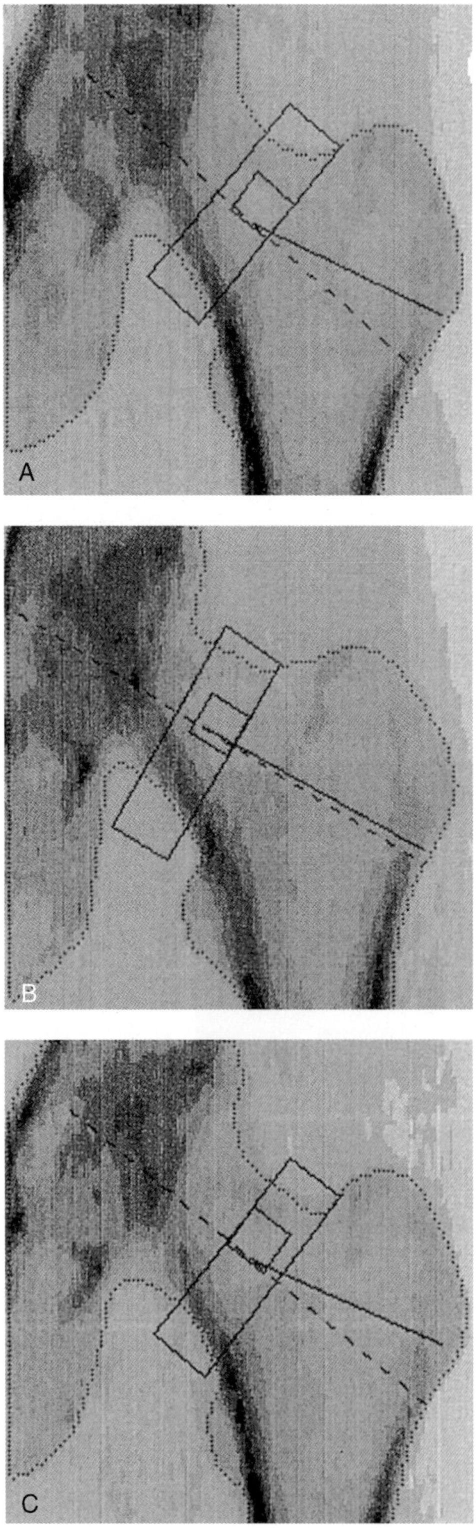


**그림 15-21** 부정확하거나 정확한 추적검사의 자세잡기에 관한 예. 스캔 간 BMD 차이에 주목한다. **A**, 기초 엉덩관절 검사. **B**, 부정확한 자세의 추적검사. 작은돌기의 크기와 모양과 넙다리뼈의 각도가 기초검사와 일치하지 않는다. **C**, 정확한 자세의 추적검사.

## 해부학, 자세잡기, 분석

촬영자는 교육 도중 해부학에 대해 광범위한 교육을 받는다. DXA 스캔에서는 골밀도 측정을 위한 해부학을 알아야 한다. 이러한 해부학은 검사시 환자 자세잡기와 관련된다. 이 장에서 제시하는 것들은 모든 DXA 장비에 적용할 수 있다. 그러나 특정 장비는 작동 전 제조사의 교육이 필요하고, 작동지침서도 참고해야 한다.

모든 기술과 마찬가지로 DXA도 작동한계가 있다. 골량이 낮거나 환자가 너무 비만이거나 야윈 경우, 비정상적인 해부학적 구조물 또는 추적검사 중간에 연부조직에 의미있는 변화가 있는 경우는 정확도와 정밀도에 문제가 있을 수 있다. 따라서 스캔 결과에 영향을 줄 수 있는 어떤 이상이나 프로토콜 변경은 촬영자가 반드시 언급해야 하고 해석하는 의사도 이것을 고려해야 한다.

DXA에서 수학적 계산은 연부조직과 뼈에 의한 감쇄를 기초로 한다. 따라서 의미있는 결과를 위해서는 적당한 연부조직이 필수적으로 있어야 한다.

## 추적검사

DXA는 시간경과에 따른 BMD 변화를 모니터링하는 정량적 장비이다. BMD 결과를 올바르게 비교하기 위해서는 기초검사에 사용된 장비와 동일한 기계를 사용해서 추적검사를 해야 한다.

정밀한 검사결과를 얻기 위해서는 촬영자나 DXA 장비의 개입이 적고 순수하게 생물학적 변화만이 반영되도록 해야 한다. 따라서 검사의 정밀도는 촬영자의 손에 달려 있다. 환자의 자세는 기초검사와 추적검사에서 정확하게 일치하도록 하는 것이 중요하다. 동일한 스캔 설정(예: 필드 크기, 모드 또는 속도와 전류)을 사용해야 하고, 관심영역은 같은 위치에 그려야 한다. 이렇게 함으로써 시간경과에 따른 BMD를 비교할 수 있게 된다. 환자가 예약을 하는 시점에 기초검사 자료들에 접근할 수 있어야 하고, 추적검사를 할 때는 그러한 자료를 검토하여 표준적인 검사방법을 벗어난 것들을 확인해야 한다.

그림 15-21은 한 환자의 1995년(그림 15-21 A)과 2001년 엉덩관절 스캔으로 BMD 비교를 위해서는 왜 추적검사 시 자세가 기초검사의 자세와 일치해야 하는지를 잘 보여주고 있다. 첫 번째 추적검사에서 기초검사와 다른 자세를 취했다(그림 15-21 B). 넙다리뼈목의 회전이 달라 작은돌기가 더 크게 보이고 넙다리뼈몸통이 벌려져 있다. 이로 인해 중심선의 위치가 다르고 넙다리뼈목 관심영역의 각도도 다르다. 그래서 기초검사와 같은 자세를 취해서 재검사를 하였다(그림 15-21 C). BMD의 차이가 A와 B 사이에는 −13%였으나 A와 C 사이에는 −10%로 줄어들었다.

## 허리뼈 후 · 전방향

척추스캔은 척추뼈몸통의 골절위험을 예측하는 데 가장 적절한 방법이다. 65세 이상은 퇴행성 변화가 척추의 BMD에 인위적인 상승을 유발하여 골절위험을 과소평가하게 된다. 다음 사항들은 허리뼈 후 · 전방향 검사 시의 자세잡기와 결과분석, 검사의 유용성을 평가하는 데 도움이 된다.

1. 뼈곁돌기증(골증식증, osteophytosis), 척추뼈몸통과 겹치는 석회화, 압박골절(그림 15-22) 또는 15° 이상의 척추옆굽음증(그림 15-23)과 같은 척추의 퇴행성 변화는 BMD를 인위적으로 상승시킨다. 또한 척추뼈몸통의 인공물이나 연부조직의 매우 진한 인공물도 스캐너의 모델이나 소프트웨어 버전에 따라 BMD에 영향을 준다. 해석하는 의사는 이러한 상황에 마주칠 수 있는 촬영자를 위해 상황에 맞는 프로토콜을 개발해야 한다(예: 척추를 포함시키지 말고 아래팔과 같은 다른 부위를 포함시키기 등).
2. 허리뼈는 스캔영역 중앙에 맞춰야 한다. 따라서 척추옆굽음증이 있는 환자는 척추 양쪽으로 대략 비슷한 양의 적절한 연부조직을 포함시키기 위해 L5가 중앙을 벗어날 수도 있다.
3. 스캔영역에 어느 정도의 엉덩뼈능선이 포함이 되어야 한다. 이렇게 하면 L4가 모두 포함된 것을 확신할 수 있다. 또한 엉덩뼈능선은 기초검사와 추적검사에서 척추간 표식을 일관되게 놓을 수 있도록 도와준다.

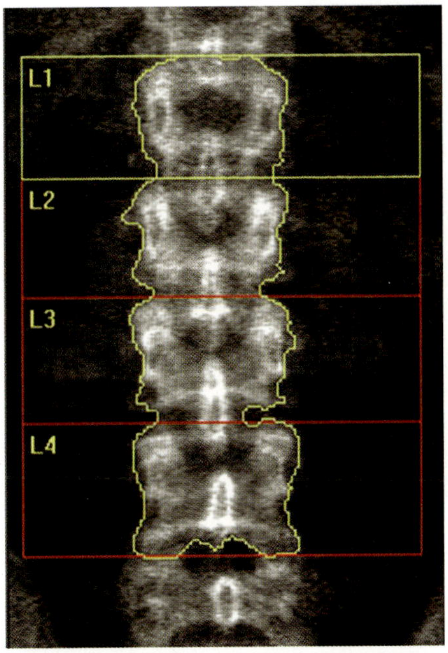


| Region | Area(cm²) | BMC(g) | BMD(g/cm² |
|---|---|---|---|
| L1 | 13.56 | 10.07 | 0.743 |
| L2 | 13.75 | 11.63 | 0.846 |
| L3 | 14.56 | 11.83 | 0.812 |
| L4 | 16.44 | 14.34 | 0.872 |
| TOTAL | 58.31 | 47.87 | 0.821 |

A

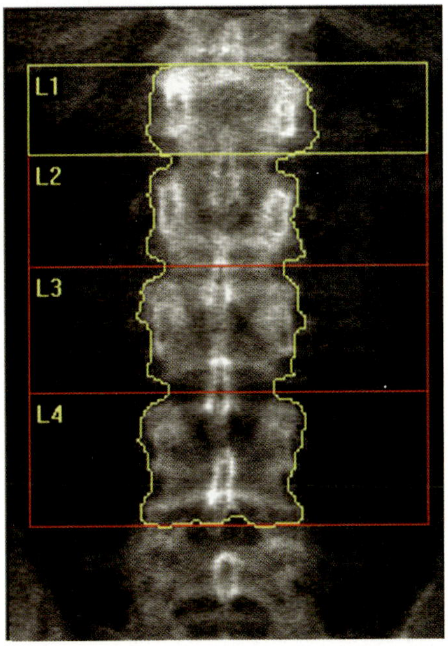


| Region | Area(cm²) | BMC(g) | BMD(g/cm²) |
|---|---|---|---|
| L1 | 11.45 | 10.88 | 0.951 |
| L2 | 12.97 | 11.72 | 0.903 |
| L3 | 14.95 | 11.80 | 0.789 |
| L4 | 16.50 | 14.35 | 0.870 |
| TOTAL | 55.87 | 48.75 | 0.873 |

B

**그림 15-22** Hologic compare feature를 사용한 결과 기초검사의 L1 bone map과 관심영역(A)이 L1의 압박골절로 인해 추적검사(B)에서 더 이상 일치하지 않음을 볼 수 있다. 양쪽 스캔에서 BMD를 비교하기 전에 L1을 제외하고 비교해야 한다. BMD와 면적 측정의 차이를 주목한다.

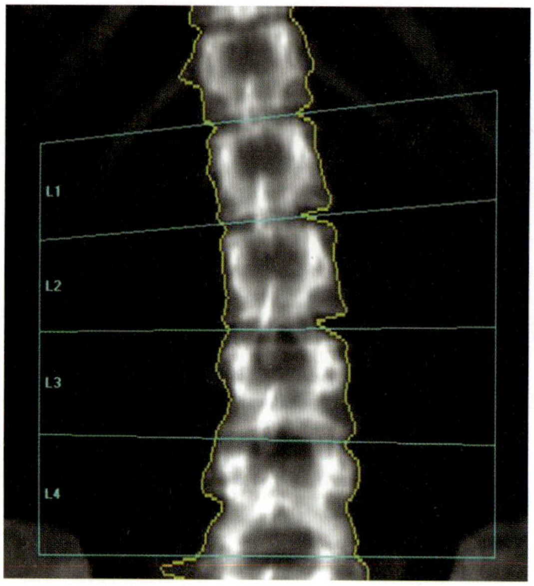


**그림 15-23** 척추옆굽음증에서의 DXA 척추 후 · 전방향 스캔과 척추옆굽음 분석기법.

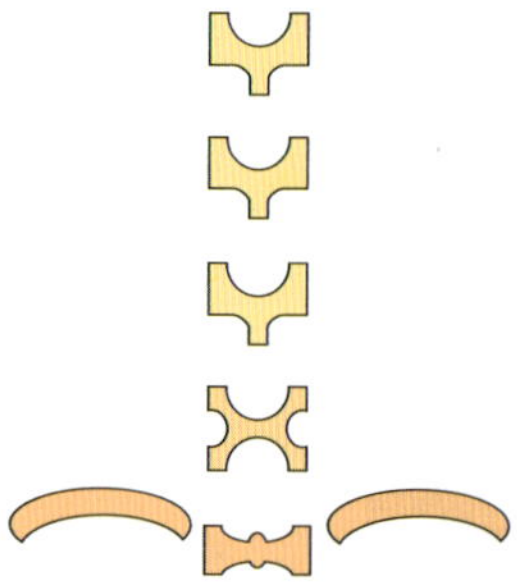

**그림 15-24** DXA 척추 전 · 후방향 스캔에서 보이는 전형적인 L1~L5의 모양과 엉덩뼈능선과의 관계.

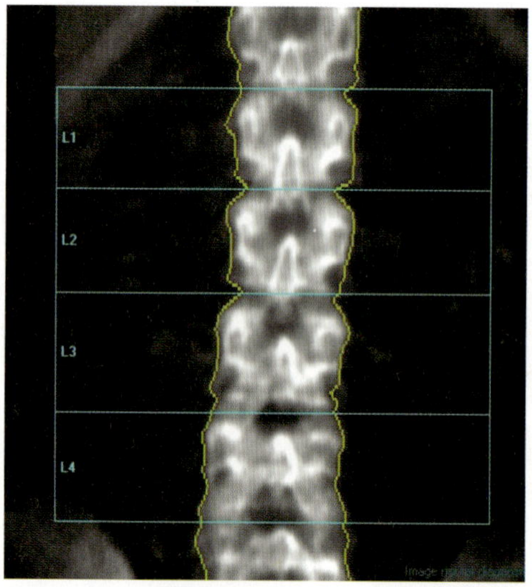


**그림 15-25 6개의 허리뼈.** 척추 위치 파악은 모양에 따라 아래쪽에서 위쪽으로 진행한다.

4. 허리뼈 후 · 전방향 스캔이미지에는 일반 허리뼈영상과 달리 독특한 형태의 뒤 척추뼈몸통 구조물이 보인다. 이러한 모양은 척추간 표식 위치를 구분하는 데 사용될 수 있다. 퇴행성 질환이 척추사이구멍을 가릴 경우, 이러한 모양이 척추위치를 파악하는 데 도움을 줄 수 있다. L1, L2, L3는 U자 모양이고, L4는 H 또는 X자 모양으로 "발"이 있는 것처럼 보인다. L5는 개에게 던져주는 뼈모양이다(그림 15-24). 또 도움이 될 만한 것으로 L3가 전형적으로 가장 넓은 가로돌기를 가지고 있다는 점이다. L1, L2, L3는 대략 높이가 같다. L4는 다른 것보다 약간 높은 반면에 L5는 가장 낮다. 엉덩뼈능선은 주로 L4~L5 척추사이구멍 높이에 위치한다.
5. 소수의 환자들은 흔히 보는 5개가 아닌 4개나 6개의 허리뼈를 가지고 있다. 전형적인 모양으로 L4와 L5 위치를 파악한 뒤 위쪽으로 세어서 위치를 정할 수 있다(그림 15-25). 아래쪽에서 위쪽으로 척추를 세면 BMD를 높이는 방향으로 작용한다. 또한 BMD를 심각하게 낮출 수 있는 갈비뼈가 없는 T12를 포함시키는 것을 피할 수 있다. 이렇게 하면 BMD가 떨어진 것을 보수적으로 판단하게 된다.
6. 꼭 필요하지 않으면 뼈 가장자리나 각도를 수정하지 않아야 하고 척추간 표식도 움직이지 않아야 한다. 이러한 것들은 추적검사에서 쉽게 재현할 수 있도록 해야 한다. 프로토콜에 변화가 있을 때는 꼭 기록을 해야 한다.
7. 환자가 테이블에 바로 누웠는지 머리나 발끝쪽에서 확인한다. 바로 누웠는데도 스캔에서 척추가 바르지 않을 경우 이미지를 똑바로 얻기 위해 환자의 몸을 비틀지 않아야 한다. 이렇게 비정상적인 자세는 추적검사에서 재현이 어렵기 때문이다. 자세를 바꾸려 하지 말고, 그냥 '환자가 테이블에 바로 누웠다'라고만 기록에 남겨야 한다.

8. 다리 자세잡기용 블럭의 목적은 앞굽음을 감소시키고, 척추사이구멍을 열고, 피사체-영상수용체 거리(OID)를 감소시키기 위한 것이다. 따라서 추적검사를 할 때 다리 자세잡기용 블럭의 높이를 일관되게 유지하는 것이 중요하다. 그러므로 블럭의 높이를 기록으로 남겨야 한다.
9. 좋은 허리뼈 후·전방향 촬영(그림 15-22 A)을 위해서 다음 사항을 점검한다.
   - 척추가 똑바르게 스캔영역의 중앙에 위치한다. 척추옆굽음증이 있는 환자는 척추 양옆으로 같은 양의 연부조직이 있도록 한다.
   - 스캔에는 엉덩뼈능선 일부와 T12의 절반을 포함한다. 나머지 갈비뼈들을 포함시킬 수 있을 경우 포함시킨다.
   - 촬영 부위에는 외적인 인공물이 없어야 한다.
   - 척추간 표식이 적절하게 위치해야 한다.
   - 척추 위치를 확인할 수 있어야 한다.
   - 뼈 가장자리가 정확해야 한다.

## 몸쪽 넙다리뼈

엉덩관절 스캔은 아마도 가장 중요한 검사일 것이다. 왜냐하면 이 검사가 엉덩관절 골절의 가장 좋은 예측법이고, 엉덩관절 골절은 취약골절 중 가장 큰 손상을 입히기 때문이다. 척추스캔과 비교하여 엉덩관절스캔은 해부학적 변이가 많고, 작은 관심영역으로 인해 적절하고 정확한 검사가 어렵다. 다음 사항들은 엉덩관절 DXA 스캔의 자세잡기, 결과 분석, 스캔결과의 타당성을 평가하는 데 도움을 줄 수 있다.

1. 누운 자세에서 넙다리뼈목(femoral neck)이 테이블 윗면과 평행하고 X선과는 수직이 되도록 엉덩관절을 15~25° 정도 안쪽으로 회전시킨다. 작은돌기가 작아지고 아주 조금만 보이면(또는 보이지 않으면) 회전이 잘 된 것이다. 크고 뾰족하게 작은돌기가 보이면 회전이 적절하지 않음을 뜻한다 (그림 15-21 B, C 참조). 그러나, 환자의 해부학적 구조가 항상 교과서에 있는 것처럼 되지는 않는다. 어떤 환자는 작은돌기가 돌출되어 있을 수 있는데 이 때는 넙다리뼈목이 궁둥뼈(ischium)와 겹치지 않고 골반뼈와 적절하게 분리되어 보이면 회전이 잘 된 것으로 볼 수 있다. 이렇게 자세가 좋으면 넙다리뼈목에 관심영역을 적절하게 위치시킬 수 있다. 모든 스캐너에는 자세잡기용 도구들이 구비되어 있는데 제조사의 지침에 따라 사용해야 한다.
2. 넙다리뼈몸통(femoral shaft)은 똑바르게 놓여 테이블의 긴축과 평행해야 한다.
3. 어떤 환자는 궁둥뼈와 넙다리뼈목 사이에 공간이 적거나 거의 없다. 또 어떤 경우는 궁둥뼈의 일부가 넙다리뼈목과 겹쳐 있어 그 결과 BMC가 상승하고 넙다리뼈목의 BMD도 인위적으로 상승한다(그림 15-26). 이 경우는 궁둥뼈(골반)가 회전되었기 때문에 발생한다. 따라서 환자의 자세를 다시 잡아야 한다. 그래도 문제가 해결되지 않으면 궁둥뼈와 넙다리뼈목이 분리될 때까지 다리를 약간 과도하게 벌리게 한다. 기초검사에서 했던 모든 것은 기록으로 남겨 추적검사에서도 똑같이 재현해야 한다.

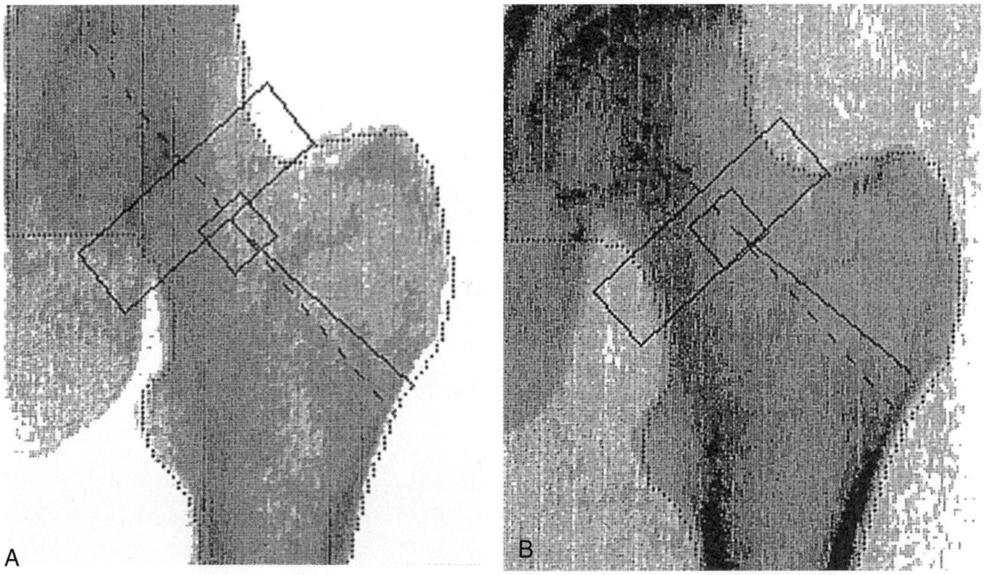

A B

**그림 15-26 A,** 궁둥뼈를 제거하기 위한 소프트웨어 도구를 사용했음에도 불구하고 넙다리뼈목 관심영역 밑에 궁둥뼈가 보인다. BMD를 증가시켜 BMC는 증가한다. **B,** 같은 환자가 1년 뒤 추적검사를 위해 자세를 잡았다. 좁은 궁둥뼈폭으로 표시된 것처럼 골반은 더 이상 회전되지 않는다. 넙다리뼈목과 궁둥뼈 사이에 적절한 공간이 있고, 넙다리뼈목 관심영역밑에 궁둥뼈가 보이지 않는다. A는 좋지 않은 골반 자세이다. B에서 환자는 골반을 편평하게 눕는다. 이러한 2개 스캔은 골밀도 감소을 비교에 사용될 수 없다. B 스캔을 새로운 기초검사로 사용하고 다음의 추적검사에서 동일한 자세로 비교해야 한다.

4. 시간경과에 따른 몸쪽 넙다리뼈의 BMD 변화를 보기 위해서는 추적검사에서 이전의 촬영자세를 정확하게 재현해야 하고, 넙다리뼈목의 관심영역 각도도 동일해야 한다(그림 15-21). 따라서 기초검사와 추적검사에서 다음 사항들을 점검해야 한다.
   - 작은돌기는 크기와 모양이 똑같아야 한다. 그렇지 않다면, 엉덩관절을 돌리게 한다. 엉덩관절에 회전을 더 시키면 작은돌기가 작아져 보이게 된다.
   - 넙다리뼈목은 같은 정도로 벌려야(abduction) 한다. 상황에 맞춰 벌림이나 모음(adduction)의 정도를 조정한다.
   - 넙다리뼈목의 관심영역은 중앙선에 수직이 되도록 자동으로 놓인다. 따라서 중앙선이 각 스캔에서 같은 각도를 유지해야 한다. 만약 그렇지 않으면 자세를 다시 잡아야 한다. 자세 때문이 아니라면 제조사의 지침에 따라 적절하게 소프트웨어를 조정해야 한다.
5. 제조사는 자세를 다시 잡지 않고 동시에 양쪽 엉덩관절을 스캔할 수 있는 소프트웨어도 제공한다. 그러나, 척추옆굽음증, 편측 위약을 유발할 수 있는 질환(예: 소아마비나 뇌경색), 또는 편측의 엉덩관절 골관절염은 왼쪽-오른쪽 차이를 유발할 수 있다. 만약 관절염이 있다면, 심하지 않은 쪽 엉덩관절을 검사해야 한다. 왜냐하면 관절염은 안쪽 엉덩관절의 밀도를 증가시키고 넙다리뼈목의 길이를 짧게 할 수 있기 때문이다(그림 15-27). 편측 질환이 있는 경우에는 질환이 없는 쪽을 검사한다. 골절이 있거나 엉덩관절치환술을 한 경우는 검사를 하면 안 된다. 항상 가장 낮은 관심영역에 있는 값을 보고하는 것이 중요하다.
6. 매우 야위거나 비만 또는 매우 낮은 골량을 가진 환자는 기술적용에 한계가 있다. 이러한 문제들로 인해 뼈 가장자리를 제대로 감지하지 못하거나 영상이 얼룩덜룩한 모양으로 보이게 된다. 야윈 사람은 빠른 속도를 사용하고 비만인 사람은 느린 속도를 사용하다. 뼈 가장자리를 제대로 감지하지 못하면 면적을 검토하고 비교해야 한다. 삼각부위(ward triangle)가 매우 크게 보이거나 작은돌기가 매우 작게 보이면 뼈 가장자리를 제대로 감지하지 못한 것을 의미한다. 장비 지침서에는 이러한 문제들을 적절하게 다루고 있지 않을 수 있기 때문에 제조사에 해결방법을 문의해야 하는 경우도 있다. 만약 환자가 DXA 엉덩관절 스캔에 적합하지 않다고 생각된다면, 의사는 DXA나 다른 검사방법을 이용해서 다른 부위에서의 검사를 제안할 수도 있다.
7. 최적의 DXA 엉덩관절 스캔(그림 15-21 A)을 위해 기본적으로 다음 사항들을 점검해야 한다.
   - 작은돌기가 작고 둥글거나 거의 보이지 않는다.
   - 넙다리뼈의 중앙선이 스캔의 바깥 가장자리와 평행하다.
   - 궁둥뼈와 넙다리뼈목 사이에 적절한 공간이 있다.
   - 넙다리뼈목을 통한 중앙선이 적절하게 놓여 넙다리뼈목 관심영역이 적절한 각도를 이룬다.
   - 스캔 영역의 몸쪽, 먼쪽, 가쪽의 가장자리가 적절하다.
   - GE Lunar 스캔에서는 검사부위에 공기가 없어야 한다.

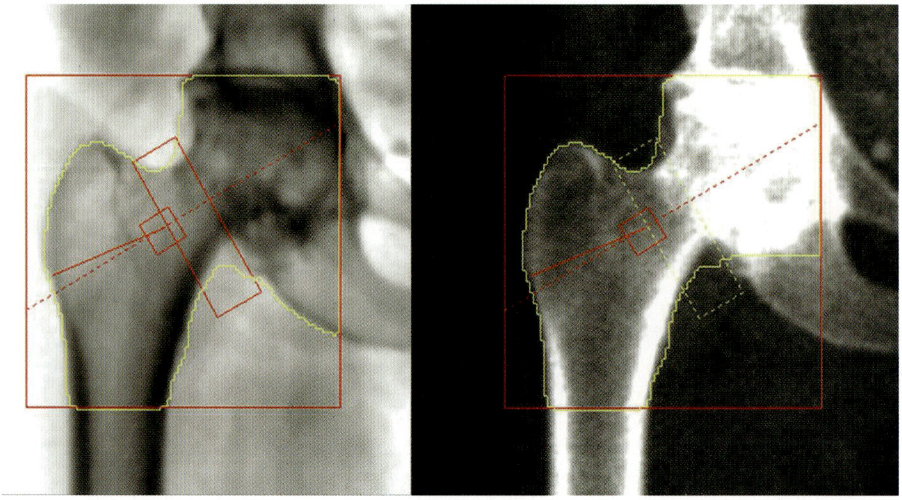

**그림 15-27** 엉덩관절 관절염. 안쪽 엉덩관절의 밀도가 증가되고, 넙다리뼈목의 길이가 짧아진 것에 주목한다. 이러한 경우에는 촬영자의 개입이 필요할 수도 있다. 자세잡기에 어려움이 있고 관절염이 있는 것을 환자 기록지에 기록해야 한다.

골밀도 측정 Bone Densitometry

## 몸쪽 아래팔

DXA 아래팔 스캔에는 2가지 중요한 관심영역이 있는데 콜리스 골절(Colles fracture)이 흔하게 생기는 초원위부(ultradistal region)와 아래팔 중간부위의 치밀뼈를 주로 측정하는 ⅓지점(one-third or 33% region)이다(표 15-1). 자뼈(ulna)도 길이 측정과 분석에 이용할 수 있지만 노뼈(radius)의 결과만 보고한다. 다음 사항은 아래팔 DXA 검사의 자세잡기, 검사, 분석, 스캔의 유용성 평가에 도움을 줄 수 있다.

1. 잘 사용하지 않는 아래팔을 스캔한다. 왜냐하면 자주 사용하는 팔보다 BMD가 약간 낮을 것으로 생각되기 때문이다. 골절 과거력이 있거나 내부에 금속 삽입 또는 관절염으로 심한 변형이 있는 팔은 스캔하면 안 된다. 만약 양쪽 팔이 모두 검사에 부적합하다면 다른 검사부위를 고려해야 한다.
2. 시간이 지나도 일관성을 유지하기 위해 동일한 의자를 사용해야 한다. 의자는 등받이가 있어야 하지만 바퀴나 팔걸이는 없어야 한다. 의자의 선택은 제조사마다 다르다.
3. 기초검사를 할 때 아래팔은 제조사의 지침에 따라 측정해야 한다. 자뼈는 붓돌기(styloid process)에서부터 팔꿈치머리(olecranon process)까지 측정한다. 이것의 먼쪽 ⅓은 33% 관심영역에 사용된다. 스캔마다 같은 해부학적 위치에 먼쪽 ⅓을 위치시키기 위해 기초검사 상황을 기록하고 추적검사에서 사용해야 한다. 새로운 장비와 자동화된 소프트웨어에서는 그러한 정보를 측정하거나 저장할 필요가 더 이상 없다. 스캔의 출발과 끝나는 지점을 결정하기 위한 지시사항을 정확하게 따라야 한다(그림 15-28 A). 흔하게 마주하는 문제로 몸쪽으로의 스캔이 너무 짧으면 ⅓지점을 적절하게 위치시키는 것이 불가능해진다.
4. 아래팔은 똑바르게 스캔영역의 중앙에 위치해야 한다(그림 15-28 A). 자세잡기용 도구들은 정확히 사용해야 한다. Hologic 스캐너는 유일하게 스캔 영역에 적절한 양의 공기가 포함되어야 한다. 연부조직은 자뼈와 노뼈를 감싸야 하고 자뼈쪽에 몇 개의 공기에 의한 줄이 있어야 한다. 만약 아래팔이 넓다면 수동으로 스캔영역을 넓게 설정해서 적절한 공기를 포함시켜야 한다.
5. 움직임은 아래팔검사에서 흔하게 발생하는 문제이다(그림 15-28 A). 환자는 편한 자세를 취해 검사 도중 팔이 움직이지 않도록 해야 한다. 손과 몸쪽 아래팔은 띠나 테이프를 이용해서 스캔영역 바깥에서 고정할 수 있다. 움직임을 최소화하기 위해 검사 도중에는 불필요한 대화를 삼간다.



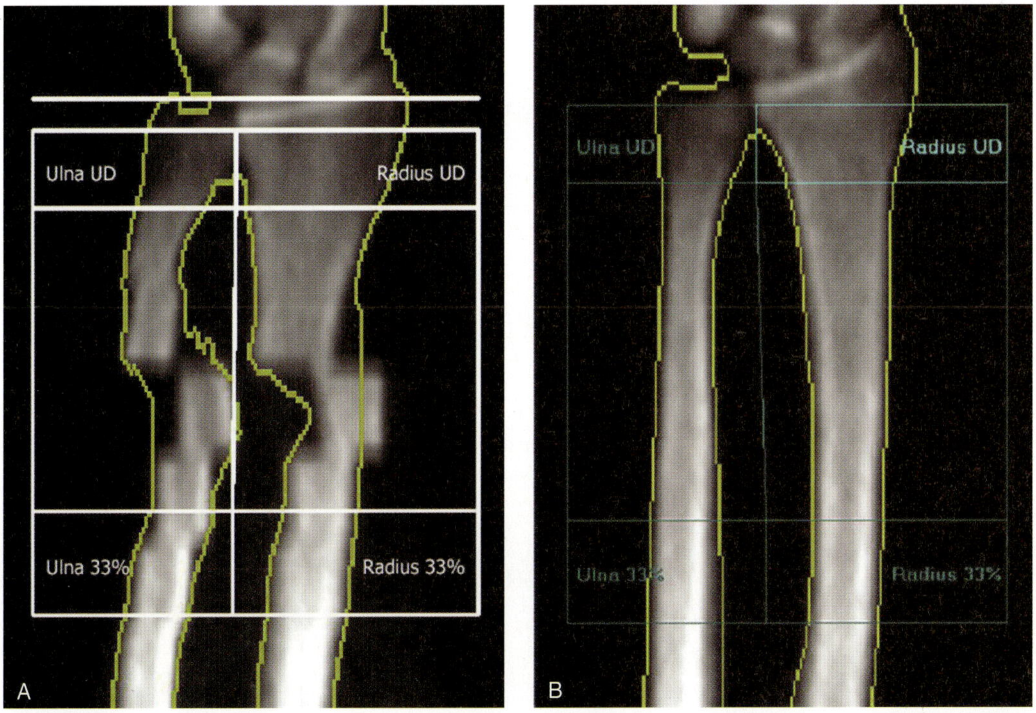


**그림 15-28 DXA 아래팔 스캔. A,** DXA 아래팔 스캔은 몇 가지 자세잡기와 검사 실수를 보여준다. 아래팔은 바르지 않거나 스캔영역의 중앙에 위치하지 않는다. 또한 몸쪽 노뼈와 자뼈에 움직임이 생겼다. **B,** 이 스캔은 좋은 자세잡기와 스캔 영상 획득 및 스캔 분석을 보여준다.

6. 먼쪽 노뼈의 관심영역은 노뼈의 종판(end plate) 바로 아래 위치시킨다. 이 위치는 추적검사에서 쉽게 재현할 수 있기 때문이다. 초원위 노뼈는 BMD가 낮아 뼈 가장자리 감지에 문제가 생길 수 있다. 필요하다면 뼈 가장자리를 수동으로 수정해야 한다. 기초검사와 추적검사에서 적절한 해석, 비교, 시간에 따른 변화를 위해 뼈 가장자리가 정확하게 일치해야 한다.
7. 최적의 DXA 아래팔스캔(그림 15-28 B)을 위해 기본적으로 다음 사항을 점검해야 한다.
   - 아래팔은 똑바르게 스캔영역의 가운데 위치한다.
   - 적절한 양의 연부조직과 공기를 포함한다.
   - 움직임이 없어야 한다.
   - 스캔영역의 몸쪽과 먼쪽이 적절하게 위치해야 한다.
   - 뼈 가장자리는 적절하고 일관성 있게 유지되어야 한다.
   - 스캔영역에 인공물이 없어야 한다.

## 다른 골밀도 측정 기술들

### 중축골 측정법

QCT는 잘 확립된 방법으로 횡단면 CT 이미지를 이용한다. 이것은 QCT 소프트웨어와 뼈무기질 참조표준이 설치된 상업용 스캐너로부터 얻어진다. QCT는 해면뼈와 치밀뼈의 BMD를 분리해서 측정할 수 있고, 실제 용적 골밀도(g/cm$^3$)를 제공할 수 있는 독특한 기능을 가지고 있다. 척추의 QCT는 척추골절 위험도와 노화에 의한 골밀도 감소를 판단하기 위해서 척추뼈몸통의 해면뼈를 측정하는 데 사용한다. 또한 골다공증과 다른 대사성질환, 치료에 대한 추적검사에도 사용된다(그림 15-29). 현재 QCT는 엉덩관절의 BMD 측정과 해면뼈 구조를 분석하기 위한 고해상도의 3D 이미지를 만드는 데에도 사용하고 있다.

허리뼈 측방향 DXA스캔(lateral lumbar spine DXA scan)은 C-arm을 가진 스캐너를 이용해서 누운 자세에서 시행한다(그림 15-13). 측방향자세 스캔은 고정식 팔을 가진 스캐너로 측정한다. 척추 측방향 DXA는 바깥쪽의 치밀뼈 일부를 제거하고 안쪽의 해면뼈를 정확하게 측정할 수 있다. 해면뼈는 초기에 골밀도 감소가 나타나고 치료에 더 반응을 잘한다(그림 15-10 참조). 그러나 척추 측방향 DXA는 종종 갈비뼈와 엉덩뼈능선이 척추몸통과 겹치고, 척추 후·전방향 DXA보다 정밀도도 나쁘다. 따라서 측방향 DXA는 임상에서 널리 사용하지 않는다.

척추골절평가(vertebral fracture assessment, VFA)는 측방향 투사에서 척추를 형태학적으로 살펴보는 것을 아우르는 용어다. 즉, 허리뼈와 등뼈의 모양을 보고 척추몸통의 골절로 인한 변형이 있는지를 살펴보는 것이다. 이중에너지 척추평가(dual energy vertebral assessment, DVA), 측방향 척추평가(lateral vertebral assessment, LVA), 즉각적 척추분석(instant vertebral analysis, IVA), 방사선학적 척추평가(radiologic vertebral assessment,

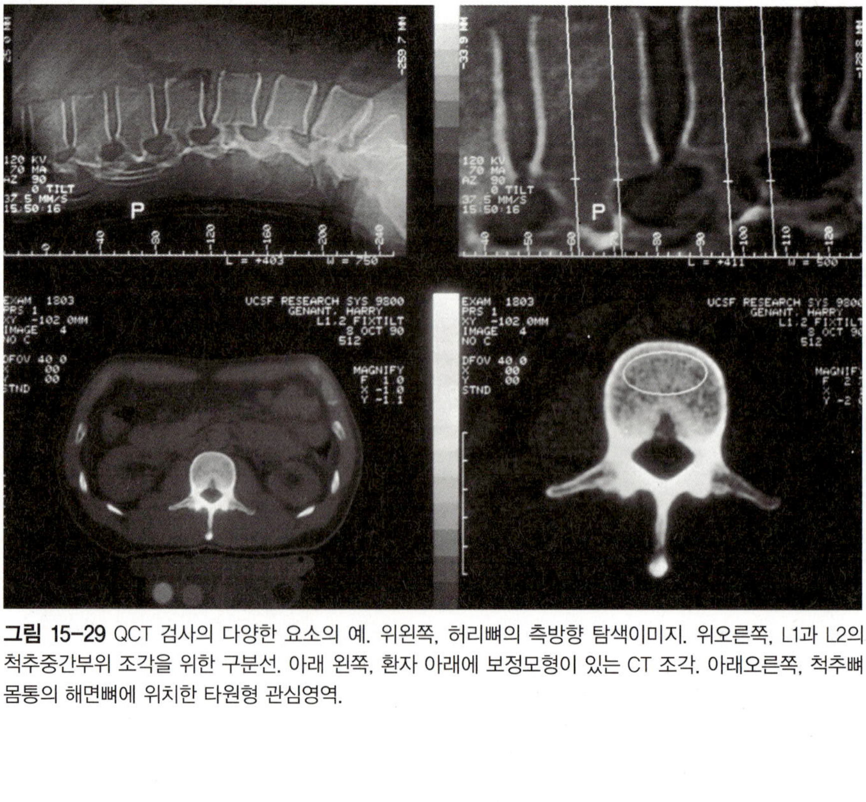

**그림 15-29** QCT 검사의 다양한 요소의 예. 위왼쪽, 허리뼈의 측방향 탐색이미지. 위오른쪽, L1과 L2의 척추중간부위 조각을 위한 구분선. 아래 왼쪽, 환자 아래에 보정모형이 있는 CT 조각. 아래오른쪽, 척추뼈몸통의 해면뼈에 위치한 타원형 관심영역.

RVA)는 모두 동의어이다. 골밀도 측정장비 제조사들은 이미지나 스캔기능과 해석을 향상시키는 그들만의 고유한 방법을 고안했다. 이미지는 이중방사선 흡수법과 단일방사선 흡수법으로 얻는다. 2가지 방법 모두 비슷하다.

전통적인 척추 측방향 촬영과 비교하여 VFA는 허리뼈와 등뼈를 하나의 연속 이미지로 보여줄 수 있다. 이러한 기능은 의사가 비정상적인 척추의 위치를 파악하는 데 도움을 준다. 후 · 전방향 이미지도 VFA 연구에 포함시킬 수 있다. 척추몸통을 정확하게 보여주기 위해 환자의 척추는 될 수 있는 한 바른 자세를 유지해야 한다.

후 · 전방향 촬영은 인공물과 척추옆굽음증 같은 변형을 발견하는 데 도움을 준다. 척추옆굽음증은 VFA에서 가장 커다란 문제를 야기하고, 심지어 분석을 할 수 없도록 할 수도 있다. 또한 VFA 검사 시 환자는 측방향 촬영의 1/100에 해당하는 방사선에 노출된다. 환자가 사전에 척추골절에 대한 X선 촬영을 하지 않았다면 VFA를 DXA 검사의 부수적인 검사로 시행할 수 있다. 하지만 일반적인 척추 X선 촬영은 척추의 이상을 보는 데 여전히 대표적인 방법이다.

VFA는 T4~L5까지의 등뼈와 허리뼈의 측방향 단에너지 흡수법(영상만 얻기 위해)이나 이중에너지 흡수법(영상과 BMD를 얻기 위해)을 사용한다(그림 15-30). 영상은 취약골절(추가적인 척추골절의 강력한 위험인자)을 의미하는 척추 모양의 이상을 발견하는 데 사용한다. 그림 15-30의 위쪽 구석에 있는 그림은 Genant grading system이다. 세로줄은 골절의 유형을 보여주고, 가로줄은 심각한 정도를 나타낸다. 심한 골절을 발견하는 것은 쉽고, 중간 정도의 골절도 비교적 쉬우나, 약한 변형은 그것이 정상인지, 문제가 시작되고 있는지 결정하기가 어렵다. VFA는 훈련받은 의사가 스캔모니터에 있는 영상을 보면서 해석해야 한다(그림 15-31).



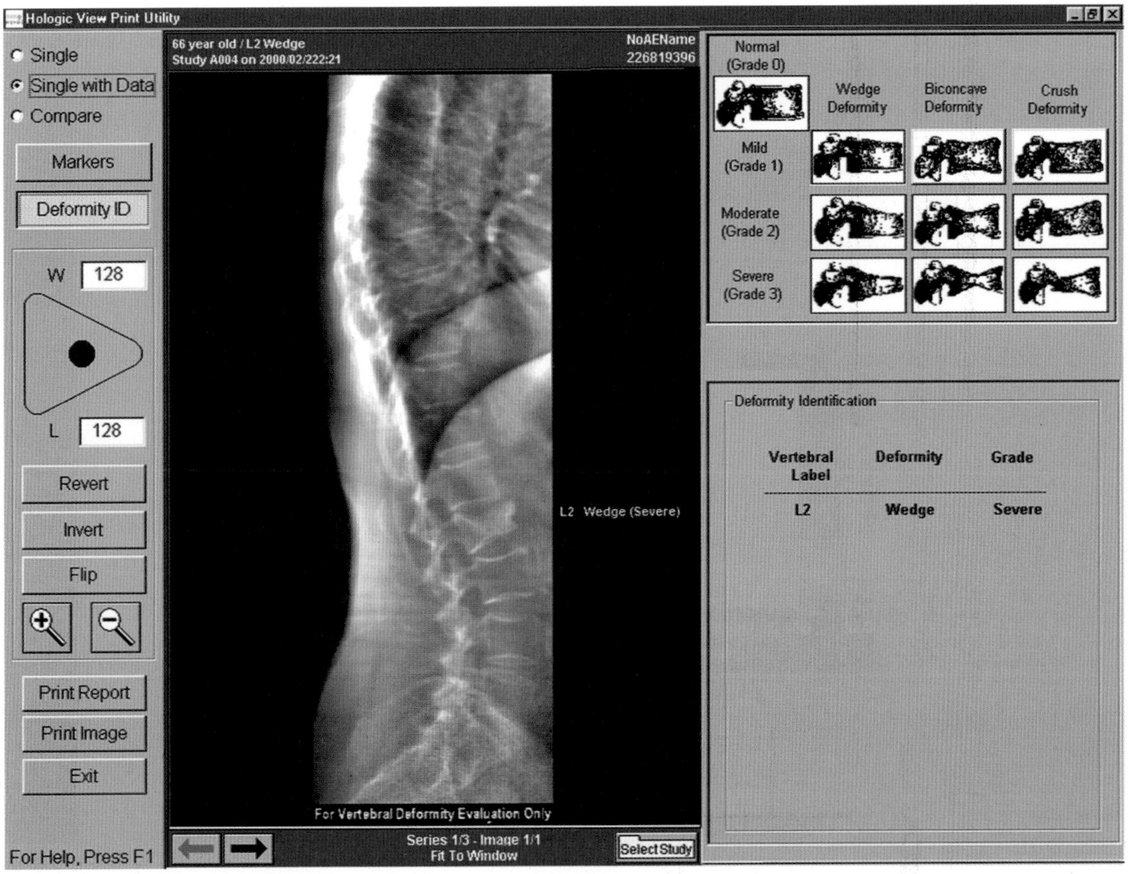


**그림 15-30** 척추몸통 모양 이상을 찾기 위한 형태학적 X선 흡수법 스캔. 위 오른쪽 구석에 Genant grading system이 있다.

(Courtesy Hologic, Inc, Bedford, MA.)

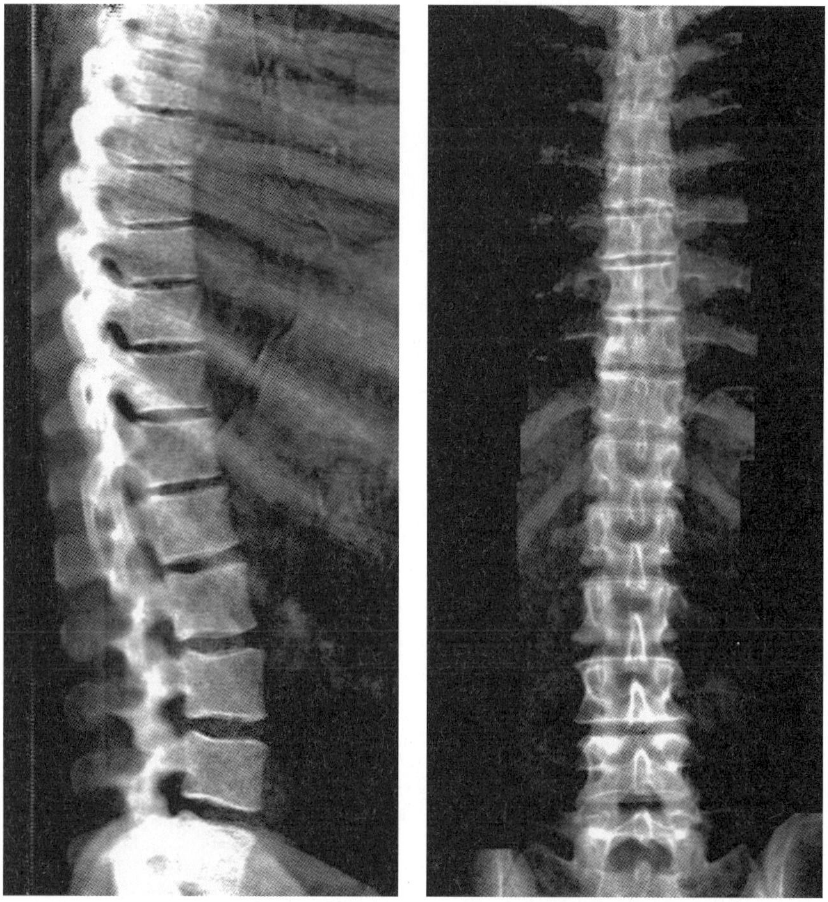

그림 15-31 Dual VFA.

### 전신스캐너와 체성분

전신 DXA는 전신과 신체 일부(예: 팔, 다리, 몸통)의 골량(예: 면적, BMC, BMD)과 체성분(body composition)을 측정한다. 체성분은 지방과 제지방체중(fat-free mass)(BMC를 포함 또는 불포함)을 gram이나 % fat 단위로 측정할 수 있다(그림 15-32). 아래팔과 다리의 뼈를 구분하기 위해서는 세심하게 자세를 잡아야 한다. 비만인 환자는 신체가 스캔영역에 맞지 않아 문제가 생길 수 있다. 관심영역은 제조사의 지침에 따라 신중하게 위치시켜야 한다. 제거할 수 없는 내부 또는 외부의 인공물도 흔하다. 그러한 인공물의 효과는 크기, 밀도, 위치에 따라 다르다. 엉덩관절치환술에 사용된 기구들은 얇은 결혼반지보다 더 큰 영향을 미친다. 각각의 DXA 검사실은 모든 환자의 검사와 해석에 일관성이 있도록 문서화된 절차를 가지고 있어야 한다. 전신 DXA 자료는 에너지 소비와 저장, 단백질양, 골격계의 무기질 상태, 상대적 수화상태(hydration state)의 연구에 유용하다. 이러한 측정들은 골다공증 치료, 비만과 체중변화, 지방 분포, 당뇨의 연구와 임상실험에 사용되고 있다. 임상에서 전신 DXA 스캔은 소아, 운동선수와 저체중질환(예: 신경성 식욕부진증)을 가진 환자에서의 체지방 분석에 일상적으로 사용된다.

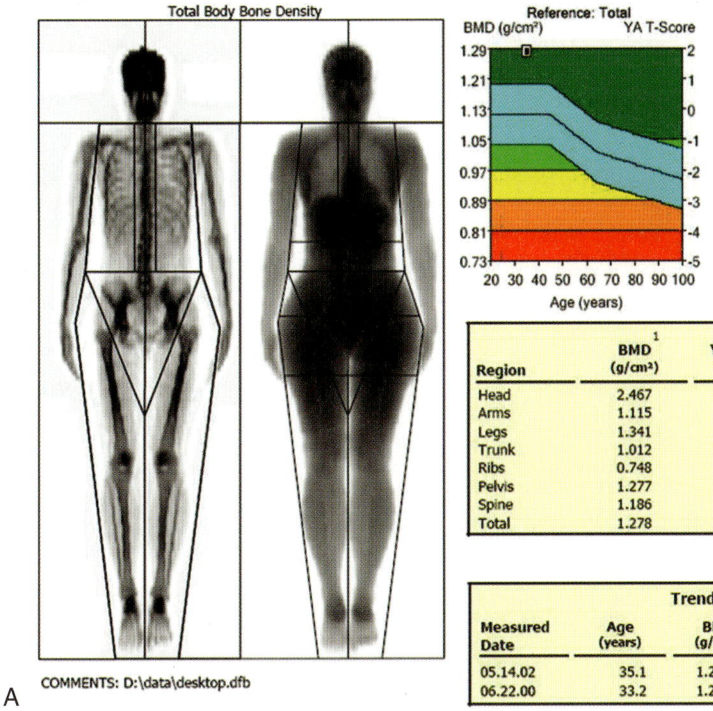


| Region | BMD[1] (g/cm²) | Young-Adult[2] T-Score | Age-Matched[3] Z-Score |
|---|---|---|---|
| Head | 2.467 | - | - |
| Arms | 1.115 | - | - |
| Legs | 1.341 | - | - |
| Trunk | 1.012 | - | - |
| Ribs | 0.748 | - | - |
| Pelvis | 1.277 | - | - |
| Spine | 1.186 | - | - |
| Total | 1.278 | 1.9 | 2.1 |

**Trend: Total**

| Measured Date | Age (years) | BMD[1] (g/cm²) | Change vs Baseline (%) | Change vs Baseline (%/yr) |
|---|---|---|---|---|
| 05.14.02 | 35.1 | 1.278 | 0.0 | 0.0 |
| 06.22.00 | 33.2 | 1.278 | baseline | baseline |

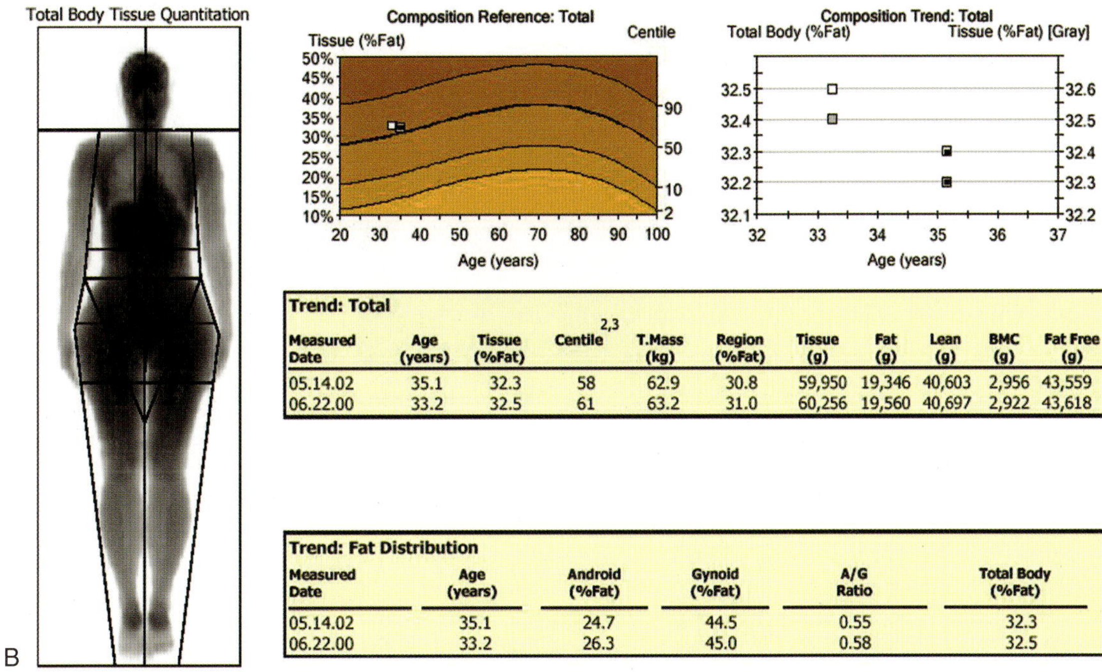


**Trend: Total**

| Measured Date | Age (years) | Tissue (%Fat) | Centile[2,3] | T.Mass (kg) | Region (%Fat) | Tissue (g) | Fat (g) | Lean (g) | BMC (g) | Fat Free (g) |
|---|---|---|---|---|---|---|---|---|---|---|
| 05.14.02 | 35.1 | 32.3 | 58 | 62.9 | 30.8 | 59,950 | 19,346 | 40,603 | 2,956 | 43,559 |
| 06.22.00 | 33.2 | 32.5 | 61 | 63.2 | 31.0 | 60,256 | 19,560 | 40,697 | 2,922 | 43,618 |

**Trend: Fat Distribution**

| Measured Date | Age (years) | Android (%Fat) | Gynoid (%Fat) | A/G Ratio | Total Body (%Fat) |
|---|---|---|---|---|---|
| 05.14.02 | 35.1 | 24.7 | 44.5 | 0.55 | 32.3 |
| 06.22.00 | 33.2 | 26.3 | 45.0 | 0.58 | 32.5 |

**그림 15–32 A,** 전신 체성분의 출력물을 보여주는 Hologic DXA 전신스캔. **B,** 체지방 비율(% Fat)도 보인다.

### 엉덩관절 긴축 길이

뼈 무기질 측정 이외에도 DXA는 엉덩관절의 기하학적 측정을 위해서 사용될 수 있다. 넙다리뼈목의 긴축을 따라 큰돌기 기저부에서부터 안쪽 골반테두리까지의 거리인 엉덩관절 긴축 길이(hip axis length, HAL)는 엉덩관절의 골절을 예측하는데 단독으로 사용할 수 있다. 골다공증 골절 연구에서 HAL이 1SD(대략 6mm) 증가하면 엉덩관절 골절이 약 2배 증가한다. 현재 HAL은 주로 연구에 사용된다. 미래에는 HAL의 임상적 유용성이 밝혀져 골절 위험도를 평가하는 데 사용되기를 기대한다.

### 소아와 청소년에서의 소아건강평가 (5~19세 사이의 소년과 소녀들)

소아와 청소년에서 골다공증 진단을 골밀도 측정만으로 판단해서는 안 된다. 임상적으로 의미있는 골절력과 낮은 BMC 또는 BMD가 있어야 한다. 임상적으로 의미있는 골절력은 다음 중 1개 이상에 해당되는 경우이다.

- 다리의 긴뼈 골절
- 척추의 압박골절
- 팔에서 2개 이상의 긴뼈 골절

낮은 BMC 또는 BMD는 나이, 성별, 신체크기에 맞춰 수정된 Z-score가 −2.0 이하인 경우를 말한다. T-score는 사용하지 않는다.

기술적으로 용이하다면 모든 환자는 척추와 total body less head(TBLH) BMC와 areal BMD를 측정해야 한다. 엉덩관절(전체 엉덩관절과 몸쪽 넙다리뼈)은 성장하는 소아에서는 변화가 다양하고 관심영역의 재현성이 별로 없어 측정할 만한 장소가 아니다. 근육의 경축으로 인해 환자 자세잡기가 어렵다면 DXA 검사를 하지 말아야 한다(그림 15-33) (ISCD 2007 Position Statements).

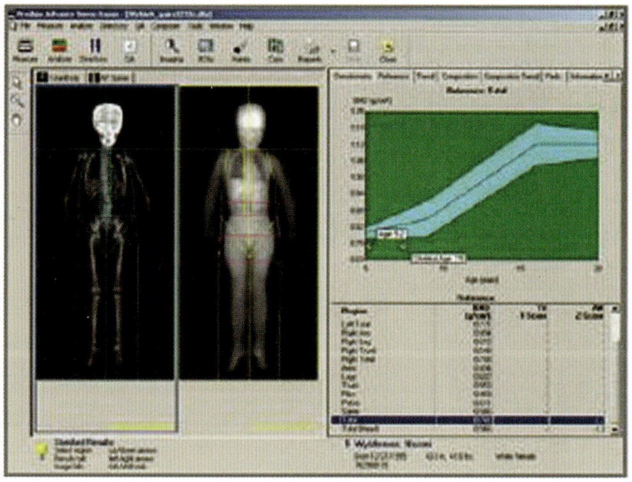

**그림 15-33** 소아의 BMD와 연부조직 평가.

## 말단부 골밀도 측정법

말단부 골밀도 측정은 손, 아래팔, 뒤꿈치, 정강뼈에서 시행한다. 다른 장소는 조사 중이다. 스캐너는 더 작아서(어떤 것은 이동이 가능하다), 전통적인 DXA보다 대중적이고 더 저렴하다. 말단부 골밀도 측정은 취약골절의 전반적 위험도를 중앙부위 골격과 같은 정도로 예측할 수 있다. 하지만 일반적으로 치료 효과의 추적검사에서는 잘 사용하지 않는다.

방사선 흡수법(radiographic absorptiometry)은 초기 골밀도 측정기술을 현대화한 것이다. 디지털 방사선 흡수법은 손의 방사선촬영을 이용하여 이것을 스캔하여 컴퓨터로 보낸다(그림 15-34 A). 관심영역을 손바닥뼈의 디지털화된 영상에 위치시키면 추정 BMD가 계산된다(그림 15-34 B).

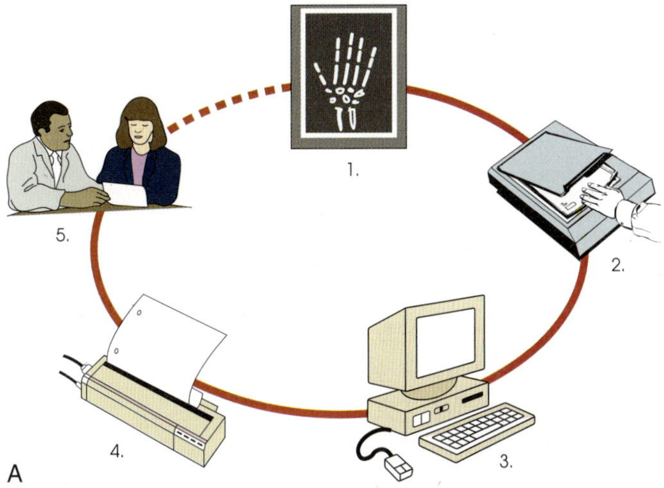


A

**Selected Measurement**

| | |
|---|---|
| Date of recording | 1/28/01 |
| Est. BMD | 0.480 g/cm² |
| T-Score | -2.18 |
| Z-Score | -2.51 |
| T-Score (% of H.Y.A) | 82 |
| Z-Score (%) | 81 |
| Porosity (1-19) | 8.2 |

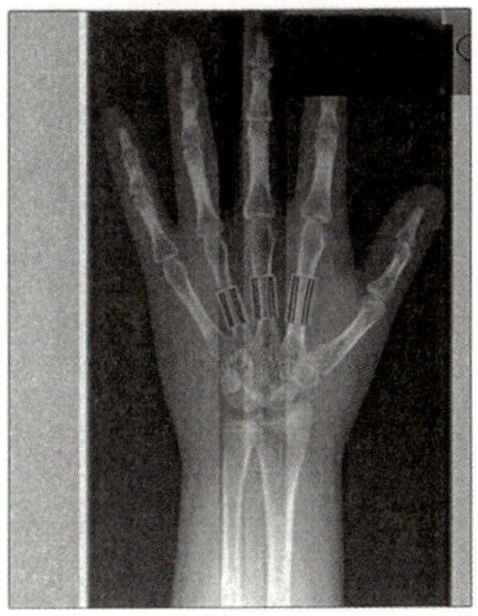

B

**그림 15-34 디지털 BMD 추정을 위한 Pronosco X-posure System. A,** 표준 손 영상을 얻고, 디지털화, 환자정보 입력, 출력물 받기, 환자와 결과 이야기하기의 5단계를 보여준다. **B,** 손바닥뼈에 자동 관심영역 위치, 추정 BMD, T-score와 Z-score, 독특한 골다공증 측정을 보여주는 보고서 일부분.

(Courtesy Pronosco A/S, Vedbaek, Denmark.)

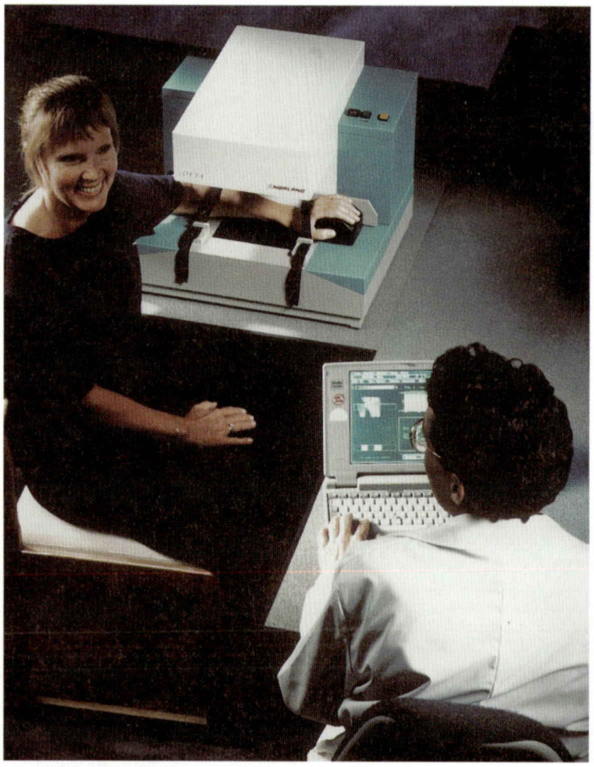

**그림 15-35** Norland model peripheral DEXA가 손목의 말단부 골밀도 측정을 하고 있다.

(Courtesy Norland, Inc, Ft. Atkinson, WI.)

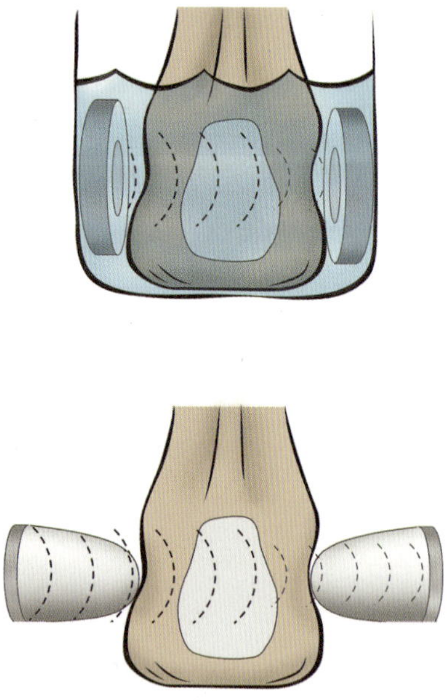

**그림 15-36** 뒤꿈치의 QUS는 접촉매질로 물을 사용하거나 (위) 탐촉자에 젤을 바르는 dry system이다(아래).

(Courtesy GE Lunar, Madison, WI.)

단에너지 X선 흡수법, 말단부 골밀도 측정법, 말단부 QCT는 얇고 쉽게 투과되는 말단부 골격 검사를 위해 DXA 또는 QCT를 수정한 것이다. 대부분 스캐너는 손목(그림 15-35)이나 뒤꿈치를 측정한다.

뒤꿈치의 QUS에서 초음파는 물, 젤, 또는 알코올(dry system)을 접촉매질로 사용해서 발꿈치뼈(calcaneus)를 측방향으로 관통한다. 초음파 속도가 증가할수록 감쇄가 증가하고, 정상뼈의 감쇄가 골다공증보다 더 많다. 이러한 뼈와 초음파의 성질로 인해 광대역 초음파 감쇄(broadband ultrasound attenuation, BUA)와 소리속도(speed of sound, SOS) 같은 QUS 변수들을 평가할 수 있다. BUA, SOS와 이 두 변수의 특별한 조합(예: 강성)은 탄성도, 강도, 골절위험도와 같은 뼈의 역학적 성질들을 알려준다. 뒤꿈치에서의 QUS 측정은 퇴행성 변화로 DXA 척추스캔을 할 수 없는 노인에게서 척추골절의 좋은 예측변수로 사용할 수 있다. 조사 중인 다른 측정 장소들에는 손가락, 정강뼈, 엉덩뼈능선, 척추뼈고리와 가시돌기, 넙다리뼈목과 큰돌기가 있다.

## 골절위험 모델

FRAX tool은 환자의 골절위험을 평가하기 위해서 WHO가 개발하였다. 이것은 임상적 위험요소와 넙다리뼈목의 BMD와 연관된 위험요소들을 통합한 개개인의 환자모델에 기반을 두고 있다. FRAX 알고리즘은 골절에 대한 10년 간 확률을 제공한다. FRAX tool과 다른 골절 위험모델들은 의사가 누구(특히, 골량이 낮은 환자들)를 치료할지 결정하는 데 도움을 준다. 하지만 골절 예측모델은 각각의 환자를 관리하는 데 있어서 신중하게 사용하여야 한다(www.shef.ac.uf/FRAX/).

## 결론

골밀도 측정의 주 목적은 골절이 발생하기 전에 골다공증 진단을 하기 위한 것이다. 골다공증은 예방과 치료가 가능한 질환이기 때문이다. 골다공증 위험이 걱정되는 환자는 의사를 만나 검사를 의뢰해야 한다.

엉덩관절과 척추에 대한 골밀도검사는 가장 널리 이용되는 것이지만 더 간단하고 비싸지 않은 엉덩관절에 대한 골밀도검사도 이용할 수 있다. 검사를 수행하는 촬영자는 장비의 질관리, 환자의 검사자세, 검사, 결과 해석에 대하여 적절히 교육을 받아야 한다. 왜냐하면 이러한 교육이 정확한 골밀도 측정을 가능하게 하기 때문이다.

골다공증의 치료와 그에 따라 예상되는 변화를 잘 알고 있으면 측정결과의 기술적인 부분을 평가하는 데 중요한 도움이 된다. 검사를 마치기 전에 환자의 과거력을 알아보고 결과도 입력해야 한다. 촬영자는 환자를 마주하기 때문에 최일선의 교육자이다. 하지만 기술은 끊임없이 변하므로 촬영자들은 관련 산업의 변화를 예의주시하고 흐름을 놓치지 말아야 한다.

## 용어정의

**가느다란 빔 조사야**(pencil-beam collimation) 가느다란 X선 빔을 만들기 위해 원형 핀홀 X선 조리개를 사용한 DXA 시스템으로 1개의 감지기만 있다. 신체의 긴축을 따라 구불구불하게 움직이므로 스캔시간이 상대적으로 오래 걸리지만 중심에서 약간 벗어나도 기하학적 변형을 유발하지 않는다.

**감산기법**(subtraction technique) 골밀도가 순수하게 뼈만 기여할 수 있도록 연부조직 기여분을 제거하는 것.

**골감소증**(osteopenia/low bone mass) 골량의 감소로 골다공증으로 발전될 위험이 증가한다. WHO 기준에 의하면 BMD의 T-score가 -1에서 -2.5 사이이다.

**골다공증**(Osteoporosis) 골밀도 감소와 뼈구조의 퇴화가 특징인 전신적 골질환으로 골절에 대한 취약성이 증가된다. WHO 기준에 의하면 BMD의 T-score가 -2.5 이하인 경우이다.

**골량**(bone mass) 골에 들어 있는 무기질 양의 일반적 용어를 의미한다.

**골밀도**(bone mineral density, BMD) 관심영역의 단위 면적당 뼈 무기질 측정치.

**골밀도 측정**(bone densitometry) 특정 부위나 전신의 골량과 골밀도를 측정하는 과학이다.

**골반 삼각부위**(ward triangle) 넙다리뼈 목과 큰돌기의 경계에 있는 몸쪽 넙다리뼈의 한 부분으로 낮은 골밀도를 가진다.

**관심영역**(regions of interest, ROI) 골밀도 스캔 후 BMD를 계산하고자 표시한 부위. 수동으로 그릴 수도 있고 소프트웨어에서 자동으로 그려주기도 한다.

**교차보정**(cross-calibration) 교차보정은 처음 장비와 새로운 장비 사이의 평균 BMD 관계와 최소한의 의미있는 변화(LSC)를 계산하기 위해 필요하다.

**단광자감마선측정**(single photon absorptiometry, SPA) 아래팔의 골밀도 측정을 하는 옛날 방법으로 1개의 방사선 동위원소 선원을 사용한다. 단에너지 방사선 흡수법으로 대체되었다.

**단에너지 방사선 흡수법**(single energy x-ray absorptiometry, SXA) 말단부의 골밀도 측정법으로 단에너지 X선원과 연부조직감쇄 효과를 적절하게 하기 위해 물과 같은 외부 매개체를 사용한다. 장비는 DXA보다 작고 작동이 쉽다.

**말단부 이중방사선 흡수법**(peripheral dual energy x-ray absorptiometry, pDXA) 말단부 골격만 측정하기 위해 고안된 DXA로 전통적인 DXA보다 작고 작동하기 쉽다.

**말단부 정량적 전산화 단층촬영**(peripheral quantitative computed tomography, pQCT) 말단부 골격, 주로 아래팔의 골밀도를 측정하기 위한 전용 QCT 시스템.

**방사선 계측법**(radiogrammetry) 골밀도 감소를 측정하는 옛날 방법으로 작은 해면뼈의 바깥 직경과 안쪽 수질의 직경을 비교한다. 주로 손가락이나 손바닥뼈에서 사용되었다.

**방사선 흡수법**(radiographic absorptiometry, RA) 손의 X선 밀도를 알려진 표준과 눈으로 비교하는 방법이다.

**부갑상샘기능항진증**(hyperparathyroidism) 혈액내 과도한 칼슘 때문에 부갑상샘호르몬(PTH)이 과다분비되어 발생하는 질환. 해면뼈보다는 치밀뼈에 더 많은 영향을 준다.

**부채형 빔 조사야**(array-beam collimation) 좁은 슬릿의 X선 조리개와 여러 개의 감지기를 사용하는 DXA 시스템이다. 한쪽 방향으로만 움직일 수 있어 스캔시간을 줄일 수 있고, 누운 자세에서 척추 측방향 스캔을 할 수 있다. 바깥 가장자리에 약간의 기하학적 변형이 생기므로 촬영물체의 중심을 세심하게 맞춰야 한다.

**불일치**(discordance) 한 환자에서 어떤 부위는 T-score가 골다공증을 시사하나 다른 부위에서는 그렇지 않거나 어떤 검사법에서는 골다공증을 시사하나 다른 검사법에서는 그렇지 않은 경우를 말한다.

**뼈곁돌기증**(osteophytosis) 기계적 스트레스로 인한 퇴행성 관절질환으로 척추의 골밀도 측정시 실제 값보다 증가시킨다.

**뼈모세포**(osteoblasts) 골흡수로 생긴 구멍에 새로운 뼈를 만들어 채우는 세포.

**뼈 무기질 양(bone mineral content, BMC)** 관심영역 전체 면적의 뼈 무기질 측정치.

**뼈연화증(osteomalacia)** 골질환으로 다양한 정도의 석회화가 되지 않은 골성기질이 특징이다.

**뼈재형성(bone remodeling)** 뼈파괴세포가 뼈흡수를 한 후 뼈모세포가 뼈형성을 하는 과정. 뼈흡수와 뼈형성의 상대적인 속도가 골량의 증가, 안정, 감소를 결정한다.

**뼈파괴세포(osteoclasts)** 오래된 뼈를 부수고 제거하는 세포로 결과적으로 뼈에 구멍을 만든다.

**생화학적 표식(biochemical markers)** 골형성 또는 골흡수의 정도를 알기 위한 혈액검사와 소변검사이다.

**섬광계수기(scintillation counter)** 방사선을 감지하기 위한 광전자증배관을 가지고 있는 계수기.

**성인 스프루(adult sprue)** 글루텐(밀단백질)에 대한 과민반응이 특징인 질병이다.

**시버트(Sieverts, Sv)** 환자에 도달하는 유효선량. 골밀도 측정에서는 마이크로시버트(μSv) 단위로 측정된다.

**양광자감마선측정(dual photon absorptiometry, DPA)** 2가지 다른 에너지를 가지는 광자를 방출하는 방사선 동위원소를 이용하여 엉덩관절 또는 척추의 골밀도 측정법으로 더 이상 사용되지 않는다. 현재는 DXA로 대체되었다.

**엉덩관절 긴축길이(hip axis length, HAL)** 넙다리뼈목의 긴축을 따라서 큰돌기 기저부에서부터 안쪽 골반가장자리(inner pelvic brim)까지의 거리이다. 엉덩관절 골절 위험의 독립적인 지표이다.

**연속 스캔(serial scans)** 골밀도 변화를 보기 위해 주로 12, 18 또는 24개월 후에 시행하는 스캔. 같은 기계로 하는 것이 가장 좋지만 처음에 촬영했던 기계와 동일하게 보정된 새로운 장비로 촬영을 할 수도 있다.

**용적 골밀도(volumetric density)** 면적이 아닌 실제 3D 부피로 나누어 구한 골밀도.

**원발성 골다공증(primary osteoporosis)** 기저질환에 의한 것이 아닌 골다공증으로 유형 I 또는 II로 분류한다.

**유형 II 골다공증(type II osteoporosis)** 노화와 관련된 원발성 골다공증.

**유형 I 골다공증(type I osteoporosis)** 폐경과 관련된 원발성 골다공증.

**이중 방사선 흡수법(dual energy x-ray absorptiometry, DXA)** 골밀도 측정법 중의 하나로 2개의 다른 에너지를 가지는 X선원을 사용한다. 정확도와 정밀도가 좋고 기본적으로 어떤 해부학적 구조물이라도 촬영이 가능해 가장 널리 사용되는 방법이다.

**이차성 골다공증(secondary osteoporosis)** 기저질환으로 인한 골다공증.

**장기적 질관리(longitudinal quality control)** 제조자가 정의한 과정으로 환자가 보정이 잘 되었고 적절하게 작동하는 기계에서 검사를 받고 있는 것을 보증하기 위해 꾸준히 해야 하는 과정이다. 문제가 있다면 해결될 때까지 검사를 연기해야 한다.

**정량적 전산화 단층촬영(quantitative computed tomography, QCT)** 골밀도를 정량적 CT를 이용해 측정하는 시스템으로 용적 골밀도 측정, 해면뼈와 치밀뼈 분리가 가능하다. 주로 척추나 아래팔에서 측정하고 가끔 엉덩관절에서도 시행한다.

**정량적 초음파(quantitative ultrasound, QUS)** 초음파를 이용해서 뼈의 기계적 특성을 정량적으로 측정하는 방법. 결과는 광대역 초음파 감쇄(broadband ultrasound attenuation, BUA)와 소리속도(speed of sound, SOS)가 있다. 앞의 2개를 비표준화되고 특허받은 수학적 방법으로 조합한 강성(stiffness) 또는 정량적 초음파 지수(quantitative ultrasound index, QUI)로 보고된다. 전리방사선을 사용 없이 전반적 또는 척추골절의 위험도를 예측할 수 있고 주로 발꿈치뼈에서 측정한다.

**즉각적 척추분석(instant vertebral analysis, IVA)** 방사선학적 척추평가(radiologic vertebral assessment, RVA)는 모두 동의어이다.

**참조집단(reference population)** 각각의 나이에서 평균 골밀도와 표준편차를 정하기 위해 성별이 일치하는 지역사회의 대규모 집단으로 T-score와 Z-score의 참조기준으로 사용된다. 인종과 체중을 일치시킬 수도 있다.

**척추골절평가(vertebral fracture assessment, VFA)** 척추 측방향 촬영에서 형태학적으로 척추를 살피는 것을 아우르는 용어. 이중에너지 척추평가(Dual energy vertebral assessment, DVA), 측방향 척추평가(lateral vertebral assessment, LVA) 등이 있다.

**척추뒤굽음증(kyphosis)** 등뼈가 뒤쪽으로 과도한 굽이를 보이는 것으로 노부인의 혹(dowager's hump)이라고 불리기도 한다.

**체성분(body composition)** 전신 DXA 검사로부터 얻어지는 결과이다. 전신과 선택한 신체부분의 제지방체중(g), 체지방 퍼센트(% Fat), 골밀도를 알 수 있다.

**최대 골량(peak bone mass)** 최대 골량은 30~35세 사이에 주로 도달한다. 모집단의 평균 최대 골량은 T-score의 기준으로 사용된다.

**최소한의 의미있는 변화(least significant change, LSC)** 통계적으로 실

제 변화가 있다고 할 수 있는 골밀도 변화량.

**취약골절**(fragility fractures) 낮은 골량으로 인해 발생하는 비외상성 골절로 엉덩관절, 척추, 손목, 몸쪽 위팔뼈 또는 갈비뼈에 잘 발생한다.

**치밀뼈**(cortical bone) 모든 뼈와 긴뼈 간의 빽빽하고 조밀한 바깥 껍질. 하중을 지탱하고, 구부림과 비틀림을 견디고, 골격계 질량의 80%를 차지한다.

**투사기법**(projectional or areal technique) 3D 물체를 2D로 나타낸 것.

**특징 비교**(compare feature) 기초검사의 관심영역 크기와 위치를 복사하여 추적검사에 사용하는 DXA의 소프트웨어.

**퍼센트 변동계수**(percent coefficient of variation, %CV) 평균에 상관없이 다른 자료 사이의 표준편차를 비교하는 통계. 정밀도도 평가할 수 있다. SD÷mean×100으로 계산한다. %CV가 작을수록 더 정밀한 것이다.

**평균**(mean or average) 자료의 합을 자료의 개수로 나누어 준 값.

**표준편차**(standard deviation, SD) 평균 주위로 자료값들이 흩어진 정도를 평가하는 것.

**표준화된** BMD(standardized BMD, sBMD) 다른 제조회사의 골밀도와 비교하기 위해 수학적 공식을 통해 변환한 값. BMD와 구분하기 위해 mg/cm2 단위를 사용한다.

**해면뼈**(trabecular bone) 뼈 안에 있는 연약한 격자모양의 구조로 뼈에 추가적인 무게 증가를 유발하지 않고 강도를 증가시킨다. 척추, 엉덩관절, 발꿈치뼈가 압축력을 지탱하게 해주고 먼쪽 노뼈와 같은 긴뼈의 끝 부분에서도 발견된다.

**형태학적 방사선 흡수법**(morphometric x-ray absorptiometry, MXA) 척추의 형태로부터 이상이나 골절을 발견하기 위해 단에너지 또는 이중에너지 흡수법을 이용한 등뼈와 허리뼈의 측방향 스캔.

ALARA(as low as reasonably achievable, **합리적으로 달성할 수 있는 한 낮게**) 환자의 방사선 노출을 최소한의 합리적인 양으로 줄이기 위한 원칙이다.

FRAX(Fracture risk assessment tool) WHO가 개발한 골절위험도 평가도구.

HIPAA(The American Health Insurance Portability and Accountability Act of 1996) 건강계획, 의사, 병원, 다른 건강관리제공자들이 따라야 하는 규정 일람표이다.

Shewhart Control Chart rules 전통적인 질관리 규칙으로 비슷한 값들의 평균과 표준편차에 자료값을 비교하는 것을 기반으로 한다.

T-score 성별이 일치하는 젊은 정상 성인의 최대 골량의 평균 BMD에서 환자의 BMD가 떨어진 정도를 표준편차의 개수로 나타낸 수치.

total body less head(TBLH) 전신스캔에서 머리를 제외한 분석.

Z-score 성별과 나이가 일치하는 참조집단의 평균과 비교하여 환자의 BMD가 얼마나 떨어졌는지를 표준편차의 개수로 나타낸 수치.

## 정보 제공과 설명을 위한 자료

American College of Radiology: ACR standard for the performance of adult dual or single x-ray absorptiometry(DXA/pDXA/SXA). Contact the Standards & Accreditation Department, American College of Radiology, 1891 Preston White Drive, Reston, VA 22091.

American Registry of Radiologic Technologists: Provides a postprimary examination leading to a certificate of added qualifications in bone densitometry. For details, see the Examinee handbook for bone densitometry. Contact the American Registry of Radiologic Technologists, 1255 Northland Drive, St Paul, MN 55120-1155. Website: www.arrt.org.

American Society of Radiologic Technologists: Approved elective curriculum in bone densitometry for radiography programs. Contact the American Society of Radiologic Technologists, 15000 Central Avenue SE, Albuquerque, NM 87123. Website: www. asrt.org.

International Society for Clinical Densitometry: Certification courses, annual and regional meetings, continuing education, newsletter, Journal of Clinical Densitometry, and website with links to Official Positions and Pediatric Official Positions. Contact International Society for Clinical Densitometry, 342 North Main Street, West Hartford, CT 06117-2507. Website: www.iscd.org.

Mindways.com.

National Osteoporosis Foundation: Excellent source of osteoporosis information and educational materials for technologists, physicians, and patients. Contact the National Osteoporosis Foundation, 1232 22nd Street NW, Washington, DC 20037-1292. Website: www.nof.org.

Scanner manufacturers: source for technologist instruction and answers to scanner-specific application questions. Refer to the operator's manual for contact information.

StrongerBones.org.

Surgeon General's Report. Website: www.surgeongeneral.gov.

## 참고문헌


Blunt BA et al: Good clinical practice and audits for dual x-ray absorptiometry and x-ray imaging laboratories and quality assurance centers involved in clinical drug trials, private practice, and research. J Clin Densitometry 1:323, 1998.

FRAX: WHO Fracture Risk Assessment tool. Available at: http://www.shef.ac.uk/FRAX/. Accessed August 27, 2009.

International Society for Clinical Densitometry: Official positions, Available at: www.iscd.org/Visitors/positions/OfficialPositi-onsPowerPoint.cfm. Accessed August 16, 2009.

National Institutes of Health Cons-ensus Development Panel on Osteo-porosis Prevention, Diagnosis, and Therapy: Osteoporosis prevention, diagnosis, and therapy. JAMA 285:785, 2001.

National Osteoporosis Foundation. Available at: www.nof.org. Acces-sed August 27, 2009.

National Osteoporosis Foundation physician's guide. Washington, DC, 1998, National Osteoporosis Foundation.

# 16 외상시 영상촬영

## TRAUMA RADIOGRAPHY

### 학습목적

외상시 영상촬영을 수행하기 위해서 진단목적에 일치되도록 외상 환자의 해부학 및 병리학적 특징을 숙지하고, 진단가치가 높은 영상을 획득하기 위하여 외상부위별 검사절차와 검사법을 익히며, 구체적으로 외상촬영 자세, 환자 자세 고려사항, 영상구조 등을 학습한다.

### 학습목표

1. 외상 환자의 유형과 해부학 및 병리학적 특징을 설명할 수 있다.
2. 외상 환자의 영상촬영 시 우선적 고려사항들을 설명할 수 있다.
3. 외상시 영상촬영의 모범적 행위들을 설명할 수 있다.
4. 외상시 영상촬영과정들을 설명할 수 있다.
5. 외상 환자의 부위별 영상촬영방법을 기술적 고려를 통하여 실시할 수 있다.

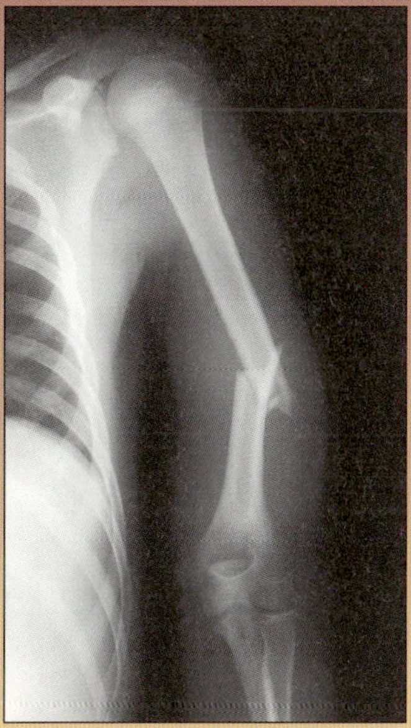

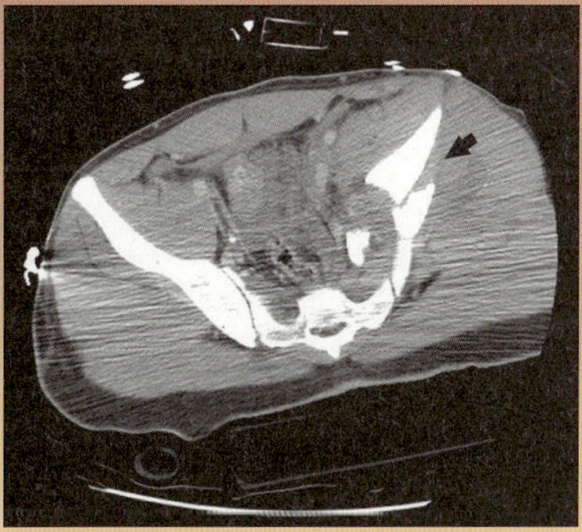

## 서론

외상(trauma)은 사고 또는 폭력에 의해 발생한 몸의 심각한 부상 또는 상해로 정의한다. 외상을 입은 경우 즉각적이고 특별한 치료가 필요하다. 이것은 주로 응급실(emergency department, ED)이라고 하는 특별한 구역에서 수행된다. 응급실에서는 의사들과 많은 간호사들이 전문적으로 외상치료를 하는데 외상 사고 시 발생하는 손상을 진단하기 위하여 영상전문가는 반드시 필요하고, 이 분야에 대한 추가적인 연구도 필요하다. 외상시 영상촬영법은 충분히 준비된 영상전문가에게는 도전할 가치가 있는 분야지만 준비가 되지 않은 사람들은 응급실에서 보게 되는 무수한 외상 환자들에게 겁을 먹고 스트레스를 받게 될 수 있다. 외상 환자 검사 시 영상의 질을 높이기 위해서는 적절한 촬영과 전문적인 영상촬영을 위한 준비를 해야 한다.

외상시 촬영에 대한 준비를 하기 위해서는 가장 흔한 외상, 가장 흔하게 부상을 당하는 집단, 외상치료를 하는 시설의 형태, 외상 환자들을 촬영하기 위해 특별히 고안된 장비, 응급실 진료팀의 일원으로서 방사선사의 역할, 외상 환자에서 흔하게 이루어지는 영상촬영들과 같은 사항들을 이해해야 한다. 이 장은 외상 환자를 다루는 모든 영상전문가들의 기술과 자신감을 향상시키기 위해 필요한 정보들을 제공해 줄 것이다.

## 외상 통계

외상에 의한 부상은 모든 연령대의 사람들에게 일어날 수 있다. 그림 16-1은 연령과 성별에 따른 외상 발생률로 중증외상 환자 등록자료인 American College of Surgeons' National Trauma Database(NTDB) 2008년 연례보고서 자료이다. 이 자료는 400개 이상 병원에서 모은 300만 건 이상의 기록이 포함되어 있고 미국 전역에서 모은 것이다. 이 자료를 보면 대부분의 외상 환자들은 10대부터 성년 초기의 남성들이다. 그림 16-2를 보면 원인에 따른 외상의 발생률로 가장 흔한 원인은 자동차 사고(motor vehicle accidents, MVAs)임을 알 수 있다. 총기사고는 밑에서 두 번째지만 2008년 NTDB에서 총기사고는 가장 사망률이 높은 것으로 보고하고 있다. 이 자료들을 통해 가장 흔한 외상 환자들과 사고 원인을 알 수 있기 때문에 응급실 근무를 할 방사선사들은 다양한 원인에 의한 다양한 연령대의 환자들을 다룰 수 있는 준비를 반드시 해야만 한다.

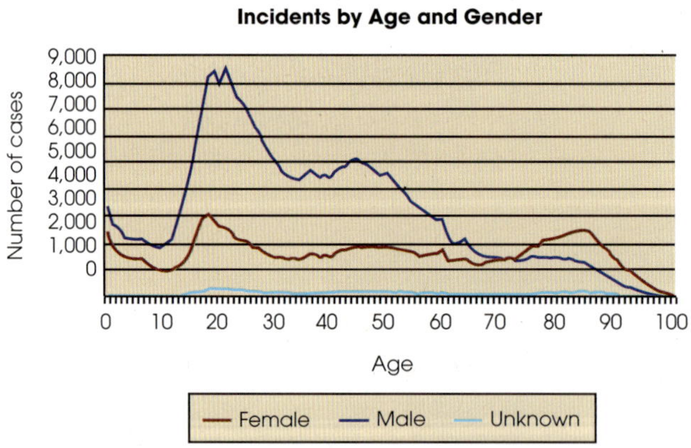


**그림 16-1** NTDB 연례보고서, 2008년, 나이와 성별에 따른 외상 발생률을 볼 수 있다.

(Reprinted by permission of the American College of Surgeons.)

대형병원에서 시골의 작은 의원까지 다양한 종류의 시설들이 응급환자 치료를 제공하고 있다. 외상센터(trauma center)라는 용어는 미국 외상의사협회(the American College of Surgeons Commission on Trauma)에서 정의한 응급치료의 특별한 단계를 말한다. 여기에는 치료의 네 가지 단계가 정의되어 있다. 단계 I은 가장 포괄적이고, 단계 IV는 가장 기초적이다. 단계 I 센터는 일반적으로 대학병원, 연구기관 또는 대형병원이다. 여기서는 하루 24시간 영상촬영을 할 수 있고 가장 포괄적인 응급치료를 제공한다. 그리고 모든 전문과목 의사들이 24시간 진료 가능하다. 또한 방사선사도 24시간 촬영 가능하다. 단계 II 센터는 단계 I 센터와 비슷한 치료들이 모두 가능하지만 연구기관이 아니거나 교육병원이 아니라는 점이 다르다. 그리고 몇 개 전문과목은 의사가 없을 수도 있다. 단계 III 센터는 일반적으로 단계 I 또는 II 치료가 불가능한 작은 중소도시에 위치한다. 단계 III 센터는 모든 전문과목이 있지 않고 심폐소생, 안정, 환자평가를 하여 더 큰 외상센터로 후송하기 위해 준비하는 곳이다. 단계 IV 센터는 병원이 아닐 수도 있으며 오히려 클리닉이나 외래 환자만 받는 곳이다. 이 시설들은 인반적으로 작은 부상들을 치료하고 안정을 위한 서비스를 제공하고 더 심각한 부상일 경우 더 큰 외상센터를 주선해 준다.

가해진 힘, 관통력, 폭발력, 열(blunt, penetrating, explosive, and heat)을 포함한 몇 가지 형태의 외력이 부상을 일으킨다. 가해진 힘에 의한 부상의 예는 MVAs로, 여기에는 자동차 사고와 보행자와의 충돌, 낙상, 가중폭행이 포함된다. 관통력에 의한 부상에는 총기 발포에 의한 상처(gunshot wounds, GSWs), 자상, 이물질 삼킴이나 흡인 등이 있다. 폭발성 외상은 압력충격파, 고속 발사체, 화상을 포함한 몇 가지 기전에 의한 손상이다. 화상은 불, 증기와 뜨거운 물, 화학물질, 전기, 동상과 같은 다양한 원인에 의해 일어난다.



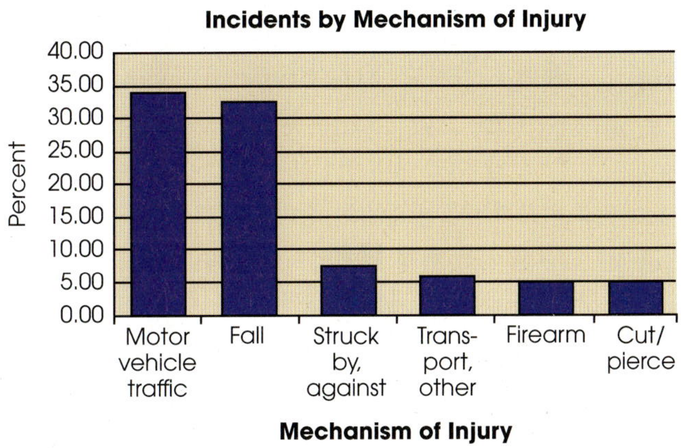


**그림 16–2** NTDB 연례보고서, 2008년, 외상 기전에 따른 환자 수를 볼 수 있다.

(Reprinted by permission of the American College of Surgeons.)

## 우선 고려사항

### 특수장비

시간은 외상 환자의 치료에서 아주 중요한 요소이다. 진단적 영상을 얻는 데 필요한 시간을 최소화하기 위해서 많은 응급실들이 응급실 내나 가까운 곳에 전용 촬영장비를 갖추고 있다. 외상 환자의 촬영 시 환자의 움직임은 최소화해야 한다. 이렇게 하려면 X선과 영상수용체에 더 많은 조작을 해야 한다. 특별한 외상 환자 촬영시스템을 사용하면 유용한데 이 시스템은 X선관과 영상수용체 조작이 유연하도록 설계되어 있다(그림 16-3). 이렇게 특별한 시스템은 촬영하는 동안 부상당한 환자의 움직임을 최소화하는 데 도움이 된다. 추가적으로 어떤 응급실은 영상수용체를 고정하고 움직일 수 있는 거치대가 설치된 특별한 침대나 들것도 구비하고 있다. 이러한 형태의 들것은 이동식 장비를 이용하여 촬영할 수 있게 해주고, 외상을 입은 환자를 촬영테이블로 옮겨야 하는 상황과 옮길 때 생길 수 있는 위험을 방지해 준다.

컴퓨터 단층촬영(CT)은 외상 환자의 검사에 널리 사용된다. 많은 경우 CT는 제일 처음으로 하는 영상검사이고, 현재는 거의 촬영 즉시 영상을 얻을 수 있다. CT의 가장 큰 논란은 바로 방사선 노출이 일반촬영보다 높다는 점이다. 방사선 노출이 적은 일반 촬영으로도 진단이 가능함에도 불구하고 CT 검사가 따로 시행되고 있는 것이 주 논란의 이유이다. 그렇지만, 이동식 촬영이 필요한 경우가 종종 발생한다. 고위험 환자나 부상으로 인해 좋은 일반촬영 영상을 얻기 힘들 때는 CT 검사를 제일 먼저 할 수도 있다.

응급의학과에서는 많은 환자들이 촬영테이블로 이동할 수 없을 정도의 상태거나 너무 심한 부상으로 치료를 중단할 수 없기 때문이다. 따라서 외상 환자를 촬영하는 방사선사들은 신체의 어떤 부위라도 이동식 촬영을 할 수 있어야 하고, 부수적인 장비들(예: 상수용체, air-gap technique)을 사용하여 좋은 질의 영상을 얻을 수 있어야 한다.

C자 모양 때문에 흔히 C-arm이라고 부르는 이동식 투시장비는 응급실에서 흔히 볼 수 있다. C-arm은 골절된 뼈를 다시 맞출 때, 팔다리에 있는 이물질의 위치를 파악할 때, 그리고 빠진 관절을 다시 넣을 때 사용된다(그림 16-4).

새롭게 등장하는 영상 기술들은 외상촬영에 상당한 영향을 줄 수 있는 잠재력을 가지고 있다. Statscan[Lodox Systems(Pty), Ltd.]은 환자를 움직이지 않고 약 13초 이내 전신을 촬영할 수 있는 비교적 새롭게 등장한 장비이다(그림 16-5~16-7). 현재 세계적으로 대략 17대가 있다. 이것은 가격이 대략 45만 달러 정도로, 외상 촬영을 하는 데 있어 값비싼 부수장비이다.

외상 환자를 촬영할 때 질좋은 영상을 얻기 위해서는 스펀지, 모래주머니, 고정용 테이프 같은 자세잡기용 도구들이 유용하게 사용된다. 외상 환자들이 대부분 고통이 심하고 의식이 저하되어 촬영에 필요한 자세를 유지하기 힘들고 일부 환자들은 자세를 취할 경우 부상이 악화될 수도 있기 때문에 자세잡기용 도구들을 적절히 사용하면 빠르게 검사를 진행할 수 있다.

많은 촬영에서 수평으로 입사하는 중심선을 사용하기 때문에 상수용체와 영상수용체 홀더는 필수품이다. 불량 상수용체가 종종 인공물을 만들기 때문에 상수용체는 정기적으로 점검을 해주어야 한다. 영상수용체 홀더는 많은 신체부위에서 영상의 왜곡을 최소화하면서 축측방향 촬영(corss-table lateral projection or dorsal decubitus position)을 할 수 있도록 해준다. 불필요한 방사선 노출을 막기 위해서 응급의학과 근무자가 영상수용체를 잡아서는 안 된다.

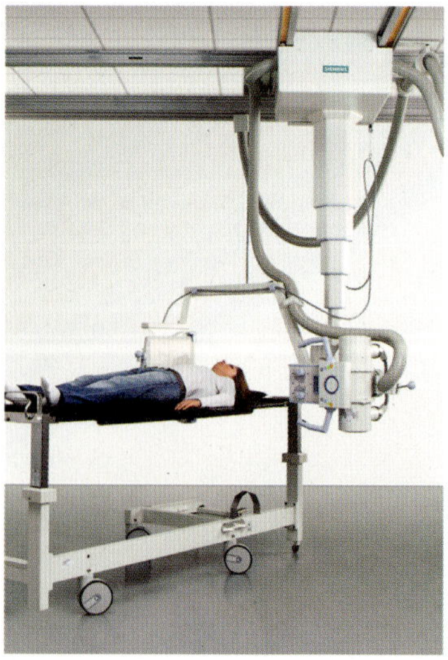

**그림 16-3** C-arm 형태의 외상 전용 촬영장비로 테이블에 환자가 누워있 다.

(Courtesy Siemens Healthcare.)

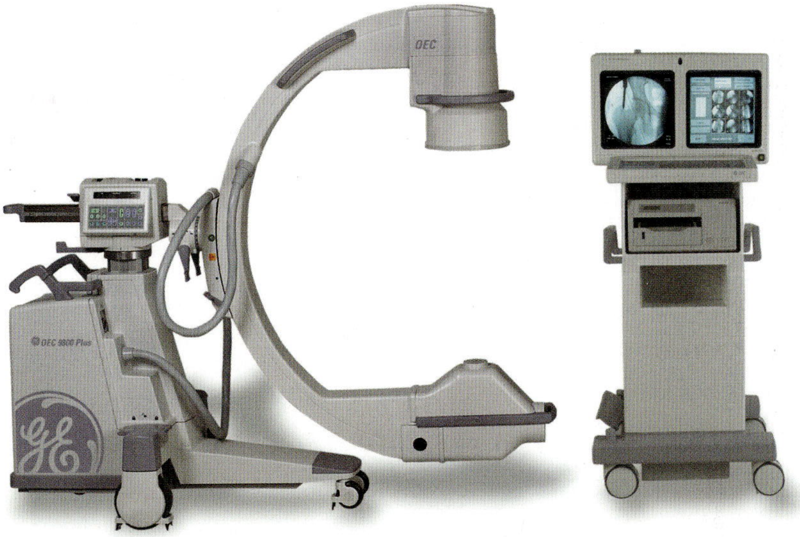


**그림 16-4** 이동식 투시 C-arm.

(Courtesy OEC Diasonics, Inc.)

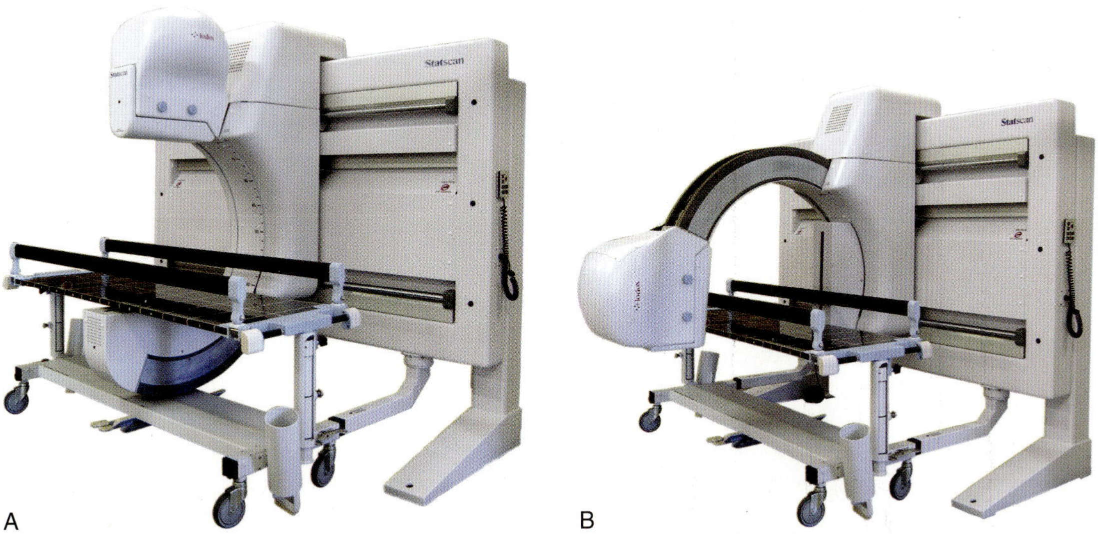


A B

**그림 16-5 A,** 전 · 후방향 촬영을 위한 Statscan system. **B,** 측방향 촬영을 위한 Statscan system.

[Courtesy Lodox Systems(Pty), Ltd.]

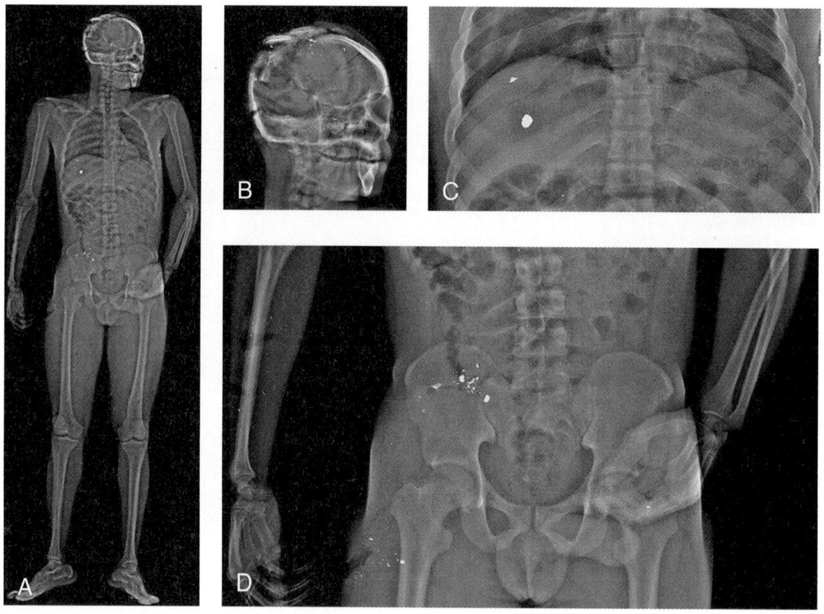

그림 16-6 여러 군데 총상을 입은 환자의 Statscan. A, 전 · 후방향 전신 촬영–촬영에 13초가 걸린다. 확대하면 파편과 발사체의 경로를 파악할 수 있다. B, 머리뼈. C, 가로막부위. D, 골반.

[Courtesy Lodox Systems(Pty), Ltd.]

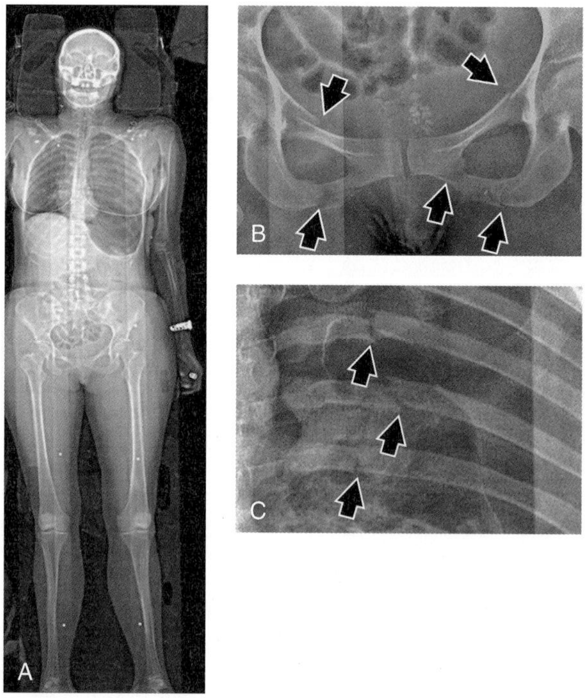

그림 16-7 자동차 사고 시 둔상을 입은 환자의 Statscan. A, 전 · 후방향 전신 촬영. 추가적인 조작 없이 긴장성 기흉을 볼 수 있다. B, 아래부위 골반을 확대한 영상으로 다발성 골절이 보인다(화살표). C, 가슴우리를 확대한 영상으로 갈비뼈 골절이 보인다(화살표).

[Courtesy Lodox Systems(Pty), Ltd.]

## 조사 조건

외상촬영에서는 환자의 움직임을 항상 고려해야 한다. 호흡기법이 필요한 때를 제외하고는 모든 검사에서 가능한 최단시간의 노출시간을 사용해야 한다. 왜냐하면 의식이 없는 환자는 검사 중 숨을 참을 수 없고, 의식이 있는 환자라도 종종 극심한 통증으로 인해 협조가 안 될 수 있기 때문이다.

척추보드(spine board)나 백보드(back board) 같은 고정장치를 한 상태에서 촬영할 때는 조사 조건에 보정이 필요할 수 있다. 대부분의 외상 환자들은 몇 가지 형태의 고정장치를 한 상태로 병원에 도착한다(그림 16-8). 촬영 조건을 설정할 때 병적 상태도 고려해야 한다. 복강내 출혈은 장폐색보다 더 많은 방사선을 흡수하기 때문이다.



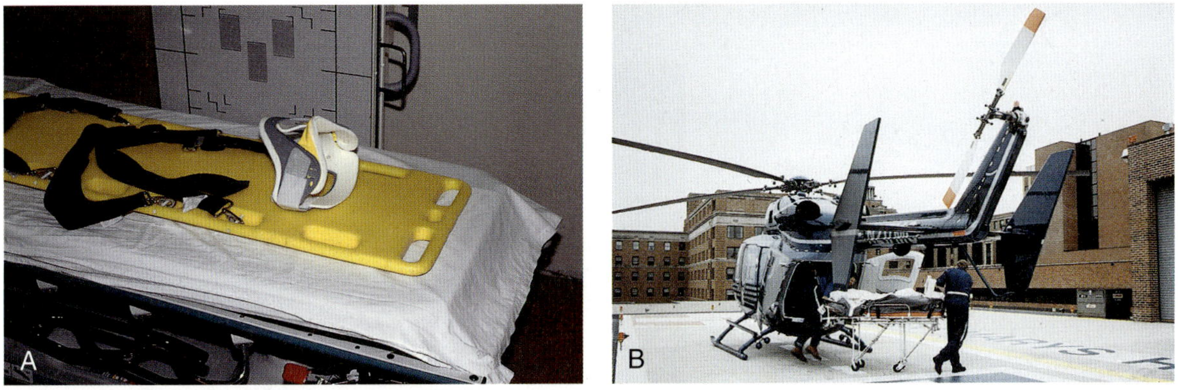


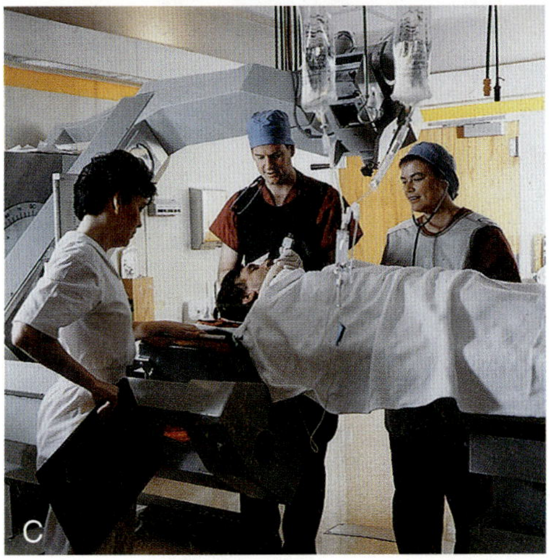


**그림 16-8 A,** 외상 환자에서 사용되는 전형적인 백보드와 목 보호대. **B,** 환자 이송 시 백보드, 목 보호대 및 기타 고정장치가 사용된다. **C,** 환자는 모든 고정장치를 착용한 상태로 촬영을 마쳐야 한다.

### 환자 자세

외상 환자를 촬영할 때 주요 과제는 환자가 촬영을 위해 필요한 자세를 취하지 못할 때 첫 번째 촬영으로 좋은 질의 진단적 영상을 얻을 수 있는지를 주요 과제로 삼는다. 검사부위의 원하는 영상을 얻기 위해 일반적인 촬영법을 변형하여 사용하기로 하는데 이때 환자의 상태를 악화시키는 것을 최소화하기 위해 환자나 촬영부위를 움직이기보다는 X선관과 영상수용체를 움직인다.

환자상태가 허용된다면 들것을 수직 Bucky나 세워 놓은 테이블 옆에 위치시킬 수 있다(그림 16-9). 이 위치는 많은 신체부위의 축측방향 촬영[cross-table lateral images(dorsal decubitus positions)] 시 환자를 최소한으로 움직이면서도 정확한 촬영자세를 잡을 수 있다. 더구나 테이블이나 수직 Bucky에 있는 상수용체는 일반적인 이동식 촬영보다 격자비(grid ratio)가 더 높아 영상의 대조도가 좋아진다. 환자의 움직임을 최소화하면서 검사의 효율을 높이는 또 다른 방법은 위쪽에서 아래쪽으로 X선관을 이동시키면서 필요한 전 · 후방향 촬영을 모두 하는 것이다. 그리고 나서 아래쪽에서 위쪽으로 X선관을 이동시키면서 필요한 모든 측방향 촬영을 한다. 이것이 X선관을 가장 신속하고 효율적으로 움직이는 방법이다.

금속, 유리 파편, 총알 같이 신체를 관통한 이물질의 위치를 알고자 할 때는 방사선 비투과성 표지로 들어간 부위와 나온 부위를 표시하여 모든 촬영에서 보일 수 있도록 한다(그림 16-10). 수직으로 2번 촬영을 하여 이물질의 깊이와 경로를 알 수 있도록 한다.

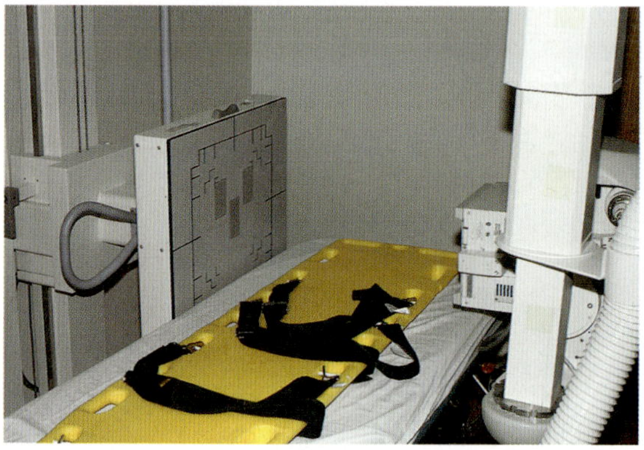

**그림 16-9** 신속한 자세잡기를 위해 수직 Bucky 옆에 들것을 위치시켰다. X선관은 측방향 촬영 위치인 것을 주목한다.

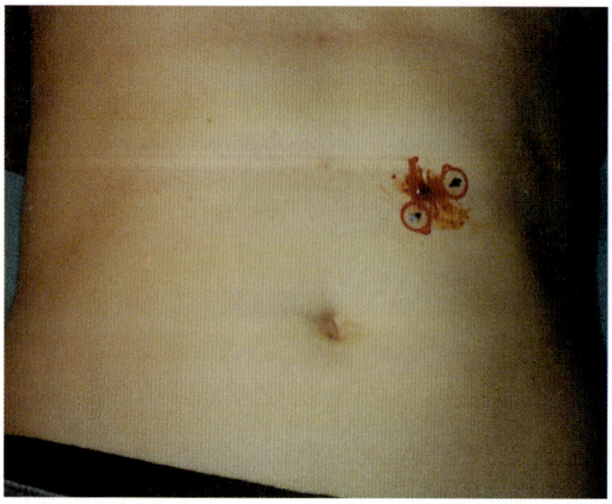

**그림 16-10** 총알이 들어간 상처 양쪽에 적절하게 놓은 방사선 비투과성 표지(빨간 색 원 안). 빨간 색 원은 방사선 비투과성 표지가 들어 있는 스티커이다.

## 외상팀에서 방사선사의 역할

응급실 내에서 방사선사의 역할은 결국 응급의학과의 규약, 직원채용, 응급진료의 제공범위에 달려 있다. 시설의 크기에 상관 없이 응급상황 시 방사선사의 주된 책임은 다음과 같다.

- 임상과에서 요구하는 부위의 질 높은 진단적 영상을 촬영한다.
- 방사선사 자신, 환자, 다른 사람들에게 도의적인 방사선 차폐를 실시한다.
- 능숙하게 환자를 보살필 수 있어야 한다.

이러한 책임은 동시다발적으로 발생하고 응급실 질관리에 필수적인 요소이기 때문에 우선순위를 매길 수 없다.

### 진단적 영상촬영

질 높은 진단적 영상촬영을 하는 것은 분명히 모든 방사선사들의 책임이다. 외상환자에서는 이 일을 효율적으로 수행해야 하는 추가적인 책임도 있다. 영상의학과에서 효율성과 생산성은 흔한 현실적인 목표이다. 응급실에서 효율성은 환자의 목숨을 구하는 데 중요한 요소로 나타난다. 그리고 진단적 영상은 정확한 진단, 시기 적절한 진단, 종종 생명을 구하는 진단을 내리는 데 있어 다른 무엇보다도 중요하다.

### 방사선 차폐

외상 촬영을 하는 방사선사의 가장 중요한 의무와 도덕적 책임 중 하나는 환자, 동료들, 자기 자신의 방사선 차폐를 하는 것이다. 환자의 부상이 심각하면 동료들은 촬영을 하는 동안 환자 곁을 떠날 수가 없다. 따라서 촬영을 하는 방사선사는 반드시 동료들이 불필요한 방사선에 노출이 되지 않는지 확인하여야 한다. 방사선 차폐를 위해 최소한 다음 사항을 따라야 한다.

- 산란선을 줄이기 위해 검사부위에 최대한 가까이 조사야를 설정한다.
- 가임기 환자들은 생식샘 차폐를 한다(이때 검사부위를 가리지 않도록 주의한다).
- 촬영을 하는 동안 방안에 남아있는 모든 사람들에게 납 차폐복을 제공한다.
- 환자피폭과 산란선을 최소화할 수 있도록 조사 조건을 설정한다.
- 곧 촬영이 시작됨을 알려주어 불필요한 사람은 문 밖으로 나가게 한다.

들것 옆에 있는 환자들 또한 반드시 고려해야 한다. 만약 이 환자들이 X선관에서 6ft(약 183cm) 이내에 있다면 적절한 차폐물을 제공해야 한다. 환자와 의료인의 방사선 노출 중 일부는 투시검사로부터 온다. 만약 응급실 내에서 C-arm을 사용하고 있다면 노출시간은 최소한으로 하고 모든 사람이 납 차폐복을 입도록 특별 주의사항을 비치해 두어야 한다.

## 환자 돌봄

다른 모든 영상촬영과 마찬가지로 외상 촬영도 환자의 과거력이 필요하다. 만약 환자의 의식이 있다면 환자가 직접 알려줄 수 있고, 그렇지 않으면 주치의가 환자의 부상과 상태를 알려줄 수 있다. 만약 환자의 의식이 있다면 환자에게 무슨 검사를 할 것인지 자세하게 환자가 이해할 수 있도록 설명해야 한다. 그리고 환자가 하는 말의 속도나 방법을 주의깊게 살펴 환자의 정신적 · 정서적 상태를 파악해야 한다. 환자를 편안하게 하고 안심시키기 위해 방사선사는 환자와 눈을 맞춰야 한다. 부상의 정도에 관계없이 응급실을 방문하는 것은 스트레스가 심한 일이기 때문이다.

방사선사는 종종 진단적 영상 촬영을 하는 도중 외상 환자를 전반적으로 살펴야 한다. 지속적으로 환자상태를 평가하고, 상태 악화의 징후를 감지하고, 환자상태의 어떤 변화이든 주치의에게 보고해야 한다. 방사선사는 생체신호 확인과 정상 범위를 숙지하고 있어야 하며, 심폐소생술, 산소투여, 응급상황 처리에 능숙해야 한다. 방사선사는 의사의 지시나 과내에서 허용하는 범위내에서 이런 것을 처리할 수 있도록 반드시 준비되어 있어야 한다. 또한 성인과 소아 크래시 카트(crash cart)의 위치와 내용물에 익숙해야 하고, 흡인 장비 사용법을 알고 있어야 한다.

기본 생명구조 기술인 ABCs[기도, 호흡, 혈액순환(airway, breathing, and circulation)]는 촬영을 하는 동안 지속적으로 평가해야 한다. 눈으로 보는 것과 말로 질문하는 것은 환자상태의 변화를 알아채는데 도움을 줄 수 있다. 표 16-1에 있는 것들은 주치의에게 즉시 보고해야 할 상황들이다. 표 16-1은 검사 중 의료인으로서 방사선사만 있을 때 접할 수 있는 흔한 부상만 포함하고 있다. 복합 외상 환자와 호흡이나 심정지 환자는 대부분 병실 내에 응급실 팀원이 있는 가운데 이동식 장비로 촬영을 한다. 이 경우 방사선사의 주된 책임은 방사선 차폐를 하면서 효율적인 방법으로 질 높은 영상을 촬영하는 것이다.

**표 16-1 환자의 상태변화를 주치의에게 보고해야 하는 상황들**

| 증상 | 가능한 원인 | 주치의에게 보고해야 할 때 |
|---|---|---|
| 차갑고 습한 피부 | 쇼크*<br>혈관미주신경반응† | 쇼크의 다른 증상들이 있을 때 |
| 심한 땀(발한, diaphoresis)<br>불명료한 언어 | 쇼크*<br>머리 손상<br>뇌졸중(뇌혈관사고‡)<br>약이나 술§ | 쇼크의 다른 증상들이 있을 때<br>구토를 동반할 때, 특히 자세를 바꾸면 구토가 멈출 때 |
| 정신적 불안 또는 혼란 | 머리 손상<br>약이나 술§ | 구토를 동반할 때, 특히 자세를 바꾸면 구토가 멈출 때 |
| 구토(복통 호소 없이)<br>(입덧, hyperemesis) | 머리 손상<br>과혈당증"<br>약이나 술 | 자세에 따라 갑자기 구토를 하거나 멈출 때 |
| 졸음이 늘어남(기면, lethargy) | 쇼크*<br>머리 손상<br>과혈당증" | 쇼크의 다른 증상들이 있거나 구토를 동반할 때 |
| 의식소실<br>(소리나 만지는 것에 반응이 없음) | 쇼크*<br>머리 손상<br>과혈당증" | 즉시 |
| 창백한 피부(청색증, cyanosis) | 기도 이상<br>저혈량 쇼크 | 즉시 |
| 손톱바닥이 푸른색을 띔 | 혈액순환 이상 | 즉시 |
| 갈증을 호소함 | 쇼크*<br>과혈당증"<br>저혈당증 | 쇼크의 다른 증상들이 있을 때 |
| 따끔거리거나 저리거나(감각이상, paresthesia)<br>사지를 움직이지 못함 | 척수 손상<br>말초신경장애 | 쇼크의 다른 증상들이나 의식변화가 있을 때 |
| 발작 | 머리 손상 | 즉시 |
| 다른 사람이 만지는 것을 느끼지 못함<br>(마비, paralysis) | 척수 손상<br>말초신경장애 | 쇼크의 다른 증상들이나 의식변화가 있을 때 |
| 발의 심한 외번(eversion) | 몸쪽 넙다리뼈나 엉덩관절 골절 | "개구리 다리" 엉덩관절 측방향 촬영이 의뢰되었을 경우만 보고한다. 이 자세는 부상을 악화시킬 수 있고 심한 통증을 유발할 수 있기 때문이다. 이것은 수술적 측방향 자세(surgical lateral position)로 대체할 수 있다. 복부의 크기 변화나 경직이 있는지 살펴본다. |
| 복부 팽만과 촉진 시 복부 경직이 있음 | 골반골절¶이나 장기 열상에 의한 내부 출혈 | 즉시 |

* 저혈량성 또는 출혈성 쇼크는 신체내의 혈장 양이 비정상적으로 낮은 의학적 상태로 혈압, 심박출량, 조직내 수분량을 정상적으로 유지할 수 없다. 이것은 외상 환자에서 가장 흔한 쇼크 유형이다. 증상에는 발한, 차고 냉습한 피부, 정맥압 감소, 소변양 감소, 갈증, 의식변화 등이 있다.

† 혈관미주신경 반응은 혈관미주신경 발작, 상황 실신, 혈관미주신경 실신이라고도 부른다. 이것은 불수의 신경계의 반사이거나 감정적인 스트레스에 대한 정상적인 생리적 반응이다. 환자는 구역질, 홍조감(열감), 어지러움을 호소할 수 있다. 몇 초간의 의식 소실 전 창백해질 수 있다.

‡ 뇌혈관사고(CVA)는 흔히 뇌졸중이라고 부르고 뇌혈관의 혈전증, 색전증 또는 출혈이 원인일 수 있다.

§ 약이나 알코올. 약이나 알코올 영향을 받은 환자들도 흔히 응급실로 내원한다. 이런 경우는 쇼크나 머리 손상에 의한 증상들과 구분이 힘들다. 과격한 행동이나 말에 대비한다.

" 과혈당증은 당뇨병케톤산증이라고도 알려져 있다. 원인은 혈당 상승 때문이다. 환자는 언급한 증상들 중 어떤 것이라도 나타날 수 있고 호흡시 과일향이 난다.

¶ 골반골절은 사망률이 높다(개방성 골절인 경우 50%). 이 경우 출혈과 쇼크가 종종 동반된다.

## 외상 영상촬영에서의 모범 행동들

외상 환자의 영상촬영은 "일반적인" 자세와 촬영방법을 거의 사용하지 않는다. 더구나 외상 환자는 영상촬영이 어려워 검사 중 환자에게 특별한 관심을 기울여야 한다. 다음에 있는 모범 행동들은 외상 촬영에서의 몇 가지 보편적인 지침을 제공한다.

1. **속도**(speed): 외상 촬영은 가장 짧은 시간 내에 질 높은 영상을 만들어내야만 한다. 진단적 검사에서 속도는 환자의 목숨을 구하는 데 결정적인 요소이다. 영상의 질 저하 없이 검사의 효율성을 높일 수 있는 실제적인 방법들이 이 장에 많이 소개되어 있다.
2. **정확성**(accuracy): 외상 촬영은 왜곡을 최소화하면서 최대한 세부사항을 많이 기록하여 정확한 진단을 내릴 수 있는 영상을 만들어내야 한다. 외상 촬영에서 중심선, 촬영부위, 영상수용체의 정렬도 중요하다. 불수의적이고 제어할 수 없는 환자의 움직임 때문에 최대한 짧은 시간 내 촬영을 해야 한다.
3. **질**(quality): 검사를 빨리 하기 위해 영상의 질을 떨어뜨려서는 안 된다. 환자 상태를 부주의한 자세잡기나 질 낮은 영상의 핑계로 삼아서는 안 된다.
4. **촬영자세**(positioning): 환자의 부상이 악화되지 않도록 매우 조심스럽게 검사를 진행해야 한다. 직각으로 2번 촬영하는 것은 여전히 황금률이다. 원하는 촬영을 하기 위해 방사선사는 가능한 자주 환자가 아닌 X선관과 영상수용체의 위치를 변경해야 한다.
5. **표준 예방조치의 실천**(practice standard precautions): 외상촬영에서는 항상 피와 체액에 노출된다. 방사선사는 적절하게 장갑, 마스크, 보안경, 가운을 착용해야 한다. 영상수용체와 스펀지는 체액이 묻지 않도록 구멍이 없는 비닐주머니에 넣어야 한다. 손소독을 자주 해야 한다, 특히 환자와 환자 사이에 모든 장비와 부속품은 청결한 상태를 유지해 바로 사용이 가능하도록 준비되어 있어야 한다.
6. **고정**(immobilization): 방사선사는 의사의 지시 없이 절대 고정장치를 제거해서는 안 된다. 방사선사는 적절한 고정장치를 제공하여 환자가 편안하도록 하면서 움직이지 않도록 도와주어야 한다.
7. **예측**(anticipation): 어떤 부상시 어떤 촬영이 필요한지 예측을 할 수 있으면 방사선사는 응급실 내에서 중요한 위치를 차지할 수 있다. 수술이 필요한 환자는 일반적으로 가슴부위 촬영이 필요하다. CT가 없는 응급실에 골반골절 환자가 내원한 경우 방광의 상태를 보기 위해 방광조영술(cystogram)이 필요할 수 있다. 방사선사는 CT보다 어떤 검사를 먼저 시행해야 하는지 또는 추가해야 하는지를 알고 있어야 한다. 이러한 추가 촬영의 필요성을 이해하고 준비한 방사선사는 자신감을 가질 수 있고, 응급실 내에서 방사선사의 역할에 고마움을 가질 수 있는 분위기를 만들 수 있다.
8. **세부적인 것에 대한 관심**(attention to detail): 방사선사는 촬영하는 동안 외상 환자(또는 어떤 환자든)를 절대 혼자 두어서는 안 된다. 환자상태는 언제든지 변할 수 있고, 이러한 변화를 기록하고 즉시 주치의에게 알리는 것은 방사선사의 책임이기 때문이다. 만약 방사선사가 환자를 살펴야 돼서 촬영을 할 수 없다면 도움을 청해야 한다. 누군가는 항상 외상 환자와 함께 있어야 하기 때문이다.
9. **부서의 규약과 행동 범위에 대한 관심**(attention to department protocol and scope of practice): 방사선사는 부서의 규약을 알고 있어야 하고, 자신의 능력 내에서만 행동해야 한다. 방사선사의 행동 범위는 국가별로 다양하다. 방사선사는 응급상황시 역할의 범위를 공부해서 이해하고 있어야 한다. 방사선사는 환자 입으로 어떤 것이든 주면 안 된다. 아무리 환자가 고집을 부리더라도 방사선사는 항상 먹을 것이나 마시는 것을 주기 전 주치의에게 문의해봐야 한다.
10. **전문성**(professionalism): 모든 의료행위에서 사람들의 윤리적 행위와 전문성은 필수사항이지만 응급실에서 마주하는 상황은 굉장히 복잡할 수 있다. 방사선사는 방사선사의 윤리코드와 행동규약을 따라야 한다. 방사선사는 환자 치료를 논할 때 바로 앞에 있거나 주변에 있는 사람들을 의식해야 한다. 응급실에서는 무수히 많은 비극적 상황에 노출된다. 감정적 반응이 흔하고 그런 것이 예상되는 상황이지만 환자의 응급치료가 끝날 때까지는 자제를 해야만 한다.

## 외상시 영상촬영과정

이 장에 포함된 검사들은 단계 I 외상센터의 전화조사 결과이다. 그 결과 외상 환자의 일반적인 초기 검사는 다음과 같다.[1]

- 목뼈(경추, cervical spine), 누운 자세
- 가슴 전 · 후방향 촬영(이동식)
- 복부 전 · 후방향 촬영(KUB와 응급 복부 series)
- 골반, 전 · 후방향 촬영
- 목뼈 전 · 후방향과 사방향 촬영
- 허리뼈(요추, lumbar spine)
- 다리(하지)
- 팔(상지)

머리뼈 촬영은 단계 I 외상센터의 가장 흔한 촬영에 포함되지 않았다. 대부분의 단계 I 외상센터는 머리 CT 촬영으로 일반적인 외상을 입은 머리뼈 촬영(예: 전 · 후방향, 측방향, 전 · 후축방향, reverse Waters)을 대체했기 때문이다(그림 16-11). 연구 논문들에서도 일반촬영과 비교한 CT의 장점들을 계속해서 기술하고 있고, 결과도 어떤 형태의 머리 외상은 CT를 먼저 촬영해야 한다고 나왔다. 하지만 규모가 작은 응급실은 CT가 없을 수도 있다. 따라서 외상시 머리 촬영을 위한 자세잡기는 여전히 방사선사들이 알아두어야 할 사항이다.

[1]Thomas Wolfe, Methodist Medical Center, Memphis, TN, conducted the survey as a part of his graduate practicum for Midwestern State University.

다음 신체부위의 외상촬영자세에 대하여 설명하고 있다.

- 목뼈
  측방향(누운 자세)
  목등뼈(경흉추, cervicothoracic)
  전 · 후축방향
  전 · 후축사방향
- 등뼈 및 허리뼈
  측방향(누운 자세)
- 가슴
  전 · 후방향
- 복부
  전 · 후방향
  전 · 후방향(좌측 옆으로 누운 자세)
- 골반
  전 · 후방향
- 머리뼈
  측방향(누운 자세)
  전 · 후 또는 후 · 전방향
  전 · 후축방향(Towne method)
- 얼굴뼈(안면골, facial bone)
  비극두정방향
  (reverse Waters method)
- 팔다리(사지)
- 다른 영상촬영과정

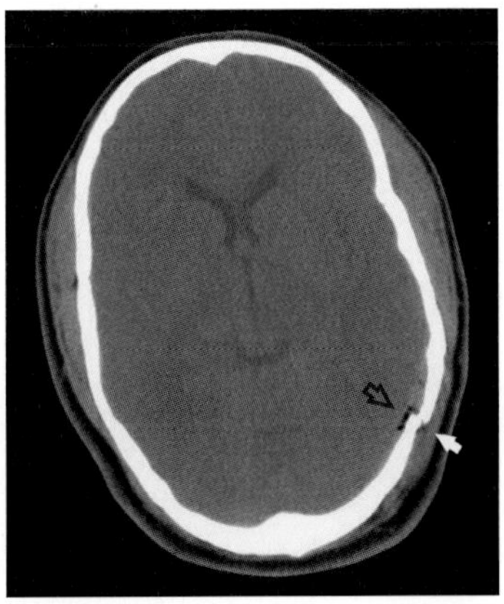

**그림 16-11** 머리뼈 CT 영상으로 전위 골절(하얀색 화살표)이 있다. 머리 앞 공기도 보인다(검은색 열린 화살표).

[Courtesy Sunie Grossman, RT(R), St. Bernard's Medical Center, Jonesboro, AR.]

누운 자세(dorsal decubitus positions) 촬영과 더불어 등뼈와 허리뼈의 전 · 후방향 촬영은 보통 외상촬영에 포함된다. 이 구조물의 전 · 후방향 촬영은 외상시에도 일반촬영과 크게 차이가 없어 자세하게 설명하지 않는다. 이러한 촬영과정의 비평적 연구와 임상 실습을 통해 응급실에서 근무할 방사선사들을 준비시켜야 한다. 다음에 설명할 어떤 기준은 모든 외상 촬영과정에 적용되지만 각각의 촬영과정을 자세하게 설명하지는 않을 것이다.

### 환자 준비

환자는 신체적인 부상뿐만 아니라 감정적으로도 충격을 받고 고통스러웠다는 것을 기억하는 것이 중요하다. 만약 환자의 의식이 있으면 검사과정을 설명하는 동안 눈을 직접 바라보며 조용히 말해야 한다. 만약 환자의 반응이 없다고 해도 당신이 하는 말을 듣지 못한다고 생각해서는 안 된다.

환자가 영상에 인공물을 일으킬 수 있는 물건들을 가지고 있는지 자세히 검사한다. 제거할 물건이 무엇이고 왜 하는지 환자에게 설명한다. 제거한 개인 물품들(특히 귀중품)은 과에서 사용하는 적당한 용기(예: 플라스틱 가방)에 넣거나 지정된 안전구역에 보관한다. 모든 병원들은 적절한 개인물품 보관에 대한 절차들을 가지고 있다. 절차를 알고 그것을 신중하게 따른다.

### 호흡 지도

대부분의 외상 환자들은 일반촬영 시 필요한 호흡을 따라하는 데 어려움이 있다. 이런 환자들은 영상의 움직임을 최소화하기 위해 노출시간을 최대한 짧게 해야 한다. 이 경우 대초점을 사용해야 한다. 대초점 사용으로 인한 해상도 감소는 움직임에 의한 해상도 감소보다 더 적다. 만약 호흡기법이 필요하면 의식이 있는 환자는 일반적인 방식과 똑같이 설명을 해도 된다. 만약 환자의 의식이 없거나 반응이 없으면 가슴벽 움직임의 속도나 정도를 주의깊게 살펴야 한다. 만약 흡기 촬영이 필요하면 가슴이 최대한 팽창했을 때 검사를 한다. 반대로 호기 촬영이 필요하면 가슴벽이 최대한 아래로 내려갔을 때 검사를 한다.

### 고정장치

부상 환자를 안정시키기 위해 다양한 종류의 고정장치가 사용되고 있다. 표준규약은 고정장치를 제거하지 않고 촬영하는 것이다. 부상이 진단되거나 없는 것을 확인한 후 주치의가 장치를 제거, 변경 또는 지속할지 결정을 내릴 것이다.

많은 촬영과정에서 불수의적, 수의적 움직임을 막기 위해 몇 종류의 고정장치 사용이 필요하다. 하지만 환자치료에 관한 많은 교과서에 그러한 고정장치는 신중하게 사용해야 한다고 나와 있다. 고정장치 사용의 주된 관심사는 부상 악화를 피하고 환자의 불편을 덜어 주는 것이다.

### 영상수용체 크기와 조사야

외상 촬영과정에서 사용하는 영상수용체 크기(스크린-필름과 중심선 영상판)는 관심부위의 일반촬영과 동일하다. 때때로 의사가 더 많은 부위를 보기 원하면 더 큰 영상수용체나 조사야를 사용한다. 커다란 평판 DR 수용체를 사용할 때는 참조문헌에서 권장하는 영상수용체 크기를 사용한다. 최상의 영상 질을 얻기 위해 정확하게 관심부위에 조사야를 맞추고, 환자와 촬영 중 방을 떠날 수 없는 사람을 위해 도의적인 방사선 차폐를 하는 것이 중요하다. 불필요한 조직에 방사선 노출이 되면 과도한 산란선이 발생하여 방사선사와 다른 의료인들의 주된 방사선 노출원이 된다.

### 중심선, 촬영부위, 영상수용체의 정렬

만약 다른 언급이 없으면 중심선은 상수용체나 영상수용체(IR) 또는 양쪽 모두에 수직으로 입사해야 한다. 왜곡을 최소화하는 비결은 왜곡이 영상품질의 잠재적 위협인 촬영과정에 자세히 나와있다.

### 영상평가

이상적인 외상촬영영상은 신속하고 정확한 진단을 위해 최상의 품질이어야 한다. 일반촬영에서 언급한대로 자세와 기술이 적절한지 평가한다. 환자상태로 인해 직각으로 촬영하는 것(전 · 후방향, 후 · 전방향, 측방향)에 변화를 줄 수는 있다.

### 문서화

많은 경우 일반촬영을 변형해서 검사한다. 일반촬영에서 변형한 것을 기록하는 것은 주치의와 영상전문의가 정확한 진단을 내리는 데 중요하다. 더구나 방사선사는 종종 관심부위가 제대로 촬영이 되었는지 그리고 정확한 진단을 위해 추가촬영이 필요한지(처방된 검사의 범위 내에서)를 결정해야 한다. 추가촬영에 대한 표기는 영상을 보는 의사들에게 무척이나 많은 도움이 된다.

## 경추 측방향 촬영

Cervical spine lateral projection

### 누운 자세

### 외상 촬영자세

- 항상 이 검사를 다른 촬영보다 먼저 한다. 동반된 부상에 따라 단계 I 외상센터는 목뼈 CT 촬영을 의뢰할 수도 있다.
- 다른 촬영을 하기 전에 주치의나 영상전문의가 척주(척추)골절이나 탈골이 있는지 촬영된 영상을 확인해야 한다.
- 가능하면 72inch(183cm) SID를 사용한다.
- 환자의 머리와 목은 거의 움직이지 않도록 한다.
- 생식샘과 방안에 있는 다른 사람들에게 방사선 차폐를 한다.

### 환자 자세 고려사항

- 환자는 일반적으로 백보드에 고정되어 있거나 목뼈 보호대를 하고 있다.
- 환자는 가능한 최대로 어깨를 이완해야 한다.
- 환자는 머리나 목을 회전시키지 않고 정면을 똑바로 쳐다본다.
- 어깨의 위에 놓인 카세트 홀더에 영상수용체를 넣는다(그림 16-12). DR일 때는 조사야에 안장[바깥귀길에서 전상방으로 2inch(5cm) 거리에 위치]부터 T1[목아래패임(경절흔, jugular notch) 위 2inch(5cm)에 위치]까지 포함이 돼야 한다. 앞뒤로는 피부 음영 바깥으로 1inch(2.5cm) 정도까지 포함해야 한다.
- 영상수용체가 정확하게 수직인지 확인한다.
- 중심선은 수평으로 영상수용체의 중앙에 수직으로 입사해야 한다.

### 영상구조

안장에서부터 T1까지의 목뼈 전체가 측면상으로 관찰되어야 하고, 회전과 왜곡은 거의 없어야 한다(그림 16-13). 조사야가 적절하여야 한다.

**참고:** 만약 C7 가시돌기(극돌기)를 포함한 7개 경추 모두와 C7-T1 공간이 보이지 않는다면, 목등뼈 측방향 촬영을 해야 한다.

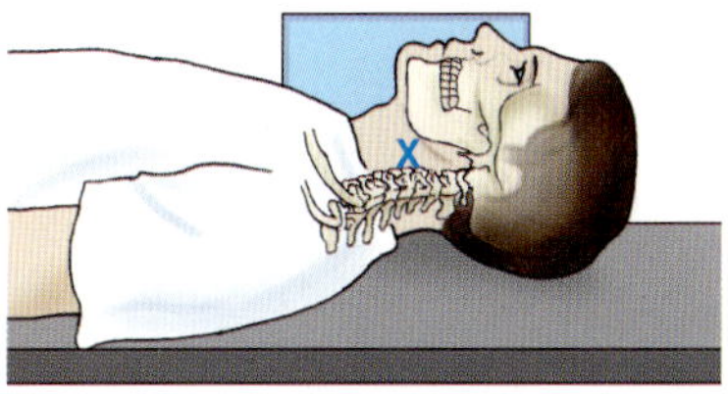


Horizontal CR to C4

**그림 16-12** 누운 자세에서 목뼈 측방향 촬영을 위한 환자와 영상수용체 위치. X 표시는 중심선이 입사하는 부위를 나타낸다.

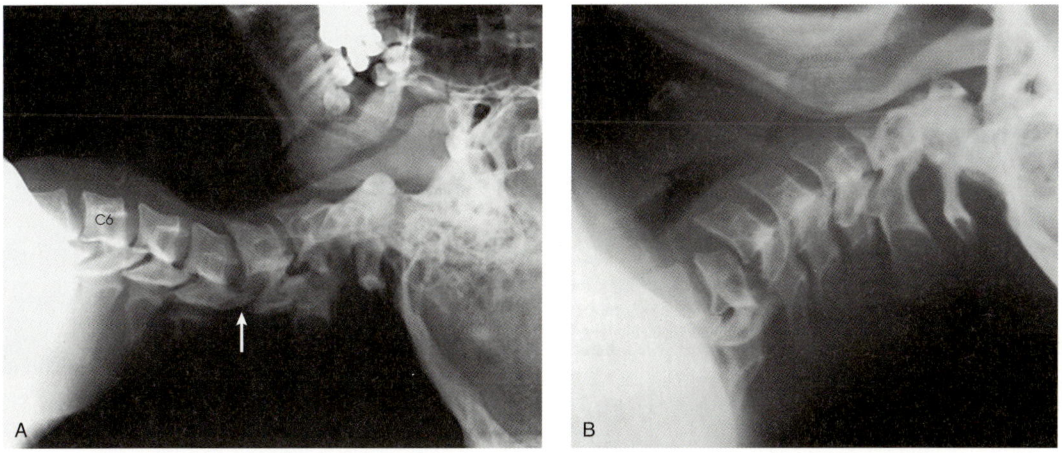


**그림 16-13 누운 자세에서의 목뼈 측방향 영상. A,** C3와 C4 관절돌기에 탈구가 보인다(화살표). C7이 잘 보이지 않아 목가슴부위의 측방향 촬영이 필요하다. **B,** C5와 C6에 탈구가 있고 고리뿌리(추궁근, pedicle)에 골절이 보인다. 이 영상에서는 C7 윗부분이 보인다.

## 경흉추부위 측방향 촬영

Cervicothoracic region lateral projection

### 누운 자세

이 검사는 종종 수영선수기법(swimmer's technique)이라 부른다(6장 참조).

### 외상 촬영자세

- 이것은 누운 자세 측방향 촬영에서 C7 가시돌기(극돌기)를 포함한 7개 목뼈 모두와 C7–T1 공간이 보이지 않는 경우에 해야 하는 촬영이다. 환자는 양팔을 모두 움직일 수 있을 것이다. 하지만 측방향 영상 검토와 주치의 허락 없이는 환자의 팔을 움직이면 안 된다.
- 산란선을 줄이기 위해 10×12inch (24×30cm)보다 작게 조사야를 설정한다.
- 환자 상태가 안정적이고 필요할 경우, 들것을 수직 Bucky 옆에 위치시켜 검사의 효율성과 영상의 질을 높이도록 한다.
- 생식샘과 방안에 있는 다른 사람들에게 방사선 차폐를 한다.

### 환자 자세 고려사항

- 바로 눕힌다. 대부분 목뼈 보호대를 한 채 백보드 위에 눕는다.
- X선관에 가까운 쪽의 어깨를 최대한 아래로 낮춘다. 환자의 어깨를 누르면 안된다.
- X선관 반대쪽에 위치한 팔을 머리 위로 든다. 필요한 만큼 환자를 도와준다. 하지만 힘을 가하거나 팔다리를 너무 급하게 움직이지 않도록 한다(그림 16–14).
- 머리나 목을 돌리지 않고 똑바로 앞을 바라보게 한다.
- 중심선은 촬영테이블에 수평으로 영상수용체에 수직으로 입사한다. 갈비뼈 바로 위의 목 옆면으로 입사하여 C7–T1 공간을 통과한다.
- 만약 환자의 의식이 있다면 숨은 편하게 쉬도록 한다.
- 가능하면 노출시간을 길게 해서 갈비뼈 음영이 흐려지도록 한다.

### 영상구조

어깨 사이로 목뼈 아래부위와 등뼈 위쪽의 척추뼈몸통과 가시돌기들이 관찰되어야 한다. 대조도와 음영은 뼈겉질(골피질, bony cortical) 가장자리와 잔기둥형성이 관찰되어야 한다(그림 16–15). 조사야는 적절해야 한다.

### 보정 필터

보정 필터를 사용하면 가슴우리 위쪽과 목뼈 아래쪽의 심한 두께 차이로 인한 영상의 질을 향상시킬 수 있다.

**참고:** 상수용체는 영상의 대조도를 향상시키는데 필요하다. 만약 호흡기법을 사용할 수 없다면 호흡을 멈춘 상태에서 촬영한다.

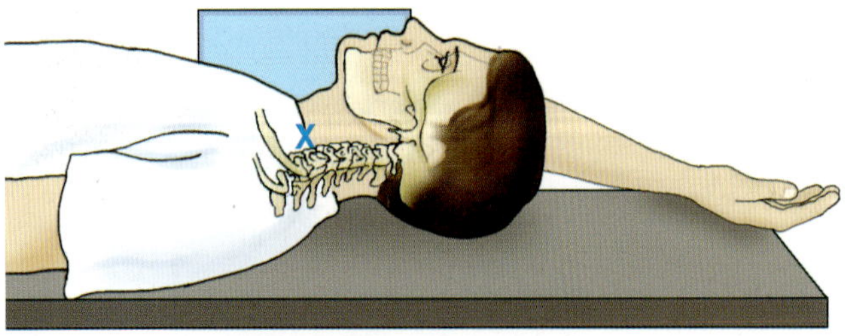


**그림 16–14** 누운 자세에서 목가슴부위 측방향 촬영을 위한 환자와 영상수용체 위치.

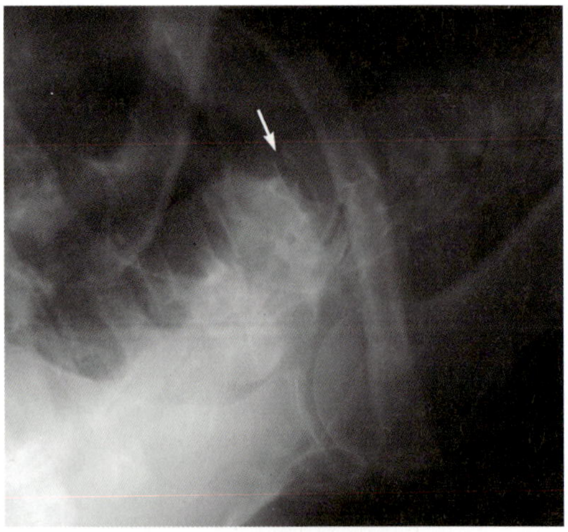

**그림 16–15** 누운 자세에서 목가슴부위 측방향 영상. 이상 소견은 보이지 않는다. Ferlic swimmer's filter를 사용하여 C7–T1 관절이 잘 보인다(화살표).

외상시 영상촬영 Trauma Radiography

## 경추 전 · 후축방향 촬영
Cervical spine AP axial projection

### 외상 촬영자세

- 주치의가 측방향 영상을 확인하기 전까지 이 검사는 하면 안 된다.
- 이 검사는 측방향 촬영 후 시행한다.
- 만약 환자가 들것이나 촬영테이블 위에서 백보드 위에 놓여 있다면 백보드를 부드럽고 천천히 들어올려 환자 목 아래 영상수용체를 위치시킨다.
- 가능한 환자의 머리와 목은 움직이지 않는다.
- 산란선을 줄이기 위해 피부 바깥으로 1inch(2.5cm) 정도를 포함하도록 조사야를 설정한다. 세로방향으로는 12inch(30.5cm)로 설정한다.
- 생식샘과 방안에 있는 다른 사람들에게 방사선 차폐를 한다.

### 환자 자세 고려사항

- 바로 눕힌다. 대부분 목뼈 보호대를 한 채 백보드 위에 눕는다.
- 가능한 최대로 어깨를 이완시킨다.
- 머리나 목을 돌리지 않고 똑바로 앞을 바라보게 한다.
- 백보드가 있으면 그 아래에 영상수용체를 놓는다. C4에 영상수용체의 중심이 오도록 한다(그림 16-16).
- 중심선은 영상수용체의 중앙을 향해 15~20° 머리쪽으로 기울여 C4로 입사한다.

### 영상구조

C3부터 T1이나 T2까지의 척추뼈몸통 공간과 주변의 연부조직이 관찰되며, 회전과 왜곡은 최소한이어야 한다. 음영과 대조도는 뼈겉질 가장자리와 연부조직 음영이 관찰될 정도여야 한다(그림 16-17). 조사야는 적절해야 한다.

**참고:** 만약 환자가 백보드나 촬영테이블 위에 있지 않다면 방사선사가 환자 아래에 영상수용체를 놓는 동안 주치의가 환자의 머리와 목을 들고 있어야 한다.

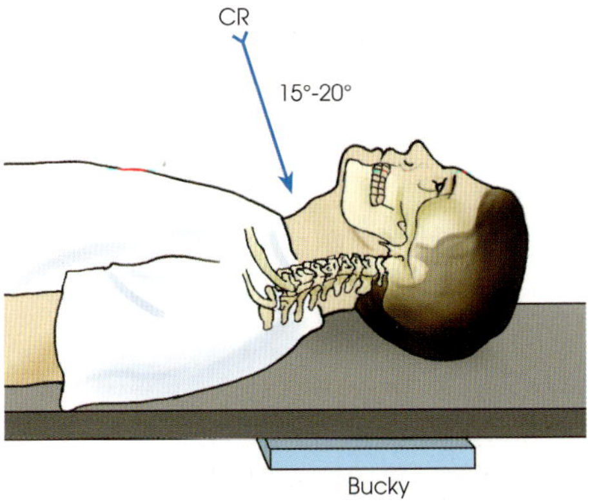


**그림 16-16** 목뼈 전 · 후축방향 촬영을 위한 환자와 영상수용체 위치.

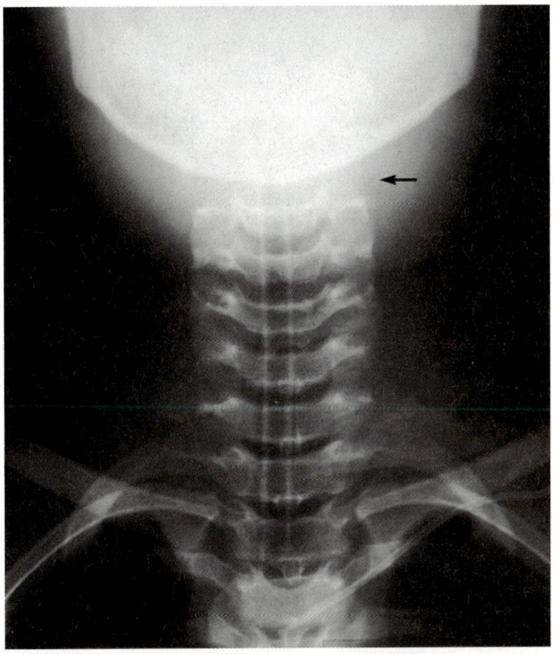

**그림 16-17** 11세 외상 환자의 목뼈 전 · 후축방향 영상. C2와 C3 사이에 완전탈구가 있다(화살표). 환자는 일반촬영 후 촬영테이블에서 사망했다.

## 경흉추부위 전 · 후축사방향 촬영

Cervicothoracic region AP axial oblique projection

### 외상 촬영자세

- 주치의가 측방향 영상을 확인하기 전까지 이 검사는 하면 안 된다.
- 만약 환자가 백보드 위에 있으면 부드럽고 천천히 보드를 들고 영상수용체를 위치시킨다.
- 환자의 머리와 목은 거의 움직이지 않는다.
- 격자 영상수용체(IR)는 사용하지 않는다. 왜냐하면 복합 중심선 각도가 격자 차단 효과를 유발하기 때문이다. 하지만 많은 촬영장비들은 X선관의 머리가 복합각도로 움직이도록 하지 않는다. 이러한 장비들은 45° 각도만 사용하기 때문에 대조도 향상을 위해 격자 영상수용체를 사용할 수도 있다.
- 산란선을 줄이기 위해 피부 바깥으로 1inch(2.5cm) 정도를 포함하도록 조사야를 설정한다. 세로방향으로는 12inch(30.5cm)로 설정한다.
- 생식샘과 방안에 있는 다른 사람들에게 방사선 차폐를 한다.

### 환자 자세 고려사항

- 바로 눕힌다. 대부분 목뼈 보호대를 한 채 백보드 위에 눕는다.
- 가능한 최대로 어깨를 이완시킨다.
- 머리나 목을 돌리지 않고 똑바로 앞을 바라보게 한다.
- 고정장치가 있다면 그 아래에 영상수용체를 놓고, C4와 인접한 꼭지돌기(유양돌기) [목의 정중시상면에서 약 3inch(7.6cm) 옆에 위치]에 중심을 맞춘다(그림 16-18). 만약 중심선 각도를 하나만 이용하여 격자 영상수용체를 사용한다면 상수용체의 선들이 척주의 긴축에 수직으로 놓여야 한다.
- 중심선은 밖에서 안쪽으로 45°로 입사한다. 이중각도를 사용할 때는 머리쪽으로 한번 더 15~20° 기울여 준다.
- 중심선은 방패연골(갑상연골) 높이의 정중시상면에서 약간 바깥으로 들어가고 C4를 통과한다.
- 중심선은 영상수용체의 중심으로 나간다.

### 영상구조

목뼈와 위쪽 등뼈의 척추뼈몸통, 고리뿌리(추궁근), 열린 추간판 공간, 중심선이 입사하는 반대쪽의 열린 척추뼈사이구멍이 보인다. 이 촬영은 돌기사이관절이 아주 잘 보이며, 아탈구와 탈구를 찾는 것이 중요하다(그림 16-19). 머리쪽으로 15° 기울여 주지 않으면 척추뼈사이구멍이 짧아 보인다. 적절한 조사야를 사용해야 한다.

**참고:** 만약 환자가 백보드나 촬영테이블 위에 있지 않다면 방사선사가 환자 아래에 영상수용체를 놓는 동안 주치의가 환자의 머리와 목을 들고 있어야 한다.

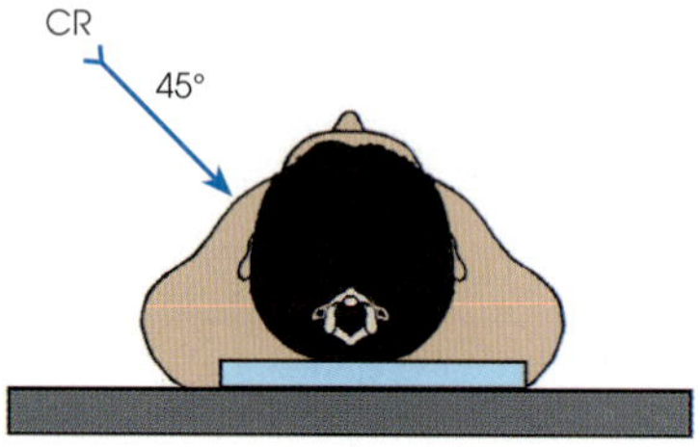


**그림 16-18** 목뼈 전 · 후축사방향 촬영을 위한 환자와 영상수용체 위치. 중심선은 안가쪽으로 45° 기울여주고, 가능한 경우는 머리쪽으로도 15~20° 기울여준다.

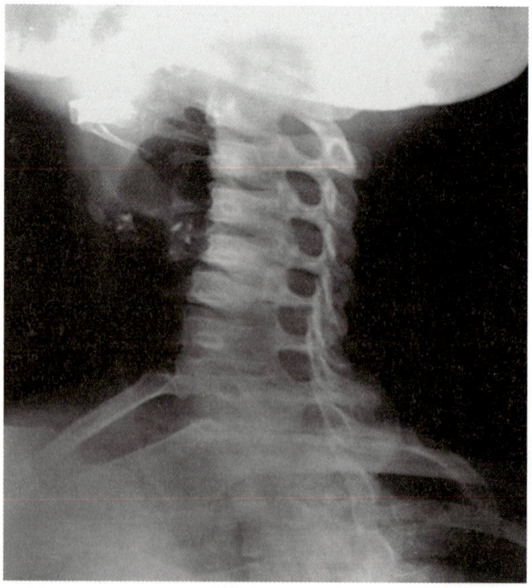

**그림 16-19** 45° 각을 사용하여 시행한 경추 전 · 후축사방향 영상. 상수용체를 사용하지 않고 촬영하였다. 이상 소견은 보이지 않는다. 척추뼈몸통과 척추사이구멍의 정렬 상태가 좋다.

## 흉추와 요추 측방향 촬영

Thoracic and lumbar spine lateral projections

### 누운 자세(바로 누운 수평방향 촬영)

#### 외상 촬영자세

- 다른 검사를 수행하기 전에 척추 골절 또는 탈골이 의심되는 등 측방향 자세 검사를 주치의가 확인하기 때문에 척추 전·후방향 검사 전 항상 누운 자세를 먼저 시행해야 한다.
- 가능한 환자는 움직여서는 안 된다.
- 대조도 증가를 위해 상수용체의 사용은 필수적이다. 만약 C-arm이 설치되지 않았다면 수직 상수용체의 사용이 최대한 자세를 잡고 최적의 이미지를 얻는 데 좋을 것이다.
- 생식기 및 방안에 다른 사람을 차폐해야 한다.

#### 환자 자세 고려사항

- 환자는 일반적으로 고정된 상태이고 백보드 위에 있다.
- 팔은 가슴 앞에서 교차시켜 촬영부위와 겹치지 않도록 한다.
- 등뼈: 이완시킨 환자의 어깨 위 1.5~2inch(3.8~5cm) 지점에 영상수용체 상단이 오도록 놓는다. DR의 조사야 크기는 목아래패임으로부터 아래쪽 갈비뼈 가장자리까지이고, 앞뒤 폭은 7inch(18cm)로 중심은 정중관상면에 둔다.
- 허리뼈: 엉덩뼈능선(장골능, iliac crest)에 영상수용체의 중심이 오도록 한다(그림 16-20). DR의 조사야 크기는 칼돌기(검상돌기, iphoid)로부터 엉치뼈(천골, sacrum) 중간까지이고 앞뒤 폭은 8inch(20cm)로 중심은 정중관상면에 둔다.
- 영상수용체는 정확하게 수직으로 놓여야 한다.
- 중심선은 촬영테이블에 수평으로 영상수용체 긴축의 중심에 수직으로 입사하고 척주를 관통한다.
- 산란선과 환자의 노출선량을 줄이기 위해 척주(척추)에 가깝게 조사야를 설정한다.

#### 영상구조

등뼈 영상에는 T3이나 T4부터 L1까지 관찰되어야 한다. 허리뼈 영상에는 최소한 T12부터 엉치뼈까지 관찰되어야 한다. 척추몸통(척추체)은 측면상으로 관찰되어야 하고 회전과 왜곡은 최소한이어야 한다. 음영과 대조도는 뼈겉질 가장자리와 뼈의 잔기둥형성(육주형성, trabeculation)이 관찰되어야 한다(그림 16-21). 조사야는 적절해야 한다.

**참고:** 목가슴부위의 측방향 촬영은 위쪽 등뼈가 측면상으로 보이도록 해야 한다.

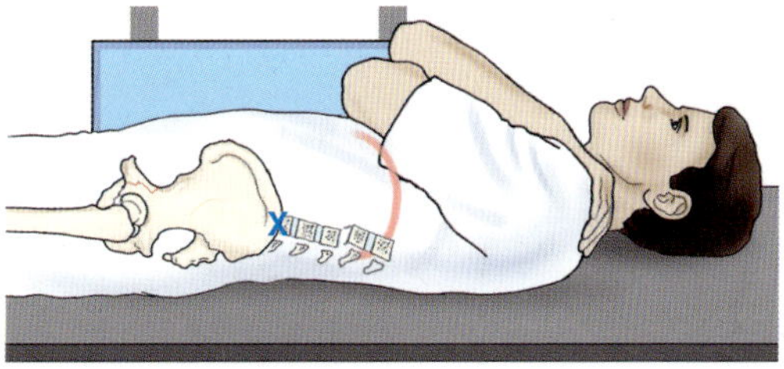


**그림 16-20** 누운 자세에서 수직 Bucky를 이용한 허리뼈 측방향 촬영 시 환자와 영상수용체 위치.

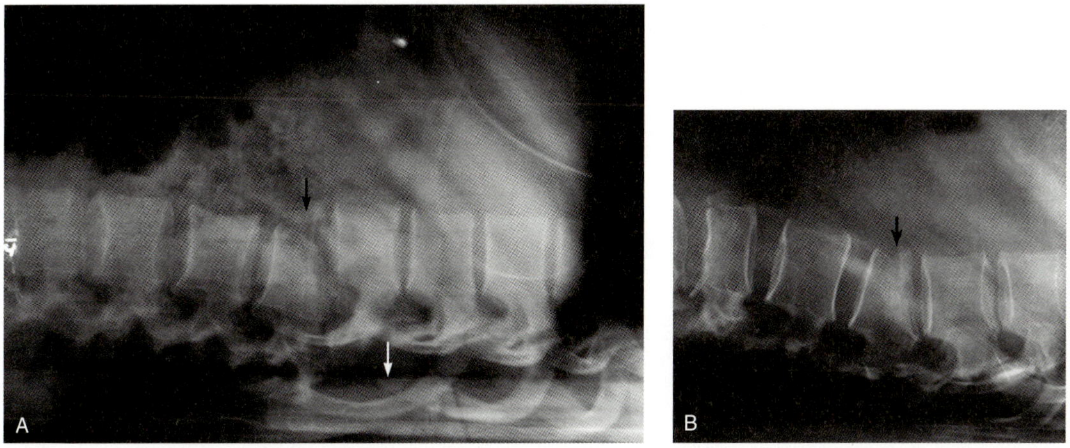


**그림 16-21 누운 자세에서의 허리뼈 측방향 영상. A,** L2에 골절과 전위가 보인다(검은색 화살표). 백보드를 주목한다(흰색 화살표). **B,** L2 척추뼈몸통에 압박골절이 보인다(화살표). 콘 다운 촬영(coned-down image: 조리개나 콘을 이용해서 관심부위로 X선을 제한해서 촬영하는 것)을 하면 골절부위를 더 자세하게 볼 수 있다.

## 흉부 전 · 후방향 촬영

Chest AP projection

### 외상 촬영자세

- 대부분의 외상 환자들은 똑바로 누운 자세(앙와위)에서 촬영을 할 것이다. 만약 공기-액체층을 보고자 하면 축측방향[cross-table lateral projection(dorsal decubitus position)] 촬영을 할 수 있다(참고: 혈관손상이 의심되는 가슴 외상 환자는 CT 검사를 먼저 의뢰할 것이다).
- 만약 들것에 영상수용체 트레이가 없거나 C-arm 형태의 촬영장비가 없다면 영상수용체를 위치시킬 때 다른 사람의 도움을 받아 환자를 들도록 한다.
- 검사 중에 호흡곤란 징후나 의식수준 변화를 확인하고, 어떤 변화라도 발견되면 즉시 주치의에게 보고해야 한다.
- 환자가 호흡지시를 따를 수 있는지 평가한다.
- 심장음영의 확대를 최소화하기 위해 가능한 최대 SID를 사용한다.
- 상처나 출혈, 또는 둘 모두가 있으면 표준 예방조치를 사용하고 플라스틱 커버로 영상수용체를 감싸 보호한다.
- 관통상인 경우는 입사지점과 출사지점을 방사선 비투과성 표지로 표시를 한다.
- 영상의 대조도 향상을 위해 상수용체를 사용한다.
- 생식샘과 방안에 있는 다른 사람들에게 방사선 차폐를 한다.

### 환자 자세 고려사항

- 환자의 어깨 위 1.5~2inch(3.8~ 5cm) 지점에 영상수용체 상단이 오도록 놓는다. DR 조사야 크기는 환자의 체형에 맞게 14×17inch(35×43cm) 정도를 사용한다.
- 환자의 팔은 가슴우리 밖으로 옮겨 조사야에 들어오지 않도록 한다.
- 환자가 조사야 밖으로 턱을 들고 앞을 똑바로 보는지 확인한다.
- 양쪽 어깨와 영상수용체나 들것까지의 거리가 동일한지를 통해 몸의 회전상태를 확인한다. 몸의 회전이 없으면 신체의 정중관상면이 영상수용체에 평행하게 되어 영상의 왜곡이 최소한으로 줄게 된다.
- 중심선은 목아래패임(경절흔) 3inch (7.6cm) 아래의 영상수용체 중앙에 수직으로 입사해야 한다(그림 16-22).

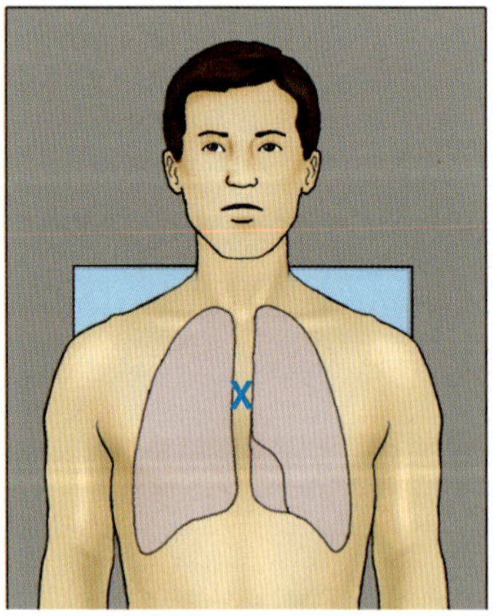

CR to center of IR

**그림 16-22** 가슴 전 · 후방향 촬영 시 환자와 영상수용체 위치.

**영상구조**

가슴우리의 전 · 후방향 모습이 관찰된다. 폐야는 최소한의 회전과 왜곡으로 전체가 관찰되어야 한다. 폐실질이 관찰되도록 적절하게 통기가 되어야 한다(그림 16-23). 조사야는 적절해야 한다.

**참고:** 갈비뼈는 전 · 후방향 촬영에서 보이고, 영상의 대조도를 높이기 위해 상수용체 사용이 필요하다. 관심부위의 갈비뼈가 적절하게 관찰되도록 적당한 호흡지시와 방법을 사용한다.



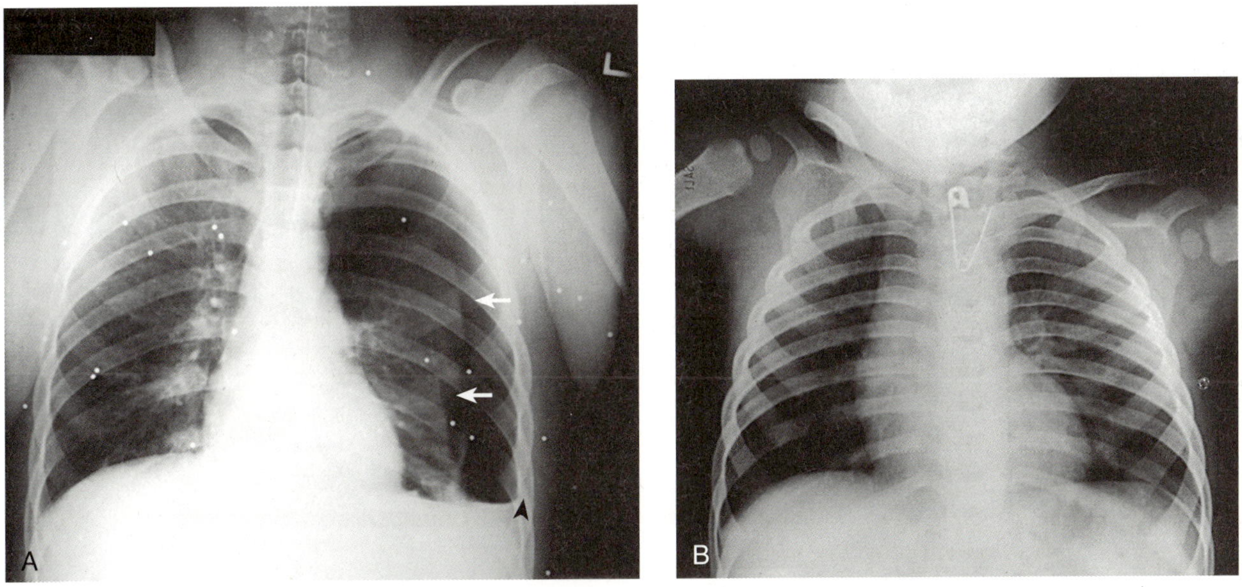


**그림 16-23 외상 환자의 선 자세 허파 전 · 후방향 영상. A,** 여러 발의 산탄으로 인한 혈액기흉(hemopneumo thorax). 화살표는 가쪽의 공기로 인해 허탈된 폐의 가장자리를 나타낸다. 화살표 머리는 왼쪽 허파의 갈비가로막각의 액체층을 나타낸다. **B,** 13개월 유아로 식도에서 열린 옷핀이 보인다.

## 복부 전 · 후방향 촬영

Abdomen AP projection

### 외상 촬영자세

- 참고: 초음파검사는 종종 복부의 외상을 평가하는 데 사용한다.
- 상수용체를 사용하면 최적의 영상을 얻을 수 있다. 만약 C-arm 모양의 장비가 없으면 환자를 이동시키기 전에 주치의와 함께 일반 촬영테이블로 옮길 수 있는지를 확인한다.
- 적절한 노출조건을 설정하기 위해 복강내 체액 축적의 가능성을 판단한다.
- 둔기나 발사체에 의한 손상을 입은 환자는 검사를 하는 동안 내부출혈 징후를 확인하고 변화가 있으면 즉시 주치의에게 보고해야 한다.
- 관통상인 경우는 입사지점과 출사지점을 방사선 비투과성 표지로 표시를 한다.
- 환자가 호흡지시를 따를 수 있는지 평가한다.
- 상처나 출혈, 또는 둘 모두가 있으면 표준 예방조치를 사용하고, 영상수용체가 환자와 접촉할 경우는 플라스틱 커버로 영상수용체를 감싸 보호한다.
- 가능하면 생식샘과 방안에 있는 다른 사람들에게 방사선 차폐를 한다.

### 환자 자세 고려사항

- 가능하다면 환자를 촬영테이블로 옮길 때 응급실 근무자에게 도움을 청한다.
- 만약 C-arm 모양의 장비가 없고 환자를 움직이는 것이 좋지 않으면 도움을 구해 환자를 조심스럽게 들고 환자 아래에 영상수용체를 놓는다. 영상수용체의 중심은 엉덩뼈능선에 맞춘다(그림 16-24)(몸통이 긴 환자는 가로막과 아래쪽 갈비뼈를 보기 위해 상복부 전 · 후방향 촬영이 1회 더 필요할 수 있다).
- 만약 환자가 들것 위에 있으면 격자 영상수용체가 환자의 정중관상면과 평행한지 확인해야 한다. 평행하지 않으면 스펀지, 모래주머니, 또는 말아놓은 타월로 영상수용체의 기울기를 맞춘다. 격자차단 효과와 영상의 왜곡을 방지하기 위해 격자 영상수용체는 완벽하게 평행이 되어야 한다. 만약 기울기를 정확하게 맞출 수 없으면 중심선 각도를 조정하여 촬영부위-영상수용체-중심선의 정렬 상태를 맞춘다.
- 중심선은 영상수용체의 중앙으로 입사한다. DR 조사야 크기는 건장한 성인인 경우 길이가 17inch(43cm) 정도여야 하고, 폭은 피부 음영 바깥으로 1inch(2.5cm) 정도를 포함할 수 있어야 한다.

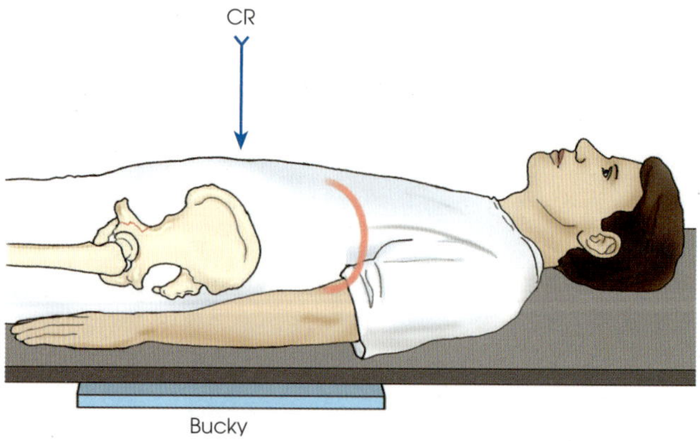


**그림 16-24** 복부 전 · 후방향 촬영 시 환자와 영상수용체 위치.

외상시 영상촬영 Trauma Radiography

### 영상구조

복부 전 · 후방향 모습이 관찰된다. 두덩결합(치골결합)과 가로막(횡격막)을 포함하여 복부 전체가 관찰되어야 하고 회전이나 왜곡이 없어야 한다. 음영과 대조도는 조직의 경계[간의 아래쪽 경계, 신장 음영, 허리근(대요근), 뼈겉질 경계]가 관찰될 정도여야 한다(그림 16-25). 조사야는 적절해야 한다.



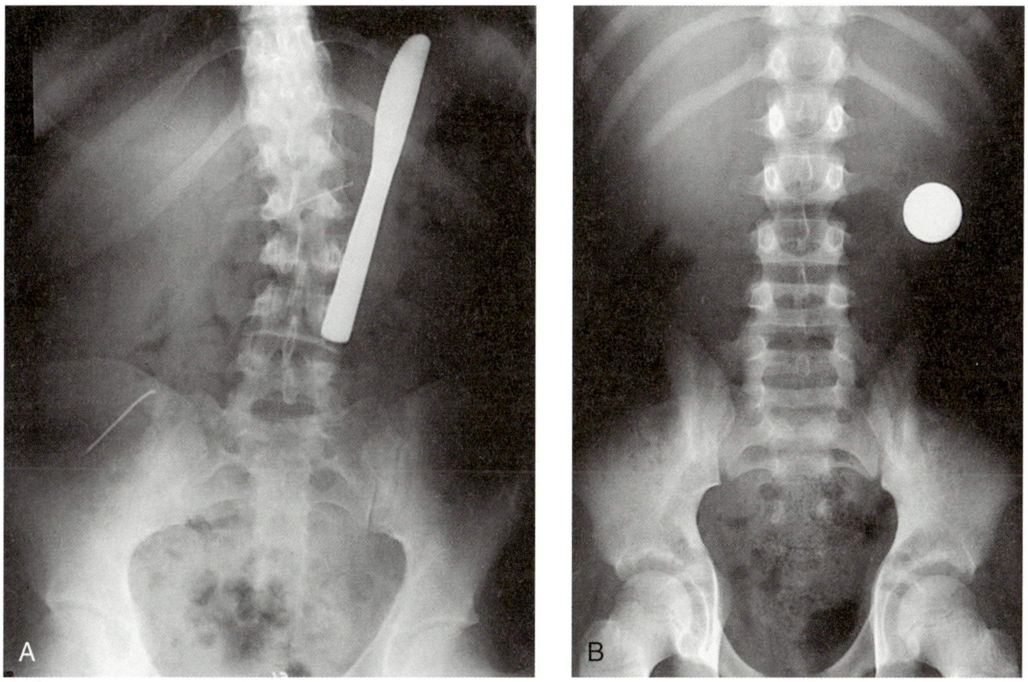


**그림 16-25 외상 환자의 복부 전 · 후방향 영상. A,** 위 속에서 식탁용 나이프가 보이고, 같이 삼킨 또 다른 작은 금속이물질도 보인다. **B,** 위 속에서 삼킨 동전이 보인다.

## 복부 전·후방향 촬영

Abdomen AP projection

### 좌측와위

#### 외상 촬영자세

- C-arm 장비가 없으면 수직 Bucky가 최적의 영상을 제공할 수 있다. 만약 이동식 촬영을 한다면 격자 영상수용체가 필요하다.
- 주치의와 함께 환자의 이동이 가능한지 확인하고, 복강의 체액 축적이나 자유공기 평가가 필요한지 확인한다.
- 좌측 옆으로 누운 자세(left lateral decubitus position)가 복강의 자유공기를 보는 데 좋다. 왜냐하면 간 음영이 좋은 대조도를 제공하여 자유공기가 잘 보이도록 하기 때문이다.
- 체액 축적이 주된 관심사라면 잘 보일 수 있도록 아래쪽에 있는 몸을 들것이나 촬영테이블에서 들어올려야 한다.
- 검사를 하는 동안 내부출혈 징후를 확인하고 변화가 있으면 즉시 주치의에게 보고해야 한다.
- 상처나 출혈, 또는 둘 모두가 있으면 표준 예방조치를 사용하고, 영상수용체가 환자와 접촉할 경우는 플라스틱 커버로 영상수용체를 감싸 보호한다. 관통상인 경우는 입사지점과 출사지점을 방사선 비투과성 표지로 표시를 한다.
- 가능하면 생식샘과 방 안에 있는 다른 사람들에게 방사선 차폐를 한다.

#### 환자 자세 고려사항

- 조심스럽게 천천히 환자를 돌려 좌측 옆으로 누운 자세로 만든다. 안정성을 위해 무릎은 구부린다.
- 체액을 보기 위해 촬영을 하는 것이라면 신중하게 배의 길이방향을 따라 블록을 놓아 오른쪽 전체가 보이도록 한다.
- 영상의 왜곡 방지를 위해 정중관상면이 수직인지 확인한다.
- 가로막이 포함될 수 있도록 엉덩뼈능선 2inch(5cm) 위에 영상수용체 중심이 오도록 한다(그림 16-26). DR 조사야 크기는 길이가 17inch(43cm) 정도여야 하고, 폭은 피부음영 바깥으로 1inch(2.5cm) 정도를 포함할 수 있어야 한다.
- 자유공기가 위로 상승하여 보일 수 있도록 촬영 전 최소한 5분은 측면 자세를 유지해야 한다.
- 중심선은 촬영테이블에 수평으로 영상수용체의 중심을 향해 수직으로 입사한다.

#### 영상구조

복강내 공기와 액체층이 관찰된다. 이 촬영은 똑바로 선 자세를 취할 수 없는 환자에서 복강내 자유공기를 평가할 때 특히 도움이 된다. 음영과 대조도는 조직의 경계[간의 아래쪽 경계, 신장 음영, 허리근(대요근), 그리고 뼈겉질 경계]가 보일 정도여야 한다(그림 16-27). 조사야는 적절해야 한다.

**참고:** 만약 환자가 너무 아프거나 부상이 심해 좌측 옆으로 누운 자세를 취할 수 없을 때는 이 검사 대신 누운 자세에서의 측방향 촬영으로 대체할 수 있다(이 자세는 허리뼈 축측방향 촬영과 동일하다. 그림 16-20 참조).

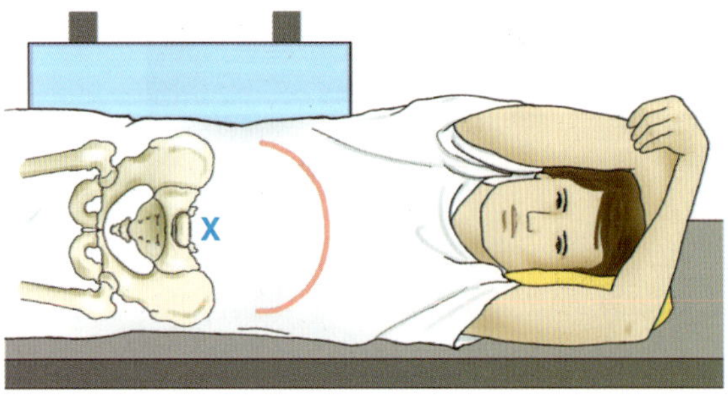


**그림 16-26** 좌측 옆으로 누운 자세에서 수직 Bucky를 사용하여 복부 전·후방향 촬영 시 환자와 영상수용체 위치.

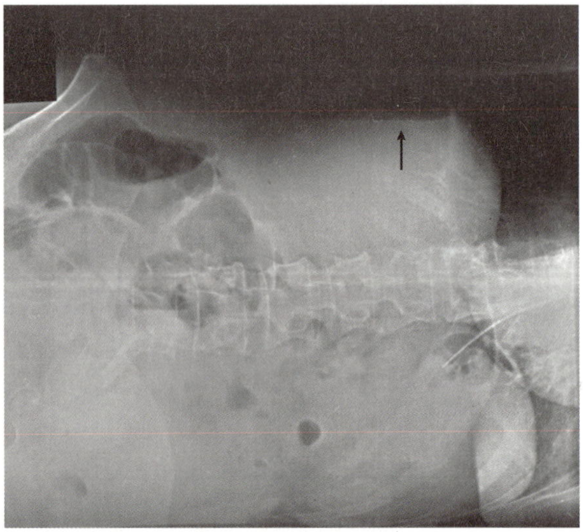

**그림 16-27** 좌측 옆으로 누운 자세에서 시행한 외상 환자의 복부 전·후방향 영상. 위쪽에서 복강의 자유공기가 보인다(화살표). 자유공기를 잘 보이게 하기 위해 약간 노출부족 상태로 촬영했다.

## 골반 전·후방향 촬영

Pelvis AP projection

### 외상 촬영자세

- 참고: 단계 I 외상센터는 종종 골반에 부상이 있으면 CT를 먼저 촬영하도록 한다. 왜냐하면 골절의 정도와 동반된 장기와 혈관손상을 더 잘 볼 수 있기 때문이다.
- 골반 골절의 50%는 혈관 손상과 쇼크로 인해 치명적이다. 사망률은 충돌시 에너지와 희생자의 건강상태에 따라 증가한다.
- 골반골절은 내출혈의 빈도가 높다. 만약 배가 부풀고 딱딱해지면 주치의에게 즉시 알려야 한다.
- 골반과 복부 부상에서는 출혈성 쇼크가 흔하다. 검사하는 도중 반복해서 환자의 의식상태를 평가해야 한다.
- 이 촬영에서 몸쪽 넙다리뼈의 정확한 전·후방향 검사를 위해 팔다리를 안쪽 돌림시키면 안 된다.
- 산란선을 줄이기 위해 촬영부위에 가깝게 조사야를 설정한다.
- 가능하면 생식샘과 방안에 있는 다른 사람들에게 방사선 차폐를 한다.

### 환자 자세 고려사항

- 환자는 똑바로 눕는다. 환자는 백보드 위에 눕거나 쇼크방지용 하의를 입고 있을 수 있다.
- 만약 C-arm이 없어 Bucky를 사용해야 한다면 조심스럽게 천천히 환자를 촬영 테이블로 옮긴다.
- 만약 환자가 옮길 수 없으면 격자 영상수용체를 고정장치나 환자 아래에 놓는다. 영상의 왜곡과 회전을 최소화하기 위해 격자 영상수용체는 환자의 정중관상면과 평행이어야 한다. 왜곡과 회전을 최소화하기 위해 신중하게 중심선과 정렬을 맞춘다.
- 영상수용체의 중심이 위앞엉덩뼈가시(상전장골극) 2inch(5cm) 아래나 두덩결합(치골결합, pubic jymphys) 2inch(5cm) 위에 오도록 놓는다.
- 중심선은 영상수용체 중심에 수직으로 입사한다(그림 16-28).
- DR 조사야 크기는 대략 14×17inch(35×43cm)여야 한다. 엉덩뼈능선과 엉덩관절(고관절)이 조사야에 포함되는지 확인한다.

### 영상구조

골반과 넙다리뼈(대퇴골) 몸쪽 전체가 관찰되어야 하고, 회전과 왜곡은 최소한이어야 한다. 넙다리뼈목(대퇴골경)은 축소되어 관찰되고, 작은돌기(소전자)가 보인다. 최적의 음영과 대조도는 뼈의 육주형성과 연부조직 음영이 보이는 정도다(그림 16-29). 조사야는 적절해야 한다.

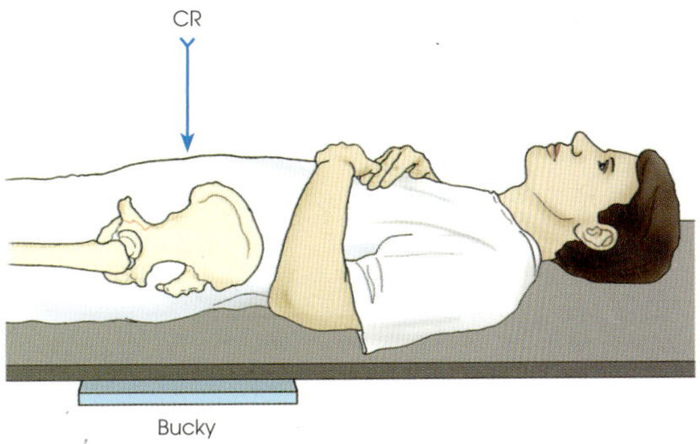


**그림 16-28** 골반 전·후방향 촬영 시 환자와 영상수용체 위치.

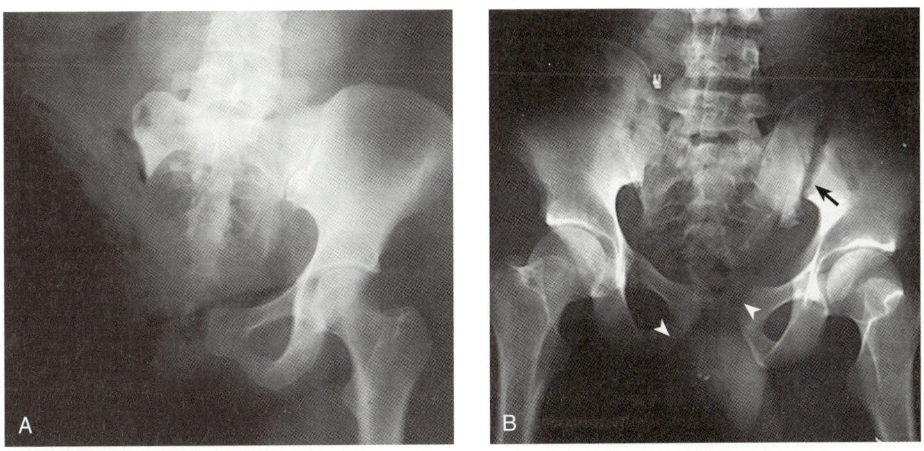


**그림 16-29 외상 환자의 골반 전·후방향 촬영. A,** 차에 부딪힌 후 오른쪽 다리 전체가 잘려 나갔다. 골반뼈는 치골결합과 천장관절에서 탈구되었다. 환자는 생존했다. **B,** 앞쪽 골반뼈가 분리(화살표 머리)되었고 왼쪽 엉덩뼈에 골절이 동반되었다(화살표).

## 두개골 측방향 촬영
Cranium lateral projection

### 누운 자세(바로 누운 수평방향 촬영)

### 외상 촬영자세

- 참고: 머리 부상이 있는 환자는 종종 먼저 CT 촬영을 먼저 의뢰한다. CT가 동반된 연부조직과 혈관손상을 보는 데 더 좋기 때문이다.
- 두피와 얼굴에는 혈관이 풍부하기 때문에 이 부위는 피가 많이 나는 경향이 있다. 플라스틱 커버로 영상수용체를 감싸 보호하고 표준 예방조치를 시행한다.
- 이 검사에서는 격자 영상수용체를 사용한다. 반드시 목뼈골절이나 탈골이 없는 것을 확인한 후 방사선 투과성 스펀지 위에 환자 머리를 올린다.
- 토하는 것은 머리(두개) 내 부상의 징후이다. 만약 환자가 토하기 시작하면 흡인을 방지하기 위해 측면 자세로 돌리고 즉시 주치의에게 알린다.
- 만약 환자의 의식이 변하거나 동공 크기가 다를 경우 즉시 주치의에게 알린다.
- 산란선을 줄이기 위해 관심부위에 가깝게 조사야를 설정한다.
- 생식샘과 방안에 있는 다른 사람들에게 방사선 차폐를 한다.

### 환자 자세 고려사항

- 환자의 어깨를 이완시킨다.
- 목뼈에 부상이 없는 것을 확인한 후 머리를 조절하여 동공사이거리(동공간선 interpupillary line)가 영상수용체에 수직이 되도록 하고 정중시상면이 수직이 되도록 한다.
- 환자가 목 보호대를 하고 있을 경우 최대한 머리가 돌아가거나 기울지 않도록 조심한다.
- 영상수용체가 수직이 되게 한다.
- 중심선은 촬영테이블에 수평으로 바깥귀길(외이도) 위쪽 2inch(5cm) 지점에 수직으로 입사한다(그림 16-30). DR 조사야 크기는 전 · 후방향으로 12inch(30cm), 위아래로 10inch (24cm)가 되도록 설정한다.

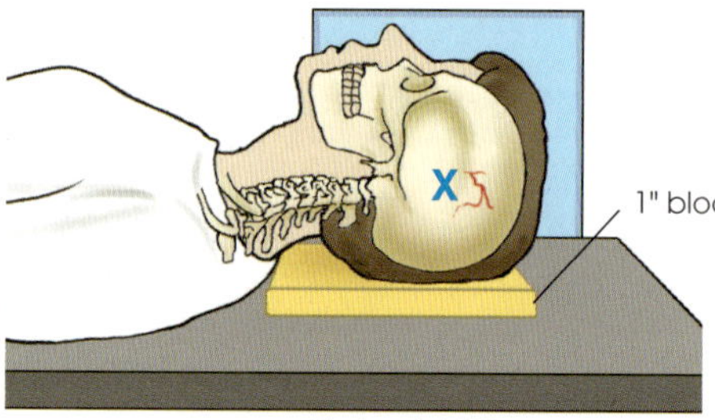


**그림 16-30** 누운 자세에서 머리뼈 측방향 촬영 시 환자와 영상수용체 위치. 뒤쪽 머리뼈가 보이도록 스펀지로 머리를 올린 것을 주목한다(목뼈 측방향 영상 확인 후).

### 영상구조

좌우 머리뼈(두개골)가 겹쳐서 측면상으로 관찰되고, 영상수용체에 가까운 머리뼈가 더 자세하게 관찰된다(그림 16-31). 어떤 부상에서는 코곁굴에 공기-액체층이 관찰된다. 조사야는 적절해야 한다.

**참고:** 목뼈 부상이 없는 환자는 측방향 누운 자세(supine lateral position)를 사용할 수도 있다.



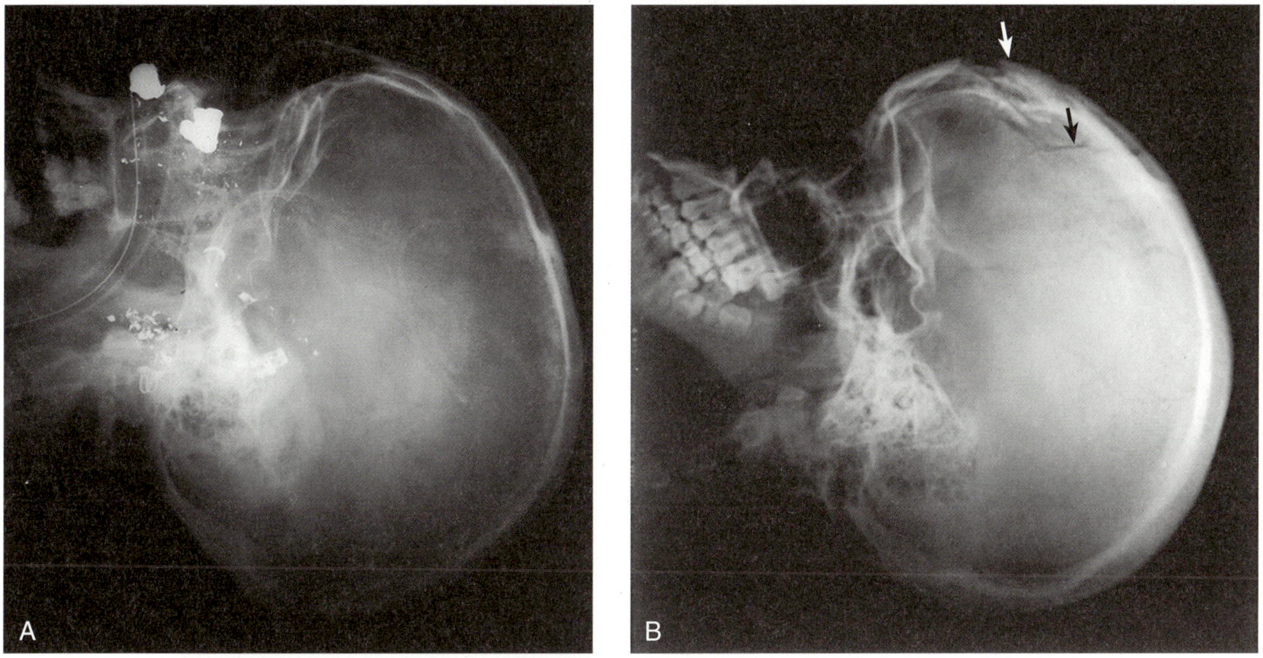


**그림 16-31 외상 환자에게 시행한 누운 자세 머리뼈 측방향 영상. A,** C1 높이에 2번의 총상을 입었고, 얼굴쪽으로 총알이 진행하여 광대뼈부위에 박혀 있다. 바깥귀길 부위에 총알 파편이 있는 것에 주목한다. **B,** 자동차 사고 시 앞유리창에 부딪혀 생긴 다발성 앞머리뼈 골절(화살표).

## 두개골 전 · 후방향 촬영

Cranium AP projection

전 · 후축방향 촬영–Towne method

### 외상 촬영자세

- 머리와 얼굴에 부상이 있는 경우는 다량의 출혈을 예상해야 한다. 플라스틱 커버로 영상수용체와 스펀지를 감싸 보호하고 표준 예방조치를 시행한다.
- 머리를 움직이기 전 목뼈 부상 여부를 확인해야 한다.
- 전 · 후방향 촬영은 머리뼈 앞쪽 부상 시 사용한다. 전 · 후축방향 검사(Towne method)는 머리뼈 뒤쪽을 볼 수 있다.
- 토하는 것은 머리내 부상의 징후이다. 만약 환자가 토하기 시작하면 흡인을 방지하기 위해 측면 자세로 돌리고 즉시 주치의에게 알린다.
- 만약 환자의 의식이 변하거나 동공 크기가 다를 경우 즉시 주치의에게 알린다.
- 산란선을 줄이기 위해 머리뼈의 모든 면에서 피부 음영 바깥으로 1inch (2.5cm) 정도까지 포함되도록 조사야를 설정한다.
- 적절한 영상 대조도를 위해 격자 영상수용체나 Bucky를 사용해야 한다.
- 생식샘과 방 안에 있는 다른 사람들에게 방사선 차폐를 한다.

### 환자 자세 고려사항

- 만약 C-arm이 없고 환자상태가 허락된다면 고정장치와 적절한 이동기술을 사용하여 조심스럽게 천천히 환자를 촬영테이블로 옮긴다. 환자를 옮기면 Bucky를 사용할 수 있고, 영상수용체 위치를 잡을 때 환자에게 부상을 입힐 위험성이 줄어든다.
- 만약 환자를 촬영테이블로 옮길 수 없다면, 격자 영상수용체는 고정장치 밑에 위치시켜야 한다. 만약 그러한 장비가 없다면 방사선사가 환자 아래에 영상수용체를 놓는 동안 주치의가 환자의 머리와 목을 조심스럽게 들고 있어야 한다.
- 목뼈 부상이 없음을 확인한 후 눈확귓구멍선(orbitomeatal line, OML)이나 아래눈확귓구멍선(infraorbitomeatal line, IOML)과 정중시상면이 영상수용체에 수직이 되도록 머리를 조절한다.
- 만약 환자가 목뼈 보호대를 하고 있다면 OML이나 IOML을 수직으로 위치시킬 수 없다. 전 · 후축방향 촬영(Towne method)은 중심선 각도를 OML과 30°를 유지하면서 다리쪽으로 60°까지 증가시켜야 할 수도 있다.

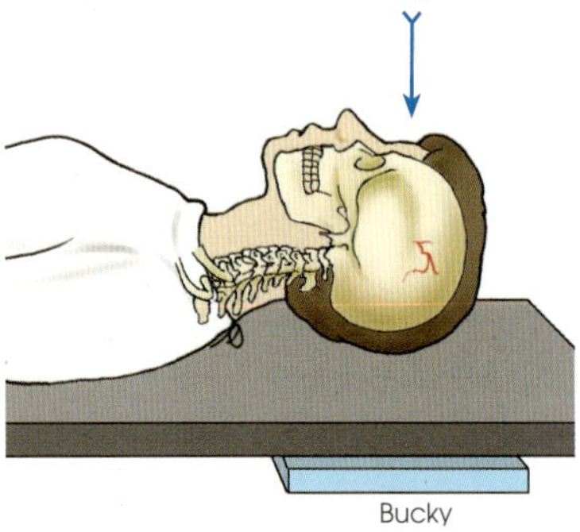


**그림 16-32** 머리뼈 전 · 후방향 촬영 시 환자와 영상수용체 위치.

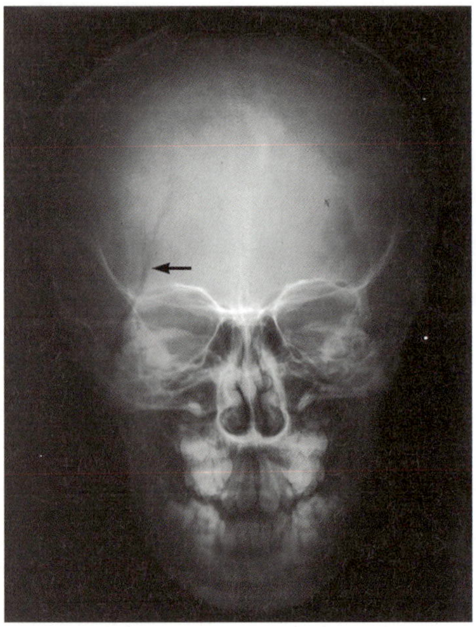

**그림 16-33** 외상 환자에서 시행한 머리뼈 전 · 후방향 영상. 뒤통수뼈 골절이 보인다(화살표).

- 전 · 후방향 촬영에서 중심선은 코뿌리점(비근점)에 수직으로 입사한다(그림 16-32). 가끔 전 · 후방향 촬영 대신이나 추가로 중심선을 머리쪽으로 15° 기울인 전 · 후축방향 촬영을 한다.
- 전 · 후축방향 촬영(Towne mehtod)에서 영상수용체 상단이 두정(cranial vertex)에 오도록 한다. 중심선은 다리쪽으로 눈확귓구멍선에 대해 30°나 눈확아래귓구멍선에 대해 37° 기울여 준다(그림 16-34). 중심선은 바깥귀길을 통과하여 큰구멍(대후두공, foramen magnum)으로 나온다.
- DR 조사야 크기는 폭 10inch(24cm), 위아래로 10inch(24cm)로 설정해야 하고, 앞서 언급한 것과 동일하게 영상판에 중심을 맞춰야 한다.

### 영상구조

전 · 후방향 촬영에서는 머리뼈 앞쪽이 보인다(그림 16-34). 전 · 후축방향 촬영(Towne method)에서는 머리뼈 뒤쪽과 큰구멍이 보인다(그림 16-35). 조사야는 적절해야 한다.



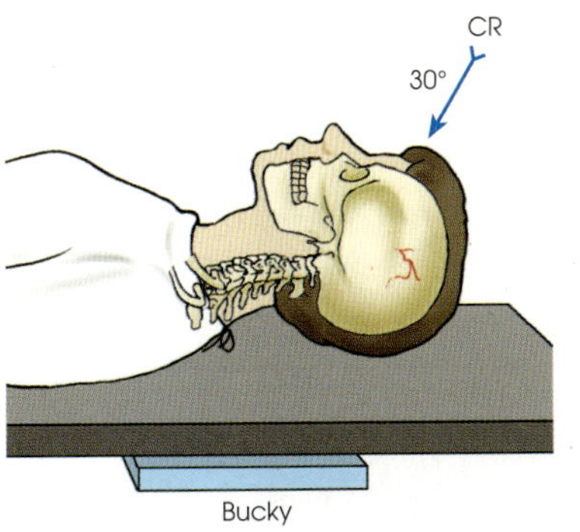


**그림 16-34** 중심선을 30° 발쪽으로 기울인 전 · 후축방향 머리뼈 촬영(Towne method) 시 환자와 영상수용체 위치.

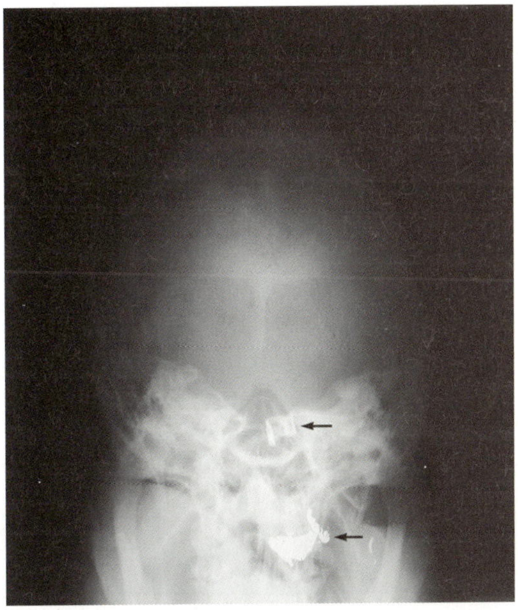

**그림 16-35** 머리에 총상을 입은 환자에서 시행한 머리뼈 전 · 후축방향 영상. 금속 클립(위쪽 화살표)은 앞쪽 두개골에 들어간 총알을 표시한다. 납작해진 총알과 파편(아래쪽 화살표)이 C2 부위에 박혀 있다.

## 안면골 두정비극방향 촬영

Facial bone acanthioparietal projection
Reverse Waters method

### 외상 촬영자세

- 얼굴에 부상이 있는 경우는 다량의 출혈을 예상해야 한다. 플라스틱 커버로 영상수용체를 감싸 보호하고 표준 예방조치를 시행한다.
- 머리 자세를 잡기 전에 목뼈 부상이 없는 것을 먼저 확인해야 한다.
- 만약 환자의 의식이 떨어지거나 동공 크기가 다를 경우 즉시 주치의에게 알린다.
- 적절한 영상대조도를 위해 격자 영상수용체와 Bucky를 사용한다.
- 산란선을 줄이기 위해 얼굴뼈(안면골)에 최대한 가깝게 조사야를 설정한다. DR 조사야는 대략 폭 10inch(24cm), 위아래로 12inch(30cm)로 설정해야 한다.
- 생식샘과 방안에 있는 다른 사람들에게 방사선 차폐를 한다.

### 환자 자세 고려사항

- 이 촬영이 필요하고 환자상태가 허락된다면 고정장치와 적절한 이동기술을 사용하여 조심스럽게 천천히 환자를 촬영테이블로 옮긴다. 환자를 옮기면 Bucky를 사용할 수 있고, 영상수용체 위치를 잡을 때 환자에게 부상을 입힐 위험성이 줄어든다.
- 만약 이동식 촬영을 해야 한다면 격자 영상수용체는 고정장치 밑에 위치시켜야 한다. 만약 그러한 장비가 없다면 방사선사가 환자 아래에 영상수용체를 놓는 동안 주치의가 환자의 머리와 목을 조심스럽게 들고 있어야 한다.
- 만약 가능하다면, 눈확아래귓구멍선이 영상수용체에 거의 수직이 되도록 자세를 잡는다. 아래턱바깥귀길선(하악외이도선, mentomeatal line, MML)의 각도를 주목한다.
- 신체가 회전되지 않도록 하기 위해 정중시상면은 수직이어야 한다.
- 중심선은 아래턱바깥귀길선(MML)과 평행이 될 때까지 머리쪽으로 기울여 줘야 한다. 중심선은 앞코가시점(acanthion)으로 입사한다(그림 16-36).
- 중심선을 영상수용체의 중앙에 맞춘다.

### 영상구조

얼굴뼈(안면골) 위쪽이 관찰된다(그림 16-37). 영상은 비극두정방향 촬영이나 일반적인 Waters method와 비슷하고, 얼굴은 대칭으로 보인다. 조사야는 적절해야 한다.

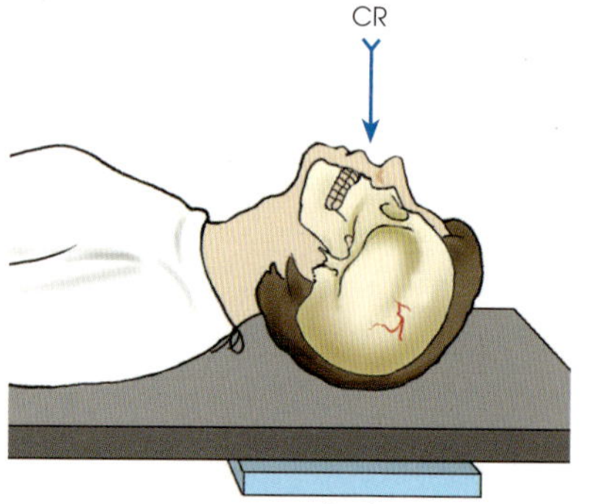


**그림 16-36** 비극두정방향(Waters method) 머리뼈 촬영시 환자와 영상수용체 위치.

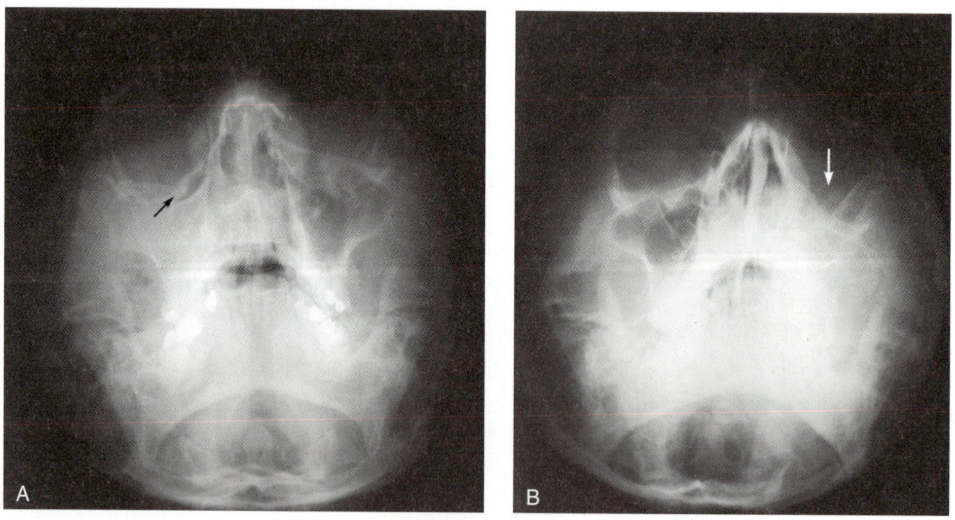


**그림 16-37 외상 환자의 얼굴뼈를 보기 위해 시행한 얼굴뼈 두정비극방향 영상. A,** 오른쪽 눈확바닥에 골절(화살표)이 보이고, 그로 인해 위턱굴에 피가 차 있다(코곁굴에 공기가 없는 것을 주목한다). 환자는 자동차 사고 시 운전대에 얼굴을 부딪혔다. **B,** 왼쪽 눈확바닥에 파열골절(화살표)이 있고, 그로 인해 위턱굴에 피가 차 있다(코곁굴에 공기가 없는 것을 주목한다). 환자는 주먹으로 얼굴을 맞았다.

### 외상 촬영자세

- 만약 상처가 있다면 표준 예방조치를 시행하고, 영상수용체와 자세잡기용 보조기구는 플라스틱으로 덮어 보호한다.
- 부상당한 팔을 들 때는 양쪽 관절을 받치고 천천히 들어올린다. 촬영할 부위 아래에 영상수용체를 놓을 수 있을 정도로만 들어 올린다. [1~2inch(2.5~5cm) 정도만]. 부상당한 팔을 들어올려 영상수용체를 놓을 때는 항상 도움을 얻어 환자 불편을 최소화하도록 한다.
- 만약 팔에 심각한 부상을 입었다면, 정전 · 후방향이나 정측방향(true AP or lateral projections) 촬영을 하면 안 된다. 그 대신 부상당한 팔을 가능하면 움직이지 않고 90° 각을 줘서 촬영을 2회 실시한다.
- 촬영하는 동안 환자의 상태를 확인한다. 팔다리의 압궤 부상(crushing injuries) 시 쇼크가 올 수 있기 때문이다.
- 긴뼈(장골, long bone) 촬영은 반드시 양쪽 관절을 포함시켜야 한다.
- 어떤 부상에서는 인접한 관절을 따로 촬영할 필요가 있을 수도 있다. "손 쉽게 하려고" 긴뼈의 한 방향 촬영만 해서는 안 된다.
- 생식샘과 방안에 있는 다른 사람들에게 방사선 차폐를 한다.

### 환자 자세 고려사항

- 만약 가능하다면, 의식이 있는 환자는 직접 원하는 자세를 보여준다. 부상당한 팔을 움직이는 것보다 촬영자세를 취하려는 환자를 도와준다.
- 만약 환자가 원하는 촬영자세를 취하지 못하면 영상수용체와 X선관을 움직여 원하는 자세의 촬영을 한다(그림 16-38~16-41).



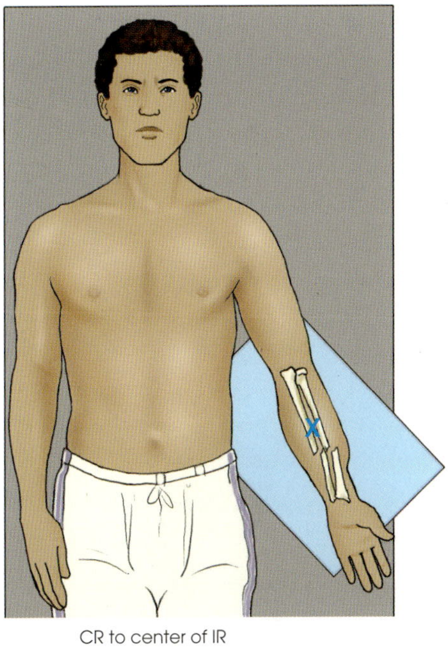


**그림 16-38** 아래팔뼈 전 · 후방향 촬영 시 환자와 영상수용체 위치.

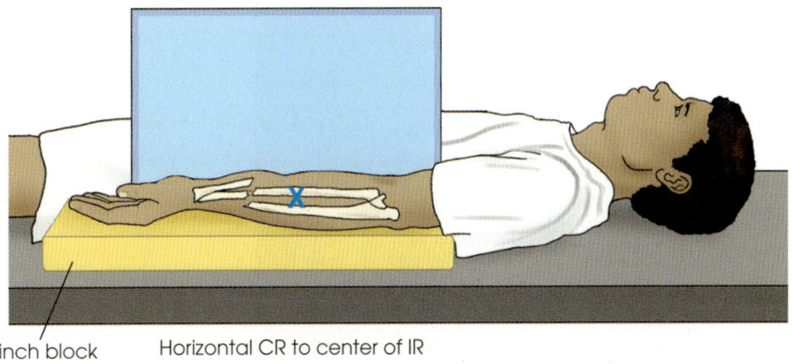


**그림 16-39** 아래팔뼈 축측방향 촬영 시 환자와 영상수용체 위치.

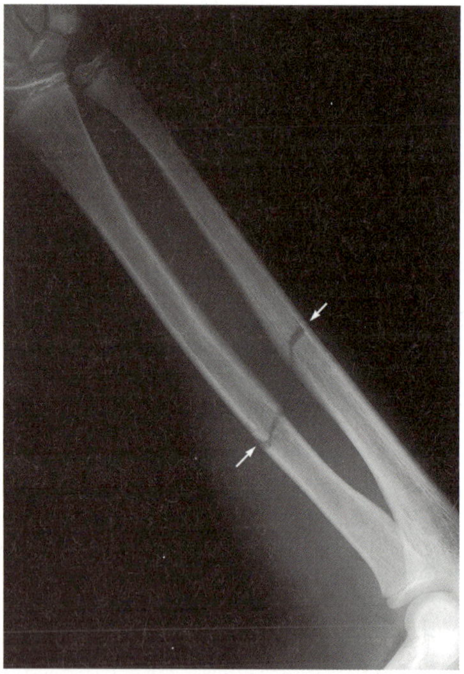

그림 16-40 외상 환자에게 시행한 아래팔뼈 전 · 후방향 영상. 노뼈와 자뼈의 중간부위에 골절이 있다(화살표).

- 어깨 부상이 있는 경우 처음에는 팔을 회전시키지 않고 "있는 그대로" 검사해야 한다. 어깨뼈 Y의 "역"후 · 전사방향 검사(전 · 후사방향)는 환자를 최소한으로 움직인 상태에서 어깨관절(견관절) 탈골을 보는 데 유용하다. 환자의 몸을 45° 돌리고 지지대를 놓아 자세를 유지한다(그림 16-42, 16-43).
- 만약 환자를 들것에 둔 상태에서 촬영한다면 영상 왜곡을 최소화하기 위해 영상수용체를 완전히 수평이 되도록 해야 한다.
- 중심선은 영상 왜곡을 최소화하기 위해 영상수용체에 수직으로 입사한다.
- 영상수용체와 팔의 고정 기술은 환자의 불편을 최소화한 상태에서 최적의 영상을 얻는 데 유용하다.



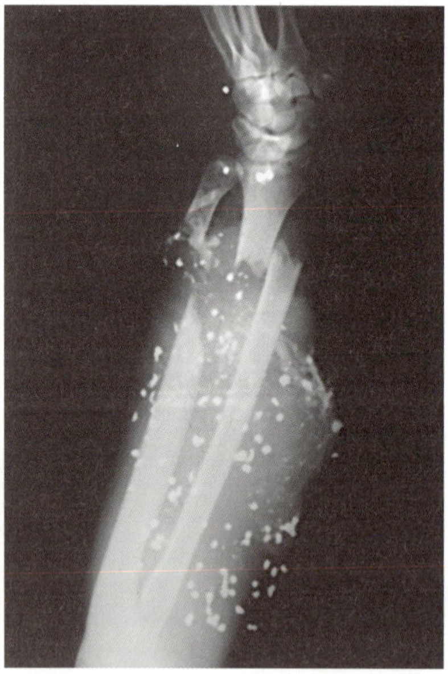

그림 16-41 외상 환자에게 시행한 축측방향 아래팔뼈 영상. 아래팔에 총상으로 인해 노뼈와 자뼈에 골절이 있고, 광범위한 연부조직 손상이 있다.

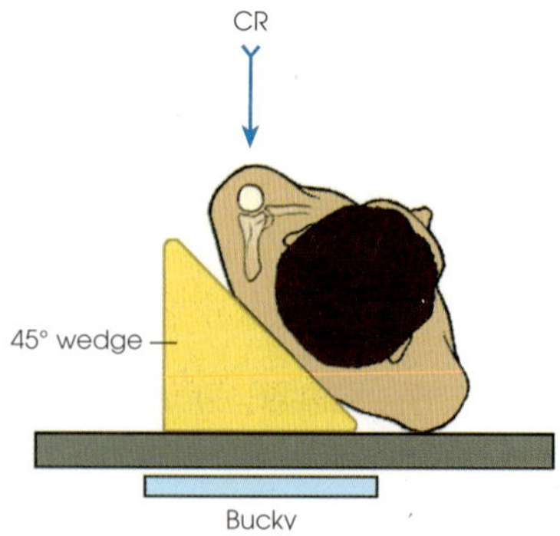


그림 16-42 어깨뼈 Y를 보기 위해 전 · 후사방향 어깨 촬영 시 환자와 영상수용체의 위치[어깨뼈 Y자세: 역 후 · 전사방향 촬영(3장 참조)].

### 영상구조

관심 부위 영상들은 서로 90° 각도로 촬영해야 한다. 음영과 대조도는 뼈겉질 가장자리, 잔기둥형성, 주변 연부조직이 충분히 관찰되어야 한다. 긴뼈를 촬영할 경우는 양쪽 관절이 모두 포함되어야 한다. 인접한 관절 촬영은 관절 끝단이 적절하게 관찰될 수 있도록 관절에 중심을 두어야 한다(그림 16-44, 16-45). 조사야는 적절해야 한다.

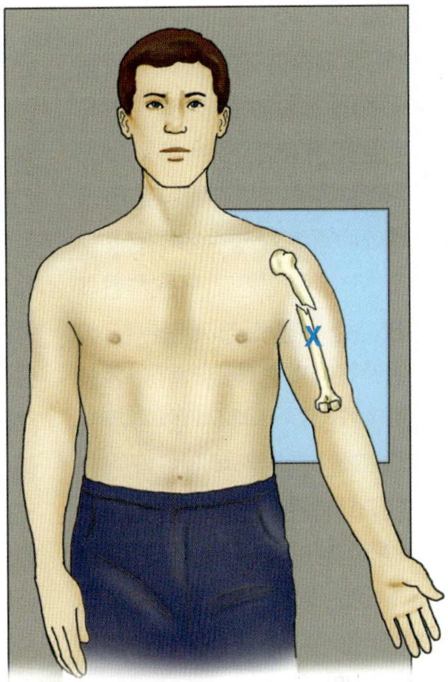

CR to center of IR

**그림 16-44** 위팔뼈 전·후방향 촬영 시 환자와 영상수용체 위치.

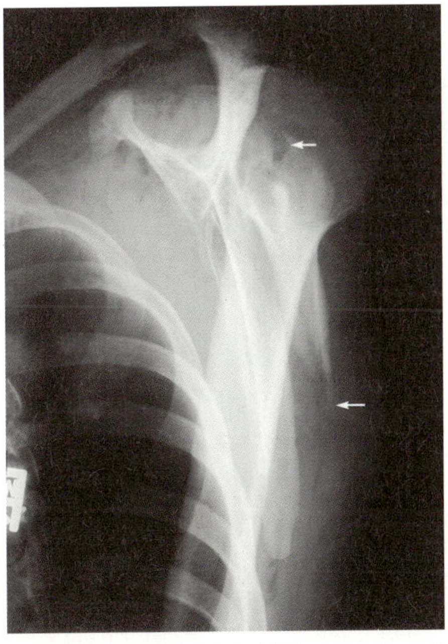

**그림 16-43** 외상 환자에게 시행한 어깨뼈 전·후사방향 영상. 어깨뼈에 몇 개의 골절(화살표)이 보이고 전위가 심하다.

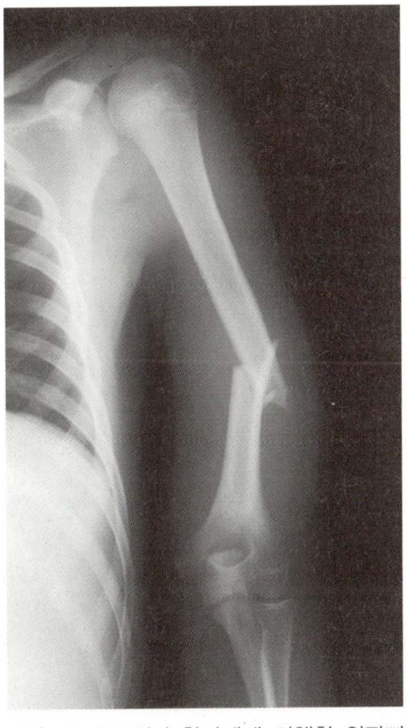

**그림 16-45** 외상 환자에게 시행한 위팔뼈 전·후방향 영상. 위팔뼈 중간부에 골절이 있다.

## 외상 촬영자세

- 만약 상처가 있다면 표준 예방조치를 시행하고, 영상수용체와 자세잡기용 보조기구는 플라스틱으로 덮어 보호한다.
- 다리 부상 시 특히 넙다리뼈 골절이 의심되는 경우, 종종 고정장치가 사용되고 있다. 만약 주치의가 그것을 제거하라고 하지 않는다면 고정장치를 한 상태에서 검사하여야 한다.
- 부상당한 다리를 들 때는 양쪽 관절을 받치고 천천히 들어올린다. 촬영할 부위 아래에 영상수용체를 놓을 수 있을 정도로만 들어 올린다 [1~2inch(2.5~5cm) 정도만]. 부상당한 다리를 들어올려 영상수용체를 놓을 때는 항상 도움을 얻어 환자 불편을 최소화하도록 한다(그림 16-46).
- 만약 다리에 심각한 부상을 입었다면, 정전 · 후방향이나 정측면방향(true AP or lateral projections) 촬영을 하면 안 된다. 그 대신 부상당한 다리를 가능하면 움직이지 않고 90° 각을 줘서 2회 촬영한다.
- 긴뼈 촬영은 반드시 양쪽 관절을 포함시켜야 한다. 한 영상에 포함이 되지 않으면 각각 촬영이 필요할 수도 있다.
- 어떤 상황에서는 인접한 관절을 따로 촬영할 필요가 있을 수도 있다. 해부학적 구조를 적절하게 보기 위해 중심선과 영상수용체는 관심 관절에 중심을 두어야 한다.
- 촬영하는 동안 환자의 상태를 확인한다. 다리에 심한 부상이 있으면 쇼크가 올 수 있기 때문이다.
- 격자 영상수용체는 넙다리뼈와 같이 두꺼운 부위 촬영시 사용해야 한다.
- 생식샘과 방안에 있는 다른 사람들에게 방사선 차폐를 한다.

## 환자 자세 고려사항

- 원하는 자세를 직접 보여주거나 설명해서 부상당한 다리를 움직이는 것보다 환자가 촬영자세를 취할 수 있도록 한다. 필요하면 환자를 도와준다.
- 만약 환자가 원하는 촬영자세를 취하지 못하면 영상수용체와 X선관을 움직여 원하는 자세의 촬영을 한다(그림 16-47, 16-48).
- 만약 환자를 들것에 둔 상태에서 촬영한다면 영상 왜곡을 최소화하기 위해 영상수용체를 완전히 수평이 되도록 해야 한다.
- 중심선은 영상 왜곡을 최소화하기 위해 영상수용체에 수직으로 입사한다.
- 영상수용체와 다리의 고정 기술은 환자의 불편을 최소화한 상태에서 최적의 영상을 얻는 데 매우 유용하다.

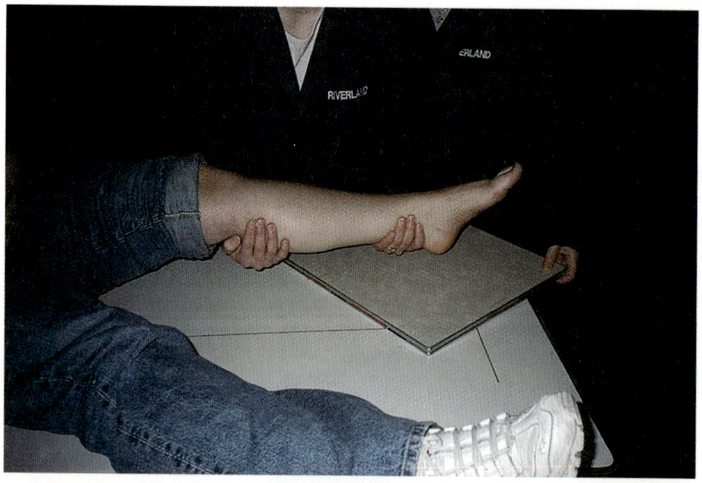


**그림 16-46** 영상수용체(전 · 후방향 촬영 시)나 거상 블록(축측방향 촬영 시)을 놓을 때 다리를 들어올리는 적절한 방법. 영상수용체나 블록을 밑에 놓을 수 있을 정도만 들어 올린다. 부러진 다리를 부드럽게 다루기 위해 두 손을 사용한 것을 주목한다.

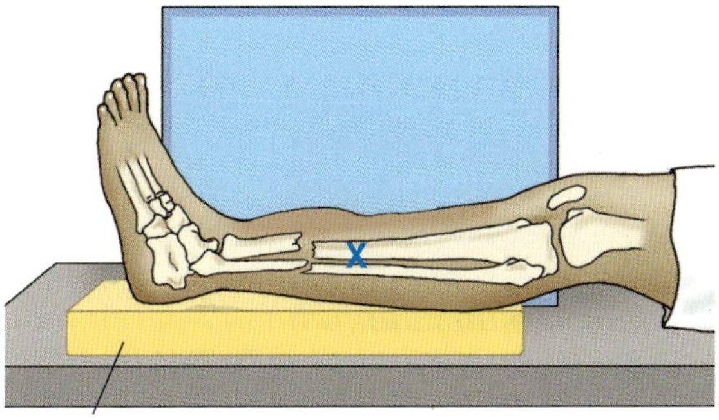


**그림 16-47** 축측방향 촬영시 환자와 영상수용체 위치. 다리의 다른 부위를 볼 경우 영상수용체와 중심선을 위아래로 움직일 수 있다. 관심부위 전체가 다 보이도록 들어올리기 위해 다리 아래에 자세잡기용 블록을 놓은 것에 주목한다.



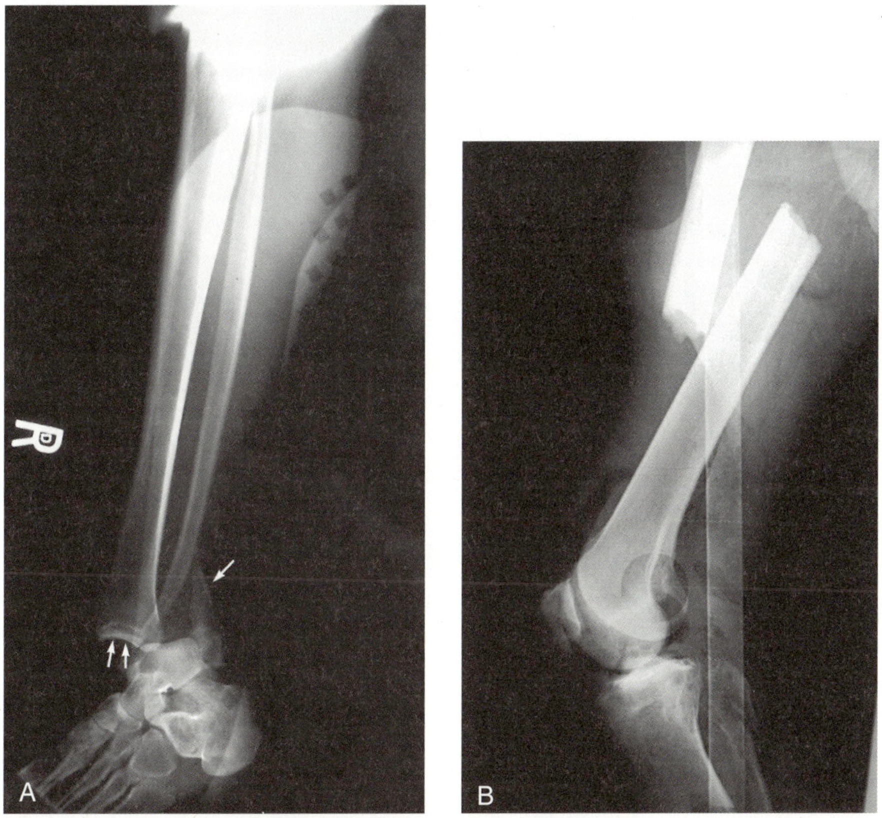


**그림 16-48 외상 환자에게 수행된 다리뼈 측방향 영상. A,** 목말뼈(거골)로부터 정강뼈(경골)가 탈구(이중화살표)되어 있고 종아리뼈(비골)에 골절(화살표)이 보인다. **B,** 넙다리뼈(대퇴골)에 완전골절과 전위가 있다. 전·후방향 촬영에서 몸쪽 넙다리뼈가 보이고, 먼쪽 넙다리뼈는 골절부위에서 90° 돌아가 있다. 그로 인해 측방향 촬영이 되었다. 고정장치로 인해 인공물이 보이는 것을 주목한다.

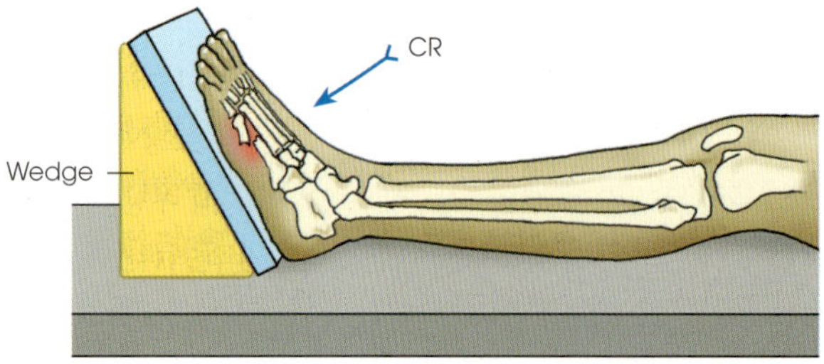


**그림 16–49** 발 또는 발가락 전 · 후방향 촬영 시 환자와 영상수용체 위치. 영상수용체는 모래주머니로 지탱해서 위치를 잡는다.

### 영상구조

관심부위 영상들은 서로 90° 각도로 촬영해야 한다. 음영과 대조도는 뼈겉질 가장자리, 잔기둥형성, 주변 연부조직이 충분히 관찰되어야 한다. 긴뼈를 촬영할 경우는 양쪽 관절이 모두 포함되어야 한다. 관절촬영은 구조물이 적절하게 관찰될 수 있도록 관절에 중심을 두어야 한다(그림 16–49, 16–50). 조사야는 적절해야 한다.



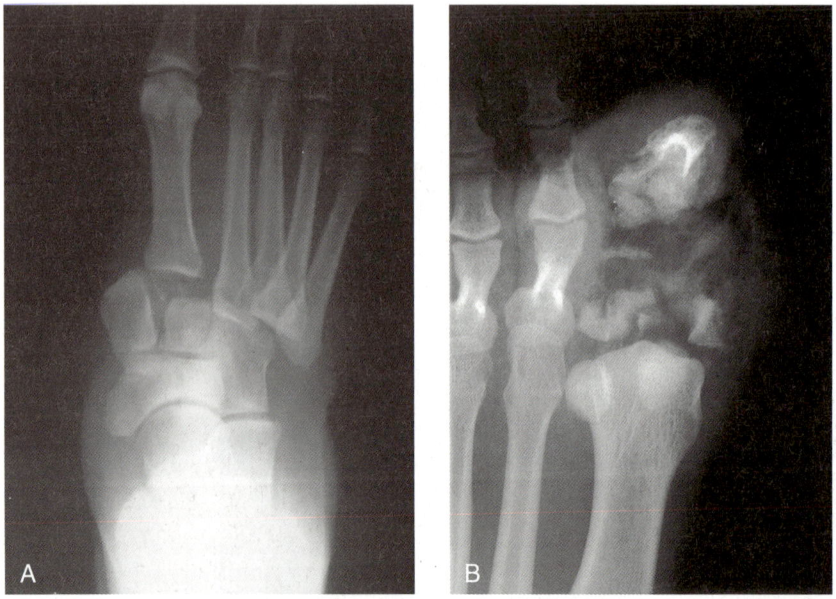


**그림 16–50 외상 환자에서 시행한 발 전 · 후방향 영상.** A, 발목뼈에 골절과 탈구가 있다. 이 부위에 적합한 노출조건을 사용해서 촬영했다. B, 엄지발가락의 총상.

방사선 촬영에서 외상학적 부상이 드러날 때 다른 양식에 의한 영상 검사 추적은 종종 보장이 된다. 그러나 많은 예 중에서 외상으로 인한 부상 관찰을 위해 방사선 촬영이 먼저 시행되지는 않는다. 이 사실 때문에, 대부분의 외상센터는 CT 검사가 가능하거나 또는 외상 케이스를 위한 전용장치가 필요하다(그림 16-51~16-54). 외상영상에서 초음파사의 역할은 명백히 증가하고 있으며, 방사선 노출 없이 좋은 진단학적 가치를 내는 장점을 가지고 있다. 자기공명장치는 또한 외상 영상에서 최신 스캔 프로토콜과 기술로 인한 스캔시간 단축 때문에 유용성이 증가하고 있다.

## 컴퓨터 단층촬영

대부분의 대형 외상센터들은 컴퓨터 단층촬영으로 응급 검사를 할 수 있다. 이것은 외상 진단영상과 관련된 의사결정에 영향을 준다. 다음과 같은 부위에 외상을 당했을 때는 가장 먼저 컴퓨터 단층촬영을 한다.

- 머리와 뇌
- 목뼈(경추)
- 가슴우리(흉곽)
- 골반

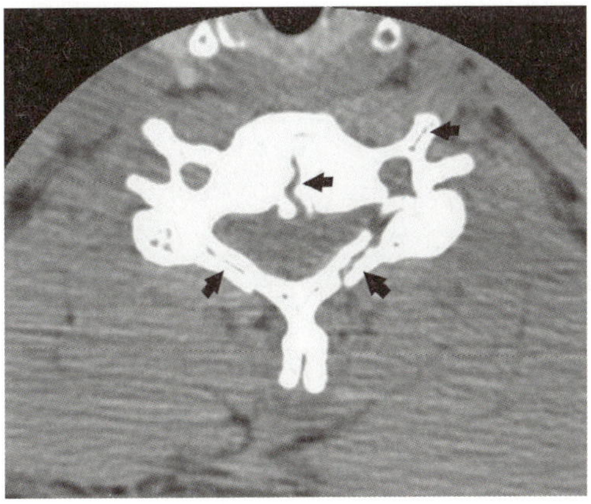

**그림 16-51** C5 부위의 CT 영상으로 나무에서 떨어진 후 생긴 다발성 골절이 보인다.

(Courtesy Sunie Grossman, RT[R], St. Bernard's Medical Center, Jonesboro, AR.)

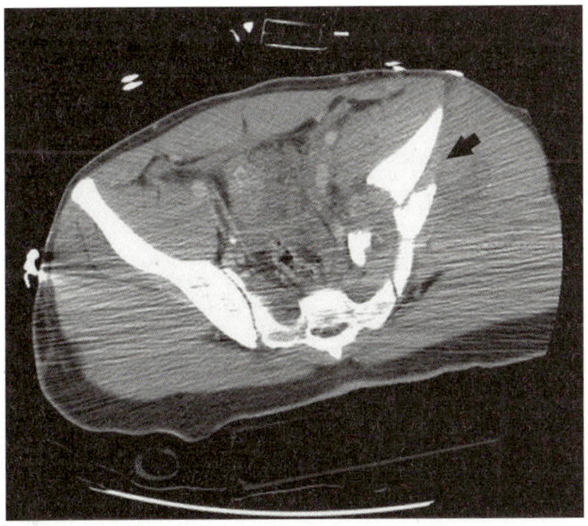

**그림 16-52** 골반의 CT 영상으로 왼쪽 엉덩뼈에 골절과 전위가 보인다(화살표). 옷과 백보드로 인한 인공물이 뚜렷하다.

(Courtesy St. Bernard's Medical Center, Jonesboro, AR.)

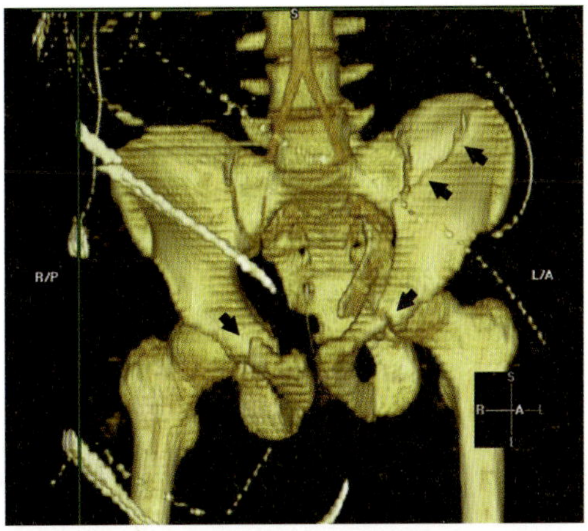


**그림 16-53** 그림 16-52 환자의 골반을 3D 재구성한 영상이다. 다발성 골반 골절이 잘 보인다(화살표).

(Courtesy St. Bernard's Medical Center, Jonesboro, AR.)

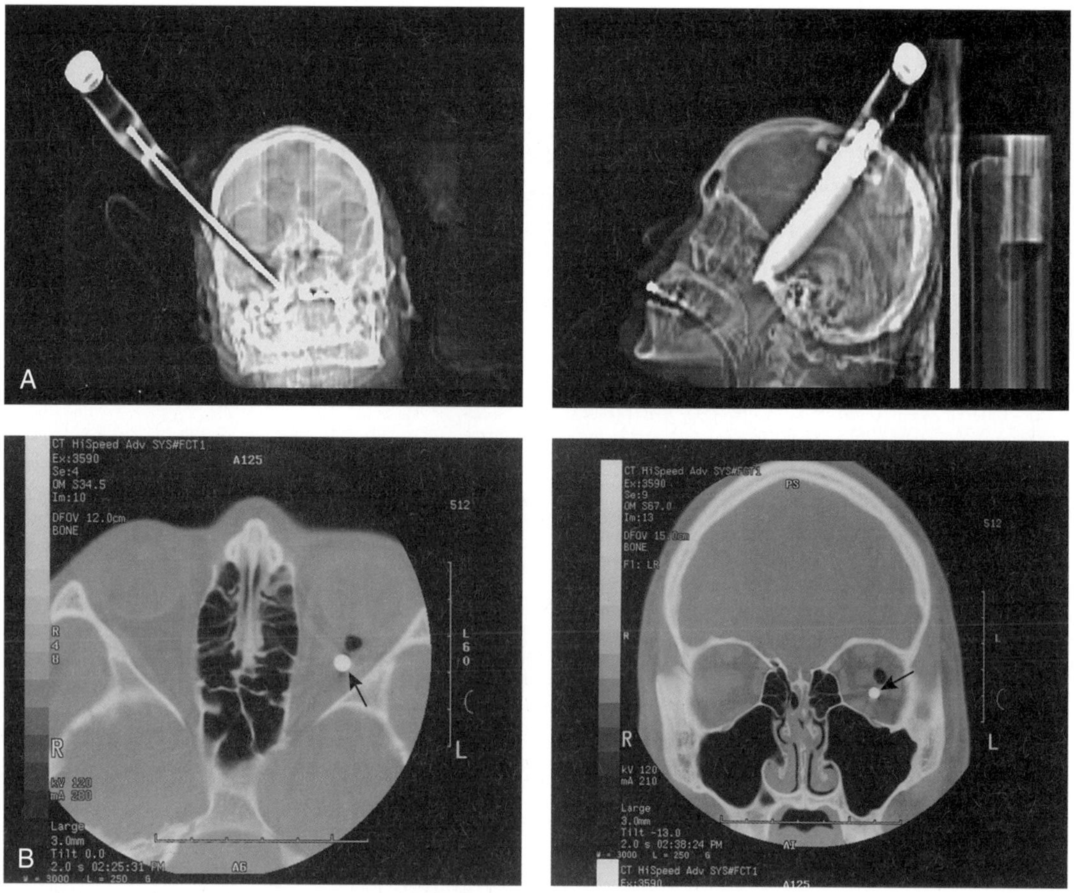


**그림 16-54 A,** 머리뼈 전·후방향과 측방향 CT 정찰 영상. 머리뼈에 꽂혀 있는 칼에 주목한다. 이 환자는 머리뼈 일반촬영을 하지 않았다. 이 환자는 바로 CT 촬영이 의뢰되어 이러한 정찰영상과 수술전 단면영상 촬영을 하였다. 수술 후 환자는 회복하여 귀가하였다. **B,** 눈 부위의 축방향과 관상면 머리뼈 CT 단면 영상. 환자는 왼쪽 눈에 비비탄을 맞았다. 비비탄에 주목한다(화살표). 인접한 검은 부위는 공기이다. 현재 환자는 왼쪽 눈을 실명한 상태다.

[**A,** Courtesy Tony Hofmann, RT(R)(CT), Shands Hospital School of Radiologic Technology, Jacksonville, FL; **B,** courtesy Mark H. Layne, RT(R).]

글라스고우 혼수상태등급(Glasgow Coma Scale, GCS)은 종종 머리(두부) CT 촬영이 필요한지를 결정하는 진단적 지표이다. GCS는 객관적이고 일관성 있는 신경학적 평가를 하는 데 사용되며, 가능한 가장 높은 점수는 15점, 가장 낮은 점수는 3점이다. GCS 점수와 다른 머리 부상 징후와 증상들(두통, 의식 소실, 외상 후 기억상실증, 발작)은 머리 CT 촬영의 필요성을 결정하는 데 사용된다. 목뼈 부상인 경우, 특히 다발성 부상과 척수 손상의 증상이 있는 경우, 종종 CT 촬영을 제일 먼저 한다. 대동맥 박리가 의심되는 경우는 종종 가슴우리 CT 촬영을 제일 먼저 한다. 가슴 일반촬영은 가슴을 포함한 많은 응급상황에서 여전히 가장 중요한 기본 검사이다. 하지만 시간이 소요되기 때문에 특정 유형의 외상 환자는 제일 먼저 CT 촬영부터 한다. 골반 CT는 일반촬영보다 골반 골절의 정도가 더 잘 보이고, 동반된 골반 장기와 혈관 손상을 동시에 볼 수 있기 때문에 종종 일반촬영을 대신한다.

## 진단적 초음파검사

응급 검사에서 초음파의 역할은 급속도로 발전되고 증가하고 있다. 외상 초음파(focused abdominal sonography in trauma)는 외상 진단시 유용한 영상검사로 알려져 있다. 외상 영상검사에서 초음파의 역할에 대한 연구가 계속되고 있고, 지금까지 다양한 환경에서 연구가 진행되고 있으며, 소아에서의 골절 정복, 가슴과 흉부의 외상, 특히 기흉과 복부와 골반의 출혈, 유아의 두개 외상, 얕은 근골격계 부위의 염좌와 찢어짐 등도 연구가 진행되고 있다. 외상시 초음파의 장점은 방사선 노출이 없는 것과 바로 검사가 가능하다는 것이다. 하지만 초음파는 검사자에 따라 영상의 질이 많이 다르고, 응급의학 전문의들에게는 영상 해석이 힘들어 영상의학 전문의가 필요할 수도 있다는 단점이 존재한다.

## 참고 문헌


American College of Emergency Physicians: Policy statement: emergency ultrasound guidelines, Ann Emerg Med 53:550, 2009.

American College of Surgeons: National trauma databank annual report, 2008, Available at http://www.facs.org/trauma/ntdb/docpub.html. Accessed July 6, 2009.

Bagley L: Imaging of spinal trauma, Radiol Clin North Am 44:1, 2006.

Centers for Disease Control and Prevention: Guidelines for field triage of injured patients: recom-mendations of the national expert panel on field triage, MMWR Morb Mortal Wkly Rep, Available at http: //www.cdc.gov/mmwr/preview/mmwrhtml/rr5801a1.htm. Accessed August 4, 2009.

Jagoda A, et al: Clinical policy: neur-oimaging and decision making in adult mild traumatic brain injury in the acute setting, Ann Emerg Med 52:714, 2008.

Kool D, Blickman J: Advanced Trauma Life Support. ABCDE from a radiological point of view, Emerg Radiol 14:135, 2007.

Shanmuganathan K, Matsumoto J: Imaging of penetrating chest trauma, Radiol Clin North Am 44:225, 2006.

# 17
# 소아 영상촬영
## PEDIATRIC IMAGING

### 학습목적

소아 환자의 각종 질환 진단을 위한 검사법에 대응하며, 검사부위별 소아 접근법을 숙지하여 연령대에 맞도록 대응하는 능력이 필요하다. 또한 소아의 방사선 민감도를 고려하여 방사선 선량의 최적화 및 방사선 차폐에 대한 학습과 소아 환자에 적용되는 부수기자재와 장비를 효율적으로 사용할 수 있도록 학습한다.

### 학습목표

1. 연령대별 소아 접근법에 따른 소아의 특성을 설명할 수 있다.
2. 소아 환자 검사 시 정신적, 신체적으로 고려해야 하는 부분을 설명할 수 있다.
3. 소아 환자 검사 시 감염관리에 대하여 설명할 수 있다.
4. 소아 환자 검사 시 사용되는 보조기구의 특징을 설명할 수 있다.
5. 소아 환자 검사 시 검사조건 및 기술적인 고려를 통하여 방사선 차폐 및 선량의 최적화를 설명할 수 있다.

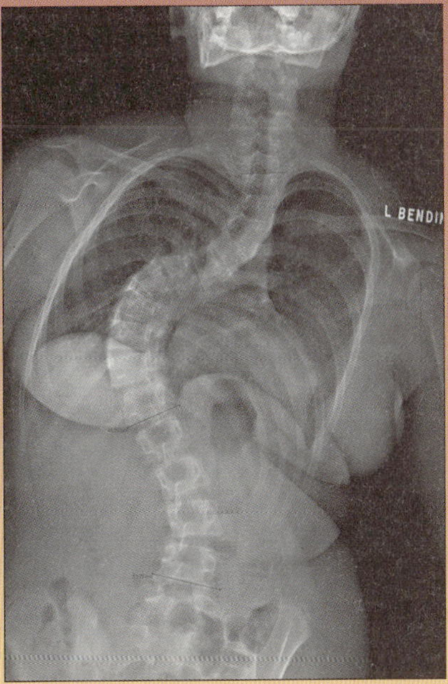


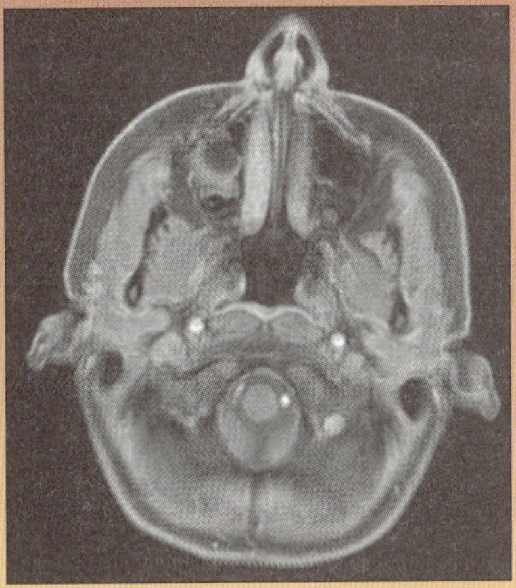

## 소아 영상촬영의 원칙

소아 환자와의 성공적인 만남을 위해서는 소아가 성인의 축소판이 아니라는 것을 이해하고 아이들 눈높이에 맞춰 접근하는 것이 필수적이다. 종종 방사선사들은 소아 영상을 촬영할 때 2가지 부분에서 자신감이 부족하다. 아이와 대화하는 법과 움직임을 억제하는 방법이 그것이다. 그들은 소아 영상촬영의 단계들을 말로 익숙하게 설명할 수는 있겠지만 그것에 만족하지 말고 반드시 연습을 해야만 한다.

소아 영상촬영과 성인 영상촬영 사이에는 기본적인 자세잡기나 영상질 평가 등에서 비슷한 점들이 많다. 하지만 몇 가지 중요한 차이점이 있는데 제일 큰 차이점은 소아 접근법이다. 초보 방사선사들은 그들 주변에서 알고 있는 다양한 연령대의 아이들을 떠올리고 어떻게 그 아이들에게 영상촬영과정을 설명해 줄지를 상상해 보는 것이 도움이 될 수 있다. 이 방법과 더불어 앞으로 설명할 방법들을 병행하면 매우 효과적일 것이다. 소아들과 성공적으로 촬영을 하기 위해서는 열린 마음, 인내, 창의성, 배우고자 하는 마음, 아이들의 눈높이로 세상을 보는 능력이 필요하다.

또 다른 소아 영상촬영의 특징은 소아들이 방사선에 민감하기 때문에 모든 촬영과정에서 방사선량을 줄이기 위한 노력이 필요하다는 점이다. 최근 들어 "약한 또는 부드러운 영상촬영"의 개념이 소아 영상촬영 분야에 도입이 되었는데, 이유는 방사선노출에 대한 부모들의 관심 증가를 반영하여 방사선 종사자들에게 경각심을 주기 위해서이다.

## 환경

주변 환경은 환자의 회복과정에서 중요한 역할을 한다. 몇몇 연구들에서 공원이 보이는 병실의 환자들과 병실의 벽만 보이는 환자들 사이의 회복과정을 비교한 결과 공원이 보이는 병실의 환자들은 병원에 머무는 기간이 훨씬 짧았고 통증도 적었다. 이러한 차이점을 염두에 두고, SickKids(Toronto)에 있는 환자치료센터는 아트리움(atrium, 건물 중앙 높은 곳에 유리로 지붕을 한 넓은 공간)으로 지어졌다(그림 17–1). 각각의 환자 병실은 바깥을 보거나 아트리움을 볼 수 있도록 되어 있고, 그로 인해 자연광이 들어올 수 있도록 되어 있다. 가끔씩 시골의 농가 마당에서나 볼 수 있는 동물들이 아트리움을 가로질러 날아가기도 하는데 그 광경을 본 아이들은 굉장히 즐거워한다. 하지만 반드시 아이들이 알아차릴 수 있도록 주변환경을 조성할 필요는 없다. 적은 비용을 들여 만든 아주 작은 차이만으로도 아이들이 병원에 좀 더 편안하게 머물 수 있도록 해줄 것이다.

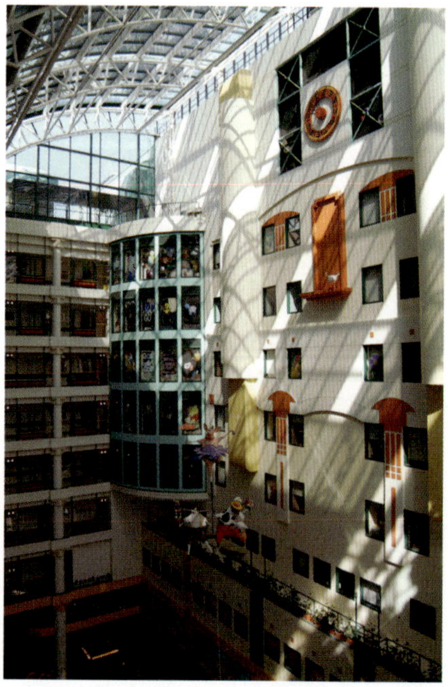

**그림 17–1** 토론토에 위치한 소아병원의 아트리움.

소아 영상촬영 Pediatric Imaging

### 대기실

소아 환자들의 부모는 종종 불안한 마음을 안고 병원에 도착한다. 어떤 과정이 기다리고 있는지 알 수 없기에 불안은 더 심해진다. 아무도 그들에게 진행과정에 대해 설명해 주지 않았을 수 있고, 누군가 설명을 했는데도 듣지 못했을 수도 있다. 또한 그들은 검사 결과뿐만 아니라 얼마 동안이나 병원에서 치료를 받아야 하는지를 걱정할 수도 있다.

이러한 부모들의 불안과 긴장은 종종 아이들에게로 옮겨간다. 아이들은 부모의 목소리 톤이나 행동에서 긴장을 감지하기 때문이다. 하지만 잘 갖춰진 대기실은 이러한 긴장을 완화할 수 있다. 아이들은 좋아하는 장난감에 관심을 갖고, 그것들을 만지고 놀면서 즐거워한다. 이렇게 함으로써 부모들도 편하게 등록하고 필요한 질문들을 할 수 있다.

대기실에 비치할 물건들이 반드시 비쌀 필요는 없다. 크레용과 색종이가 올려져 있는 작은 탁자와 의자 같이 아이들의 성별에 상관없이 놀 수 있는 장남감이나 활동 정도면 적절하다(하지만 아이들이 크레용을 입 안에 넣는지는 감독을 해야 한다). 조금 더 나이 든 아이들을 위해서 책이나 잡지를 비치하면 좋다. 이러한 것들에 대해 소아과에서 적절한 충고와 조언을 제공해 줄 수 있을 것이다(그림 17-2).

### 영상촬영실

시간이 걸리는 촬영도 아이들 연령에 맞는 음악이나 비디오가 있으면 그 시간이 빨리 지나간다. 재미있는 비디오에 푹 빠진 아이의 경우, 촬영테이블에서 떨어지는 것을 방지하기 위해 늘 하는 안전대책 외에 더 이상의 고정이 필요 없거나 필요한 최소한의 억제만 하면 된다.

경험상 촬영실에 필요한 모든 것을 미리 준비해 두면 아이들이 덜 불안해한다. 이러한 준비들에는 영상수용체(image receptor, IR) 놓아두기, 영상수용체에 대략적으로 X선관 중심 맞춰 두기, 촬영테이블 한쪽에 필요한 고정도구들 놓아 두기, X선관을 환자가 위치할 장소 근처로 옮겨두기 등이 있다.

어린 아이들은 종종 어둠을 무서워하지만 완전히 소등하지 않고 약하게라도 전등을 켜두면 편안해한다. 그리고 아이가 들어오기 전에 미리 조리개에서 나오는 빛이 보일 정도로 전등 불빛을 줄여두면 왜 전등 불빛을 약하게 하는지 설명하지 않아도 되기 때문에 좋다. 가끔씩 준비하느라 바빠서 아무 설명도 없이 불빛을 줄일 경우 아이들이 불안해할 수 있으므로 주의해야 한다.

촬영이 모두 끝나면 촬영자는 어느 정도 시간을 가지고 그 아이의 협조적인 태도를 칭찬하고(이때는 과장해서 이야기해도 상관 없다), 다음엔 어디에서 기다려야 하는지 또는 무엇을 해야 하는지 설명한다. 이렇게 하는 것이 부모가 진행과정을 이해하는 데도 도움이 된다.



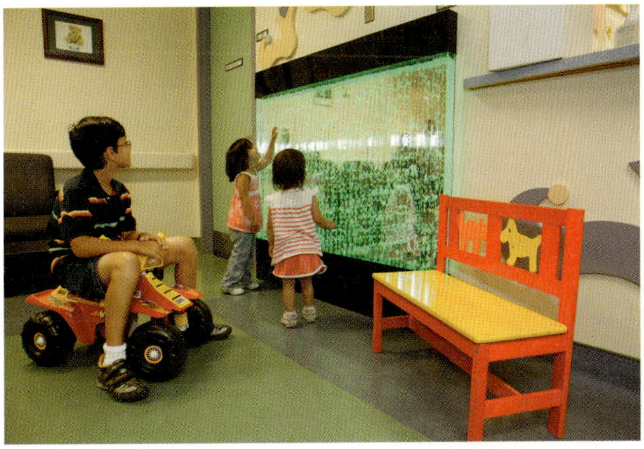

**그림 17-2** 촬영 전 대기실에서 일상적인 활동을 즐기는 아이들.

## 접근법

### 부모 접근법

부모 접근법에 대해 말하지 않고는 소아 접근법에 대한 논의를 시작할 수 없다. 가끔 부모 이외의 다른 사람들이 아이들을 병원에 데리고 오기도 하지만 이번 논의에서는 돌보는 사람을 부모로 하기로 한다.

많은 경우 방사선사들은 동시에 2명의 환자(아이와 부모)와 마주하게 된다. 이런 경우 진행과정을 누구에게 주로 설명해야 할지 고민하게 될 지도 모른다. 하지만 답은 간단하다.

- 만약 아이가 설명을 이해할 수 있다면 아이 연령에 맞는 단어를 사용해서 직접 아이에게 설명한다. 부모는 듣기만 하지만 결과적으로는 궁금했던 것들을 알게 된다. 이 방법은 부모들을 편하게 하면서 동시에 방사선사의 실력에 대한 확신을 심어주게 된다. 또한 그들의 자녀가 관심을 한 몸에 받고 있다는 것을 은연중에 인식하도록 해준다.
- 만약 아이가 설명을 이해하기에 너무 어리다면 부모에게 단순한 문장들을 사용하여 직접 설명한다. 단순한 문장을 사용하는 것은 매우 중요하다. 아이와 함께 병원에 내원한 부모들은 긴장해 있고, 긴장된 상황에 놓인 사람들은 평소처럼 명료하게 생각할 수 없기 때문이다. 따라서 차분한 목소리로 짧은 문장을 1~2번 반복하는 것이 가장 좋은 방법이다.

### 불안해하는 부모 다루기

불안해하는 부모와 대화할 때는 다음 사항을 명심한다.

- 공포와 좌절이 불안의 원인이 될 수 있다는 점을 기억하고, 침착함을 유지하고 차분한 어조로 말한다.
- 다음과 같은 형식의 문구를 사용한다. "저는 OOO입니다. 당신의 기분과 걱정을 잘 알고 있습니다. 검사가 어떻게 진행되는지 설명해 드리겠습니다."
- 가능하다면 부모를 가까운 방으로 데리고 가서 설명을 계속한다. 부모들의 말을 도중에 끊지 말고 그들의 걱정을 들어준다. 이러한 방법들은 대기실에서 발생할 수 있는 불필요한 일들을 피할 수 있게 해준다.

### 부모 동참

촬영과정에 부모의 동참 여부는 다음의 요소들에 의해 좌우된다.

1. 영상의학과의 지침
2. 부모와 소아 환자의 요구
3. 방사선 차폐에 관한 정부의 법

부모의 촬영과정 동참은 소아 환자, 부모, 방사선사와 같이 촬영에 관련된 모든 사람들에게 장점이 많다. 양쪽 부모 모두 촬영 과정에 참여해야 하지만 경험상 1명의 부모만 촬영실에 있게 하는 것이 더 권할 만하다. 양쪽 부모 모두가 있으면 촬영실이 너무 혼잡하고, 소아 환자를 산만하게 하여 촬영시간이 더 길어지기 때문이다. 적절한 위치에 이러한 내용의 게시물을 부착하는 것도 부모들의 이해에 도움이 된다.

가끔씩 부모들이 촬영과정에 동참하기를 원하기 때문이기도 하지만 방사선사들은 다음의 이유로 인해 부모들의 동참을 홍보하고 있다.

1. 방사선사들이 촬영준비에 바쁠 때 부모가 아이들을 대신 돌볼 수 있다.
2. 방사선사들이 촬영실을 나가야 할 상황이 있다.
3. 아이의 고정이 필요할 때 부모가 도울 수 있다.
4. 부모가 촬영 전과정을 보게 함으로써 의심의 소지를 없앨 수 있다.

특히 마지막 이유는 부모와 방사선사에게 모두 이익이다. 부모가 있음으로 인해 행동이나 설명, 질문 등이 아이에 의해 잘못 이해되지 않을 수 있게 해준다. 동시에 부모는 아이의 촬영이 제대로 진행되는 것을 보고 편안함을 느낄 수 있다. 또한 상황을 잘 이해하는 부모는 촬영실에 있던 없던 아이에게 과정을 설명해주는 데 도움을 준다.

하지만 어떤 상황에서는 부모의 동참을 오히려 권하지 않는다. 어떤 부모들은 인터벤션과 같은 과정을 충격적으로 받아들일 수 있고, 어떤 아이들은 부모가 있음으로 인해 더 불안해지기 때문이다.

부모들이 촬영과정에 참여할 때는 항상 산란방사선으로부터 보호를 받을 수 있도록 납 가운을 제공해야 하고, 그들의 손이 주방사선 근처에 있을 때는 납 장갑도 제공해야 한다.

## 소아 접근법

아이들로부터 최대한의 협조를 얻기 위해서는 좋은 의사소통이 필수이다. 이때 아이들이 이해할 수 있는 수준의 단어로 대화를 해야 한다. 이것은 다음의 몇 가지 전략만 마음에 간직한다면 쉬울 것이다.

- 소아 환자와 부모를 대기실에서 웃음으로 맞이한다.
- 허리를 숙여 아이 눈높이에서 이야기를 한다.
- 자신을 소개하는 시간과 소아 환자를 확인하는 시간을 갖고, 무엇을 할 것인지 간단하게 설명한다.
- 아이에게 이런 저런 자세를 취해 달라고 부탁하는 것보다 몇 가지 사진을 찍을 예정인데 와서 당신을 도와달라고 말한다. 이와 같은 단호하면서도 부드러운 접근법은 아이에게 선택권이 있다는 생각을 하지 못하게 만든다. 그럼에도 불구하고 예상과 달리 소아 환자가 "싫어요"라고 말할 수도 있다.
- 진심어린 칭찬을 한다. 3~7세 사이의 아이들에게 칭찬은 바로바로 해주어야 한다. 이 나이의 아이들은 집중시간이 짧고, 바로바로 보상받기를 원하기 때문이다. 보상은 잘한 일과 직접적으로 관련이 있어야 한다. 예를 들면, "나를 위해서 움직이지 않고 잘 앉아 있었어, 고마워" 또는 "숨을 잘 쉬어줘서 저 그림이 잘 나왔어, 다음에도 이번처럼 잘 할 수 있도록 부탁할께." 등의 말로 칭찬을 해주는 것이다.
- 결과가 똑같을 것으로 예상되는 경우에는 아이에게 선택권을 준다. 예를 들면, "엄마에게 올려달라고 할까? 아니면 내가 올려줄까?" 와 같은 방법이다.
- 관심 또는 주의 돌리기를 사용한다. 예를 들면, 아이들에게 형제자매나 애완동물, 학교 또는 친구들에 대해 물어본다. 이러한 경우를 대비해서 인기있는 소아용 만화들을 봐두면 대화를 할 때 훨씬 유용할 것이다.
- 모든 질문에는 그 내용에 관계없이 정직한 대답을 해 준다. 정직은 소아와의 모든 대화에서 중요하다. 정직한 대답을 하지 않는 순간 이전에 쌓은 신뢰를 모두 잃어버릴 수 있다. 비결은 자진해서 너무 일찍 정보를 주지 않도록 하고, 아이의 기분이 좋지 않을 때는 그 원인을 파악하여 바로바로 풀어주어야 한다.

소아의 나이는 접근법에 많은 영향을 준다. 소아들은 독특한 사회적 인격체이지만 다음의 지침들이 여전히 도움이 된다.

### 유아

6개월 미만의 유아에게 기본적으로 필요한 것들은 따뜻함, 안전함, 영양분이다. 유아들은 돌보는 사람에 상관없이 종종 공갈젖꼭지로 조용해지도 한다. 유아들은 나이가 들수록 친밀한 물건에 집착하게 되므로 그것들을 가지고 있도록 해야 하고, 조그만 것에도 쉽게 놀라기 때문에 큰 자극을 주지 않도록 조심해야 한다.

### 소아(6개월~2세)

이 시기는 통증, 부모로부터 떨어지는 것, 자유롭게 움직이지 못하도록 하는 것을 특히 싫어한다. 이 시기는 움직임을 억제당하면 반발이 심하기 때문에 가장 확실한 움직임 억제기술을 사용해야 한다. 경험상 여러 명이 소아를 붙잡고 있는 것보다는 적절한 억제기술을 사용하는 것이 소아를 덜 불안하게 한다.

많은 고정기법들이 있지만 가장 좋은 것은 잠을 재우는 것이다. 하지만 잠이 깨지 않게 촬영을 마치는 것은 쉽지 않다. 그렇지만 조심해서 아이를 테이블로 옮기고, 편안하게 보살핀다면 깨지 않고 촬영을 마칠 수도 있다.

2~4살 사이의 소아에서와 마찬가지로 이 나이의 소아도 부모의 동참이 특히 많은 도움을 준다. 방사선사들은 부모가 아이들에게 촬영과정을 설명하는 것을 들으며 아이와 대화를 쉽게 할 수 있는 힌트를 얻을 수 있다. 또한 촬영 중에는 방사선사가 밖으로 나가야 하므로 대신 아이를 보살필 수도 있다.

**참고:** 가슴촬영은 아이가 깨어있을 때 해야 한다. 왜냐하면 수면 중에는 호흡이 얕아서 적절한 흡기상태를 얻을 수 없기 때문이다.

### 소아(2~4세)

취학 전 아동들은 호기심이 매우 많고, "왜?"라는 질문을 입에 달고 산다. 이들의 질문과 마주한 방사선사들은 자기 지식의 미천함과 상상력의 부족함을 뼈저리게 느끼게 될 것이다. 하지만 그들은 게임과 같이 상상력을 자극할 만한 관심돌리기를 사용하면 쉽게 협조를 얻을 수 있다. 다음의 전략들이 도움이 될 수 있다.

- 허리를 굽히거나 아이를 테이블에 앉혀 눈높이를 맞춰서 설명을 한다.
- X선관을 카메라와 비교하여 설명한다. 그리고 X선관은 옆으로만 움직이고 절대 아래로 내려와 아이를 건드리지 않는다는 것을 말해준다.
- 불필요한 장비조작을 하지 않는다.
- 아이가 협조하려고 노력할 때 부드럽게 격려하고 칭찬을 해준다.

이 시기는 말이나 행동이 폭력적일 수 있다. 단단히 뿔이 난 아이는 게임이나 관심돌리기에도 반응이 없기 때문에 부드러우면서도 효과적인 고정법을 사용해서 최단 시간내에 촬영을 마치는 것이 가장 좋은 방법이다. 일반적으로는 부모 품으로 되돌아가거나 촬영 전 하던 행동을 할 수 있게 하면 빠른 시간 내에 조용해진다.

### 소아(5세)

이 시기는 새로운 체험이 많다. 주어진 과제를 정확하게 수행하기를 원하고 어른들을 따라하는 것을 좋아한다. 확신에 차 있으면 6~8세와 같이 행동하지만, 두렵거나 걱정이 있으면 부모에게 매달리고 말을 잘 안 하며 비협조적이 된다. 그러한 때에는 지속적으로 안심시키고 간단한 설명을 덧붙이는 것이 좋다. 또한 조리개 불빛이 어떻게 작동하는지 보여주고 아이에게 그 불을 켜도록 시킨다. 아이 입장에서는 이것이 엘리베이터 버튼을 누르는 것만큼이나 재미있는 일일 것이다(그림 17-3).

### 소아(6~8세, 학령기)

아이들과 촬영하는 데 익숙치 않은 방사선사들에게는 6~8세 사이가 가장 편하다. 이들은 협조를 잘하고 또한 촬영을 즐기지만 쉽게 당황하기도 하기 때문에 은밀한 부분은 보호해 주어야 한다. 대화하기 가장 쉬운 그룹이고 과정에 대해 이야기하는 것을 좋아한다. 체형이 좋아 해부학적 표지도 위치시키기 쉽고, 뼈가 성숙됨으로 인해 칼슘성분이 증가하여 영상의 대조도도 좋다(그림 17-4).

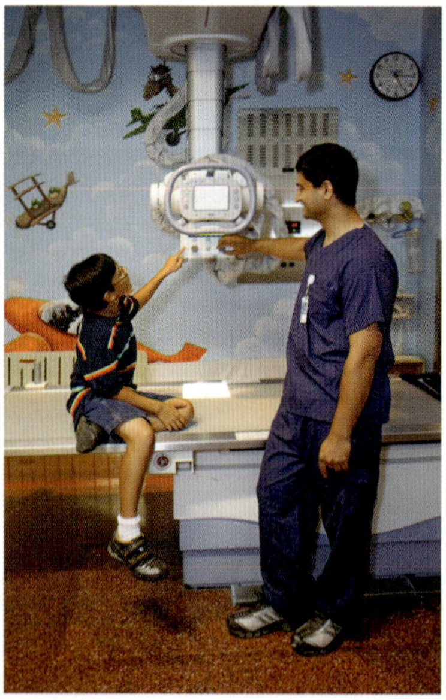

**그림 17-3** 방사선사는 아이에게 자신을 소개하고, 조리개 불빛이 어떻게 사용되는지를 보여준다. 이후 아이에게 직접 조리개 불빛을 켜 볼 수 있는 기회를 주기도 한다.

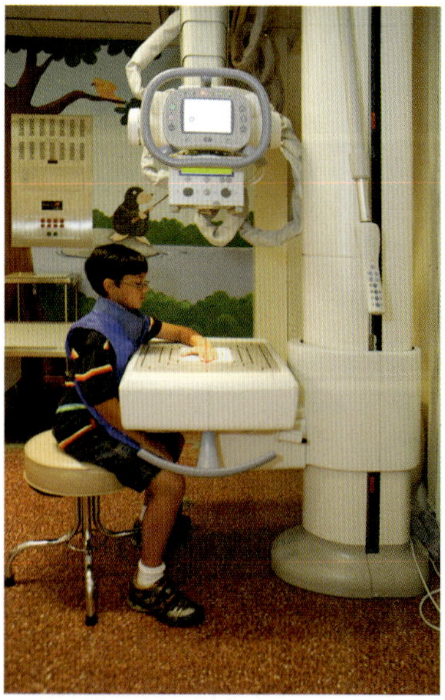

**그림 17-4** 디지털검출기를 사용한 손 후·전방향 촬영으로 아이는 적절한 자세와 방사선 차폐가 되었다.

## 청소년

사춘기 직전 아동들과 청소년들은 남들에게 비치는 그들의 이미지가 중요하다. 입원이 필요하다는 것을 이해할 수는 있지만 그로인해 사회 또는 학교생활에 혼란이 오는 것을 속상해한다. 특히, 그들은 부상 당하기 전의 상태로 되돌아갈 수 없을지도 모른다는 것을 걱정한다. 따라서 이러한 환자들에게는 명확한 설명이 필요하다. 의료종사자들은 그들의 솔직한 질문에 놀라지 않기 위해 미리 몇 가지 답을 준비해 둬야 한다.[1] 청소년들은 성인처럼 대우 받기를 원하기 때문에 방사선사들은 청소년들의 성숙도 평가법을 익혀둬야 한다.[2]

사춘기 이후 소녀들에서는 임신 가능성과 같은 민감한 사항들은 신중하게 접근해야 한다. 오히려 부모가 배석하지 않고 소녀와 단 둘이 있을 때 정직한 얘기들이 오갈 수 있다는 점도 염두에 둬야 한다. 다음의 지침들을 살펴보길 바란다.

- 방사선 안전을 위해 민감한 사항들에 대해 알아야 함을 설명한 후 질문을 시작한다.
- 10~13세 사이 소녀들인 경우 월경을 시작했는지 물어본다. 그렇다고 하면 좀 더 민감한 질문들이 필요함을 이야기하고 임신 가능성 여부를 알아본다.
- 14세 이후 소녀들에서 만약 임신 가능성이 있다면 간단하면서도 요령 있게 질문해야 한다. 환자의 표현과 반응을 고려하여 어떻게 계속할 것인지를 결정한다.
- 성숙도가 다르면 설명 수준을 달리한다. 필요하다면, 민감한 질문이 필요함에 대해 양해를 구하고 같은 나이 또래의 모든 소녀들에게도 같은 질문을 함을 설명한다.
- 태아에게 방사선이 해로움을 설명한 후 질문을 한다.
- 가능하다면, 여성 의료종사자가 이러한 질문을 하게 한다.

## 특별한 도움이 필요한 소아 환자 접근법

### 신체적 · 정신적으로 장애가 있는 아이들

신체적 · 정신적으로 장애가 있는 소아를 다룰 때도 방사선사들은 그들의 나이를 고려해야 한다. 8살 이상 소아는 장애가 있다는 사실에 민감해서 가능한 스스로 하려고 노력한다. 따라서 다음의 지침들을 주목한다.

- 아이와 직접적인 대화를 하는 것이 우선이다. 모든 아이들은 대화를 하고 반응할 기회를 준 것에 고마워하고, 그들에 대해 이야기하는 것보다 그들에게 말을 걸어주는 것을 원한다.
- 이러한 접근법이 비효과적이라고 생각되면, 부모와 대화한다. 부모는 아이에 대해 많은 것을 알고 있으므로 부모와의 대화를 통해 소아 환자의 협조를 구할 수 있다.
- 자신을 소개한 후 아이에게 진행과정을 간단하게 설명한다.
- 촬영테이블과 평행하게 휠체어를 놓은 후, 바퀴를 고정시키고 옆의 테이블로 옮길 것이라고 설명한다. 이러한 아이들은 어떻게 자기를 들어올려야 하는지를 알고 있기에 그들에게 드는 방법을 물어본다.
- 마지막으로 뇌성마비가 있는 경우, 종종 원하는 행동에 반하는 근육움직임 때문에 촬영에 방해를 받을 수 있다. 이런 경우는 부드러운 마사지로 근육을 풀어주고, 자세를 유지하기 위해 압박밴드를 사용해야 한다.

정신지체가 있는 아이와는 장애 정도에 따라 대화 자체가 어려울 수 있다. 하지만 소리자극에는 반응하므로 큰 소리나 갑작스런 말로 깜짝 놀라게 하거나 불안하게 만들지 않도록 조심한다.

## 소아 환자관리: 정신적 고려사항

소아 환자도 성인과 비슷한 점이 많기는 하지만 몇 가지는 방사선사가 소아 환자와 부모와 좀 더 좋은 관계를 맺기 위해 필요하므로 여기에서 언급하고자 한다.

### 응급 환자

응급상황이 발생하면, 감정이 고조되고 사고과정이 분명치 않으며 종종 이성을 상실한다. 다친 소아 환자의 부모에게 큰 영향을 미치는 또 다른 요소는 죄의식이다. 아이의 상태에 대한 정보를 얻으려고 하면 할 수록 자신에게 어떻게 사고를 냈는지를 되묻게 된다. 또한 영구적 장애에 대한 두려움으로 인해 소아는 작은 부상에도 매우 큰 충격을 받을 수 있다. 방사선사들은 응급 환자와 부모를 다루는 데 있어서 다음의 지침을 주목한다.

- 소아와 부모를 따뜻하게 맞이하고, 과정을 간단명료하게, 필요하다면 반복해서 설명한다.
- 소아와 부모가 다급하고 좌절한 목소리로 이야기할 때는 대부분 공포에서 비롯된 것이므로 순조로운 검사진행을 위해 침착함을 유지해야 한다.
- 차분한 목소리로 자주 안심을 시키면 소아와 부모는 당신을 신뢰하기 시작한다. 여기서 주의해야 할 점은 당신이 상황대처법을 잘 알고 있다는 것에 대해 안심을 시키라는 것이지 다친 것이 모두 잘 될 것이라고 안심을 시키라는 것이 아니라는 점이다.
- 다른 촬영에서와 마찬가지로 응급 촬영에서도 돌보는 사람 중 1명만이 소아에게 설명을 하고 지도해야 한다(돌보는 사람은 부모, 간호사, 의사, 방사선사가 모두 포함된다). 이유는 1명만이 소아에게 설명할 경우 더 좋은 결과가 있기 때문이다.
- 촬영을 마친 후, 부모는 다음 과정에 대해 많이 궁금해 하기 때문에 어디에서 기다리고 무엇을 하게 될지 명확하게 설명을 해줘야 한다.

[1]Wilmot DM, Sharko GA: Pediatric imaging for the technologist, New York, 1987, Springer-Verlag.

[2]Torres LS: Basic medical techniques and patient care in imaging technology, ed 5, Philadelphia, 1997, Lippincott-Raven.

## 외래 환자

일반적으로 외래 환자와 그들의 부모는 입원 환자보다 대하기 쉽다. 소아에 대한 경험이 부족한 방사선사일 경우 가장 대하기 좋은 환자에 속한다. 왜냐하면 외래 환자는 대부분 걸을 수 있고, 비교적 건강하기 때문이다. 또한 대부분의 부모는 입원 환자의 부모가 겪게 되는 긴장이나 응급상황에서의 감정상태가 아니기 때문에 침착하다. 하지만 대기시간이 길어지면 이들도 가끔 흥분한다.

## 입원 환자

아이들은 갑자기 매우 아파서 입원하는 경우가 많다. 하지만 일반적으로 성인보다 더 빨리 치유되므로 입원기간도 짧다. 따라서 대부분의 입원 소아 환자가 경험하는 스트레스는 가족과 친구들과의 헤어짐에서 오는 두려움 때문이다. 이 시간은 부모들에게도 스트레스를 준다. 소아 환자를 걱정해야 할 뿐 아니라 낮에는 일을 해야 하고, 또 다른 가족들을 돌보아야 하기 때문이다. 이러한 상황을 이해하면서 소아 환자를 안심시키고 간단한 설명을 한다면 한결 쉽게 촬영실을 방문할 것이다.

# 소아 환자관리: 신체적 고려사항

## 일반적 방법

소아 환자들은 상태에 따라 가슴관, 정맥관, 대장루, 회장루, 소변저장주머니와 같은 다양한 의료장비들을 달고 촬영실을 방문한다. 대부분은 입원 환자이지만 외래 환자들도 상당수를 차지한다. 방사선사들은 이렇게 다양한 의료장비들의 목적과 중요성을 알아야 하고, 그것을 가진 환자들을 다루는 법을 알아야 한다(그림 17-46, 17-47). 또한 장비에 연결된 다양한 선들이 온전한지 평가할 수 있어야 하고, 문제가 생겼을 때 해결하는 방법을 알고 있어야 한다.[1] 따라서 다음 사항들을 주목할 필요가 있다.

1. 환자들이 촬영실에 있을 동안 특별하게 관리해야 할 것은 무엇인지 확인한다.
2. 간호사나 다른 의료인이 소아와 동반해야 하는지 확인한다.
3. 부착된 의료장비로 인한 행동제약이 검사를 진행하는 데 영향을 주는지 확인한다.

## 격리지침과 혈액과 체액에 대한 기본적인 주의사항

전염성 질환의 예방은 매우 중요하다. 미생물은 주로 손을 통해서 다른 사람에게로 옮겨간다. 따라서 세심한 손씻기가 가장 중요한 예방책이지만 자주 무시되고 있다. 또한 방사선사와 소아에게 접촉된 모든 장비들은 적절한 세제로 세척해야 한다.

혈액과 체액에 대한 기본적인 주의사항의 전제는 모든 혈액과 체액은 감염된 것으로 간주한다는 것이다. 이러한 가정하에 일을 하면 감염원이 알려진 환자뿐 아니라 알려지지 않은 감염원을 가진 환자로부터도 자신을 보호할 수 있다. 격리된 환자의 관리는 감염원 종류, 환자상태, 촬영방법, 병원규정에 따라 달라진다. 감염 환자를 언제 데리고 올지도 근처에 있는 다른 환자들의 상태에 따라 달라진다. 다제약제내성을 가진 미생물에 감염된 환자는 면역손상이 있는 환자에게 가까이 다가가면 절대 안 된다.

방사선사들은 소아 환자를 담당하는 주치의나 병동의 주의사항을 따라야만 한다. 소아를 다룰 때 호흡기, 장관, 상처에 대한 주의사항은 의료 종사자들과 다른 환자들을 보호하기 위해서이고, 격리는 환자를 감염으로부터 보호하기 위해서이다. 보호를 위한 격리는 화상 환자와 면역질환을 앓는 환자에게 사용된다. 이 2가지 상황에서 의료 종사자가 보호비닐이나 보호복을 착용하는 것은 거의 동일하지만 착용한 비닐이나 옷을 폐기하는 방법은 다르다.[1]

---

[1]Torres LS: Basic medical techniques and patient care in imaging technology, ed 5, Philadelphia, 1997, Lippincott-Raven.

[1]Torres LS: Basic medical techniques and patient care in imaging technology, ed 7, Philadelphia, 2009, Lippincott-Raven.

## 소아 환자관리: 특별한 경우들

대부분의 소아 촬영에서와 마찬가지로 팀으로 접근하는 것이 가장 좋은 결과를 낳는다. 돌보는 사람과 소아 환자가 잘 협력하면 검사는 순조롭게 진행된다. 여기에 몇 가지 특별한 상황을 언급하고자 한다.

### 미숙아

미숙아들, 가끔은 만삭아들에게서도 발생하는 가장 위험한 상황 중 하나는 저체온증이다. 온도조절은 미숙아의 생존에 중요하므로 돌볼 때 가장 먼저 챙겨야 하는 부분이다. 미숙아는 몸무게에 비해 표면적이 크므로 열손실이 크고, 체온유지 기능을 하는 지방저장능력이 미숙해서 신진대사도 증가되어 있다.

저체온을 막기 위해 미숙아들은 가능한 한 보육기 안에 있는 상태로 검사를 진행해야 한다. 일반촬영은 이동식 촬영기로 검사를 할 수 있는데 촬영시 유아의 살이 영상수용체에 직접 닿지 않도록 유의해야 한다. 영상수용체를 1~2겹의 천으로 감싸는 것이 도움이 되지만, 천이 접히면 인공물을 만들 수 있으므로 잘 펴서 사용해야 한다.

미숙아가 다양한 검사를 위해 촬영실로 왔을 때, 방사선사들은 다음의 지침들을 참고한다.

- 미숙아가 도착하기 20~30분 전에 방안 온도를 올려 놓는다. 왜냐하면 촬영실 온도는 신생아실과 비교하여 쌀쌀하기 때문이다.
- 실내온도를 올리기 어려울 때는 보육기 안에 아기를 둔 상태에서 검사를 위한 준비를 마친 후 가능한 한 짧은 시간 동안만 옮겨 검사를 진행한다.
- 체온유지를 위해 따뜻한 패드나 난로를 사용한다. 하지만 영상증배관과 같은 필수적 장비 때문에 사용이 제한적이다. 만약 난로를 사용한다면 유아로부터 최소 1m 이상 떨어진 곳에 둔다.
- 커다란 식염수팩을 따뜻한 물에 담가 따뜻하게 한 후 아이 옆에 둔다.
- 검사과정 내내 체온을 살피고, 보육기는 전원을 켜 두어 적절한 온도를 유지시킨다.

신생아중환자실의 유아는 감염위험이 높기 때문에 가운입기나 손씻기 같은 격리지침을 지켜야 한다. 또한 방사선사들은 이러한 유아들의 촬영자세를 잡을 때 주의해야 한다. 왜냐하면 조그만 자극에도 맥박이 불규칙해지기 때문이다.

**참고:** 신생아는 새로 태어난 아이를 말한다. 신생아중환자실의 많은 부분을 미숙아가 차지하지만 모두 미숙아인 것은 아니다. 출산곤란을 겪은 만삭아 또한 신생아중환자실에서 돌본다.

### 척수수막탈출증

척수수막탈출증은 선천적 결함으로 수막과 척수조직, 척수액이 주머니처럼 튀어나온 것이다. 이 질환은 척추활에 틈이 생기는 척추뼈갈림증(spina bifida)의 결과로 생기고, 임신 17주 또는 18주째에 태아초음파로 알아낼 수 있다. 이 질환은 다양한 정도의 팔다리마비와 수두증을 유발할 수 있고, 위치가 높을수록 신경학적 증상은 더 심해진다.

이 소아 환자들은 엎드린 상태로 돌봐야 하므로 수술 후 상처가 아물기 전까지는 엎드린 자세로 촬영해야 한다. 척수수막탈출증의 상태나 추적검사를 위해 사용되는 검사방법은 초음파, CT, MRI가 있다(그림 17-5).

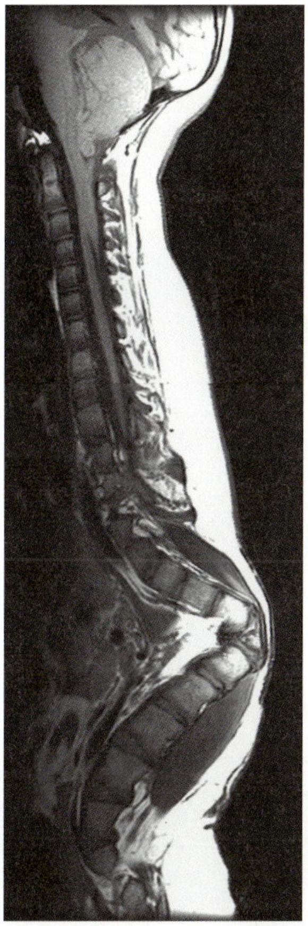

**그림 17-5** 5세 소아로 소뇌가 목뼈쪽으로 심하게 탈출되어 있다. 척수수막류가 있는 부위에 심한 뒤굽음증이 있고 척수가 구부러져 있다.

소아 환자관리 특별한 경우들 Patient Care: Special Concerns

### 배꼽탈장과 배벽갈림증

두 질환 모두 장이나 간과 같은 복부 내용물이 복부 밖으로 빠져나온 것으로, 차이는 얇고 투명한 막으로 싸여 있느냐(배꼽탈장) 없느냐(배벽갈림증)이다.

탈출된 내용물들은 따뜻하고 촉촉하게 유지가 되어야 한다. 이것은 배벽갈림증에서 특히 더 중요하다. 이러한 환자들은 급속히 저체온에 빠질 수 있으므로 주치의나 간호사가 반드시 검사 시 동행해야 한다.

### 후두개염

후두개염은 소아에서 상기도폐색의 가장 위험한 원인 중 하나이고, 응급으로 치료가 이루어져야 한다. 주로 3~6세 사이의 소아에서 발병하고 Haemophilus influenzae가 흔한 원인균이다. 증상은 급격한 호흡곤란, 고열, 삼킴곤란 등이 있다. 임상적으로 후두개염이 의심될 때, 방사선사는 다음 사항들을 염두에 두어야 한다.

- 주치의가 함께 동행할 것을 강력히 요구해야 한다. 환자는 꼿꼿한 자세를 유지해야 하고 응급의학과 의사가 계속 기도를 살펴야 한다.
- 의사가 없는 경우는 비인두나 목부위 연부조직의 측방향 촬영을 진행하지 말아야 한다.
- 환자의 머리나 목을 움직이지 않은 상태에서 1번의 측방향 촬영을 한다(그림 17-6).
- 환자가 울거나 당황하지 않도록 최대한 노력을 기울여야 한다.

### 골형성부전증

골형성부전증은 쉽게 뼈가 부러지는 것이 특징이다. 이러한 환자는 저절로 뼈가 부러지거나 아주 작은 충격에도 뼈가 부러진다. 따라서 이러한 환자들은 경험 많은 방사선사가 최대한 주의해서 촬영할 필요가 있다(그림 17-7).

소아 환자는 거의 항상 돌보아 주는 사람(주로 부모)과 동행한다. 경험상 차분한 분위기 속에서 팀으로 일하는 것이 제일 좋다. 팀은 소아 환자, 부모, 방사선사로 이루어지며 방사선사는 다음 사항을 주목한다.

- 모든 검사과정은 진행하기 전에 설명을 할 것이라고 계속 얘기하여 부모와 환자를 안심시켜야 한다.

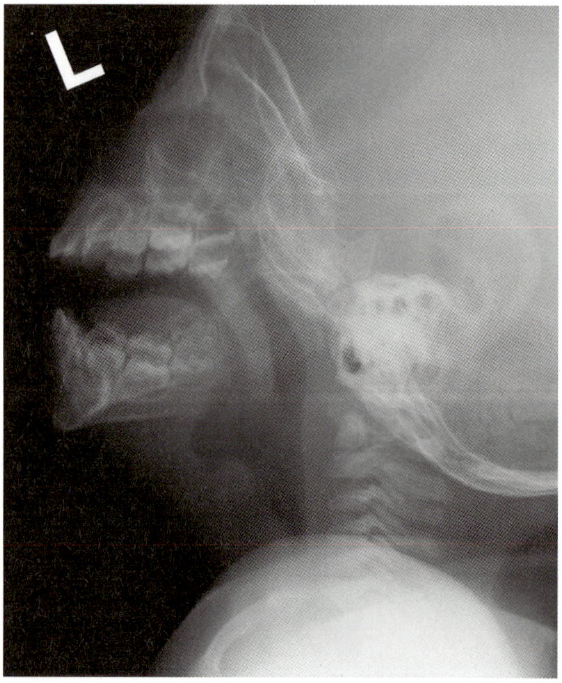


**그림 17-6** 후두개, 피열후두개주름, 인후의 연부조직이 미만성으로 부어있다. 이러한 소견은 후두개염을 시사한다.

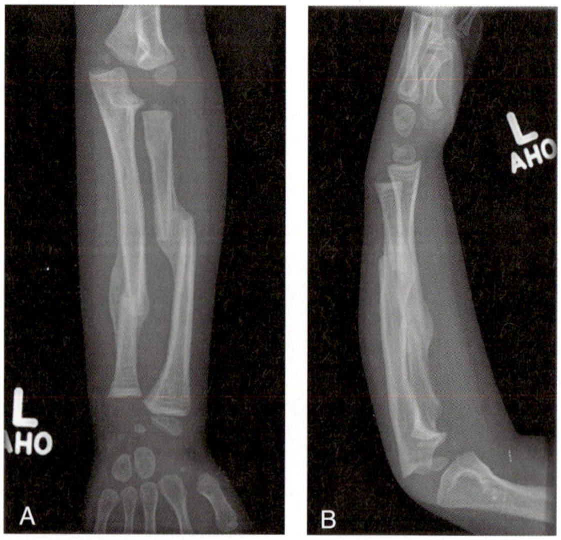


**그림 17-7** A와 B, 왼쪽 아래팔 전 · 후방향 촬영(A)과 측방향 촬영(B)에서 노뼈와 자뼈의 골절부위에 가골형성이 관찰되고, 이것은 치유과정의 골절을 의미한다.

- 촬영을 잘 하기 위해서는 부모에게 간단한 용어로 원하는 자세를 설명한다.
- 나이가 있는 아이들의 경우는 어떻게 옮겨지거나 들어올려지기를 원하는지를 물어본다.
- 가능하면 침대에 있는 상태에서 촬영을 한다. 환자의 체구가 작다면 이렇게 하는 것이 종종 필요하다.

## 아동학대가 의심될 때

아동학대의 정의에 대한 보편적인 합의는 없지만, "신체적 부상, 성적 학대, 영양결핍이 우연이 아니거나 무관심에 의해 발생한 경우"를 말한다.[1] 방사선사는 아동학대에서 발생 가능한 양상들을 모두 인식할 수 있어야 한다. 영상촬영을 하면 육체적인 학대를 의심하거나 확인할 수 있다. 하지만 방사선사들은 성적 학대와 영양결핍도 많이 생긴다는 사실을 알아야 하고 그러한 문제들을 알아챌 수 있어야 한다. 아동학대나 방치가 의심될 때는 반드시 신고를 해야 한다.

[1]Robinson MJ: Practical paediatrics, ed 6, New York, 2007, Churchill Livingstone.

방사선사들은 환자를 준비하거나 촬영 자세를 잡는 동안 학대나 방치를 제일 먼저 의심할 수 있는 사람이다(그림 17-8). 이 경우 가장 먼저 영상의학과 전문의나 동행한 의사에게 조언을 구해야 한다. 왜냐하면 자연적으로도 멍과 비슷한 것들이 생길 수 있다는 점 때문에 더 이상 의심을 하지 않을 수도 있기 때문이다. 만약 학대에 대한 의심이 가시지 않는다면 의사의 견에 상관없이 적절한 부서나 기관에 보고를 해야 한다.

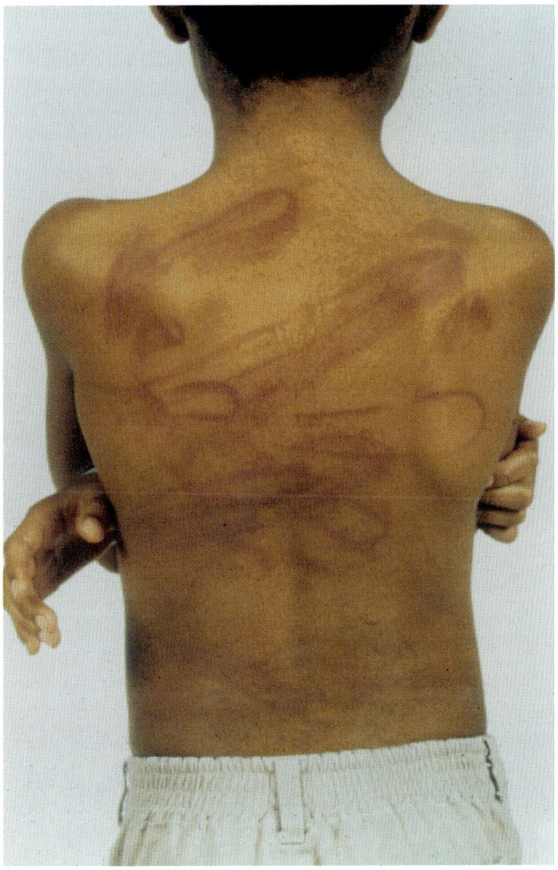

**그림 17-8** 피부에 고리모양의 자국이 있는 7세 소아로 고리모양의 허리띠로 심하게 맞은 사례이다.

흔히 단순필름에서 특징적인 뼈 손상들을 볼 수 있다. 뒤쪽 갈비뼈 골절, 구석골절, 팔다리의 양동이 손잡이 모양 골절은 전형적 학대의 흔적이다(그림 17-9). 아동학대가 의심될 때는 가능한 모든 영상촬영도구들이 사용될 수 있다. 단순필름 촬영 후에는 핵의학이 종종 다음 검사로 사용된다(그림 17-10). 3D로 재구성한 CT는 학대와 사고를 구분하는 데 도움을 줄 수 있다(그림 17-11). 다양한 회복 단계를 보이는 여러 군데의 골절도 오랜 기간의 학대나 진행 중인 학대를 나타낸다.

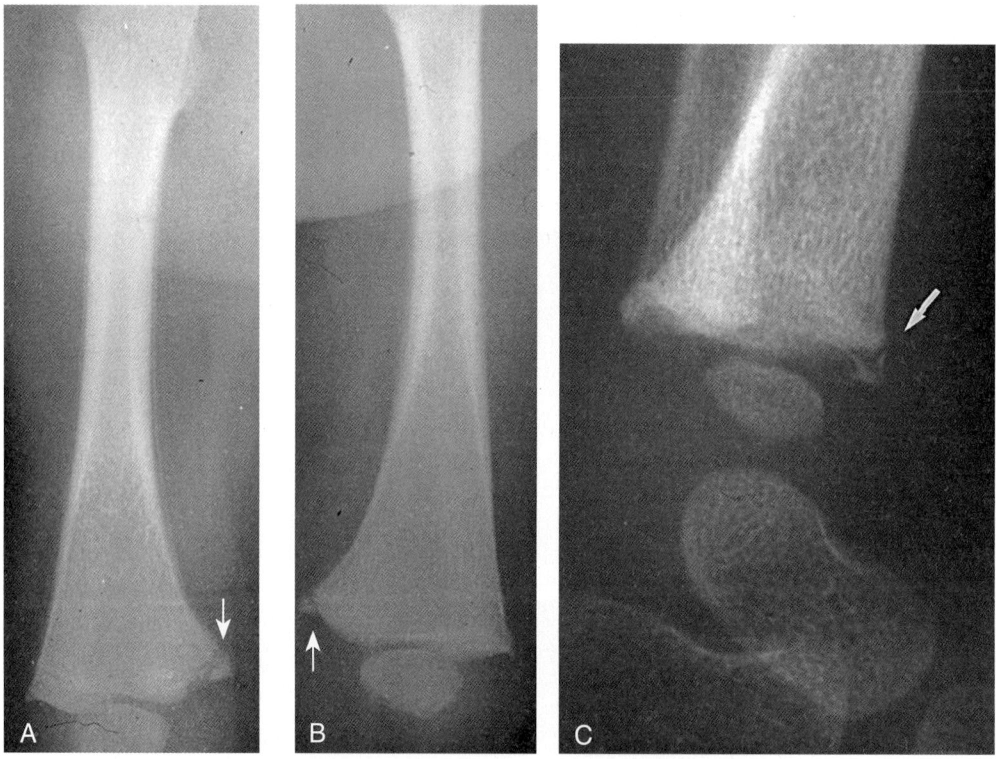


**그림 17-9 아동학대를 보여주는 영상.** A~C, 왼쪽과 오른쪽 구석골절(화살표, A와 B)과 양동이 손잡이 모양 골절(화살표, C)은 아동학대의 전형적 소견이다. 양동이 손잡이 모양 골절은 찾기가 쉽지 않고, '고리모양'이 옆모습으로 보일 때만 알 수 있다(화살표, C).

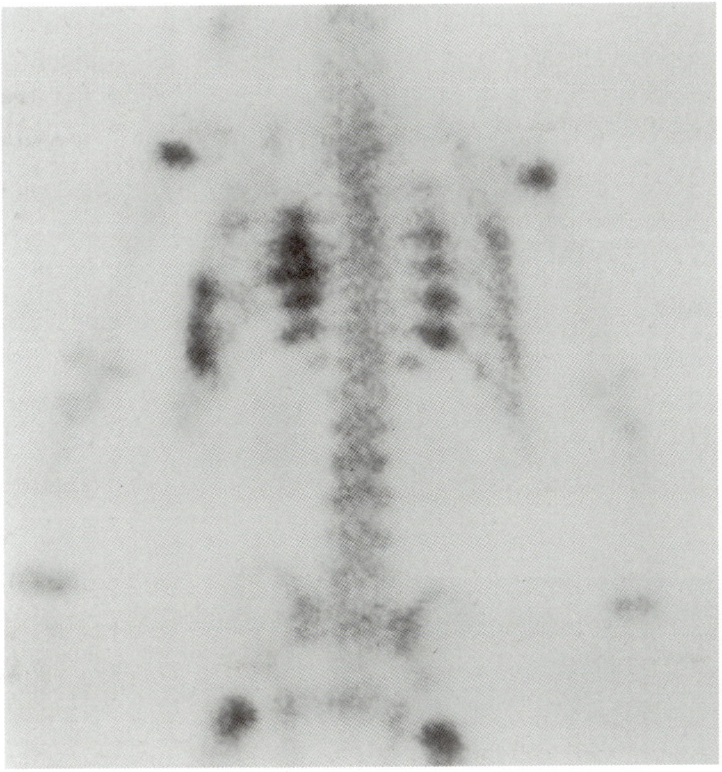

**그림 17-10** Bone Scan(핵의학)의 지연영상으로 양쪽 아래 6개 뒤갈비뼈에서 선상의 증가된 동위원소 축적이 나타났고 이는 아동학대를 의미한다.

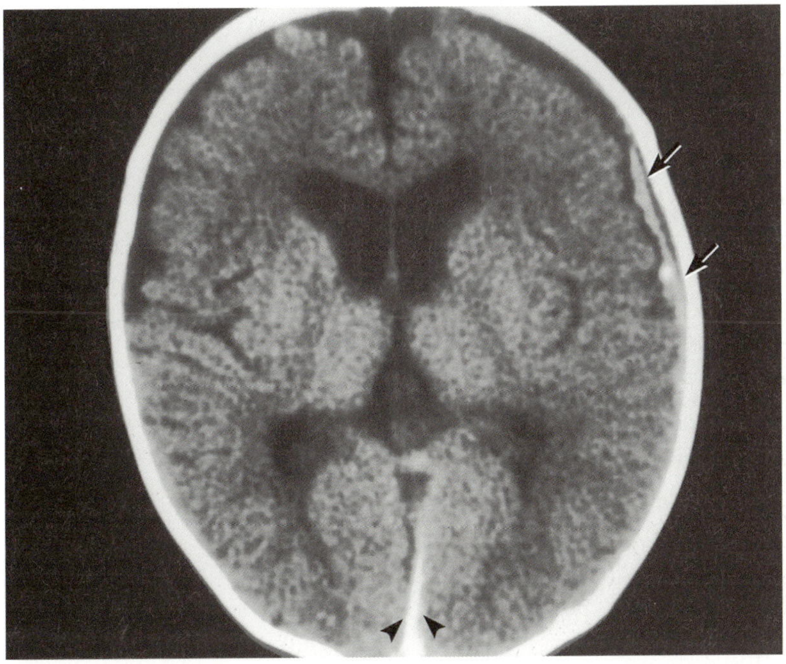

**그림 17-11** 조영증강을 하지 않은 Brain axial scan에서 급성출혈을 의미하는 초승달 모양의 증가된 음영이 경막하에서 보인다(화살표). 또한 흡수되고 있는 만성 경막하혈종도 있다(화살표 머리). 이것들은 아동학대의 증거이다.

방사선사의 역할은 뼈와 연부조직이 동일하게 잘 보이도록 촬영해서 의사에게 진단적 가치가 있는 영상을 제공하는 것이다. 그러기 위해서는 다음 사항들을 주목해야 한다.

- 촬영하고자 하는 부위가 잘 나올 수 있도록 노출인자와 같은 촬영조건 선택에 신중을 기한다. 특히 아동학대에 동반된 뼈손상이 미묘할 수 있기 때문에 그러한 부위를 상세하게 촬영할 수 있는 장비가 필요하다(그림 17-12).
- Babygram(유아 몸 전체를 1번에 촬영하는 것)은 진단적 가치가 떨어지기 때문에 더 이상 사용하지 않는다. 대신에 신체 각 부위를 따로따로 촬영하는 skeletal survey를 실행해야 한다. 다음의 촬영지침은 SickKids(Toronto)에서 일반적인 표준검사를 기초로 개발한 것으로 아동학대가 의심될 때 촬영해야 하는 검사들이다.

  머리뼈 전 · 후방향 촬영
  머리뼈 측방향 촬영
  전체 척추 전 · 후방향 촬영
  전체 척추 측방향 촬영
  양쪽 위팔뼈 전 · 후방향 촬영
  양쪽 노뼈와 자뼈 전 · 후방향 촬영
  양쪽 손과 손목 후 · 전방향 촬영
  골반 전 · 후방향 촬영
  양쪽 넙다리뼈 전 · 후방향 촬영
  양쪽 정강뼈와 종아리뼈 전 · 후방향 촬영
  양쪽 발 전 · 후방향 촬영
  갈비뼈를 보기 위한 가슴 전 · 후방향 촬영
  갈비뼈를 보기 위한 가슴 측방향 촬영

  각각의 부위가 최대한 잘 보이도록 하기 위해 촬영할 때마다 노출조건을 새로 조정해야 한다. 이 검사의 필수요소는 관절이 보이도록 촬영하는 것이다. 가슴사진은 갈비뼈 골절을 보기 위해 촬영하고 환자가 누운 상태에서 낮은 kVp와 Bucky를 사용해서 촬영한다.
- 어려울 수도 있지만 이러한 아이의 부모에게도 다른 부모와 마찬가지로 예의를 갖추어야 한다. 왜나하면 눈앞의 부모가 그러한 부상을 입히지 않았을 수도 있기 때문이다. 예의를 갖춰 미래에 일어날지도 모를 부모와 의료종사자 사이의 관계악화를 방지하기 위한 목적도 있다.

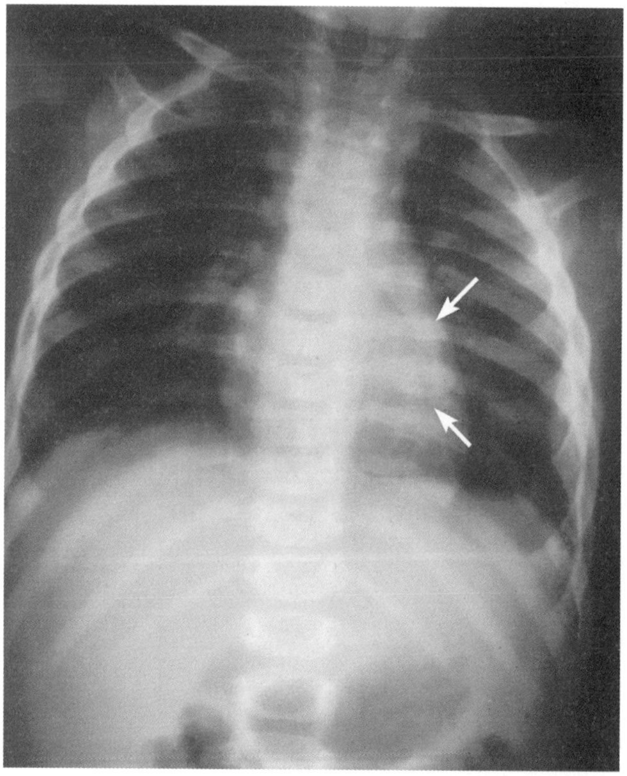

**그림 17-12** 가슴 영상에서 다양한 치유단계에 있는 뒤갈비뼈 골절들이 보인다(화살표).

## 병리학 용어 요약

| 상태 | 정의 |
|---|---|
| 내반족 | 발의 비정상적 비틀림, 주로 안쪽 아래로 |
| 선천성 엉덩관절 이형성증 | 절구의 기형으로 넙다리뼈머리의 전위를 일으킴 |
| 낭포성 섬유증 | 반적인 외분비샘들의 기능이상, 땀과 침의 이상분비, 허파에 걸쭉한 점액의 축적이 특징인 질환 |
| 골절 | 뼈 연속성의 이상 |
| 약목골절(Greenstick) | 뼈의 불완전골절 |
| 팽창골절(Torus or buckle) | 뼈막의 팽창을 동반한 감입골절 |
| Hirschsprung병 또는 선청성 신경절결여성거대결장 | 부신경절의 결여(주로 원위결장)로 장의 연동운동이 없음 |
| 초자양막증 또는 호흡곤란증후군 | 계면활성제의 결여로 허파 팽창이 제대로 안되는 질환 |
| 장중첩증 | 장의 한 부분이 인접한 장의 안쪽공간으로 들어가는 질환 |
| Legg-Calvé-Perthes병 | 혈관장애로 인해 넙다리뼈머리가 납작해지는 질환 |
| Osgood-Schlatter병 | 정강뼈거친면의 견열골절 |
| 골연화증 또는 구루병 | 비타민 D 부족으로 뼈가 연해지는 질환 |
| 유문협착증 | 위의 유문이 좁아져 위폐색을 유발하는 질환 |
| Scheuermann병 또는 청소년 뒤굽음증 | 청소년기에 시작되는 뒤굽음증 |
| 넙다리뼈머리활증 | 몸쪽 넙다리뼈가 몸쪽 뼈끝으로부터 탈구되는 질환 |
| 종양 | 조절할 수 없이 계속 진행되는 세포분열에 의한 조직의 새로운 증식 |
| 유잉육종 | 수질에 발생하는 악성 뼈종양 |
| 골연골종 | 연골테두리를 가진 양성 뼈종양 |
| 골육종 | 뼈나 연골형성을 동반하는 악성 원발성 뼈종양 |
| Willm's종양 | 소아의 신장에서 생기는 가장 흔한 종양 |

## 소아 보호

### 부상예방

병원에서는 촬영실에 아이들이 머무는 동안 다치지 않도록 할 책임이 있다. 따라서 대부분의 병원들은 잠재적 위험을 최소화하고 사전대책을 강구하기 위해 정기적으로 안전점검을 실시한다. 이러한 점검은 종종 2명(감독자와 실무자)이 한 팀을 이루어 시행하고, 다음의 지침을 따른다.

- 부상을 예방하기 위해 촬영실에 있을 때 또는 들어오고 나갈 때 주의해서 아이들을 살펴본다. 안전한 소아촬영을 위해 어떤 점검이 필요한지 매뉴얼에 수록된 것들은 대부분 환자가 테이블에서 굴러떨어지는 것을 방지하기 위한 벨크로나 압박밴드에 관한 내용들이다(그림 17-13, 17-19).
- 정기적으로 모든 움직임 억제기구는 작동여부를 점검해야 한다. 경험이 많은 방사선사들은 초보 방사선사들에게 올바른 고정기법을 지도하고, 실습을 감독해야 한다.
- 부상이 발생했을 때는 그것이 아무리 사소한 것이라도 사건의 세부사항과 조치사항을 기록해야 한다. 어떤 병원에서는 부상 발생 가능성이 있는 사건조차도 기록해서 보관하도록 하고 있다.

### 불필요한 방사선으로부터의 보호

개념 있는 방사선사는 아이들이 불필요한 방사선 노출로부터 보호될 수 있도록 노력한다. 혈구세포가 만들어지는 골수는 소아의 골격 전반에 걸쳐 분포하는데, 이러한 조직은 전리방사선에 의해 손상을 받을 수 있다. 방사선사는 다음의 과정들을 주목한다.

- 적절한 중심 맞추기와 조사조건 선택, 정확한 조사야, 적절한 필터의 사용 등에 노력을 기울인다.
- 생식샘과 유방에 차폐물을 사용하고, 재촬영이 필요하지 않도록 효과적인 고정기법을 사용한다.
- 가슴과 머리 촬영 시 수정체와 유방에 도달하는 방사선을 줄이기 위해 조사방향을 전·후방향(AP)보다 후·전방향(PA)을 사용한다.
- 팔 촬영 시 몸통 위쪽을 보호하여 불필요한 방사선에 노출되지 않도록 한다.
- 유아와 걷기 시작한 소아를 눕혀 촬영할 때, 작은 생식샘 차폐용 납 치마를 가슴과 복부에 놓아서 복장뼈와 생식샘을 차폐하도록 한다.
- 나이가 있는 아이들은 몸에 맞는 납치마나 성인용 납 치마를 사용한다.

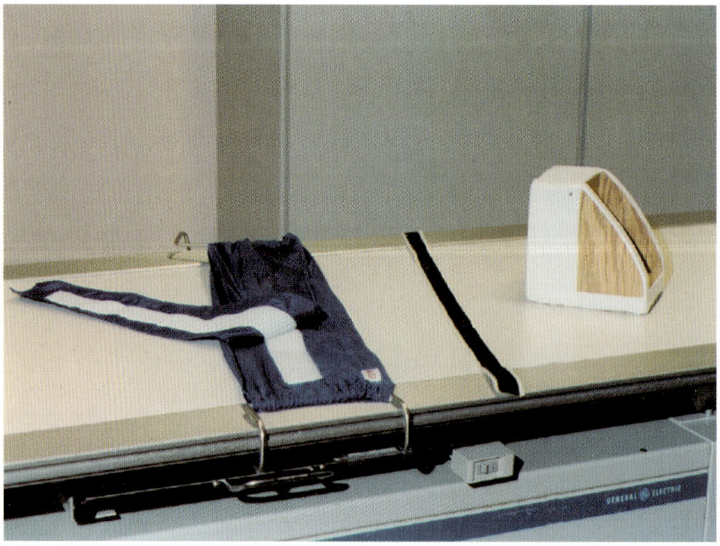

**그림 17-13** 소아를 고정할 때 자주 사용되는 3가지 도구들. 벨크로 밴드, 재사용이 가능한 벨크로 띠, 북엔드(왼쪽에서 오른쪽으로).

새로운 프로토콜을 개발할 때에는 앞서 언급한 것들 이외에 추가적으로 영상 전문의들의 임상적 요구를 고려함과 동시에 ALARA(as low as reasonably achievable, 합리적으로 달성할 수 있는 한 낮게) 원칙을 준수해야 한다. 소아영상촬영의 프로토콜에서는 상충되는 요구들이 있을 수 있다. 신체의 방사선 흡수선량을 줄이기 위해서는 mAs를 낮추고 kVp를 높여야 한다. 하지만 낮은 mAs는 소아의 팔다리나 신생아의 가슴과 같이 작은 부위를 촬영할 때 양자반점(quantum mottle or starvation artifact)이라는 문제를 일으킨다. 그리고 진단적 가치가 있는 영상을 얻기 위해서는 해상도가 좋아야 한다. 실제로 이러한 요구들은 컴퓨터 방사선촬영술(computed radiography, CR)과 디지털 방사선촬영(DR)으로 종종 해결할 수 있다.

경험이 많고 방사선학적 지식이 있는 사람이 신중하게 사용한다면 CR은 영상을 쉽게 최적화할 수 있으므로 방사선 조사량을 낮출 수 있다. 또한 디지털영상이 직접 PACS로 전송되므로 남는 시간에 방사선사는 환자에게 시간을 더 사용할 수 있어 좋다.

**참고:** 디지털로 얻은 영상은 사후처리를 통해 노출에러와 같은 것을 수정할 수 있다. 그렇다고 해서 "적절한 영상의 음영은 적절한 자세잡기에 의해 얻어진다"는 중요한 진실마저 부정하는 것은 아니다.

## 고정: 원리와 도구

성공적인 소아 영상촬영을 위해 가장 중요한 2가지는 효과적인 고정과 좋은 대화 기술일 것이다. 소아 심리를 고려한다면 간접적이고 덜 난폭한 고정기법을 사용하는 것이 좋다. 안심시키기, 칭찬, 관심돌리기는 대화기술에서 중요한 3가지 요소이다. 안심시키기는 간접적인 고정기법 중에서 잠재우기 다음으로 좋은 방법이다. 촬영 전과정을 통해 잠든 아이는 부드럽게 옮겨야 하고, 편안하고 따뜻하도록 하고, 갑작스런 소음에 놀라지 않도록 해야 한다. 앞서 언급했듯이 가슴촬영은 아이가 깨어 있을 때 해야 한다. 왜냐하면 잠든 상태에서는 호흡이 너무 얕아 최대로 흡기된 상태를 얻기가 어렵기 때문이다.

아이와 대화가 잘 되고 있음에도 불구하고, 종종 도구를 이용해 소아의 움직임을 고정할 필요가 있다. 만약 움직임 고정이 적절하지 않으면 방사선사, 부모, 아이 모두에게 어려움이 생길 수 있다. 고정이 아이에게 충격적인 사건으로 기억되도록 해서는 안 되고, 절대 해를 가해서도 안 된다. 경험 있는 방사선사는 초보 방사선사가 아이의 움직임을 어떻게 고정하는지 면밀히 살펴야 한다. 왜냐하면 방사선사의 경험부족에 부모와 아이의 공포가 겹쳐 검사진행을 방해할 수 있기 때문이다.

이 장의 처음에서 설명한 대화전략과 몇 가지 숙련된 고정기법을 이용하면 순조롭게 검사를 진행할 수 있다. 부모도 검사에 도움을 줄 수 있다. 예를 들어, 2세 아이가 아래팔검사를 한다면 엄마가 딸의 위팔과 손을 잡고, 방사선사가 다른 팔과 양쪽 다리를 움직이지 못하도록 잡으면 된다.

흔히 사용하는 스펀지나 모래주머니 외에도 소아 촬영에서 자주 사용되는 3가지 도구가 있다. 벨크로 압박밴드, 재사용이 가능한 벨크로 띠, 북엔드가 그것이다(그림 17-13). 이러한 도구들은 소아의 움직임 억제에 효과적이다. Pigg-o-stat(Modern Way Immobilizers, Clifton, TN), 8각형 유아 요람은 다음에서 설명한다.

## 일반 소아 영상검사

### 가슴촬영

병원에서 가장 흔하게 하는 검사가 가슴촬영이다. 선 자세의 가슴 영상이 누운 자세에서의 영상보다 더 많은 진단적 정보를 제공한다. 하지만 자세와 상관없이 진단적 가치가 있도록 촬영하는 법을 아는 것이 중요하다. 자세와 상관없이 정확한 진단을 위한 영상을 촬영하기 위해서는 움직임에 의한 인공물이 생기지 않도록 해야 한다. 그래서 노출시간을 짧게 해야 한다. 또한 호기시 사진은 잘못된 해석을 유발할 수 있기 때문에 최대로 흡기한 상태에서 영상을 얻는 것이 정확한 진단을 위해 중요하다. 촬영자세는 정확해야 하고, 환자의 몸이 회전되지 않도록 하는 것도 중요하다.

#### 신생아~3세까지의 선 자세 촬영

선 자세 촬영에서 주의할 점들은 소아의 움직임과 회전을 방지하는 것, 위팔뼈나 어깨뼈가 폐야를 가리지 않도록 하는것, 최대 흡기시 사진을 얻는 것이다. 이러한 것은 Pigg-o-stat라고 불리는 소아용 촬영 자세잡기와 고정장치를 사용하면 쉽게 해결할 수 있다(그림 17-14). Pigg-o-stat는 주로 가슴 촬영을 위한 용도이지만 선 자세로 복부를 촬영하거나 가슴허리뼈 촬영에서도 사용할 수 있다.

#### 부모와의 대화

Pigg-o-stat 사용에 익숙하지 않은 부모들에게는 다음과 같이 설명을 해야 한다. "정확한 진단을 위해서는 선 자세에서 촬영한 가슴사진이 필요합니다. 그리고 움직이는 것을 방지하기 위해서 여기 조그만 의자에 아이를 앉힙니다. 그러면 플라스틱 지지대들이 포근하게 옆을 감싸고 팔이 올려져 있도록 해 줍니다. 아이는 움직이지 못하는 것이 불편해 울게 될 테지만 이것이 오히려 더 좋은 영상을 얻을 수 있도록 해줍니다. 왜냐하면 매번 울 때의 마지막에는 아이들이 크게 숨을 들이키게 되므로 이때 촬영을 하면 좋은 사진을 얻을 수 있기 때문입니다."

이러한 설명은 할 만한 가치가 있고 또한 필수적으로 해야 한다. 아이를 앉힌 후 부모는 아이의 손을 잡고 머리 위로 올려 촬영하는 데 도움을 줄 수 있다. Pigg-o-stat를 이용한 촬영 자세잡기는 두 사람이 필요한 일이다. 왜냐하면 다른 이의 도움 없이 아이를 들어낼 수는 있지만 처음에 자세를 잡을 때는 다른 사람의 도움이 필요하기 때문이다.

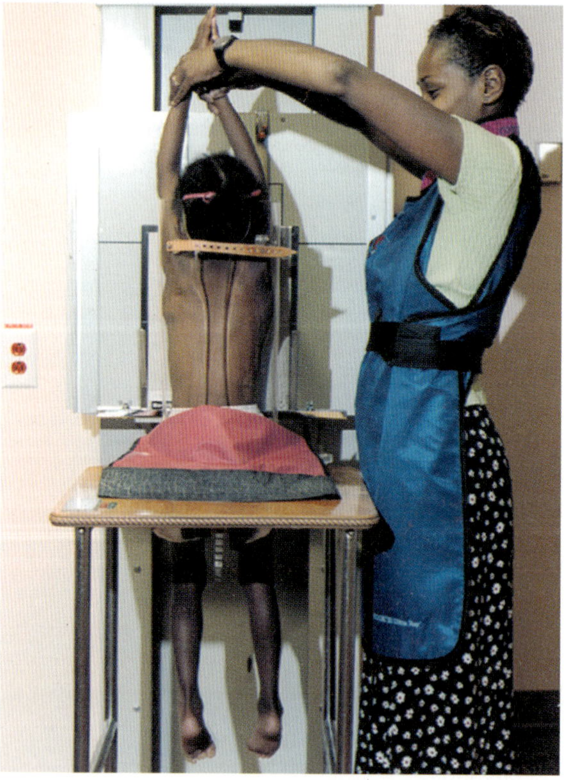

**그림 17-14** 가슴 후·전방향 촬영을 위한 자세. Pigg-o-stat(Modern Way Immobilizers, Clifton, TN)는 소아의 촬영자세를 잡고 고정해주는 장치이다. 영상수용체는 금속으로 만든 연장스탠드에 달려 있다.

## 촬영법

다음 절차를 따른다.

- 상반신에 있는 옷을 모두 벗긴다. 이렇게 해야 흡기시 갈비뼈들이 잘 보이기 때문이다.
- 적절한 슬리브 크기를 선택하고, 포근하게 아이를 감싼 후 슬리브 아래 부분을 벨크로 띠를 이용해서 고정시킨다(그림 17-14).
- 좌석 높이를 정확하게 조절한다.

이렇게 하면 움직임에 의한 인공물이 없고 회전되지 않은 상태의 영상을 촬영할 수 있다(그림 17-15). 촬영할 때, 다음 사항들을 관찰하면 아이의 흡기상태를 알 수 있다(확실성이 감소하는 순으로 나열하였다).

1. 각 울음의 끝을 찾는다. 그때 많은 양의 공기를 삼키기 때문이다.
2. 복부를 바라본다. 흡기시 복부가 부풀기 때문이다.
3. 가슴을 본다. 흡기시 갈비뼈가 드러나기 때문이다.
4. 복장뼈의 오르내림을 본다.

## 중심잡기와 조사야

후 · 전방향 촬영과 측방향 촬영에서 중심선은 여섯째등뼈와 일곱째등뼈(T6-7)에 위치해야 한다. 하지만 조사되는 영역은 꼭지돌기의 끝(mastoid tips)에서부터 엉덩뼈능선(iliac crest) 바로 위까지를 포함해야 한다. 꼭지돌기 끝을 포함시키면 상기도가 포함되고, 이것을 통해 흔한 호흡곤란의 원인인 좁아진 기도를 평가할 수 있기 때문이다. 엉덩뼈능선 바로 위까지를 포함시키면 제일 아래의 갈비뼈까지를 포함시킬 수 있다. 심장질환이나 천식이 있는 경우는 허파의 과도한 팽창으로 인해 폐야가 길어지는 데 이 경우 도움이 된다.

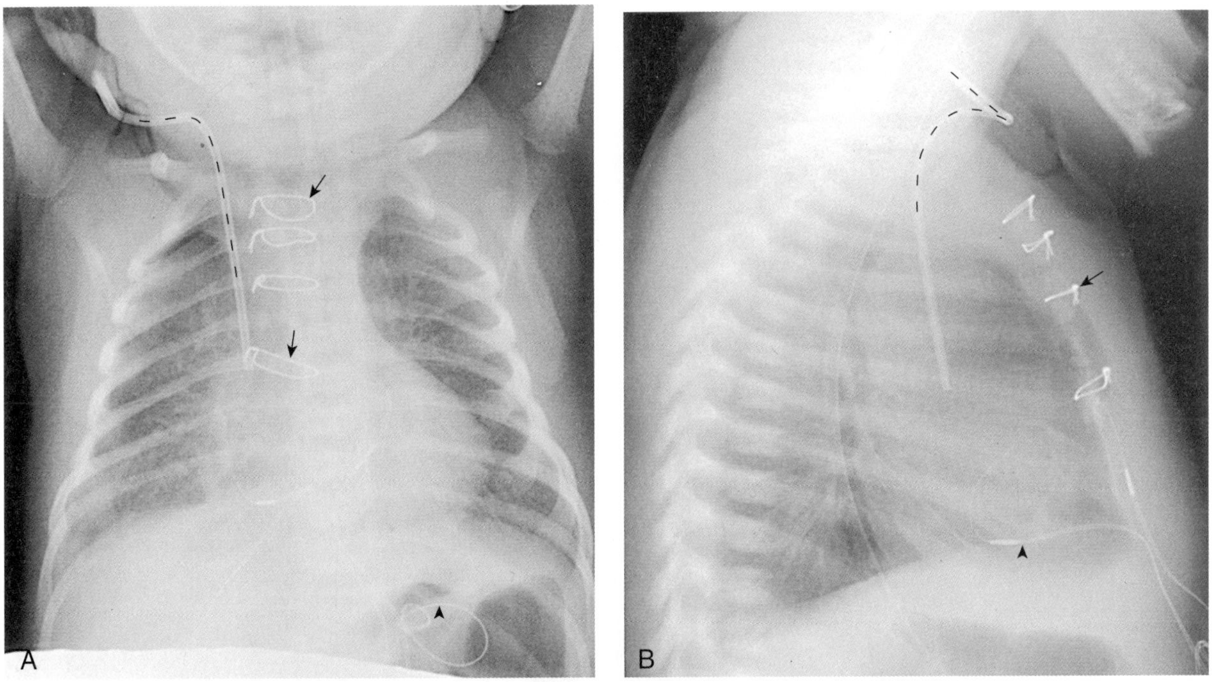


**그림 17-15** A와 B, 심장병이 있는 10살 소아의 가슴 후 · 전방향(A)과 측방향(B) 촬영. Pigg-o-stat를 사용하여 소아 환자를 고정하였다. 그 결과 신체가 돌아가지 않고, 흡기상태도 좋은 영상을 얻을 수 있었다. 복장뼈철사들(화살표)과 심박조율기의 선들(화살표머리), 중심정맥선(점선)에 주목한다. 비위관도 잘 보인다.

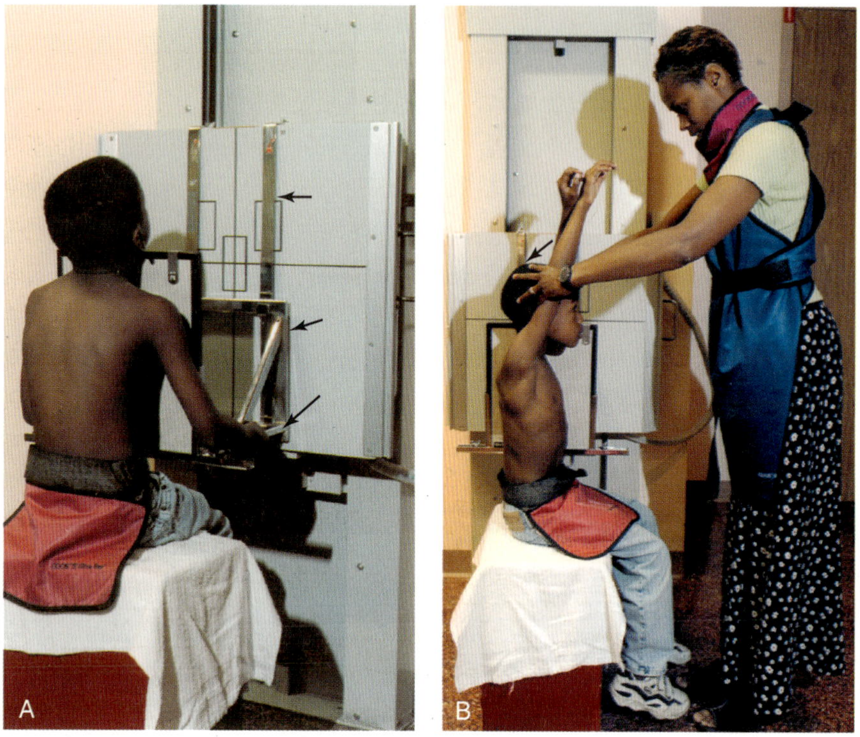

그림 17-16 A, 3~18세 사이의 소아는 가슴 후 · 전방향 촬영을 앉은 자세에서 해야 한다. B, 만약 부모가 동행했다면 두 팔 사이에 머리를 고정시켜 측방향 촬영에 도움을 줄 수 있다. 금속 연장스탠드(A와 B의 화살표)는 진단 영상을 위한 보조장비이다.

### 3~18세 사이 소아의 선 자세 촬영

3~18세 사이의 소아의 선 자세 촬영은 다음 과정을 따르면 쉽게 진행할 수 있다.

- 금속 연장스탠드에 영상수용체를 고정하고 커다란 나무상자, 제동장치가 있는 운반대 또는 의자에 아이를 앉힌다. 어린 아이들은 호기심이 많고 집중하는 시간이 짧기 때문에 앉혀서 허리 아래의 움직임을 방지한다.
- 후 · 전 촬영을 위해서 연장스탠드의 양쪽 측면을 잡게 하고, 턱은 영상수용체의 바로 위에 위치시킨다. 이렇게 하면 위쪽의 움직임을 막을 수 있다.
- 측방향 촬영을 위한 자세를 잡을 때는 부모가 아이의 팔을 잡고 머리 위루 올려 양쪽팔 사이에 머리를 고정되도록 한다(그림 17-16). 그림 17-17에 6세 아이의 가슴 후 · 전방향 촬영 영상과 측방향 촬영 영상이 있으니 참조하기 바란다.

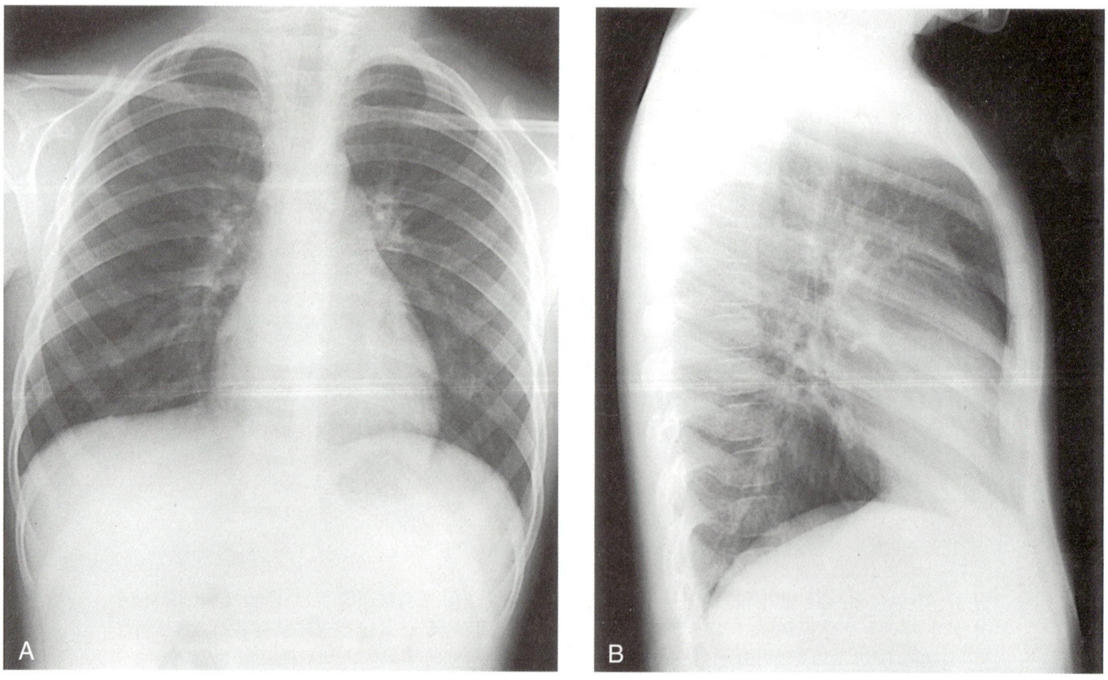

그림 17-17 A와 B, 6세 소아의 앉은 자세에서의 가슴 후 · 전방향 촬영(A)과 측방향 촬영(B). 커다란 나무상자가 의자나 바퀴달린 운반대보다 더 고정이 잘 되는 장점이 있다.

### 바로 누운 자세 촬영

바로 누운 자세(supine)와 축측방향(crosstable lateral) 촬영시 필요한 유아들은 무릎 주위로 벨크로 끈을 고정하고 다리 주위로 벨크로 밴드를 고정하면 효과적인 고정을 할 수 있다(그림 17-18). 소아 환자를 스폰지 위에 올린 후 팔을 머리 위로 올리고 축측방향 촬영을 한다. 이 촬영기술은 Pigg-o-stat의 슬리브에 의해 손상을 받을 수 있는 가슴관삽입 환자, 정교하게 위치시킨 위루술관 또는 연부조직 종창이 있는 환자에게 유용하다.

### 영상평가

성인 가슴 촬영과 마찬가지로 소아에서도 높은 kVp 사용이 바람직하다. 이 값은 상대적이어서 성인에서는 110~130 kVp 정도이고, 소아에서는 80~90 kVp 정도이다. 하지만 kVp를 높이는 것이 항상 좋은 것은 아니다. 상대적으로 mAs가 너무 낮아져 진단적 가치가 있는 영상을 얻을 수 없기 때문이다.

촬영된 해부학적 구조물의 평가기준에는 주변부 허파 음영의 해상도가 포함된다. 영상의 적절한 음영여부를 평가하기 위해서는 가장 진한 부분과 가장 희미한 부분을 살펴보아야 한다. 가슴 후 · 전방향 촬영에서 이상적인 영상을 얻기 위해서는 주변부 허파 음영(가장 희미한 영역)이 보이면서 심장(가장 진한 영역)을 통해 척추사이원반 공간이 보이도록 노출변수들을 설정하는 것이다. 신체의 회전 여부는 중앙부의 구조물들을 통해 평가할 수 있다. 뒤쪽과 앞쪽의 중앙 구조물들(예: 복장뼈, 기도, 척추뼈몸통)은 서로 겹쳐 보여야 한다. 영상에서 보여야 할 구조물에는 기도와 갈비가로각이 포함된다. 성인에서의 가슴 촬영과 비슷하게 9~10개의 갈비뼈 뒤쪽이 보이면 적절한 흡기상태에서 촬영한 것이다(표 17-1).

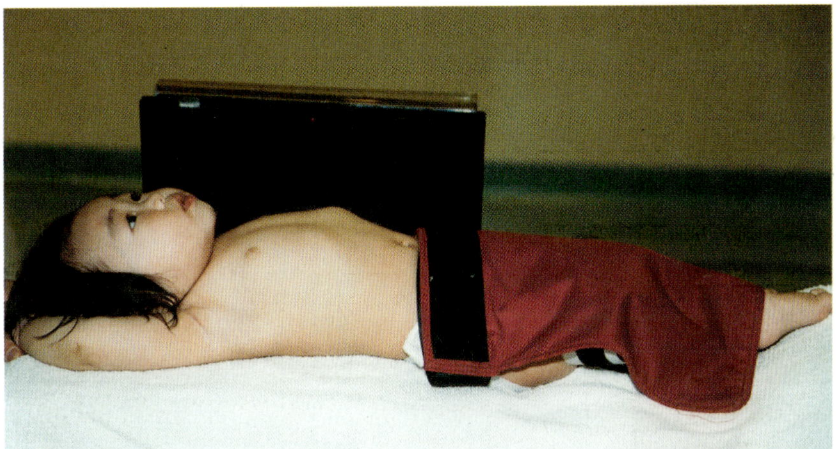

**그림 17-18** 스펀지 위에서 팔을 머리 위로 올리고, 다리는 벨크로 띠로 억제되어 있다. 영상수용체는 수평 조사위치에 놓여 있다(가슴 측방향 촬영).

**표 17-1 영상평가를 위한 간단한 편람**

| | 음영 | | | 대조도 | | | |
|---|---|---|---|---|---|---|---|
| | 가장 진함 | 가장 희미함 | 촬영된 세부구조 | 긴 스케일 > 3 음영차이 | 짧은 스케일 < 3 음영차이 | 포함되는 해부학적 구조물 | 회전여부 검토 |
| 가슴 후·전방향 | 정중선: 척추사이구멍, 심장 | 주변부 허파흔적 | 주변부 허파흔적 | 기도, 심장, 허파꼭대기, 허파바닥, 세로칸벽, 가로막과 심장 뒤의 허파흔적 | | 기도에서 허파바닥까지 | 기도 위치, 복장빗장뼈 관절, 폐야 측정, 심장 음영 |
| 가슴 측방향 | 심장 | 심장뒤공간 | 주변부 허파흔적 | 기도, 심장, 허파꼭대기, 허파바닥 | | 기도에서 허파바닥까지, 가시돌기에서 복장뼈까지 | 갈비뼈의 겹쳐짐, 측방향 촬영에서의 가시돌기 모양 |
| 복부 | 허리뼈 | 주변부 가장자리, 엉덩뼈능선 위의 연부조직 | 장기 음영 | 가로막, 간, 콩팥, 척추, 공기음영 | | 좌우측 가로막, 두덩결합, 좌우측 피부 가장자리 | |
| 팔다리 | 뼈 | 연부조직 | 뼈잔기둥 패턴 | | 뼈, 근육, 연부조직 | 부상부위 위아래의 관절, 모든 연부조직 | 전·후방향과 측방향 영상은 사방향 영상과 비슷하면 안 됨 |
| 골반 | 엉덩관절 | 엉덩능선 | 뼈잔기둥 패턴 | | 뼈, 연부조직 | 엉덩뼈능선, 작은돌기 | 대칭적인 엉덩뼈능선 |
| 허리 방향뼈 | 다섯째허리뼈–첫째엉치뼈 | 가시돌기 | 뼈잔기둥 패턴 | | 뼈 | 열두째등뼈에서 꼬리뼈까지, 가시돌기에서 척추뼈몸통까지 | 척추뼈몸통의 뒷면의 정렬 상태 |

**참고:** 촬영된 영상이 진단적 가치가 있는지를 평가하는 것은 많은 연습을 통해 얻어진다. 이 표는 빠르게 찾아볼 수 있는 지침을 제공하기 위해 만들어진 것으로 5가지 중요한 기술적인 기준과 사진을 평가하는 데 필요한 해부학적 구조에 대한 간단한 개요를 제공한다.

## 엉덩관절 촬영

엉덩관절은 소아와 성인에게서 흔하게 촬영하는 부위다. 그러나 이 검사를 의뢰하는 이유는 매우 다양하다. 이러한 차이를 잘 안다면 촬영하는 데 큰 도움이 된다. 따라서 정확한 진단을 위해 어떤 기술이 필요한 지 알기 위해 몇 가지 흔한 소아 질병에 대한 이해가 필요하다.

### 검사방법

소아의 경우 비교를 하기 위해 양쪽 엉덩관절을 모두 촬영해야 한다. 소아에서는 흔히 편평고(Legg-Calvé-Perthes disease: 원인을 알 수 없이 넙다리뼈머리에 무혈관성 괴사가 생기는 질병)나 선천성 엉덩관절탈구(congenital dislocation of the hip)를 진단하고, 비특이적 엉덩관절통의 원인을 알아보기 위해서 촬영을 한다. 이러한 것들은 절구(acetabulum), 관절공간(joint space), 연부조직의 대칭성을 평가해야 하기 때문에 촬영자세를 잘 잡는 것이 매우 중요하다.

소아는 방사선 차폐가 매우 중요하다. 하지만 차폐물을 언제 어떻게 사용해야 하는지에 대해 설명한 문헌은 드물다. 따라서 다음의 지침을 따른다.

- 남아들에게는 항상 생식샘 차폐물을 사용한다. 하지만 두덩결합(symphysis pubis)의 병변이 가려지지 않도록 주의해야 한다.
- 여아들은 제일 처음 시행하는 골반 전·후방향 촬영을 제외하고 모든 검사에서 생식샘 차폐물을 사용한다.
- 처음 검사에서 엉치뼈의 병변이 없는 것이 확인되면 다음 검사부터는 차폐물을 사용한다.
- 따라서 검사를 진행하기 전 부모에게 이것이 처음하는 골반검사인지를 확인한다.
- 여성의 생식샘은 골반 중간에 있지만 정확한 위치는 사람마다 달라 차폐물이 엉치뼈(천골, sacrum)와 두덩관절(sacroiliac joint)의 일부 또는 모두를 덮을 수 있도록 놓는다. 하지만 엉덩관절(hip joint)이나 두덩결합은 덮지 않도록 주의한다.

**참고:** 많은 아이들이 그들의 은밀한 곳은 누구도 만지지 못하도록 교육 받는다. 따라서 방사선사는 설명이나 촬영할 때 신중해야 한다.

- 아이의 두덩결합부위는 절대 만지지 마라. 촬영 자세잡기나 생식샘 차폐물을 놓을 때라도 만져서는 안 된다.
- 두덩결합의 위쪽 경계는 항상 큰돌기(대전자, greater trochanter) 높이에 있다. 따라서 자세잡기나 차폐물을 놓을 때 큰돌기를 기준으로 삼는다.
- 남아는 먼저 15° 경사의 스펀지를 넙다리 위에 놓아 생식샘 차폐물이 음낭에 직접 닿지 않도록 한다. 차폐물 위쪽 끝은 큰돌기 위치에 놓고 나머지 아래쪽은 스펀지 위에 놓이도록 한다(그림 17-19 A)
- 여아는 차폐물의 가장 넓은 부위가 위앞엉덩뼈가시(ASIS) 높이가 되도록 정중선에 놓는다.

### 기본적 검사

소아 엉덩관절과 골반의 기본적 검사는 촬영자세가 올바른 전·후방향 촬영(그림 17-19 B)과 개구리다리자세(frog-leg positio)라고 불리는 촬영이다.



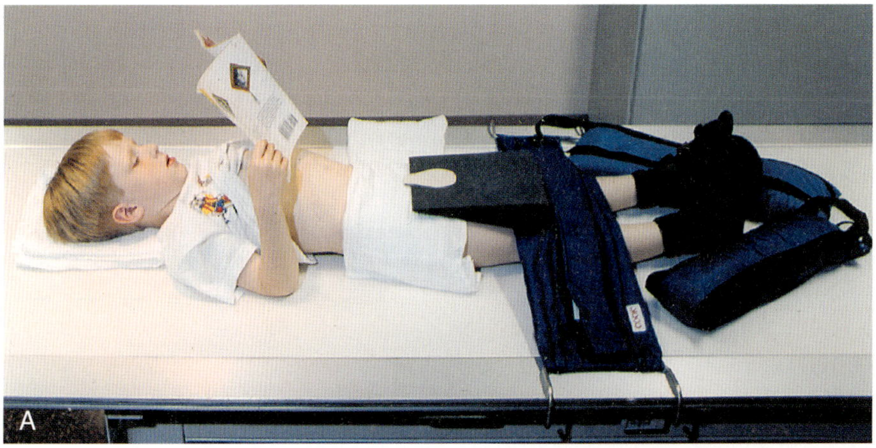


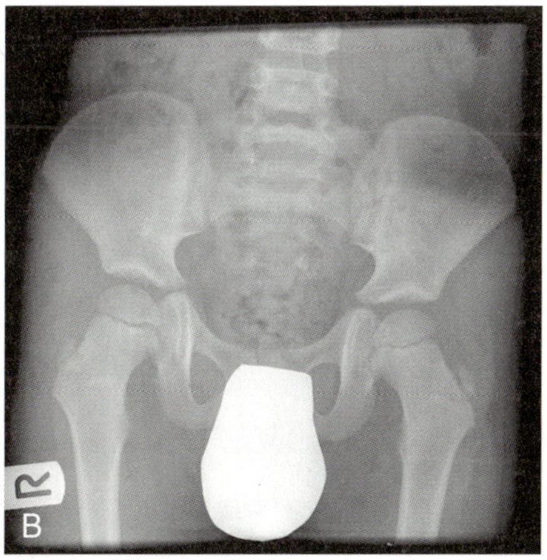


**그림 17-19 A,** 남자아이의 생식샘 차폐물은 두덩결합을 가리지 않고 음낭 위에 놓여져야 한다. 큰돌기는 두덩결합의 위쪽 경계와 같은 높이다. 차폐물은 이 선보다 대략 1.3cm 아래에 위치해야 한다. 생식샘 차폐물은 방사선사의 손이 음낭에 닿는 것을 방지하기 위한 15° 경사의 스펀지 위에 놓는다. **B,** 3.5세 소아의 정상 골반. 차폐물 위치에 주목한다.

### 검사준비

복부와 다리이음뼈(pelvic girdle)부위의 영상들은 모두 기저귀를 제거한 상태에서 촬영해야 한다. 이것은 엉덩관절과 골반 촬영에서 필수적이다. 기저귀, 특히 젖은 기저귀는 심각한 인공물을 만들어 진단에 방해를 초래하기 때문이다. 촬영에 필요한 스펀지, 생식샘 차폐물, 벨크로 띠, 벨크로 밴드는 검사 시작 전에 미리 테이블 위에 올려놓는다.

### 촬영 자세잡기와 고정

앞서 언급했듯이 대칭적인 자세잡기가 중요하다. 만약 엉덩관절 통증이나 탈구가 있으면 그러한 통증을 줄이기 위해 골반을 회전시키게 되므로 대칭적 자세를 잡기가 더욱 더 힘들어진다. 따라서 다음 사항을 주목한다.

- 양쪽 위앞엉덩뼈가시(ASIS)가 테이블으로부터 같은 높이에 있는 지 확인한다.
- 세심한 관찰과 환자와의 대화를 통해 통증 위치를 파악한 후 신체의 회전된 부분을 보정하기 위해 스펀지를 사용한다. 특히, 개구리다리자세 촬영에서는 움직임 인공물을 예방하기 위해 일상적으로 스펀지를 사용해야 한다.
- 잘못된 자세에서 촬영된 영상은 과감하게 포기해야 한다. 따라서 재촬영을 하지 않기 위해 적절한 자세잡기에 많은 노력을 기울여야 한다.

고정기술은 소아 환자의 움직임 정도에 따라 달라지므로 다음 사항을 염두에 둔다.

- 고정의 한 방법으로 설명과 안심시키기를 사용하도록 노력한다. 이것으로 고정이 잘 되는 아이는 다리에 안전을 위한 벨크로 밴드만 부착해도 된다(그림 17-19 A).
- 움직임이 심하거나 검사 도중 움직일 것 같은 아이에게는 무릎에 벨크로 띠를 감고, 팔에 커다란 모래주머니를 올려놓는다(그림 17-20).

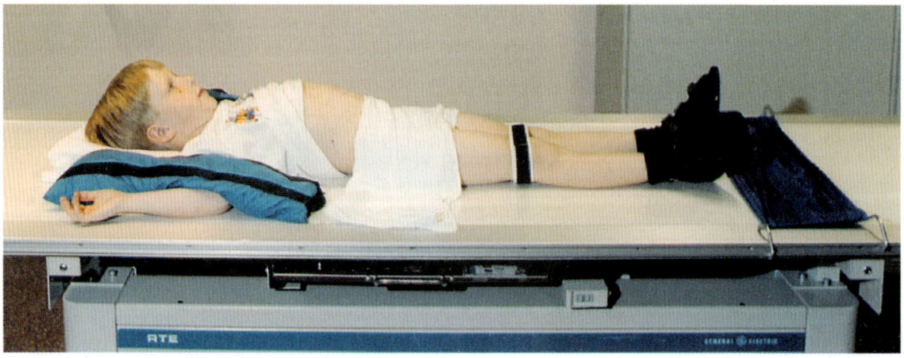

**그림 17-20** 활동적인 아이의 고정을 위해 팔 위에 모래주머니가 놓여 있다. 무릎에 벨크로 띠가 있고, 발 아래에 그림 17-18처럼 다리를 고정하기 위한 벨크로 밴드가 보인다.

• 만약 아이가 모래주머니에서 팔을 뺄 만큼 힘이 세다면, 부모에게 아이의 머리 쪽에 서서 위팔뼈를 붙들고 있게 한다. 이때 부모의 엄지가 아이의 어깨에 위치해야 한다(그림 17-21).

## 영상 평가

촬영된 영상의 회전여부나 대칭성은 정중선에 있는 구조물이 정중선에 있는지와 엉덩뼈가 대칭적인지를 통해 평가할 수 있다. 골격의 성숙도에 따라서는 넙다리뼈돌기가 보이는지 여부가 다리의 위치를 파악하는 데 도움을 줄 수 있다. 피부주름의 대칭성도 중요한 기준 중의 하나이다. 촬영된 영상의 위쪽 ¼ 지점에는 엉덩뼈능선(iliac crest)이 있어야 한다. 그리고 엉덩관절부위 중 가장 두껍고 가장 진한 음영 부위에서 뼈기둥패턴(trabecular pattern)이 보여야 한다. 이러한 뼈기둥패턴이 보이면 세부적인 구조물까지 촬영된 것으로 생각할 수 있다. 하지만 근육이나 피부주름과 같은 연부조직이 보이지 않도록 희생하면서까지 촬영해서는 안 된다(표 17-1).

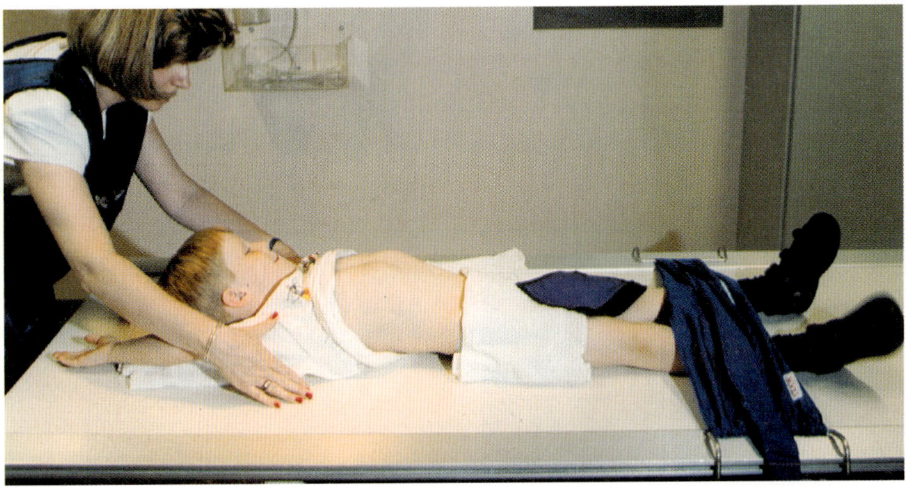

**그림 17-21** 만약 아이가 모래주머니를 벗어날 정도로 힘이 세다면 부모가 아이의 위팔뼈를 잡고 있을 수 있다. 이때 부모의 엄지가 아이의 어깨에 위치해야 한다.

## 머리뼈 촬영

팔다리 촬영과 더불어 머리뼈 촬영도 방사선사에게는 어려운 부분이다. 머리뼈 촬영은 흔히 학생들이 임상실습 중 제일 늦게 익숙해지는 부위이다. 이유는 (1) 해부학적으로 복잡하고 (2) CT와 MRI 사용이 증가함에 따라 머리뼈 촬영이 지속적으로 감소하고 있기 때문이다. 그림 17-22에 있는 3세 소아 같은 경우는 더욱더 힘들 것으로 생각된다.

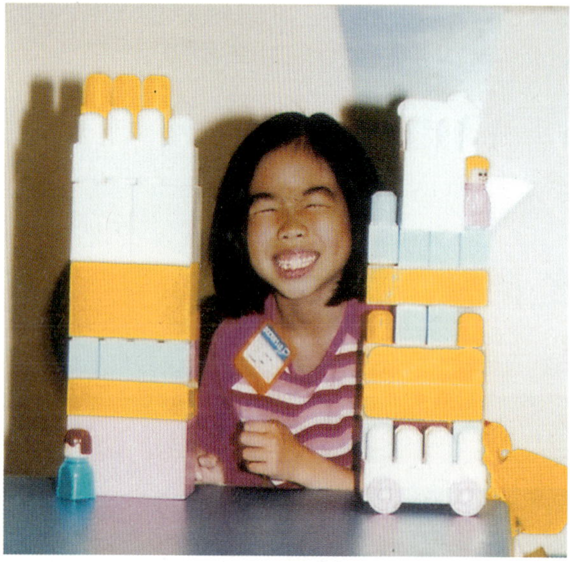

**그림 17-22** 작은 소녀의 얼굴의 경우 머리뼈 촬영이 어렵다.

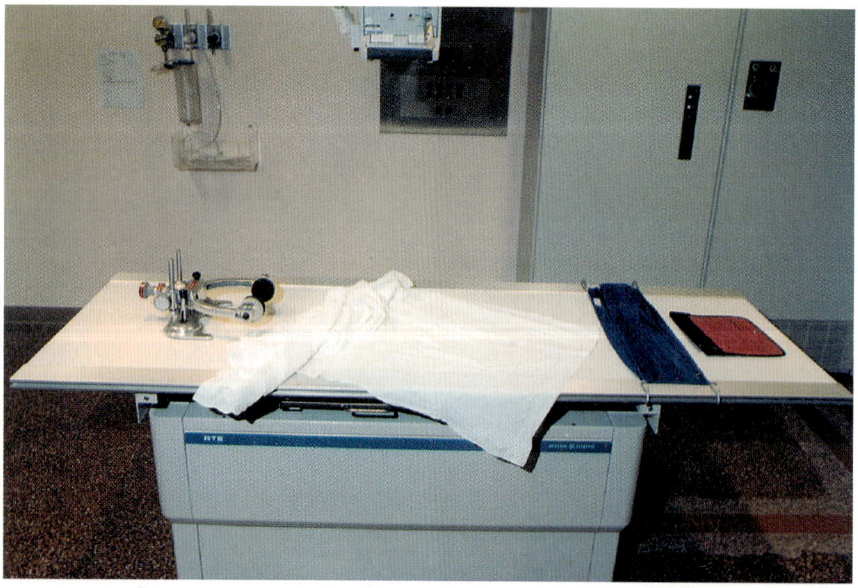

**그림 17-23** 준비가 잘 된 방사선사는 어려울 것처럼 보이는 머리뼈 검사를 쉽게 진행할 수 있다. 생식샘 차폐물, 벨크로 밴드, 머리죔쇠가 잘 준비되어 있다. 또한 병원담요가 bunny기법을 이용한 고정을 위해 테이블 위에 펼쳐져 있다.

소아 머리뼈 촬영에서 발생할 수 있는 문제들은 소아와 부모가 촬영실에 들어오기 전에 준비를 해 두고(그림 17-23), 비효과적인 고정방법을 피하기만 해도 어느 정도 줄일 수 있다. 머리뼈 촬영을 하는 이유는 성인과 소아 사이에 많은 차이가 있다. 소아의 경우는 선천성 이상으로 뼈음영에 심각한 영향이 생길 수 있고, 뼈골 성숙도에 따라서도 뼈음영에 영향이 생긴다. 이러한 사항들을 염두에 두고 노출변수들을 선택해야 한다.

### 고정방법

잠들지 않은 3세 이하의 모든 소아는 bunny기법으로 고정을 해야 한다(그림 17-24). 이 방법을 이용하면 5~7장을 촬영할 때까지도 그 자세를 유지한다. 이때 아이를 감싸야 하는 이유와 부모가 도울 수 있는 방법에 대해서 말하는 것도 큰 도움이 된다. 아이를 감싸면 처음엔 불편해한다. 하지만 공갈젖꼭지를 물리면 조용해지면서 때론 잠이 들기도 한다. 촬영에 도움이 되면 공갈젖꼭지는 역방향 전 · 후 촬영을 제외하곤 입에 물려둘 수 있다. 촬영된 영상이 모두 진단적 가치가 있다고 판정될 때까지 감싼 것을 풀지 않도록 부모에게 미리 주의를 주어야 한다.

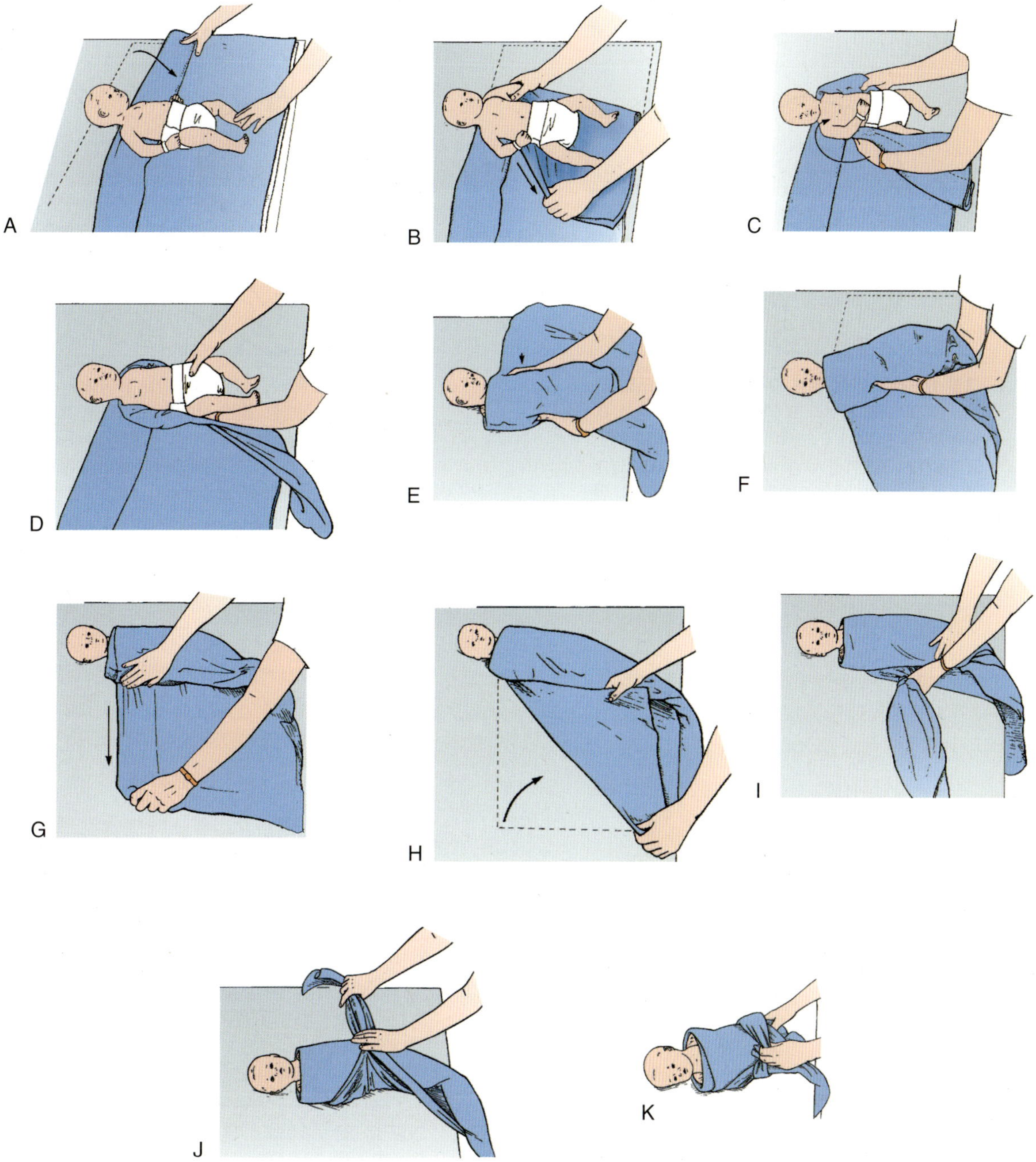


**그림 17-24 A-K, 머리촬영시 고정을 위한 bunny 기법. A-D, 어깨를 고정하는 방법. E-G, 위팔뼈 고정법. H-K, 다리를 고정하기 위해 담요를 접는 방법과 감싸는 방법.** A, 병원담요를 길이방향을 따라 반으로 접는다. 위쪽을 15cm 정도 접고, 아이를 담요 끝에서 60cm 정도 떨어진 곳에 놓는다. **B,** 담요 끝을 왼쪽 어깨 주위로 감은 후 아이 뒤쪽으로 통과시킨다. **C,** 이번에는 15cm 접힌 부분을 이용한다. 아래쪽으로 담요가 들어가면 접힌 부분을 풀고 오른쪽 어깨를 둘러싼다(과정 **B**와 **C**는 어깨를 움직이지 못하도록 하는 것으로 이 방법에서 중요한 부분이다). **D,** 오른쪽 어깨를 감은 후, 담요 끝을 아이 뒤쪽으로 통과시킨다. 오른팔이 몸에 꼭 붙도록 담요 끝을 완전히 당긴다. **E**, 위팔뼈가 움직이지 못하도록 담요를 상체에 꼭 맞도록 유지하면서 담요를 감는다. **F,** 아이의 머리가 테이블에 놓여있도록 하면서 하체를 들어 담요를 아래로 통과시킨다. 담요가 60cm 정도 남을 때까지 E와 F 과정을 반복한다. **G,** 담요가 상체를 고르게 감고 있는 지 확인한다(어깨나 목 주위로 더 감긴 부분이 있으면 30° 전두 · 후두방향 촬영과 머리기저부 촬영시 인공물을 만든다). **H,** 남은 부분을 대각선 방향으로 접는다. **I,** 접은 부분을 돌돌 만다. **J,** 이것을 넙다리뼈 주위로 꼭 맞게 감싼다(넙다리뼈 위치를 잘못 판단해서 다리를 감싸지 않도록 주의한다). **K,** 앞쪽에서 돌돌 만 부분을 단정하게 정리해서 집어 넣는다(담요가 집어 넣을 정도로 남지 않았다면, 벨크로 띠를 이용해서 고정한다).

(From The Michener Institute for Applied Health Sciences, Toronto, Canada.)

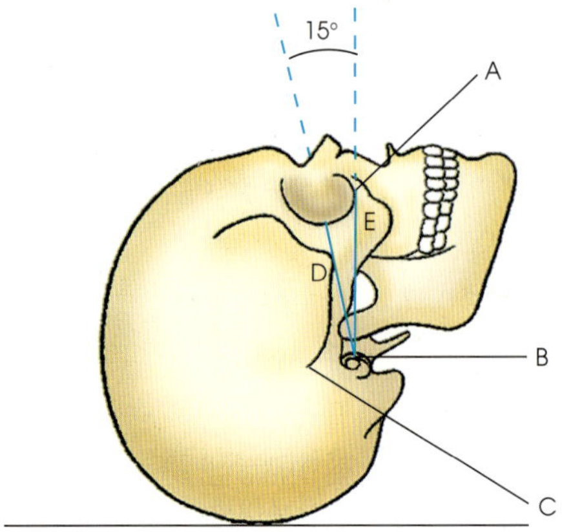


**그림 17-25 소아에 맞게 수정한 X선관 각도와 자세.** **A.** 눈확 아래 테두리. **B.** 바깥귀길. **C.** 바위능선. **D.** 눈확귀구멍선(OML). **E.** 눈확아래귀구멍선(IOML). 어린 소아에서는 OML에서 IOML 사이 각도가 15°이다(반면에 나이가 든 아이들과 어른들은 15~20° 사이이다). 단순화를 위해 15°를 사용하였다.

(Courtesy K. Edgell, Cook, Inc., Toronto, Canada.)

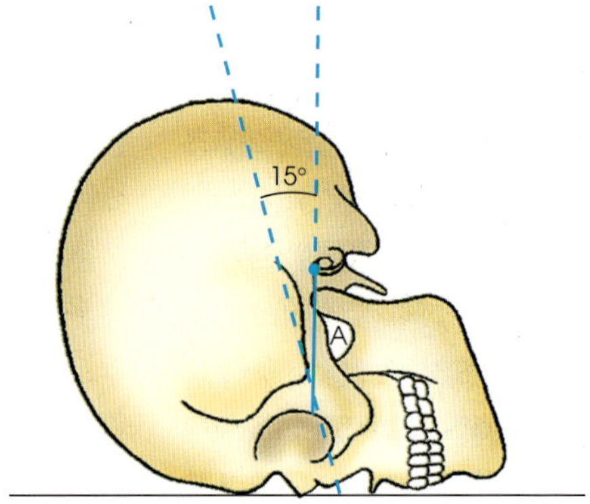


**그림 17-26** 눈확귀구멍선(OML)(A)을 테이블에 수직으로 한 후·전방향 촬영. 나이가 든 소아와 성인은 15~20° 다리쪽으로 각도를 주고 촬영하기 때문에 바위능선이 눈확의 아래 ⅓ 지점에 투영된다. 유아와 어린 소아에서는 다리쪽으로 10~15° 기울여주면 똑같은 결과를 얻을 수 있다.

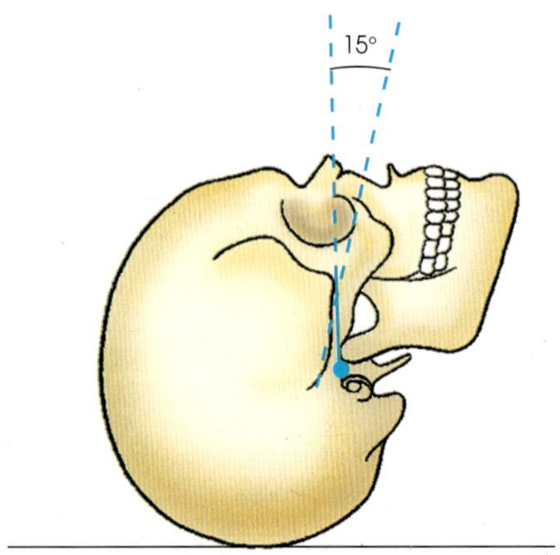


**그림 17-27** 눈확귀구멍선(OML)을 테이블에 수직으로 한 전·후방향 촬영. 이 촬영법에서는 머리쪽으로 15° 각도를 주고 촬영하면 바위능선이 눈확의 아래 ⅓ 지점에 투영된다.

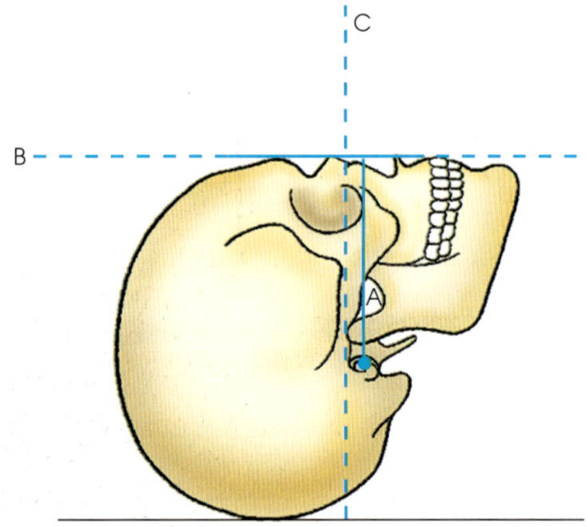


**그림 17-28** 눈확아래귀구멍선(IOML)(A)을 테이블에 수직으로 한 자세. 이 자세에서는 바위능선을 눈확 아래 ⅓ 지점(점선 C)에 투영하기 위해 X선관을 머리쪽으로 기울여 줄 필요가 없다. 머리죔쇠를 사용해서 눈확아래귀구멍선을 테이블(또는 카세트)에 수직으로 유지하면 이마와 턱이 영상수용체에 평행하게 된다(점선 B).

## 검사자세

머리뼈는 2.5세까지 빠르게 자라 성인 크기의 75%까지 도달한다. 따라서 얼굴 성장과 머리뼈 성장의 차이에 의해 영상촬영의 주요 표식이나 각도가 바뀔 수 있다.

**유용한 방법:** 성인을 기준으로 정해진 머리 촬영방법들은 중심선의 각도를 5° 낮추면 아이들에게도 적용할 수 있다. 그림 17-25부터 그림 17-28에 있는 선들은 이러한 것을 표시한 것이다. 이 그림들에서 후·전방향 촬영이 기본으로 사용되었다. 이렇게 촬영방향을 취하면 바위능선(추체부융기, petrous ridge)이 눈확의 아래 ⅓에 위치하고, 이것은 많은 부서에서 기본 촬영 위치다.

대부분 방사선사들은 머리죔쇠를 사용하면 아이들이 더 불안해 할 것으로 생각한다. 하지만 머리죔쇠는 모든 소아에서 사용해야 한다. 심지어는 잠든 아이에게조차도 해야 한다. 잠든 아이는 움직임이 문제되지 않아 필요하지 않다고 생각할 수도 있지만 원하는 자세를 잡기 위해 지지대가 필요하기 때문이다(만약 소아가 반듯이 누워 머리를 한쪽으로 돌리고 잠들어 있다면 측방향 촬영은 예외가 될 수 있다).

어떠한 고정도구든 그것의 사용 여부는 소아 환자와 부모가 어떻게 받아들이느냐에 따라 결정된다. 만약 소아 환자가 들어오기 전에 미리 머리죔쇠가 준비되어 있다면 그것을 사용하기 전까지는 아이는 그것에 관심이 없다. 그리고 사용할 때는 귀마개라고 소개를 하면 다 불필요한 불안을 피할 수 있다(그림 17-29). 죄는 정도는 상황에 따라 다르다. 어떤 아이는 그냥 자세를 유지하는 정도만 죄면 되지만 어떤 아이는 더 세게 죄어야 할 수도 있다.

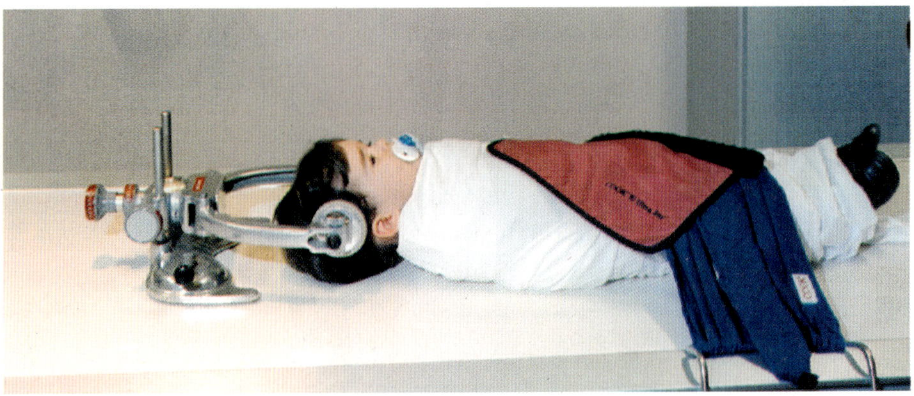

**그림17-29** 머리죔쇠를 이용한 전·후방향 촬영.

**표 17-2 신경학적 영상검사와 부상 시 영상검사를 위한 프로토콜**

| 신경학적 검사 | 부상시 검사 |
|---|---|
| 후 · 전방향 또는 전 · 후방향 촬영(그림 17-29) | 후 · 전방향 또는 전 · 후방향 촬영(그림 17-29) |
| 전 · 후축방향 촬영(Towne method) | 전 · 후축방향 촬영(Towne method) |
| 수직으로 투사한 측방향 촬영(그림 17-30) | 수평으로 투사한 측방향 촬영(그림 17-31) |
| 뇌기저부 촬영(그림 17-32) | |

**참고:** 신경학적 검사와 부상시 검사의 차이점은 신경학적 검사에서는 뇌기저부 촬영이 포함되고 부상시 검사에서는 수평으로 투사한 측방향 촬영이 포함된다는 것이다. 수평으로 투사한 측방향 촬영은 횡측방향 촬영으로 불리기도 하고 부상시 생길 수 있는 공기-액체층을 평가할 수 있다.

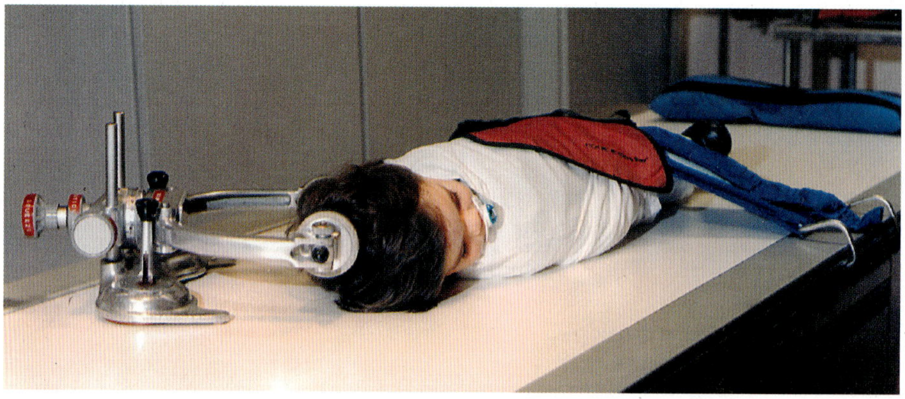

**그림 17-30** 측방향 촬영시 X선수직투사를 위한 고정이 비효과적일 때, 벨크로 밴드를 하나 더 사용함으로써 고정을 좀 더 효과적으로 할 수 있다. 하지만 이 방법은 아이의 눈을 가리기 때문에(재빠르게 조사야를 점검하는 것을 제외하고) 아이의 머리를 옆으로 돌려 벨크로 밴드로 고정하는 것은 제일 마지막에 해야 한다. 부모가 아이와 얼굴을 마주하고 X선을 조사하기 전 몇 초간 이야기를 나누면 불안을 감소시킬 수 있다.

### 통상적인 촬영방법

의사들은 신경학적 문제와 부상의 정도를 평가하기 위해서 머리뼈 촬영을 원한다. 이러한 이유 때문에 2가지 통상적인 방법이 개발됐다(표 17-2, 그림 17-29~17-32).

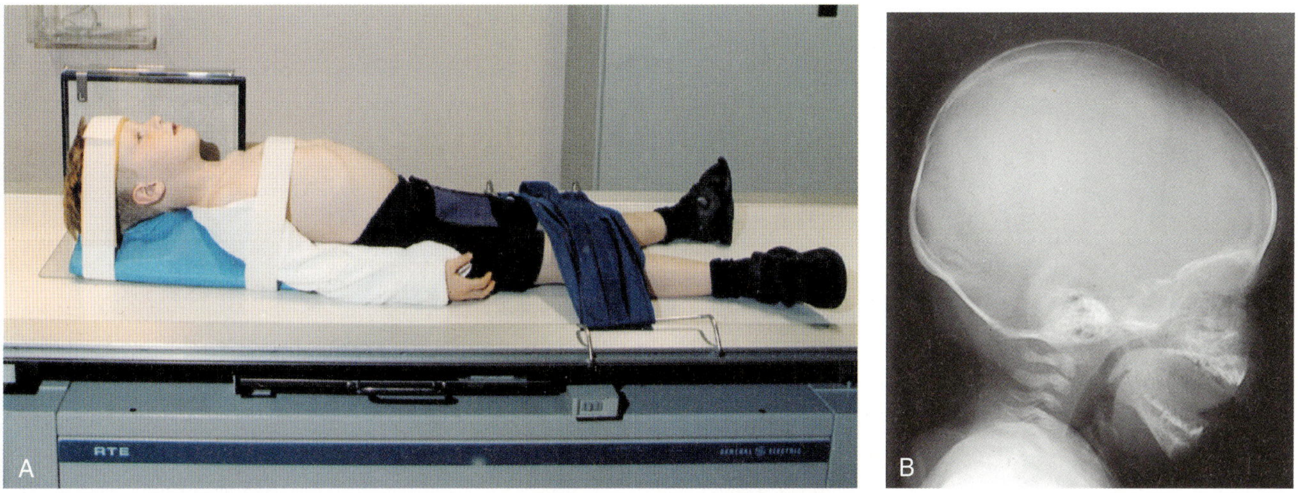


**그림 17-31** **A,** X선수평투사를 통한 측방향 촬영은 유아의 머리와 목을 고정하면 효과적이다. **B,** 이렇게 촬영한 영상으로 자세잡기가 잘 되었다. 그 결과 신체가 돌아가지 않았고 위쪽 목뼈가 잘 포함되었다.

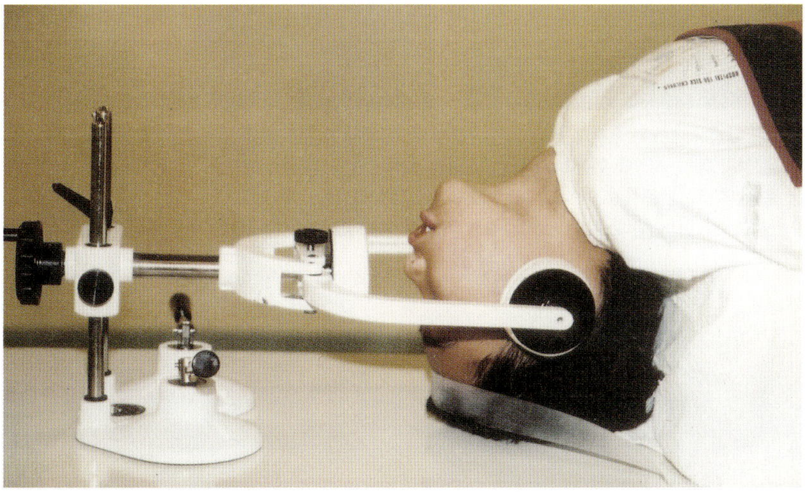

**그림 17-32** 머리뼈 기저부 촬영을 위한 자세잡기. 목의 신전을 유지하기 위해 이마 주위로 테이프를 사용한 것에 주목한다(테이프는 뒤집어서 접착제가 없는 면이 아이의 이마 쪽으로 향하도록 한다).

## 팔다리 촬영

팔다리 촬영은 몇 가지 설명이 필요하다. 소아의 나이와 태도에 따라 고정 방법을 결정하기 때문이다. 여기서 설명하는 고정 억제법은 나이에 따른 것이다. 방사선사는 소아의 실제 나이와 정신적인 면을 동시에 고려해야 한다. 아주 활동적인 3세 아이라도 신생아~2세의 방법이 더 나을 수도 있기 때문이다.

### 고정방법

#### 신생아~2세

이 시기 아이들의 팔다리 촬영은 어려운 면이 많다. 하지만 아이를 수건 또는 베개 주머니로 감싼다면 좀 더 쉬워질 수 있다. 이것은 앞서 설명한 bunny기법을 약간 수정한 것으로 방사선사 또는 부모가 부상당한 팔의 검사에 집중할 수 있게 해준다. 그림 17-33은 플렉시 글라스 조각과 북엔드를 이용해서 다친 손을 고정하는 것을 잘 보여주고 있다. 이 시기 아이들의 다리촬영은 모든 나이의 소아를 통틀어 가장 어렵다. 일반적으로 양쪽 팔은 수건으로 감싸야 하고, 벨크로 밴드로 배를 고정해야 한다. 또한 커다란 모래주머니를 다치지 않은 다리 위에 올려 놓아야 한다(그림 17-34).



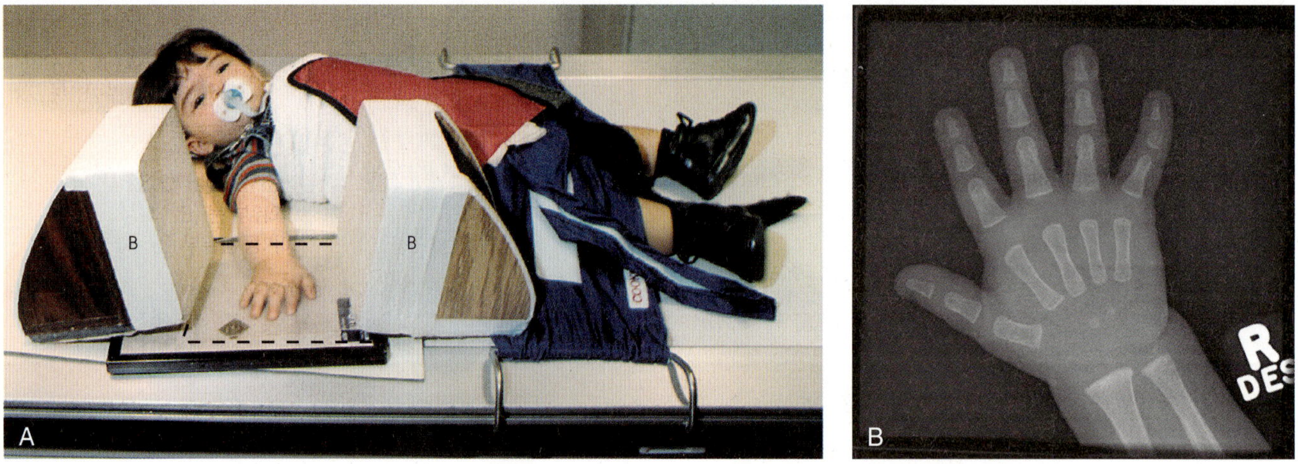


**그림 17-33 A,** 수건이나 베개 주머니를 이용해서 bunny기법을 약간 수정하면 팔 촬영을 위한 고정을 쉽게 할 수 있다. 플렉시 글라스 조각(점선)과 북엔드(B)를 이용하여 촬영할 손의 움직임을 고정할 수 있다. 아이를 수건으로 감싼 후, 안전을 위해 벨크로밴드를 사용하고 작은 납치마를 대각선방향으로 놓아 복장뼈와 생식샘을 차폐한다. 영상수용체는 납 매트 위에 놓아 테이블에서 미끄러지는 것을 방지한다. **B,** 9개월 소아의 정상적인 오른손.

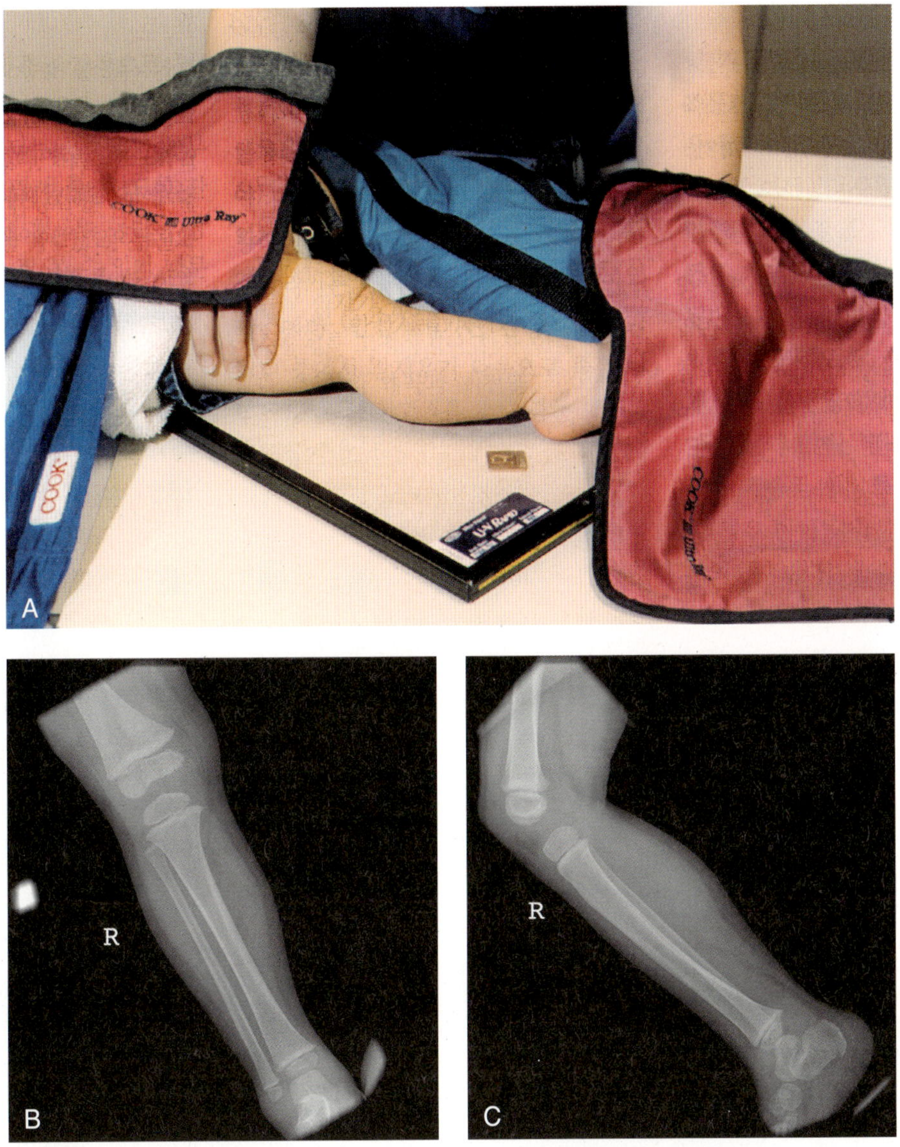


**그림 17-34 A,** 다리의 고정이 팔보다 어렵다. 수건으로 양쪽 팔을 감싼 후 벨크로 밴드로 배를 고정하고 커다란 모래주머니를 다치지 않은 다리 위에 놓는다. 부모는 사진과 같이 다리를 잡고 있을 수 있다. **B**와 **C,** 전 · 후방향 촬영(**B**)과 측방향 촬영(**C**)으로 21개월 소아의 정상적인 정강뼈와 종아리뼈 영상.

### 학령전기

학령전기 아이들의 팔은 그림 17-35에서처럼 부모의 무릎 위에 앉혀서 쉽게 촬영할 수 있다. 부모가 없다면 앞서 설명한 방법대로 고정을 하면 된다.

부모가 도움을 준다면, 아이가 테이블에 앉거나 누워서 다리 촬영을 할 수 있다. 아이가 테이블에서 떨어지지 않도록 하는 것이 가장 큰 문제이다. 따라서 아이가 테이블에 앉아서 촬영할 때는 아이 옆에 부모가 있도록 하고 누워서 촬영시는 벨크로 밴드로 아이를 고정하도록 한다.

### 학령기

이 시기 아이들은 일반적으로 성인과 동일하게 하면 된다.

### 방사선 차폐

상체는 모든 팔검사에서 아이에 맞는 납 가운을 이용해서 방사선 차폐를 해야 한다(그림 17-36). 가슴샘, 복장뼈, 유방조직들이 산란방사선의 영향을 받을 수 있기 때문이다.

### 골절관리

성인과 마찬가지로 골절이 확실한 경우는 반드시 촬영 전에 전문가가 부목을 대야 한다. 부목은 소아 환자와 방사선사를 모두 보호한다. 왜냐하면 방사선사가 부목을 대지 않은 골절을 다루다가 더 손상을 줄 수 있기 때문이다. 골절이 있는 경우 종종 들것에 실려 도착하는 데 경험이 있는 방사선사는 환자를 촬영테이블로 옮기지 않고도 촬영할 수 있다. 골형성부전증이 있는 경우는 앞서 설명을 하였다.



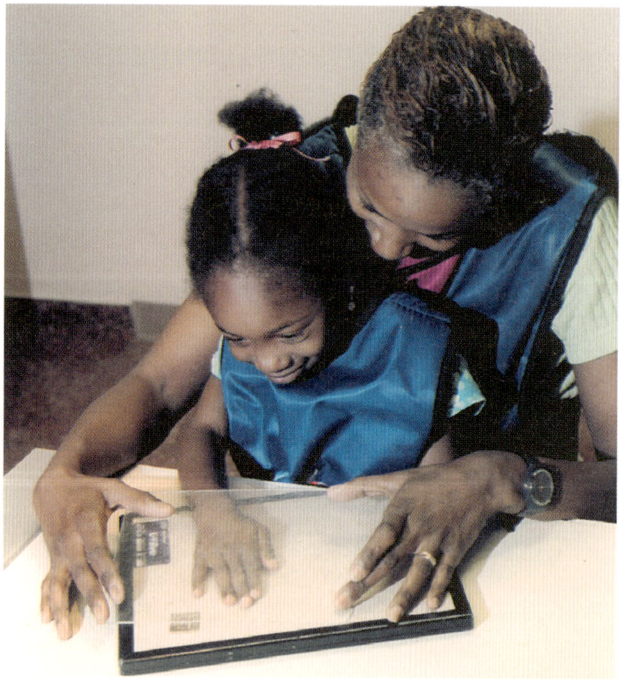

**그림 17-35** 학령전기의 아이들은 부모의 무릎에 앉혀서 쉽게 촬영할 수 있다. 영상수용체가 미끄러지는 것을 방지하기 위하여 납 매트를 사용할 수 있다. 손가락의 고정을 위하여 플렉시 글라스를 사용하는 것을 주목한다(부모가 납 장갑을 끼지 않은 것은 예를 보여주기 위해서이다).

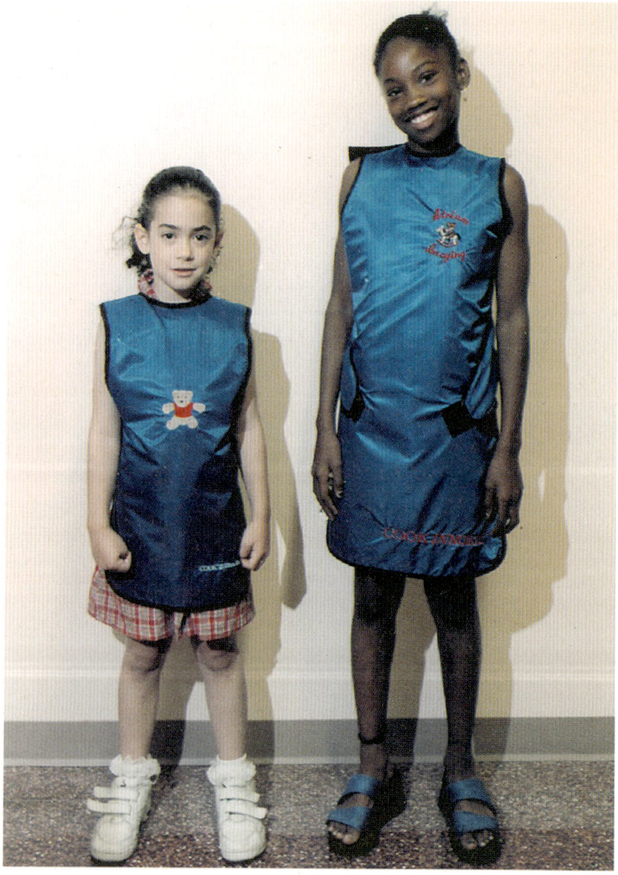

**그림 17-36** 소아에게 적합한 테디베어가 그려진 납 가운(왼쪽).

### 영상 평가

성인과 소아의 가장 큰 차이는 팔다리의 방사선학적 형태가 다르다는 것이다. 방사선사들은 소아의 촬영영상평가에서 경험이 생길수록 뼈끝선 때문에 생기는 이러한 차이가 잘 드러나도록 한다. 또한 비교의 목적으로 반대쪽 촬영이 필요할 수도 있다. 경험이 없는 경우는 정상뼈끝이 골절로 잘못 보이기도 한다. 이러한 이유와 뼈끝선에 골절이 생길 수도 있기 때문에 의사들은 다양한 뼈되기단계에서의 정상 뼈끝선 모양을 알고 있어야 한다. 뼈끝선에 생긴 골절은 성장판골절이라고 불리기도 한다. 그림 17-37은 가장 널리 사용되고 있는 뼈끝골절의 Salter-Harris 분류를 보여주고 있다.

성장판은 연골조직이기 때문에 뼈와 연부조직이 모두 보일 수 있도록 촬영해야 한다(표 17-1). 엉덩관절촬영에서도 언급했듯이 뼈잔기둥패턴이 보이면 촬영이 적절하다고 할 수 있다. 소아의 팔다리는 작기 때문에 촬영기계는 더 좋은 해상도가 요구된다. 일반적으로 팔다리 촬영을 위한 기계는 척추나 복부 촬영보다 절반 정도의 촬영속도가 적당하다.

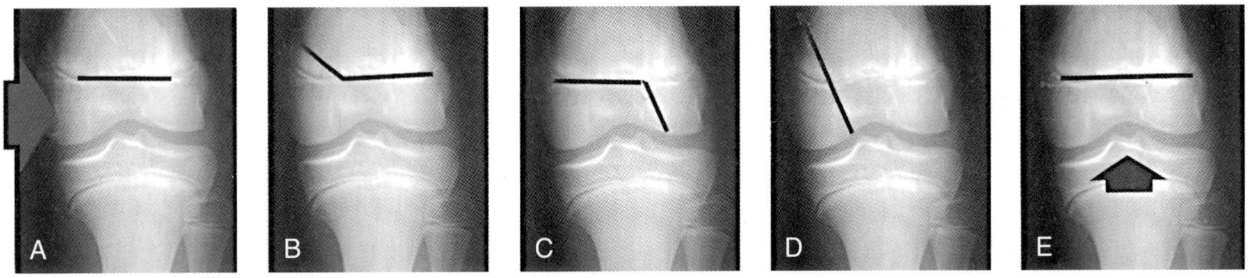


**그림 17-37 Salter-Harris 골절. 검은 선들은 골절선을 나타낸다. A,** 1유형 골절은 성장판을 따라서 생긴다. **B,** 2유형 골절은 성장판을 따라서 골절이 있으면서 뼈몸통끝쪽으로 골절이 연장된 것이다. **C,** 3유형 골절은 성장판을 따라서 골절이 있으면서 뼈끝쪽으로 골절이 연장된 것이다. **D,** 4유형 골절은 뼈몸통끝과 뼈끝쪽 모두를 침범한 골절이다. **E,** 5유형 골절은 성장판의 일부 또는 전체가 으스러진 골절이다. 뼈끝을 침범한 골절은 조기에 발견해서 적절히 치료하지 않으면 성장에 영향을 줄 수 있으므로 중요하다. 따라서 뼈와 연부조직을 모두 볼 수 있는 적절한 촬영기술이 요구된다. 특히 측방향 충격에 의한 1유형 골절과 성장판이 으스러지는 5유형 골절에서 이러한 촬영기술이 중요하다. 1유형 골절과 5유형 골절의 경우 뼈에는 골절이 없기 때문이다.

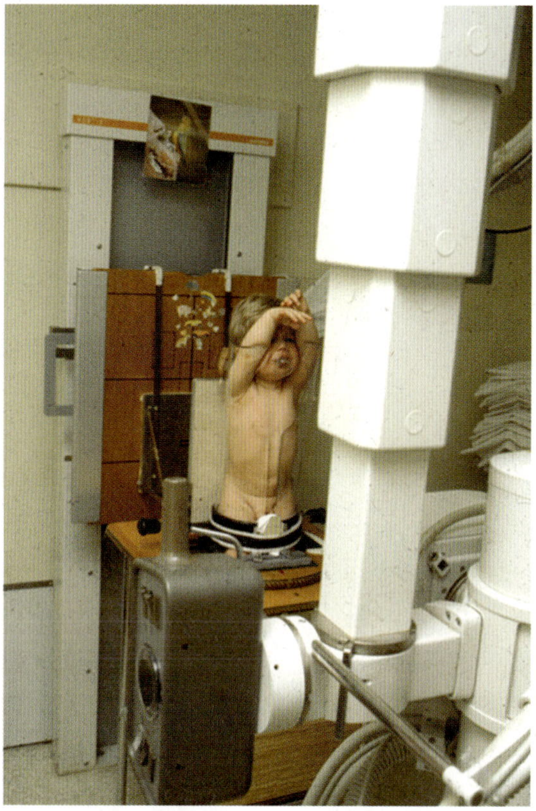

**그림 17-38** 선 자세 복부 촬영을 위해 좌석을 올려 수정한 Pigg-o-stat. 슬리브와 좌석은 깨끗해야 하고, 좌석은 자세를 잡기 전에 천기저귀로 덮어놓아야 한다(생식샘 차폐물이 앞쪽에 놓인 것을 주목한다).

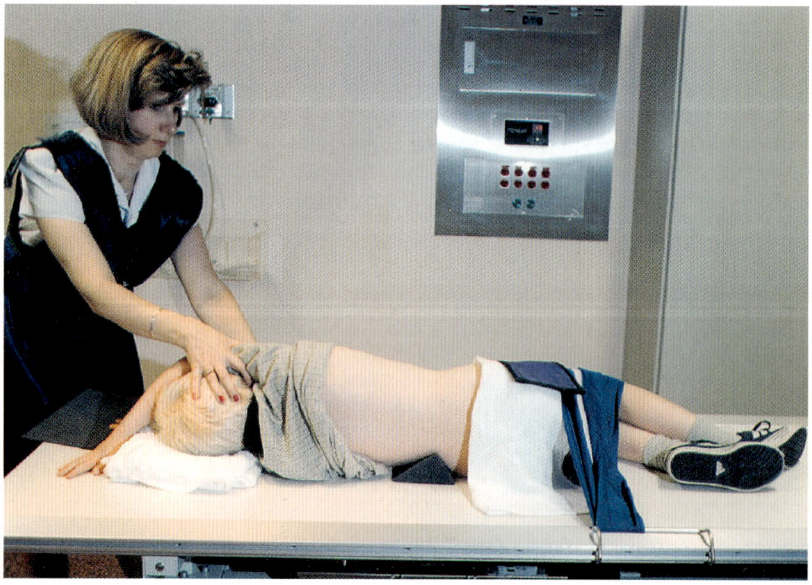

**그림 17-39** 복부 측방향 촬영을 위한 고정은 등뼈 측방향 촬영이나 허리엉치뼈 촬영에서도 똑같이 사용될 수 있다. 45° 각도의 스펀지와 모래주머니가 앞쪽에 놓여 있다.

## 복부 촬영

소아 복부 촬영의 이유는 성인보다 다양하다. 따라서 누운 자세 촬영과 선 자세 촬영 뿐만 아니라 급성 복통을 평가하기 위해 옆으로 누운 자세 촬영이 필요하기도 한다. 이러한 촬영들에는 가슴 후·전방향 촬영도 대부분 포함되어야 한다. 방사선 피폭을 최소한으로 하기 위하여 소아 복부촬영은 누운 자세 복부 촬영과 공기-액체층을 볼 수 있는 촬영, 2가지만 필요하다. 2~3세 이하의 소아는 고정과 환자의 편함 때문에 옆으로 누운 자세보다 선 자세 촬영이 더 선호되고 촬영도 더 쉽다. 옆으로 누운 자세 촬영은 Pigg-o-stat를 많이 수정해야 하지만 선 자세 촬영은 Pigg-o-stat를 약간만 수정해서 할 수 있다. 엉덩관절 촬영에서도 언급했듯이 모든 복부 촬영과 골반 촬영에서 인공물을 피하기 위해서 기저귀는 반드시 제거해야 한다.

### 검사 자세와 고정방법

누운 자세 복부 촬영은 엉덩관절과 골반 촬영에서 언급한 방법과 동일한 고정방법을 사용할 수 있다(그림 17-20). 모든 소년들은 엉덩관절과 골반촬영에서 언급한 방법대로 생식샘 차폐물을 놓아야 한다. 중심선은 둘째허리뼈에 위치시킨다. 방사선사는 선 자세 복부 촬영을 위해 다음 사항을 명심한다.

- 신생아-3세 사이의 소아는 Pigg-o-stat를 사용해서 고정을 효과적으로 할 수 있다.
- Pigg-o-stat의 의자를 올려 슬리브 아랫부분이 배 아랫부분과 겹치는 것을 방지한다(그림 17-38).
- 나이가 든 아이들은 커다란 나무상자, 운반대 또는 의자에 앉혀서 촬영하면 좋은 결과를 얻을 수 있다. 이때 다리를 벌려 넙다리뼈 위쪽이 골반에 겹치는 것을 방지해야 한다.

복부 전·후방향 촬영에서 무언가 보일 경우, 위치를 확인하기 위해 복부 측방향 촬영이 필요하다. 측방향 촬영에서는 고정이 어렵고, 또한 고정방법이 척추 측방향 촬영과 동일하기 때문에 여기서 언급해 둘 필요가 있다. 방사선사는 다음 사항에 주목한다.

- 부모는 오직 1가지 일만 할 수 있다고 했던 점을 기억한다.
- 부모가 테이블 반대편에 서서 아이의 머리와 팔을 잡고 있기를 부탁한다.
- 아이의 나머지 부위는 적절한 고정기법을 사용해서 고정한다. 이러한 기구에는 45° 각도의 스펀지, 모래주머니(큰 것과 작은 것), 북엔드, 벨크로 밴드가 있다.
- 아이를 옆으로 눕혀 고정을 하고, 조그만 스펀지나 모래주머니를 무릎 사이에 놓는다.
- 엉덩관절 주위를 벨크로 밴드로 꼭 맞게 감싸 고정시킨다. 뒤로 허리가 굽는 것을 막기 위해 등뒤에 북엔드를 놓고 45° 각도의 스펀지와 모래주머니를 앞쪽에 놓는다(그림 17-39).

**실제적 방법:** 소아과 의사는 2가지 방향의 복부 촬영을 흔히 요구한다. 이때 임상적 상황과 그러한 요구가 맞아야 한다. 만약 그렇지 않다면 방사선사는 검사를 진행하기 전에 명확하게 해야 한다. 임상적 상황에 따라 2가지 촬영의 조합은 달라진다. 괴사성장염이 있는 신생아는 장폐색을 시사하는 공기-액체층을 찾기 위해 누운 자세 촬영과 왼쪽 옆으로 누운 자세로 후·전방향 촬영이 요구된다. 반면에 배꼽도관이 있는 환자는 도관의 위치를 확인하기 위해 누운 자세 촬영과 측방향 촬영이 필요하다.

## 위장관과 비뇨생식기 검사

위장관과 비뇨생식기의 방사선 피폭을 최소화하기 위해 검사는 환자 개개인에 따라 맞춘다. 방사선사는 간단한 자기소개 후 검사과정을 설명하고 환자가 적절한 검사 전 장처치가 되었는지 확인한다. 이후 관장관 삽입과 고정 진행한다.

대부분의 검사는 영상의학과 전문의에 의해 진행이 된다. 예외적으로 몇몇 병원에서는 정맥요도조영술(IVU)과 배뇨방광요도조영술(VCUG)은 방사선사가 진행한다. 방사선사는 모든 검사에서 필요불가결한 역할을 한다. 최적의 촬영은 장비의 역량과 한계를 명확히 이해할 때 가능하다. 환자 준비를 잘 하고 체계화된 촬영기술 또한 검사를 부드럽게 진행하는 데 도움이 된다.

### 위장관검사를 위한 움직임 억제방법

여기서는 modified bunny기법과 8각형 유아 고정기법, 2가지 방법을 설명하겠다.

### modified bunny기법

작은 담요 또는 수건으로 아이의 몸과 다리를 감싸고 벨크로 띠나 테이프로 고정을 한다. 팔은 고정하지 않고 머리 위로 올린다(만약 부모가 있다면 팔을 잡고 있는다)(그림 17-40). 영상의는 한 손으로 운반대를 잡고 다른 손으로 다리를 잡고 환자를 돌려 필요한 바륨코팅을 할 수 있다. 영상의들은 주로 이 방법을 더 선호한다. 왜냐하면 8각형 유아 고정기법을 위해 필요한 것보다 작은 담요를 사용하는 것이 더 쉽게 구할 수 있기 때문이다. 그렇지만 이 방법을 성공하기 위해서는 다른 사람(주로 부모)의 도움이 필요하다.

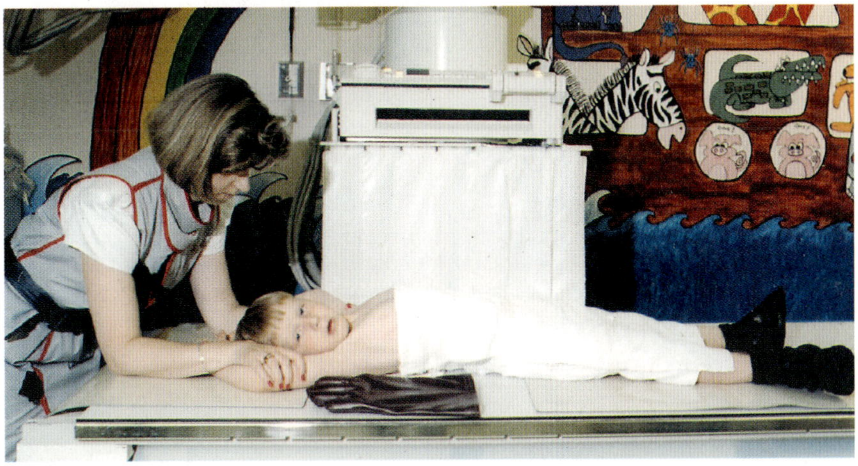

**그림 17-40** 또 다른 modified bunny기법. 팔은 고정하지 않고 머리 위로 올려 식도와 겹치는 것을 방지한다. 이 사진에서는 담요를 테이프로 고정했지만 부모가 도움을 줄 수 있으면 벨크로 밴드가 사용하기 쉽다(X선관이 테이블 아래에 있을 때는 납매트를 환자 아래에 두는 것에 주목한다).

### 8각형 유아 고정기법

8각형 유아 고정기법은 효과적임에도 불구하고 편하지 않고 외부 모양이 다소 충격적이다. 하지만 방사선사의 임기응변(예를 들면, 촬영과정을 우주선게임이라고 말함)에 의해 두려움이 뒤바뀔 수 있다. 그림 17-41에 있는 3세 아이에게는 우주복(병원가운)을 입고 우주선을 탈 것이라고 이야기를 해주었다.

구조상 8각형 고정장치는 다양한 자세에서 사용이 가능하다. Pigg-o-stat와 마찬가지로 이것도 두 사람이 자세잡기를 해야 한다. 이것은 머리와 팔을 고정하기 때문에 부모의 도움이 어려울 때 선택할 수 있다.

### 위장관검사에서의 방사선 차폐

테이블 위를 커다란 납매트(0.5mm 납두께를 가진 것이 추천할 만하다)로 덮는 것이 좋은 방법이다(그림 17-41). 검사자와 환자를 위한 효과적인 차폐는 검사하는 부위만 X선에 노출되도록 하는 것이다.

### 배뇨방광요도조영술

VCUG의 주된 목적은 방광에서 요도로의 역류를 평가하기 위해서이다. 또한 소년에게 시행되는 VCUG는 요도의 협착을 평가하는 데도 사용된다. 방사선 차폐는 위장관검사와 동일하다. VCUG는 방광의 기능을 평가하고 요관과 요도의 구조를 보여준다.

### 검사방법

도관을 삽입하는 데 2명이 필요하다. 한 명은 다리를 벌려 개구리다리자세로 고정하고, 다른 한 명은 도관을 삽입한다. 도관은 연결관을 이용해서 테이블에서 약 90cm 높이에 있는 500mL 조영제병과 연결시킨다. 투시기를 보면서 조영제로 방광을 가득 채운다. 역류를 평가하기 위해 배뇨시 영상촬영을 한다. 물 흐르는 소리를 들려주거나 따뜻한 물방울을 생식기 근처에 떨어뜨리면 배뇨를 쉽게 할 수 있게 도움을 줄 수 있다.

### 촬영 자세잡기

여자 아이는 누운 자세로 촬영을 할 수 있지만 남자 아이는 요도가 두덩결합에 겹치지 않도록 배뇨 시 비스듬한 자세를 취해야 한다. 또한 비스듬한 자세를 취한 후 요도가 넙다리뼈와 겹치지 않도록 해야 한다.

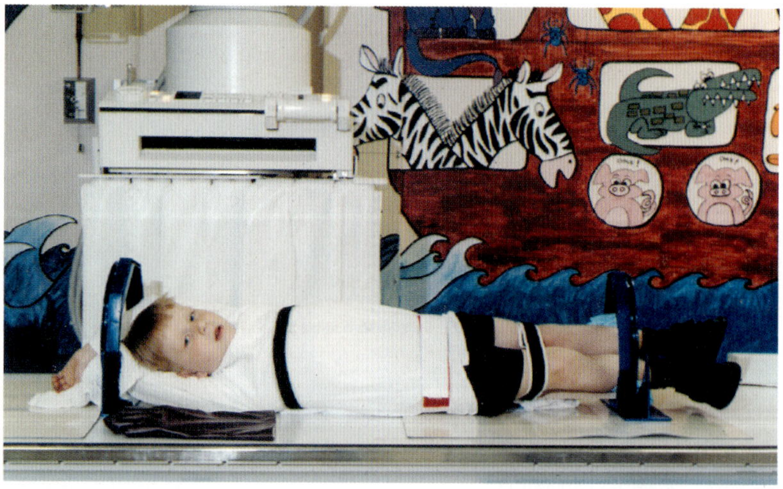

**그림 17-41** 8각형 고정장치(아이는 로켓 우주선으로 생각한다)는 다양한 자세로 고정이 가능하다(X선관이 테이블 아래에 있을 때는 납매트를 환자 아래에 두는 것에 주목한다).

## 소아 전용 검사

### 골연령

아이들은 뼈 발달이 더디거나 너무 빨라서 병원을 방문할 수 있다. 각각의 상황에서 골연령은 다양한 뼈되기중심의 모양, 크기, 분화도를 통해서 결정된다. 가장 많이 사용되는 평가법은 1930년대와 1940년대 Gruelich와 Pyle이 개발하고 이후에 수정된 왼손과 왼손목의 전·후방향 영상을 비교하는 것이다.[1] 이 평가법은 남자와 여자의 골성숙 차이를 고려해서 각 성별로 표준을 따로 만들었지만 사용에는 제한이 있다. 왜냐하면 골연령은 성별 뿐만 아니라 유전적 다양성, 영양상태, 민족에 따라서도 차이가 있기 때문이다.

영상의들은 환자 왼손과 왼손목의 뼈끝과 뼈몸통의 융합 정도와 가장 일치하는 표준그림을 골라서 골연령을 결정한다. Gruelich와 Pyle method는 대부분의 연령에서 상당히 유용하다. 1~2세까지 손과 손목의 뼈되기중심은 변화가 거의 없는 반면에 무릎과 발은 변화가 빠르다. 따라서 1~2세 아이의 골연령평가에는 종종 왼쪽 무릎의 전·후방향 촬영이 포함되고, 몇몇 병원에서는 2세 이하 소아에서 이 촬영을 항상 포함시킨다. 하지만 방사선사가 촬영영상을 평가하여 손바닥뼈의 뼈끝에 뼈되기중심 형성이 부족하다고 판단되면 왼쪽 무릎을 촬영하도록 하는 것이 더 유용하다.

[1]Gruelich WW, Pyle SI: Radiographic atlas of skeletal development of the hand and wrist, ed 2, Stanford, CA, 1959, Stanford University Press.

### 이물질 흡인이나 삼킴이 의심될 때의 영상촬영

#### 이물질 흡인

응급실을 방문하는 많은 소아들은 이물질 흡인을 의심할 만한 과거력을 가지고 있다. 이물질 흡인은 3세 이하 소아 호흡곤란의 가장 흔한 원인이고, 대부분의 이물질은 방사선 투과성인 경우가 많다.

약간 방사선 불투과성이고 기도에 걸린 경우 목의 연부조직을 필터를 통과한 높은 kVp X선으로 촬영하면 보일 수도 있다. 이때 목을 적절히 펴고 어깨는 최대한 낮추어야 한다. 하지만 촬영을 진행하는 방사선사는 3세 이하 소아에서 이러한 자세를 얻기가 쉽지 않다. 그러나 mc 유아 머리목 고정장치를 사용하면 쉽게 해결될 수도 있다(그림 17-42).

#### 검사방법

방사선사는 다음 과정을 주목한다.

- 허리 위로 옷을 모두 벗긴다. 머리는 머리윤곽에 맞게 잘라 놓은 부위에 놓고 목은 볼록 솟은 부분, 가슴은 장치의 기울어진 부위에 놓는다(그림 17-42).
- 수건을 사용하여 어깨를 최대한 낮춰 고정한다. 머리와 위쪽 가슴은 발포고무를 덧댄 벨크로 띠로 고정한다. 목을 펴면 기도가 휘는 것을 막고 수건과 발포고무를 덧댄 벨크로 띠는 어깨를 최대한 낮춰 기도와 겹치는 것을 방지한다.

mc 유아 머리목 고정장치는 목의 연부조직 검사를 위해 특별히 고안된 것이다. 만약 이 장치가 없다면 45°의 스펀지와 몇 가지 벨크로 띠를 사용해서 검사를 할 수도 있다.

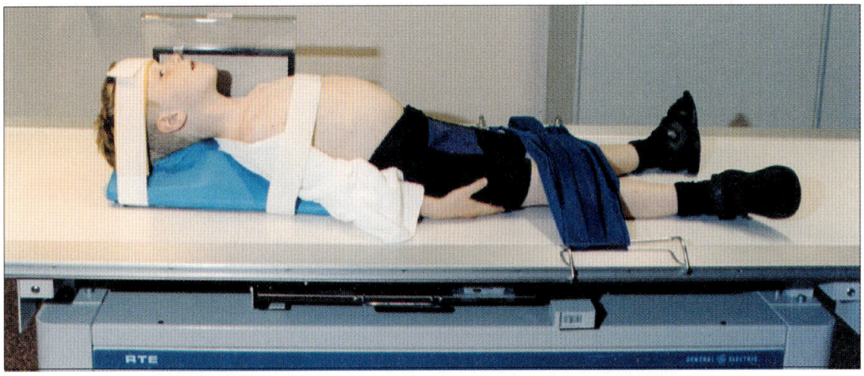

**그림 17-42** mc 유아 머리목 고정장치는 목의 연부조직 촬영시 목의 폄을 위해서 사용할 수도 있다. 어깨는 수건을 이용해서 아래로 낮춘다.

흡인된 이물질은 기관지에 자주 걸리는데 오른쪽이 더 자주 걸린다. 막힌 쪽은 이물질이 볼 밸브로 작용해서 공기를 들어가게는 하지만 나오지는 못하게 해 공기가 계속 축적된다. 그 결과 흡기 시 가슴 전 · 후방향 촬영은 정상이지만 호기 시 가슴 전 · 후방향 촬영은 비정상적으로 보이게 된다. 따라서 이물질 흡인이 의심될 때는 항상 흡기 시 가슴 전 · 후방향 촬영, 호기 시 가슴 전 · 후방향 촬영, 가슴 측방향 촬영을 해야 한다. 만약 만족할 만한 흡기 시와 호기 시 촬영을 할 수 없다면 양쪽 옆으로 누운 자세 촬영을 해야 한다(이물질로 막히지 않은 쪽은 심장이 아래쪽으로 내려가지만 막힌 쪽은 허파가 팽창되어 있어 심장이 아래쪽으로 내려가지 못하도록 한다).

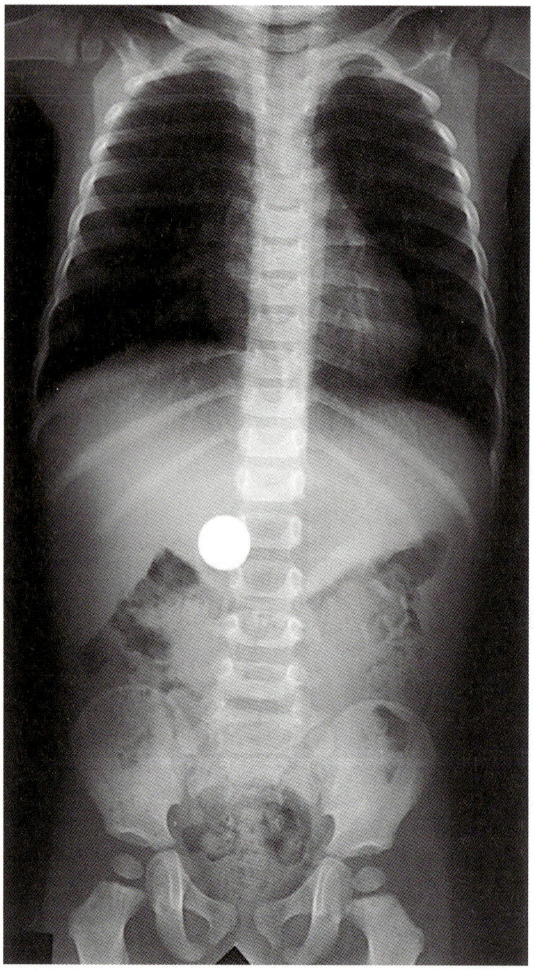

**그림 17-43** 이물질 확인을 위하여 비인두, 가슴, 복부 촬영을 하였다. 만약 동전이 보이지 않는다면 비인두만 따로 촬영을 해야 한다. 생식샘 차폐물을 두덩결합 위에 비스듬히 놓으면 직장이 차폐물에 가려지는 것을 막을 수 있다.

### 이물질 삼킴

아이들은 자주 물건을 입으로 넣고, 삼키게 되면 폐색이나 호흡곤란을 일으킨다. 동전은 가장 흔하게 삼키는 이물질이고 방사선 비투과성이라 쉽게 발견된다. 삼킨 이물질을 알고 있거나 의심될 때, 가장 먼저 목과 가슴 촬영을 하거나 비인두, 가슴, 복부 촬영을 한다.

식도와 기도의 해부학적 모양 때문에 가슴우리입구에서 동전이 관상면으로 보이면 식도에 걸린 것이고, 시상면으로 보이면 기도에 걸린 것으로 생각할 수 있다.

**실제적 방법:** 대략 1세 정도의 소아인 경우, 14×17cm 크기의 카세트를 사용하면 한 번에 이 검사를 모두 할 수 있다(그림 17-43). 방사선사는 이물질이 비인두에서부터 항문 사이 어디에나 걸릴 수 있다는 것을 알아야 한다. 이러한 곳들이 잘 보이지 않는다면 섣불리 이물질을 삼키지 않았다고 단정해서는 안 된다. 식도검사도 종종 필요하다.

## 척추옆굽음증

척추옆굽음증은 척추가 옆으로 휘어진 것을 말한다.[1] 척추옆굽음증은 선천적이거나 후천적으로 생길 수 있다. 의사가 척추옆굽음증을 의심할 때 방사선사는 후·전방향 또는 전·후방향 촬영을 해야 한다(방사선 노출을 줄이기 위해 후·전방향이 더 선호된다). 척추옆굽음증이 수술이 필요할 정도로 진행이 되었다고 생각되면 의사는 척추옆굽음증 series 촬영을 요구한다. 척추옆굽음증 series는 전체 척추 후·전방향, 측방향 촬영과 좌우측 굽힘 촬영을 포함한다(그림 17-44, 그림 6-130, 6-131 참조). 수술 전이라면 가슴 후·전방향 촬영도 포함시켜야 한다.

[1]Silverman FN, Kuhn UP: Caffey's pediatric x-ray diagnosis—an integrated approach, St Louis, 1993, Mosby.

굽힘 촬영의 목적은 수술을 통해서 얻을 수 있는 교정의 정도를 예측하기 위해서이다. 추적검사는 선 자세 후·전방향과 측방향 촬영이 사용된다.

새롭게 개발된 촬영시스템은 전체 척추를 아주 낮은 노출을 주고 1번에 촬영할 수 있다. 이러한 새로운 장치는 컴퓨터로 구동되고, 관심부위의 3D 재구성이라든가 자동으로 각도도 계산할 수 있다(그림 17-45).

방사선사는 쉽고 정확한 굽힘 촬영을 위해 다음 지침 사항을 주목한다.

- 환자가 테이블 위에 누운 자세를 취하도록 한다.
- 옆으로 허리를 굽혀 손끝이 무릎 옆에 닿을 수 있도록 노력하라고 한다.
- 굽힐 때 양쪽 위앞엉덩뼈가시(ASIS)가 테이블에서 동일한 거리를 유지하도록 해야 한다.
- 가장 위쪽의 정상 모양 목뼈 또는 등뼈에서부터 아래쪽으로 엉덩뼈능선까지 보여야 하므로 조준과 중심 맞추기가 중요하다(그림 17-44) (경험상 엉덩뼈능선의 뼈되기중심이 융합됨과 동시에 척추옆굽음증 각도의 진행이 멈춘다).
- 기하학적 각도 측정을 하여 휜 정도를 결정한다. 부분적으로는 휜 정도에 따라 치료방법이 결정된다.



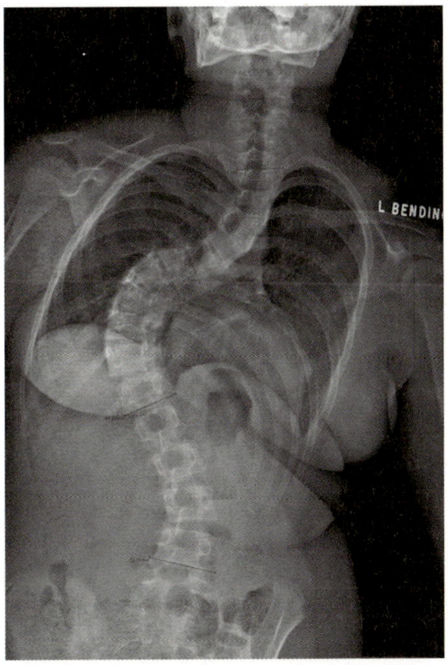


**그림 17-44** 교정수술 계획 시 정형외과의사들은 굽힘 촬영 영상의 좌우를 돌려 환자 뒤에서 보는 것처럼 바라본다. 포함되어야 할 구조물로는 가장 위쪽의 정상 척추와 아래쪽의 엉덩뼈능선이 있다.

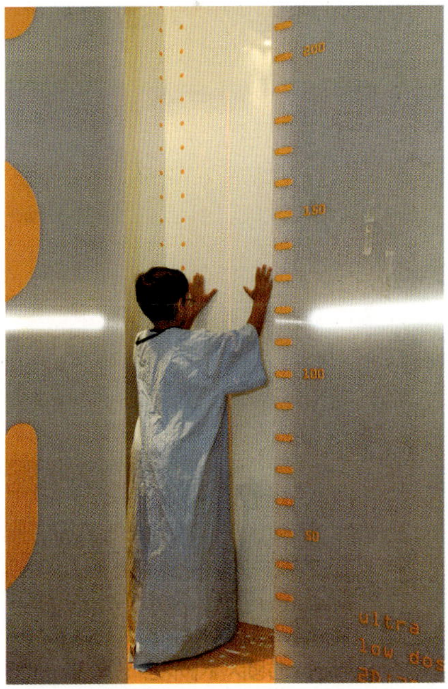

**그림17-45** 척추옆굽음증 평가를 위해 전척추 후·전방향과 측방향 촬영을 동시에 하기 위한 자세.

## 결론

아이가 병원을 방문할 때 생기는 두려움을 막을 수는 없지만 많은 경우 그러한 공포를 줄일 수는 있다. "주사 맞아?"와 같은 아이들의 질문에는 정직하게 대답해야 한다. 하지만 대답하는 방식에 따라 큰 차이가 생기게 된다. 아이들은 방사선사들의 영향을 많이 받고 쉽게 의지한다. 동시에 아이들은 방사선사들에게 가장 좋은 선생님이기도 하다. 방사선사들은 아이들을 주시하고 그들의 이야기에 귀기울여야 한다. 그들의 몸짓과 얼굴 표정을 살펴야 하고, 그들의 질문과 반응에도 주목하여 아이들을 다뤄야 한다. 그러면 아이들의 웃음과 신뢰를 기대했던 것 이상으로 받게 될 것이다.

## 감사의 글

이 장의 컬러 일러스트를 만들어 준 GE Medical Systems Canada, Mississauga, Ontario, and Cook(Canada), Inc., Stouffville, Ontario의 도움에 감사 드린다. 이 장을 Hospital for Sick Children을 방문했거나 미래에 방문하게 될 많은 아이들에게 바친다.

## 참고문헌

Aitken AGF et al: Leg length determination by CT digital radiography, AJR Am J Roentgenol 144:613, 1985.

Duck S: Neonatal intravenous therapy, J Intravenous Nurs 20:366, 1997.

Godderidge C: Pediatric imaging, Philadelphia, 1995, Saunders.

Milne DA et al: Hospital for Sick Children diagnostic imaging—procedure manual, Toronto, 1993, Hospital for Sick Children.

Robinson MJ: Practical paediatrics, ed 6, New York, 2007, Churchill Livingstone.

Silverman FN, Kuhn UP: Caffey's pediatric x-ray diagnosis—an integrated imaging approach, St Louis, 1993, Mosby.

# 18
# 노인 영상촬영
## GERIATRIC RADIOGRAPHY

### 학습목적

노인 영상촬영을 수행하기 위해서 진단목적에 일치되도록 노인 환자의 해부학 및 병리학적 특징을 숙지하고, 진단가치가 높은 영상을 획득하기 위하여 부위별 검사절차와 검사법을 익히며, 구체적으로 검사 자세, 환자 자세 고려사항, 영상구조 등을 학습한다.

### 학습목표

1. 노인 환자의 유형과 해부학 및 병리학적 특징을 설명할 수 있다.
2. 노인 환자의 영상촬영 시 우선적 고려사항들을 설명할 수 있다.
3. 노인 환자의 영상촬영과정들을 설명할 수 있다.
4. 노인 환자의 부위별 영상촬영방법을 기술적 고려를 통하여 실시할 수 있다.

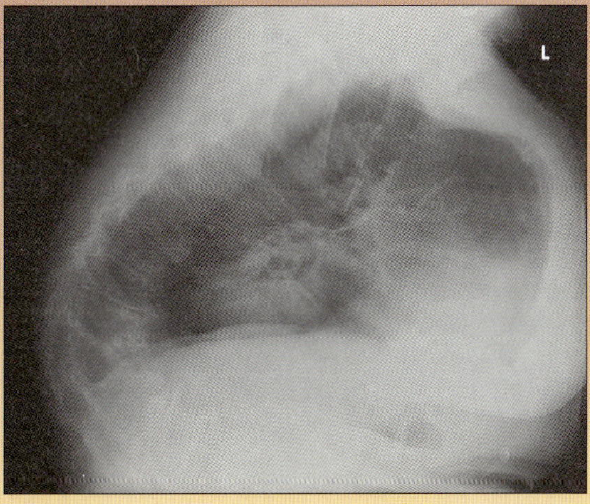


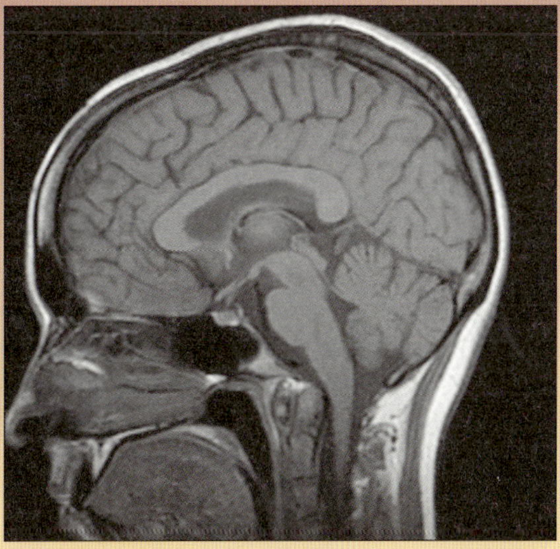

노인병학(geriatrics)은 노화와 노인들의 질병을 다루는 의학의 한 분야이다. 노인학(gerontology)은 노인들의 질병 예방과 관리, 건강유지, 생활의 질 향상 등을 포함한다. 미국의 경우 65세 이상 노인인구는 계속해서 증가하고 있으며 85세 이상 노인은 더 급격하게 증가하고 있다. 100세 이상도 약 10만 명에 이르며 증가하는 추세이다. 건강관리 전달체계는 일반 대중의 이러한 고령화에 영향을 받는다. 1993년 Pew건강위원회 보고서에는 '사회의 고령화와 그에 동반된 지속적인 건강관리는 의료 수요에 큰 변화를 유발할 것으로 예상된다'라고 보고되어 있다. 노인인구가 증가함에 따라 노인 대상의 영상촬영도 증가할 것이다. 따라서 학생들과 의료종사자들은 미리 예상되는 어려움들을 대비하는 것이 좋을 것이다. 노인병학에 대한 이해는 방사선사와 노인 사이에 긍적적인 관계를 조성할 수 있을 것이다.

## 노인 인구통계와 노화의 사회적 영향

미국에서 노인인구가 급속히 증가하기 시작한 것은 1946~1964년 사이에 태어난 사람들(베이비부머로 일컫는)이 50세가 된 1996년부터이다. 2030년에는 65세 이상 인구가 약 7천만 명에 이를 것으로 예상된다(그림 18-1). 노인인구의 증가는 미국만의 문제가 아니라 전 세계적인 문제이다. 1990년 28개국에서 65세 인구가 2백만 명을 넘었고, 그중 12개국에서는 5백만 명을 넘었다. 전 세계적으로 노인인구는 1995~2030년 사이 급격히 증가할 것으로 예상된다.

노화의 다양한 주제에 대한 연구에서 성별, 인종, 민족성, 사회적 계급이 노화의 체험에 일관된 영향을 준다고 밝혀졌다. 노화의 체험에는 신체적, 정신적, 사회적, 문화적 요소들이 상호작용을 한다. 노화에는 다양한 문화적 관점이 있고, 노인 질병의 치료는 종종 집단의 가치관에 의해서 결정된다. 또한 집단의 문화는 노화과정을 바라보는 관점과 노인들이 늙는 것에 적응하는 방법을 결정하기도 한다. 미래의 미국은 아시아나 아프리카로부터의 이민 증가와 백인 사회의 낮은 출산률로 인해 그 어떤 세대보다 불균질한 노인 사회의 도래가 예상된다. 미국은 복잡한 문화와 민족 배경 때문에 노화에 대한 관점을 일반화하기 어렵다. 따라서 의료종사자는 특정 나이에 흔한 질병과 장애뿐만 아니라 특정 민족에 흔한 장애도 알 필요가 있다. 다양한 문화적 배경에 대한 인식은 의료종사자가 노인 환자를 마주했을 때 개별화된 접근을 가능하게 한다. 이러한 이유로 많은 대학교들이 문화의 다양성에 대한 교육과정을 포함하고 있다.

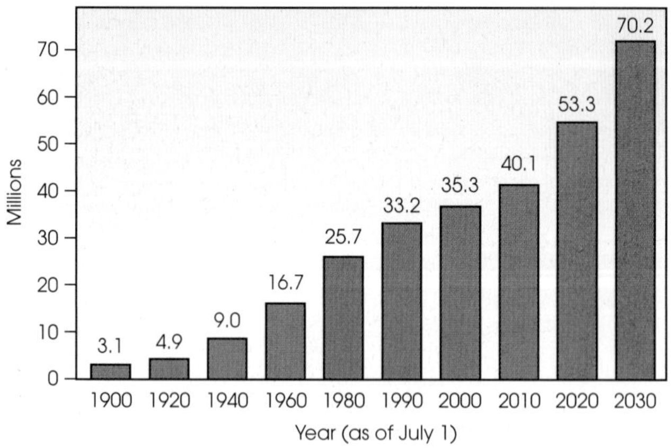


**그림 18-1** 미국의 65세 이상 인구 수, 1900~2030(단위: 백만 명).

(Reprinted from U.S. Department of Commerce, Economics and Statistics Administration: 65+ in the United States,Washington, DC, 1996, U.S. Bureau of the Census.)

노인의 경제적 상태는 다양하고 그들의 건강과 행복에 중요한 영향을 준다(그림 18-2). 대부분의 노인들은 적절한 수입이 있지만 많은 소수 집단의 노인들은 그렇지 못한 경우가 많다. 독신 노인들은 경제적으로 어려운 경우가 더 많고, 특히 여성의 경우 더 그렇다. 85세 이상의 60%가 여성이고, 남성들보다 가난할 가능성이 2배 높다. 75세 여성의 ⅔가 과부이다. 노인에 있어 재무 건정성은 매우 중요하다. 노인들은 사람들이 행복을 위해 필요하다고 생각하는 것들에 돈 쓰는 것을 주저한다. 미국의 노인들이 직면한 문제는 건강관리에 들어가는 돈이다. 노인들은 종종 건강관리를 필요에 의해서가 아니라 건강관리 서비스의 가격에 의해 결정한다.

건강관리와 노인인구의 증가는 밀접한 관련이 있다. 65세 이상 인구의 사망 원인을 분석해 보면 10명 중 7명이 심장질환, 암, 뇌졸중 때문이다. 2025년에는 미국 건강관리예산의 ⅔가 노인을 위한 서비스에 투입될 것으로 예상된다.

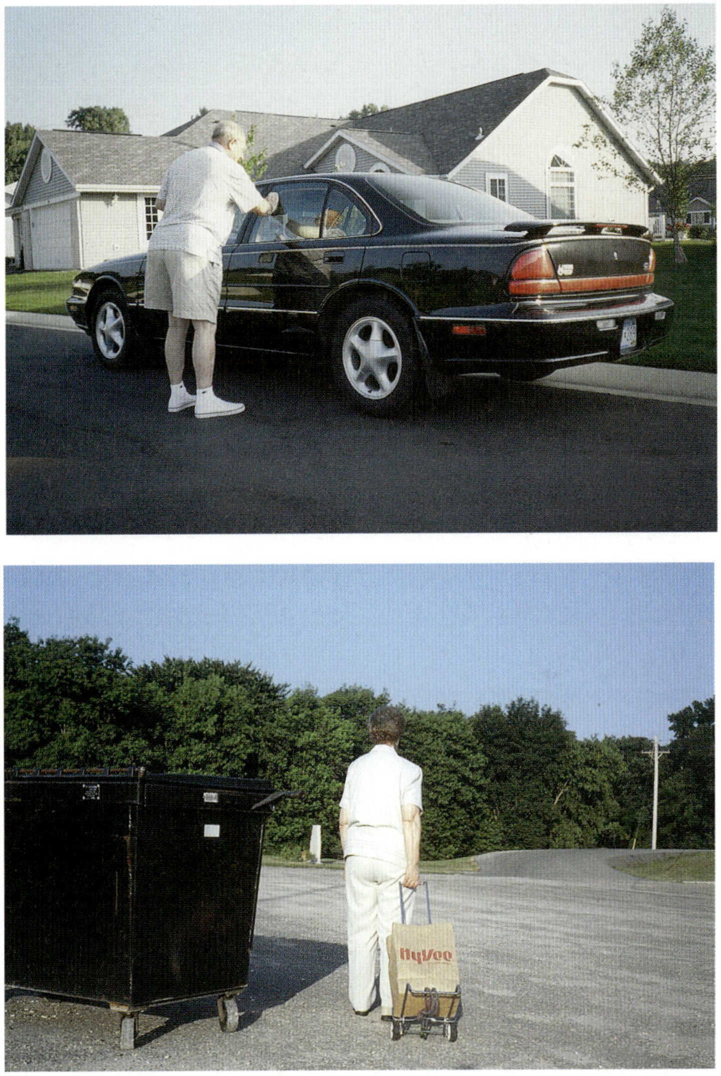

**그림 18-2** 노인들의 경제력은 다양하고 그들의 건강과 행복에 중요한 영향을 준다.

노화는 광범위한 개념으로 성인기를 통한 신체적 변화, 마음과 정신력의 변화, 그들의 믿음에 대한 사회심리적 변화, 사회인식의 변화(사회가 어떻게 노인들을 바라보고, 노인들이 사회에 기대하는 것, 사회가 노인들로부터 기대하는 것과 같은) 등을 포함한다. 노화는 끊임없이 변화하는 개념이다. 노인의 건강상태를 결정하는 데 있어서 생리적 나이가 연대기적 나이보다 중요하다. 노화는 개개인의 체험이 모두 달라 그 과정이 매우 다양하다. 주요한 신체장기의 기능은 나이가 들면서 변한다. 나이가 들수록 환경과 생활습관이 신체장기의 기능변화에 많은 영향을 준다. 의학의 발달로 평균기대수명은 지난 세기보다 20년이나 증가되었다. 결국 현재의 노인들은 과거와 달리 미국사회의 모든 곳에서 활발히 활동할 수 있게 되었다. 오늘날 사람들은 더 건강하게 오래 살 수 있는데 이유는 발달된 의학기술, 건강증진과 2차적 질병예방의 결과, 질병의 위험을 감소시키는 데 효과적인 생활습관의 변화 때문이다(그림 18-3).

노인 환자들은 적어도 하나의 만성질환을 가지고 있다. 1970년대에 살았던 사람들은 암이나 심장마비에서 살아남지 못했다. 하지만 오늘날은 그러한 사람들도 다른 질환들을 가진 채 생명을 더 연장할 수 있다. 나이는 암과 암으로 인한 사망에 가장 중요한 위험인자이다. 하지만 암을 가진 노인 환자의 관리는 골관절염, 당뇨, 만성폐쇄성폐질환, 심장질환과 같은 다른 만성질환들을 동시에 고려해야 하기 때문에 점점 더 복잡해지고 있다. Box 18-1에 65세 이상 인구에서 가장 흔한 10가지 만성질환이 나와있다.

방사선사들의 노인에 대한 인식은 그들의 건강관리 태도에 영향을 준다. 방사선사들은 노인들에 대해 매우 부정적으로 생각한다고 알려져 있다. 그들이 노인들과 긍정적인 관계를 맺고자 한다면 이러한 인식을 바꿔야만 한다. 이러한 태도는 노인에 대해 만연한 고정관념과 관련이 있고, 노인에 대한 건강관리와 접촉을 피하는 것을 정당화하는 수단으로 사용된다. 또한 노인들에게서 방사선사 자신의 피할 수 없는 죽음을 떠올리는 것과도 관련이 있다. 연령차별이란 노인에 대한 고정관념과 차별을 일컫는 말로 인종차별 또는 성차별과 비슷하다. 연령차별은 흔히 노인들을 역겹게 여기고 노화에 대한 혐오를 강조한다. 따라서 대부분의 노인들은 노망이 들었고, 대부분의 시간이 비참하고, 의존적이라고 말한다. 대중방송도 노인에 대한 고정관념 형성에 영향을 준다. 그것들은 노인들을 완하제나 주름제거제와 같이 사람을 좀 더 젊고 매력적으로 만드는 상품의 소비자로 생각하도록 만든다. 텔레비전 시트콤은 노인을 완고하고 괴짜로 묘사한다. 방사선사는 노인들이 영상촬영이나 중재시술에서 긍정적 경험을 할 수 있도록 노화의 긍정적 측면을 인식하는 법을 배워야 한다.

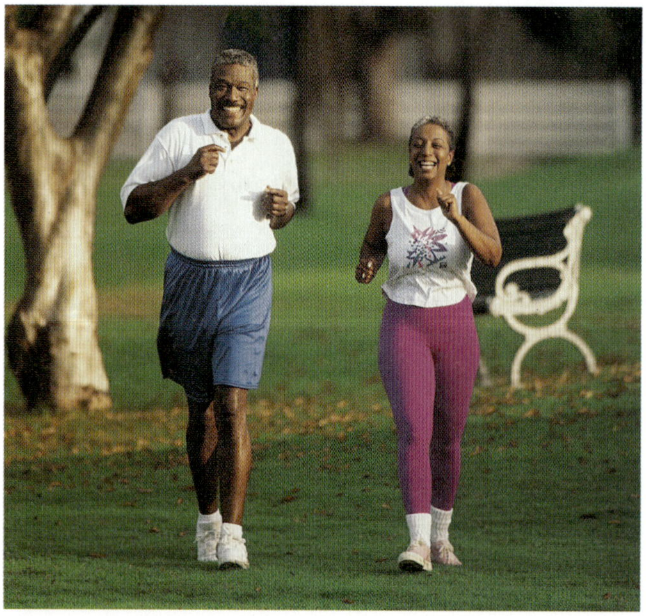

**그림 18-3** 식습관 개선, 운동, 금연과 같은 건전한 생활습관은 질병의 위험을 감소시키고 수명을 연장시킨다.

**Box 18-1**

**65세 이상 인구에서의 상위 10가지 만성질환**

- 관절염
- 고혈압
- 청력 감퇴
- 심장질환
- 백내장
- 정형외과적 변형이나 손상
- 만성 부비동염
- 당뇨병
- 시력 감퇴
- 정맥류

1995년 Rarey가 캘리포니아의 835명 방사선사들을 조사했는데 대부분은 노인 문제에 대해 잘 알지 못하였고, 65세 이상 환자의 요구를 들어줄 준비가 되어 있지 않았다.[1] 로이터 건강은 존스홉킨스 연구를 인용하여 의과대학 학생은 일반적으로 노인에 대한 지식과 이해가 부족하였고 이러한 것이 노인관리의 질을 떨어뜨린다고 보도하였다. 따라서 방사선사와 의대생들에게 노인에 대한 교육이 더 필요하다. 이러한 교육을 통해 방사선사는 영상촬영과 중재시술들을 노화에 동반된 정신적, 정서적, 신체적 변화에 맞게 수정할 수 있게 되고, 문화적, 경제적, 사회적 영향을 세심하게 살펴 노인 환자들을 돌볼 수 있게 될 것이다.

[1]Rarey LK: Radiologic technologists' responses to elderly patients, Radiol Tech 69:566, 1996.

## 노화의 육체적, 인지적, 심리사회적 영향

인체는 매초마다 다양한 생리적 변화를 겪는다. 하지만 급격한 신체적, 정신적, 또는 인지적 변화가 없는 한 거의 관심을 두지 않는다. 개개의 노인들은 뚜렷한 개성을 가진 유일무이한 존재이다. 노인들은 저마다 다양한 기억과 일들로 가득 찬 삶을 경험했다.

젊었든 늙었든 삶의 질에 대한 정의는 개인적이다. 건강이 행복의 바로미터라는 것은 잘 알려져 있는 사실이다. 사회적인 접촉이 많고, 자신의 건강에 대해 만족하면서, 성격이 강인하고 스트레스가 적을수록 성공적으로 노화를 체험하게 된다. 자신감이라는 말은 미래에 대한 자기의 제어로 정의할 수 있다. 많은 노인들이 응급상황이나 안정적인 수입은 마음대로 제어할 수 없다고 느끼게 되는데 이들은 미래의 생계준비에 대해서 선택할 수 있는 부분이 별로 없다. 이러한 환경적 요인들이 우울증과 자신감의 감소를 유발하고 더불어 질병이 증가함에 따라 자신감도 감소한다.

노인은 독립적 삶에서 의존적 삶으로의 변화를 겪는다. 부모로서 아이들을 돌보았지만 이제 그 아이들이 나이든 부모를 돌보는 것으로 역학관계가 변한 것이다. 노년은 또한 상실의 시간이다. 상실에는 배우자와 친구들의 사망, 퇴직으로 인한 수입의 상실 등이 있다. 또한 건강의 상실로 병원을 방문하게 되고, 죽음도 목전에 두고 있다. 이러한 전반적인 제어의 상실은 노인들에게 고립과 우울증을 유발한다.

긍정적 태도는 노화 과정에서 매우 중요하다. 많은 노인들이 젊은이들과 마찬가지로 노화에 대해 부정적인 고정관념을 가지고 있다.[1] 그들은 우울증이 노화에 흔히 동반되는 것으로 생각한다. 실제로도 65세 이상 노인 5명 중 1명에게 임상적으로 우울증이 있다. 그러나 우울증은 젊은이나 노인 모두에게서 발생한다. 대부분의 노인들은 자신의 건강상태가 괜찮다고 생각하는데 노인들이 이렇게 자신의 건강을 인지하는 것은 노화와 동반되는 장애 또는 불편함에 성공적으로 적응했기 때문이다.

노인들이 짧은 기간에 많은 사회적, 신체적 상실을 경험했다는 사실에 대해 방사선사는 세심하게 주의해야 한다. 더 중요한 것은 노인들과 효과적으로 대화하고 상호작용하기 위해서 이러한 상실로부터 오는 증상을 알아챌 수 있어야 한다.

이러한 것들이 환자의 삶의 질에 미치는 영향이 미미할지라도 전혀 하찮지 않다. 각각의 노인들은 특별하고, 그들의 의견에 귀를 기울여야 한다는 점을 꼭 기억해야 한다.

[1]Rowe JW, Kahn RL: Successful aging, New York, 1999, Dell.

노화과정으로 인해 인간의 본질이 바뀌진 않는다. 신체적인 질병이 노화를 의미하는 것은 아니다. 또한 노화과정의 신체적 변화들은 그다지 급격하지 않다. 나이가 들수록 천천히 움직이는 것을 좋아하고, 새로운 일을 배우는 데 시간이 걸린다. 기억했던 것을 더 잘 잊어버리고 감각들이 서서히 그러나 알아챌 수 있을 만큼 감소하기 시작한다. 의료종사자는 노화와 질병이 동의어가 아니라는 점을 되새길 필요가 있다. 신체와 연관된 기능들은 나이가 증가함에 따라 감퇴하는 반면 경험과 관련된 기능들은 나이가 증가함에 따라 오히려 증가한다. Box 18-2에 노인들의 가장 흔한 건강상 불평사항들을 정리해 놓았다.

관절경직, 체중증가, 피로, 골밀도 감소 등은 적절한 영양섭취와 운동을 통해 진행을 늦출 수 있다. 운동의 중요성은 아무리 과장해도 지나치지 않다. 운동은 유산소기능과 두뇌회전의 증가를 가져온다. 노인을 위한 운동프로그램은 근력, 유연성, 지구력 증가에 초점을 맞춰야 한다. 좀 더 일찍 건강한 생활습관을 확립하면 더 건강한 노년생활을 보낼 수 있다.

노인은 복잡한 일을 하는 동안에 주의력이 감소될 수 있다. 균형감, 조정력, 근력, 반응시간 모두 나이가 들면 감소한다. 균형을 잡지 못해 발생하는 낙상은 노인 인구의 경우 흔하므로 걷는 것에 주의할 필요가 있다. 연세가 너무 많은 경우가 아니라면 자세한 설명이 도움이 된다. 노인들이 어떤 지시를 따르는 것을 주저하는 것은 이전의 낙상과 연관된 공포 때문이다. 나이가 들면 시각, 청각, 미각, 후각 모두가 감소한다. 노인들은 밝은 빛을 힘들어하고 배경소음을 걸러내는 데 어려움이 있다. 많은 노인들은 청력감소를 보충하기 위해 입술읽기에 능숙하게 된다. 흔히 노인들은 귀가 어둡다고 지레짐작하지만 실제로는 그렇지 않다. 자세한 설명을 할 때는 천천히 직접적으로, 뚜렷하게 하면 노인들이 더 정확하게 지시를 따를 수 있게 된다.

노인들은 질병, 노화, 자주 사용하지 않기 때문에 인지력에 손상이 올 수 있다. 치매는 인지력에 점진적으로 손상을 일으키고 결국은 일상생활에 어려움을 가져오게 되며, 치매는 인지적, 정신적, 기억력 손상과 같은 기능적인 결함들이 동반된다. 정상적 노화과정에도 신체기관의 움직임이 느려지고 점진적으로 마모가 오지만 치매는 정상적인 노화과정이 아니다. 그러나 치매의 유병률은 나이가 증가함에 따라 상승한다. 기억과 지능을 포함한 인지기능의 끊임없는 장애가 치매에 동반된다. 노인들은 이 같은 인지력 상실(특히 알츠하이머병)을 두려워한다.

알츠하이머병은 가장 흔한 치매 유형이다. 따라서 방사선사는 이 유형의 치매 환자와 마주칠 가능성이 높다. 대부분의 노인들은 정신기능을 유지하기 위해 사고력 게임과 운동을 활발히 하고 규칙적으로 대화에 참여한다. 어느 정도의 치매를 가진 환자를 돌볼 때는 공손해야 한다. 이러한 환자들이 마치 방안에 없는 것처럼 행동하거나 적극적으로 촬영에 도움을 줄 수 없는 것처럼 말해서는 안 된다.

**Box 18-2**

**가장 흔한 노인들의 건강상 불평들**

- 체중 증가
- 피로
- 골밀도 감소
- 관절 경직
- 외로움

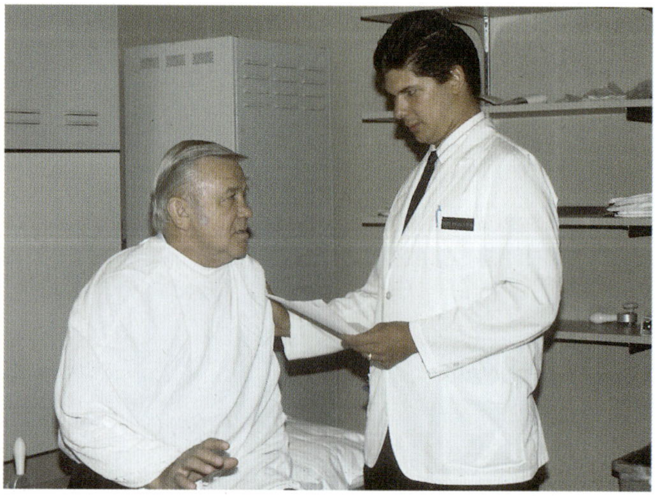

**그림 18-4** 지시를 할 때 천천히 직접적이고 또렷하게 하면 노인들이 감을 잡는 데 도움을 주고 더 정확하게 지시를 따를 수 있도록 해준다.

응급실에서 환자들에게 첫 번째로 묻는 질문 중 하나는 "여기가 어딘지 아세요?"와 "오늘 며칠인가요?"이다. 방사선사는 환자의 정신이 얼마나 맑은지 알 필요가 있다. 기억은 노화와 더불어 감소하지만 이 경우 주로 단기기억과 관련된다. 장기기억 또는 무의식적 기억은 나이가 들어도 거의 변화가 없다. 혼돈과 혼미는 여러 가지 이유로 생길 수 있다. 투약, 정신적 혼란 또는 은퇴 등이 혼란을 야기할 수 있다. 어떤 노인들에게 은퇴는 새로운 일상의 창조와 그것에의 적응을 의미한다. 왜냐하면 많은 노인들은 매일매일 체계적이고 친숙한 일상을 좋아하기 때문이다.

## 노화의 생리

건강과 행복은 신체의 안정성을 유지하기 위해 신체내 기관들이 얼마나 유기적으로 작동하는지에 달려 있다. 나이가 듦에 따라 이러한 항상성 유지체계에 서서히 손상이 생긴다. 노인들은 기관들의 기능부전이 서서히 진행되는 것을 경험하게 된다. 신체기관의 많은 부분이 나이가 들면서 서서히 힘을 잃는다. 이러한 변화는 질병의 위험에 놓이게 하고, 특히 스트레스가 있으면 위험이 더 증가한다. 그리고 어떤 시점부터는 질병과 사망이 증가한다. 다양한 신체적 질병과 장애는 모든 연령의 사람들에게 정신적, 신체적으로 영향을 준다. 하지만 노인들의 질병과 장애는 만성적인 경우가 더 많고, 따라서 더 큰 영향을 미친다. 노화는 피할 수 없다. 하지만 노화의 체험은 매우 개인적이고 유전, 생활습관, 신체적 건강, 삶의 태도에 많은 영향을 받는다. 왜냐하면 일반적으로 노화의 위험요소들은 상당 부분 생활습관을 바꿈으로써 변화를 줄 수 있기 때문이다.

## 기관계의 노화

### 피부 이상

피부 이상은 노화과정에서 첫 번째로 나타나는 징후 중에 하나이다. 노인에게 가장 흔한 피부질환은 대상포진, 악성종양, 욕창이다. 나이가 들면 피부막이 납작하게 얇아지게 되면서 찰과상이나 수포가 잘 생기게 된다. 멜라닌 형성세포 수가 감소하여 자외선에 취약해져 피부암의 발생이 증가된다. 피부는 주름지고 얇아지는데 이것은 진피의 콜라겐과 엘라스틴의 감소 때문이다. 땀샘과 피부수용기 기능이 점진적으로 감소하고, 그 결과 통증자극의 역치가 높아져서 노인들은 열사병에 잘 걸린다. 얼굴, 손등, 발바닥 피하지방층에 위축이 생기고, 이러한 지방패드의 감소는 노인에서 흔히 보이는 발 모양을 유발한다.

피부에서 노화에 따른 가장 뚜렷한 변화는 탈색, 위축, 모발의 감소이다. 나이가 듦에 따라 모낭 수가 감소한다. 남아있는 모낭도 더 느리게 자라고 멜라닌농도가 감소되어 머리를 얇고 하얗게 만든다. 노화된 피부는 햇빛에 만성적으로 노출되면 암발생과 같은 중요한 문제가 발생한다. 따라서 노인들은 외출시 자외선차단제와 피부보호용 옷을 꼭 사용해야 한다. 노인에서 가장 흔한 3가지 피부암은 기저세포암, 악성흑색종, 편평세포암이다.

### 신경계 이상

신경계는 신체의 다른 계통들을 조절하는 주된 기관이다. 하지만 모르는 부분이 제일 많은 기관이다. 중추신경계 이상은 노인장애의 가장 흔한 원인들 중 하나로 65세 이상에서 발생하는 장애의 거의 50%를 차지한다. 신경계를 구성하는 축삭의 수초가 감소하고, 이로인해 신경전달속도가 감소한다. 다른 기관과 마찬가지로 신경계도 노화에 따른 동맥경화증의 영향을 많이 받는다. 머리로 가는 혈액순환이 멈추면 뇌조직이 손상되고, 반복적인 뇌경색은 결국 다발성 경색치매를 유발한다. 뇌로의 혈액순환 감소와 그에 따른 산소공급 감소는 신체의 조정력과 균형 유지에 필요한 운동-감각수행에 걸리는 시간을 느리게 한다. 이러한 운동제어기능의 감소는 노인들의 낙상위험을 크게 증가시킨다. 건강한 생활습관을 가지면 이러한 위험을 감소시킬 수 있다. 잘 알려져 있는 위험요소로 고혈압이 있고, 이것은 약 복용이나 체중감소, 적절한 식생활, 운동을 통해 감소시킬 수 있다.

### 감각계 이상

감각계도 노화 진행되면서 변화를 겪는다. 40세 즈음부터 가까운 물체에 초점을 맞추는 일이 어려워지기 시작한다. 수정체는 유연성이 떨어지고 황색으로 바뀌기 시작한다. 이후 뿌옇게 변하고 결국 노안을 초래한다. 색깔 구분도 힘들어지고, 백내장도 온다. 망막의 변화는 빛 적응에 영향을 주어 환한 빛을 견디기 힘들고 야간 시력이 떨어진다.

청력 감소도 흔하다. 음색 식별력이 점진적으로 감소하는 것을 노인성 난청이라 한다. 여성보다 남성에서 더 잘 생기고, 고주파수 영역에서 손상이 더 심해져 방안에서 많은 사람이 모여 이야기를 나누는 것과 같이 배경소음이 심한 곳에서는 말소리를 구별하는 데 문제가 생긴다.

맛과 냄새에 대한 민감도도 감소한다. 미각의 감소는 혀에 있는 미뢰 개수의 감소와 침의 감소 때문이다. 후각감퇴는 식욕감소와 불규칙한 식습관이 원인이다. 미각과 비슷하게 후각손상은 냄새에 따라 다르고, 혼합된 냄새들을 구분해내는 능력도 점차 감소한다.

## 근골격계 이상

근골격계의 기능장애는 노인장애의 주된 원인이다. 골다공증은 노화에서 가장 중요한 변화 중 하나이다. 여성이 남성보다 발병 가능성이 4배나 높다. 골다공증의 위험요소에는 에스트로겐 고갈, 칼슘 부족, 신체활동의 감소, 테스토스테론 고갈, 알코올 중독, 흡연 등이 있다. 40세 정도가 되면 골흡수율이 골생성률보다 빠르다. 이것은 남은 생애 동안 여성에서 40% 정도의 골밀도 감소를 일으키고, 남성에서는 30% 정도의 골밀도 감소를 일으킨다. 골다공증은 골절 위험을 증가시킨다. 흔한 골절부위에는 척추뼈몸통, 먼쪽노뼈, 넙다리뼈목, 갈비뼈, 두덩뼈가 있다. 척추뼈몸통의 모양 변화는 골다공증의 정도를 반영한다. 심한 경우 척추뼈몸통이 완전히 주저앉는 압박골절이 생긴다. 압박골절은 등뼈에 심한 후만증을 유발한다(그림 18-5)

퇴행성 관절질환인 골관절염의 유병률은 나이와 함께 증가한다. 골관절염이 생기면 관절내 연골이 만성적으로 퇴화되고, 주로 하중을 많이 받는 관절이 영향을 받는다. 비만이 주 위험요소이며 골관절염이 생긴 관절은 통증, 부기, 운동범위 감소가 생긴다. 미국에서 골관절염은 두 번째로 흔한 장애 원인이고, 5천만 명 이상이 영향을 받고 있다. 40세부터 대부분의 성인은 목뼈에 골관절염의 변화가 보이기 시작한다. 나이가 증가할수록 하중을 받는 관절과 손에서 많이 진행된다(그림 18-6).

노인들은 관절치환술을 흔히 시행하는데 이를 통해 통증이 감소하고 관절의 움직임이 좋아진다. 관절치환술은 고관절, 무릎, 발목, 발, 어깨, 팔꿈치, 손목, 손가락 등 어떤 관절이든지 가능하지만 엉덩관절과 무릎관절이 가장 흔히 시행하는 부위이고 효과도 가장 좋다(그림 18-7).

나이가 들면 여성은 엉덩이와 넙다리에, 남성은 배에 지방이 쌓인다. 운동을 하지 않으면 근육양이 감소하고 근력과 지구력 감소, 반응시간 증가, 조정력 손상으로 이어진다. 규칙적인 운동을 하면 심혈관계가 건강해지고, 더불어 근력과 지구력이 증가한다. 이러한 효과는 고연령의 노인에게도 해당한다.

## 심혈관계 이상

심혈관계는 피를 순환시켜서 신체 곳곳에 산소와 영양분을 공급하고, 동시에 노폐물을 제거한다. 이것에 손상이 생기면 신체 전체에 부정적인 영향이 생긴다. 소화관, 간, 허파로의 혈액순환 감소가 생기면 약물이나 알코올과 같은 물질의 흡수, 분배, 제거에 문제가 발생한다.

전 세계적으로 가장 흔한 사망원인은 심혈관계 질환이다. 운동중 최대심박수는 나이에 따라 감소하므로 노인들은 호흡이 짧아지며 쉽게 지친다. 동맥벽의 탄성이 감소하여 수축기 혈압이 상승하고, 심장 질환과 뇌경색의 위험이 증가한다. 누웠다 일어설 때 수축기혈압의 감소로 인한 기립성 저혈압도 흔하게 발생한다.

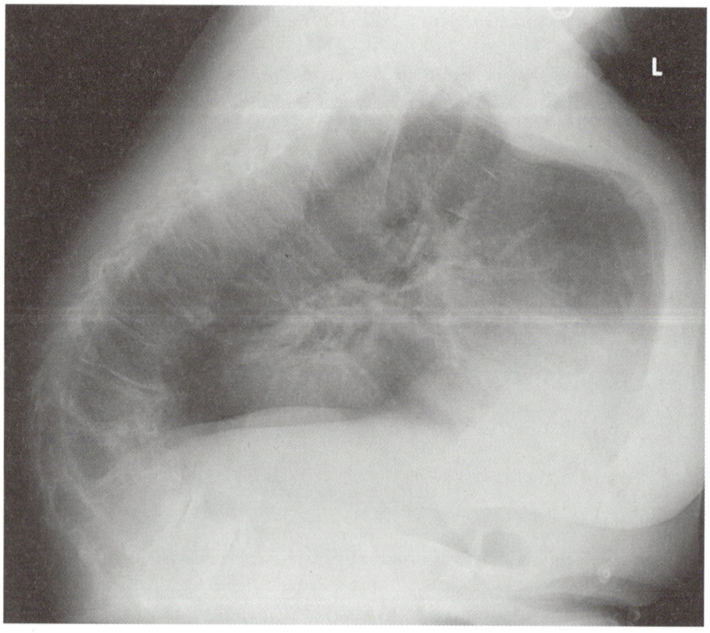


**그림 18-5** 뒤굽음증과 압박골절이 있는 노인의 가슴 측방향 영상.

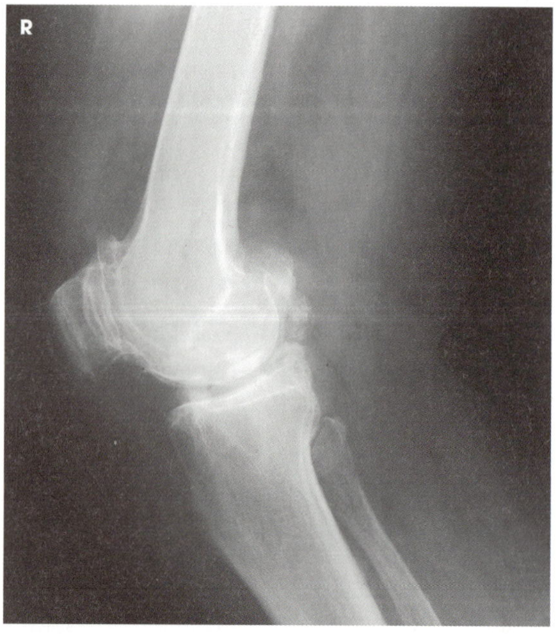


**그림 18-6** 무릎관절 측방향 촬영. 심한 관절염이 보인다.

노화에 따른 혈관의 주된 변화는 동맥벽에 지방이 쌓이는 동맥경화증이다. 이러한 동맥벽내 지방플라크는 동맥벽에 궤양을 일으키고, 동맥에 혈전이 잘 생기게 만든다. 플라크는 또한 동맥벽을 파괴하고 부풀게 해서 동맥류의 발생도 증가시킨다. 이에 따른 합병증으로 색전증, 심근경색 또는 뇌경색이 생길 수 있다.

울혈성 심부전은 심장이 적절한 혈액양을 충분한 속도로 내보내지 못하기 때문에 생긴다. 노인에게 흔하고, 특히 75~85세에서 잘 발생한다. 위험요소에는 관상동맥질환, 심근경색, 심근병증, 치료하지 않은 고혈압, 만성신질환 등이 있다. 가슴 촬영을 하면 심장이 커져 있고, 허파문지역이 증가된 혈관음영으로 인해 복잡하게 보인다. 가슴 촬영시에는 폐부종이 생기더라도 심장 경계가 보일 수 있도록 노출조건을 조절해야 한다.

고혈압 조절, 식습관 조절, 운동, 금연과 같은 예방적인 건강관리는 심혈관질환의 위험도를 낮춘다. 이러한 건강관리는 더 일찍 시작할수록 더 효과가 좋다.

### 위장관계 이상

위장관계 이상에는 암, 위궤양, 위장관 출혈, 췌장염, 연하곤란, 게실염, 위폐색, 식도의 이물질, 변비, 배변실금 등이 있다. 구통과 치통, 약 부작용, 침 감소, 구갈 등은 영양부족이나 영양실조, 탈수 등을 일으킨다. 대부분의 위장관 이상은 위산 생성과 분비 감소, 대장 평활근의 운동 감소와 연관된다. 위산 생성과 분비 감소는 철결핍성 빈혈, 위궤양, 위염을 일으킨다. 노인에게 흔한 게실증은 대장이 근육층을 통해 튀어나온 것이다. 담석, 간염, 탈수도 노인에게 더 흔하다. 금연, 절주, 고섬유질-저당 식이, 정기적인 운동과 같은 건전한 생활습관은 위장관계 문제 발생을 감소시킨다. 위장관계 악성종양은 암사망 중 폐암에 이어 두 번째 원인이다. 하지만 대장암과 직장암에 걸린 사람의 생존률은 비용이 저렴한 초기 진단도구의 도입으로 인해 증가되었다. 초기 진단도구로 사용하는 분변잠혈검사와 직장수지검사가 초기에 암을 발견하는 데 효과적이기 때문이다(그림 18-8).

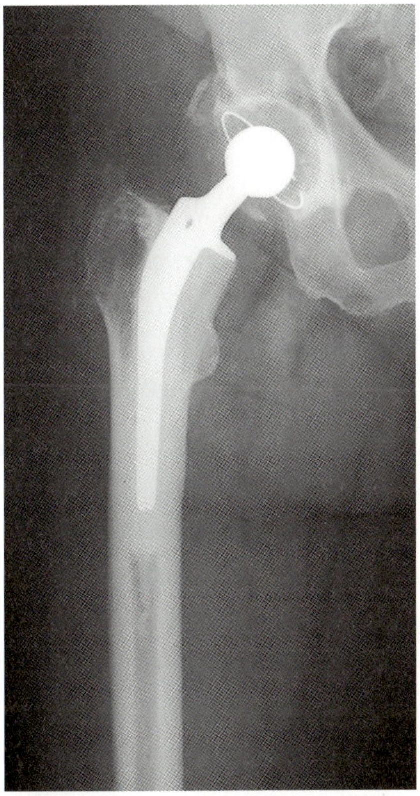

**그림 18-7** 넙다리뼈 전 · 후방향 촬영으로 엉덩관절전치환술이 되어 있다.

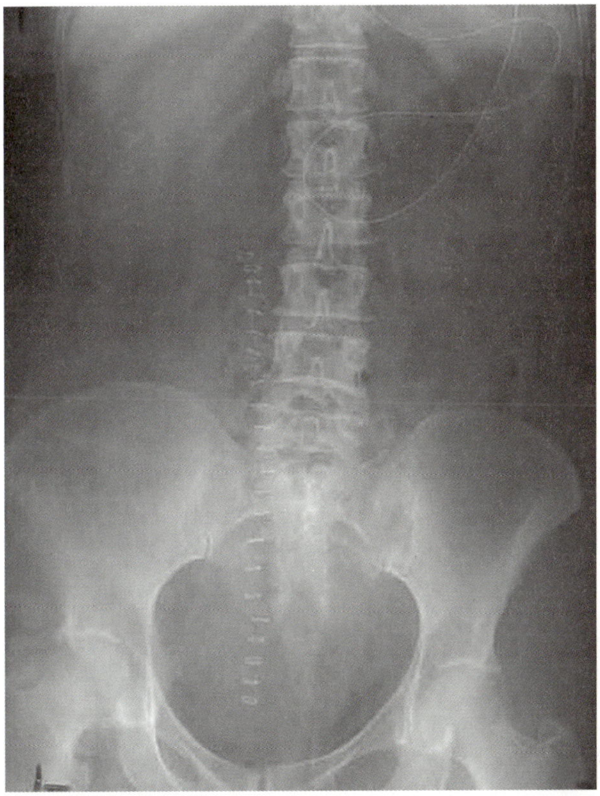

**그림 18-8** 노인 환자의 수술 후 복부 전 · 후방향 촬영. 수술용 스테이플과 비위관이 보인다.

## 면역계 감소

어떤 감염에 면역이 생기면 그 감염에 대해서는 보호를 받을 수 있다. 하지만 신체가 감염으로부터 자유로울 수 있기 위해서는 면역계가 침입한 미생물이나 변화된 암세포로부터 건강한 세포를 구별해낼 수 있어야 한다. 노화에 동반된 면역계 기능감소는 노인들이 당뇨나 폐렴, 병원감염 등에 취약하게 만들고, 감염질환의 유병률을 증가시킨다. 특히, 인플루엔자, 폐렴, 결핵, 뇌수막염, 요로감염이 잘 생긴다. 노인층에서 더 잘 생기는 질환 3가지는 감염, 암, 그리고 자가면역질환이다.[1]

[1]Chop WC, Robnett RH: Gerontology for the health care professional,ed 2, Philadelphia, 2009, Davis.

## 호흡기계 이상

허파는 탄성력이 감소하고, 그로 인해 허파꽈리 내에 공기가둠(air trapping)이 발생한다. 이러한 탄성력 감소는 혈류로 들어가는 산소양과 혈액으로부터의 이산화탄소 제거도 감소시킨다. 호흡관련 근육들은 경직되어 스트레스를 받으면 호흡이 짧아진다. 가슴우리가 경직되면 후만증의 한 원인이 된다. 나이와 더불어 증가하는 호흡기 질환은 폐기종, 만성 기관지염, 폐렴, 그리고 폐암이다.

만성폐쇄성폐질환은 폐환기가 감소되어 나타나는 호흡기 이상을 지칭한다. 폐기종은 폐포가 영구적으로 파괴되고 늘어난 상태이다. 흡연은 폐기종의 가장 중요한 위험요소이고, 만성 기관지염의 중요한 원인이다. 만성 기관지염은 기관기 점막의 만성적인 염증이다. 위의 2가지 질병은 비가역적이다. 가슴 촬영에서는 허파가 과팽창된 것으로 보일 수 있다(그림 18-9).

폐렴은 가장 흔한 허파감염이고, 노인 사망의 주된 원인 중 하나이다. 노인은 또한 연하반사가 감소되어 있어 다른 질병의 2차적 문제로 생기는 흡인성 폐렴도 잘 생긴다. 영상에서 폐렴은 군데군데 연한 폐포침윤 또는 허파 음영으로 나타난다(그림 18-10).

폐암은 두 번째로 많고 암 관련 사망에서도 남녀 모두에게 가장 흔한 원인이다. 매년 미국에서 유방암, 전립샘암, 대장암을 합한 것보다 많은 사람이 폐암 때문에 사망한다.

허파기능감소는 미래에 발생할 관상동맥질환과 큰 연관이 있다. 공기를 들이마실 수 있는 최대량과 내뱉을 수 있는 가장 빠른 속도는 생존 년수의 강력한 예측인자이다. 허파기능에 가장 커다란 위험요소는 앉아서 생활하는 것이다.

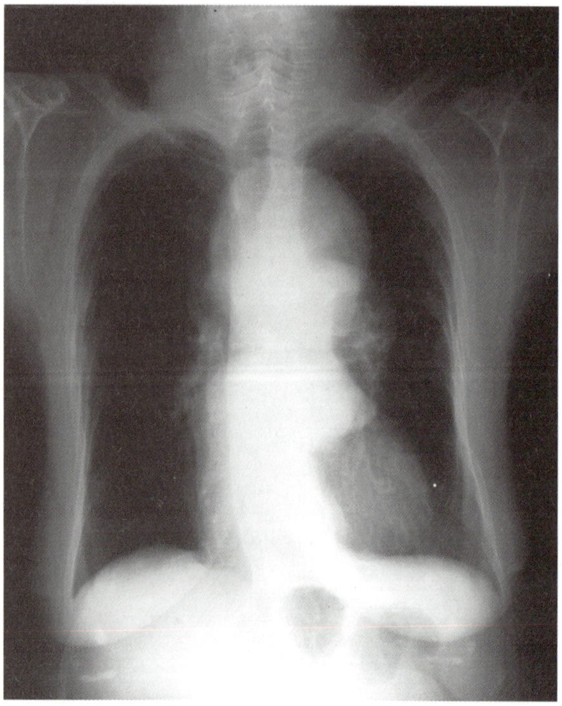

**그림 18-9** 가슴 후 · 전방향 영상으로 폐기종이 관찰된다.

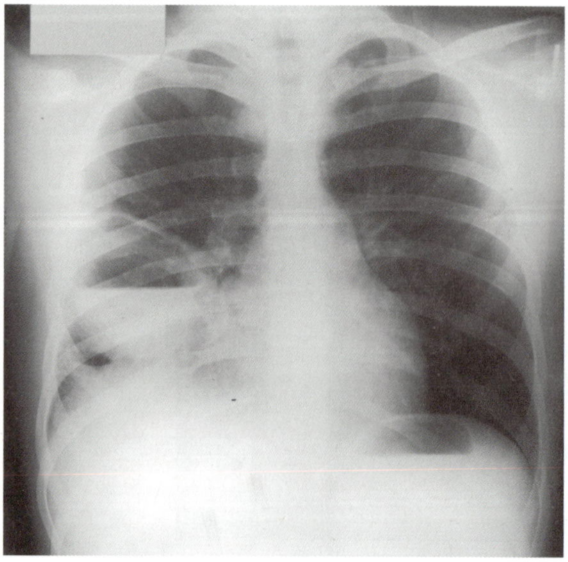

**그림 18-10** 가슴 후 · 전방향 영상. 오른허파의 중엽에 폐렴이 관찰되고 농양이 동반되었다.

### 혈액계 이상

노인들에게서 주요 혈액계 이상은 빈혈이다. 빈혈이 있으면 피부가 창백해지고 호흡이 짧아지며 쉽게 피곤해진다. 뼈가 노화됨에 따라 골수는 스트레스를 받게 되어 젊은 골수보다 혈구세포를 유지관리하는 것이 어려워진다. 노인에서 빈혈이 증가하는 것은 노화 그 자체 때문이 아니라 빈혈을 유발할 수 있는 다른 질병들이 잘 동반되기 때문으로 생각된다. 빈혈은 하나의 질환이 아니라 여러가지 다양한 원인을 가진 증후군이다. 불충분한 음식 섭취와 위장관벽의 염증 또는 파괴가 있으면 비타민 $B_{12}$를 흡수할 수 없고 그에 따라 노인들에게서 빈혈이 잘 생긴다. 골수생성에 영향을 주는 다양한 생리적 스트레스 때문에 노인들은 혈액질환의 유병률도 증가한다.

### 비뇨기계 이상

노화와 관련된 비뇨기계의 흔한 변화는 실금(incontinence)이다. 방광용적과 근육조직의 변화로 인해 나이가 들면 이 문제와 쉽게 마주하게 된다. 요실금과 변실금은 사회적 · 위생적 문제도 유발한다. 비뇨기계의 구조적 변화와 더불어 콩팥네프론의 개수도 성인기 시작 후에 급격히 감소한다. 이렇게 감소된 콩팥의 예비능력으로 인해 일반적으로 처방하는 약용량이 노인에서는 과다복용 상태가 될 수 있다. 신체의 수분 균형을 유지하는 것과 신체의 요구에 따라 농도를 조절하는 신장의 역할도 노화와 더불어 감소한다. 많은 노인들이 급성 · 만성 신부전을 가지고 있다.

양성전립샘비대증은 70세 이상 노인의 70%에서 발생한다. 양성전립샘비대증은 전립샘이 커진 것으로 소변의 흐름을 막을 수 있기 때문에 수술적 절제가 필요할 수도 있다. 전립샘암은 주로 노년의 질환으로 80%가 65세 이상이다. 전립샘암은 남성에게서 가장 흔한 암이고, 남성에게서 세 번째로 흔한 암사망 원인이다. 남성생식샘의 영상촬영에는 요도조영술, 정맥요로조영술, 컴퓨터단층촬영 등이 있다. 초음파는 고환 덩어리와 전립샘 혹을 평가하기 위해 흔히 사용된다.

### 내분비계 이상

내분비계는 신체의 주된 조절계 중 하나이다. 노화에 따라 갑상샘 기능이 변하는 것은 갑상샘 호르몬에 표적세포가 부적절하게 반응하기 때문이다. 내분비계의 가장 흔한 노화 관련 질환은 당뇨병이다. 비인슐린의존성 당뇨병은 나이와 함께 증가하고 당뇨병의 90%를 차지한다. 규칙적인 운동과 체중감량을 하면 위험성을 현저히 줄일 수 있고, 비인슐린의존성 당뇨병의 발생을 지연시킨다.

### 요약

삶에서 노화는 피할 수 없다. 그것은 수정과 동시에 시작되고 삶 전체를 통하여 계속된다. 어떤 사람도 같은 노화과정을 겪지 않는다. 앞에서도 언급했듯이 노화는 개인적인 과정이고 유전, 생활습관, 건강상태, 삶의 태도에 영향을 받는다. 노화과정의 여러 가지 신체 변화에도 불구하고 대부분 노인들은 자신이 건강하다고 생각한다. 왜냐하면 노화로 인한 장애에 적응하거나 수정하고 보상하는 방법을 배우기 때문이다. 노인은 질병에 걸린 노인과 정상인 노인으로 정형화 할 수 있다. 정상인 노인은 질병에 걸릴 위험을 안고 있지만 아직 걸리지는 않은 것이다. 하지만 이러한 노인들을 건강하다고 분류함으로써 의료종사자들은 그들이 질병에 취약함을 과소평가하는 경향이 있다. 정상 노인들도 흔하게 혈압, 혈당, 체중 증가와 골밀도 감소가 어느 정도는 있다. 이러한 위험요소들은 질병 유발을 촉진시키지만 여전히 바꿀 수 있고, 노화와 연관되었을 수는 있지만 노화가 있다고 해서 반드시 생기는 것은 아니다. 식습관 개선, 운동, 금연과 같은 생활습관에 좋은 방향으로 변화를 주면 질병의 위험을 감소시키고 삶의 질을 향상시킬 수 있다. 건강은 우연에 맡겨둘 수 없다. 건강을 유지하는 많은 부분이 생활습관의 선택과 태도로 결정되기 때문이다.

## 병리학 용어 요약: 노인 영상촬영

| 질환 | 정의 |
|---|---|
| 알츠하이머병 | 점진적이고 비가역적 정신장애로 기억력 감소, 지적기능 하락, 언어와 걸음걸이 장애, 방향감각 상실을 동반 |
| 동맥경화증 | 동맥벽에 섬유소와 지방침착이 생기는 것으로 혈관폐색을 유발 |
| 양성전립샘비대증 | 전립샘의 커짐 |
| 만성폐쇄성폐질환 | 기관지의 공기흐름에 만성적으로 지속적 막힘이 있는 상태 |
| 압박골절 | 뼈가 주저앉아서 길이나 폭의 감소가 생기는 골절 |
| 울혈성심부전 | 심장이 충분한 속도와 양으로 혈액을 밀어내지 못하는 상태 |
| 경축 | 경련이나 마비로 인한 근육의 영구적 구축 |
| 치매 | 지적기능의 광범위한 손상으로 대부분 진행성이고 일상적인 사회적, 직업적 활동을 수행하기 어려움 |
| 폐기종 | 파괴적이고 폐쇄적인 기도 변화로 폐의 공기 부피 증가 |
| 노인병학 | 의학의 한 분야로 노화와 노인질병을 다루는 분야 |
| 노인학 | 의학의 한 분야로 노인들의 질병예방과 관리, 건강 유지, 삶의 질 향상을 다룸 |
| 뒤굽음증 | 뒤로 볼록한 등뼈의 굴곡이 비정상적으로 증가된 것 |
| 골관절염 | 활막관절과 척추에 있는 연골의 점진적인 손상 때문에 생기는 관절염 형태 |
| 골다공증 | 골밀도의 감소 |
| 신부전 | 콩팥 본연의 기능을 수행하지 못하는 것 |
| 요실금 | 배뇨를 스스로 조절하지 못하는 것 |

## 환자관리

Box 18-3에는 노인 환자와의 촬영에 대한 간단한 비법이 있다. 이어지는 내용에서 3가지 비법에 대하여 논의하겠다.

### 환자와 가족의 교육

모든 환자들, 특히 노인 환자들에게 촬영과정을 설명하는 것은 그들의 확신과 순응을 이끌어내는 데 중요하다. 노인들은 정보처리 능력이 감소되어 있으므로 설명에 시간이 더 필요할 수도 있다. 대부분의 노인들은 최소한 1가지의 만성질환을 가지고 있다. 그들은 촬영과정에 대한 지식이 거의 없거나 첨단기술의 장비들을 사용하여 촬영을 하기에 대부분 불안을 안고 영상의학과를 방문한다. 검사결과가 어떻게 나올지 모르기에 그들의 불안을 가중된다. 따라서 환자와 가족들에게 촬영과정을 설명해주면 덜 불안한 분위기에서 촬영을 할 수 있고 환자들의 순응과 만족을 이끌어낼 수 있다.

> **Box 18-3**
>
> **노인 환자 촬영을 위한 비법**
>
> 환자와 가족들에게 촬영과정에 대해 설명하는 시간을 가진다.
>
> 몸을 낮춰 가까이서 말한다.
>
> 품위와 존경을 가지고 환자를 대한다.
>
> 촬영 중간중간 쉬는 시간을 가진다.
>
> 노인의 피부는 얇고 잘 찢어지므로 접착력이 강한 테이프는 사용하지 않는다.
>
> 촬영실이 추우면 따뜻한 담요를 제공한다.
>
> 테이블 패드와 난간을 이용한다.
>
> 조영제를 사용하기 전에 항상 환자의 의료기록을 참조한다.

### 대화

방사선사가 환자와 좋은 관계를 유지하는 방법으로 대화와 경청기술을 들 수 있다. 노인을 대할 때에는 존중을 가지고 대하여야 하는데, 적절한 대화의 예로 환자를 직함과 성을 이용하여 부르는 것이다. 노인들은 방사선사가 배울 수 없는 경험과 역사적 지식이 풍부하다. 만약 환자가 잘 들을 수 없거나 지시사항을 이해할 수 없다면 허리를 낮추어 가까이서 이야기하는 것이 적절하다. 이 방법은 배경소음 때문에 잘 듣지 못할 경우 정확한 지시를 위해 배경소음을 제거할 수 있기 때문이다. 이해심과 따뜻한 태도로 노인들을 대하면 그들은 당신을 신뢰하고 검사에 순응하게 된다.

### 이동과 들기

노인들의 균형감각과 신체 조정력은 정상 노화과정의 영향을 받을 수 있다. 낙상에 대한 환자들의 불안은 휠체어에 앉을 때와 일어날 때, 검사테이블에 올라갈 때와 내려올 때 옆에서 도움을 주면 감소시킬 수 있다. 많은 노인들은 시력감퇴가 있어 높이에 대한 지각력이 떨어진다. 노인들이 머뭇거리는 것은 이전에 넘어진 기억 때문이다. 검사 도중 환자들을 부축해주면 안심시키는 것 이상의 효과가 있다. 넘어짐을 미연에 방지하는 것은 방사선사의 의무이다. 노인들은 누운 자세에서 일어날 때 종종 현기증을 느낀다. 따라서 자세를 바꾸기 전 쉴 수 있는 시간을 제공하면 이러한 어지러움을 완화시킬 수 있다. 그리고 테이블 손잡이를 사용하고 방사선사가 적절한 부축을 한다면 노인은 안전감을 느낄 수 있고, 이러한 안전감은 검사과정에의 순응와 신뢰를 만든다.

### 피부관리

노화된 피부는 얇아져 쉽게 찢어진다. 또한 쉽게 멍들고, 찰과상과 물집도 잘 생긴다. 따라서 방사선사들은 노인 환자를 돌리거나 잡을 때 주의해야 한다. 피부에 과도한 압력을 가하면 찢어지기 때문이다. 접착테이프는 노인 피부를 자극하고 찢어지게 할 수 있으므로 피해야 한다. 노인들은 피하지방이 소실되어 딱딱한 면에 누울 때 통증을 느끼고 궤양 발생 가능성도 증가된다. 욕창은 누워 지내는 노인에게서 흔히 나타나는데 발뒤꿈치, 발목, 팔꿈치, 골반 측면과 같이 뼈가 튀어나온 부위에 잘 생긴다. 욕창은 압박 후 1~2시간 내에 생길 수 있다. 거의 예외 없이 영상촬영을 위한 테이블은 표면이 딱딱하다. 따라서 테이블패드를 사용하여 테이블 표면과 피부 사이의 마찰과 압박을 줄여야 한다. 스펀지, 담요, 자세잡기 도구들은 노인들이 촬영을 더 편안하게 할 수 있도록 도울 수 있다.

피부는 체온을 유지하는 데 중요한 역할을 하지만 노화로 인해 피부가 얇아지면 정상 체온을 유지하기 어렵다. 노인의 경우 체온조절능력은 젊은이와는 다르기 때문에 방사선사가 쾌적하게 느끼는 온도에서도 노인 환자의 저체온을 막기 위해 담요를 제공해야 한다.

## 조영제 투여

노화에 따른 콩팥과 간 기능의 변화로 인해 노인 환자에게서 조영제 양은 줄여야 한다. 콩팥 기능을 수행하는 네프론의 개수는 중년 이후부터 남은 생애를 통해 꾸준히 감소한다. 감소된 콩팥 기능은 노인들이 더 쉽게 전해질과 수분 불균형에 이르게 하고, 생명에 위협을 줄 수 있는 상황을 유발한다. 또한 당뇨병과 감소된 신장과 부신 기능으로 인해 탈수에 더 큰 영향을 받는다. 노인에서 사용할 조영제 종류와 양은 흔히 일상적인 프로토콜을 따른다. 조영제 투여 전 나이, 간, 콩팥, 갑상샘질환 과거력, 과민반응의 과거력과 약이나 조영제 부작용 경험, 아스피린 민감성, 아세트아미노펜을 포함한 약처방 과거력, 당뇨와 고혈압 과거력 등을 평가하여 결정한다.[1]

조영제 투여는 적절한 정맥을 선택해서 해야 한다. 이때 정맥의 위치와 상태, 피부 상태, 치료기간 등을 고려해야 한다. 얇은 표재정맥, 반복적으로 사용하는 정맥, 멍든 곳의 정맥은 피해야 한다. 또한 환자는 연하장애에 대해 평가를 받아야 한다. 바륨은 질식을 방지하기 위해 천천히 마시고, 흡인을 방지하기 위해 일어선 자세에서 마셔야 한다.

[1]Norris T: Special needs of geriatric patients, American Society of Radiologic Technologists Homestudy Series, vol 4, no 5, 1999.

## 방사선사의 역할

방사선사의 역할은 다른 의료종사자들과 큰 차이가 없다. 질병이나 부상이 있는 부분만 치료하는 것이 아니라 한 사람 전체를 치료해야 하듯이 진단과 중재시술 영상은 전체적으로 진행 중인 노화의 영향을 이미지로 기록하고 보여줘야 한다. 노인들의 장애와 질병에 적합한 촬영을 위해 검사과정을 수정하는 것은 거의 전적으로 방사선사의 지식과 능력에 달려 있다. 노화의 생리와 병리에 대한 이해, 그리고 노화의 사회적, 정신적, 경제적 측면에 대한 고려는 노인들의 요구에 맞추기 위해 필요하다. 노화에 동반되는 여러가지 상황들로 인해 정규적인 촬영과정은 거의 대부분 수정이 필요하다. 방사선사는 노화와 질병상태를 구별할 수 있어야 한다. 환자의 안전과 편안함을 유지하면서 진단적 가치가 있는 영상을 만들어 내기 위해서는 환자와 방사선사가 서로 협력해야 한다.

## 노인 환자의 촬영자세 잡기

방사선사가 노인 환자 촬영에서 부딪히는 문제들을 해결하기 위해서는 앞서 언급한 노화가 육체와 정신에 미치는 영향을 이해하면 도움이 된다. 어떤 경우는 환자의 안전과 편안을 위해 정규적인 검사방법을 변경할 필요도 있다. 그리고 환자에게 지시를 명확하게 주는 것이 중요하다.

## 가슴

가슴 촬영을 할 때는 선 자세 촬영이 제일 좋지만 노인들은 혼자 서기 어려울 때가 많다. 전통적인 가슴 후·전방향 촬영에서 손등은 엉덩이에 둔다. 하지만 이 자세는 평형감각이 손상되었거나 유연성이 없는 경우 힘들다. 이럴 경우는 환자가 Bucky stand 주위를 잡고 지지할 수 있도록 한다(그림 18-11). 측방향 촬영자세 잡기를 할 때 팔을 머리 위로 올리지 못하는 경우도 있다. 이때는 방사선사가 보조하여 환자가 팔을 머리 위 앞방향으로 올리도록 한다.

환자가 설 수 없을 때는 휠체어에 앉은 채로 검사를 할 수도 있다. 하지만 몇 가지 요인이 영상의 질에 영향을 준다. 앉아서 촬영할 때는 후·전방향이 아닌 전·후방향 촬영을 한다. 과도한 뒤굽음증은 허파꼭대기를 가릴 수 있고, 배가 허파기저부를 가릴 수도 있다. 또한 앉은 자세에서는 호흡에 제한이 있을 수 있으므로, 깊게 숨을 들이쉬라고 환자에게 말을 해줘야 한다.

뒤굽음증이 있는 경우 영상수용체의 위치는 정상보다 약간 높아야 한다. 어깨와 허파꼭대기가 정상보다 높이 위치하기 때문이다. 영상학적 주요 구조물들은 나이에 따라 변할 수 있고, 뒤굽음증이 너무 심한 경우 중심을 낮춰야 할 필요가 있다. 앉은 자세 가슴 측방향 촬영에서 커다란 스펀지를 환자 등 뒤에 놓아 환자가 앞으로 몸을 기울일 수 있도록 해야 한다(그림 18-12).

### 척추

골다공증이 있는 환자는 테이블에 누워 검사를 진행할 때 통증이 생길 수 있다. 따라서 방사선 투과성 스펀지, 모래주머니, 매트리스 같은 보조도구들을 영상의 질을 해치지 않는 범위 내에서 사용할 수 있다(그림 18-13). 만약 환자가 선 자세를 잘 유지할 수 있다면 이 자세에서 촬영을 하는 것이 좋다. 목뼈 앞굽음과 등뼈 뒤굽음은 복합적으로 작용해서 자세잡기를 어렵게 하고, 목뼈와 등뼈를 가릴 수 있다. 목뼈 측방향 촬영은 환자를 세워서, 앉혀서 또는 누워서 할 수 있다. 앉은 자세에서의 전 · 후방향 촬영은 턱으로 인해 위목뼈가 보이지 않을 수도 있다. 누운 자세에서는 머리가 테이블에 닿지 않아 확대영상이 만들어질 수도 있다. 전 · 후방향 촬영과 개구촬영(open mouth projection)은 휠체어에 앉은 상태에서는 촬영하기 힘들다.

등뼈와 허리뼈는 압박골절이 잘 생기는 부위다. 이 경우 자세잡기용 도구들이 필요할 수도 있다. 측방향 촬영에서 납차폐물을 척추 뒤에 놓으면 산란선을 흡수하여 영상의 질을 높이는 데 도움이 된다(그림 18-14).

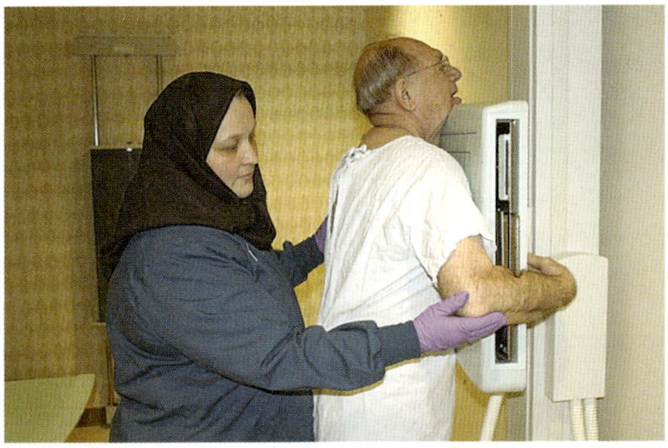

**그림 18-11** 가슴 후 · 전방향 촬영에서 환자의 팔을 Bucky stand 주위에 둔다. 이렇게 하면 환자가 지지를 할 수 있어 안정감이 생긴다.

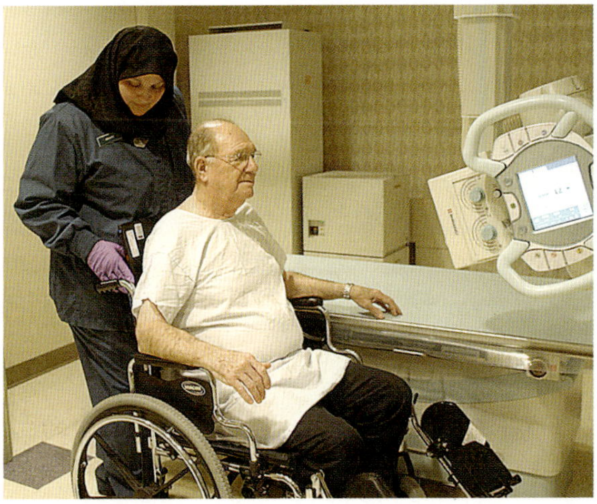

**그림 18-12** 방사선사가 일어설 수 없는 환자의 뒤에 영상수용체를 놓고 있다. 신중하게 영상수용체와 X선관 위치를 잡으면 좋은 화질의 영상을 얻을 수 있다.

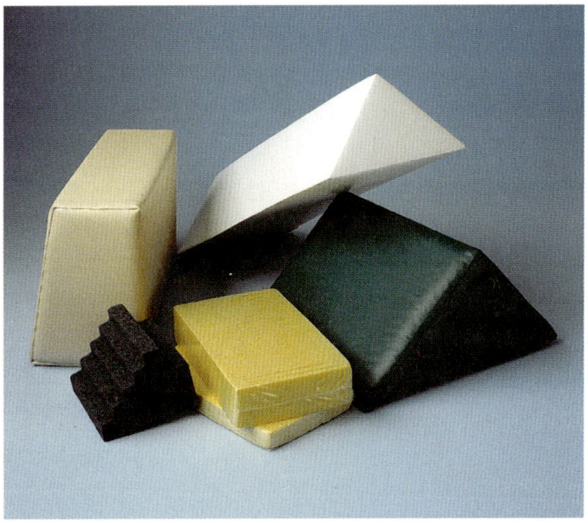

**그림 18-13** 자세잡기용 스펀지와 모래주머니가 고정도구로 자주 이용된다.

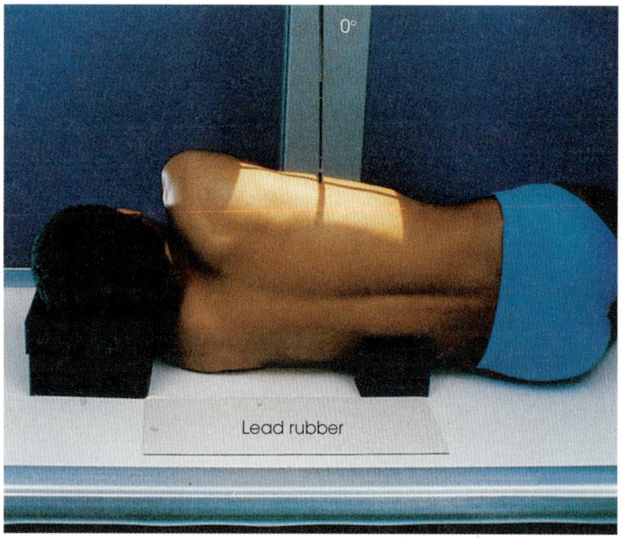


**그림 18-14 옆으로 누운 자세의 등뼈 측방향 촬영.** 지지대를 등뼈 아래에 놓아 중심선이 수직으로 입사되도록 한다.

## 골반과 엉덩관절

골관절염, 골다공증, 추락으로 인한 부상 등이 엉덩관절질환과 관련이 있고, 노인에서 흔한 골절은 넙다리뼈목 골절이다. 골반을 보기 위해 전·후방향 촬영을 해야 한다. 만약 외상 때문에 촬영하는 것이라면 팔다리를 회전시켜 촬영자세를 잡으려 하지 말고 다친 다리에 대해 축측방향 촬영을 해야 한다. 만약 엉덩관절 통증 때문이라면 모래주머니를 이용해서 안쪽으로 회전시켜 촬영한다(그림 18-15, 18-16).



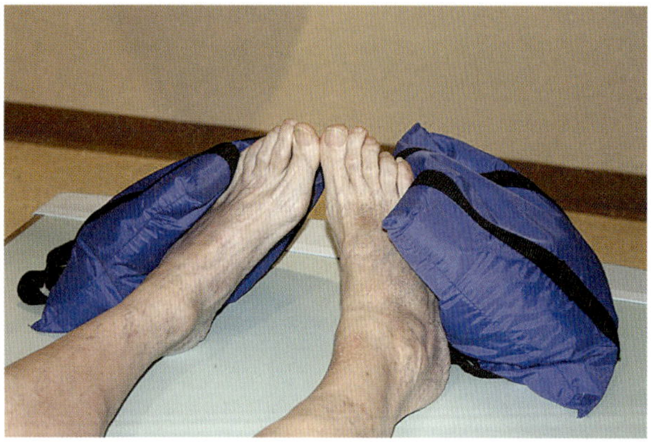

**그림 18-15** 골반 전·후방향 촬영을 위해 안쪽으로 다리를 돌린다. 발 주위에 모래주머니를 놓으면 노인 환자가 이 자세를 잡는 데 도움을 줄 수 있다.

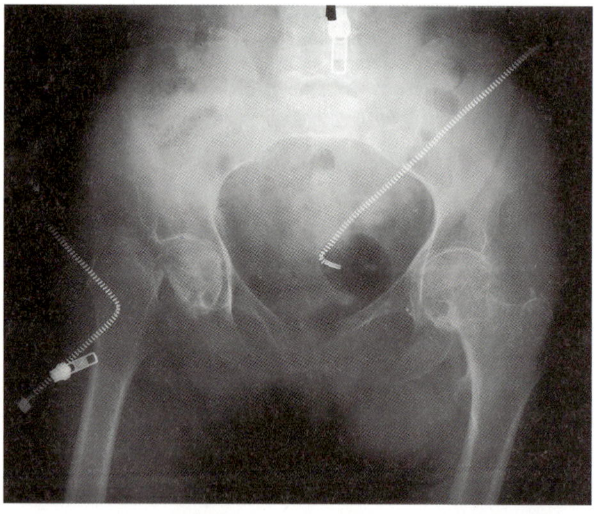

**그림 18-16** 알츠하이머병이 있는 노인 환자가 걸을 수 없어 응급실로 내원했다. 이 환자는 통증을 호소하지는 않았지만 오른쪽 엉덩관절의 골절이 관찰되었다. 바지를 입은 상태에서 촬영을 하였고 지퍼가 보이고 있다.

## 팔

종종 팔은 유연성과 움직임에 제한이 있을 수 있다. 뇌혈관질환 또는 뇌경색으로 인해 해당 팔에 경축이 생길 수 있기 때문이다. 경축된 팔다리는 자세를 잡을 수 없어 축측방향 촬영이 필요할 수도 있다. 하지만 환자가 스스로 팔다리를 움직일 수 없다고 해서 촬영협조를 할 수 없다고 생각해서는 안 된다. 경축, 골절, 마비가 있는 경우 종종 벌림에 문제가 있다. 전·후방향 촬영과 측방향 촬영에서 촬영할 팔을 올리고 지지할 스펀지, 모래주머니, 블록이 필요할 수도 있다. 어깨도 움직임 제한, 탈구, 골절이 잘 생기는 부위이므로 팔을 움직이기 전에 어느 정도 움직일 수 있는지를 평가해야 한다. 손가락 스펀지는 손가락 경축이 있는 경우에 도움을 줄 수 있다(그림 18-17).

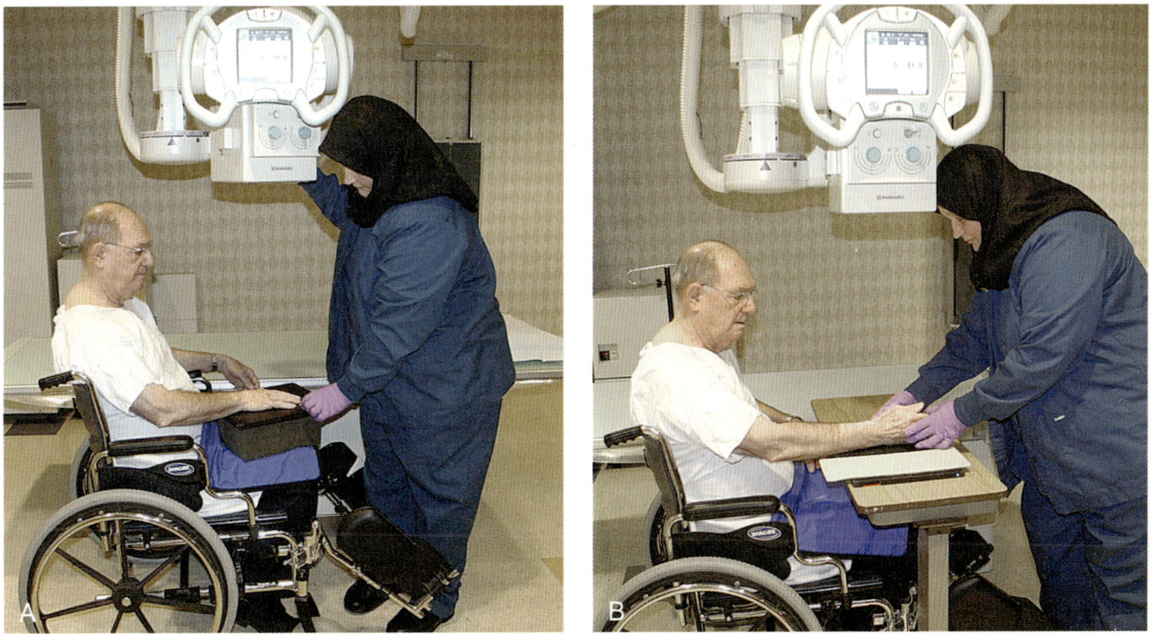


**그림 18-17 대부분의 팔 촬영은 몇 가지 임기응변을 발휘하여 환자가 휠체어에 앉은 채로 검사를 할 수 있다. A,** 손 전·후방향 촬영을 위한 자세. 4inch 스펀지를 이용해서 영상수용체를 올린 것을 주목한다. **B,** 손목관절 측방향 촬영을 위한 자세. 병실에서 사용하는 밥상 위에 영상수용체를 올려 쉽게 자세를 잡고 있다.

## 다리

다리도 유연성과 움직임에 제한이 있을 수 있다. 신경학적 문제로 인해 발목을 등쪽굽힘 시킬 수 있는 능력이 떨어져 있을 수 있다. 환자가 테이블 위에서 옆으로 돌 수 없을 때에는 촬영방법에 수정이 필요하다. 무릎을 굽힐 수 없을 때는 축측방향 촬영이 필요하다. Settegast method와 같이 무릎뼈 접선방향 촬영이 필요하다면 환자가 옆으로 눕고 방사선사가 영상수용체를 무릎 위에 놓은 후 중심선이 무릎넙다리관절을 수직으로 통과하도록 한다. 발과 발목 촬영은 환자가 휠체어에 앉은 상태로 할 수 있다. 자세잡기용 스펀지와 모래주머니가 촬영하는 부분의 자세유지에 도움을 준다(그림 18-18).

## 촬영변수들

노인들을 촬영할 때는 노출변수들도 고려해야 한다. 골밀도 감소와 조직의 위축 때문에 대조도를 충분히 유지하기 위해서는 낮은 kVp가 종종 필요하다. 심장비대와 흉수가 있는 환자의 가슴 촬영에서도 kVp를 고려해야 한다. 폐기종이 있는 환자에서는 과도한 노출을 피하기 위해서 촬영변수들을 낮출 필요가 있다. 환자에 대한 평가도 적절한 노출변수 조절에 도움을 줄 수 있다.

시간도 중요한 요소이다. 노인들은 검사를 위한 자세유지에 어려움이 있을 수 있다. 따라서 노출시간을 짧게 하는 것이 중요하고, 방사선사는 노인 환자들이 호흡에 대한 지시를 정확하게 듣고 실행할 수 있도록 해야 한다.



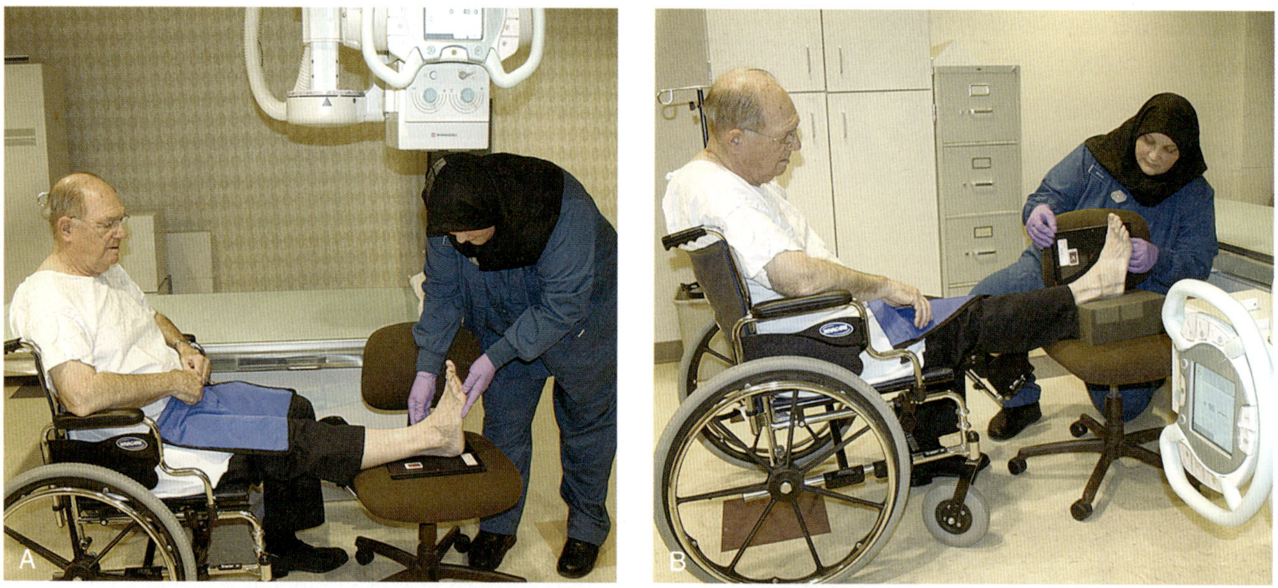

**그림 18-18 다리 촬영, 특히 무릎 아래쪽은 환자가 휠체어에 앉은 채로 촬영할 수 있다.** A, 환자의 다리와 발을 의자에 놓은 발목 전·후방향 촬영자세. B, 의자에 발목을 놓고 스펀지에 영상수용체를 올린 발목 측방향 촬영자세.

## 결론

의료전달체계에서 65세 이상 노인들의 의료수요가 계속 증가하고 있다. 그 결과 노인들의 영상촬영도 꾸준히 증가하고 있다. 고령화로 인한 인구학적, 사회학적 영향은 노인들의 노화과정에 대한 태도를 결정한다. 가족의 크기와 노화에 대한 관점, 경제력, 성별, 인종, 민족성, 사회적 계층, 의료서비스의 접근가능성에 따라 개인이 체험하게 되는 노화의 과정이 달라진다. 노인의 건강상태를 결정할 때 생물학적 나이가 연대순 나이보다 더 중요하다.

건강한 생활습관과 의료기술의 발전으로 노화과정을 성공적으로 체험하는 사람들이 나타나게 되었고, 이것은 노인에 대한 부정적 관념을 줄이는 데 도움이 된다. 의료종사자의 태도는 그것이 긍정적이든 부정적이든 점점 증가하고 있는 노인들의 건강관리에 영향을 미친다. 노화에 수반되는 문화적, 경제적, 사회적 영향들과 더불어 노화와 관련된 정신적, 신체적 변화에 대해 방사선사들은 알고 있어야 한다. 그럴 경우 진단과 중재시술들을 촬영할 때 촬영방법을 노인들의 장애에 적합하도록 수정할 수 있게 해주기 때문이다.

인체는 모든 장기에서 다양한 생리적 변화와 부전을 겪는다. 노화의 체험은 유전, 생활습관, 신체적 건강, 삶의 태도에 영향을 받기 때문에 개개인마다 다른 노화과정을 겪게 된다. 개인의 노화과정은 예측할 수 없고 또한 다른 사람의 노화과정과 절대로 같을 수 없다. 방사선사들은 촬영기술이 노인들의 장애와 질병에 적합하도록 그들의 지식, 능력, 기술을 사용해야 한다. 환자의 안전과 편안은 촬영 전과정에 걸쳐 반드시 필요하며 대화, 경청, 세심함, 공감을 통하여 환자가 촬영에 협조하도록 이끈다. 이러한 대화역량의 중요성과 노화에 따른 변화와 질병에 대한 지식은 증가하고 있는 노인인구의 요구에 걸맞는 방사선사의 능력을 갖출 수 있게 해준다.

## 참고문헌


Campbell PR: U.S. population projections by age, sex, race and Hispanic origin: 1995 to 2025, Washington, DC, 1996, U.S. Bureau of the Census, Population Division, PPL-47.

Chop WC, Robnett RH: Gerontology for the health care professional, ed 2, Philadelphia, 2009, Davis.

Garfein AJ, Herzog AR: Robust aging among the young-old, old-old, and oldest-old, J GerontolSocSci50B(Suppl):S77, 1995.

Health professions in service to the nation, San Francisco, 1993, Pew Health Professions Commission.

Hobbs FB, Danion BL: 65+in the United States, 1996, Washington, DC, U.S. Department of Commerce and U.S. Department of Health and Human Service, P23-190.

Mazess RB: On aging bone loss, ClinOrthop 165:239, 1982.

Norris T: Special needs of geriatric patients, American Society of Radiologic Technologists Homestudy Series, vol 4, no 5, 1999.

Rarey LK: Radiologic technologists' responses to elderly patients, RadiolTechnol 69:566, 1996.

Rimer BK et al: Multistrategy health education program to increase mammography use among women ages 65 and older, Public Health Rep 107:369, 1992.

Spencer G: What are the demographic implications of an aging U.S. population from 1990 to 2030?, Washington, DC, 1993, American Association of Retired Persons and Resources for the Future.

U.S. Department of Commerce, Economics and Statistics Administration: 65+in the United States, Washington, DC, 2000, U.S. Bureau of the Census.

# 19
# 이동식 영상촬영
## MOBILE RADIOGRAPHY

### 학습목적

이동식 영상촬영을 수행하기 위해서 진단목적에 일치되도록 병실, 응급실, 중환자실, 수술실, 회복실, 소아 및 신생아실에서의 복장, 동작, 주의사항 등 주변 환경을 숙지하고, 이동식 영상촬영 시 기술적인 고려사항 등을 학습하며, 방사선 피폭 시 환자 및 보호자의 안전과 장비의 소독 및 관리방법 등을 학습한다.

### 학습목표

1. 병실, 응급실, 중환자실, 수술실, 회복실, 소아 및 신생아실의 환경 및 특징을 설명할 수 있다.
2. 이동식 영상촬영공간에서 감염 예방법을 설명할 수 있다.
3. 이동식 영상촬영공간에서 각 부위별 이동식 영상촬영방법을 설명할 수 있다.
4. 방사선 피폭 시 환자 및 보호자의 안전과 장비의 소독 및 관리방법을 설명할 수 있다.

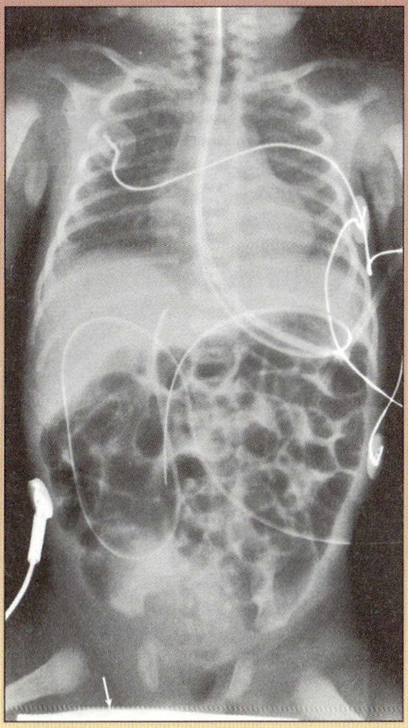

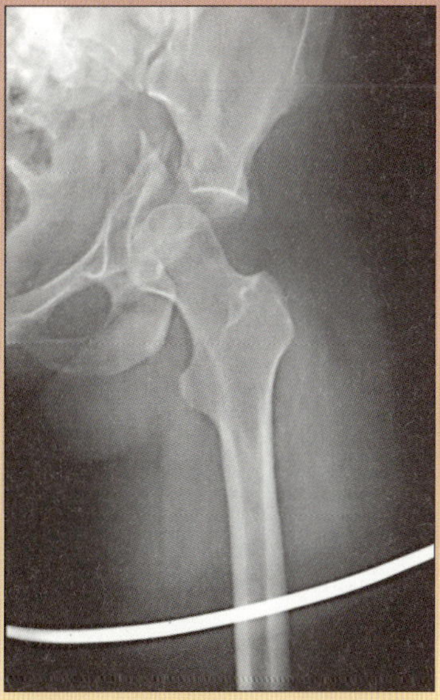

## 이동식 영상촬영의 원칙

이동이 가능한 장비를 사용하는 이동식 영상촬영은 직접 환자에게 가서 촬영을 하는 것을 말한다. 촬영실에 있는 커다란 고정형 장비와는 달리 크기가 작은 이동식 촬영장비는 사실상 어떤 장소에서든 진단적 영상을 얻어 낼 수 있다(그림 19-1).

이동식 영상촬영은 주로 병실, 응급실, 중환자실, 수술실, 회복실, 소아 및 신생아실에서 검사를 한다.

어떤 장비들은 영상촬영이 필요한 요양원, 장기 치료시설 또는 멀리 떨어진 지역까지 자동차나 밴으로 운반하도록 설계되었다.

이동식 영상촬영은 제1차 세계대전 동안 군대에서 부상 치료를 위해 최초로 사용하였는데 군인들이 들어 나를 수 있고, 전장에 설치할 수 있도록 작은 이동형 장비가 고안되었다. 비록 더 이상은 이동형 장비를 "들어서" 나르지는 않지만 portable이라는 용어는 현재까지 사용되고 있으며, 종종 이동식 영상촬영을 언급하는 데 사용하고 있다.

이 장은 이동식 장비의 가장 흔한 촬영방법에 초점을 맞추고 있다. 이동식 영상촬영의 기본 원칙을 자세하게 기술하였고, 이것이 성공적인 검사를 위해 유용한 정보를 제공해 줄 것이다. 흔한 촬영방법을 이해하면 의사들이 요구하는 대부분의 이동식 촬영을 할 수 있게 된다.

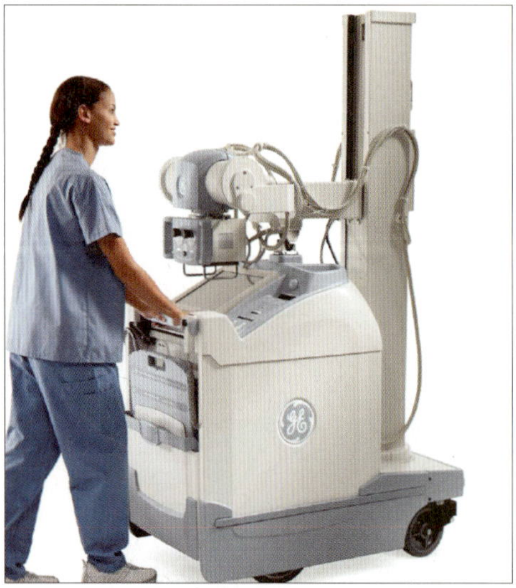

**그림 19-1** 방사선사가 배터리로 작동하는 이동식 촬영장비를 병실로 옮기고 있다.

## 이동식 영상촬영장비들

이동식 장비는 영상의학과에 설치된 커다란 고정형 장비처럼 복잡하고 정교한 장비가 아니다. 이동식 장비는 대부분의 신체부위를 촬영할 수 있지만, 그것은 장비의 노출 설정과 출력 성능에 따라 달라진다.

전형적인 이동식 장비는 관전압(kvp)과 관전류량(mAs)을 조절할 수 있다. 관전류(mA)와 조사시간은 설정된 관전류량(mAs) 값에 따라 자동적으로 조정된다. 최고 설정값은 제조회사마다 다르지만, 대부분은 0.04~320mAs와 40~130kVp 사이가 보통이다. 장비의 총 출력은 15~25kW 사이로 대부분의 이동식 검사에 적당하다. 고정식 촬영장비는 150kW(150kVp, 1,000mA) 이상의 출력을 가지고 있다.

몇몇 이동식 장비는 고정식 장비와 비슷하게 미리 설정된 해부프로그램(anatomic programs, APRs)을 가지고 있다. 해부프로그램은 검사마다 미리 설정된 노출 조건을 사용하도록 해준다. 방사선사는 환자의 체형이나 상태에 따라 필요한 만큼 이러한 설정값을 변경할 수 있다. 몇몇 이동형 장비에서는 자동노출조절(automatic exposure control, AEC)이 가능하다. 전리함이 들어있는 패들은 영상수용체(IR) 뒤에 위치해 있고, 노출시간을 결정하는 데 사용된다. 그러나 컴퓨터 방사선 촬영(computed radiography, CR)의 사용 증가로 AEC는 더 이상 유용하지 않게 되었다. CR은 동적 범위가 더 넓고 촬영한 영상을 소프트웨어로 조작할 수 있어 AEC를 사용하지 않고도 적절한 음영의 영상을 만들어 낼 수 있다.

어떤 이동식 장비는 장비 자체에서 직접 디지털로 변환할 수 있는 기능이 있어 곧바로 영상을 얻을 수 있다. 이 장비들은 디지털 방사선 촬영(DR)과 유사한 평판형 검출기를 가지고 있는데 이 평판형 검출기는 이동식 장비와 케이블로 연결되어 있거나 무선으로 연결되어 있다(그림 19-2).

## 기술적 고려사항

이동식 영상촬영은 방사선사에게 고정식 장비를 다루는 것과는 또 다른 도전 과제를 부여한다. 촬영 자세를 잡는 것이나 중심선 설정은 기본적으로 같지만, 이동식 촬영을 잘 하기 위해서는 세 가지 중요한 기술적인 문제인 상수용체(grid), 양극 기울임 효과(anode heel effect), X선원으로부터 영상수용체까지의 거리(source to image receptor distance, SID)를 이해해야 한다.

## 상수용체

CR 영상수용체에 사용하는 인광물질은 스크린-필름 타입과 비교하여 산란선을 더 잘 흡수한다. 따라서 CR에서는 산란선으로 인한 영상의 질 저하가 큰 문제다. 그래서 이동식 CR 촬영에서 상수용체 사용은 중요하다.

좋은 영상을 얻기 위해서는 상수용체의 수평을 잘 맞추고, 중심을 중심선에 일치시켜야 하며 정확하게 권장하는 초점거리에서 사용해야 한다. 상수용체가 침대 매트리스 같은 불안정한 곳에 있을 때는 환자의 체중이 상수용체의 수평 상태를 무너뜨린다. 만일 세로 상수용체를 사용하고 있는데 가로 방향으로 기운다면 중심선은 종축을 가로질러 상수용체와 각을 형성하게 된다. 이 각 때문에 상수용체에 의한 X선의 "차단(cut-off)"이 생기고 이로 인해 영상의 음영을 잃게 된다. 만일 상수용체가 세로 방향으로 기울어져 있으면, 중심선과 세로축을 따라서 상수용체와 각을 형성하게 된다. 이 경우는 상수용체 차단 현상을 피할 수 있지만 대신 영상이 왜곡되고 길어져 보인다.

환자 아래에 있는 상수용체의 중심을 정확히 맞추기는 어렵다. 만일 중심선이 상수용체의 중심에서 1~1.5inch (2.5~3.8cm) 이상 가로 방향으로 벗어나 있으면 수평이 맞지 않는 상수용체와 비슷하게 차단 현상이 생긴다. 만약 중심선이 상수용체의 정중선에 있다면 세로 방향으로는 어디를 통과하든 차단 현상이 생기지 않는다. 촬영과정에 따라서는 X선의 범위를 조절하는 데 문제가 생길 수도 있다. 만일 이 문제가 발생한다면 영상의 어떤 부위가 조사야를 벗어나게 되거나 너무 큰 조사야로 인해 환자의 방사선 피폭이 과도하게 증가될 수 있다.

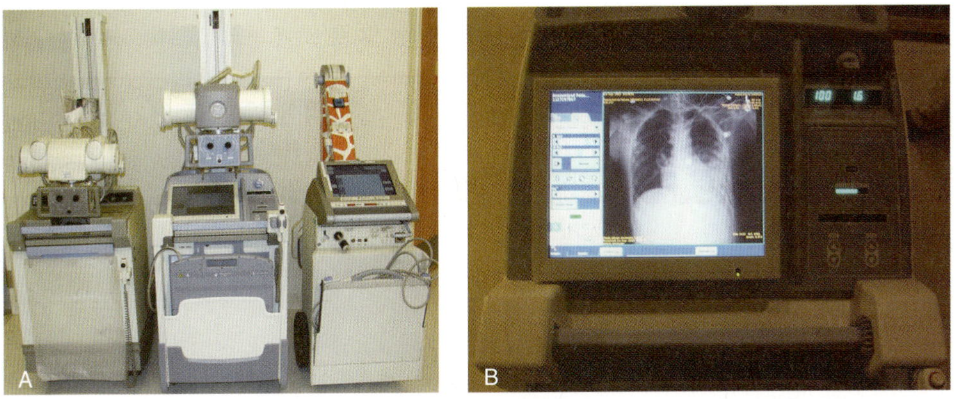

**그림 19-2 A,** 가장 왼쪽이 아날로그 장비이고, 나머지는 디지털 장비이다. 2개의 디지털 장비는 컴퓨터 스크린을 가지고 있다. **B,** 이동식 디지털 장비의 스크린에 띄운 가슴 영상.

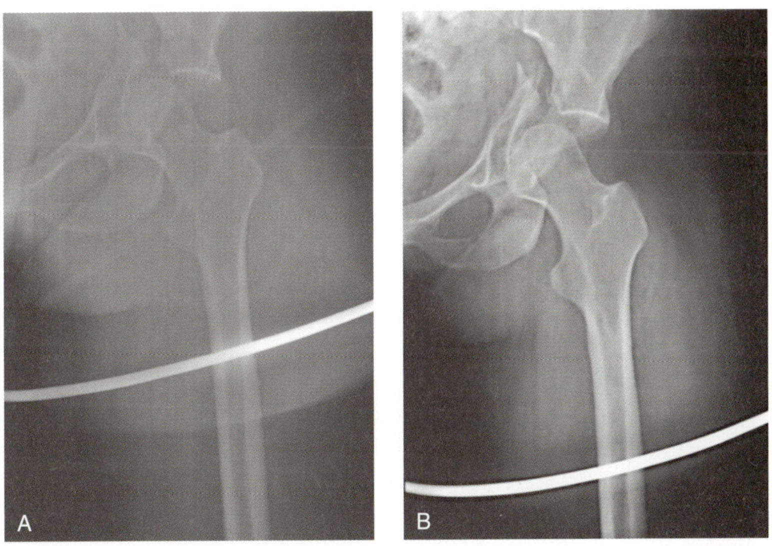

**그림 19-3 몸쪽 넙다리와 엉덩관절의 이동식 촬영 영상으로 왼쪽 절구(acetabulum)에 복합골절이 보인다.** **A,** cut-off 효과가 생기도록 상수용체를 충분히 옆으로 기울여 촬영한 영상으로 질이 좋지 않다. **B,** 같은 환자로 중심선에 정확히 수직이 되도록 상수용체를 놓고 촬영하여 영상의 질이 좋다.

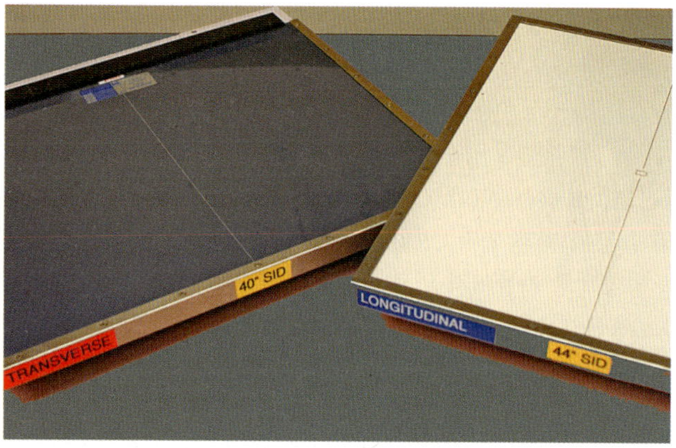


**그림 19-4** 단단한 고정장치[슬립온(slip-on)]에 설치한 가로방향과 세로방향 상수용체들. 적절하게 사용하기 위해서는 초점 범위를 정확하게 알아야 한다.

이동식 촬영에서는 주로 초점 상수용체(focused type grids)가 사용된다. 하지만 몇몇 영상의학과에서는 구형인 평행 상수용체(parallel type grids)를 아직도 쓰고 있다. 모든 초점 상수용체는 격자비[grid ratio, (lines/cm)]에 따라 달라지는 권장 초점 범위(focal range, or radius)를 가지고 있다. 권장 초점 범위를 벗어나 더 멀거나 가까운 거리에서 촬영하게 되면 cut-off가 발생하여 양쪽 측면에 있는 영상의 음영이 감소하게 된다. 상수용체비가 낮은 상수용체는 초점 범위가 넓지만 산란선 제거에는 효과가 떨어진다. 방사선사는 사용하는 격자의 정확한 초점 범위를 알아야만 한다. 대부분의 이동식 검사에 사용되는 초점 상수용체는 상수용체비가 6:1 또는 8:1(6 or 8lines/cm)이고, 36~44inch(91~112cm)의 초점 범위를 가지고 있다. 이 정도의 초점 범위는 이동식 검사에 효과적이다. 상수용체를 뒤집어 놓으면 차단 현상이 현저하게 발생하고, 초점거리가 맞지 않을 때도 비슷한 현상이 발생한다.

오늘날 대부분의 상수용체는 holder 위에 장착하고, 영상수용체를 쉽게 삽입할 수 있게 되어 있다(그림 19-4). 마지막으로 상수용체에 대해 고려할 사항은 '부착형' 상수용체('tape-on' grids) 사용에 관한 것이다. 만일 상수용체를 영상수용체를 넣는 틀에 장착하지 않고 영상수용체 표면에 테이프로 부착해서 사용한다면 상수용체의 X선관쪽 면이 X선관을 향하고 있는지 확인해야 한다. 이 장에서 언급하는 검사들은 상수용체가 필요한 촬영의 경우 올바르게 상수용체와 영상수용체를 놓는 방법을 알려 준다.

**표 19-1 이동식 촬영시 음극(cathode) 위치**

| 부위 | 촬영방향 | 음극 위치 |
|---|---|---|
| 가슴 | 전 · 후방향 | 가로막 |
| | 전 · 후방향-누운 자세 | 아래쪽에 있는 가슴 |
| 복부 | 전 · 후방향 | 가로막 |
| | 전 · 후방향-누운 자세 | 아래쪽에 있는 복부 |
| 골반 | 전 · 후방향 | 골반 위쪽 |
| 넙다리 | 전 · 후방향 | 넙다리 몸쪽 |
| | 측방향 | 넙다리 몸쪽 |
| 목뼈 | 측방향 | 아래 척추 위로 [40inch(102cm) SID] |
| 신생아에서의 가슴과 복부 | 모든 검사 | 지정하지 않음* |

**참고:** 음극쪽의 X선 강도가 제일 세다(heel effect).
*조사야 크기가 작아 필요하지 않다.

## 양극 기울임 효과

이동식 촬영의 또 다른 고려사항은 양극 기울임 효과(anode heel effect)다. 기울임 효과로 인해 X선관의 양극 쪽으로 영상의 음영이 감소된다. 기울임 효과는 다음의 경우들에서 현저하다.

- 짧은 SID
- 큰 조사야
- 작은 양극의 기울임 각도

짧은 SID와 큰 조사야는 이동식 검사에서 흔하게 사용된다. 이동식 검사에서 방사선사는 검사할 신체부위에 따라 X선관의 양극-음극축을 결정한다. 이때 인체의 해부학적 자세를 고려하여 양극-음극축을 정확하게 놓는 것이 필수적이다. 이동식 검사를 할 때는 장소나 장비 조작의 제약으로 인해 항상 원하는 위치로 양극-음극축을 맞출 수는 없다. 최적의 이동식 검사를 위해 X선관의 양극과 음극이 어디인지를 명확하게 표시하여 고압 전선이 어디로 들어가는지를 알아야 하고, 양극의 기울임 효과를 최대로 이용해야 한다(표 19-1).

## X선원-영상수용체 거리

대부분의 이동식 검사에서 X선원-영상수용체 거리(SID)는 40inch (102cm)를 유지해야 한다. 모든 환자와 모든 검사에서 표준화된 거리를 사용하면 촬영된 영상에 일관성이 있어 좋다. SID가 늘어나면[40~48inch(102~122cm)] 늘어난 거리를 보상하기 위해 mAs를 증가시켜야 한다. SID가 40inch(102cm)를 초과하면 이동식 장비의 mA에 한계가 있기 때문에 노출시간을 늘려 주어야 한다. 하지만 노출시간이 길어지면 영상에 움직임 인공물(motion artifacts)이 수반될 가능성이 높다. 또한 가슴과 복부검사시 호흡 조절이 어려운 환자, 소아, 영유아들도 영상에 움직임 인공물이 동반될 가능성이 많다.

## 방사선 안전

이동식 촬영을 할 때는 방사선사, 근처에 있는 사람들, 환자의 방사선 차폐가 매우 중요하다. 방사선사에게 있어 가장 높은 직업적 방사선 노출의 일부가 이동식 촬영시 발생한다. 방사선사는 납가운을 입고 환자, X선관, 조사되는 빔으로부터 공간과 촬영버튼에 연결된 줄이 허용하는 한 최대한 멀리 떨어져야 한다. 권장하는 최소거리는 6ft(2m)이다. 수평방향(축측방향)으로 X선을 조사하거나 꼿꼿이 앉은 자세에서의 가슴 전·후방향 촬영시 방사선사는 주된 X선과 촬영하는 부위에 대하여 직각방향(90°)에서 있어야 한다. 산란방사선이 이 위치에서 가장 적게 생기기 때문이다(그림 19-5). 차폐와 거리가 방사선 노출 감소에 커다란 영향을 미치기 때문에 항상 제일 먼저 고려해야 한다.

가장 효과적인 방사선 차폐 수단은 거리이다. 방사선사는 근처에 있는 사람들이 방사선 노출을 피할 수 있도록 촬영 버튼을 누르기 전에 항상 주변에 알려야 한다. 방을 떠날 수 없거나 환자나 영상수용체를 붙잡고 있는 사람들에게는 납 가운을 제공해야 한다. 다음 상황들에서는 환자의 생식샘에 적절한 차폐물을 덮어야 한다.

- 소아에서 방사선 검사를 할 때
- 가임기에 있는 환자를 검사할 때
- 환자가 차폐물을 요구하는 경우
- 촬영 범위내 또는 근처에 생식샘이 위치하는 경우
- 보고자 하는 해부학적 구조물을 차폐물이 가리지 않는 검사(그림 19-6)



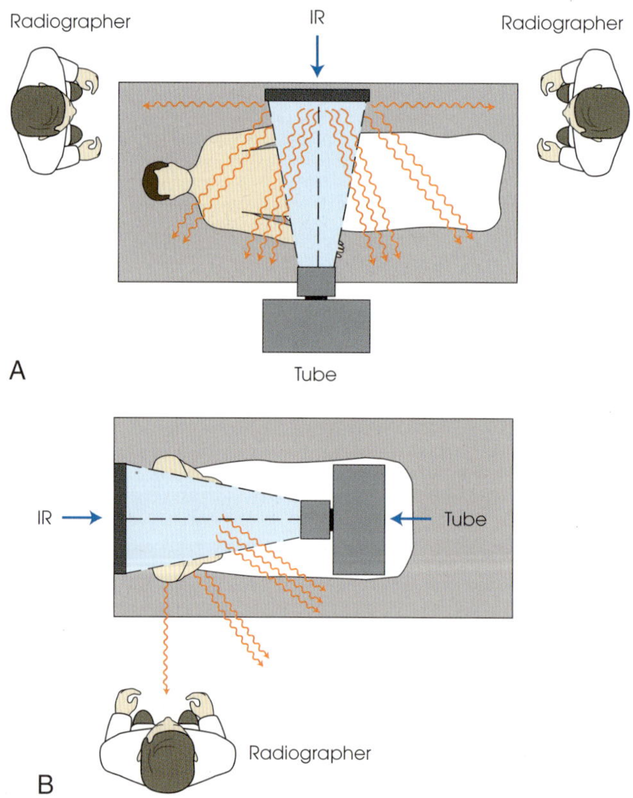


**그림 19-5 가능하면 방사선사는 환자와 주된 X선에서 최소 6ft(2m) 떨어진 곳에 서 있어야 한다. 주된 X선에서 90° 위치가 산란방사선이 가장 적게 생기는 곳이다. A,** 바로 누운 자세에서의 복부 측방향 촬영으로 방사선사가 X선에 90°로 환자의 머리나 발쪽에 서 있는 것을 주목한다. **B,** 가슴 전·후방향 촬영으로 방사선사는 X선에 90°인 곳에 서 있다(IR: 영상수용체).

## 격리실 고려사항

격리실에서는 (1) 병원 근무자나 방문객들에게 퍼뜨릴 수 있는 병원균을 가진 환자 (2) 병원 근무자나 방문객들에 묻어 오는 병원균들로부터 보호하고자 하는 환자를 돌본다. 이상적으로는 격리실에 출입하는 방사선사는 환자의 질병에 대해 완전히 이해하고 있어야 하고, 질병이 전파되는 방법, 격리실에서 장비 사용 전·후로 세척과 제균을 하는 방법을 알고 있어야 한다. 하지만, 의료기록의 비밀보장으로 인해 방사선사는 환자의 질병을 알 수 없을 수도 있다. 따라서 모든 환자는 보편적인 예방책에 따라 관리해야 한다. 만약 외부에서 들어오는 병원균으로부터 환자를 보호하기 위해 격리(역방향 격리, reverse isolation)를 했다면, 다른 검사 방법이 필요할 수 있다. 격리실에는 병원 규정이 비치되어 있어야 하고, 엄격하게 그것을 따라야 한다.

격리실에서 이동식 촬영을 할 때, 방사선사는 특별한 상황에서 요구되는 보호용 의류(가운, 모자, 마스크, 신발 덮개, 장갑)들을 착용해야 한다. 이러한 의류들을 모두 착용해야 하는 것은 아니다. 격리실에 출입하는 모든 사람들은 마스크, 가운, 장갑을 착용해야 하지만 배액이나 분비물을 만질 때는 장갑만 착용해도 된다. 방사선사는 장갑을 착용하기 전 항상 따뜻한 비눗물로 손을 씻어야 한다. 그리고 촬영장비를 격리실로 넣어 위치를 잡는다. 영상수용체는 깨끗한 보호용 덮개 안에 넣는다. 베개 주머니는 체액이 스며들어 반대편으로 통과할 수 있기 때문에 영상수용체나 환자를 보호할 수 없다. 따라서 체액이 영상수용체와 접촉할 수 있는 상황에서는 깨끗하고 스며들지 않는 덮개를 사용해야 한다. 격리실에 있는 환자를 검사하는 경우 안전한 장벽을 유지하기 위해 2명의 방사선사가 필요할 수도 있다.

촬영을 마친 후 마스크, 모자, 가운, 신발 덮개, 장갑은 병원규정에 따라 버려야 한다. 환자나 침대와 접촉한 모든 장비는 적절한 무균조작법에 따라 살균제를 이용해서 닦아야 한다. 장비를 세척할 때 필요하면 새로운 장갑을 착용해야 한다. 방사선사는 격리실을 벗어나기 전 다시 한 번 더 손을 씻어야 한다.



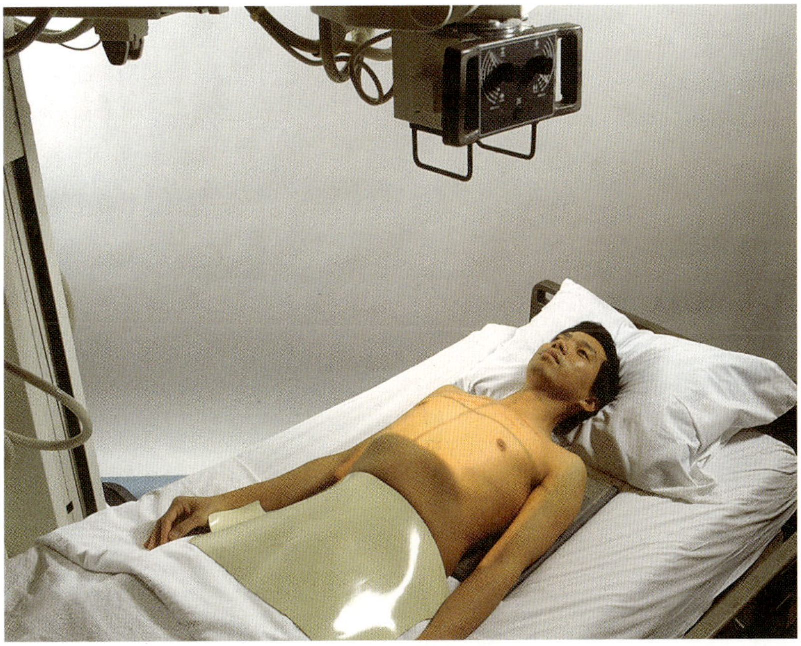

**그림 19–6** 이동식 가슴 촬영 직전의 환자. 납 차폐물이 환자의 골반에 놓여 있는 것을 주목한다. 이 차폐물은 검사부위 바깥에 위치해 있어 촬영에 방해가 되지 않는다.

# 이동촬영

## 초기 절차

이동식 촬영을 할 때는 사전 계획이 필요하다. 이동식 촬영에 필요한 모든 도구들(영상수용체, 상수용체, 테이프, 자, 표식자, 블럭)이 구비되어 있는지 확인하여 검사 진행에 차질이 없도록 해야 한다. 많은 이동식 장비에는 영상수용체와 부속물들을 보관할 수 있는 공간이 있다. 만일 배터리로 작동하는 장비를 사용한다면 출발 전 충분히 충전이 되어 있는지 확인해야 한다. 충전이 불충분하면 검사 진행을 방해하고 좋은 영상을 얻기가 힘들다.

장비를 가지고 병실에 들어가기 전 몇 가지 중요한 과정을 따라야 한다(BOX 19-1). 제일 먼저 환자의 이름, 나이, 등록번호를 확인하여 촬영할 사람이 맞는지 확인한다. 환자 확인 후 자기 소개를 하고 진행할 검사에 대해 설명해 준다. 병실 안에서 침대 근처에 있는 흉관 배액 상자, 도관 주머니, 정맥내 주입을 위한 스탠드와 같은 의료용 기구들을 살핀다. 환자의 가족이나 방문객은 검사가 끝날 때까지 밖에 나가있도록 부탁한다. 도움이 필요하다면 간호사에게 부탁한다.

이동식 촬영을 하는 동안 환자를 적절하게 다루기 위해서 간호사와 의사소통이 원활해야 하고 협력해야 한다.

추가로, 환자의 의식이나 반응이 없거나 없는 것처럼 보여도 환자와의 의사소통은 필수적이다.

## 검사

의자, 스탠드, 수액걸이대, 쓰레기통과 같이 이동식 장비의 움직임에 방해가 될 만한 물건들을 옮긴다. 필요하면 조명도 조절한다. 만일 환자가 바로 누운 자세에서 촬영을 하면 장비의 하단은 침대 가운데 부분을 향하여 놓아야 한다. 만일 앉은 자세로 검사하면 장비의 하단이 침대의 발 쪽을 향해야 한다.

측방향 및 옆으로 누운 자세 촬영에서는 장비의 하단을 침대에 평행하게 하거나 수직으로 하면 X선관의 위치를 잡기가 굉장히 쉬워진다. 병실 크기도 장비의 하단 위치에 영향을 미칠 수 있다.

침대 옆에 서서 X선관을 영상수용체에 평행하도록 정확하게 맞추기가 어려울 때가 종종 있다. X선관이 환자 위에 있을 때는 침대의 끝 쪽에 서서 X선관의 기울임을 살펴 X선관과 영상수용체의 정렬 상태를 확인할 필요가 있다.

모든 촬영에서 X선 조사야의 크기는 영상수용체 크기보다 반드시 작아야 한다. 중심선을 영상수용체 중심에 정확히 맞추면 조사야 불빛이 영상수용체의 바깥 경계와 일치 또는 경계선 안으로 들어오게 된다.

촬영된 영상수용체와 촬영되지 않은 영상수용체를 표시하고 구분하기 위해 규칙적이고 일관된 방법을 개발하여 사용해야 한다. 왜냐하면 한 번에 많은 촬영이 있으면 이중노출이 쉽게 발생할 수 있기 때문이다. 대부분의 병원에서는 이동식 검사시 추가적인 확인 표시를 요구한다. 전형적으로 검사시간(특히 가슴검사)과 환자 자세 같은 기술적인 내용이 표시된다. 각 환자마다 촬영기록을 해야 하고, 그것을 병실에 비치해야 한다. 촬영기록에는 검사시 노출조건과 검사에 필요한 다른 사항들이 포함되어야 한다.

## 환자에 대한 고려사항

이동식 검사시 가끔씩 환자들이 장기 치료시설에 있거나 움직일 수 없고 심하게 아픈 사람들이 있다. 의식은 있지만 팔다리의 골절로 인해 견인장치를 달고 침대에 누워 있을 수도 있고, 심하게 아프면서 의식이 없을 수도 있다. 따라서 촬영 전이나 촬영 중 환자의 전체적인 상태를 간단하게 평가해야 한다.

### 환자상태 평가

환자상태와 병실에 대해 철저히 평가를 하면 최상으로 환자를 돌볼 수 있고 좋은 영상을 얻을 수 있다. 방사선사는 환자의 의식과 호흡을 평가하여 검사를 진행하는 동안 환자가 어느 정도까지 협조가 가능한지 결정하여야 한다. 환자들은 약이나 질병에 따라 다양한 상태의 잠에 빠져 있을 수도 있다. 많은 이동식 검사는 수술 직후 병실에서 진행된다. 이 환자들은 다양한 마취상태에 있다.

**BOX 19-1**

**이동식 촬영에 앞서 필요한 사전과정**

- 간호사에게 당신이 온 것을 알리고, 도움이 필요하면 요청한다.
- 검사할 환자가 맞는지 확인한다.
- 환자와 가족에게 방사선사임을 알리고, 촬영과정을 설명한다.
- 병실 내에 있는 의료용 장비들과 수액이 매달린 수액걸이대, 다른 장비들을 확인한다. 필요하면 그러한 장비들의 위치를 바꾼다.
- 가족과 방문자에게 잠시 병실 밖에 있어달라고 부탁한다.*

*소아를 검사할 때는 가족이 병실에 남아 있을 필요가 있다.

## 환자의 움직임

방사선사는 환자가 어느 정도까지 움직일 수 있는지 또는 움직임을 견딜 수 있는지를 평가하기 전에는 절대 환자나 신체의 일부를 움직여서는 안 된다. 항상 부드럽고 신중하게 행동해야 한다. 확실하지 않다면 항상 간호사나 의사에게 확인하여야 한다. 인공관절치환술을 받은 많은 환자들이 수술 받은 관절을 며칠 또는 몇 주간 움직일 수 없지만 방사선사들은 알아채기 어려울 수 있다. 어떤 환자들은 자신들이 움직일 수 있는 정도나 움직임을 견딜 수 있는 정도를 말로 전달할 수 있다. 방사선사는 간호사, 의사 또는 환자가 허락하기 전에는 절대로 수술하거나 부러진 팔다리를 움직여서는 안 된다. 검사 중 환자를 부적절하게 움직이면 환자에게 해가 될 수 있기 때문이다.

## 골절

환자들은 뼈 1개의 단순골절에서부터 뼈 여러 개의 복합골절까지 여러 가지 다양한 골절과 골절 양상을 가질 수 있다. 넙다리뼈(femur)의 단순골절로 견인장치를 하고 침대에 누워 있는 환자는 의식이 있어 검사 진행에 도움을 줄 수 있다. 또 어떤 환자들은 의식이 없고 다발성 갈비뼈 골절, 척추골절 또는 심각한 머리부상이 있을 것이다.

다발성 골절 환자들 중 움직이거나 움직임을 참을 수 있는 사람은 얼마 되지 않는다. 방사선사는 환자의 상태와 통증을 견디는 정도를 고려하여 항상 조심해서 지혜롭게 검사를 진행하여야 한다. 만일 환자의 몸이나 팔다리를 일으켜야 하는 검사라면 주변의 도움을 충분히 구해 환자에게 해나 심한 통증이 생기지 않도록 해야 한다.

## 촬영에 방해되는 기구들

골절로 인해 중환자실이나 정형외과 침대에 누워있는 환자는 다양한 장비, 연결선과 관들을 부착하고 있을 것이다. 이런 것들은 X선 조사 경로에 있을 수 있고, 그 결과 인공물을 만드는 원인이 된다. 경험 있는 방사선사는 어떤 장비를 X선 경로상에서 치워야 할지 알고 있다. 골절 고정장치와 같이 움직일 수 없는 장비일 때는 최상의 영상을 얻기 위해 중심선에 각도를 주거나 영상수용체의 위치를 조절하는 것이 필요하다. 많은 경우 촬영영상에는 촬영부위뿐만 아니라 이런 장비들도 포함된다(그림 19-7). 이런 장비를 다룰 때는 매우 조심해야 하고, 절대로 의사의 도움 없이 견인장치를 제거해서는 안 된다.

## 자세 및 무균방법

자세를 잡는 동안 환자들은 영상수용체(상수용체는 있을 수도 있고, 없을 수도 있다)를 차갑고 딱딱하고 불편한 것으로 생각한다. 영상수용체를 위치시키기 전에 환자에게 불편할 수도 있다는 것을 미리 알려주어야 하며, 검사는 최대한 빨리 끝낸다. 환자는 최대한 빨리 검사를 끝내는 당신의 배려와 효율적인 일처리에 감사할 것이다.

만일 영상수용체의 표면이 피부 표면에 직접 닿으면 들러붙어 자세를 조절하는데 어려움을 줄 수 있다. 또한 노인의 피부는 얇고 건조해서 조심해서 영상수용체를 다루지 않으면 피부가 찢어질 수도 있다. 영상수용체 위에 천이나 종이를 덮으면 환자의 피부를 보호할 수 있고, 덜 차갑게 해서 환자의 불편함을 완화시킬 수도 있다. 덮개는 또한 영상수용체를 깨끗하게 관리하는 것에도 도움을 줄 수 있다. 직접 환자와 접촉한 영상수용체는 무균 및 감염관리를 위해 멸균소독제로 깨끗하게 닦아야 한다.

피, 체액, 다른 잠재적인 감염원과 접촉할 수 있는 상황에서는 영상수용체를 적절한 불투과성 천으로 감싸야 한다 영상수용체가 오염되면 청소가 어렵고, 어떤 경우는 불가능할 수도 있다. 영상수용체를 감쌌던 천을 버릴 때는 반드시 병원 규정을 따라야 한다.

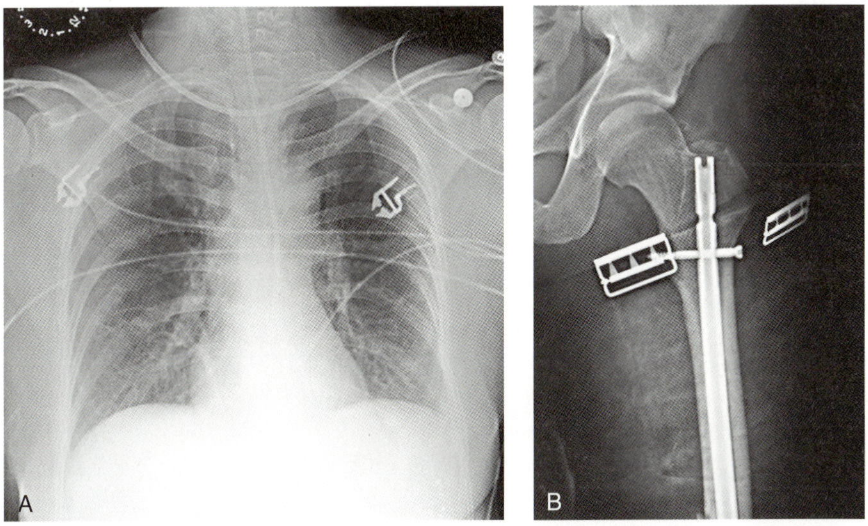


**그림 19-7** 가슴(AP) 이동촬영. 영상에서 빠지지 않은 다양한 기구들을 볼수있다. **B,** 넙다리뼈 몸쪽과 고관절의 이동식 촬영 영상. 촬영시 금속 버클은 제거할 수 없었다.

이동촬영 Performing Mobile Examinations

## 흉부 전 · 후방향 촬영

Chest AP projection

### 바로 선 자세 또는 누운 자세

#### 환자 자세

환자 상태에 따라 침대의 머리쪽을 올려 반쯤 또는 완전히 앉은 자세로 만든다. 환자를 바로 앉은 자세나 최대한 견딜 수 있는 각도로 앉혀 촬영을 한다. 심각하게 아프거나 부상이 큰 환자들은 누운 자세를 사용한다.

#### 검사 자세

- 영상수용체의 중심에 정중시상면이 오도록 맞춘다.
- 영상에 가슴 전체가 촬영되도록 하기 위해 영상수용체를 환자 밑에 넣고 위쪽 끝이 어깨 위 2inch(5cm) 지점에 오도록 조정한다. 정확한 거리는 환자의 체형에 따라 달라진다. 누운 자세일 때는 어깨가 허파보다 상대적으로 높은 위치로 이동할 수 있다. 그에 맞춰 조정한다.
- 환자의 어깨가 편안한 상태인지를 확인한 다음 팔을 안쪽으로 돌리는 것이 금기사항이 아니라면 폐야에 어깨뼈(견갑골, scapula)가 겹치는 것을 방지하기 위해 환자의 팔을 안쪽으로 돌려준다.
- 환자의 상반신이 회전하거나 한쪽으로 기울지 않았는지 확인한다(그림 19-8).
- 생식샘을 차폐한다.
- 호흡: 다른 언급이 없으면 흡기시 촬영을 한다. 만일 환자가 호흡기 보조를 받고 있다면 가슴을 유심히 살펴 흡기시에 촬영한다.

#### 중심선

- 복장뼈(흉골, sternum)의 긴축에 수직으로 영상수용체의 중심을 향한다. 중심선은 일곱째등뼈 위치에 있는 복장뼈목아래패임(흉골상절흔, jugular notch)의 3inch(7.6cm) 아래 지점으로 입사한다.

#### 조사야

- 14×17inch(35×43cm)로 조절한다.

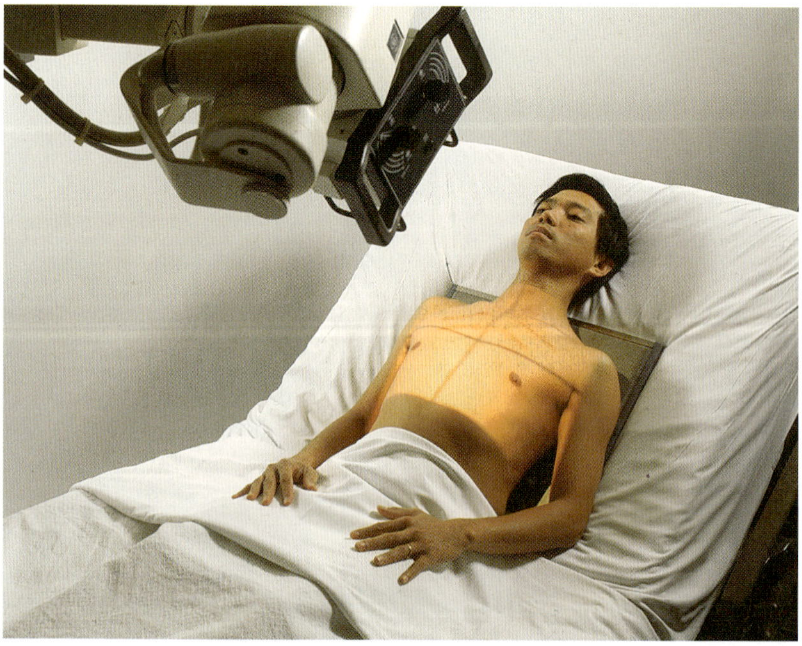

**그림 19-8** 이동식 가슴 전 · 후방향 촬영: 반쯤 일으킨 자세.

### 영상구조

심장, 기관, 가로막(diaphragm), 지붕, 가장 중요한 폐야 전체[혈관흔적(vascular markings)을 포함]를 포함하는 가슴우리의 해부학적 구조물들이 관찰된다(그림 19-9).

### 평가기준

- 적절한 조사야가 이루어져야 한다.
- 움직임이 없어야 한다. 가로막 지붕과 폐야가 잘 관찰되어야 한다.
- 갈비가로막각을 포함한 폐야 전체가 관찰되어야 한다.
- 가슴막 흔적(pleural markings)이 관찰되어야 한다.
- 심장 음영을 통해 희미하게 갈비뼈와 척추의 디스크 공간이 관찰되어야 한다.
- 회전되지 않아야 한다. 척추로부터 빗장뼈의 안쪽 부분과 갈비뼈의 양쪽 가장자리가 같은 거리에 있어야 한다.

**참고:** X선관과 영상수용체 사이 각도가 정확한지 확인하기 위해 조사야 불빛을 어깨 위로 비추어 영상수용체에 투영된 어깨 그림자를 1번 더 확인할 수도 있다. 만일 어깨 그림자가 영상수용체의 위쪽 끝보다 훨씬 위에 있다면, X선관 각도를 수정해야 한다.



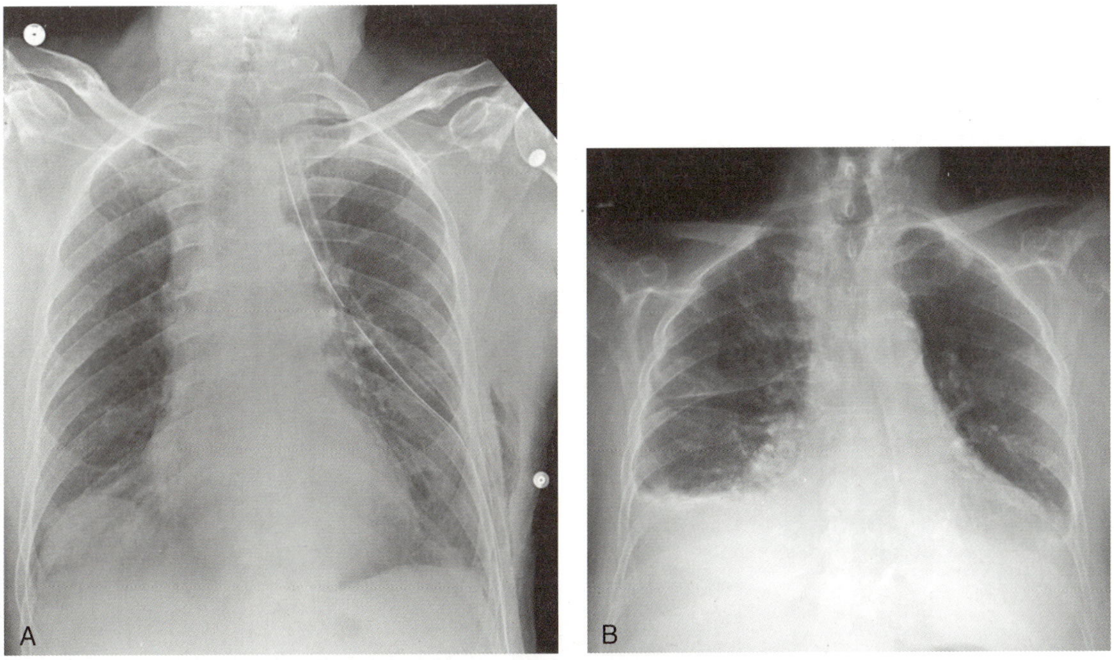


**그림 19-9 심하게 아픈 환자의 이동식 가슴 전 · 후방향 영상. A,** 왼쪽 개흉술(thoracotomy) 후 가슴관을 가지고 있는 환자로 왼쪽 기저부에 폐침윤 또는 무기폐가 있고, 오른쪽 가로막의 일부분이 상승되어 있으며 왼쪽 연부조직에는 기종(emphysema)이 동반되어 있다. **B,** 다른 환자로 소량의 왼쪽 가슴막삼출액(흉수, pleural effusion)과 적당한 양의 오른쪽 가슴막삼출액이 있고, 심장비대, 약간의 폐울혈, 대동맥에 석회화와 비틀림이 있다.

## 흉부 전 · 후 또는 후 · 전방향 촬영
Chest AP or PA projection

### 옆으로 누운 자세

#### 환자 자세

- 환자를 측면으로 눕힌다.
- 가능하면, 안정된 자세를 위해 무릎을 구부린다.
- 몸이 매트리스에 파묻히지 않도록 환자 아래에 단단한 지지대를 놓아 몸을 2~3inch(5~8cm) 높인다.
- 양팔을 머리 위쪽으로 올려 가슴에서 먼 곳에 둔다. 몸 옆에 팔을 두면 자유공기(free air)가 있는 것처럼 보일 수 있기 때문이다.
- 환자가 침대에서 굴러 떨어지지 않도록 확실히 해야 한다.

#### 검사 자세

- 가능한 전 · 후방향 촬영자세를 잡는다. 아픈 환자들은 전 · 후방향 자세를 잡기가 더 쉽다(특히 팔).
- 측면 자세가 맞는지 확인한다. 어깨와 골반을 통과하는 관상면이 테이블에 수직이어야 한다.
- 영상수용체는 환자 뒤에 놓는다. 이때 영상수용체가 지지대 위에 놓이면 가슴의 아래쪽 부위가 촬영되지 않기 때문에 영상수용체는 지지대의 뒤쪽 아래로 내려놓아야 한다.
- 격자가 어깨 위로 2inch(5cm) 위까지 올라 오도록 조정한다. 영상수용체를 환자에게 기대어 놓으면 영상의 왜곡이 발생하기 때문에 제 위치에 고정을 해야 한다(그림 19-10).
- 생식샘을 차폐한다.
- 호흡: 다른 언급이 없다면 흡기 시 촬영을 실시한다.

#### 중심선

- 침대와 수평을 유지하고 영상수용체의 중심에 수직으로, 복장뼈목아래패임 3inch(7.6cm) 아래 지점으로 입사한다.

#### 조사야

- 14×17inch(35×43cm)로 조절한다.

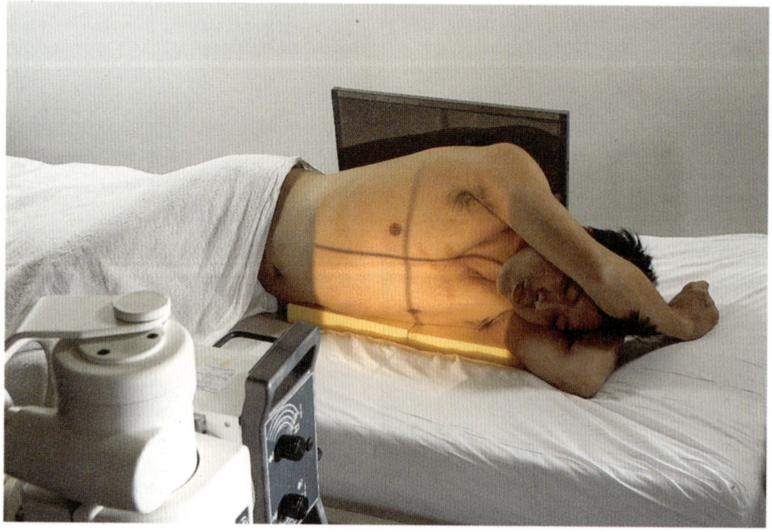

**그림 19-10** 이동식 가슴 전 · 후방향 촬영: 왼쪽 옆으로 누운 자세. 가슴을 받치고 있는 노란색 블록을 주목한다. 그 블록은 가슴의 왼쪽이 영상에 촬영되도록 하는 데 필요하다.

## 영상구조

전체 폐야와 있을 수도 있는 공기 또는 액체층을 포함한 가슴우리의 해부학적 구조물들이 관찰된다(그림 19–11).

### 평가기준

- 적절한 조사야가 이루어져야 한다.
- 움직임이 없어야 한다.
- 회전이 없어야 한다.
- 질환이 있는 부위가 전체적으로 관찰되어야 한다[자유공기(free air)는 위쪽 폐, 체액(fluid)은 아래쪽 폐].
- 환자의 팔은 영상에 나타나지 않도록 한다.
- 옆으로 누운 자세 촬영 표식이 있어야 한다.

**참고:** 가슴막안 내의 액체층(fluid levels)은 검사부위를 아래로 하면 세로칸(종격동, mediastinum)과의 겹침이 없어 잘 관찰된다. 공기층(air levels)은 이환되지 않은 쪽을 아래로 해야 잘 관찰된다. 환자는 촬영 전 해당 자세를 최소 5분 정도 유지해야 한다. 그래야 공기는 위로 떠 오르고, 액체는 아래로 가라앉아 촬영영상에서 잘 관찰되게 된다.



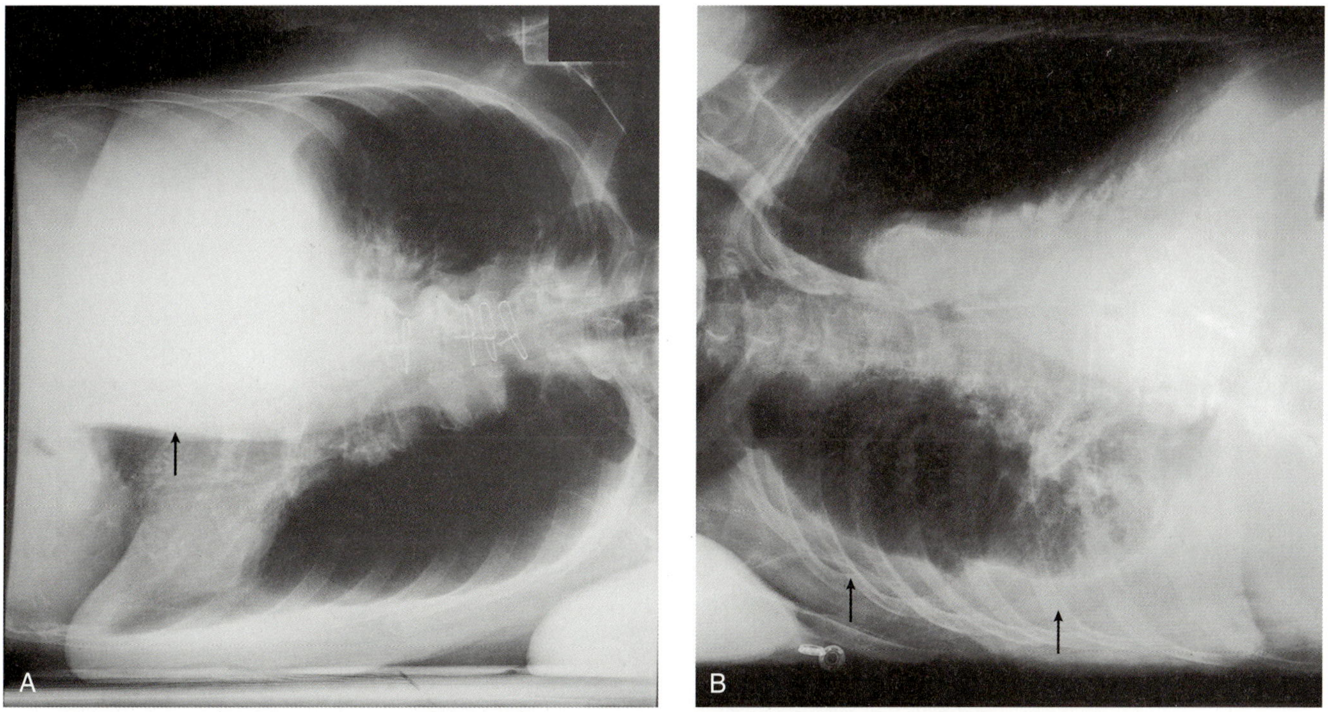


**그림 19–11 심하게 아픈 환자의 옆으로 누운 자세로 시행한 이동식 가슴 전 · 후방향 영상.** **A,** 왼쪽 옆으로 누운 자세. 환자는 다량의 오른쪽 가슴막삼출액(화살표)이 있고, 왼쪽에는 가슴막삼출액이 없다. 블록으로 가슴을 받친 덕분에 가슴의 왼쪽이 영상에 완전히 포함되었다. **B,** 오른쪽 옆으로 누운 자세. 환자는 오른쪽 가슴막삼출액(화살표), 심장비대, 약간의 폐울혈이 보인다. 블록으로 가슴을 받쳐 가슴의 오른쪽이 영상에 완전히 포함되었다.

## 복부 전 · 후방향 촬영
Abdomen AP projection

### 환자 자세

- 필요하다면, 수평이 되도록 환자 침대를 조정한다
- 환자를 반듯하게 눕힌다.

### 검사 자세

- 두덩결합(pubic symphysis)부터 위쪽 복부까지 보일 수 있도록 환자 아래에 상수용체를 위치시킨다.
- 침대 중앙에 상수용체를 위치시키고, 필요하다면 담요나 수건으로 고정시켜 격자가 좌우로 움직이지 않도록 한다.
- 환자를 돌릴 때는 병상 시트를 이용한다. 이것은 영상수용체의 위치를 잡는 동안 환자를 좌우로 움직이기 쉽도록 만들어 주고, 환자의 피부와 상수용체 사이에 위치해 둘 사이의 장벽 역할도 한다.
- 상수용체의 정중선에 환자의 정중시상면이 오도록 한다.
- 엉덩뼈능선(장골능, lilac crest) 위치에 상수용체 중심을 둔다. 만일 보고자 하는 부위가 상복부라면 엉덩뼈능선보다 2inch(5cm) 위에 중심을 두던가 충분히 위로 올려 가로막을 포함시킨다.
- 어깨와 골반이 같은 평면에 오도록 조정한다(그림 19-12).
- 팔이 영상에 포함되지 않도록 배 바깥에 놓는다.
- 생식샘을 차폐한다. 여성 환자에서는 못 할 수도 있다.
- 호흡은 호기 때 촬영한다.

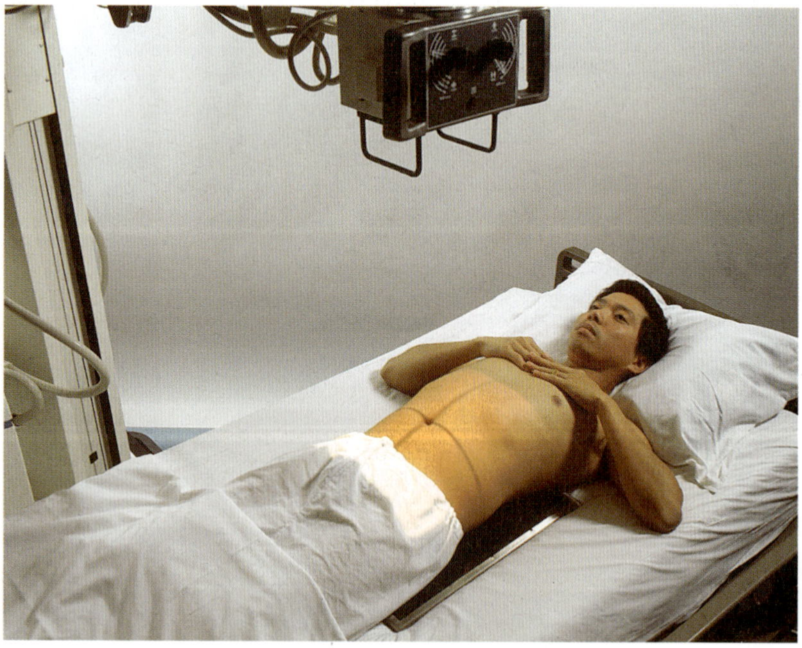

**그림 19-12** 이동식 복부 전 · 후방향 촬영.

### 중심선

- 정중시상면상의 상수용체 중심에 수직 입사한다. 이 지점의 측면에 엉덩뼈능선이나 열째갈비뼈가 위치한다.

### 조사야

- 14×17inch(35×43cm)로 조절한다.

### 영상구조

간의 아래 경계인 지라, 콩팥, 허리근(요근, psoas muscles), 석회침착, 종양덩어리의 증거들이 관찰된다. 만일 영상에 상복부와 가로막이 포함되면 간의 크기와 모양도 관찰될 수 있다(그림 19-13).

### 평가기준

- 적절한 조사야가 이루어져야 한다.
- 움직임이 없어야 한다.
- 복부내장의 윤곽이 관찰되어야 한다.
- 두덩결합이나 가로막(몇몇 환자에서는 둘 다 보인다)을 포함한 복부영역이 관찰되어야 한다.
- 영상 중앙에 척추가 오게 한다.
- 허리근, 간의 아래 경계 및 콩팥의 경계가 관찰되어야 한다.
- 회전되지 않아야 한다.
- 척추와 엉덩뼈날개가 대칭으로 관찰되어야 한다.



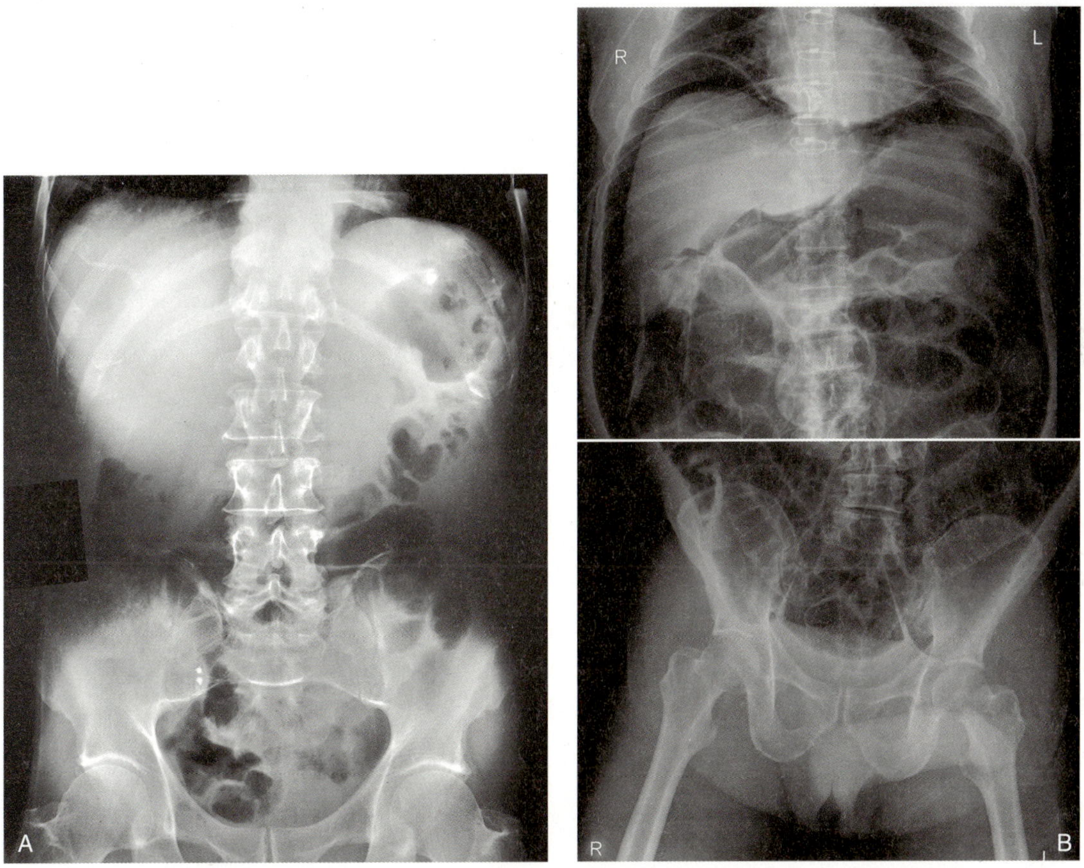


**그림 19-13 이동식 복부 전 · 후방향 영상. A,** 질병이 없는 복부. 이 환자에서 복부 전체가 관찰된다. **B,** 큰 체구로 인해 복부 전체를 보기 위해서는 2번의 가로방향(가로로 긴 배치, landscape) 영상수용체 촬영이 필요했다. 척추체를 세어서 2개의 영상을 적절히 합칠 수 있다. 장천공을 시사하는 다량의 자유 공기를 주목한다.

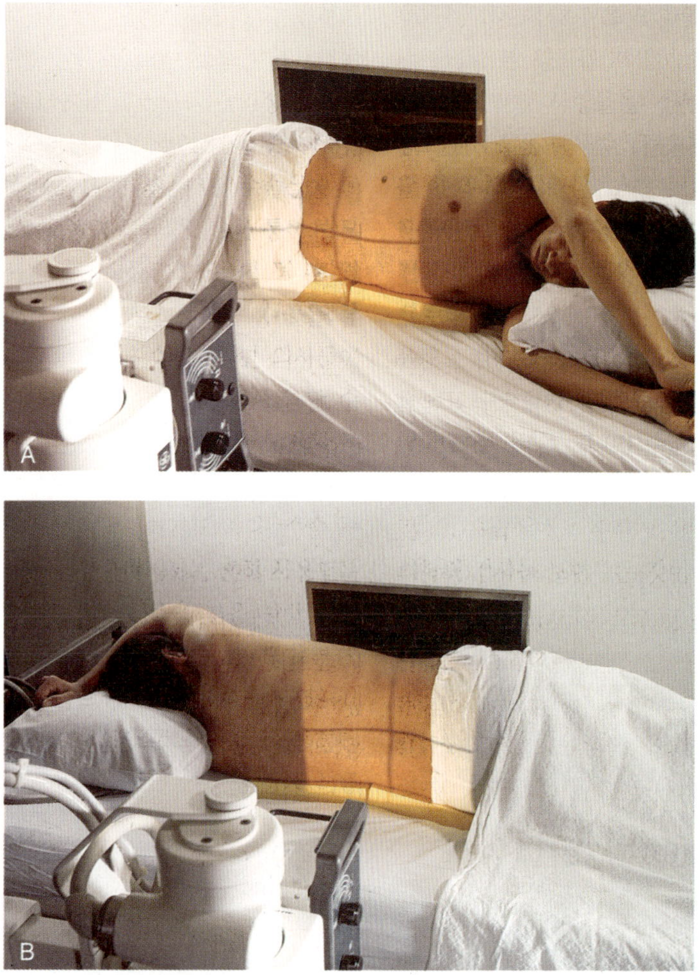

그림 19-14 이동식 복부 전 · 후방향 촬영: 좌측 측와위 자세. A, 전 · 후방향 촬영. B, 후 · 전방향 촬영. 환자가 매트리스에 파묻히는 것을 방지하고 복부를 받쳐주는 역할을 하는 복부 밑의 노란색 블록을 주목한다.

## 복부 전 · 후 또는 후 · 전방향 촬영

Abdomen AP or PA projection

### 좌측 옆으로 누운 자세

#### 환자 자세

- 다른 언급이 없으면 좌측 옆으로 누운 자세를 취한다.
- 자세 안정을 위해 다리를 약간 구부린다.
- 필요하다면 환자가 매트리스 아래로 가라앉지 않도록 환자 아래에 지지대를 놓는다.
- 가능하면 환자의 양팔이 복부에 겹치지 않도록 머리위로 올린다. 복부 옆에 오른팔을 놓으면 자유 공기(free air)가 있는 것처럼 오인하게 만들기 때문이다.
- 환자가 침대에서 떨어지지 않도록 한다.

#### 검사 자세

- 병실 상황에 따라 후 · 전방향 또는 전 · 후방향 촬영을 한다.
- 환자가 정측방향 자세(true lateral position)로 누워 있는지 확인한다. 어깨와 골반을 통과하는 관상면이 침대에 수직이어야 한다.
- 후 · 전방향 촬영시는 환자의 앞에, 전 · 후방향 촬영시에는 환자의 뒤에 상수용체를 수직으로 놓는다. 상수용체는 환자에게 기대어 놓지 말고 제 위치에 고정되어야 한다. 이렇게 해야 상수용체에 의한 차단 효과(cut-off)를 막을 수 있다.
- 영상에 가로막을 포함시키기 위해 상수용체의 중심이 엉덩뼈능선의 2inch(5cm) 위에 오도록 해야 한다. 두덩결합과 하복부가 꼭 관찰될 필요는 없다(그림 19-14).
- 촬영하기 전 최소한 5분 정도 옆으로 누운 자세로 공기는 위로 올라가고, 액체는 아래로 가라 앉도록 해야 한다.
- 생식샘을 차폐한다.
- 호흡이 호기일 때 촬영한다.

이동식 영상촬영 Mobile Radiography

### 중심선

- 상수용체의 중심을 향해 수직 또는 수평방향으로 입사한다.

### 조사야

- 14×17inch(35×43cm)로 조절한다.

### 영상구조

복강에 공기-액체층(air-fluid level)이 보인다. 이 검사는 특히 복부의 자유 공기(free air)를 확인하는 데 도움이 된다. 복부의 오른쪽 경계가 반드시 관찰되어야 한다(그림 19-15).

### 평가기준

- 적절한 조사야가 이루어져야 한다.
- 움직임이 없어야 한다.
- 가로막과 복부장기가 명확히 관찰되어야 한다.
- 공기 또는 액체층이 있다면 관찰되어야 한다.
- 오른쪽과 왼쪽 복벽 및 옆구리 구조물이 관찰되어야 한다.
- 회전이 없어야 한다.
- 척추와 엉덩뼈날개(iliac wings)의 대칭이 관찰되어야 한다.

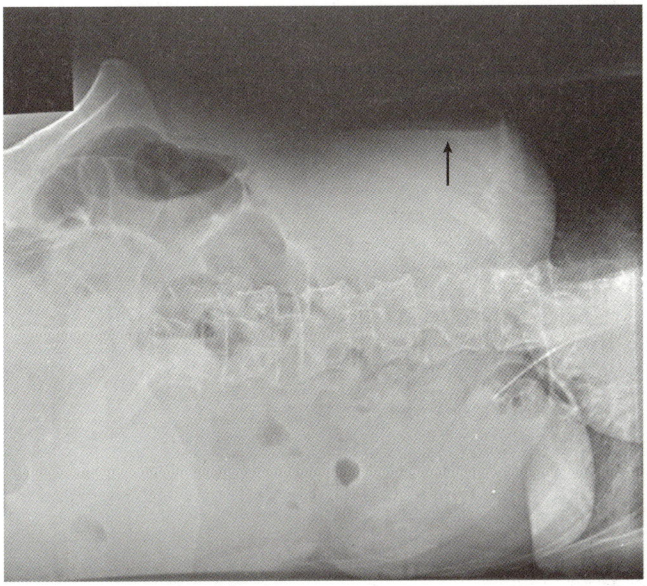

**그림 19-15** 이동식 복부 전·후방향 촬영: 좌측 옆으로 누운 자세. 복부의 위쪽 또는 오른쪽 복강에서 자유 공기가 보인다(화살표). 이 영상은 자유 공기를 더 잘 보기 위해 약간 노출부족을 시켰다.

## 골반 전 · 후방향 촬영

Pelvis AP projection

### 환자 자세

- 환자가 바로 누운 자세가 되도록 침대를 수평으로 만든다.
- 팔을 골반 바깥에 위치시켜 겹치지 않도록 한다.

### 검사 자세

- 골반 아래 상수용체를 위치시키고 위앞엉덩뼈가시(전상장골극, ASIS)와 두덩결합 사이의 중간 지점에 중심을 맞춘다.
- 이것은 위앞엉덩뼈가시 하방 2inch(5cm), 두덩결합 상방 2inch(5cm) 지점이다.
- 환자의 정중시상면을 상수용체의 정중선에 맞춘다. 골반은 돌아가지 않아야 한다.
- 금기사항이 아니라면 환자의 다리를 안쪽으로 약 15° 정도 회전시킨다(그림 19-16).
- 생식샘을 차폐한다. 여성 환자의 경우 차폐가 어려울 수도 있다.
- 촬영시 호흡을 정지하도록 한다.

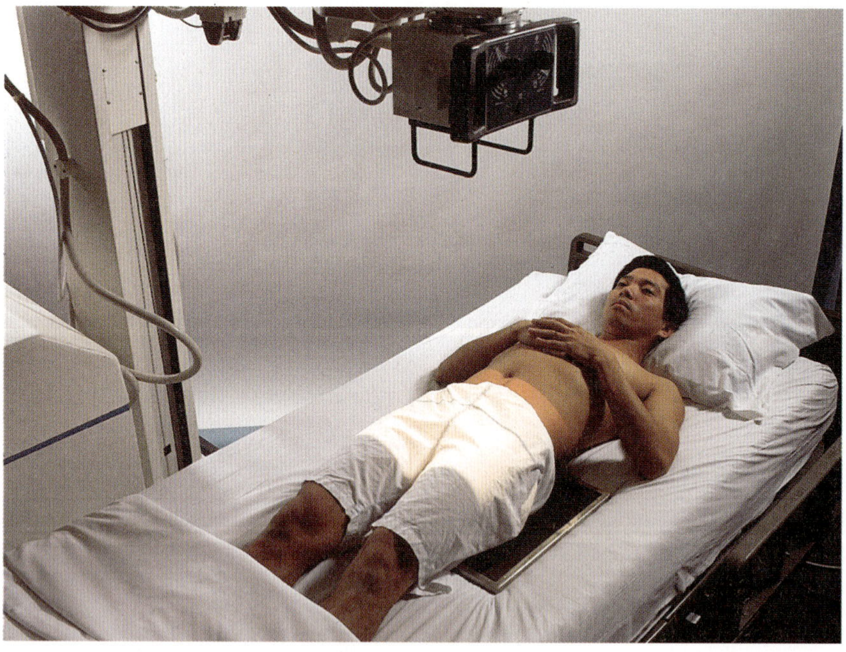

**그림 19-16** 이동식 골반 전 · 후방향 촬영. 상수용체를 수평으로 중심선에 수직이 되도록 놓는다.

### 중심선

상수용체 중심에 수직으로 정중시상면으로 입사한다. 중심선은 위앞엉덩뼈가시 아래쪽 2inch(5cm), 두덩결합 위쪽 2inch(5cm) 지점으로 입사해야 한다.

### 조사야

- 14×17inch(35×43cm)로 조절한다.

### 영상구조

양쪽 엉덩관절(고관절), 엉치뼈(천골)와 꼬리뼈(미골), 넙다리뼈(대퇴골)의 머리, 목, 돌기(전자, trochanters), 몸쪽을 포함한 구조물이 관찰된다(그림 19-17).

### 평가기준

- 적절한 조사야가 이루어져야 한다.
- 넙다리뼈 몸쪽과 양쪽 엉덩관절을 이루는 뼈를 포함한 골반 전체가 관찰되어야 한다.
- 회전되지 않아야 한다.
- 엉덩날개(iliac wings)와 폐쇄구멍(obturator foramina)의 대칭이 관찰되어야 한다.
- 양쪽 넙다리뼈의 큰돌기와 엉덩뼈가 영상 끝에서부터 같은 거리에 있어야 한다.
- 넙다리뼈목부위는 짧아져 보이지 않아야 하고, 큰돌기는 옆모습으로 관찰되어야 한다.

**참고:** 일반적으로 환자의 몸무게로 인해 상수용체 아래쪽 끝이 약간 위로 기울어진다. 이것을 보상하고 상수용체의 정렬상태를 유지하여 차단효과를 예방하기 위해 X선관을 아래쪽으로 기울여 주어야 한다. 그러나 정확한 각도를 항상 알 수 있거나 결정하기 쉬운 것은 아니다. 방사선사는 침대의 다리쪽을 약간 낮추기를 원할지도 모른다(반좌위, Fowler position). 이렇게 하여 몸무게가 상수용체 위에 고르게 분포하여 상수용체가 편평해지기를 원하는 것이다. 또한 돌돌 만 수건이나 이불을 상수용체 아래 놓으면 옆으로 기울어지는 것을 방지하는 데 도움이 된다. 만일 침대에 부풀릴 수 있는 공기 매트리스가 설치되어 있다면 최대한 부풀린 상태에서 할 것을 권장한다. 또 다른 가능성은 상수용체의 아래쪽 끝이 아래로 기울어지는 것이다. 주의 깊게 상수용체를 확인하고 거기에 맞게 보상해야 한다.

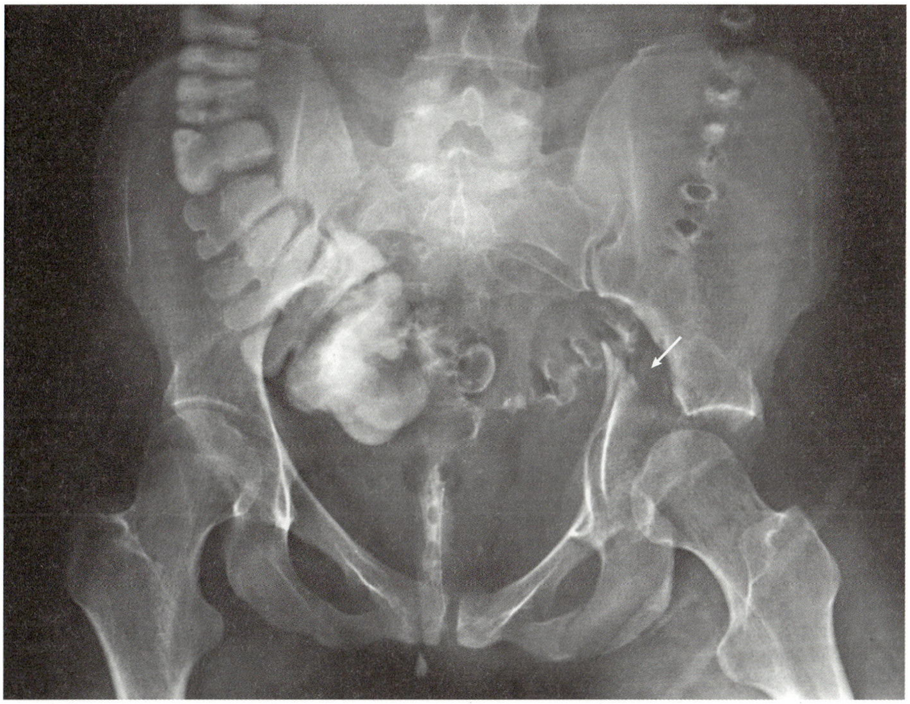

**그림 19-17** 이동식 골반 전·후방향 영상. 이 환자는 왼쪽 절구(acetabulum)에 복합골절이 있고, 안쪽 절구벽이 안쪽으로 이동하여 있다(화살표). S상결장, 곧창자에 조영제가 남아 있다.

## 대퇴골 전 · 후방향 촬영

Femur AP projection

대부분의 이동식 넙다리 전 · 후방향과 측방향 촬영은 견인장치를 달고 있는 상태에서의 중간과 먼쪽 넙다리뼈 영상이다. 넙다리뼈를 움직일 수 없기에 이 상황은 방사선사에게 있어서 촬영하기 힘든 조건이다.

### 환자 자세

- 환자는 바로 누운 자세를 취한다.

### 검사 자세

- 환자 넙다리뼈 아래에 조심스럽게 상수용체를 세로로 놓는다. 상수용체의 먼쪽 끝을 충분히 낮춰 골절부위, 병적부위, 무릎관절이 충분히 포함되도록 한다.
- 필요하다면 수건, 담요 또는 블록을 상수용체의 각면 아래에 놓아 X선관과의 정렬상태를 맞추어 준다.
- 검사하고자 하는 넙다리뼈 정중선에 상수용체의 중심을 맞춘다(그림 19-18).
- 생식샘을 차폐한다.
- 촬영시 호흡은 정지한다.



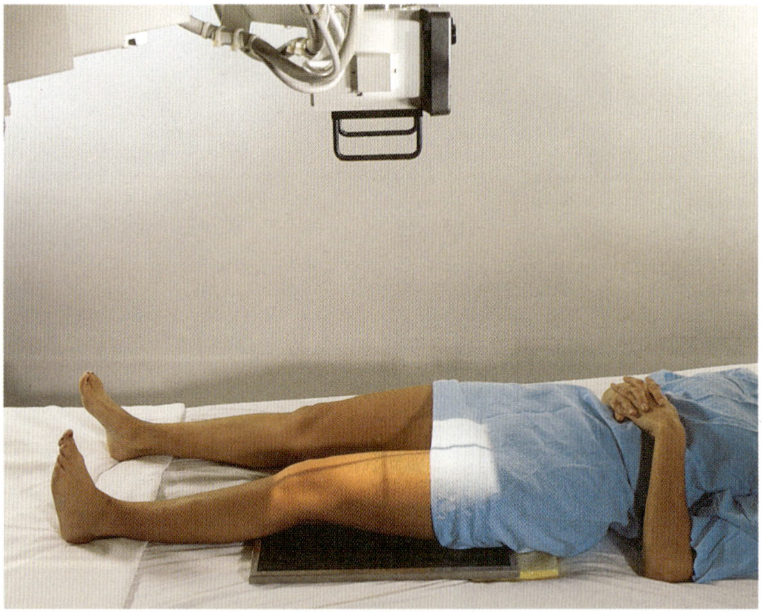

**그림 19-18** 이동식 넙다리 전 · 후방향 촬영.

### 중심선

- 넙다리뼈의 긴축 중심에 수직으로 입사해야 하고 상수용체에 중심을 잘 맞춰야 한다.
- 중심선과 상수용체를 잘 정렬하여 상수용체 차단 효과가 생기지 않도록 해야 한다.

### 조사야

위로는 위앞엉덩뼈가시(ASIS), 아래로는 정강뼈거친면(경골조면, tibial tuberosity), 넙다리뼈 그림자의 양쪽으로 1inch(2.5cm), 길이는 17inch(43cm)로 한다.

### 컴퓨터 방사선 촬영

넙다리뼈에서 가장 두꺼운 부위(몸쪽)의 두께를 측정하고, 이 두께를 통과할 수 있을 정도의 kVp를 선택해야 한다. 만약 이 부위에서 X선이 통과를 하지 못하면 컴퓨터는 해부학적 영상을 구성할 수 없게 된다. 그 결과 넙다리뼈 몸쪽이 하얗게 보인다. 넙다리뼈 몸쪽 음극을 위치시키면 CR 영상의 질을 향상시킬 수 있다.

### 영상구조

무릎관절을 포함한 넙다리뼈의 먼쪽 ⅔가 관찰된다(그림 19-19).

### 평가기준

- 적절한 조사야가 이루어져야 한다.
- 무릎관절을 포함한 넙다리뼈의 대부분이 관찰되어야 한다.
- 무릎이 회전되지 않아야 한다.
- X선이 넙다리뼈 몸쪽을 적절하게 통과해야 한다.
- 플레이트나 스크류 같은 정형외과적 기구가 관찰되어야 한다.

**참고:** 만일 넙다리뼈 전체를 보고 싶다면 넙다리뼈 몸쪽과 엉덩관절 아래에 14×17inch(35×43cm) 상수용체를 세로로 놓고 몸쪽 넙다리뼈 전·후방향 촬영을 하면 된다. 엉덩관절이 포함되도록 상수용체의 위쪽 끝은 위앞엉덩뼈가시 정도에 위치해야 한다. 중심선은 상수용체와 넙다리뼈 긴축의 중심에 맞추어야 한다(그림 19-3).

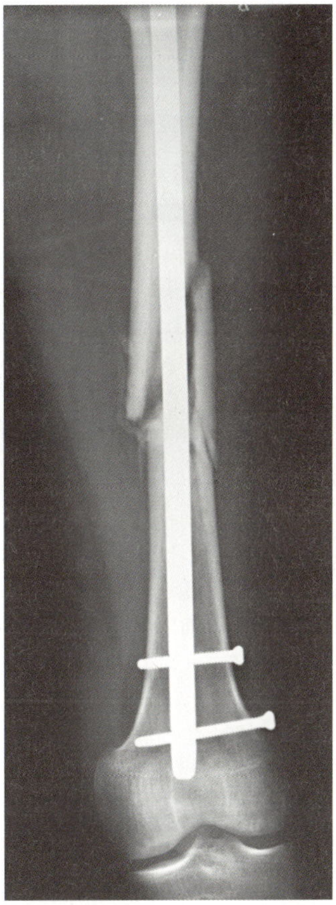

**그림 19-19** 이동식 넙다리뼈 전·후방향 영상으로 넙다리뼈 중간부위에 골절이 있고, 금속막대가 삽입되어 있다. 영상에 무릎관절이 포함되었다.

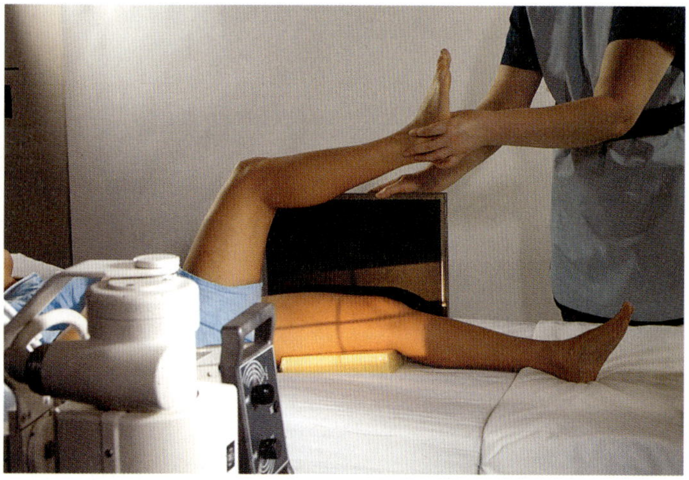

그림 19-20 이동식 왼쪽 넙다리뼈 내외측방향 촬영. 납치마를 착용한 도우미가 오른쪽 다리와 상수용체를 잡고 있다.

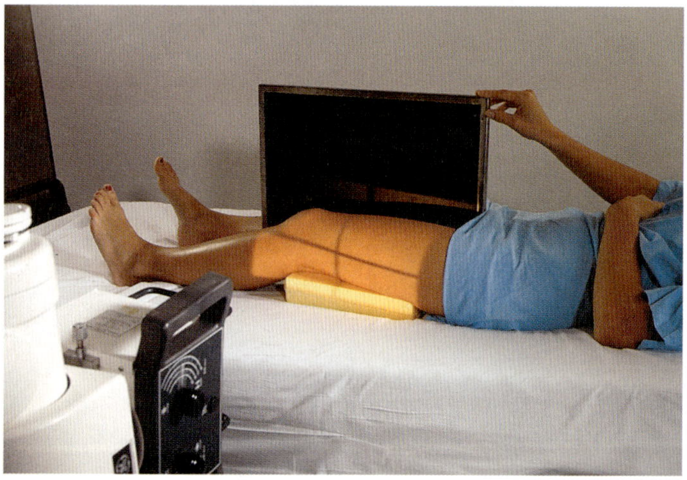

그림 19-21 이동식 왼쪽 넙다리뼈 외내측방향 촬영. 상수용체를 다리 사이에 놓고, 환자가 잡고 있다.

## 대퇴골 측방향 촬영

Femur lateral projection

### 내외측방향 또는 외내측방향 촬영

### 바로 누운 자세

넙다리뼈를 움직일 수 없다면 방사선사는 촬영이 힘들어진다. 내외측방향 촬영은 넙다리뼈 몸쪽을 더 많이 볼 수 있어 일반적으로 선호하는 방법이다.

#### 환자 자세

- 바로 누운 자세를 취한다.

#### 검사 자세

- 내외측방향과 외내측방향 중 어떤 촬영을 할 것인가를 결정한다.

#### 내외측방향 촬영

- 넙다리뼈 측면에 상수용체를 수직으로 놓아서 넙다리뼈가 최적의 길이로 보일 수 있도록 한다.
- 상수용체의 아래쪽 끝을 충분히 아래쪽에 놓아 무릎관절이 포함될 수 있도록 한다.
- 가능하면 상수용체의 위쪽 구석을 환자가 잡게 하여 상수용체가 움직이지 않도록 하거나 지지물을 이용해서 상수용체를 제 위치에 단단히 고정한다.
- 검사하지 않는 쪽 다리는 지지대[있다면, 삼각대(trapeze bar)]나 지지블록을 사용하여 받쳐준다.
- 검사하지 않는 쪽 다리는 넙다리뼈가 거의 수직이 될 정도로 올린다. 심하게 아픈 환자는 다리를 올려 붙잡고 있을 도우미가 필요할 수도 있다. 도우미는 또한 상수용체를 지탱할 수도 있으며, 방사선 차폐를 위해 반드시 납 가운을 입어야 한다(그림 19-20).

#### 외내측방향 촬영

- 검사할 넙다리뼈의 내측(환자 다리 사이)에 상수용체를 놓고, 무릎관절이 포함되도록 조정한다(그림 19-21).
- 격자가 가쪽위관절융기면(외측상과면, epicondylar plane)에 수직인지 확인한다
- 생식샘을 차폐한다.
- 촬영 시 호흡을 정지한다.

### 중심선

- 넙다리뼈 긴축의 중간 지점에 수직입사한다.
- 차단 효과를 방지하기 위하여 중심선과 상수용체의 정렬상태를 확인한다. 중심선은 넙다리뼈에 중심을 맞춰야지 상수용체의 중심에 맞춰서는 안 된다.

### 조사야

- 위로는 위앞엉덩뼈가시(ASIS), 아래로는 정강뼈거친면(경골조면), 넙다리뼈 그림자의 양쪽으로 1inch(2.5cm), 길이는 17inch(43cm)로 한다.

### 컴퓨터 방사선 촬영

넙다리뼈에서 가장 두꺼운 부위(몸쪽)의 두께를 측정하고, 이 두께를 통과할 수 있을 정도의 kVp를 선택해야 한다. 만약 이 부위에서 X선이 통과를 하지 못하면 컴퓨터는 해부학적 영상을 구성할 수 없게 된다. 그 결과 넙다리뼈 몸쪽이 하얗게 보인다. 넙다리뼈 몸쪽에 음극을 위치시키면 CR 영상의 질을 향상시킬 수 있다.

### 영상구조

무릎관절을 포함하여 넙다리뼈 먼쪽 ⅔가 보이고, 반대쪽 넙다리부위는 겹친상태가 관찰되어서는 안 된다(그림 19-22).

### 평가기준

- 적절한 조사야가 이루어져야 한다.
- 무릎관절을 포함하고 대부분의 넙다리뼈가 관찰되어야 한다.
- 측면상으로 보이는 무릎뼈(슬개골, patella)가 관찰되어야 한다.
- 넙다리뼈 관절융기(대퇴과, femoral condyle)는 서로 겹친 상태로 관찰되어야 한다.
- 반대쪽 넙다리뼈와 연부조직은 촬영에 포함되면 안 된다.
- 넙다리뼈 몸쪽의 적절한 노출이 이루어져야 한다.



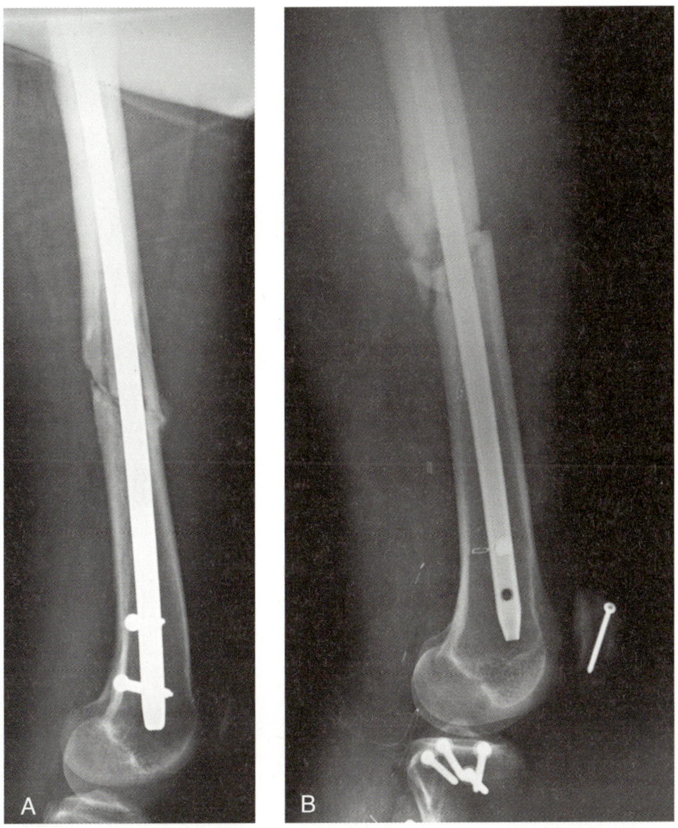


**그림 19-22** 이동식 넙다리뼈 측방향 영상으로 중간부에 골절이 있고, 금속막대가 삽입되어 있다. 무릎관절이 영상에 포함되었다. **A**, 내외측방향. **B**, 외내측방향.

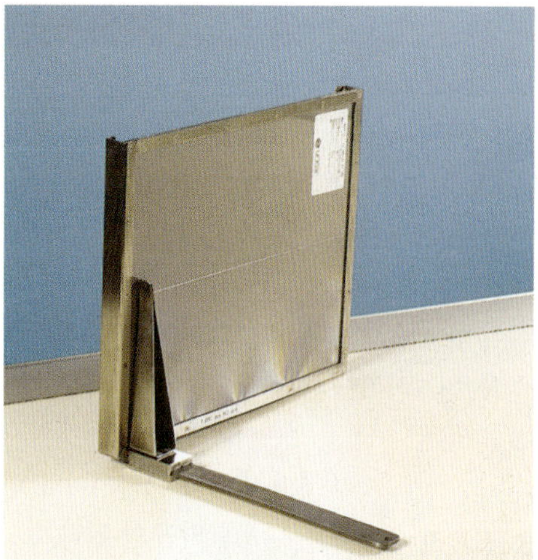

**그림 19-23** 이동식 목뼈 측방향 촬영에서 10×12inch (24×30cm) 상수용체를 고정하는 데 측정자를 사용하고 있다.

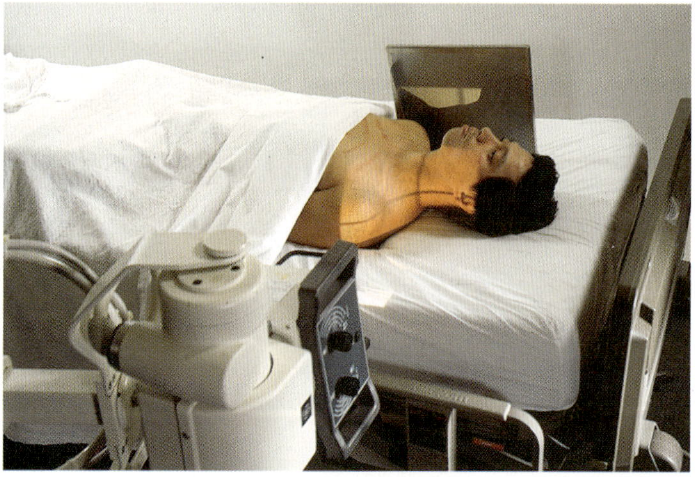

**그림 19-24** 이동식 목뼈 측방향 촬영.

## 경추 측방향 촬영

Cervical spine lateral projection

## 우측 또는 좌측 바로 누운 자세

### 환자 자세

- 바로 누운 자세를 취하고 팔은 몸의 옆을 따라 아래로 내린다.
- 목뼈 보호대나 다른 고정장치를 사용 중인지 확인한다. 간호사나 의사의 동의 없이 장치를 제거하면 안 된다.

### 검사 자세

- 상반신, 목뼈, 머리가 회전되지 않았는지 확인한다.
- 목과 평행하게 목의 오른쪽 또는 왼쪽에 세로로 상수용체를 놓는다.
- 상수용체의 위쪽 끝이 바깥귀길(외이도, EAM) 1inch(2.43cm) 상방에 오도록 상수용체를 놓는다. 그러면 상수용체 중심이 넷째목뼈(갑상연골 상부)에 오게 된다.
- 턱을 약간 올린다. 새로운 외상 환자, 골절의심, 또는 목뼈 골절이 있는 환자는 턱을 올리기 전에 의사에게 확인을 하여야 한다. 이런 경우들은 환자의 머리를 적절하게 움직이지 않으면 골절된 목뼈에 지장을 줄 수 있기 때문이다.
- 수직으로 상수용체를 놓고 고정한다. 만일 고정장치가 없으면 상수용체는 다양한 방법으로 고정을 할 수 있다. 가장 좋은 방법은 측정자를 이용하는 것이다. 측정자의 긴 부분은 환자의 어깨 아래로 밀어넣고, 짧은 쪽 끝 부분은 천장을 향하게 하여 측정자의 끝 사이에 상수용체를 고정시킨다(그림 19-23). 또 다른 방법은 베개나 쿠션을 침대의 안전바와 영상수용체 사이에 놓아 영상수용체를 목 옆에 고정시켜 주는 것이다. 테이프도 많은 경우에 사용한다(그림 19-24).
- 가능하면 어깨를 편하게 하여 다리쪽을 향하게 한다.
- 생식샘을 차폐한다.
- 호흡: 어깨가 최대한 내려가도록 최대한 내쉰다.

이동식 영상촬영 Mobile Radiography

### 중심선

- 침대에 대해 수평을 유지하고 상수용체의 중앙으로 수직입사한다. 이때 중심선은 넷째목뼈(방패연골 위쪽)로 들어가야 한다.
- 중심선과 상수용체 사이의 정렬상태를 유지해 차단효과(cut-off)를 방지해야 한다.
- 큰 피사체-영상수용체 거리(OID, object to image receptor distance) 때문에 X선원-영상수용체 거리(SID)는 60~72inch (158~183cm)를 권장한다. 이렇게 하면 일곱째목뼈를 보는 데도 도움이 된다.

### 조사야

- 위로는 귀의 부착점 꼭대기(top of ear attachment, TEA), 아래로는 복장뼈목아래패임(jugular notch), 목의 양 옆으로는 1inch (2.5cm)로 맞춘다.

### 컴퓨터 방사선 촬영

아래쪽 목뼈까지 나올 수 있도록 하기 위해 일곱째목뼈를 통과할 정도의 kVp를 선택한다.

### 영상구조

머리뼈 기저부와 목 주위 연부조직을 포함한 7개의 목뼈가 관찰된다(그림 19-25).

### 평가기준

- 적절한 조사야가 이루어져야 한다.
- 척추 사이공간과 가시돌기를 포함한 7개의 모든 목뼈가 관찰되어야 한다.
- 가능할 경우, 아래턱뼈가지(rami of mandible)가 첫째 또는 둘째목뼈에 겹치지 않도록 목을 편다.
- 상수용체 중심에 넷째목뼈가 관찰되어야 한다.
- 각 척추뼈 몸통의 뒤쪽 윤곽이 겹쳐 보여야 한다.

**참고:** 여섯째와 일곱째목뼈가 필수적으로 영상에 포함되어야 한다. 이것을 위해서 환자에게 어깨 긴장을 풀어 어깨가 최대한 발쪽으로 놓이도록 지도해야 한다. 만약 환자의 팔을 아래로 당겨서 하는 촬영이라면 검사진행을 아주 조심스럽게 해야 하며, 팔을 아래로 당겼을 때 환자가 어느 정도까지 참을 수 있는지를 신중히 평가해야 한다. 빗장뼈를 포함한 팔의 골절이나 부상을 고려해야 한다. 환자의 팔을 거칠고 강하게 당기면 부러진 목뼈에 지장을 초래할 수 있다. 만일 측방향 촬영에서 아래쪽 목뼈가 잘 보이지 않는다면 Twining method를 이용하여 검사한다. 일명 "수영선수" 자세(swinner's position)라 하며 팔을 당기는 과정이 필요없어 외상이나 목뼈골절이 있는 환자에서 권장된다. 한쪽 팔은 머리 위쪽에 두어야 한다.

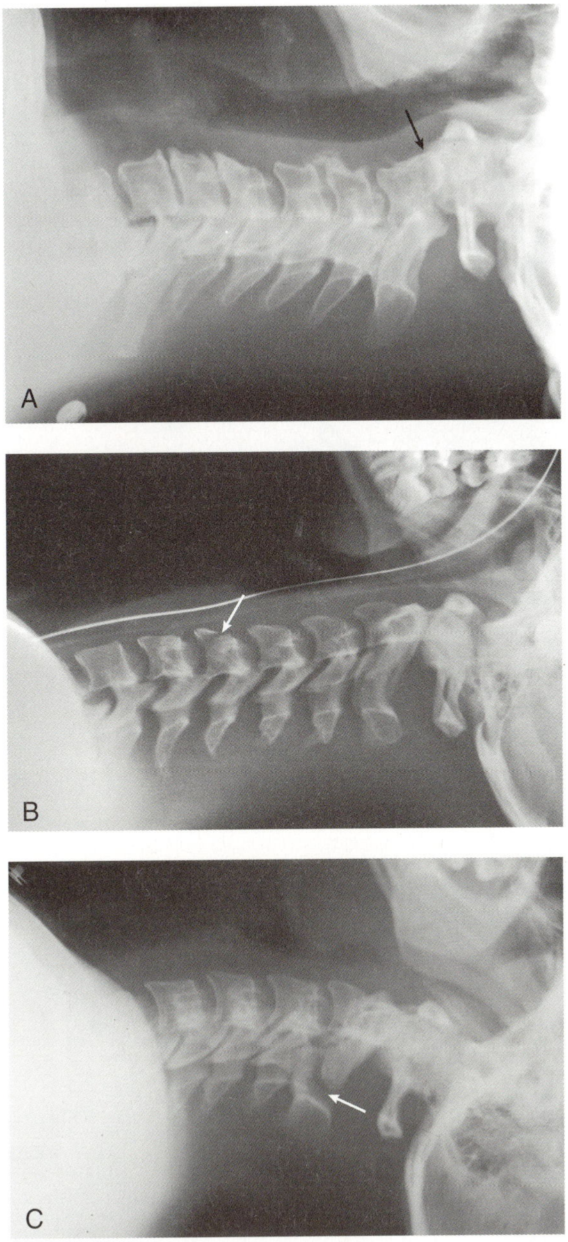


**그림 19-25 외상을 입은 지 몇 주가 지난 환자로 침대 옆에서 시행한 이동식 목뼈 측방향 영상이다.** **A,** 전체 목뼈가 관찰되고 둘째목뼈 몸체에 대해 치돌기(dens)가 약간 앞쪽으로 부분탈구되어 있다 (화살표). **B,** 전체 목뼈가 관찰되고 다섯째목뼈 몸통을 가로지르는 수직골절이 있고 약간의 전방전위가 있다 (화살표). **C,** 위쪽 5개의 목뼈가 관찰되고 둘째목뼈 척추활(laminae)의 뒤쪽에 수직골절이 있고 4mm의 전위가 있다 (화살표). 초기에 촬영한 영상에서 여섯째 목뼈와 일곱째목뼈에는 골절이 보이지 않았고, 따라서 추적검사에서는 포함할 필요가 없었다.

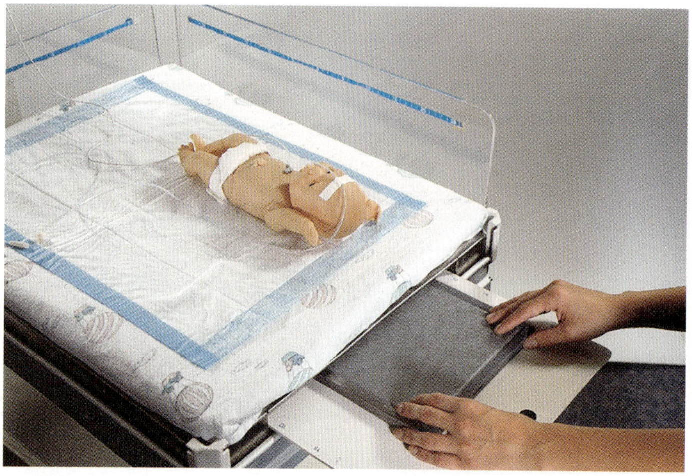

**그림 19-26** 신생아 아래에 영상수용체를 놓기 위한 특별한 상자. 상자의 측면을 따라서 적힌 숫자들은 침대 난간을 따라 적힌 숫자들과 일치하고 영상수용체의 정확한 위치를 잡을 수 있게 해 준다.

## 흉부와 복부 전 · 후방향 촬영

Chest and abdomen AP projection

여기에 설명된 가슴과 복부의 동시 촬영은 신생아 중환자실에 있는 미숙아를 위한 전형적인 검사법이다. 만일 가슴이나 복부 검사가 따로따로 나온다면 그것에 맞추어 중심선과 조사야를 적절히 조절하여야 한다.

### 환자 자세

영상수용체 중심에 소아를 바로 눕힌다. 어떤 소아 침대는 영상수용체를 고정시킬 수 있는 상자를 가지고 있다. 상자를 따라서 위치를 표시하는 숫자들이 적혀 있어 영상수용체의 위치를 정확하게 잡을 수 있다(그림 19-26). 만약 신생아 바로 밑에 영상수용체가 놓여 있으면 영상수용체를 부드럽고 따뜻한 담요로 덮는다.

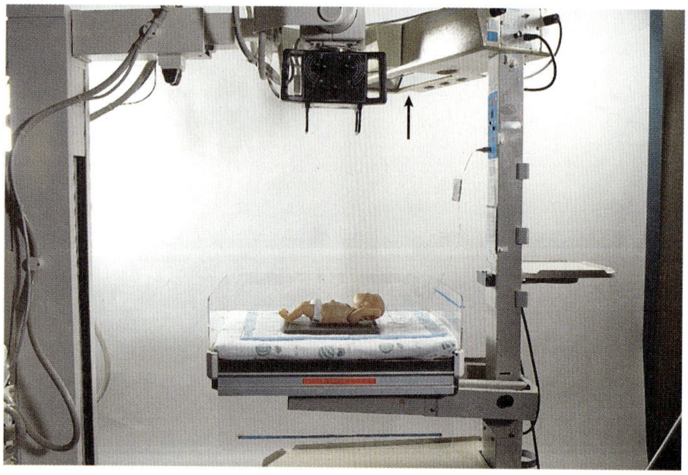

**그림 19-27** 미숙아가 들어 있는 신생아 중환자실의 아기침대. 머리 위의 난방기구(화살표)는 이동식 장비의 X선관을 위치시키기 위해 옮겨 놓았다.

## 검사 자세

- 신생아 위쪽으로 X선관을 위치시킨다(그림 19-27).
- 가슴과 배가 회전되지 않았는지 확인한다.
- 가슴을 가리지 않도록 팔을 몸 바깥이나 머리 위로 올리고, 복부를 가리지 않도록 다리는 아래로 내려야 한다. 이때 팔다리를 간호사가 잡고 있을 수 있다. 간호사는 납 가운을 반드시 착용해야 한다.
- 신생아의 머리는 돌릴 수 있도록 둔다(참고를 참조).
- 가슴과 복부에 꼭 맞게 조사야를 설정한다(그림 19-28).
- 생식샘을 차폐한다.
- 호흡: 신생아의 호흡주기는 너무나 빠르고 호흡을 참을 수도 없다. 최대한 들이마실 때 촬영하도록 한다(그림 19-29).

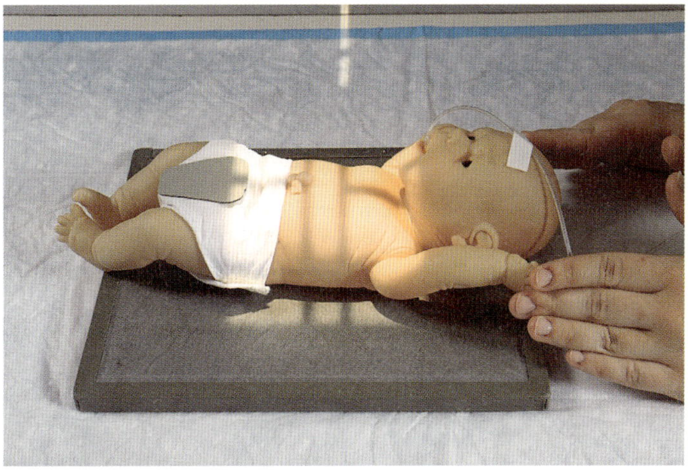

**그림 19-28 신생아의 이동식 가슴과 복부 촬영.** 남아를 위한 생식샘 차폐물을 주목한다(실제에서는 부드럽고 따뜻한 담요로 영상수용체를 덮는다).

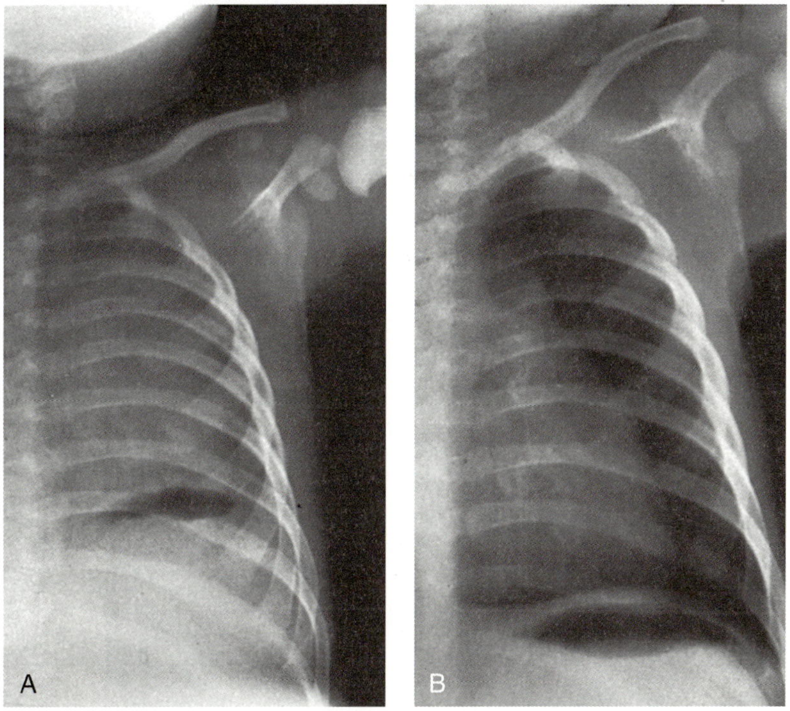


**그림 19-29 신생아의 흡기와 호기시 영상. A,** 최대 호기시의 왼쪽 폐이다. 정상적인 폐흔적들이 잘 보이지 않고, 마치 심한 폐질환이 있는 것처럼 보이는 것을 주목하다. 가로막은 보이지 않고, 심장은 커져 보인다. **B,** 동일 환자의 최대 흡기시 영상이다. 가로막은 열째갈비뼈 높이에서 정확하게 보인다. 양쪽 촬영에서 동일한 노출조건을 사용하였다.

(Courtesy Department of Radiology, Rochester General Hospital, Rochester, NY; from Cullinan AM, Cullinan JE: Producing quality radiographs, ed 2, Philadelphia, 1994, Lippincott.)

### 중심선

- 정중시상면상에서 가슴과 복부의 중간 지점에 수직으로 입사한다.

### 조사야

- 위쪽은 어깨 위 1inch(2.5cm), 아래쪽은 가슴만 촬영할 때는 아래 갈비뼈 경계까지 또는 가슴과 복부 동시 촬영 시는 두덩결합까지, 양 옆으로 1inch (2.5cm).

### 영상구조

전체적인 가슴과 복부의 구조가 관찰된다 (그림 19-30).

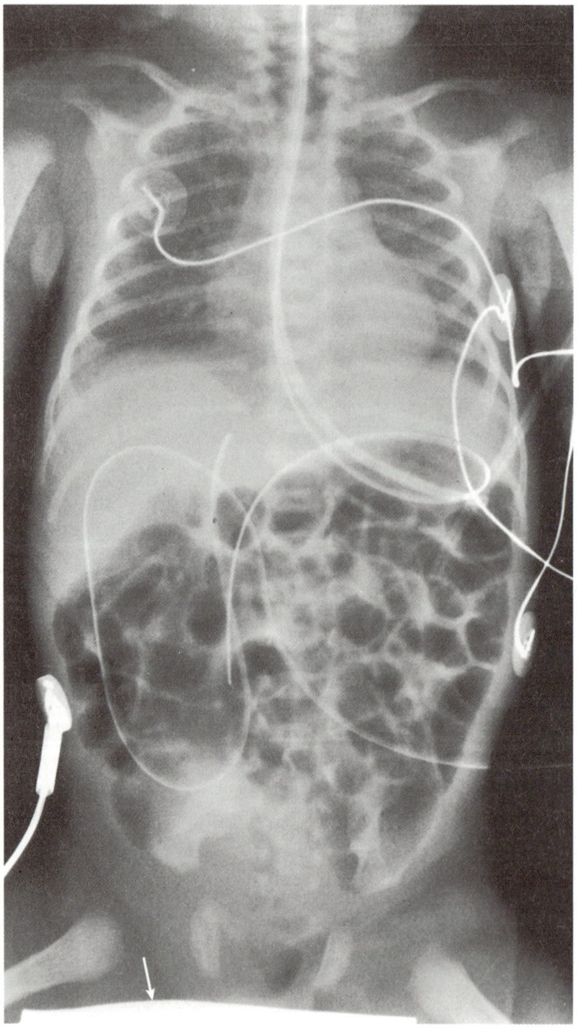

**그림 19-30** 신생아의 이동식 가슴과 복부 전 · 후방향 영상. 적절한 노출을 시켜 가슴과 배 전체의 구조가 보인다. 남자아이인 이 환자에서 생식샘 차폐를 정확하게 한 것을 주목한다(화살표).

### 평가기준

- 적절한 조사야가 이루어져야 한다.
- 허파꼭대기부터 두덩결합까지 가슴과 복부의 해부학적 구조물이 관찰되어야 한다.
- 움직이지 않아야 한다.
- 허파, 가로막, 복부 구조물에 흐릿함이 없어야 한다.
- 환자가 회전되어서는 안 된다.

**참고:** 가슴 전 · 후방향이나 측방향 촬영을 할 때 신생아의 머리와 목을 일직선으로 해야 위쪽 가슴과 기도의 구조를 정확하게 볼 수 있다. 그러나 바로 누운 자세에서 신생아의 머리가 일직선이면 무심코 기관내 삽관(endotracheal tube)을 기관내로 너무 깊이 넣을 수 있다. 때때로 기관내 삽관이 된 신생아는 정기적으로 기관내 삽관의 위치를 확인하는 자세로 머리를 돌릴 수 있도록 놓아두는 것이 더 중요하다.

## 흉부와 복부 측방향 촬영

Chest and abdomen lateral projection

### 바로 누운 자세

#### 환자 자세

- 조심해서 아기 침대의 한쪽에 X선관을 위치시킨다.
- 부드럽고 따뜻한 담요로 감싼 방사선 투과성 블록 위에 아기를 위치시킨다. 만일 방사선 투과성 블록이 없다면 휴지박스를 거꾸로 해서 사용해도 된다.

#### 검사 자세

- 신생아의 가슴과 복부를 영상수용체 중앙에 두고, 신체에 회전이 있는지 확인한다.
- 머리 위로 팔을 올린다. 납 가운을 입은 간호사가 이 팔을 잡고 있는다.
- 영상수용체는 세로로 수직으로 세워 환자 옆에 두고 고정시킨다.
- 머리는 돌릴 수 있도록 놓아둔다.
- 가슴과 배에 꼭 맞도록 조사야를 설정한다(그림 19-31).
- 생식샘을 차폐한다.
- 호흡: 신생아의 호흡주기는 너무나 빠르고 호흡을 참을 수도 없다. 최대한 들이마실 때 촬영하도록 한다.

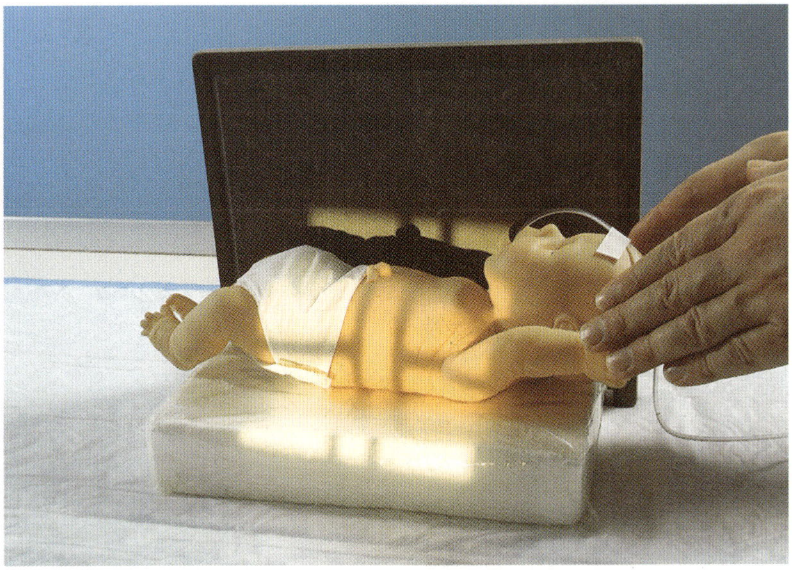

**그림 19-31** 바로 누운 자세에서 신생아의 이동식 가슴과 복부 측방향 촬영. 블록을 사용하여 아기를 위로 올렸고, 그로 인해 영상수용체는 블록 아래에 있다.

### 중심선

- 침대에 대해 수평을 유지한 채 정중관상면상에 있는 가슴과 복부의 중간 지점에 수직으로 입사한다.

### 조사야

- 위쪽은 어깨 위 1inch(2.5cm), 아래쪽은 가슴만 촬영할 때는 아래 갈비뼈 경계까지, 가슴과 복부 동시 촬영시는 두덩결합까지, 양 옆으로 1inch(2.5cm).

### 영상구조

전체적인 가슴과 복부의 구조가 관찰된다. 뒤쪽에 있는 갈비가로막각(costophrenic angles)을 주의해서 관찰하여야 한다. 공기와 액체층이 존재하는 경우 관찰될 것이다(그림 19–32).

### 평가기준

- 적절한 조사야가 이루어져야 한다.
- 허파꼭대기부터 골반뼈까지 가슴과 복부의 해부학적 구조물이 관찰되어야 한다.
- 움직이지 않아야 한다.
- 허파, 가로막, 복부 구조물이 명확히 관찰되어야 한다.
- 만일 존재한다면 공기와 액체층이 관찰되어야 한다.

### 참고문헌

Adler AM, Carlton RR: Introduction to radiography and patient care, ed 4, Philadelphia, 2007, Saunders.

Bontrager KL: Textbook of radio-graphic positioning, ed 7, St Louis, 2010, Mosby.

Bushong SC: Radiologic science for technologists, ed 9, St Louis, 2008, Mosby.

Ehrlich RA, McClosky ED: Patient care in radiography, ed 7, St Louis, 2009, Mosby.

Hall-Rollins J, Winters R: Mobile chest radiography: improving image quality, Radiol Technol 71:5, 2000.

Statkiewicz-Sherer MA et al: Radiation protection in medical radiography, ed 6, St Louis, 2011, Mosby.

Tucker DM, et al: Scatter in computed radiography, Radiology 188:271, 1993.

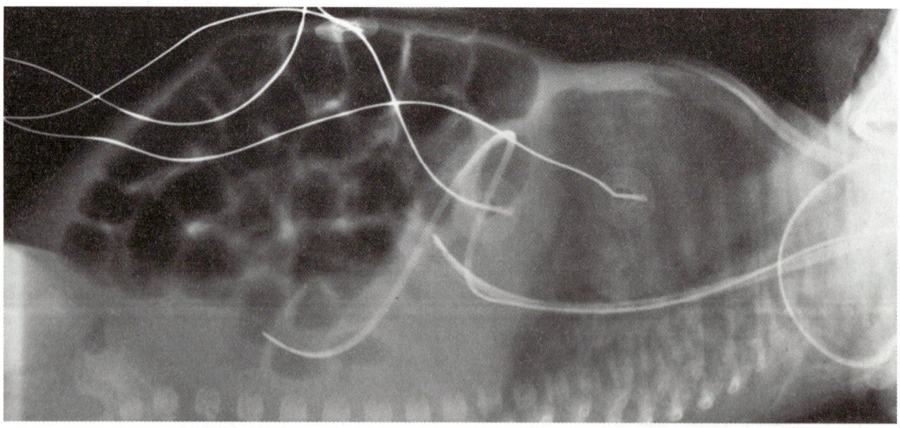

**그림 19–32** 바로 누운 자세에서 촬영한 신생아의 이동식 복부와 가슴 측방향 영상. 적절한 노출을 시켜 가슴과 복부의 전체의 구조가 보인다.

# 20
# 수술실 영상촬영
## SURGICAL RADIOGRAPHY

### 학습목적

수술실 영상촬영을 수행하기 위해서 수술실 복장, 수술실내 동작, 주의사항 등 수술실내 환경을 숙지하고, C-arm의 사용방법과 이동식 영상촬영방법, 방사선 피폭 시 고려사항과 장비의 소독 및 관리방법 등을 학습한다.

### 학습목표

1. 수술실 환경 및 특징을 설명할 수 있다.
2. 수술실내 감염예방법을 설명할 수 있다.
3. C-arm의 사용방법과 수술실내 방사선 피폭 시 고려사항을 설명할 수 있다.
4. 수술실내 각 부위별 이동식 영상촬영방법을 설명할 수 있다.
5. 장비의 소독 및 관리방법을 설명할 수 있다.

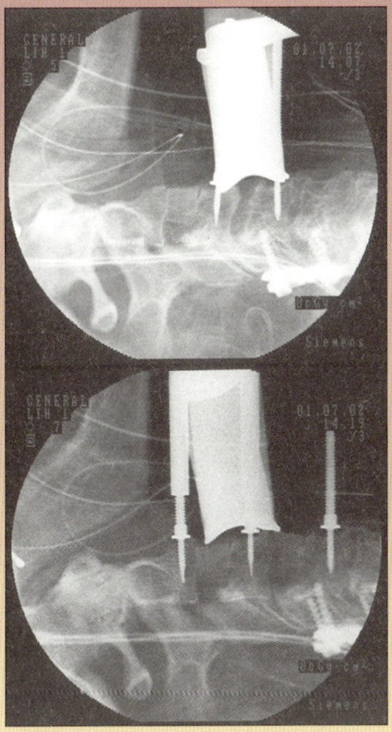

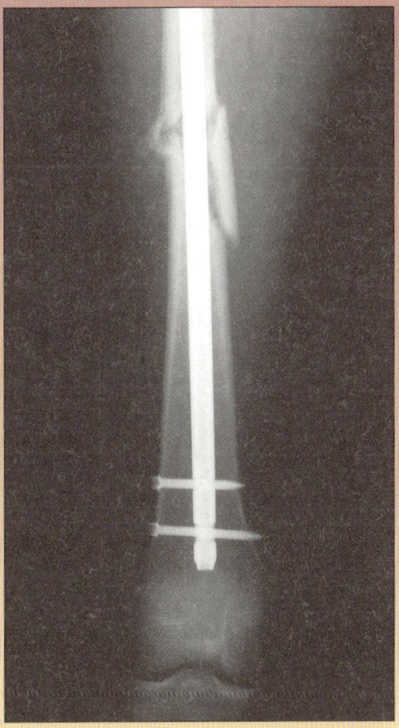

수술 중 영상촬영은 역동적이고, 방사선사가 수술실에서 하는 촬영들이나 행동들은 중요하다. 그러므로 촬영장비의 특성과 제한점을 아는 것이 가장 중요하다. 이러한 점을 고려하면, 어떤 수술실에 들어가더라도 숙련된 대화기술을 통하여 모든 검사를 수행하는 데 도움이 될 수 있을 것이다. 흔하게 시행되는 수술을 잘 이해하고 장비와 친숙해진다면 의사들이 요구하는 대부분의 이동식 검사를 할 수 있게 된다. 수술실 영상촬영은 도전해 볼 만하고 흥미로운 과정이지만 동시에 스트레스를 받는 검사이기도 하다. 수술 중 영상촬영을 하기 위해서는 흔히 사용되는 수술기구에 대한 교육을 받은 사람이 필요하고 장비에 익숙해야 한다. 또한 환자의 안전을 확보하고 수술구역을 오염시키지 않도록 수술실의 지침을 따라야 한다.

이 장은 수술실에서 가장 흔하게 이루어지는 검사에 초점을 맞추었다. 이동식 검사의 기본 원칙을 자세히 설명하고 도움이 될 만한 사항들을 제시할 것이다. 이 장은 모든 검사방법들을 설명하려는 것이 아니라 수술실 환경에서 흔한 검사들을 개괄적으로 살펴보는 것이다. 수술실에서 영상촬영의 범위는 광범위하고 병원마다 차이가 많다(Box 20-1). 이 장의 목표는 (1) 수술실 환경을 개괄적으로 살펴보고 수술팀의 일원으로서 방사선사의 역할을 설명하는 것 (2) 수술실에서 사용되는 영상장비에 대한 이해를 증진시키는 것 (3) 수술실에서 흔하게 시행하는 영상의학적 검사를 보여주는 것이다.

## 수술팀

환자가 수술을 받는 동안 만큼이나 관심을 많이 받는 경우는 드물다. 1명의 외과 전문의, 1~2명의 외과보조자, 수술 전문인, 마취 제공자, 순환 간호사, 다양한 보조원이 환자 주위에 배치된다. 각각 수행할 일들이 정해져 있는 이런 사람들이 모여 수술팀을 형성한다. 수술팀은 각 구성원의 역할에 따라 멸균 팀원과 비멸균 팀원으로 나뉜다.

**Box 20-1**

수술실 촬영의 범위

**수술실에서의 형광투시하 시술들**

- 복부: 담도조영술
- 가슴관 거치: 기관지내시경
- 목뼈: 앞쪽 목뼈디스크절제술과 유합
- 허리뼈
- 엉덩관절: 다발성 유관 나사
- 넙다리뼈와 정강뼈 못고정술
- 팔다리 형광투시술
- 위팔뼈: 해변의자자세의 어깨
- 뇌하수체종양의 경접형동 절제술
- 넙다리동맥/정강뼈동맥조영술

**수술실에서의 이동식 영상촬영**

- 목뼈, 등뼈, 허리뼈의 위치 확인
- 수술실에서의 팔다리 촬영

## 멸균 팀원

멸균 팀원은 손과 팔을 문질러 씻은 후 적절한 수술복 위에 멸균된 가운과 장갑을 착용하고 멸균구역으로 들어간다. 멸균구역은 환자를 위해 특별히 준비된 수술대와 그 주위 공간을 말한다. 멸균상태를 확실히 하기 위해서는 모든 수술도구도 멸균해야 한다. 이러한 과정을 거친 후 멸균 팀원들은 제한된 이 구역에서 일을 할 수 있고 멸균된 도구만 만질 수 있다(그림 20-1). 멸균팀은 다음의 구성원들이 있다.

- 외과 전문의(surgeon): 외과 전문의는 환자의 수술 전 진단과 보살핌, 수술실법의 선택과 집도, 수술 후 돌봄을 수행한다. 외과 전문의는 모든 의료행위와 수술 환자의 관리에 전적으로 책임이 있다.
- 외과 보조자(surgical assistant): 첫 번째 보조자는 자격이 있는 외과 전문의거나 외과수련 중인 전공의이다. 보조자는 수술부위가 잘 보이도록 해주면서 지혈을 하고, 상처를 꿰매며, 드레싱을 한다. 보조자의 역할은 병원, 수술실법, 전공에 따라 다양하다.
- 의료 보조자(physician assistant): 의사가 아니면서 수술실에서 지정된 시술을 하거나 수술 환자를 관리할 수 있는 교육과 임상훈련을 받은 동종의 건강관련 전문가이다.
- 수술실 간호사(scrub nurse): 수술실 의료팀과 일할 수 있도록 훈련 받은 간호사이다.
- 공인된 수술 전문인(certified surgical technologist, CST): 수술 전과정을 통해 멸균구역의 유지와 안전을 책임지는 역할을 한다. 수술도구를 준비하고 필요한 도구는 멸균해서 제공한다. 어떤 병원에서는 자격이 있는 임상간호사나 수술실 간호사가 이 역할을 수행한다.

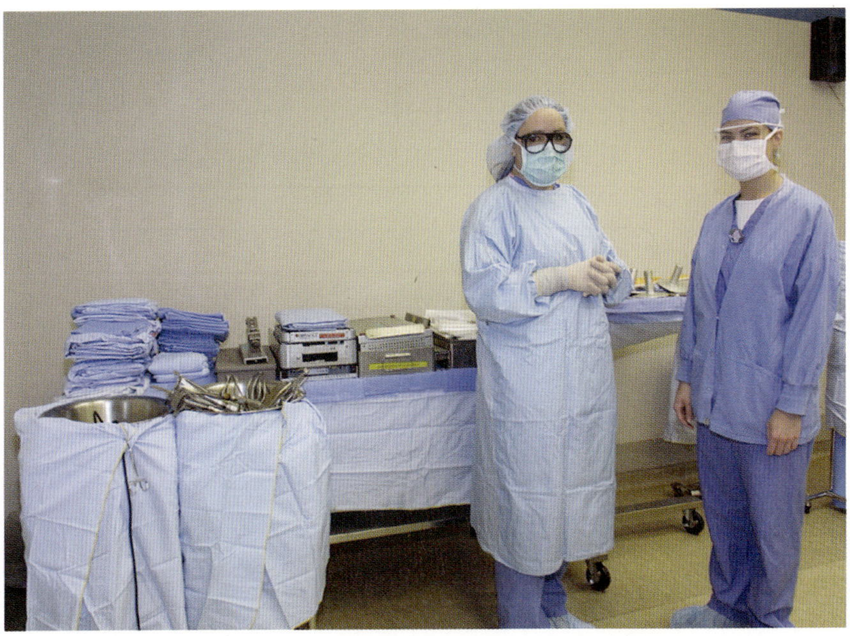

**그림 20-1** 멸균 팀원(왼쪽)과 비멸균 팀원(오른쪽)의 복장.

## 비멸균 팀원

이 팀원은 멸균구역에 들어가지 않고, 그 바깥이나 주변에서 역할을 수행한다. 수술과정에서 멸균을 유지할 책임이 있지만 이들이 다루는 장비들은 멸균되지 않은 것들이다. 무균원칙에 따라서 환자를 다루고, 수술과정에서 생기는 요구들을 수행한다.

- 마취 제공자(anesthesia provider): 마취과 의사이거나 마취제를 주사할 수 있도록 공인된 마취사를 말한다. 적절한 마취제를 선택하여 주사하고, 생리기능을 모니터링하면서 수액과 전해질 균형을 유지하고 필요시 수혈을 하는 것이 주된 역할이다.
- 순환간호사(circulator): 주로 수술실 간호사가 그 역할을 수행하고 수술실 내에서 이루어지는 모든 활동을 모니터링하고 조정한다. 또한 수술 도중 필요한 것들을 CST에게 공급하고 환자를 관리한다.
- 방사선사(radiographers): 다양한 종류의 장비를 이용해서 다양한 검사들을 수행한다.
- 그 외 사람들: 수술팀에는 생의학 기술자, 모니터링 기술자, 수술 중 필요한 도구나 모니터링 장비 기술자도 포함될 수 있다.

## 적절한 수술복장

수술복장에 대한 규정은 병원마다 조금씩 차이가 있지만 모든 구성원들이 잘 이해하고 따를 수 있도록 문서로 비치하여 접근 가능해야 한다.

코와 입, 피부, 출입하는 사람의 옷에는 다량의 박테리아가 존재한다. 적절한 수술실 설계와 수술복장 규정은 미생물이 수술실 내로 전파되어 환자의 상처를 감염시키는 것을 막을 수 있는 중요한 방법이다. 개개인의 건강유지, 피부소독(환자와 개개인), 손 씻기, 수술복, 개인의 기술도 이러한 방법에 포함된다. 청결한 몸, 비듬이 없는 깨끗한 머리는 표피감염을 막는 데 도움이 된다.

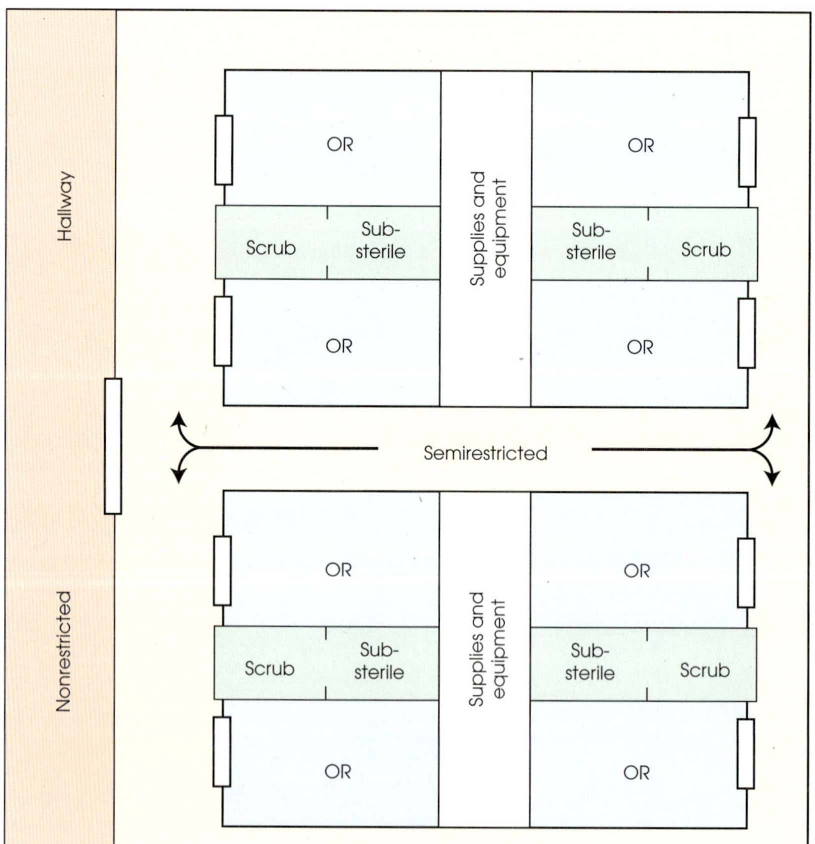


**그림 20-2** 제한구역, 비제한구역, 준제한구역을 보여주는 수술실 조감도. 수술실은 제한구역이다.

## 수술실 복장

수술실에는 준제한구역과 제한구역의 적절한 복장에 대하여 특별히 문서화된 방침과 절차가 있어야 한다. 또한 복장항목에는 수술실 환경유지에 중요한 개인위생이 포함되어야 한다. 모든 사람이 이러한 정책을 따르는지 엄격하게 모니터링하여야 한다.

준제한구역이나 제한구역에서는 평상시 옷을 착용하면 안 된다(그림 20-2). 수술구역으로 들어갈 때는 매번 깨끗하게 세탁된 옷을 입어야 하고 옷이 젖거나 더럽혀질 경우 갈아입어야 한다. 왜냐하면 더러운 수술복은 교차감염을 일으킬 수 있기 때문이다. 신발 덮개를 포함하여 혈흔으로 얼룩지거나 더럽혀진 옷도 보기에 좋지 않고 교차감염이나 오염의 원인이 될 수 있다. 더럽혀진 옷은 수술구역 밖에서 착용하지 않아야 하고 즉시 또는 출구에서 벗어야 한다. 수술실에서 착용한 옷을 옷걸이에 걸어두어서는 안 된다. 속에 착용한 옷은 수술복으로 완전히 덮여 있어야 한다(그림 20-3). 그 외 적절한 복장에는 다음 사항이 포함된다.

- 보안경: 직업안전 및 보건복지부(Occupational Safety and Health Administration, OSHA)는 환자의 혈액이나 체액에 오염될 가능성이 있는 경우 보안경을 착용할 것을 요구한다.
- 마스크: 수술실 내에서는 항상 마스크를 착용해야 한다. 하지만 준제한구역에서도 반드시 착용할 필요는 없다.
- 신발덮개: 신발덮개는 혈액이나 체액에 의한 오염이 예상될 경우 착용해야 한다. 찢어진 경우, 더럽혀지거나 젖은 경우는 바로 교환해야 하고 수술실을 떠나기 전 반드시 벗어야 한다.
- 모자: 제한구역과 준제한구역에서 머리카락을 가리기 위해 항상 착용해야 한다. 모자나 마스크로 가려지지 않는 얼굴의 털은 두건을 사용하여 가려야 한다.
- 장갑: 혈액이나 체액 접촉이 예상되면 착용해야 한다.
- 방사선 계측배지와 신분증: 항상 착용해야 한다.

### 개인위생

감기, 입술 발진 또는 인후염과 같은 급성 감염이 있는 사람은 전파의 가능성이 있으므로 수술구역을 출입해서는 안 된다. 매일 개인위생을 챙겨 몸을 청결히 하고 머리를 깨끗하게 하면 미생물이 떨어져 나와 환자의 상처를 감염시키는 것을 막아준다.

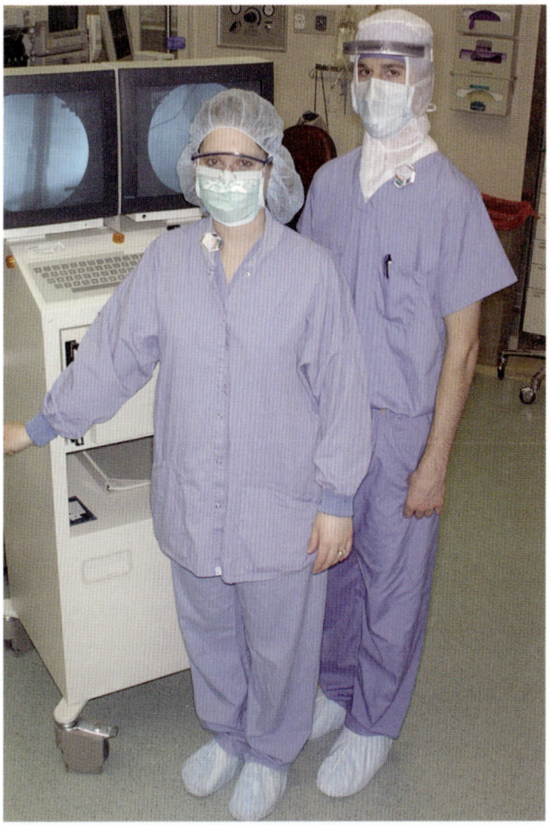

**그림 20-3** 보안경을 착용하고 적절한 복장을 갖춘 방사선사의 모습.

## 수술실에서의 일련의 동작

멸균과 무균조작의 개념은 감염을 막기 위해 포도주와 물을 끓여 상처에 부었던 Hippocrates까지 거슬러 올라간다. Galen은 약간 변형을 가하여 도구들을 끓는 물에 넣었고, 곧이어 등장한 Semmel weis는 집도의가 손을 씻고 수술과정 사이에 가운을 바꾸면 수술 후 감염이 획기적으로 감소하는 것을 발견하였다.

수술팀의 손발이 잘 맞아 수술구역의 멸균상태를 유지하는 것은 마치 안무가 잘 짜여진 춤을 추는 것과 같다. 팀원들은 몇 가지 움직임과 규칙을 따라야 한다. 멸균원칙을 적절하게 지키면 오염원을 미리 제거하거나 감소시킬 수 있다. 기본원칙이 제대로 지켜지는지 수술 중 세심히 관찰해야 한다. 환자를 돌보는 모든 사람들은 효과적인 감염제어과정을 지켜야 한다. 감염제어에는 위생시설과 그것의 관리, 수술실의 공기와 장비의 청결, 환자, 외과의, 수술팀원의 피부와 의복의 청결, 수술도구의 멸균상태, 엄격한 멸균기술, 원칙과 규정의 준수와 같은 다양한 개념이 모두 포함된다.

피부에서는 분당 1만 개에 달하는 미생물입자가 떨어져 나올 수 있다. 따라서 비멸균 팀원은 멸균지역 위쪽 공간에서 일을 하면 안 된다. 만약 멸균지역 위에서 일할 때는(예: 허리뼈 후 · 전방향 촬영) 멸균지역을 보호하기 위해 멸균천으로 덮어야 한다(그림 20-4). 영상촬영장비들은 멸균천을 덮기 전에는 멸균지역 쪽으로 이동시키면 안 된다. 만약 오염이 되었다면 즉시 알려야 한다.

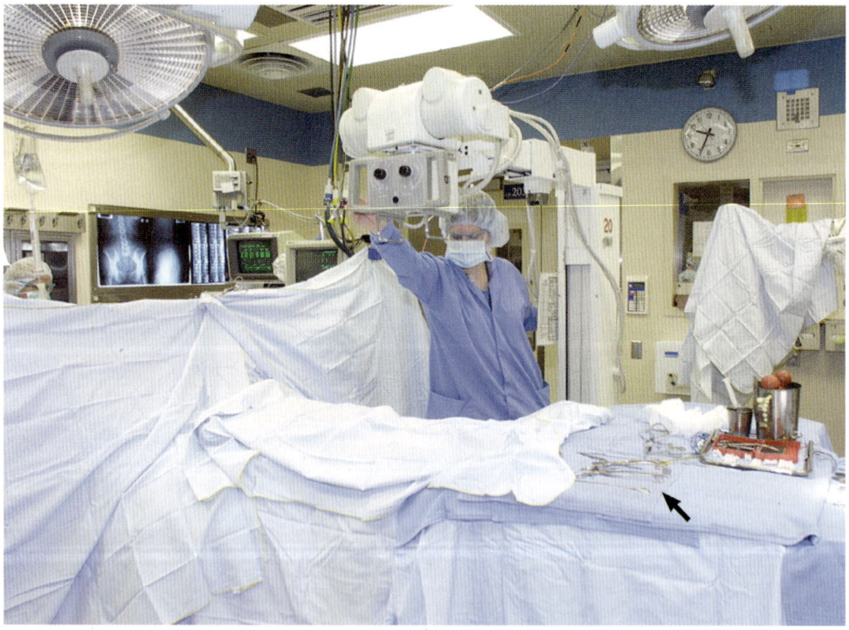

**그림 20-4** 방사선사가 X선관의 위치를 잡기 위해 멸균구역 위쪽으로 상체를 구부리고 있다. 아래쪽의 피부절개부위는 멸균상태를 유지하기 위해 멸균천으로 덮어야 한다. 앞쪽에 있는 소독된 도구들에 주목한다(화살표). 방사선사는 절대로 멸균천으로 덮이지 않은 기구들이나 수술부위 위로 촬영장비를 이동시켜서는 안 된다.

멸균지역을 유지하기 위해서는 대화가 무엇보다 중요하다. 멸균지역 때문에 방사선사는 영상수용체(image receptor, IR)나 환자의 촬영자세를 잡기가 어렵다. 따라서 방사선사는 보고자 하는 부위를 잘 촬영하기 위해 집도의나 전공의에게 설명을 해야 하는데 이때 해부학적 자세에 기초한 정확한 대화가 중요하다.

## 멸균지역에서의 적절한 영상수용체 취급법

- CST가 영상수용체 잡는 법: CST가 방사선사를 향해 멸균된 영상수용체 덮개를 연다. 방사선사는 영상수용체 한 쪽 끝을 잡고 다른 쪽 끝을 덮개 내로 넣는다. CST가 덮개로 덮인 영상수용체를 잡고 나머지 부분을 보호덮개로 확실하게 감싼다(그림 20-5).

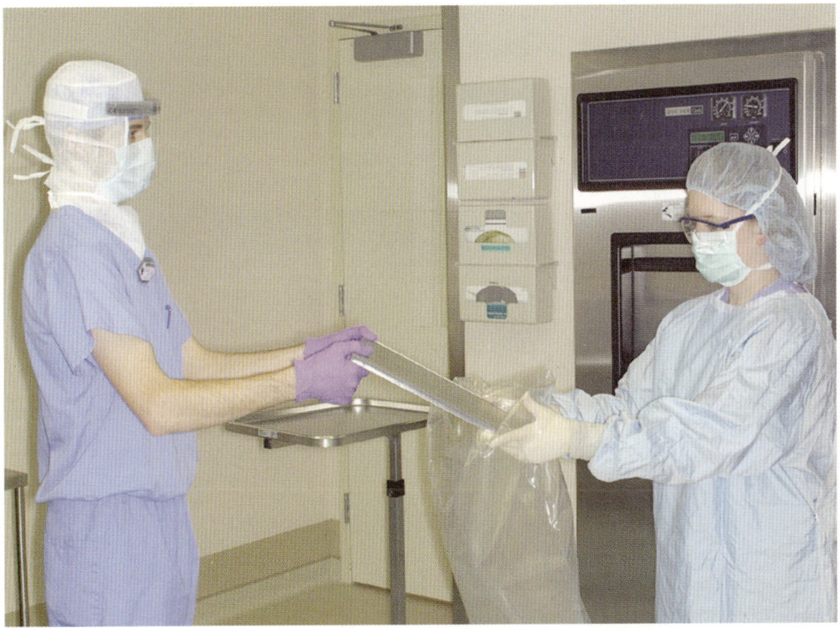

**그림 20-5** 방사선사와 CST가 함께 영상수용체를 소독된 비닐에 넣고 있다.

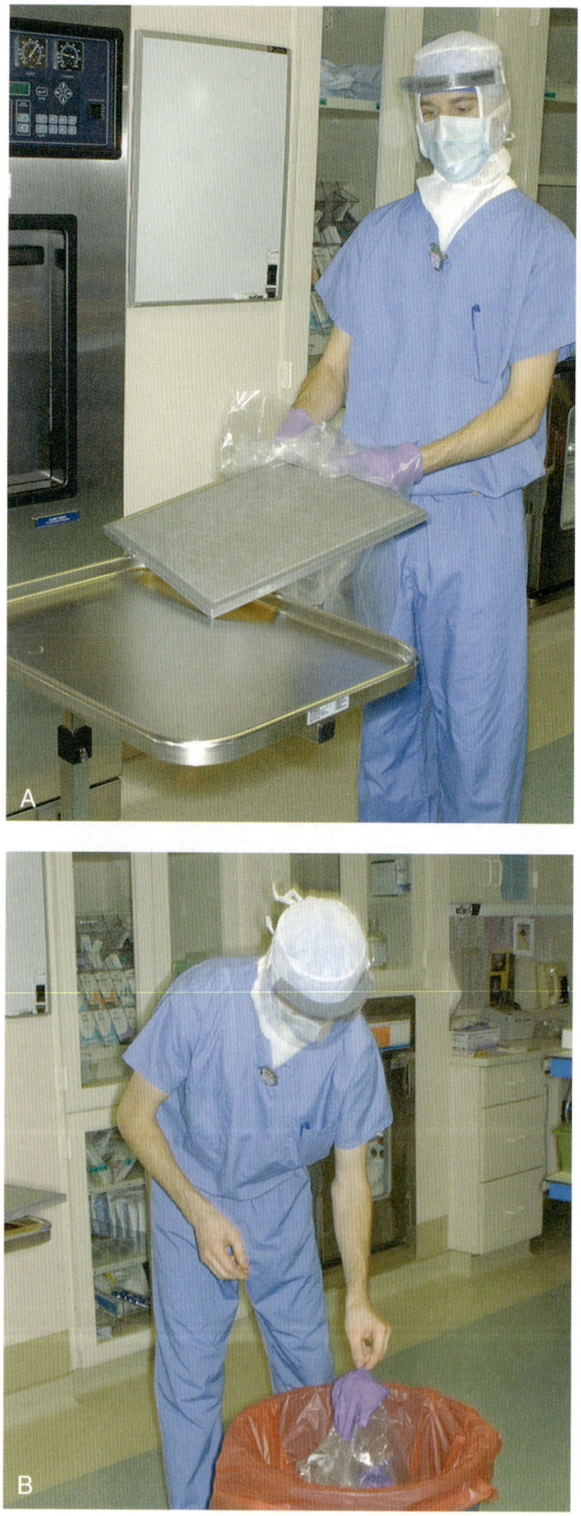


**그림 20-6 A,** 방사선사가 오염된 것으로 생각하는 비닐에서 영상수용체를 꺼내어 깨끗한 테이블 위로 옮기고 있다. **B,** 방사선사가 영상수용체를 만지기 전에 비닐과 오염된 장갑을 버리고 있다.

- 촬영 후 방사선사가 영상수용체를 되돌려 받는 법: 촬영 후 방사선사는 영상수용체를 되돌려 받아야 한다. 방사선사는 멸균구역에 있던 영상수용체를 되돌려 받기 위해 장갑을 끼고 있을 것이다. 보호덮개는 혈액이나 체액으로 오염되었을 가능성이 높으므로 그에 준하여 취급해야 한다. 영상수용체를 잡은 후 혈액이나 체액이 튀지 않도록 본인이나 다른 사람으로부터 멀어지는 방향으로 조심해서 보호덮개를 연 후 영상수용체를 꺼낸다(그림 20-6). 이후 적절한 용기에 덮개를 버린다. 이제 장갑은 오염된 것으로 간주해야 하므로 영상수용체를 다루거나 다른 장비를 만지기 전에 벗어야 한다. 영상수용체가 오염되었다면 수술실을 떠나기 전에 병원에서 승인한 멸균제를 사용하여 소독을 해야 한다(BOX 20-2).

### 멸균유지에 해가 되는 것들

수술이 길어지거나 복잡하면 오염 가능성이 증가한다. 혼잡함과 어두운 조명도 고려해야 하는 항목이다. 바닥은 항상 오염되었다고 생각해야 하기 때문에, 방사선사는 영상수용체, 납 치마, 납 차폐물을 바닥에 놓지 말아야 한다.

**BOX 20-2**

**무균기법의 원칙**

- 멸균구역에서는 멸균된 도구만 사용한다.
- 오직 멸균 팀원만 멸균된 물건들을 만진다.
- 비멸균 팀원은 멸균되지 않은 물건만 만진다.
- 멸균구역 내 또는 근처를 움직일 때 멸균구역을 오염시켜서는 안 된다.
- 멸균 여부가 불분명할 때는 오염된 것으로 간주한다.
- 멸균장벽이 젖었을 때는 오염된 것으로 생각한다.
- 멸균가운 앞쪽은 어깨에서부터 멸균구역부위까지, 소매는 팔꿈치부터 소매끝까지 멸균된 것으로 간주한다.
- 테이블은 테이블 위만 멸균된 것으로 간주한다.
- 방사선사는 가능하면 2개의 멸균구역 사이를 지나지 않도록 한다.
- 방사선사는 등이 멸균구역을 향하지 않도록 주의한다.
- 방사선사가 환자 옆에 있을 경우 자신의 옷 앞쪽을 잘 살펴 오염시키지 않도록 조심한다.
- 방사선사는 촬영장비가 멸균구역 가까이 있다는 것을 의식하고 매사에 조심해야 한다.
- 멸균구역 옆에서 납가운을 입을 때는 조심해서 착용해야 한다.
- 영상수용체를 수술대 밑에 위치시킬 때는 수술부위를 오염시킬 수 있으므로 멸균천을 테이블보다 위쪽으로 들면 안 된다.

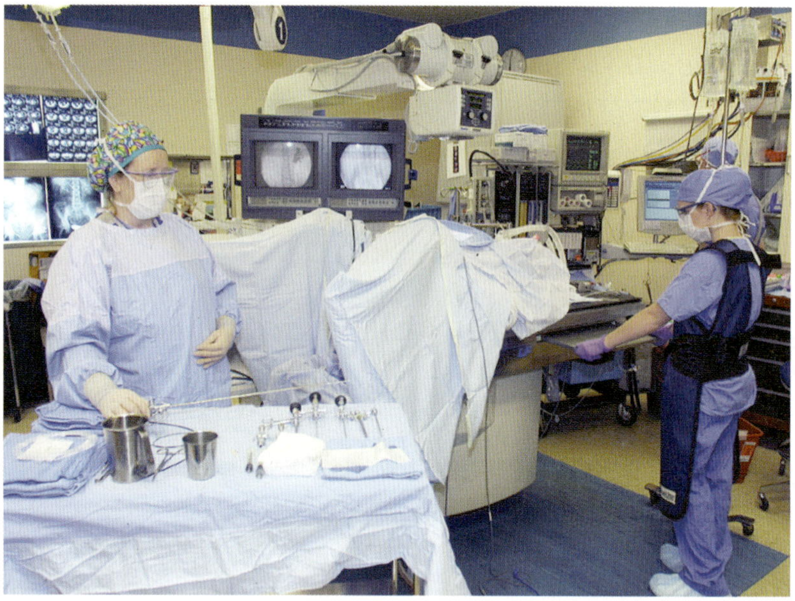

**그림 20-7** 역행성 요로조영술에 사용되는 영상장비들.

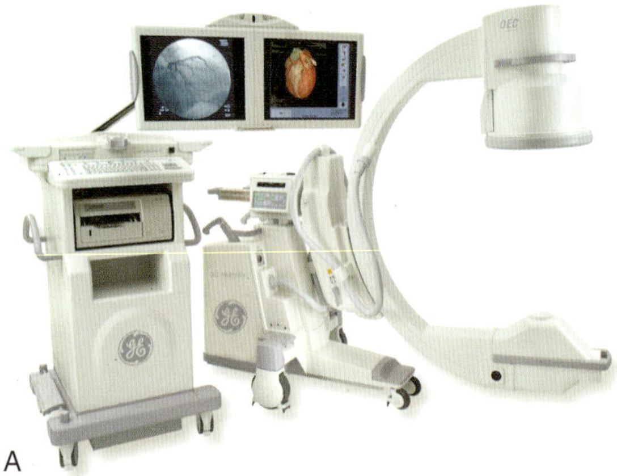

A

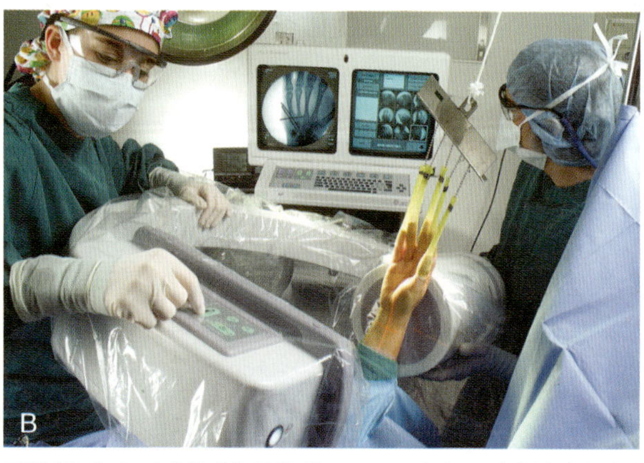

B

**그림 20-8 A,** 수술실에서 사용되는 C-arm 장비. **B,** 수술실에서 팔다리검사에 사용되는 소형 이동식 C-arm.

## 장비

방사선사는 촬영장비를 잘 알고 있을 것이다. 어떤 촬영은 가끔씩 촬영하게 되어 어려울 수도 있지만 좋은 대화기술과 장비에 대한 지식이 있다면 두려워할 필요가 없다. 영상수용체 홀더(holder)는 측측방향 촬영(cross-table projection)을 할 수 있게 해주고, 그 장비를 대신하여 영상수용체를 잡고 있을 사람에게 생길 수 있는 불필요한 방사선피폭을 피할 수 있도록 해준다. 또한 이동식 촬영시 몸집이 큰 환자는 노출시간이 길어질 수 있는데 이때 손으로 잡고 있으면 움직임이 생길 수 있는데, 홀더는 이것을 막아 준다.

정위적(stereotactic) 수술이나 비뇨기계 수술 같은 몇몇 경우는 전용의 영상장비를 사용한다(그림 20-7). 하지만 대부분 수술에서는 이동식 장비가 사용된다.

이동식 장비는 고정식만큼 복잡하지 않다. 이동식 형광투시장비인 C-arm은 수술실에서 흔히 볼 수 있다(그림 20-8). 이동식 영상촬영도 수술실에서 광범위하게 사용되고 있다.

## 장비 소독

촬영장비는 매 수술마다 소독해야 한다. 만약 장비가 혈액으로 오염되었다면 가능한 한 수술실에서 방사선사가 장비를 소독해야 한다. 수술실 내에서 소독을 하면 교차감염 가능성을 줄여준다. 소독액은 병원에서 승인된 것이어야 하고 수술 중에는 사용하지 않도록 한다. 만약 수술 중 소독이 꼭 필요하다면, 소독액이 튀는 것을 방지하기 위해 소독액을 헝겊에 부어 사용한다. 소독 중 장갑은 항상 착용해야 한다. 장비의 아랫면도 살펴 바닥에서 튀어 오른 오염물이 묻어있으면 제거해야 한다. 격리 환자를 촬영한 경우는 전염을 막기 위해 장비소독을 해야 한다. 자주 사용하지 않는 장비들은 최소한 일주일에 1회, 수술실로 들어가기 전에 전체 소독을 해야 한다.

## 방사선 피폭에 대한 고려사항

이동식 촬영시 방사선사, 주변 사람들, 환자의 방사선 차폐는 매우 중요하다. 방사선사는 납 치마를 착용하고 전선이 허용하는 범위 내에서 최대한 멀리 X선관으로부터 떨어져 있어야 한다. 가장 효과적인 방사선 차폐는 거리이기 때문이다. 권고하는 최소거리는 2m이다. 가능하면 방사선사는 조사되는 X선과 환자에 직각으로 서 있어야 한다. 산란방사선이 가장 적게 발생하는 위치이기 때문이다. 산란방사선이 가장 많이 생기는 부위는 형광투시장비(C-arm)의 X선관이 있는 쪽이다. X선관은 항상 환자 아래에 위치하도록 권장하고 있다(그림 20-9). 필요한 경우가 아니면 튜브를 환자 위쪽으로 올리면 안 된다. 이 경우 다량의 방사선이 얼굴과 목부위에 도달하기 때문이다.

수술실 문에 방사선 촬영 경고문이나 "출입시 납 치마 착용" 같은 경고문을 부착할 수도 있다. 수술실을 떠날 수 없는 사람들에게는 납 차폐물을 제공해야 한다.

환자의 생식샘은 촬영하고자 하는 해부학적 구조물과 겹치지 않도록 해서 적절한 차폐를 해야 한다. X선관을 환자 아래쪽에 두고 검사를 할 때 차폐물은 환자 아래쪽에 두어야 한다. 또한 X선원 피부 거리(source-to-skin distance, SSD)는 29cm(12inch)보다 멀어야 한다.

## 수술실에서의 형광투시촬영

### 수술 중 담도조영술

수술 중 담도조영술은 1932년에 Mirizzi가 도입한 것으로 담도수술 중에 시행한다. 담도폐쇄가 없는 경우 담즙을 빼낸 후 이 방법을 통해 간내담관과 간외담관에 조영제를 채울 수 있다. 이를 통해 담도의 개방성과 괄약근의 기능을 평가할 수 있고, 촉진으로는 알 수 없는 담석이나 담관 내 종양, 담관의 협착이나 확장 등을 발견할 수 있다.

담도를 노출시키고 담즙을 빼낸 후, 그리고 주로 담낭을 잘라낸 후, 외과의사는 조영제를 주입한다. 조영제는 흔히 바늘, 작은 카테터, 담낭절제술 후 삽입한 T관을 이용해 총담관(common bile duct)에 넣는다. 마지막 방법을 이용하는 경우 지연성 수술적 또는 수술 중 T관 담도조영술(delayed operative or operative T-tube cholangiography)이라고 부른다.

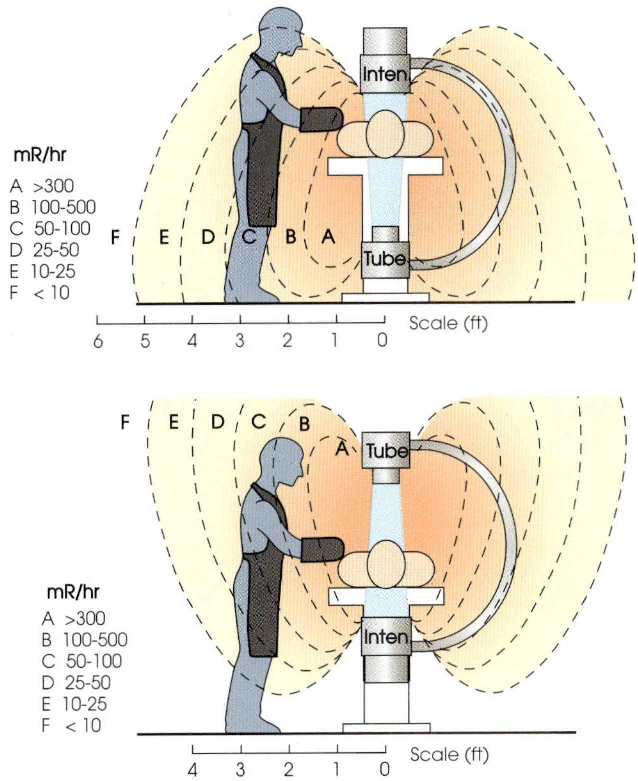


**그림 20-9** C-arm 사용 시 방사선 차폐. 위쪽 그림에서는 X선관이 환자 아래쪽에 위치하여 얼굴과 목에 방사선이 적게 도달한다. 이것이 C-arm 사용시 권장되는 위치이다. 아래 그림에서는 더 많은 방사선이 얼굴과 목에 도달한다.

(From Giese RA, Hunter DW: Personnel exposure during fluoroscopy, Postgrad Radiol 8:162, 1988.)

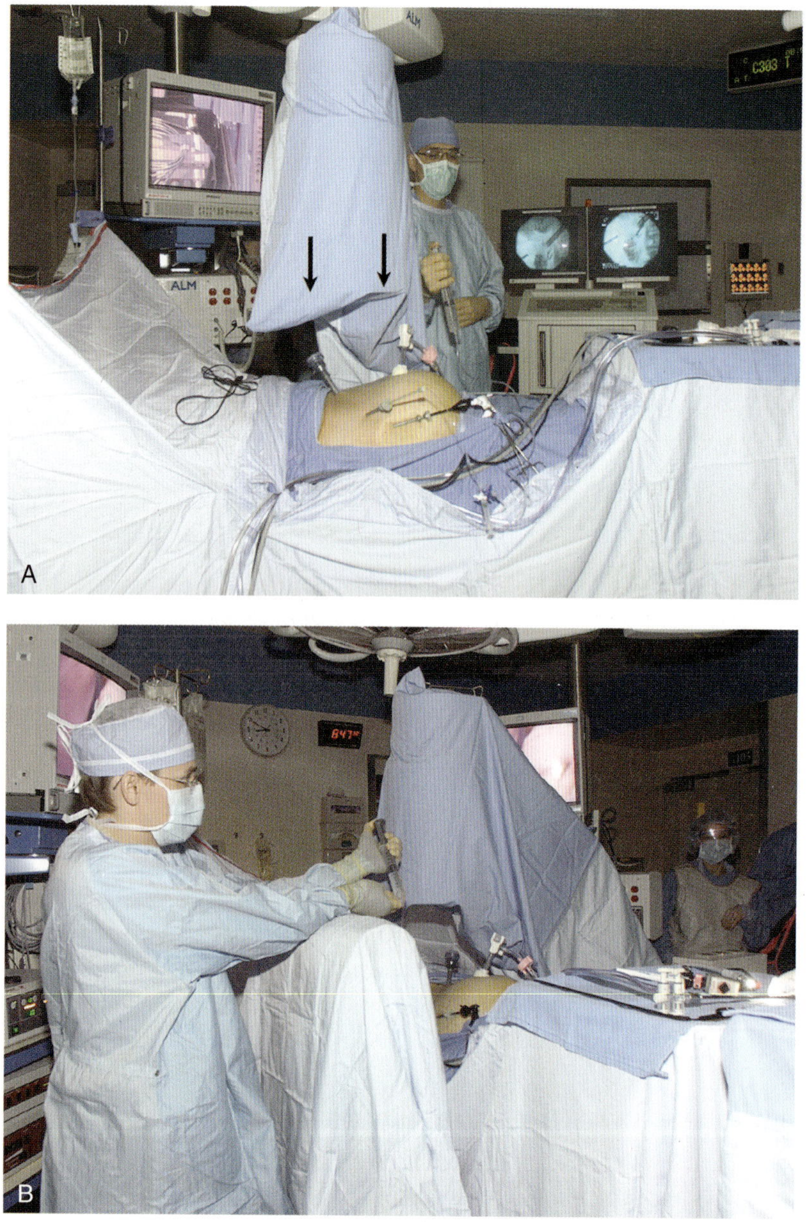

**그림 20-10 A,** 담도조영술을 위한 C-arm 위치. 보조자는 주사기 내에 공기방울이 없는지 확인 후 집도의에게 주사기를 건넨다. 방사선사는 배에 튀어나와 있는 복강경을 건드리지 않도록 조심해서 영상증배관(화살표)을 위치시킨다. **B,** 집도의는 멸균천을 씌운 납 차폐물 뒤에서 조영제를 주입한다.

### 환자 자세

환자는 배를 드러내고 누운 자세를 취한다. 담낭절제술과 같은 복강경 수술에서는 장비와 카메라가 움직일 수 있는 공간확보를 위해 배 안에 가스를 주입하기 때문에 배가 팽창되어 있다. 방사선사는 C-arm의 움직임에 방해가 되는 것은 없는지 확인한다(그림 20-10).

**참고:** 방사선사는 임신한 환자에게 방사선 차폐를 제공해야 한다. X선이 테이블 밑에서 나오므로 납 차폐물은 보고자 하는 해부학적 구조물을 가리지 않도록 주의해서 환자 밑에 두어야 한다.

### C-arm 위치

C-arm의 중심을 갈비뼈 바로 오른위배에 맞춘다. 환자를 왼쪽으로 기울이거나 머리 쪽을 낮춰 조영제가 담관을 모두 채울 수 있도록 한다. C-arm을 후 · 전방향 촬영을 할 수 있는 위치까지 기울인다. 담관이 척추와 겹칠 때는 C-arm을 회전시켜 겹치지 않도록 한다. 자세가 잡히면 집도의가 형광투시 하에 조영제를 주입한다. 방사선사는 다음과 같은 일들을 해야 한다.

- 수술실 내에 있는 모든 사람들에게 방사선 차폐를 제공한다.
- 촬영영상을 처리하기 위해 적절한 개수의 영상수용체를 가지고 있어야 한다.
- 호흡을 멈추는 것이 최적의 검사에 도움이 되나 조영제가 담관을 채우는 데 시간이 걸리므로 호흡은 검사 중에도 하도록 한다.

**영상구조**

쓸개주머니관 일부 간내쓸개관, 온쓸개관이 관찰되고, 종종 이자관도 관찰된다.

**평가기준**

- 쓸개계통이 조영제로 모두 채워져야 한다(그림 20-11).
- 조영제 주입부위에서 혈관 외 유출이 없어야 한다.
- 다른 구조물이나 도구가 쓸개계통을 가려서는 안 된다.
- 조영제가 십이지장으로 즉시 빠져나가야 한다.
- 적절한 방사선학적 기술을 유지해야 한다.
- 멸균상태를 유지해야 한다.

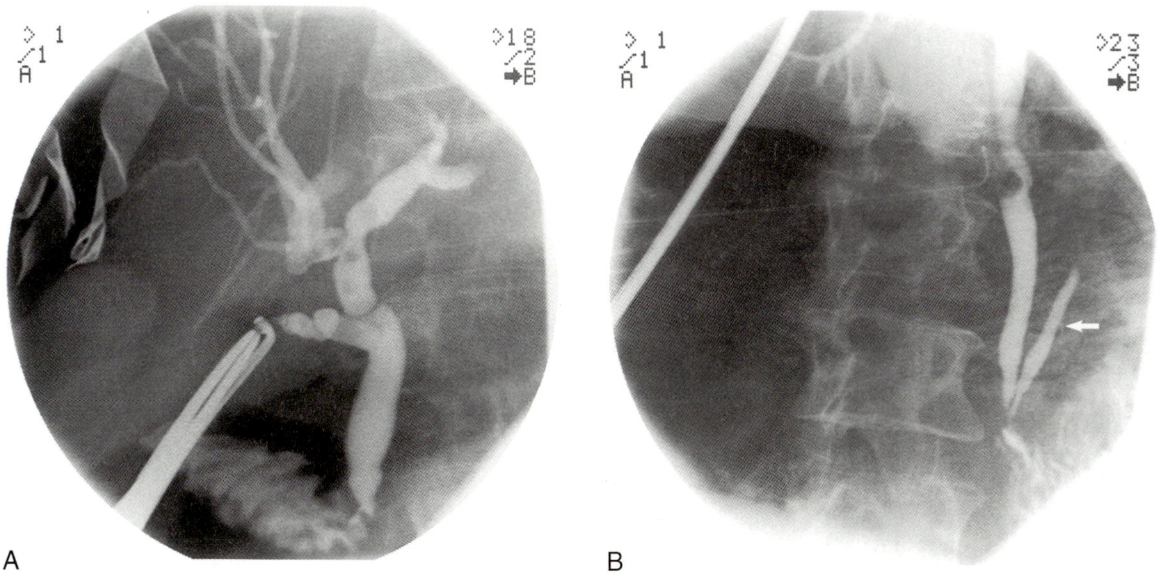

**그림 20-11 담도조영술 중 보여지는 구조물.** A, 수술 중 담도조영술. B, 이자관(화살표)이 보이는 수술 중 담도조영술.

## 흉부 촬영 (도관 설치, 기관지내시경검사)

Chest projection

### 환자 자세

환자는 누운 자세로 팔을 허리 옆쪽에 둔다. 방사선사는 가슴 촬영에 방해가 될 만한 구조물이 없는지 확인해야 한다. C-arm이 움직일 테이블 밑 공간을 확보해야 한다.

### C-arm 위치

C-arm은 검사할 부위로 들어오기 전에 멸균천으로 덮어야 한다. C-arm은 환자에 대해 수직으로 들어와서 후·전방향 촬영을 위한 자세를 잡는다. 방 안의 모든 사람들에게 방사선 차폐를 제공해야 한다.

- 도관 설치: 삽입위치를 확인하고 도관을 따라가며 끝부분까지 확인한다. 이것은 도관에 구부러진 곳이 없는지, 그리고 적절한 위치에 있는지 확인하기 위한 것이다. 수술실에서는 다양한 종류의 도관들이 사용되고, 주로 만성질환자에게 투약하기 위해서 삽입한다.
- 기관지내시경검사: 조직검사나 스텐트 삽입, 기관지 확장을 하기 위해서 사용한다.

### 영상구조

심장, 허파영역, 갈비뼈를 포함한 가슴 안의 모든 구조물과 시술 중 삽입한 기구들이 보인다. 이러한 기구들은 도관, 가이드와이어, 스텐트, 팽창풍선 또는 조직검사도구들이다.

### 평가기준

- 가슴의 각 부위가 적절하고 쉽게 구분되어야 한다(그림 20-12).
- 모니터상에서도 적절한 촬영조건과 대조도가 유지되어야 한다.
- 모니터상의 영상은 해부학적 위치이거나 집도의가 선호하는 자세여야 한다.
- 멸균상태가 유지되어야 한다.

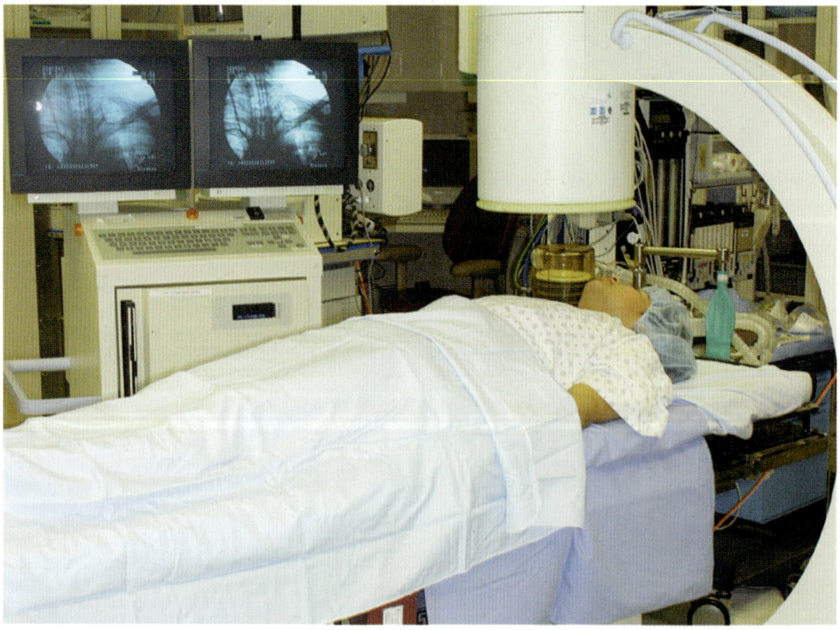

**그림 20-12** Hickman카테터 삽입을 위한 환자와 C-arm 위치. 카테터는 위쪽 가슴에서 삽입하기 시작하여 심장 안으로 넣는다.

## 경추 촬영 (앞목뼈디스크제거술과 유합)

Cervical spine projection

### 환자 자세

누운 자세로 턱은 올리고 목을 굽혀야 한다. 팔은 양옆에 놓거나 어깨가 척추를 가리지 않도록 견인(traction)한다.

### C-arm 위치

#### 후 · 전방향 촬영

C-arm을 멸균천으로 덮는다. C-arm을 환자에 대해 수직으로 넣은 후 머리쪽으로 15° 기울여 목뼈 중심에 X선을 맞춘다. 필요시 C-arm을 올려 집도의가 수술할 공간을 만들어 준다. 모니터의 중앙에 목뼈가 있어야 하고, 목뼈의 제일 위쪽과 머리뼈는 회전되지 않고 모니터 상단에 있어야 한다.

#### 측방향 촬영

C-arm을 측방향(X선이 바닥과 평행이 되도록)이 되도록 테이블 밑에서 회전시킨다. C-arm을 머리방향 또는 다리방향으로 기울여 실제 측방향이 되도록 한다. C-arm을 올리거나 내려서 목뼈가 시야의 중앙에 오도록 한다. 환자의 척추가 바닥과 평행을 이루는 것처럼 모니터를 회전시켜 목뼈가 바닥과 평행을 이루도록 한다. 후 · 전방향 촬영이 필요하지 않은 경우는 C-arm을 무지개처럼 위치시킬 수 있다(그림 20-13).

- 테이블 밑에 C-arm의 움직임을 방해할 만한 것이 있는지 확인한다.
- C-arm은 종종 환자를 멸균천으로 덮기 전에 먼저 위치를 잡고 있는 경우가 있다. 이 경우는 수술팀이 C-arm에 멸균천을 씌운다. 이때는 C-arm이 다른 장비를 건드리지 않고 뒤쪽으로 빠져나올 수 있는지 확인한다.

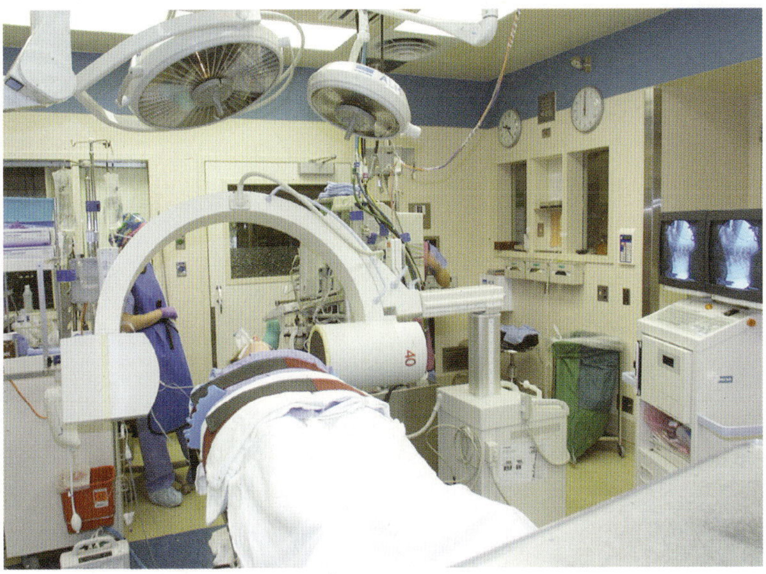

그림 20-13 목뼈시술을 위한 C-arm의 무지개 위치.

### 영상구조

보고자 하는 목뼈부위와 설치한 기구들이 관찰된다(그림 20-14). 또한 이상소견들(예: 뼈곁돌기, 퇴행성 척추공간, 불완전 탈구)이 관찰될 수도 있다.

### 평가기준

- 관심부위인 목뼈를 모니터의 중앙에 두어야 한다.
- 모니터상의 영상이 환자와 같은 자세로 보이도록 회전시켜야 한다.
- 후 · 전방향 촬영에서 가시돌기가 척추뼈몸통의 중앙에 오도록 해야 한다.
- 측방향 촬영에서 척추뼈몸통은 완전히 측면상으로 보여야 하고 관절사이면(후관절, interarticular facets)은 정렬되어 보여야 한다.
- 멸균상태가 유지되어야 한다.

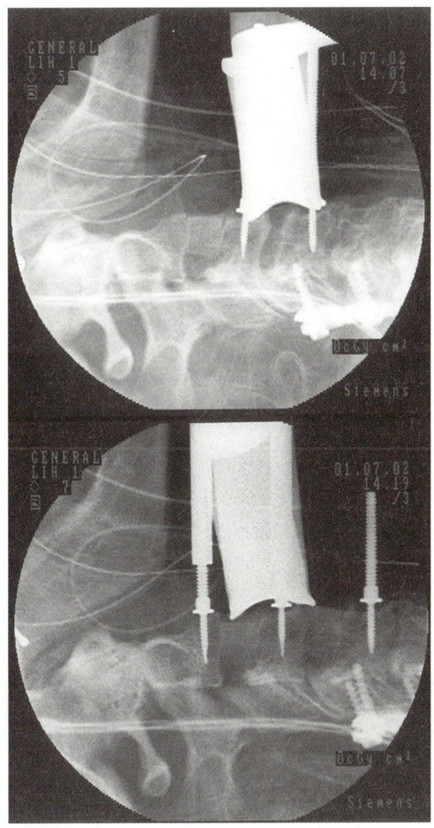

그림 20-14 척추뼈몸통유합을 위한 플레이트와 나사못이 보이는 목뼈 측방향 영상.

## 요추 촬영

Lumbar spine projection

### 환자 자세

환자는 chest roll 위에 엎드려 허리뼈를 굽힌다. 팔은 시야를 가리지 않도록 머리 위쪽으로 옮겨 팔걸이에 둔다.

### C-arm 위치

#### 전 · 후방향 촬영

C-arm을 멸균천으로 덮은 후 환자에 대해 수직으로 들어간다. 관심부위에 중심을 맞추고, C-arm을 올려 집도의가 작업할 공간을 만들어 준다(그림 20-15). 테이블 위나 아래에 허리뼈를 가리는 것이 없는지 확인한다.

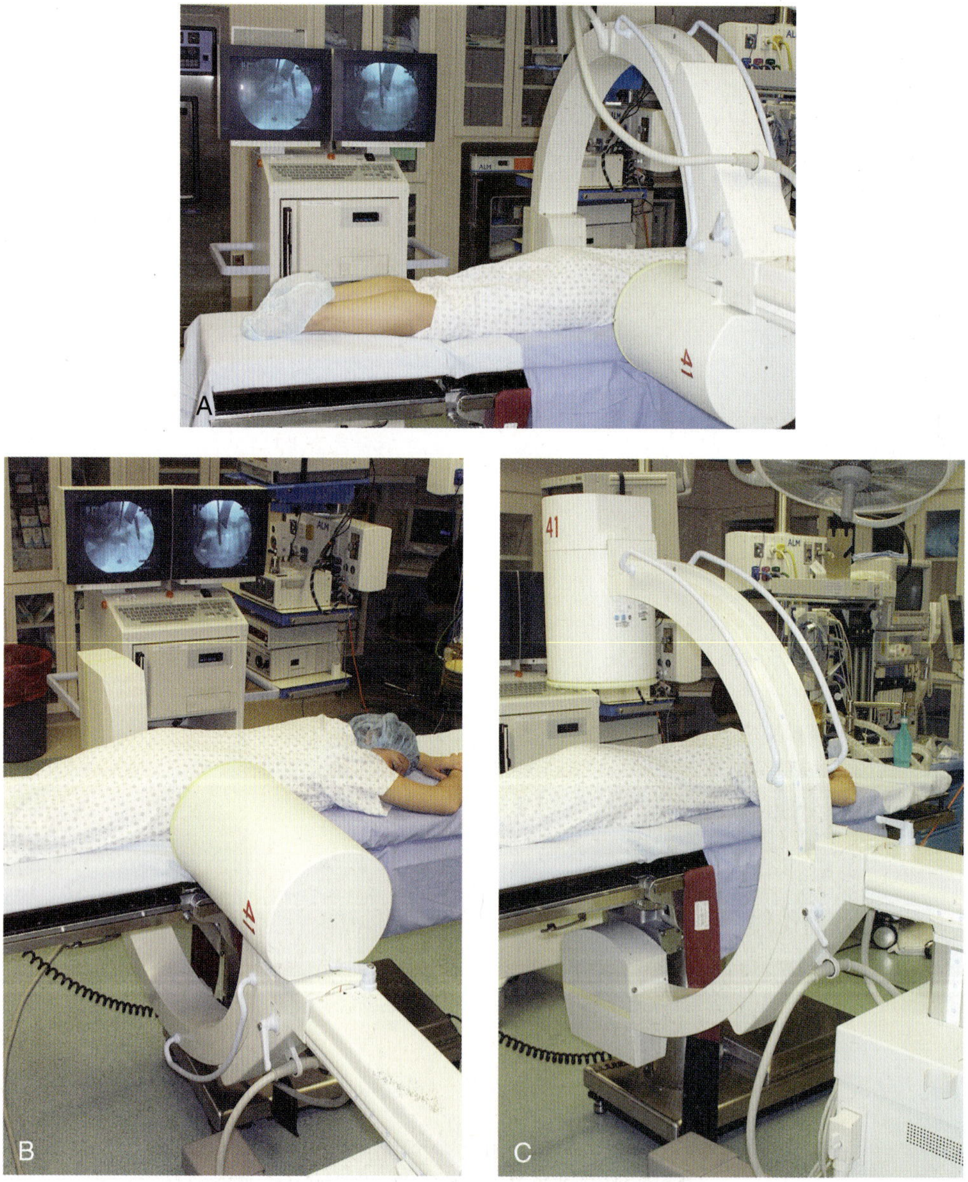

그림 20-15 A, 허리뼈 측방향 촬영을 위한 C-arm의 무지개 위치. B, 테이블 아래로 위치한 C-arm. C, 허리뼈 전 · 후방향 촬영을 위한 C-arm 위치.

수술실 영상촬영 Surgical Radiography

### 측방향 촬영

- C-arm을 테이블 밑에서 측방향이 되도록 회전시킨다. 척추가 모니터 중앙에 오도록 맞춘다. 실제 측방향을 맞추기 위해 C-arm을 머리쪽이나 다리쪽으로 기울여 줄 수도 있다. 모니터를 회전시켜 환자와 같은 자세의 영상이 나오도록 한다. 비만인 사람은 테이블 밑에서 C-arm을 움직여 허리뼈를 볼 수 있는 충분한 공간이 나오지 않을 수도 있으므로 환자 위에 무지개처럼 위치시킬 수도 있다.
- 수술팀원이 환자를 멸균천으로 덮을 때 C-arm 양쪽 끝도 멸균천으로 덮는다.

### 영상구조

척추뼈몸통, 척추사이공간, 가시돌기, 척추뼈고리판, 척추뿌리, 돌기사이관절이 관찰된다. 수술 후에는 삽입된 기구들도 관찰된다(그림 20-16).

### 평가기준

- 관심부위 전체가 관찰되어야 한다(그림 20-17).
- 모니터에서 실제 전·후방향과 측방향 영상으로 관찰되어야 한다.
- X선이 관심부위 중심에 있어야 한다.
- 모니터상의 영상이 환자와 같은 자세를 취해야 한다. 즉, 척추 전·후방향 영상은 모니터에서 수직방향으로 보여야 하고, 측방향 영상은 수평방향으로 보여야 한다.
- 멸균상태를 유지해야 한다.
- 모든 수술팀원에게 방사선 차폐를 제공해야 한다.

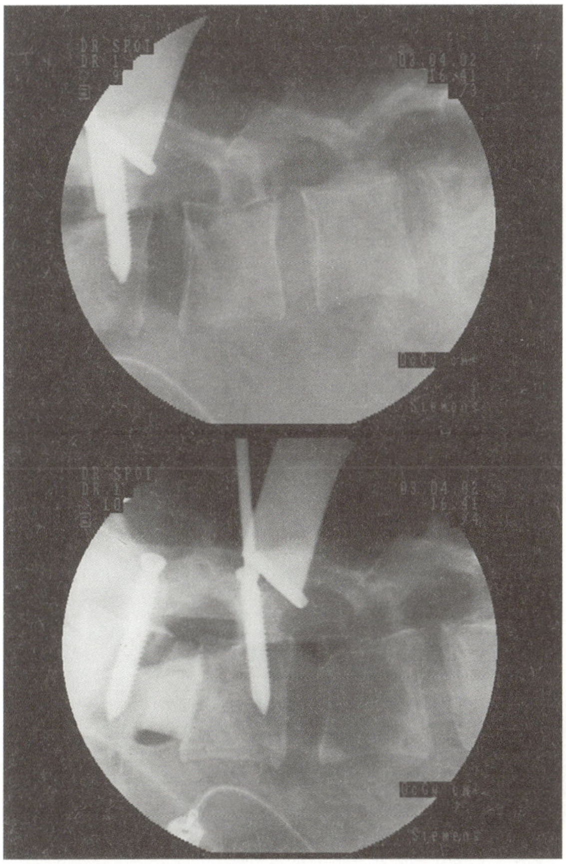

**그림 20-16** 기구를 삽입한 허리뼈 측방향 영상.

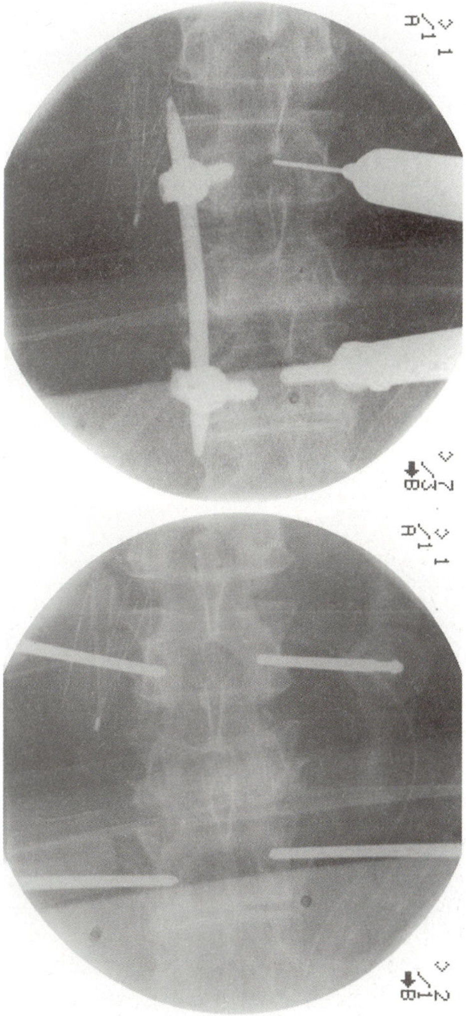

**그림 20-17** 유합 도중 촬영한 허리뼈 전·후방향 영상.

수술실에서의 형광투시촬영 Fluoroscopic Procedures for the Operating Room

## 고관절 촬영(다발성 유관 나사)

Hip joint projection

### 환자 자세

누운 자세로 다리를 벌리고 다친 다리를 견인한다. 다친 쪽의 팔은 시야를 가리지 않도록 몸을 가로질러 반대쪽에 둔다.

- 이 수술은 종종 샤워커튼을 이용하여 진행한다. 이 경우 C-arm을 멸균천으로 덮을 필요가 없다. 그러나 X선관 위에 수술 중 소독약이 묻는 것을 방지하기 위해 천을 올려두는 것이 좋다.
- 방사선사는 환자 다리 사이에 서서 환자를 제대로 덮었는지 확인한다.

### C-arm 위치

C-arm을 환자 다리 사이에 위치시키고, X선은 다친 다리에 중심이 맞도록 한다(그림 20-18). 측방향 촬영을 위해 다리 아래에서 C-arm을 측방향이 되도록 회전시킨다(그림 20-19). C-arm을 회전시킬 때 다른 장비를 건드리지 않도록 조심한다.

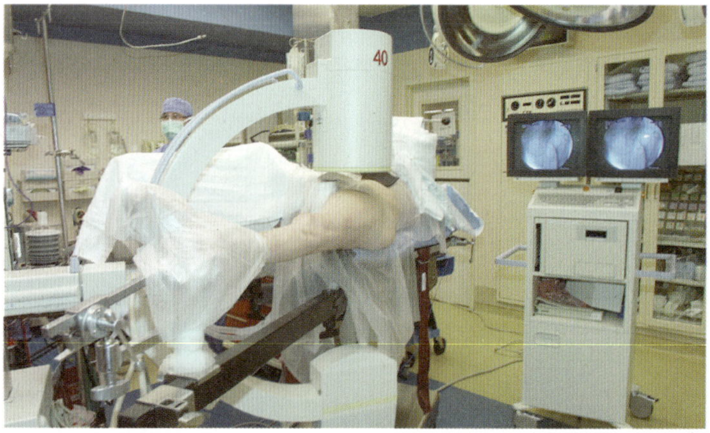

**그림 20-18** 엉덩관절 후 · 전방향 촬영을 위한 C-arm 위치.

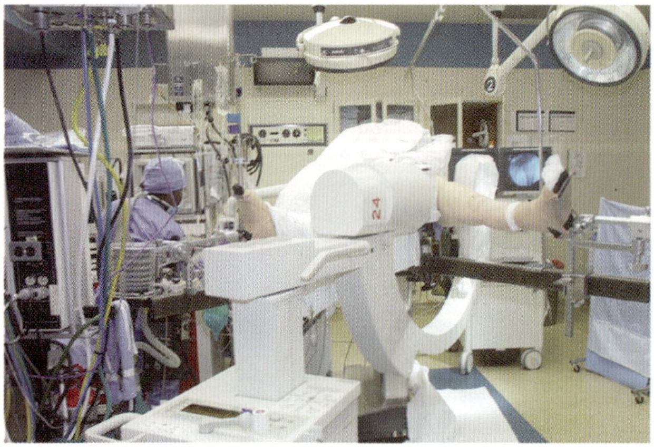

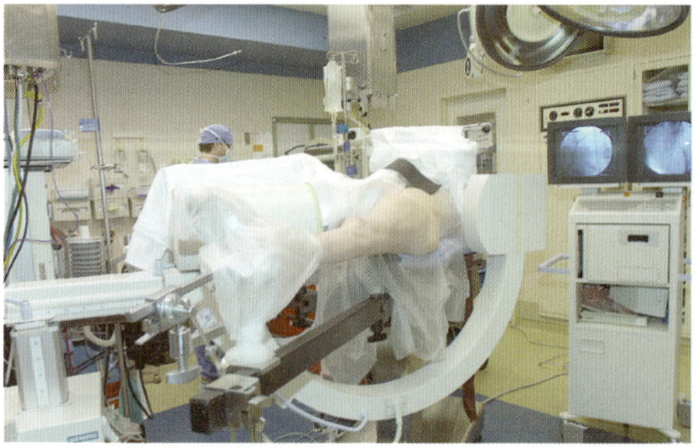

**그림 20-19** 엉덩관절 측방향 촬영을 위한 C-arm 위치. 예비촬영을 한 후, 엉덩관절은 절개를 위한 준비를 하고, C-arm은 멸균천으로 덮는다.

- 수술을 시작하기 전에 집도의가 형광투시하에 골절 간격을 줄이기 위해 뼈를 맞춘다(그림 20-20).
- C-arm을 원하는 방향으로 투사할 경우가 있는데 이때 이것이 실제 후 · 전방향 또는 실제 측방향이 아닐 수도 있다. 따라서 필요할 때 되돌아갈 수 있도록 이 위치를 잘 기억해 두어야 한다.
- 엉덩관절에 기구가 삽입되었을 때, C-arm을 회전시켜 관절공간에 기구가 없는 것을 확인한다.

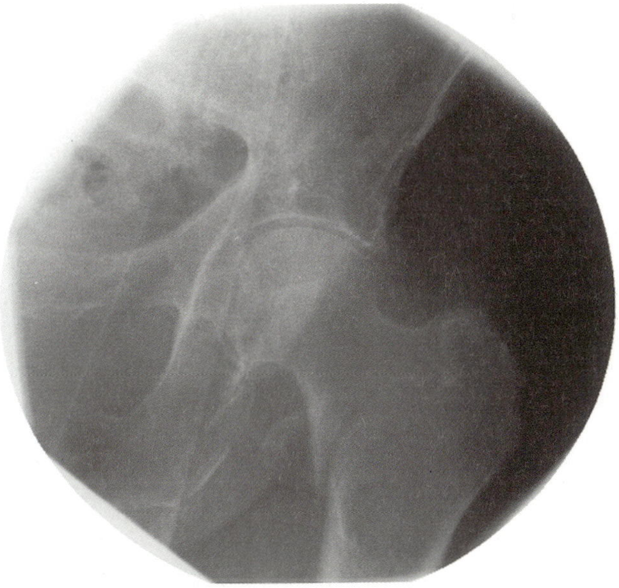

**그림 20-20** 넙다리뼈목 골절이 있는 엉덩관절 후 · 전방향 촬영.

### 영상구조

절구 가장자리, 넙다리뼈머리와 목, 큰돌기, 작은돌기를 포함한 몸쪽넙다리뼈와 엉덩관절이 관찰된다. 골절간격을 줄이기 위해 넙다리뼈목에 삽입된 나사못이 관찰된다(그림 20-21).

### 평가기준

- 모니터 중앙에 엉덩관절이 위치해야 한다.
- 출발점을 결정하기 위해 넙다리 가쪽면과 절구 가장자리가 관찰되어야 하고 관절에 기구가 들어가면 안 된다.
- 후 · 전방향 촬영에서 작은돌기가 옆으로 관찰되어야 한다. 측방향 촬영에서 큰돌기는 넙다리뼈목과 넙다리뼈몸통 뒤에 위치해야 한다.
- 적절한 촬영조건을 유지해야 한다.
- 멸균상태를 유지해야 한다.
- 방사선 차폐가 적절하게 이루어져야 한다.

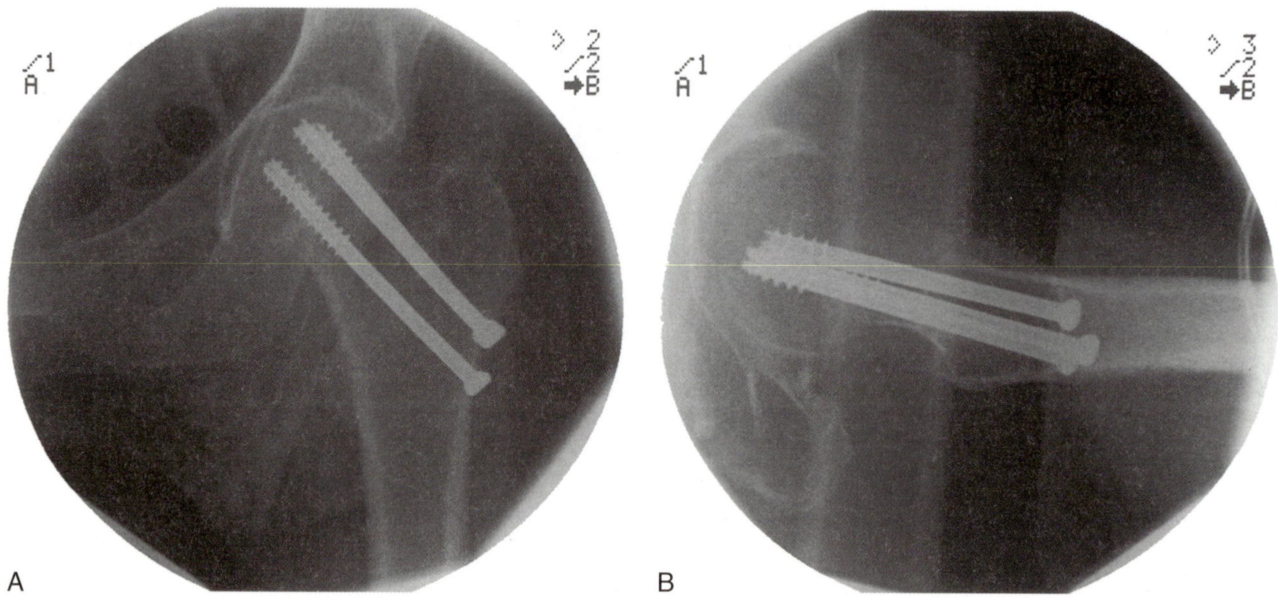


**그림 20-21** 엉덩관절 골절정복을 위한 엉덩관절 후 · 전방향 영상(A)과 측방향 영상(B).

## 대퇴골 고정못

### 환자 자세와 C-arm 위치

이 수술은 골수안에 금속막대를 삽입해서 넙다리뼈몸통 골절의 간격을 줄인다(그림 29-22). 이 금속막대 또는 못은 큰돌기를 통한 앞쪽 삽입과 오금근육패임을 통한 뒤쪽 삽입이 있다.

**전방 대퇴골 못고정술**

환자는 누운 자세나 옆으로 누운 자세를 취한다. 누운 자세에서는 골절간격을 감소시키기 위해 다친 다리를 견인하고 있을 가능성이 높다. 다리는 벌리고, 다치지 않은 다리는 무릎과 엉덩관절을 굽히고 머리쪽으로 올려 C-arm이 들어갈 공간을 만들어 준다. 다친 쪽의 팔은 시야를 가리지 않도록 가슴을 가로질러 반대쪽으로 위치시킨다. 옆으로 누운 자세에서는 반대쪽 다리에 가리지 않도록 다친 다리를 앞쪽으로 편다. 만약 환자가 누워 있다면, C-arm을 환자의 다리 사이에 위치시킨다. 이때 C-arm은 다치지 않은 다리와 평행하도록 하고, 엉덩관절에 중심을 위치시킨다. C-arm은 실제 후 · 전방향을 얻기 위해 앞쪽이나 뒤쪽으로 회전시킬 수 있다. 측방향을 위해서는 C-arm을 테이블 밑에서 회전시킨다.

옆으로 누운 자세일 경우, 실제 후 · 전방향촬영을 하기 위해서는 C-arm을 앞쪽으로 10~15° 회전시킨 후 5~10° 머리쪽으로 기울여야 한다.

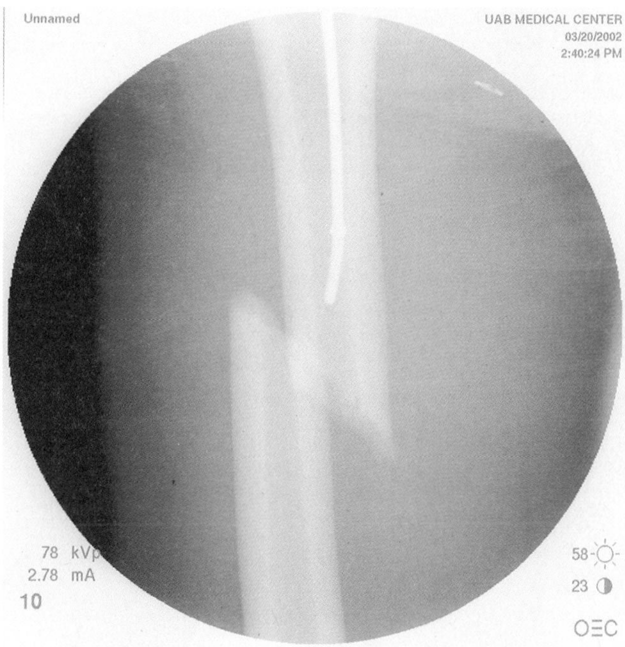


**그림 20-22** 골절부분의 정렬을 위하여 유도막대를 삽입한 영상.

### 후방 대퇴골 못고정술

환자는 누운 자세에서 다친 다리를 노출시킨 후 무릎을 구부려 보조지지대(범프, bump) 위에 올린다. 이 자세는 집도의가 무릎뼈에 손상을 주지 않고 오금근육패임에 도달할 수 있게 한다.

환자와 수직으로 C-arm을 수술부위에 놓은 후 머리쪽으로 기울여 후 · 전방향을 찾는다. 측방향을 위해서는 테이블 밑에서 C-arm을 회전시킨다(그림 20-23).

### 수술방법

- 수술부위에서 삽입한 기구가 튀어나와 있을 수 있으며, 이것을 건드리거나 이것이 멸균천을 뚫지 않도록 주의해야 한다.
- 구멍을 뚫는 동안 골절간격이 좁게 유지되어 있는지 확인하기 위해 골절부위에 C-arm의 중심을 맞추어야 한다(그림 20-24).
- 무릎에서 엉덩관절까지 C-arm이 움직일 수 있는 공간이 확보해야 한다.
- 집도의가 수술을 할 수 있도록 환자와 C-arm 사이 공간이 충분해야 한다.

나사(screws)를 넙다리뼈 고정못(femoral nail)에 박아 제자리에 고정한다. 모니터에 나사 구멍이 완전히 둥근 모양으로 보이도록 나사 구멍에 C-arm 중심을 맞춰야 한다. 확대한 영상이 집도의에게 도움을 줄 수도 있다. 집도의가 환자 다리를 움직여 완전히 둥근 모양으로 보이도록 할 수도 있다. 나사를 삽입한 후 전 · 후방향 촬영을 하여 나사 길이를 점검한다. 나사가 겉질뼈를 너무 많이 뚫고 나오면 안 되기 때문이다(그림 20-25).

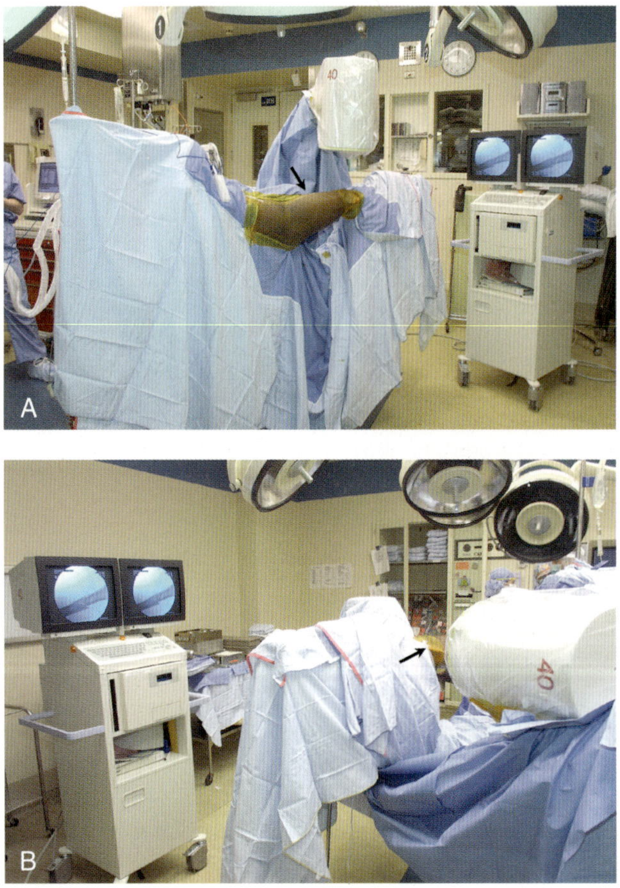


**그림 20-23 A,** 넙다리뼈 못고정술 도중 후 · 전방향 촬영을 위해 환자 다리 사이에 C-arm을 위치시킨다. **B,** 측방향 촬영을 위해 C-arm을 넙다리 아래에서 회전시킨다.

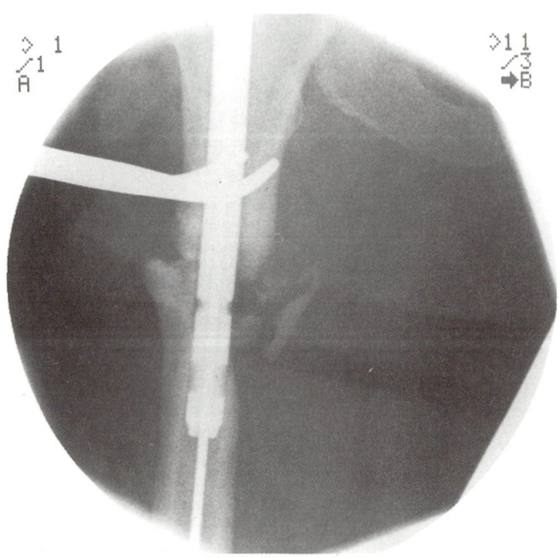

**그림 20-24** 구멍을 뚫는 도중에 촬영한 넙다리뼈 골절 영상.

### 영상구조

큰돌기, 작은돌기, 넙다리뼈목, 넙다리뼈몸통, 넙다리뼈융기를 포함한 모든 넙다리뼈부위가 관찰된다. 골절정복 후에는 고정못과 나사못이 관찰된다(그림 20-26).

### 평가기준

- 모니터에 구조물이 조사방향에 따라 정확히 관찰되어야 한다.
- 나사 구멍이 모니터 중앙에서 완전히 둥글게 관찰되어야 한다.
- 멸균상태를 유지해야 한다.
- 적절한 촬영기술조건을 유지해야 한다.
- 모든 수술팀원에게 방사선 차폐를 제공해야 한다.

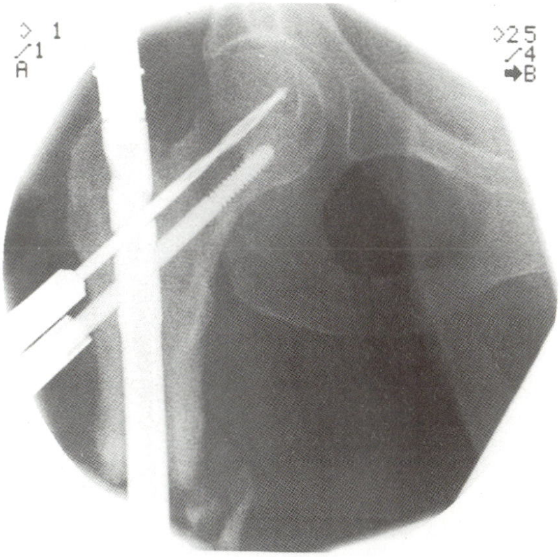


**그림 20-25** 넙다리뼈 못고정술에서 몸쪽 나사못의 후·전방향 촬영.

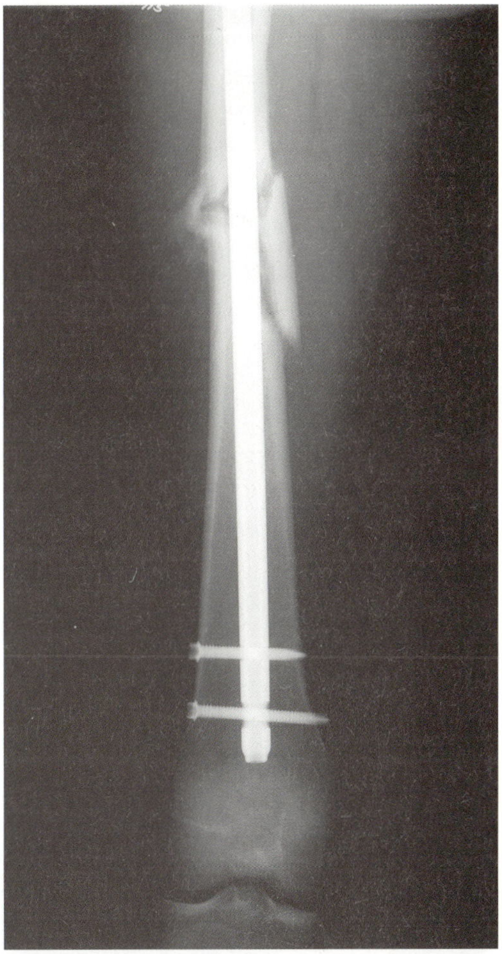

**그림 20-26** 유도막대를 먼쪽 나사못으로 고정하여 골절정복이 된 넙다리뼈 골절의 후·전방향 촬영.

수술실에서의 형광투시촬영 Fluoroscopic Procedures for the Operating Room

## 경골 고정못

### 환자 자세

다친 다리를 노출하고 누운 자세를 취한다. 무릎뼈에 손상을 주지 않고 정강뼈거친면(경골조면, tibial tuberosity)에 접근할 수 있도록 무릎은 구부린다. 다친 다리는 C-arm으로부터 먼쪽 테이블에 두어 수술에 방해가 되지 않도록 한다.

### C-arm 위치

C-arm에 멸균천을 덮는다. C-arm을 환자에 대해 수직으로 수술부위에 위치시키고 X선관을 다리의 각도에 맞춘다(그림 20-27). C-arm의 움직임에 방해가 될 만한 물건이 없어야 하고, 회전시 다른 장비나 도구를 건드리지 않도록 주의한다. C-arm을 움직이거나 집도의가 다리를 움직여 구멍이 완전히 둥글게 보이도록 한다(그림 20-28, 20-29). 필요하다면 확대를 시킨다. 집도의가 드릴을 사용할 수 있도록 C-arm을 전진시켜 X선관이 다리로부터 최대한 멀어지도록 한다.

- 정강뼈는 단면이 삼각형이어서 나사못 길이를 점검할 때 전체길이를 알 수 있도록 C-arm을 앞쪽이나 뒤쪽으로 회전시켜야 한다.
- 구멍을 뚫고 있을 때 C-arm은 골절부위에 중심을 맞추고 있어야 한다. 다리가 모니터 중심에 오면 C-arm의 바퀴를 수평으로 돌려 시야를 벗어나지 않고 뼈몸통을 따라 움직일 수 있도록 한다.

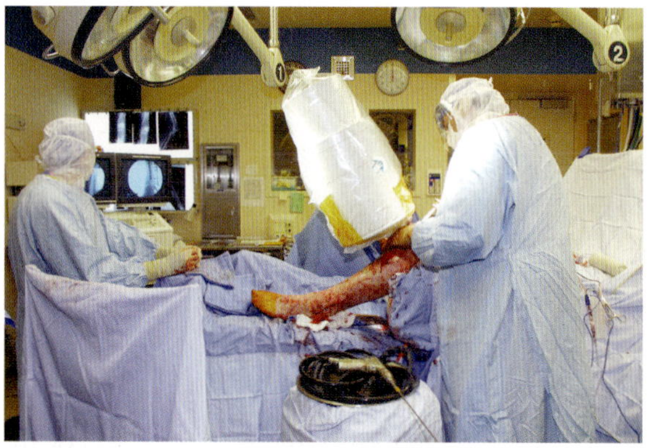

**그림 20-27** 정강뼈 못고정술을 위한 C-arm 위치. 방사선사가 정강뼈의 긴축과 평행하도록 영상증배관을 기울이고 있다.

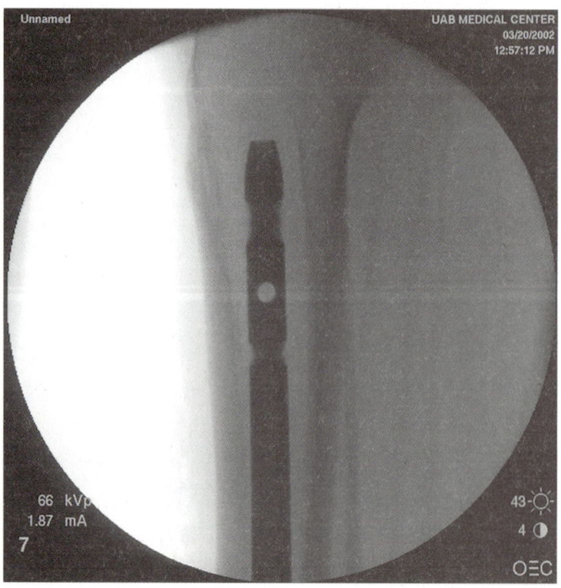


**그림 20-28** 나사못 구멍의 정렬은 맞으나 모양이 둥글지 않다.

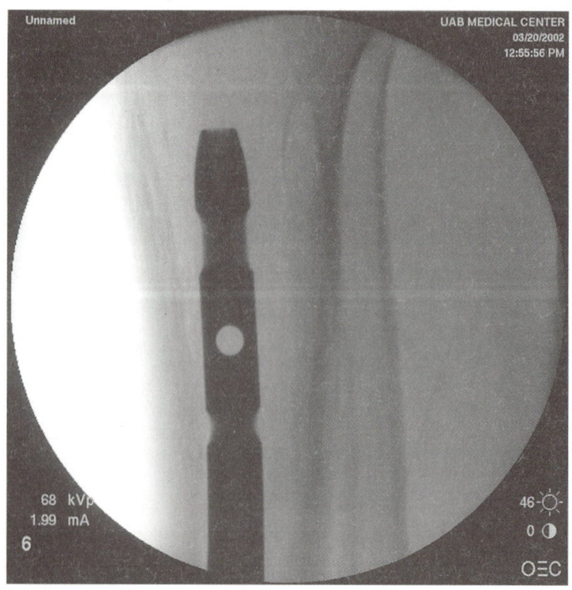


**그림 20-29** 나사못 구멍이 완전히 둥글게 보이고 도움을 주기 위해 확대되어 있다.

### 영상구조

정강뼈와 종아리뼈, 골절이 있는 정강뼈, 정강뼈 편평부(tibial plateau), 정강뼈거친면, 먼쪽 정강뼈, 발목관절이 관찰된다(그림 20-30). 기구를 삽인된 후에는 골수강(IM canal)에 들어 있는 정강뼈 못, 몸쪽과 먼쪽 나사못들도 관찰된다.

### 평가기준

- 모니터 중앙에 정강뼈가 관찰되어야 한다.
- 원하는 조사방향에서 모니터에 정확한 구조물이 관찰되어야 한다.
- 멸균상태를 유지해야 한다.
- 모든 수술팀원에게 방사선 차폐를 제공해야 한다.

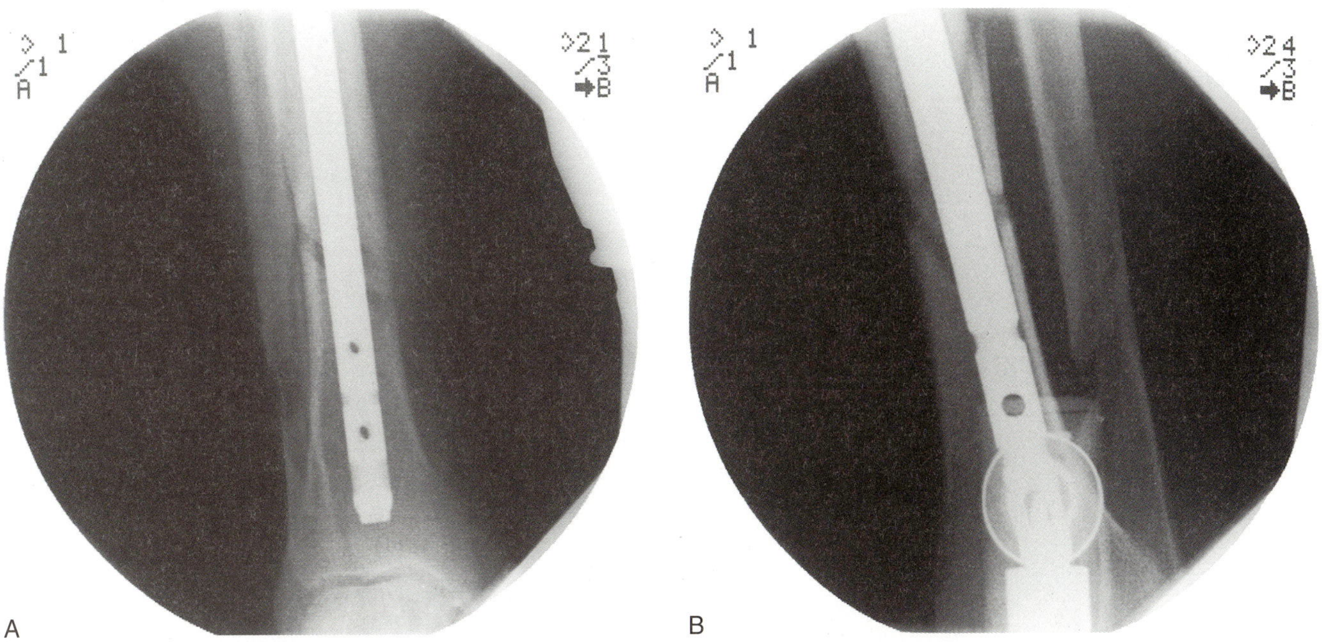

A B

**그림 20-30** **A**, 부적절한 먼쪽 나사못 구멍 정렬상태. **B**, 나사못 구멍 정렬상태가 적절하고 먼쪽 나사못 구멍 위로 나사못 드라이버가 보인다.

## 상완골 촬영

Humerus projection

### 환자 자세

눕거나 비스듬히 누운 자세를 취한다(그림 20-31). 다친 팔은 맞추어 놓은 정렬상태를 유지하기 위해 외과 보조자가 붙잡은 상태에서 메이오 스탠드(Mayo stand)에 놓여 있을 것이다. 환자의 어깨는 테이블에서 벗어난 곳에 있도록 자세를 잡는다. 이렇게 하면 테이블에 의해 가려지지 않고 위팔뼈 전체를 한눈에 볼 수 있다.

### C-arm 위치

C-arm을 멸균천으로 덮는다. 환자와 평행하거나 45° 각도를 이뤄 수술부위로 들어간다. 팔꿈치를 90°로 구부린 채 보조자가 팔을 안쪽으로 회전시킨다. 정측방향(true lateral projection)으로 보기 위해 환자 자세에 따라 C-arm을 기울이고 회전시킨다. 팔꿈치를 매달아 지지하고, 손이 위쪽을 가리킬 때까지 팔을 회전시킨다. 환자 자세에 따라 후·전방향을 얻기 위해 C-arm을 기울인다. 위팔뼈에 C-arm 중심을 맞춘다.

- 못을 위팔뼈에 넣고 먼쪽 나사못을 끼우려고 할 때, 멸균천을 X선관 위에 놓는다. 멸균천을 X선관에 놓을 때는 아랫쪽 면만 만지도록 한다. X선관을 올려 나사못을 확대하여 집도의가 일하기 쉽도록 한다.

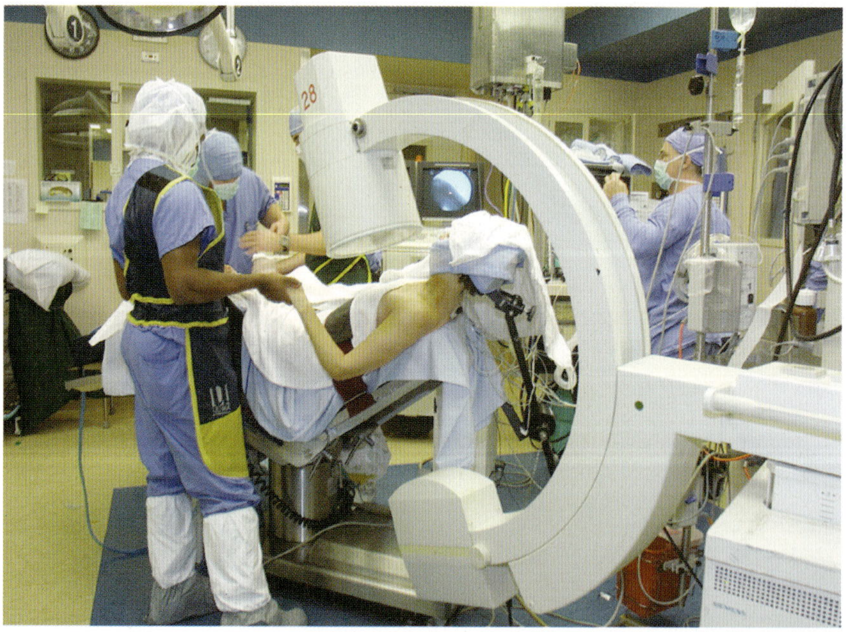


**그림 20-31** 예비촬영을 위해 해변의자자세의 환자를 촬영하기 위한 C-arm 위치.

**참고:** 멸균천을 X선관 위에 너무 오래 올려놓지 말아야 한다. X선관에 열이 쌓이기 때문이다.

- 영상증배관이 환자 머리에 부딪히지 않도록 주의한다.

### 영상구조

위팔뼈머리, 위팔뼈목, 큰결절, 작은결절, 뼈몸통, 먼쪽 위팔뼈를 포함한 모든 부분이 관찰된다. 골절과 사용된 기구도 관찰된다(그림 20-32).

### 평가기준

- 위팔뼈 각도와 C-arm의 각도가 전·후방향과 측방향 조사시 일치하여야 한다.
- 먼쪽 나사못을 고정할 때, 구멍이 완전히 둥글게 관찰되어야 한다.
- 모니터 중앙에 위팔뼈가 관찰되어야 한다.
- 모니터는 위팔뼈와 같은 모양으로 보이도록 회전시켜야 한다.
- 멸균상태를 유지해야 한다.
- 모든 수술팀원에게 방사선 차폐를 제공해야 한다.

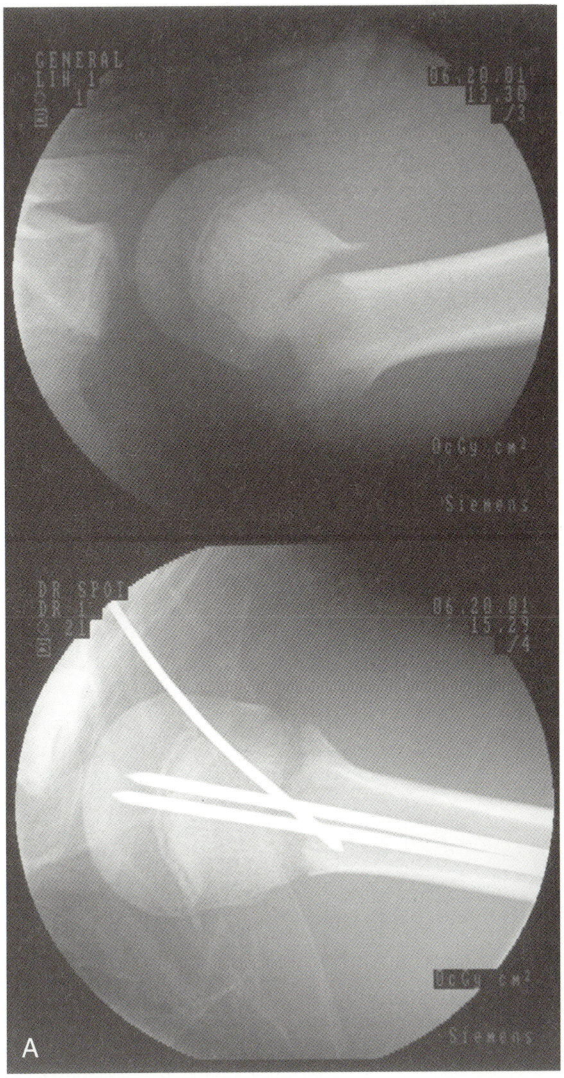


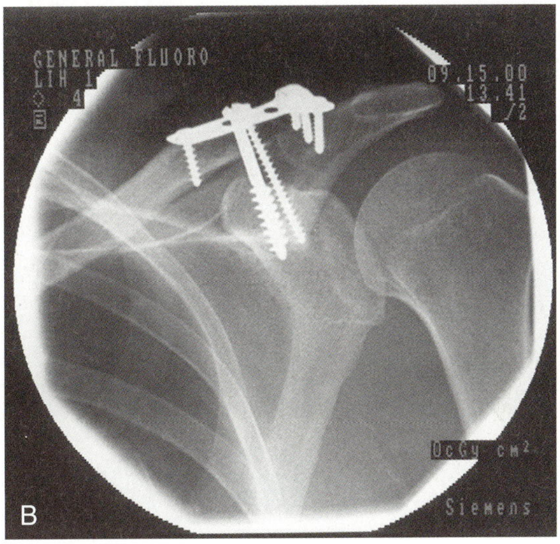


**그림 20-32 A,** 위팔뼈머리 골절과 정복을 위한 못의 영상. **B,** 플레이트와 나사못으로 고정된 빗장뼈 골절 영상.

## 뇌하수체 종양의 접형골경유 절제

### 환자 자세

팔을 양옆에 두고 누운 자세이다. 머리는 테이블 위에 두거나 테이블 끝에서 떨어져 설치된 헤일로(halo)에 둔다. 머리는 수술팀쪽으로 약간 기울이고, 턱은 위쪽으로 든다.

### C-arm 위치

수술을 시작하기 전 C-arm이 먼저 자리를 잡는다. 환자에 대해 수직으로 C-arm을 넣은 후 X선관을 측방향이 되도록 회전시킨다. 정측방향이 되도록 C-arm을 기울이고 회전시킨다. 관자뼈에 중심을 맞추고 모니터 중앙에 안장이 오도록 한다. 뇌하수체 부위가 잘 보이도록 X선관을 머리뼈에 가까이 위치시켜 확대시키고 C-arm을 고정시킨다(그림 20-33). 그림 20-34는 수술중 실제 C-arm의 위치이다.

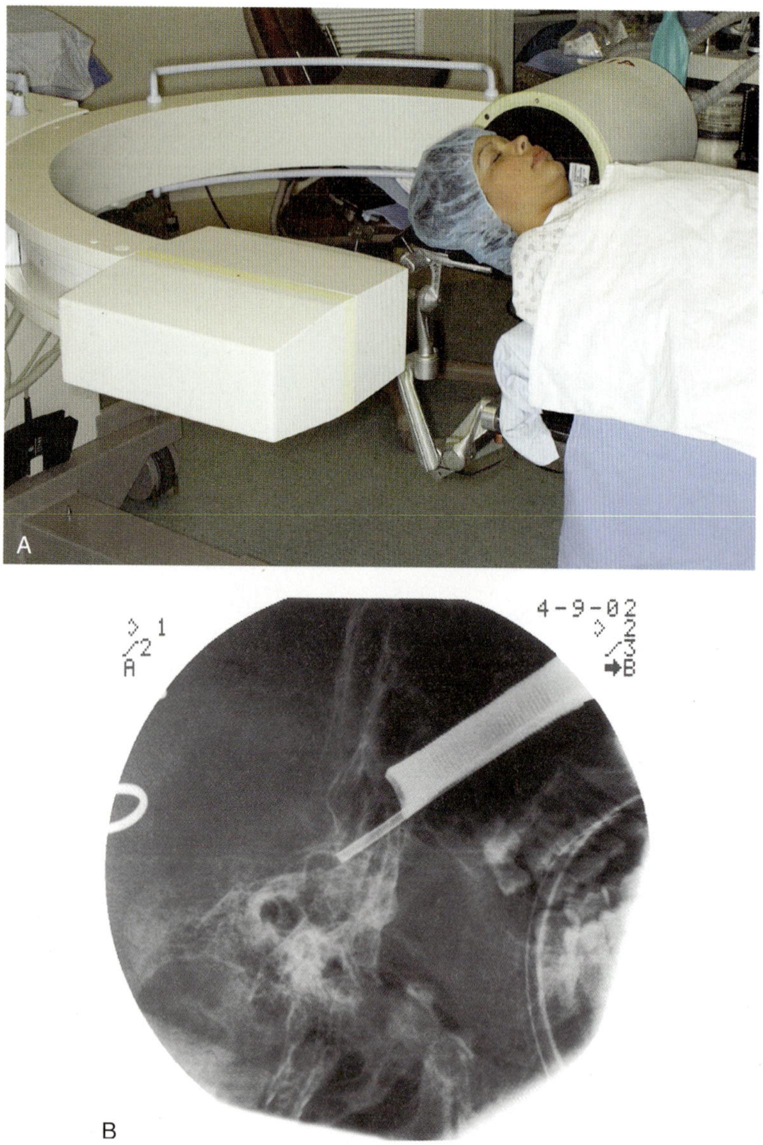


**그림 20-33 A,** 나비뼈경유 종양 제거를 위한 C-arm 위치. **B,** 나비뼈경유 종양 제거를 위한 관찰 기구가 삽입되어 있다.

### 영상구조

머리뼈는 뇌하수체에 초점을 둔 측방향 영상으로 관찰된다. 안장, 머리뼈 기저부, 눈확, 위턱굴, 목뼈와 아래턱뼈 일부가 관찰된다.

### 평가기준

- 머리뼈의 정측방향 조사에서 안장이 모니터 중앙에서 관찰되어야 한다.
- 눈확, 나비뼈 날개, 위턱굴이 겹쳐 보여야 한다.
- 적절한 촬영기술을 사용해야 한다.
- 멸균상태를 유지해야 한다.
- 머리뼈 영상이 환자와 동일한 자세로 관찰되어야 한다.

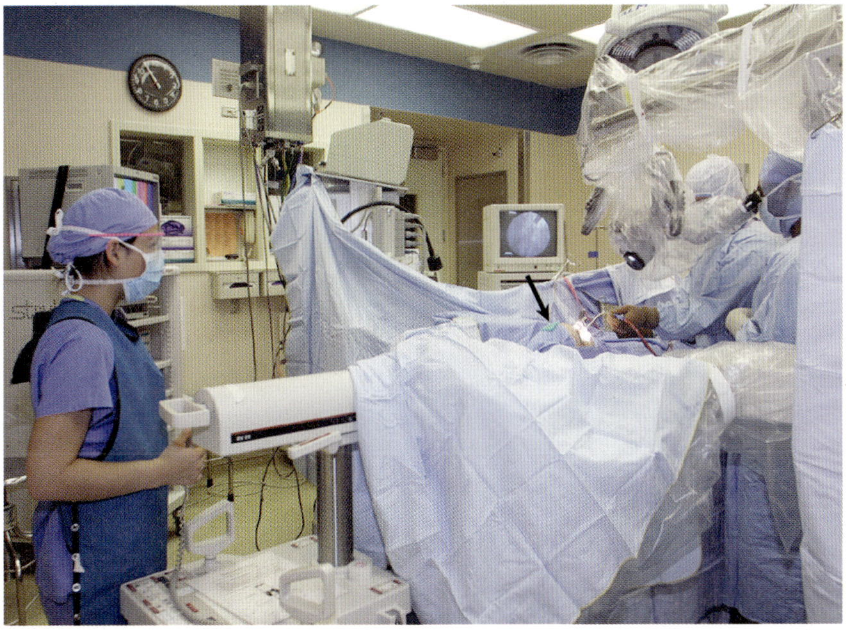

**그림 20-34** C-arm에 멸균천을 덮고 나비뼈경유 종양 제거를 위한 위치. 화살표는 환자의 머리이다.

## 하지동맥조영술

### 환자 자세

누운 자세에서 촬영하고자 하는 다리는 샅굴부위(서혜부, groin, inguinal region)에서 발까지 노출시킨다. C-arm이 엉덩관절에서부터 발까지 움직일 수 있도록 테이블 밑에 방해물이 없어야 한다. 넙다리뼈나 정강뼈를 회전시켜 동맥이 잘 보이도록 한다(그림 20-35).

### C-arm 위치

C-arm을 멸균천으로 덮고 촬영부위에 넣는다. 다리가 모니터 중앙에 오면, C-arm의 바퀴를 수평으로 돌려 다리가 모니터에서 벗어나지 않고 왼쪽이나 오른쪽으로 움직일수 있도록 한다. 동맥내로 주입된 조영제만 보이도록 감산기법이나 로드맵을 사용한다(그림 20-36). 이렇게 하면 손상부위나 좁아진 부위를 쉽게 찾을 수 있다.

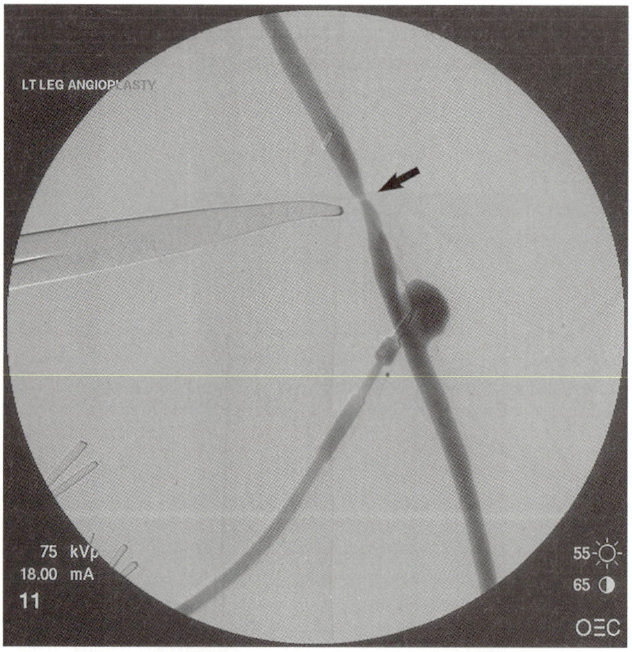


**그림 20-35** 넙다리동맥 협착(화살표)이 있는 환자의 수술 중 동맥조영 감산 영상.



수술실 영상촬영 Surgical Radiography

### 영상구조

감산하기 전에는 다리의 뼈들이 관찰된다. 조영제를 주입한 후 넙다리동맥과 가지들이 보이고, 이어서 오름동맥, 정강동맥이 관찰된다. 이러한 조영영상들은 동맥의 병리적 상태를 잘 나타내준다.

### 평가기준

- 테이블이나 뼈에 가려지지 않고 모든 동맥들이 관찰되어야 한다.
- 감산기법이나 로드맵을 할 때 다리나 C-arm을 움직이지 않아야 한다.
- 적절한 촬영기술이 사용되어야 한다.
- 멸균상태를 유지해야 한다.
- 모든 수술팀원에게 방사선 차폐를 제공해야 한다.

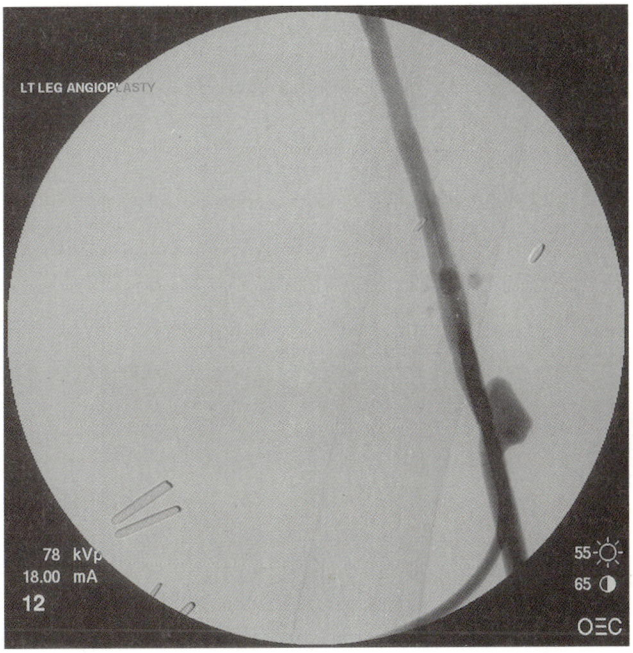


**그림 20-36** 풍선혈관성형술을 시행한 후의 동맥조영 감산 영상.

수술실에서의 형광투시촬영 Fluoroscopic Procedures for the Operating Room

## 수술실에서의 이동식 영상촬영

### 경추 촬영

Cervical spine projection

#### 환자 자세

선 자세, 엎드린 자세, 또는 누운 자세를 취한다. 선 자세와 엎드린 자세에서 환자 머리는 척추를 정렬하기 위해 견인(traction)한다. 누운 자세에서는 턱을 들어 머리띠나 테이프로 고정한다.

#### 영상수용체와 이동식 촬영장비의 위치

- 영상수용체 홀더에 격자 영상수용체를 넣고 멸균천으로 덮는다(그림 20-37).
- 영상수용체 홀더를 환자 반대편에 위치시킨다.
- X선이 영상수용체에 수직, 바닥에 평행하게 조사되도록 위치시킨다.
- X선은 격자 차단효과(grid cut-off)가 생기지 않도록 영상수용체에 수직으로 조사한다.
- 목뼈에 중심을 맞춘다.

#### 영상구조

- 목뼈 측방향 영상이 촬영된다(그림 20-38).
- 뼈곁돌기, 골절, 아탈구와 같은 병적 상태가 관찰된다.
- 수술해야 할 부분을 찾기 위해 먼저 영상촬영을 한다. 이때 위치를 확인하기 위해 기구를 사용하여 표시한다(그림 20-39).

#### 평가기준

- 전체 목뼈가 관찰되어야 한다.
- 영상의 중심에 목뼈가 있고 회전되지 않아야 한다.
- 적절한 촬영기술이 동원되어야 한다.
- 모든 수술 팀원에게 방사선 차폐가 제공되어야 한다.
- 사용된 모든 기구가 관찰되어야 한다.
- 격자 차단효과가 없어야 한다.

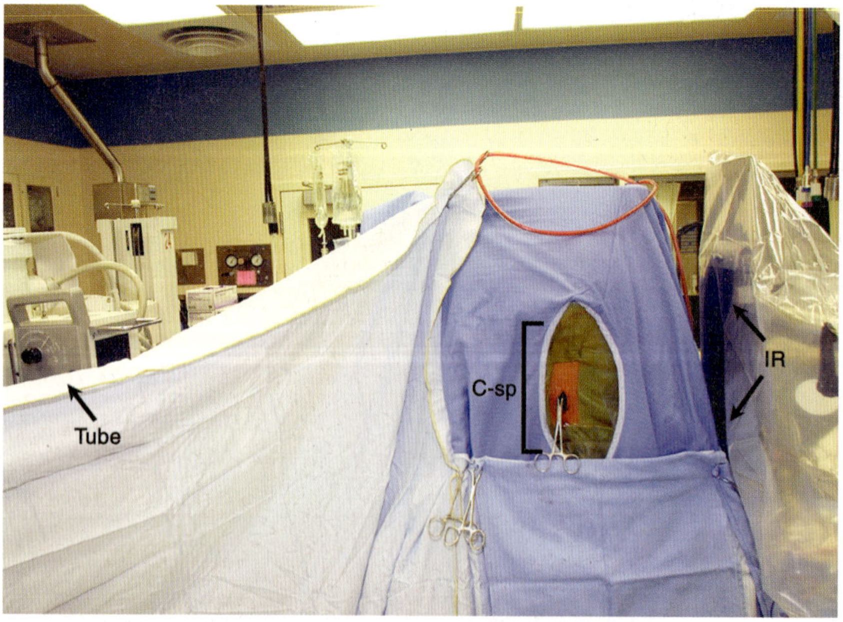


**그림 20-37** 선 자세 목뼈 측방향 촬영을 위한 이동식 촬영장비(화살표)의 위치. 관심부위의 가시돌기에 부착해 놓은 수술용 클램프가 절개부위에서 관찰된다. 영상수용체(IR)를 멸균천으로 덮고 고정장치(겹화살표)에 넣은 후 환자에 중심을 맞춘다.

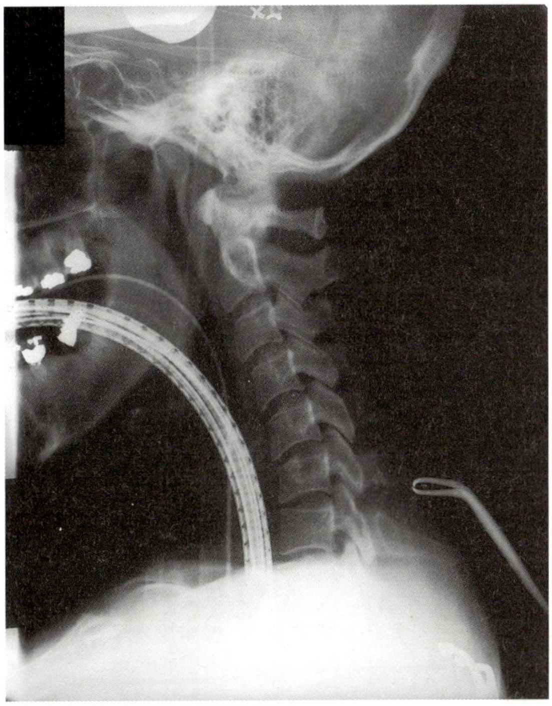

**그림 20-38** 여섯째목뼈 가시돌기에 위치표시를 한 목뼈 측방향 영상(환자는 수술을 위해 앉은 자세).

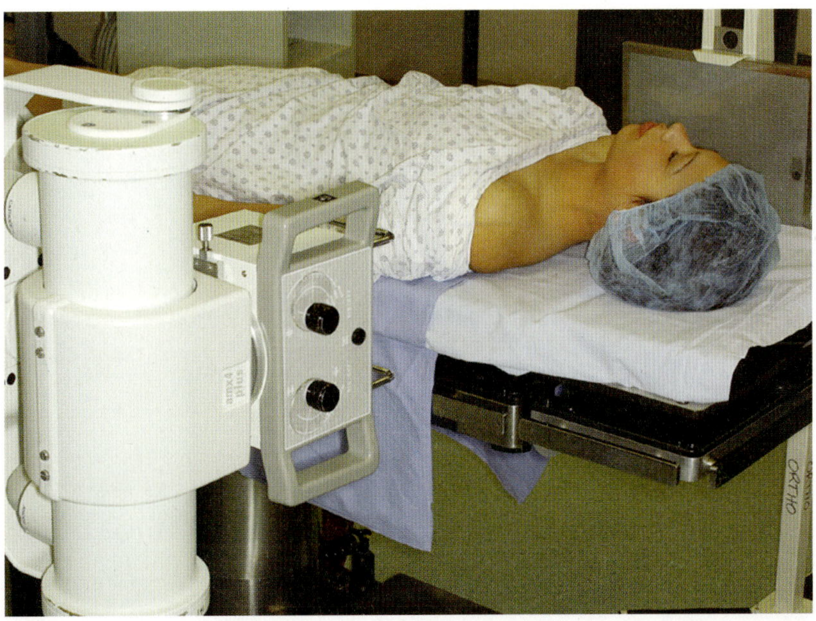

**그림 20-39** 누운 자세의 목뼈 측방향 촬영. 이것은 수술을 진행하기 전 정확한 기구의 위치를 알기 위해 시행한다.

## 흉추 또는 요추 촬영

Thoracic or lumbar spine projection

### 환자 자세

머리 위로 팔을 올리고 엎드리거나 누운 자세이다. 가슴과 배에 보조기구(chest roll이나 틀)를 놓아 척추가 해부학적 자세로 굽혀질 수 있도록 한다. 수술할 부위나 기구의 위치를 확인하기 위해 영상촬영을 할 수 있다(그림 20-40).

#### 측방향 촬영

격자 영상수용체를 영상수용체 고정장치에 넣고 멸균천으로 감싼다. 환자 옆에 고정장치를 두고 영상수용체를 위아래로 움직여 허리뼈에 중심을 맞춘다. X선은 영상수용체에 수직, 바닥에 평행하게 조사되도록 한다(그림 20-41). 호흡은 촬영시 멈춰야 한다.

#### 후·전방향 촬영

필름을 테이블 밑에 있는 구멍에 밀어넣어 척추를 중심에 맞춘다. X선을 영상수용체의 중심에 맞추고 척추의 긴축에 수직으로 조사되도록 한다.

### 영상구조

- 허리뼈 후·전방향 또는 측방향 영상이 촬영된다.
- 척추뼈몸통, 가시돌기, 척추관절면, 척추판이 관찰된다.
- 결손부위를 수복하기 위한 도구들. 뼈이식조각이나 척추뼈몸통사이 유합도구들이 사용될 수도 있다.
- 영상에는 기구들이 종종 관찰된다.
- 후·전방향 촬영시 환자 지지대가 가릴 수 있다.

### 평가기준

- 영상의 중심에 척추가 관찰되어야 한다.
- 척추뼈몸통은 회전되지 않아야 한다.
- 모든 기구가 영상에서 관찰되어야 한다.
- 불필요한 도구는 척추를 가리지 않도록 제거해야 한다.
- 적절한 촬영기술이 사용되어야 한다.
- 모든 수술팀원에게 방사선 차폐가 제공되어야 한다.

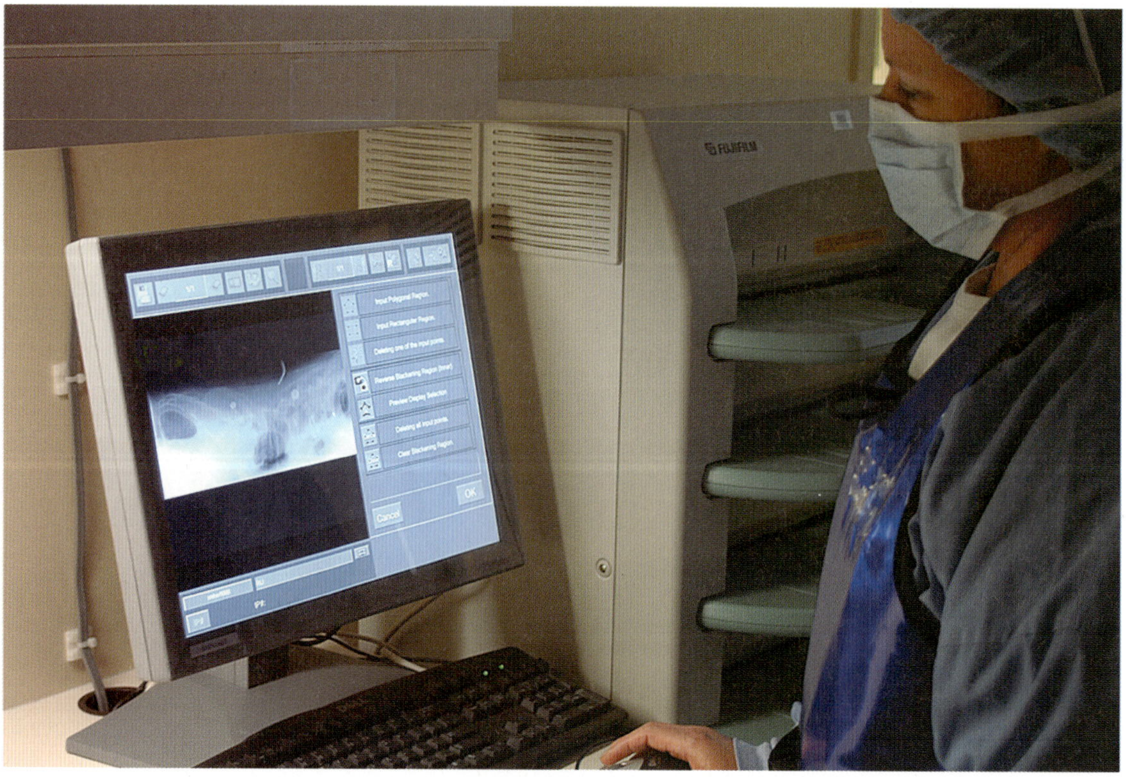


**그림 20-40** 도구를 이용해 허리뼈의 정확한 위치를 표시한 허리뼈 측방향 촬영.

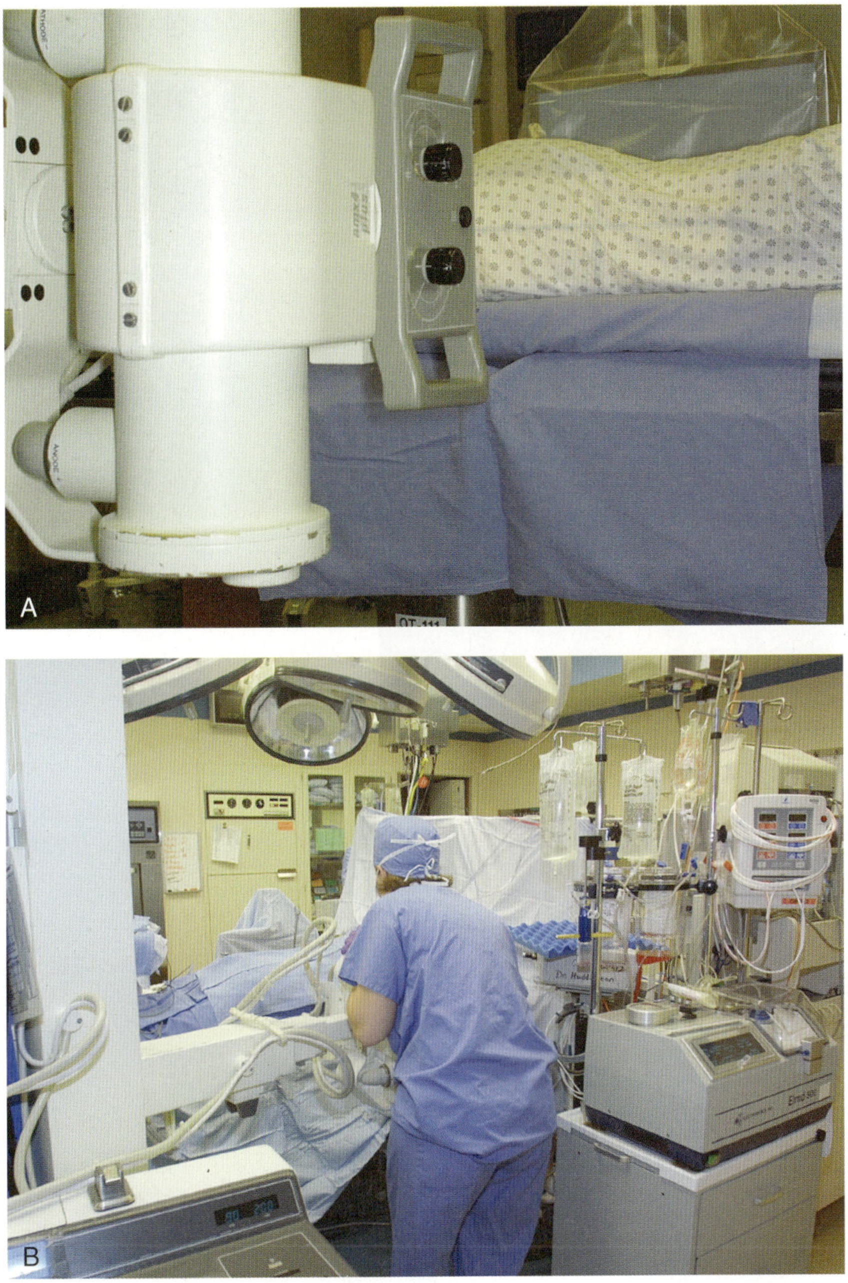


**그림 20-41** A, 허리뼈의 축측방향 촬영을 위한 이동식 촬영장비의 정확한 위치. **B,** 수술실 내에서 허리뼈 측방향 촬영을 위해 방사선사가 위치를 잡고 있다.

## 상 · 하지 촬영
Extremity examinations

### 환자 자세

누운 자세, 엎드린 자세, 비스듬한 자세, 또는 해변의자자세를 취한다. 이동식 촬영장비는 환자에 대해 수직으로 들어간다. 멸균천으로 X선관이나 촬영부위 또는 둘 모두를 덮는다. 원하는 방향으로 X선관을 기울인다. 촬영시 집도의가 환자의 팔다리를 원하는 자세로 잡고 있을 수도 있다. 집도의의 방사선 피폭을 줄이기 위해 자세잡기에 도움을 줄 만한 스펀지나 수건을 사용할 수 있다.

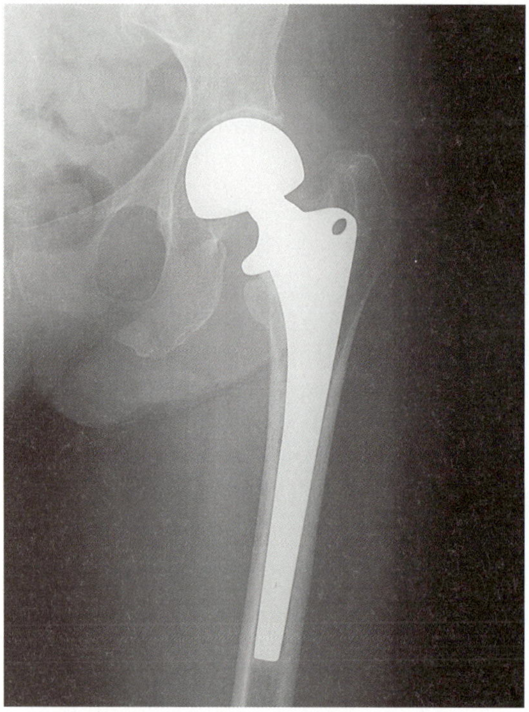

**그림 20-42** 엉덩관절치환이 된 엉덩관절 후 · 전방향 영상.

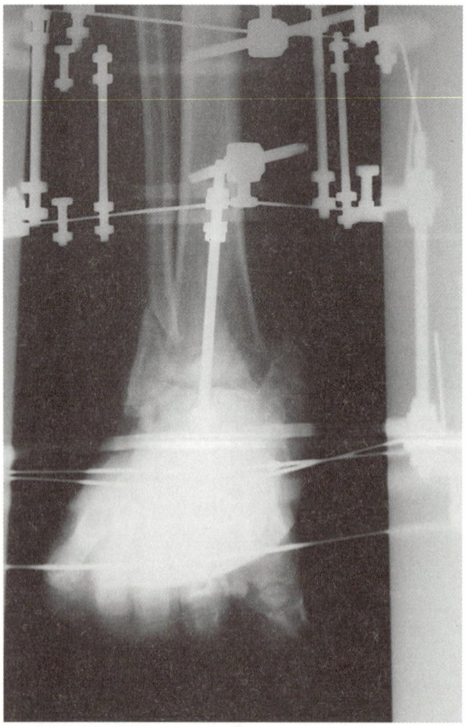

**그림 20-43** 발목관절 골절로 외고정을 한 발목의 영상.

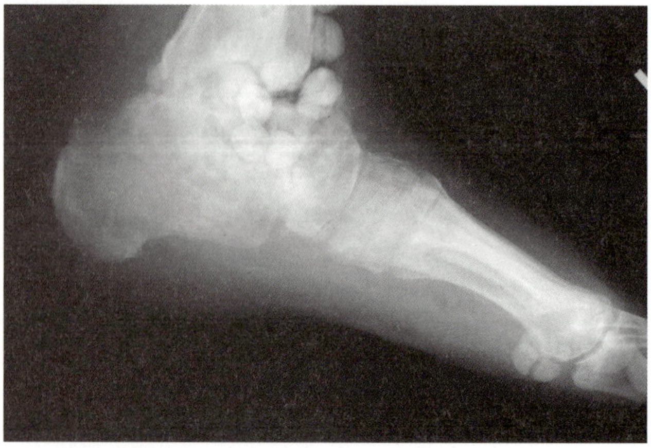

**그림 20-44** 목말뼈에 항생제 비드를 삽입한 발의 측방향 영상.

집도의는 플라스틱 멸균 가리개보다 멸균 천 가리개를 사용하여 촬영부위를 감쌀 수 있다. 이런 경우 집도의는 적절한 중심선을 파악할 수 있도록 수술부위의 위치를 표시한다. 또한 조명은 촬영부위가 좀 더 잘 보일 수 있도록 조절이 필요할 수 있다. 축축방향(cross-table) 검사를 위해서는 빔이 영상수용체에 수직, 바닥에 평행하게 조사되도록 한다. X선관을 위아래로 움직여 수술부위의 중심에 맞추고, 영상수용체에 빔 중심을 맞춘다.

### 영상구조

- 모든 해부학적 구조물은 정렬상태가 정확해야 한다.
- 골절이나 퇴행성질환을 치료하기 위한 플레이트, 와이어, 핀, 나사못, 외부고정장치, 관절치환물 등이 포함된다(그림 20-42~20-47).

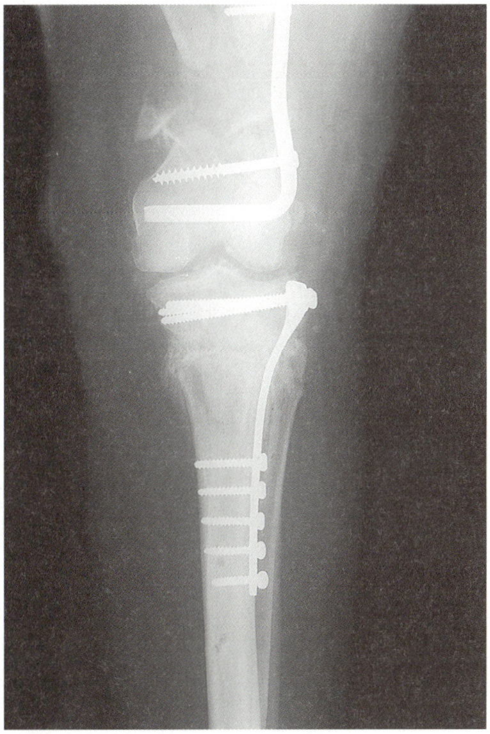

**그림 20-45** 정강뼈거친면 골절로 플레이트와 나사못이 삽입된 몸쪽 정강뼈의 전 · 후방향 영상.

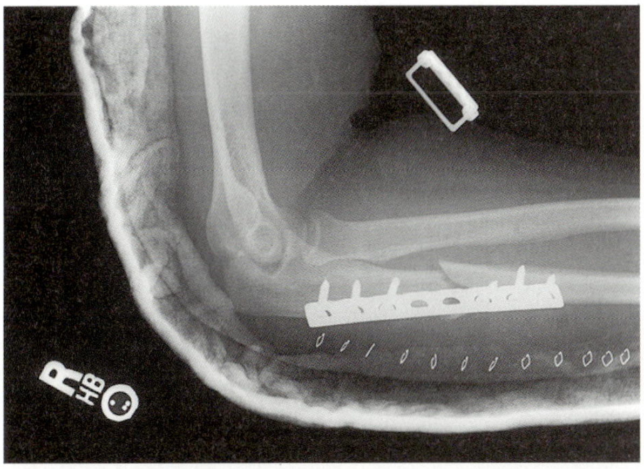

**그림 20-46** 아래팔골절로 플레이트와 나사못이 삽입된 팔꿈치의 측방향 영상.

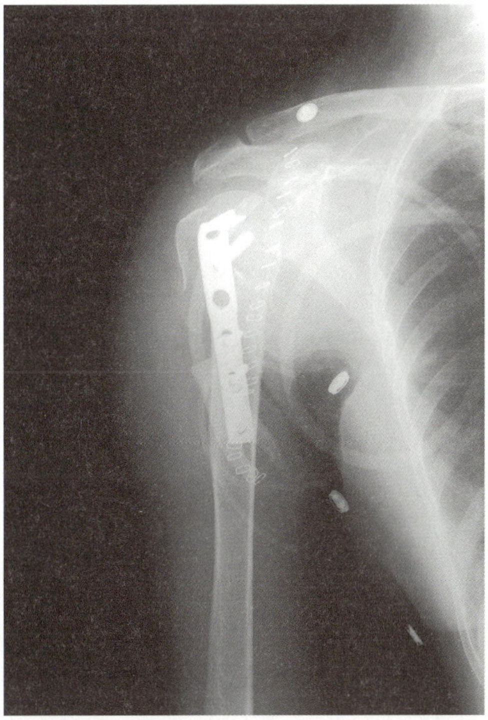

**그림 20-47** 플레이트와 나사못을 삽입한 어깨뼈 안쪽돌림 영상. 복잡한 분쇄골절시 적절한 영상을 얻기 위해서는 창의적으로 환자 자세를 잡거나 X선관에 각도를 줄 필요가 있다.

## 평가기준

- 모든 기구가 관찰되어야 한다.
- 적절한 촬영기술을 사용하여야 한다.
- 멸균상태를 유지해야 한다.
- 모든 수술팀원에게 방사선 차폐를 실시해야 한다.
- 조사야에 사용된 모든 기구가 포함되어야 한다.
- 수술부위에 불필요한 도구가 없어야 한다.

**참고:** 종종 시간이나 비용을 절약하기 위해 하나의 영상플레이트에 여러 방향 촬영을 한다. 많은 집도의들은 환자의 상태에 따라 다양한 촬영방향을 요구한다. 이때 각각의 촬영이 겹치지 않도록 주의한다. 손목검사를 할 때, 손목을 어느 한 쪽면에 대고 전 · 후방향 또는 후 · 전방향 촬영을 한다. 이후 손목을 다른 면에 대고 측방향 촬영을 한다(그림 20-48).

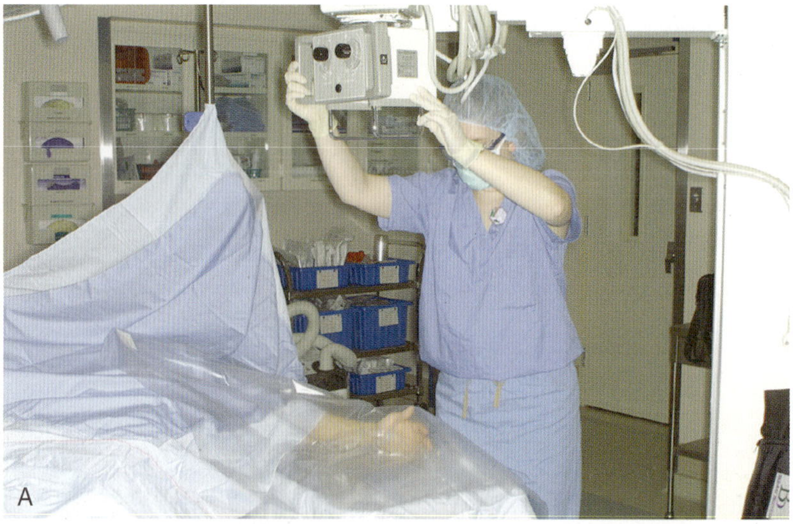

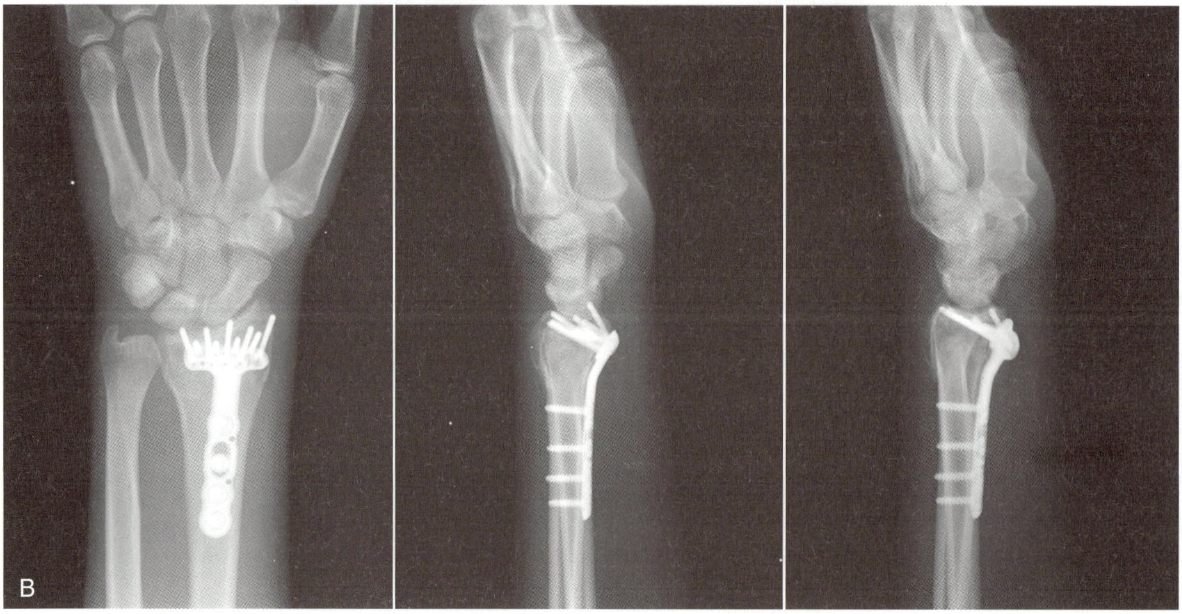

**그림 20-48** A, 손목의 측방향 촬영을 위해 이동촬영 장비의 위치를 잡고 있다. **B,** 손목의 후 · 전방향, 측방향, 기울인 측방향 영상. 22° 노뼈쪽으로 기울이면 나사못에 가리지 않고 관절공간을 볼 수 있다.

## 용어정의

**뒤배임(strike-through)** 멸균이 되지 않은 면이 젖어 멸균된 면도 흠뻑 젖는 것, 또는 반대의 것으로 박테리아가 멸균영역으로 옮겨갈 수 있다.

**멸균(sterile)** 살아있는 미생물이 전혀 없고, 어떤 형태의 미생물이라도 생산할 능력이 없는 상태.

**무균(asepsis)** 감염균이 없는 것.

**무균기법(aseptic technique)** 미생물 오염을 막기 위한 멸균팀과 비멸균팀의 조작 원칙.

**미생물진(microbial fallout)** 미생물은 피부에서 자연적으로 떨어져 나오며 멸균지역을 오염시킬 수 있다.

**비제한구역(unrestricted area)** 아무 옷이나 허용되는 구역.

**소독(antisepsis)** 피부의 화학적 멸균.

**오염(contamination)** 미생물이 존재하는 것.

**제한구역(restricted area)** 수술실, 멸균저장실.

**준제한구역(semirestricted area)** 제한구역을 연결하는 통로.

**팀워크(teamwork)** 팀워크는 수술시기 근처의 환자를 돌보기 위해 필수이며 사람 사이의 기술과 관련된다. 원하는 결과를 위해 대화는 매우 중요하며, 모든 팀원들은 환자의 공익과 이익을 위해 일해야 한다.

## 참고문헌


Anderson AC: The radiologic technologist's handbook of surgical procedures, Philadelphia, 2000, CRC Press.

Fortunato N: Berry & Kohn's operating room technique, ed 9, St Louis, 2000, Mosby.

Huth-Meeker M, Rothrock JC: Alexander's care of the patient in surgery, ed 10, St Louis, 1995, Mosby.

Huth-Meeker M, Rothrock JC: Alexander's care of the patient in surgery, ed 11, St Louis, 1999, Mosby.

Permar JA, Wetterlin KJ: Surgical radiography. In Frank ED et al, editors: Merrill's atlas of radiographic positions and radiologic procedures, ed 11, vol 3, St Louis, 2007, Mosby.

Wetterlin KJ: Mobile radiography. In Frank ED et al, editors: Merrill's atlas of radiographic positions and radiologic procedures, ed 9, vol 3, St Louis, 2007, Mosby.

# 부록 약어 요약

| | | |
|---|---|---|
| AAA | abdominal aortic aneurism | 복부 동맥류 |
| AC | acromioclavicular | 봉우리빗장관절 |
| ACR | American College of Radiology | 미국 방사선학 대학 |
| AEC | automatic exposure control | 자동조사조정 |
| AML | acanthiomeatal line | 코끝귓구멍선 |
| AP | anteroposterior | 전 · 후방향 |
| ARRT | American Registry of Radiologic Technologists | 미국 방사선사 등록 |
| ASIS | anterior superior iliac spine | 위앞엉덩뼈가시 |
| ASRT | American Society of Radiologic Technologists | 미국 방사선사 협회 |
| BE | barium enema | 바륨 관장 |
| BPH | benign prostatic hyperplasia | 양성 전립샘 비대 |
| BUN | blood urea nitrogen | 혈액요소질소 |
| CAMRT | Canadian Association of Medical Radiation Technologists | 캐나다 의학 방사선사회 |
| CDC | Centers for Disease Control and Prevention | 질병관리본부 |
| cm | centimeter | 센티미터 |
| CMC | carpometacarpal | 손목손허리뼈 |
| CPR | cardiopulmonary resuscitation | 심폐소생술 |
| CR* | computed radiography | 컴퓨터 방사선 촬영술 |
| CR* | central ray | 중심선 |
| CT | computed tomography | 컴퓨터 단층촬영 |
| CTC | CT colonography | 컴퓨터 단층촬영 대장조영술 |
| CVA | cerebrovascular accident | 뇌졸중 |
| DIP | distal interphalangeal(hand and foot) | 먼쪽 손 · 발 가락뼈사이관절 |
| DR | direct digital radiography | 디지털 방사선 촬영술 |
| EAM | external acoustic meatus | 바깥귀길 |
| ED | emergency department | 응급실 |
| ERCP | endoscopic retrograde cholangiopancreatography | 내시경적 역행성 담췌관 조영술 |
| GML | glabellomeatal line | 눈썹사이귓구멍선 |
| GSW | gunshot wound | 총상 |
| HNP | herniated nucleus pulposus | 수핵 탈출증 |
| HSG | Hysterosalpingography | 자궁난관 조영술 |
| IAM | internal acoustic meatus | 속귀길 |
| IOML | infraorbitomeatal line | 눈확아래귓구멍선 |
| IP† | image plate | 영상판 |

| | | |
|---|---|---|
| IP[†] | interphalangeal (hand and foot) | 손 · 발가락뼈사이관절 |
| IPL | interpupillary line | 동공사이선 |
| IR | image receptor | 영상수용체 |
| IUD | intrauterine device | 자궁 내 장치 |
| IV | Intravenous | 정맥으로 들어가는 |
| IVP | intravenous pyelogram | 경정맥 신우 조영술 |
| IVU | intravenous urography | 경정맥 요로 조영술 |
| KUB | kidneys, ureters, and bladder | 신장, 요로, 방광촬영 |
| kVp | kilovolt peak | 킬로볼트 파고값 |
| L | left | 왼쪽 |
| LAO | left anterior oblique | 좌전사방향 |
| LLQ | left lower quadrant | 왼아래사분역 |
| LPO | left posterior oblique | 좌후사방향 |
| LUQ | left upper quadrant | 왼위사분역 |
| mA | milliamperage | 밀리암페어 |
| mAs | milliampere second | 초당 밀리암페어 |
| MC | metacarpal | 손허리 |
| MCP | metacarpophalangeal | 손허리손가락- |
| MMD | mean marrow dose | 평균 골수 조사량 |
| MML | mentomeatal line | 아래턱귓구멍선 |
| MPR | multiplanar reconstruction | 다평면 재구성 |
| MRI | magnetic resonance imaging | 자기공명영상 |
| MTP | metatarsophalangeal | 발허리발가락 |
| MVA | motor vehicle accident | 자동차 사고 |
| NCRP | National Council on Radiation Protection | 방사선차폐국가기관 |
| NPO | nil per os(nothing by mouth) | 금식 |
| OD | optical density | 흡광도 |
| OID | object-to-image receptor(IR) distance | 피사체-영상수용체 사이 거리 |
| OML | orbitomeatal line | 눈확귓구멍선 |
| OR | operating room | 수술실 |
| PA | posteroanterior | 후 · 전방향 |
| PIP | proximal interphalangeal(hand and foot) | 몸쪽 손 · 발가락뼈사이관절 |
| PTC | percutaneous transhepatic cholangiography | 경피간담 조영술 |
| R | right | 오른쪽 |
| RA | radiologist assistant | 영상의학전문의 보조자 |
| RAO | right anterior oblique | 우전사방향 |

| | | |
|---|---|---|
| RLQ | right lower quadrant | 오른아래사분역 |
| RPA | radiology practitioner assistant | 영상의학과 보조자 |
| RPO | right posterior oblique | 우후사방향 |
| RUQ | right upper quadrant | 오른위사분역 |
| SC | sternoclavicular | 복장빗장뼈 |
| SI | sacroiliac | 엉치엉덩 |
| SID | source–to–image receptor (IR) distance | x선원–영상수용체 거리 |
| SMV | submentovertical | 하악두정방향 |
| SSD | source–to–skin distance | 방사선원–피부 거리 |
| TEA | top of ear attachment | 청각 장치 위 |
| TMJ | temporomandibular joint | 턱관절 |
| TMT | tarsometatarsal | 발목발허리– |
| UGI | upper gastrointestinal | 위장관 |
| UPJ | ureteropelvic junction | 요관 신우 연결 |
| US | ultrasound | 초음파 |
| UVJ | ureterovesicle junction | 요관 소낭 연결 |
| VC | virtual colonoscopy | 가상 대장내시경 |
| VCUG | voiding cystourethrogram | 배뇨중 방광요도 조영술 |
| VSM | verticosubmental | 두정하악방향 |

*주: CR은 두 가지 의미를 갖고 있다.

†주: IP는 두 가지 의미를 갖고 있다.

Tammy Cutis, MS, RT(R), contributed the abbreviations box for each chapter in this edition.

# 찾아보기
## INDEX

### ㅂ



### ㅅ

## ㅇ

### ㅈ

**ㅊ**



**ㅋ**



**ㅌ**

## B



## C

## D



## E



## F

## T



## U



## V



## W